Psychiatrie systematisch

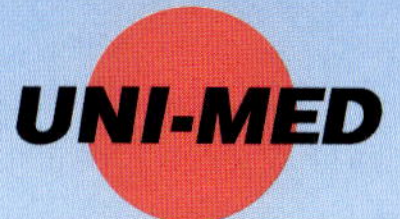

UNI-MED Verlag AG
Bremen - London - Boston

Prof. Dr. Dieter Ebert
Klinikum der Universität Freiburg
Abteilung für Psychiatrie und Psychotherapie
Hauptstr. 5
79104 Freiburg

Prof. Dr. Thomas Loew
Bereich Psychosomatische Medizin
Medizinische Klinik II
Klinikum der Universität Regensburg
Franz-Josef-Strauß-Allee 11
93053 Regensburg

Ebert, Dieter:
Psychiatrie systematisch/Dieter Ebert.-
7. Auflage - Bremen: UNI-MED, 2008
(Klinische Lehrbuchreihe)
ISBN 978-3-8374-1034-1

Printed in Europe

Die Erkenntnisse der Medizin unterliegen einem ständigen Wandel durch Forschung und klinische Erfahrungen. Die Autoren dieses Werkes haben große Sorgfalt darauf verwendet, dass die gemachten Angaben dem derzeitigen Wissensstand entsprechen. Das entbindet den Benutzer aber nicht von der Verpflichtung, seine Diagnostik und Therapie in eigener Verantwortung zu bestimmen.

Geschützte Warennamen (Warenzeichen) werden nicht besonders kenntlich gemacht. Aus dem Fehlen eines solchen Hinweises kann also nicht geschlossen werden, dass es sich um einen freien Warennamen handele.

Die vorgeschlagenen Therapien sind nicht immer behördlich offiziell zugelassen, vor allem bei Kombinationstherapien, besonderen Indikationen und höheren Dosierungen. Es wurde darauf geachtet, dass positive klinische Erfahrungen für diese Therapien bestehen. Der Arzt handelt aber in eigener Verantwortung bei der Anwendung dieser Therapien und muß sich über neue Erkenntnisse zur Sicherheit dieser Therapieformen informieren.

Produkthaftung: Für Angaben über Dosierungsanweisungen und Applikationsformen und Therapievorschläge können vom Verlag und Autor keine Gewähr übernommen werden. Derartige Angaben müssen vom jeweiligen Anwender im Einzelfall anhand anderer Literaturstellen auf ihre Richtigkeit überprüft werden.

UNI-MED. Die beste Medizin.

Die Klinische Lehrbuchreihe des UNI-MED Verlags ist die Lehrbuchreihe zur neuen Approbationsordnung. Die Stoffgebiete werden fächerübergreifend und gegenstandsbezogen in ihrer gesamten medizinischen Breite dargestellt. Klare Systematik und enger Praxisbezug sind die wichtigsten Charakteristika unseres didaktischen Konzepts. Durch die komprimierte Darstellung sind alle Zusammenhänge in Kürze erhassar. Zahlreiche Abbildungen, Schemata und Tabellen sorgen für größtmögliche Übersichtlichkeit. Die Lehrbuchreihe besticht durch ein ebenso ansprechendes wie didaktisch ausgefeiltes Layout.

Die Lehrbücher vermitteln dem Medizinstudenten ärztliche Urteilsbildung und examensgerechte Information, denn sie sind Lehrbücher und Lernbücher zugleich. Auf der Station und in der Ambulanz geben sie dem Kliniker den notwendigen Rückhalt. Aktuelle Standards in Diagnostik und Therapie machen die Bücher für niedergelassene Ärzte zu idealen Nachschlagewerken.

Der Verlag dankt den Firmen AstraZeneca GmbH, esparma GmbH, Janssen-Cilag GmbH, Lilly Deutschland GmbH, MEDICE Arzneimittel Pütter GmbH & Co. KG, Merz Pharmaceuticals GmbH, Pfizer Pharma GmbH, ratiopharm GmbH, Sandoz Pharmaceuticals GmbH, Sanofi-Aventis Deutschland GmbH und Wyeth Pharma GmbH, ohne deren Unterstützung die hochwertige Ausstattung der "Psychiatrie systematisch" nicht zu diesem günstigen Preis möglich gewesen wäre. Wir verweisen auf die entsprechenden Seiten des Buches.

Vorwort und Danksagung zur 7. Auflage

Die große Nachfrage und die positive Resonanz haben es uns ermöglicht, in einer neuen Auflage Verbesserungswünsche und Kritik der Leser zu berücksichtigen. Zudem gibt es seit der 6. Auflage neue Erkenntnisse und Therapien, die in der Neuauflage berücksichtigt wurden. Wir glauben, dass dem Leser so der aktuelle Stand von Diagnostik und Therapie geboten wird und das Buch seinen Charakter behält als Lehrbuch einerseits und diagnostischer und therapeutischer Ratgeber in klinischen Situationen andererseits.

Einige Abschnitte wurden erweitert oder völlig neu bearbeitet. Beibehalten wurde die primäre Orientierung an Psychopathologie und klinischer Erfahrung, die für uns das Kernstück der Psychiatrie bleiben, auch wenn, soweit sinnvoll, die evidenzbasierte Medizin berücksichtigt wurde.

Wir bedanken uns bei allen Lesern und Käufern der 6. Auflage, dass wir mit dieser neuen Auflage wissenschaftlich und klinisch aktuell bleiben können.

Freiburg/Regensburg, im Mai 2008

D. Ebert
Th. Loew

Inhaltsverzeichnis

1. Vom Symptom zur Diagnose - Untersuchung, Befund und Klassifikation 12

1.1. Die psychiatrische Untersuchung 12
1.1.1. Die spezielle Krankheitsanamnese und der psychische Befund 13
1.1.1.1. Beginn der Untersuchung 14
1.1.1.2. Bewusstsein und Orientierung 14
1.1.1.3. Aufmerksamkeit und Gedächtnis 16
1.1.1.4. Affektivität 19
1.1.1.5. Zwang 22
1.1.1.6. Verhalten, Antrieb und Psychomotorik 23
1.1.1.7. Formale Denk- und Sprachstörungen 26
1.1.1.8. Inhaltliche Denkstörungen 30
1.1.1.9. Störungen des Icherlebens 34
1.1.1.10. Wahrnehmungsstörungen, Sinnestäuschungen 36
1.1.1.11. Vegetative Störungen 39
1.1.1.12. Suizidalität, Selbstgefährdung 40
1.1.1.13. Fremdaggressivität 41
1.1.1.14. Besonderheiten bei bestimmten Störungen 41
1.1.1.15. Was gehört noch in die spezielle Anamnese? 42
1.1.2. Krankheitsanamnese 43
1.1.2.1. Frühere und aktuelle körperliche Erkrankungen 43
1.1.2.2. Psychiatrische Erkrankungen 43
1.1.2.3. Suizidversuche 43
1.1.2.4. Süchte, Genussmittel 43
1.1.2.5. Medikamentöse Therapie 43
1.1.3. Familienanamnese 43
1.1.4. Psychischer und sozialer Lebenslauf 43
1.1.4.1. Gliederung des psychosozialen Lebenslaufs 44
1.1.5. Persönlichkeitszüge 44
1.1.5.1. Wie zeigt sich "Persönlichkeit"? 44
1.1.5.2. Wie zeigen sich auffällige Persönlichkeitszüge? 45
1.2. Die körperliche Untersuchung und der körperliche Befund 46
1.3. Zusatzdiagnostik 47
1.3.1. Laboruntersuchungen 47
1.3.2. Apparative Untersuchungen 48
1.3.3. Testpsychologische Zusatzuntersuchungen 49
1.3.3.1. Einzelne Testverfahren 51
1.4. Psychiatrische Diagnostik und Klassifikation 53
1.4.1. Primäres Klassifikationsprinzip nach Ursachen 53
1.4.2. Primäres Klassifikationsprinzip nach Psychopathologie und Verlauf 55
1.4.3. Der Psychosebegriff 56
1.4.4. Der Endogenitätsbegriff 57
1.4.5. Der Neurosebegriff 57
1.5. Exkurs 58
1.5.1. Neurobiologie 58
1.5.1.1. Funktionelle und anatomische Gehirnsysteme 59
1.5.1.2. Neurochemische Systeme 64
1.5.2. Psychodynamische Betrachtungsweise 71
1.5.3. Lernpsychologische, kognitive und systemische Modelle 75

1.6. Psychopathologische Syndrome 77
1.6.1. Spezielle Syndrome 77
1.6.1.1. Verwirrtheitssyndrom (Verwirrtheitszustand, amentielles Syndrom) 77
1.6.1.2. Delirantes Syndrom 79
1.6.1.3. Dämmerzustand 79
1.6.1.4. Dementielles Syndrom 80
1.6.1.5. Organische Wesensänderung 81
1.6.1.6. Depressives Syndrom 81
1.6.1.7. Manisches Syndrom 82
1.6.1.8. Schizophrenes Grundsyndrom 82
1.6.1.9. Paranoid-halluzinatorisches Syndrom 82
1.6.1.10. Hebephrenes Syndrom 83
1.6.1.11. Katatones Syndrom 83
1.6.1.12. Hypochondrisches Syndrom 84
1.6.1.13. Angstsyndrom - phobisches Syndrom 84
1.6.1.14. Zwangssyndrom 84
1.6.1.15. Konversionssyndrom 85
1.6.1.16. Dissoziales Syndrom 85
1.6.1.17. Süchtiges Syndrom 85
1.6.1.18. Suizidales Syndrom 86

2. Die Diagnosen - Die einzelnen psychiatrischen Krankheiten 88

2.1. Organische psychische Störungen und psychische Störungen durch psychotrope Substanzen 88
2.1.1. Demenz 89
2.1.2. Delir/Verwirrtheitszustand 101
2.1.3. Die organischen Syndrome 2. Ranges 106
2.1.3.1. Organische Halluzinose 109
2.1.3.2. Organische wahnhafte (schizophreniforme) Störung 110
2.1.3.3. Organische katatone Störung 112
2.1.3.4. Organische affektive Störung 113
2.1.3.5. Organische Wesensänderung 115
2.1.3.6. Organische Zwangsstörung 118
2.1.4. Spezielle Erkrankungen bei organischen Störungen 118
2.1.4.1. Alzheimersche Krankheit (= Demenz vom Alzheimer Typ, Morbus Alzheimer) 118
2.1.4.2. Vaskuläre Demenz 121
2.1.4.3. Frontotemporale Demenz (Picksche Erkrankung) 123
2.1.4.4. Psychische Störungen bei Parkinsonsyndromen/Demenz mit Lewy-Körpern 124
2.1.4.5. Chorea Huntington 127
2.1.4.6. Creutzfeldt-Jakob-Krankheit - Spongioforme Enzephalopathien - Prionenerkrankungen 127
2.1.4.7. Normaldruck-Hydrocephalus 128
2.1.4.8. Hirntrauma und posttraumatische organische psychische Störungen 129
2.1.4.9. Entzündliche Gehirnerkrankungen 129
2.1.4.10. Metabolische und endokrine Enzephalopathien 130
2.1.4.11. Organische psychische Störungen bei Epilepsie 131
2.1.5. Psychische Störungen durch psychotrope Substanzen einschließlich Alkohol 135
2.1.5.1. Akute Intoxikation - akuter Rausch 136
2.1.5.2. Missbrauch - schädlicher Gebrauch 139
2.1.5.3. Abhängigkeit/Sucht 139
2.1.5.4. Entzugssyndrome und Entzugsdelir 150
2.1.5.5. Durch psychotrope Substanzen bedingte Halluzinosen oder wahnhafte Störungen 152
2.1.5.6. Wesensänderung - Persönlichkeitsstörung durch psychotrope Substanzen 153
2.1.5.7. Durch psychotrope Substanzen verursachtes organisches Psychosyndrom/Demenz 153

2.2. Die Schizophrenien ... 155
2.3. Schizoaffektive Störungen und vorübergehende akute psychotische Störungen ... 190
2.4. Wahnhafte Störungen ... 196
2.5. Affektive Störungen ... 200
2.5.1. Die manische Episode ... 202
2.5.2. Die depressive Episode (einschließlich der Melancholie, endogenen Depression) ... 207
2.5.3. Bipolare Störung ... 234
2.5.4. Rezidivierende depressive Störung ... 240
2.5.5. Dysthymia und Zyklothymia ... 244
2.6. Anpassungsstörungen - (affektive) Reaktionen auf Belastungen ... 251
2.7. Angststörungen ... 256
2.7.1. Panikstörung und Agoraphobie ... 256
2.7.2. Soziale Phobie und spezifische Phobie ... 264
2.7.3. Generalisierte Angststörung ... 268
2.8. Zwangsstörung ... 270
2.9. Somatoforme Störungen ... 277
2.10. Dissoziative Störungen (Konversionsstörungen) ... 282
2.11. Artifizielle Störung ... 287
2.12. Essstörungen ... 288
2.12.1. Anorexia nervosa ... 288
2.12.2. Bulimia nervosa ... 292
2.13. Abnorme Gewohnheiten und Störungen der Impulskontrolle (Impulsstörungen) ... 294
2.14. Restkategorien psychischer Störungen ... 295
2.15. Störungen des Sexualverhaltens ... 296
2.16. Persönlichkeitsstörungen ... 300
2.17. Intelligenzminderung ... 308
2.18. Schlafstörungen ... 311
2.19. Die Aufmerksamkeitsdefizit-/Hyperaktivitätsstörung des Erwachsenenalters ... 313
2.20. Asperger-Syndrom (-Autismus) im Erwachsenenalter ... 325

3. Behandlungstechniken in der Psychiatrie 334

3.1. Das ärztliche Gespräch ... 334
3.2. Psychotherapeutische Behandlung ... 334
3.3. Sozialpsychiatrische Behandlungsmethoden ... 340
3.4. Somatisch-biologische Therapien ... 341
3.4.1. Psychopharmakologische Therapien ... 341
3.4.1.1. Antidepressiva ... 342
3.4.1.2. Lithium und andere Phasenprophylaktika (Stimmungsstabilisierer) ... 347
3.4.1.3. Neuroleptika (Antipsychotika) ... 350
3.4.1.4. Tranquilizer, Hypnotika ... 355
3.4.2. Elektrokonvulsionstherapie (EKT) ... 357

4. Psychiatrische Notfälle 360

4.1. Besonderheiten des psychiatrischen Notfalles ... 360
4.2. Psychiatrische Notfalluntersuchung ... 360
4.3. Diagnostik ... 361
4.4. Grundprinzipien der Therapie ... 361

4.5. Syndrome ... 362
4.5.1. Suizidalität ... 362
4.5.2. Erregungszustand ... 363
4.5.3. Verwirrtheitszustände ... 364
4.5.4. Entzugsdelir ... 365
4.5.5. Stupor ... 365
4.5.6. Notfälle durch Psychopharmaka ... 366
4.5.6.1. Frühdyskinesien ... 366
4.5.6.2. Erregungszustände ... 366
4.5.6.3. Stupor ... 366
4.5.6.4. Delir, Verwirrtheitszustand ... 366

5. Forensische Psychiatrie 368
5.1. Zivilrecht und Unterbringung ... 368
5.1.1. Unterbringung in einer geschlossenen Abteilung eines psychiatrischen Krankenhauses ... 368
5.1.2. Betreuung ... 369
5.1.3. Geschäftsunfähigkeit, Testierunfähigkeit, Einwilligungsfähigkeit ... 370
5.2. Strafrecht ... 373
5.3. Sozialrecht ... 374
5.4. Fahrtauglichkeit ... 376

6. Tabellenanhang 380
6.1. Psychopharmaka ... 380
6.1.1. Antidepressiva und Stimmungsstabilisierer (Phasenprophylaktika) ... 380
6.1.2. Neuroleptika/Antipsychotika ... 390
6.1.3. Tranquilizer, Hypnotika, Anxiolytika ... 397
6.1.4. Antidementiva ... 400
6.1.5. Andere Psychopharmaka ... 403
6.2. Ischämie-Scores ... 406
6.3. Mini-Mental-Status-Test ... 407

7. Übersicht über die Diagnosen von Kapitel V der ICD-10 410

8. Literatur 424

Index 426

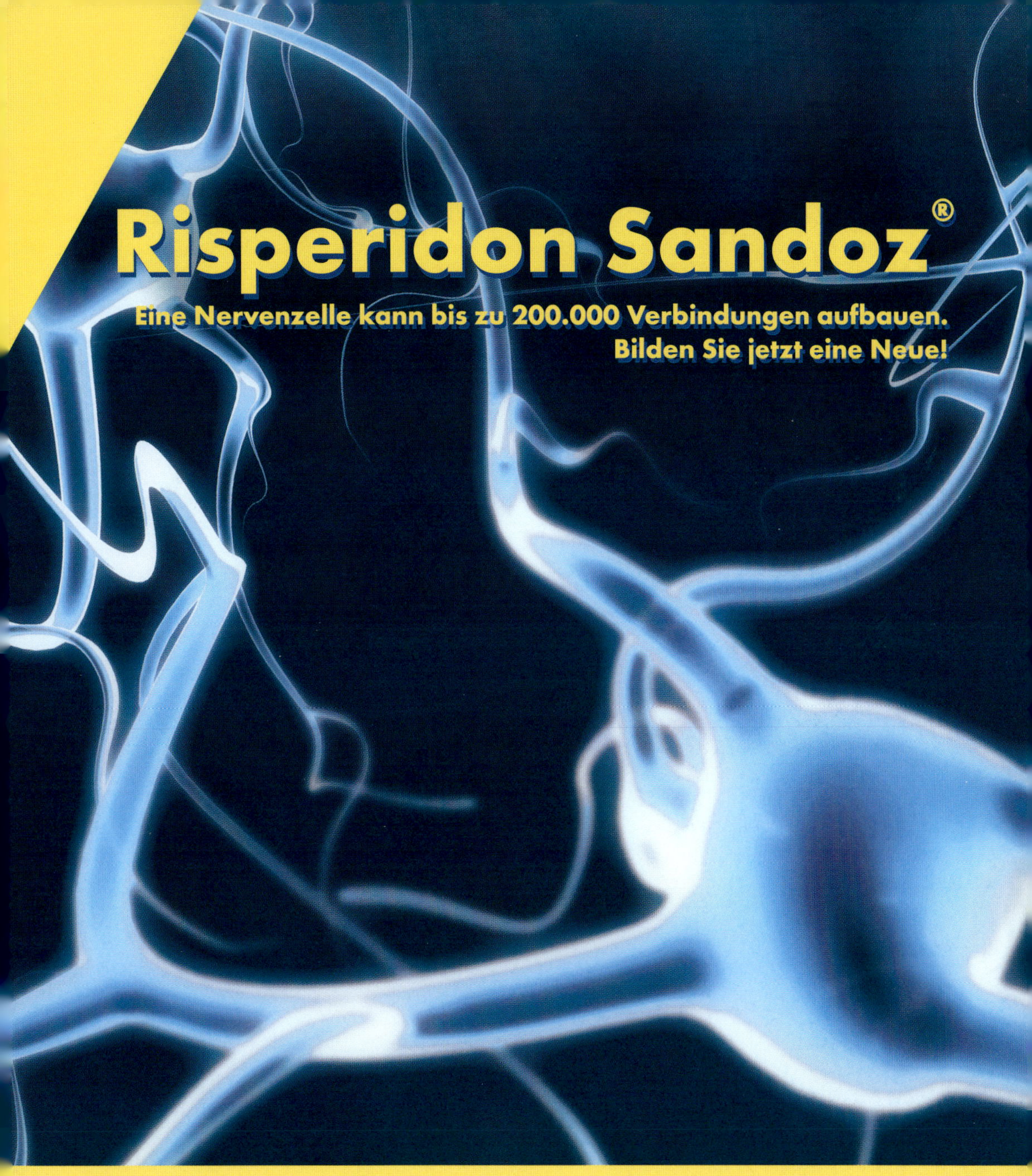

Vom Symptom zur Diagnose - Untersuchung, Befund und Klassifikation

1. Vom Symptom zur Diagnose - Untersuchung, Befund und Klassifikation

1.1. Die psychiatrische Untersuchung

Eine vollständige psychiatrische Untersuchung setzt sich im Idealfall zusammen aus:

- Untersuchungs-(Anamnese-)Gespräch
- körperlicher Untersuchung
- Zusatzdiagnostik (Labor, apparativ, Testpsychologie)

Das Untersuchungs-(Anamnese-)Gespräch heißt auch psychiatrische Exploration oder psychiatrisches Interview. Die Untersuchung wird dokumentiert in der Krankengeschichte (Abb. 1.1), die gleichzeitig als Gliederung der Untersuchung dient.

In **Teil I** der Krankengeschichte (dem "**subjektiven**") werden die Patientenangaben dokumentiert, möglichst wörtlich oder in indirekter Rede ohne Interpretationen und Fachausdrücke. In **Teil II** (dem "**objektiven**") werden die Patientenangaben und Untersuchungsbefunde interpretiert und in der Fachsprache dokumentiert (als psychischer und körperlicher Befund).

Regel: ***Jeder pathologische Befund*** *im psychischen Befund muss durch* ***mindestens ein Beispiel*** *in der speziellen Anamnese belegt sein.*

Wenn z.B. im psychischen Befund eine Wahnwahrnehmung erwähnt ist, muss in der speziellen Anamnese die Patientenäußerung zu finden sein, die vom Untersucher als Wahnwahrnehmung interpretiert wurde. Nur so werden die Diagnosen überprüfbar und folgenschwere kritiklose Übernahmen von Diagnosen anhand von Krankengeschichten durch spätere Untersucher vermeidbar.

Name, Geburtstag

Datum und Uhrzeit der Aufnahme

Umstände der Aufnahme (Pat. wurde begleitet von:...........)

Einweisung durch:

Rechtsgrundlage: freiwillig/Unterbringung/Betreuung

Anlass der Aufnahme:

I. **subjektiver Teil** (Patientenangaben)

1. spezielle Anamnese (aktuelle und frühere psychiatrische Symptome und Behandlungen)
2. allgemeine Krankheitsanamnese
3. Familienanamnese
4. Lebenslauf
5. Persönlichkeitszüge

II. **objektiver Teil**

1. psychopathologischer Befund
2. körperlicher Befund
3. Zusatzdiagnostik

III. **Fremdanamnese**

IV. **vorläufige Diagnosen**

Achse 1:............ Achse 2:............

V. **weitere Maßnahmen, Therapieplan**

Abb. 1.1: Krankengeschichte: Struktur und Dokumentation der psychiatrischen Untersuchung.

Das **psychiatrische Untersuchungsgespräch** ist das **Kernstück** der Untersuchung:

- Ein **erster persönlicher Kontakt** zum Patienten wird hergestellt und der Grundstein für die weitere Arzt-Patienten Beziehung wird gelegt, v.a. durch eine verstehende biographische Anamnese und Eingehen auf aktuelle Konflikte
- Es werden die psychiatrischen **Symptome und Syndrome** erfragt, die Grundlage des objektiven psychischen Befundes sind

- **Symptomverlauf**, **Lebenskrisen**, **Persönlichkeitszüge**, biographische, familiäre und medizinische **Anamnesedaten** werden eruiert, aus denen zusammen mit dem aktuellen psychischen Befund eine erste Verdachtsdiagnose gestellt werden kann

Das psychiatrische Untersuchungsgespräch sollte in der Regel als **semistrukturiertes Interview** durchgeführt werden, d.h. bestimmte inhaltliche Fragen müssen immer gestellt werden, der genaue Wortlaut und die genaue Reihenfolge können aber individuell variieren, einzelne Fragen können oder müssen je nach Untersuchungssituation auch ausgelassen werden (z.B. wollen manche Patienten erst über ihre konkreten psychischen Symptome sprechen, andere anfangs nur über ihre allgemeine Lebenssituation; erregten oder misstrauischen Patienten können manche Fragen gar nicht gestellt werden, da sie aggressive Gegenreaktionen auslösen könnten).

Als **Gliederung** des vollständigen halbstrukturierten Interviews dient die Gliederung von Teil 1 der Krankengeschichte (Abb. 1.1), als Gliederung der speziellen Anamnese zur psychiatrischen Symptomatik im Interview die Gliederung des psychischen Befundes (Abb. 1.2, 1.3).

1. Bewusstsein und Orientierung
2. Auffassung, Aufmerksamkeit und Gedächtnis
3. Affektivität (einschl. Ängste und Zwänge)
4. Verhalten, Antrieb, Psychomotorik
5. formales Denken
6. inhaltliches Denken
7. Icherleben
8. Wahrnehmung
9. Vegetativum
10. Selbst- und Fremdgefährdung
11. Besonderheiten (z.B. Minderbegabung; Sucht; auffälliges Äußeres, z.B. Kleidung)

Abb. 1.2: Der psychische Befund: Struktur und Dokumentation der speziellen Anamnese.

Da allen psychiatrischen Symptomen eine nichtpsychiatrische (v.a. internistische oder neurologische) Grunderkrankung zugrunde liegen kann, muss sich an die Exploration eine gründliche körperliche Untersuchung (internistisch und neurologisch) und eventuell eine weitere Zusatzdiagnostik anschließen. Eine **Fremdanamnese** ergänzt die Untersuchung oder kann **bei manchen Fragestellungen der einzige Hinweis auf Symptome oder frühere Erkrankungen sein** (z.B. Wahn, Aggressivität, Suizidalität). Die Fragen an die Angehörigen decken sich in etwa mit den Fragen an den Patienten.

1.1.1. Die spezielle Krankheitsanamnese und der psychische Befund

In der speziellen Krankheitsanamnese werden erfasst:

- der **aktuelle** psychopathologische **Befund**
- der bisherige **Verlauf** der Symptome (Beginn der jetzigen Symptomatik und bisheriger Verlauf bis zur Untersuchung, frühere ähnliche Symptome mit Zeitpunkt der Erstmanifestation, andere frühere psychiatrische Symptome, auslösende Ereignisse oder Konflikte)

Techniken hierzu sind:

- die Befragung des Patienten nach dessen subjektiven Erlebnissen (= **Selbstbeurteilung**)
- die Verhaltensbeobachtung während des Interviews durch den Untersucher (= **Fremdbeurteilung**)

(Punkt 1)	Der Patient/die Patientin ist klar/bewusstseinshell, wach (hat keine "Vigilanzstörungen"), örtlich, zeitlich, zur Person und situativ voll orientiert.
(Punkt 2)	Auffassung, Konzentration, Merkfähigkeit und Gedächtnis sind nicht beeinträchtigt.
(Punkt 3)	Die Stimmungslage ist ausgeglichen, die affektive Schwingungsfähigkeit ist voll erhalten; es bestehen keine Ängste, Phobien, Zwänge.
(Punkt 4)	Das Verhalten ist sozial und situativ adäquat, keine Beeinträchtigungen von Antrieb oder Psychomotorik.
(Punkt 5)	Der formale Gedankengang ist geordnet.
(Punkt 6, 7, 8)	Es fallen keine inhaltlichen Denkstörungen oder Störungen des Icherlebens oder der Wahrnehmung auf.
(Punkt 9)	Es bestehen keine vegetativen Störungen oder Schmerzempfindungen.
(Punkt 10)	Es liegen keine Hinweise auf Fremd- oder Selbstgefährdung vor.
(Punkt 11)	Das Intelligenzniveau wird als durchschnittlich eingeschätzt ohne Hinweise auf Minderbegabung, keine Hinweise auf süchtiges Verhalten.

Abb. 1.3: Der psychopathologische Normalbefund.

Die Methode kann als **phänomenologische Richtung der Psychiatrie** beschrieben werden, nach der subjektiv empfundene und objektiv wahrgenommene pathologische psychische Phänomene (= Symptome) beschrieben und klassifiziert werden ohne eine Erklärung von Entstehung und Bedeutung (= subjektive Phänomenologie).

Im **psychopathologischen Befund** werden die vom Patienten berichteten oder am Patienten beobachteten konkreten Symptome der speziellen Anamnese

- interpretiert
- in die psychiatrische Fachterminologie übersetzt
- abstrahiert und gleichsam objektiviert zusammengefasst

> *Regel: Der psychopathologische Befund ist die Grundlage der Diagnostik.*

Die spezielle Krankheitsanamnese wird idealerweise semistrukturiert erhoben anhand der Unterpunkte, die im psychischen Befund (Abb. 1.2, 1.3) beurteilt werden müssen. **Da eine ungenügende Fragetechnik die häufigste Fehlerquelle bei der Erhebung des psychopathologischen Befundes ist** (neben fehlenden Psychopathologiekenntnissen), werden in der Folge für alle Begriffe eines Kapitels Fragen beispielhaft in einem Abschnitt zusammengefasst. Der **Patient soll bei allen Fragen Beispiele geben.**

1.1.1.1. Beginn der Untersuchung

Einleitungsfrage

Wegen welcher Probleme oder Fragen sind Sie hierher gekommen, gab es in letzter Zeit irgendwelche Schwierigkeiten, Probleme, Veränderungen? Können Sie mir darüber berichten?

Nach dieser Kontaktaufnahme mit unstrukturierter Erörterung der für den Patienten wesentlichen Fragen erfolgt der Übergang zum systematischen Teil mit der Bemerkung, dass jetzt zur richtigen Beurteilung und Behandlung einige Fragen folgen, von denen einige dem Patienten vielleicht unsinnig oder eigenartig vorkommen könnten, die aber trotzdem notwendig seien.

1.1.1.2. Bewusstsein und Orientierung

Es gibt keine allgemeingültige Definition von Bewusstsein. Klinisch relevant ist es als

- das "Ganze des augenblicklichen Seelenlebens" (K. Jaspers), als das Wissen von Erleben, Erinnerung, Vorstellung, Denken, das begleitet wird von einem Wissen darüber, dass das Ich es ist, das diese Inhalte erlebt

Begriffe

Bewusstseinsstörungen im engeren Sinn werden klinisch differenziert in

- **quantitative**
- **qualitative**

Bei diesen Bewusstseinsstörungen i.e.S. besteht regelmäßig auch

- eine Störung von Auffassung und Gedächtnis
- eine verschieden stark ausgeprägte Erinnerungsstörung für die Zeit der Bewusstseinsstörung bis zur Amnesie

Vorkommen:
Bewusstseinsstörungen i.e.S. sind Leitsymptom bei schweren organischen Störungen.

quantitative Bewusstseinsstörung

Die **Bewusstseinshelligkeit (-klarheit, Wachheit bzw. Vigilanz)** kann quantitativ vermindert sein mit skalarer Abstufung der Bewusstseinsgrade in

- Wachheit, Klarheit, Helligkeit
- Benommenheit (Verminderung von Konzentration, Aufmerksamkeit, Merkfähigkeit und Besinnlichkeit)
- Somnolenz (Patient ist schläfrig oder dösig, aber leicht weckbar bzw. auf das Gespräch zu zentrieren, mit Verlangsamung und Schwerbesinnlichkeit)
- Sopor (Patient ist mit Mühe weckbar, kurzzeitige einsilbige Antworten)
- Koma (Patient ist bewusstlos, nicht erweckbar und zeigt keine oder nur ungerichtete Reaktionen auf Schmerzreize)

Mit dem Begriff und der Einteilung in Schweregrade ist die globale, nicht selektive Bewusstseinsstörung oder **traditionell Bewusstseinstrübung** erfasst. Von dieser Helligkeit des Bewusstseins kann nochmals die Wachheit ("Vigilanz") mit Störungen des Schlaf-Wach-Rhythmus abgegrenzt und gesondert beurteilt werden (auch wenn viele Autoren Helligkeit und Wachheit/Vigilanz nicht differenzieren).

qualitative Bewusstseinsstörung

Das Bewusstsein kann qualitativ vermindert sein als gestörtes Bescheidwissen und Sichzurechtfinden in Zeit und Raum und persönlicher Situation, häufig mit dem Ergebnis einer **Orientierungsstörung** (zeitlich, örtlich, zur Person, situativ); diese ist meist Ausdruck einer schweren Störung von Merkfähigkeit oder Gedächtnis.

Bewusstseinstrübung

Besser ist es, den **Begriff nicht** in seiner globalen Bedeutung zu **verwenden**, stattdessen die oben angegebene, differenziertere Beurteilung von quantitativen Störungen der Bewusstseinshelligkeit, der Wachheit/Vigilanz, und qualitativen der Orientierung. Gemeint ist die mangelnde Klarheit der Vergegenwärtigung des Erlebens ( quantitative Bewusstseinsstörung), während Bewusstseinstrübung im klinischen Gebrauch oft fälschlich nur mit Verwirrtheit gleichgesetzt wird.

Fragen

quantitative Bewusstseinsstörungen

Diese werden **beobachtet**, nicht erfragt:

- Ist der Patient schläfrig, leicht erweckbar, nicht erweckbar?
- Ist der Patient schwerbesinnlich, abgelenkt, versteht einfache Fragen und Aufforderungen nicht, verlangsamt, behält keine Gesprächsinhalte?

Orientierungsstörungen

- zeitlich: Wann sind Sie in die Klinik gekommen? Welches Datum haben wir heute?
- örtlich: Wo sind wir hier gerade?
- zur Person: Wie heißen Sie, wie alt sind Sie, wann und wo sind sie geboren?
- situativ: In welcher Einrichtung sind wir hier? Welchen Beruf habe ich?

Dazugehörige und verwandte Begriffe

Bewusstseinseinengung

Qualitative Bewusstseinsstörung mit Einengung des bewussten Erlebens auf bestimmte Themen. Nur die Gegenstände werden bewusst, die in diesen Kreis hineinpassen. Innerhalb dieses eingeschränkten Bewusstseinsumfanges kann das Denken klar und geordnet sein oder verworren. Die Erinnerungsfähigkeit kann anders als bei den oben angegebenen Bewusstseinsstörungen i.e.S. primär erhalten sein.

Vorkommen:
Entweder bei starken Affekten (z.B. Angst), hysterischem Anfall bzw. dissoziativen Syndromen, Ekstase, Hypnose oder **bei organischen und epileptischen Dämmerzuständen** (dann auch immer mit eingeschränkter Erinnerung bis zur Amnesie verbunden).

Bewusstseinsverschiebung

Qualitative Bewusstseinsstörung mit den subjektiven Gefühlen der Intensitäts- und Helligkeitssteigerung oder -reduktion bezüglich der Wahrnehmung. Bei der Bewußtseinseinengung ist abnorm, was wahrgenommen wird, bei der Bewußtseinsverschiebung, wie es wahrgenommen wird.

Vorkommen:
Unspezifisches Symptom, kein primärer Hinweis auf organische Störung, bei Ekstase, Meditation, organischen Störungen (v.a. toxisch bei Halluzinogenen), (beginnender) Schizophrenie, Manie, Depressionen, Angst.

Dissoziation /dissoziativer Zustand

Unscharf definierter psychopathologischer Begriff mit verschiedenen, teilweise widersprüchlichen Bedeutungen. An sich anderer Begriff für Bewusstseinseinengung und/oder Bewußtseinsverschiebung oder veränderter gerichteter Aufmerksamkeit. Manchmal im klinischen Gebrauch eingeschränkt auf eine Unterform mit Bewußtseineinengung in Verbindung mit Depersonalisation, -realisation (Kap. 1.1.1.9.), reduzierter oder fehlender Kontaktaufnahme mit der Umgebung, reduzierter Motorik und Gefühlen von Angst, Furcht und Bedrohung, v.a., wenn diese Symptome als Folge eines intensiven ängstlichen Affektes angesehen werden, z.B. bei einer akuten Bedrohung oder der Erinnerung an ein Trauma (z.B. bei Borderline-Persönlichkeitsstörung, posttraumatischer Belastungsstörung, akute Belastungsreaktion). Vorsicht: Im erweiterten Sinne werden alle in Kapitel 2.10. beschriebenen dissoziativen Störungen auch ohne Bewußtseinseinengung oder -verschiebung oder Aufmerksamkeitsänderung hinzugezählt.

Klinische Differenzierungen und Hinweise

Psychiatrische Patienten (v.a. schizophrene und manische Patienten) können zu allen Qualitäten nicht orientiert sein, bzw. erscheint es dem Untersucher aufgrund der Antworten so (fehlendes Interesse für die Umwelt, Wahn, absichtliche Fehlangaben). Dies ist keine Orientierungsstörung oder Bewusstseinsstörung i.e.S., sondern eine **psychotische Fehlorientierung**, also kein Hinweis auf eine organische Störung.

Die Fragen nach der Orientierung werden von vielen Patienten als peinlich empfunden. Sie können an den Schluss des Interviews gestellt werden bzw. entfallen, wenn organische Erkrankungen primär unwahrscheinlich sind oder im Verlauf des Gespräches alle Orientierungsfragen implizit beantwortet sind.

1.1.1.3. Aufmerksamkeit und Gedächtnis

Aufmerksamkeit ist die Ausrichtung der geistigen Aktivität auf einen Gegenstand, und das Gedächtnis beinhaltet die Fähigkeit, Erfahrungen und Bewusstseinsinhalte zu registrieren, zu speichern und zu reproduzieren. Beide Phänomene können klinisch nur zusammen beurteilt werden, da Aufmerksamkeit (= Registrierung) eine Vorbedingung von Gedächtnis ist. Klinisch wichtig ist die abstrahierte Differenzierung des Gedächtnisses (Abb. 1.4) in:

- Sofortgedächtnis/Immediatgedächtnis (= Einspeicherung, unmittelbare Reproduktion von Wahrgenommenem)
- Kurzzeitgedächtnis (= Merkfähigkeit, Speicherung für einige Minuten)
- Langzeitgedächtnis (= Gedächtnis im engeren Sinne, längerfristige Speicherung für mehrere Minuten bis hin zu Jahren)

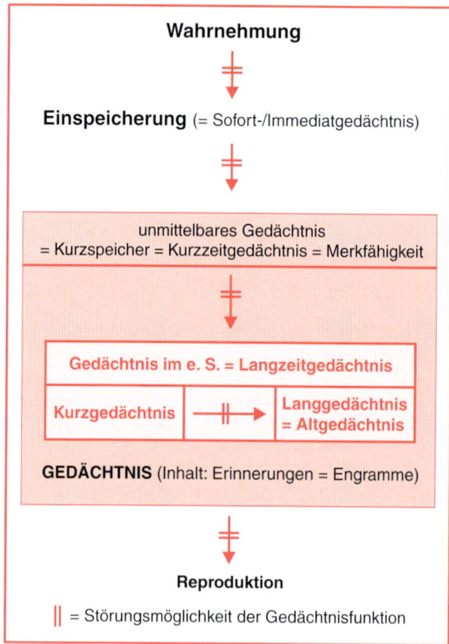

Abb. 1.4: Das "Gedächtnis" - die klinische Differenzierung.

Begriffe

Auffassungsstörung

Einschränkung der Fähigkeit, **Erlebnisse/Wahrnehmungen in ihrer Bedeutung zu begreifen und sinnvoll zu verbinden.** Die Auffassung kann

- falsch oder vermindert sein (Patient begreift die Fragen nicht in der richtigen Bedeutung bzw. gar nicht)
- verlangsamt oder erschwert ("schwerbesinnlich") sein

Vorkommen:
In der Klinik oft für veränderte Auffassungsgabe bei organischen Störungen reserviert, an sich aber unspezifisches Symptom, das bei praktisch jeder psychischen Erkrankung in jeweils besonderer Weise vorkommen kann (z.B. formale Denkstörungen bei Schizophrenien oder eine depressive Denkhemmung).

Konzentrationsstörung/Aufmerksamkeitsstörung

Einschränkung der Fähigkeit, seine **Aufmerksamkeit ausdauernd einer Tätigkeit oder einem Gegenstand zuzuwenden** oder bei der Sache zu bleiben; wird klinisch oft auch gleichgesetzt mit Störung des Sofortgedächtnisses, also aufmerksam zu sein und Wahrgenommenes zu registrieren und sofort reproduzieren zu können.

Klinisch bereits zu differenzieren sind (unabhängig von der überlegenen Testpsychologie):

- Störungen bei der Daueraufmerksamkeit (bei monotonen und/oder emotional negativ besetzten Tätigkeiten)
- der selektiven Aufmerksamkeit (Konzentration auf spezifische Aspekte einer Tätigkeit bei Ablenkung)
- der geteilten Aufmerksamkeit (Konzentration auf einzelne Aspekte unterschiedlicher Reize, z.B. im Gespräch).

Vorkommen:
Unspezifisches Symptom, fast immer bei organischen Störungen, aber auch bei Schizophrenien, affektiven Störungen oder anderen Störungen mit starker Gefühlsbewegung, Aufmerksamkeitsdefizitstörung.

Merkfähigkeitsstörung

Einschränkung der Fähigkeit, sich **frische Eindrücke über eine Zeit von bis zu 10 min zu merken**, ähnlicher Begriffsumfang wie Kurzzeitgedächtnis.

Vorkommen:
Leitsymptom bei schweren organischen Störungen, aber auch bei Schizophrenien und melancholischen Depressionen.

Gedächtnisstörung

Einschränkung der Fähigkeit, **länger als ca. 10 min zurückliegende Eindrücke zu behalten** bzw. Erlerntes aus dem Gedächtnis abzurufen, ähnlicher Begriffsumfang wie Kurz- und Langgedächtnis (Abb. 1.4).

Vorkommen:
Wie Merkfähigkeitsstörungen Leitsymptom bei organischen Störungen, aber auch bei Schizophrenien und melancholischen Depressionen.

Fragen

Auffassungsstörungen werden aus dem Gespräch **erschlossen.** Der Patient versteht relativ einfache Fragen z.B. nach Symptomen oder Biographie nicht, muss ständig nachfragen, kann nicht antworten oder antwortet falsch.

Konzentrationsstörungen

- "Fällt es Ihnen schwer, bei der Sache zu bleiben, einem Gespräch zu folgen?"
- "Können wir Ihre Konzentration etwas genauer prüfen, indem Sie einfach von 100 immer 7 abziehen?"
- "Können Sie diese 6 Zahlen wiederholen?"

Merkfähigkeitsstörungen

- "Vergessen Sie zur Zeit viel?"
- "Haben Sie Schwierigkeiten, sich etwas zu merken?"
- "Ich würde mir gern ein Bild von Ihrem Gedächnis machen: Bitte merken Sie sich diese 3 Zahlen (oder 3 Begriffe), ich werde nach 10 min wieder danach fragen."

(Zur besseren Vergleichbarkeit sollte der Untersucher bei allen Patienten die gleichen Begriffe verwenden; der Patient soll die Begriffe zunächst wiederholen, um reine Konzentrationsstörungen auszuschließen.)

Gedächtnisstörungen

Orientierungsstörungen sind gleichzeitig immer Hinweis auf eine schwere Gedächtnisstörung.

"Wie lange sind Sie hier?"

Fehlendes Wissen um die eigene Biographie gibt Hinweise auf Gedächtnisstörungen (Langgedächtnis).

Nach den zur Merkfähigkeit gefragten Begriffen oder Zahlen kann nach 10 min erneut gefragt werden (Kurzgedächtnis). Kognitive Störungen werden zwar klinisch festgestellt oder vermutet, eine Verifizierung bei leichten Syndromen oder eine Differenzierung, z.B. bezüglich Daueraufmerksamkeit und wechselnder Aufmerksamkeit, ist aber nur testpsychologisch sicher möglich.

Dazugehörige und verwandte Begriffe

Konfabulationen

Erinnerungslücken bei Merkfähigkeits- und Gedächtnisstörungen werden **mit Einfällen ausgefüllt**, die der Patient für echte Erinnerungen hält (im Gegensatz zu Phantasien, bei denen dem Patienten bewusst ist, dass es keine Erinnerung ist). Oft werden für die gleiche Erinnerungslücke immer andere konfabulierte Inhalte angeboten.

Beispiel:
Ein Patient kann flüssig und in sich stimmig seine Erlebnisse des Tages auf Station berichten, die sich erst bei erneutem Erzählen oder bei Kenntnis der Stationsvorgänge als erfunden herausstellen.

Vorkommen:
Typisch bei schwersten Merkfähigkeits- und Gedächtnisstörungen.

Amnesien

Inhaltlich oder zeitlich begrenzte Gedächtnislücken; sie bestehen in der Regel für die Zeit einer Bewusstseinsstörung.

Zeitgitterstörungen

Anderer Begriff für Gedächtnisstörung mit schwerer zeitlicher Orientierungsstörung, bei der der Patient biographische Daten nicht mehr zeitlich einordnen kann. Er hat viele Einzelerinnerungen, weiß aber nicht, in welche Zeit sie gehören.

Paramnesien

Gedächtnistäuschungen, Falsch- oder Trugerinnerungen bei einer an sich unbeeinträchtigten Gedächtnisleistung. Sie sind **eigentlich inhaltliche Denkstörungen**, werden wegen der häufigen Verwechslung mit Gedächtnisstörungen aber hier aufgeführt.

Zu den Paramnesien werden gezählt:

- Wahnerinnerungen (ein an sich richtig erinnertes Erlebnis der Vergangenheit wird wahnhaft umgedeutet und so falsch dargestellt, oder Wahneinfälle werden fälschlich in die gesunde Vergangenheit zurückdatiert)

Beispiel:
Ein Patient, der sich seit drei Wochen verfolgt fühlt, erinnert sich plötzlich, erstmalig bereits vor 20 Jahren vom Geheimdienst abgehört worden zu sein.

- Déjà-vu-Erlebnisse (Gefühl, Dinge schon einmal erlebt, gesehen zu haben, gleichzeitig aber das Wissen, dass es sich um eine Täuschung handelt)
- Jamais-vu-Erlebnisse (Gefühl, Dinge noch nie erlebt zu haben, gleichzeitig aber das Wissen, dass es sich um eine Täuschung handelt)

Vorkommen:
Das Gedächtnis ist primär nicht beeinträchtigt, nur die mit der Erinnerung verbundenen Gefühle oder Denkinhalte sind verändert: Kein Leitsymptom organischer Störungen.

Wahnerinnerung bei Schizophrenien, selten organischen Störungen, Melancholien, Manien.

Déjà- oder Jamais-vu-Erlebnisse bei Träumen, Erschöpfung, beginnenden Schizophrenien und Manien, Epilepsien, selten auch anderen organischen Störungen. Selten auch normalpsychologisches Phänomen.

Klinische Differenzierungen und Hinweise

Die **falsch positive Annahme** einer schweren Merkfähigkeits- oder Gedächtnisstörung mit dem irreführenden Verdacht auf eine organische Störung ist möglich, wenn **durch fehlende Aufmerksamkeit, Mitarbeit oder Wahnerinnerungen** falsche Angaben gemacht werden. Es ist klinisch (und auch testpsychologisch) meist nicht zu differenzieren, ob fehlende Aufmerksamkeit oder Mitarbeit bei anderen psychischen Erkrankungen, v.a. Schizophrenien und Depressionen, die Merkfähigkeit beeinträchtigen.

Pseudologia phantastica (Phantastisches Lügen, v.a. bei Geltungsbedürfnis, bei Hysterien, narzißtischen Persönlichkeiten und Minderbegabung oder bei Simulation) kann mit Konfabulationen verwechselt werden. Hier bieten die Patienten aber meist die gleichen falschen Inhalte an (beim Konfabulieren werden die Gedächtnislücken mit wechselnden Inhalten ausgefüllt); dazu (meist nicht zugegebenes) Wissen, dass es Phantasien sind; andere Hinweise auf Merkfähigkeits- und Gedächtnisstörungen fehlen.

Wie bei der Orientierung können Prüfung und Fragen hinsichtlich Aufmerksamkeit und Gedächtnis an das Ende der Exploration gestellt werden, wenn das Gespräch primär keine Hinweise auf Störungen ergibt.

1.1.1.4. Affektivität

Oberbegriff für Affekte, Emotionen, Gefühle von Lust und Unlust, nicht ganz exakt auch als "Gefühlsleben" zu umschreiben.

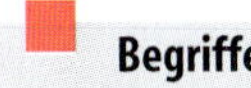

Begriffe

Deprimiertheit

Negativ getönte Befindlichkeit; Niedergeschlagenheit, gedrückte Stimmung, Freudlosigkeit, Lustlosigkeit. Ein Patient ist auch dann deprimiert (depressiv), wenn er nicht manifest traurig ist, aber keine positiven Gefühle (Freude) mehr erleben kann oder zumindest diesbezüglich einen Unterschied zu früheren Zeiten angibt. Auch Verlust der Selbstwertgefühle, des "Selbstvertrauens" ist ein Ausdruck von Deprimiertheit. Sonderform: **Vitale Traurigkeit** mit Störung der Vitalgefühle: Herabsetzung der körperlichen Frische und Ungestörtheit, von Kraft und Vitalität; auch Müdigkeit, Schlappheit.

Beispiel:
"Ich kann mich nicht mehr freuen wie früher." "Alles drückt mich nieder, ich bin zu erschöpft, um guter Stimmung zu sein." (= vitale Traurigkeit)

Vorkommen:
Unspezifisches Symptom bei fast allen psychiatrischen Erkrankungen und im gesunden Seelenleben. Leitsymptom affektiver Störungen. Vitale Traurigkeit wird von manchen als Charakteristikum der melancholischen Depression angesehen.

Ängstlichkeit

Gefühl der Angst (Erwartung einer Bedrohung), als

- **Grundstimmung** (grundlos oder als Befürchtung, dass unangenehme Ereignisse eintreten im Sinne einer Sorge)
- unvernünftige, sich entgegen besserer Einsicht aufdrängende Furcht vor bestimmten Situationen und Gegenständen oder Tieren (= **Phobie**)
- paroxysmale (= plötzliche, anfallsartige), meist grundlose Angstzustände (= **Panikattacken**: in der Regel mit Tachykardie, Tachypnoe, auch Parästhesien, Derealisationsgefühlen; oft Furcht vor Herzstillstand)

Beispiel:
"Ich habe ständig ein Druckgefühl und eine unbestimmte Angst, dass etwas Schreckliches passiert." (= Grundstimmung, Sorge) "Ich kann nicht außer Haus gehen, sobald ich unter vielen Menschen bin und durch eine Fußgängerzone gehe, bekomme ich schreckliche Angst." (= Agoraphobie, Furcht vor freien Plätzen) "In Fahrstühlen habe ich Todesangst." (= Klaustrophobie, Furcht vor geschlossenen Räumen) "Plötzlich bekomme ich immer wieder aus heiterem Himmel Todesangst und ganz eigenartige Gefühle." (= Panikattacke)

Vorkommen:
Unspezifisches Symptom bei vielen psychiatrischen Erkrankungen und im gesunden Seelenleben. Leitsymptom der Angststörungen.

innere Unruhe

Patient leidet unter Spannung, Aufregung, Gefühl des "Getriebenseins". Zu unterscheiden von motorischer Unruhe (Bewegungsunruhe), die Folge der inneren Unruhe sein kann, aber nicht muss.

Beispiel:
Patient sitzt starr auf seinem Stuhl und sagt, dass er innerlich "zerspringt." "In mir ist eine ständige Unruhe, als wenn ich ständig etwas machen müsste."

Vorkommen:
Häufig bei Angst, Depression, Manie, Schizophrenie, aber auch Nebenwirkung von Neuroleptika (= Akathisie ☞ Tab. 2.45, Kap. 3.4.1.3.).

Euphorie

Gehobene Stimmungslage, übersteigertes subjektives Wohlbefinden, Selbstwertgefühl, Kraft- und Leistungsgefühl, Vitalgefühl; meist, aber nicht unbedingt vermehrte Heiterkeit. Die Selbstwertgefühle können bis zu **Größenideen** gesteigert sein

(= Patient hält sich für besonders intelligent, stark, begabt usw.).

Beispiel:
"Ich fühle mich wohl wie noch nie." "Ich fühle doch, dass ich allen überlegen bin."

Vorkommen:
Leitsymptom manischer Syndrome bei Manie, aber auch Schizophrenie, organischen Störungen, selten reaktiv.

Dysphorie

Missmutige, mürrische, morose oder gereizte Stimmung, einschließlich erhöhter Bereitschaft, aggressiv zu reagieren.

Beispiel:
Patient gibt patzige Antworten und weist ständig den Untersucher zurecht, egal welche Fragen gestellt werden.

Vorkommen:
Unspezifisch, häufig bei Manien, Schizophrenien, organischen Störungen, auch persönlichkeitsbedingt.

Affektstarre

Eingeschränkte oder aufgehobene **affektive Schwingungs- oder Modulationsfähigkeit**: Patient verharrt in bestimmten, gleichen Stimmungen und Affekten unabhängig von der äußeren Situation bzw. er kann den Affekt nur selten wechseln.

Beispiel:
Ein manischer Patient bleibt fröhlich trotz des Todes eines Angehörigen. Ein depressiver Patient freut sich nur kurz trotz der Nachricht eines großen Geldgewinnes.

Vorkommen:
Unspezifisch, vor allem bei affektiven Erkrankungen, auch bei Schizophrenien und organischen Störungen.

Affektlabilität

Schneller Stimmungswechsel oder starke Ablenkbarkeit der Gefühle. Oft Wechsel in entgegengesetzte Richtungen, z.B. von deprimiert zu euphorisch, ohne ausreichenden Anlass und von nur kurzer Dauer.

Beispiel:
Ein heiterer Patient liest von einem schweren Unfall und ist plötzlich tieftraurig, beginnt bei einem Themenwechsel aber sofort wieder lachend Scherze zu machen.

Vorkommen:
Häufig bei organischen Störungen, aber auch bei Schizophrenien und affektiven Störungen (v.a. bipolaren Mischzuständen).

Affektinkontinenz

Rasches Anspringen von Affektäußerungen. Ähnlicher Begriff wie "Affektlabilität", nur dass die Affektäußerung (z.B. Weinen oder Schreien) betroffen ist.

Beispiel:
Patient bricht auf die Frage, ob er traurig sei, sofort in Tränen aus.

Vorkommen:
Wie bei Affektlabilität.

Parathymie, affektiv inadäquat

Erlebnisinhalt und Gefühl bzw. Affekt stimmen nicht überein. Statt des normalen, zum Denkinhalt passenden Gefühlstones tritt ein falscher, inadäquater, häufig entgegengesetzter Affekt auf. Oft stimmen Affekt und Inhalt zwar überein, der Patient zeigt aber einen entgegengesetzten Gefühlsausdruck (= **Paramimie**).

Beispiel:
Patient freut sich und grinst, während er über einen für ihn schmerzlichen Verlust berichtet und sagt, dass er furchtbar einsam sei. Patient ist traurig über Tod eines Angehörigen, lacht aber ständig (= Paramimie).

Vorkommen:
Gilt als Charakteristikum der Schizophrenie, aber auch bei organischen Störungen oder bei manisch-depressiven Mischzuständen.

Ambivalenz

Miteinander unvereinbare Gefühle, Vorstellungen, Wünsche, Absichten bestehen gleichzeitig und werden meist bewusst (und quälend) erlebt. Differenzierung in:

- Ambivalenz des **Wollens** (= **Ambitendenz**: unvereinbare Handlungsimpulse werden gleichzeitig wirksam, so dass keine Handlung ausgeführt werden kann)
- Ambivalenz des **Denkens** (es wird eine Ansicht und gleichzeitig das Gegenteil dazu geäußert und gedacht)
- Ambivalenz des **Fühlens** (unvereinbare Gefühle und Einstellungen, z.B. gleichzeitig Liebe und Hass gegenüber der gleichen Person)

Beispiel:
Patient wünscht für die Behandlung einen bestimmten Arzt, weil er ihn schätze, beschimpft ihn aber bereits im nächsten Satz, weil er ihn nicht leiden könne (Fühlen). Patient will den Raum verlassen, steht auf, bricht Bewegung ab (Wollen, gleich starke Gegentendenzen führen

zum Abbruch der Handlung). "Ich möchte dieses Medikament"..Pause.."Dieses Medikament ist unmöglich, wie können Sie das vorschlagen" (Denken und Wollen).

Vorkommen:
Gilt als Charakteristikum der Schizophrenie. Vorsicht, weil bei organischen und affektiven Störungen ähnlich aussehende Phänomene vorkommen und oft nicht entscheidbar ist, ob tatsächlich unvereinbare Gefühle die Ursache sind (z.B. kann auch ein gehemmt depressiver Patient seine Handlungen unterbrechen). Auch oft schwer zu unterscheiden von **Ambivalenz im psychodynamischen Sinn** (normalpsychologisches Phänomen): Gegensätzliche Gefühle sind **unbewusst** präsent, werden aber nicht gleichzeitig unvereinbar erlebt, sondern wechseln situationsgebunden in ihrer Präsenz. Auch die **kognitive "Entschlussunfähigkeit"** oder "Zwiespältigkeit" ist **abzugrenzen**.

Affektverarmung, affektive Verflachung

Geringe Affekt- und Gefühlsansprechbarkeit, Verlust von Affekt- und Gefühlsregungen unabhängig von der Situation, gleichbleibend indifferenter Affekt.

Der **Verlust der Fähigkeit**, Freude zu empfinden, wird auch als **Anhedonie** bezeichnet, das **Leiden unter diesem Verlust** als **Gefühl der Gefühllosigkeit**.

Beispiel:
Patient verbleibt ausdruckslos im gleichen Gemütszustand, den er als "gar kein Gefühl" bezeichnet, egal, ob er sich gerade eine lebensgefährliche Selbstverletzung zugefügt hat oder ob er sich gerade in eine Mitpatientin "verliebt" hat.

Vorkommen:
Bei organischen Störungen, melancholischen (v.a. chronifizierten) Depressionen oder (v.a. chronischen) Schizophrenien.

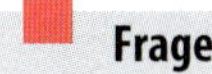

Fragen

Allgemeine Einstiegsfrage:

Wie fühlen Sie sich zur Zeit? Viele weitere Fragen erübrigen sich, wenn der Patient ausführlicher darüber berichtet.

Deprimiertheit

Sind Sie momentan niedergeschlagen, traurig? Können Sie noch die gleichen angenehmen Gefühle entwickeln wie früher, sich noch so freuen, lustig sein bei schönen Erlebnissen? Sorgen Sie sich um bestimmte Dinge (nachfragen, welche Themen den Patienten beschäftigen: spezielle aktuelle Lebenssituation, eigene Insuffizienz in Partnerschaft, Familie oder Beruf, Schuldgefühle, Krankheit, Finanzen, Lebensglück allgemein)?

Ängstlichkeit

Haben Sie Angstgefühle? Wovor, in bestimmten Situationen, oder ohne Grund ständig? Nachfragen, in welchen Situationen (= Phobien): in geschlossenen Räumen, außer Haus auf offenen Plätzen, in Kaufhäusern, beim Autofahren, in öffentlichen Verkehrsmitteln, vor bestimmten Tieren, vor Schmutz, Bakterien, in Situationen, wo keine Hilfe erreichbar ist, wenn ein Angstzustand oder Herzrasen beginnt. Haben Sie plötzlich auftretende Angstattacken mit Herzrasen, Schweißausbruch, Atemnot, Kribbeln in den Händen, Sehen wie durch Milchglas (= Panikattacken)?

innere Unruhe

Fühlen Sie sich innerlich unruhig, aufgewühlt, angespannt? Ist die Unruhe mehr im Innern, der Brust, oder in den Beinen, dass Sie nicht sitzen können, aufstehen müssen (= Abgrenzung zur Akathisie, ☞ Tab. 2.45, Kap. 3.4.1.3.)?

Euphorie

Sind Sie zur Zeit besonders gut gelaunt, selbstsicher, glücklich (nach besonderen Fähigkeiten, Vorhaben und Plänen fragen)?

Dysphorie

Im Gespräch und der Situation zu beobachten.

Affektstarre

Im Gespräch und der Situation zu beobachten.

Was muss passieren, damit Sie sich anders fühlen als jetzt, oder bleibt Ihre Stimmung immer gleich?

Affektlabilität, Affektinkontinenz

Zu beobachten.

Verändert sich Ihre Stimmung oft plötzlich von einem Moment auf den anderen? Können Sie manchmal die Tränen nicht halten, z.B. bei bestimmten Fernsehsendungen?

Parathymie

Zu beobachten.

Bei Beobachtung des Phänomens nachfragen, was der Patient gerade empfindet.

Ambivalenz

Meist zu beobachten bei Äußerungen gegensätzlicher Gefühle, Wünsche oder Ansichten gleichzeitig (im gleichen Satz) oder kurz hintereinander im Gespräch oder in der Situation. Sind verschiedene Gefühle, Gedanken, Wünsche gleichzeitig da? Können Sie sich dann nicht entscheiden oder kennen sich nicht mehr aus? Fangen Sie manchmal eine Bewegung an, und hören gleich wieder auf, um kurz darauf erneut zu beginnen?

Affektverarmung

Zu beobachten.

Können Sie noch alle Gefühle empfinden wie früher? Oder fühlen Sie sich leer? Leiden Sie darunter, dass angenehme Gefühle fehlen?

Klinische Differenzierungen und Hinweise

Bei allen affektiven Symptomen sind das **"landesübliche Temperament"** und die **prämorbide Persönlichkeit** zu beachten, eine normale Stimmungslage für den einen kann für den anderen z.B. bereits deprimiert bedeuten. Entsprechendes gilt für Euphorie, Dysphorie, eingeschränkte affektive Modulationsfähigkeit und Affektverarmung.

Deswegen sind nur solche Symptome als pathologisch zu werten, bei denen vom Patienten eine **Differenz** zu "gesunden" Zeiten angegeben werden kann, also ein Beginn der Symptomatik. Z.B. wird ein deprimierter Affekt häufig übersehen, wenn Traurigkeit fehlt oder eine gewisse Schwingungsfähigkeit noch erhalten ist. Wesentlich für den deprimierten Affekt ist bereits der Verlust positiver Gefühle im Vergleich zu früheren Zeiten. Eine Fremdanamnese kann hier zur Klärung führen.

Parathymie und Ambivalenz gelten zwar als Charakteristikum der Schizophrenie, sind aber nicht so zuverlässig festzustellen, als dass allein aufgrund dieser Symptome eine Diagnose gestellt werden darf.

1.1.1.5. Zwang

Begriffe

Zwang (allgemein)

Alle Vorstellungen und Impulse, die

- sich aufdrängen
- gegen die sich das "Ich" zugleich vergebens wehrt
- die gleichzeitig als unsinnig oder verwerflich empfunden werden

Zwang wird zwar als dem Ich zugehörig (anders als bei Ichstörungen, ☞ Kap. 1.1.1.9.), aber als fremdartig und bedrohlich empfunden. Er ist in der Regel von Angst begleitet (v.a. beim Versuch, ihn zu unterdrücken).

Vorkommen:
Leitsymptom der Zwangsstörung; auch bei organischen Störungen, Schizophrenien, Depressionen, in leichter Form und vorübergehend auch normalpsychologisches Phänomen.

Zwang wird weiter differenziert mit den folgenden Begriffen:

Zwangsgedanken

Zwanghaft sich aufdrängende Gedanken oder zwanghaft persistierende Denkinhalte, die als unsinnig empfunden werden, aber nicht verhindert werden können. Weitere Differenzierung in

- Zwangsideen
- Zwangsvorstellungen
- Zwangserinnerungen
- Zwangsgrübeln
- Zwangsbefürchtungen

Beispiel:
"Ich muss ständig an obszöne Worte denken und stelle mir sexuelle Szenen vor, sobald ich mit mehreren Menschen zusammen bin, obwohl ich es zu verhindern versuche und mich dafür schäme." (= Zwangsvorstellungen)

Zwangsimpulse

Sich zwanghaft aufdrängende innere Antriebe, bestimmte Handlungen auszuführen, die abgelehnt werden. Die Antriebe können nicht verhindert werden, es kommt aber in der Regel nicht zur befürchteten Handlung.

Beispiel:
Eine Mutter verspürt mehrfach täglich gegen ihren Willen und voller Angst den Impuls, ihr neugeborenes Kind zu töten.

Zwangshandlungen

Zwanghaft gegen den eigenen Willen vorgenommene Handlungen. Oft in Kombination mit Zwangsbefürchtungen.

Beispiel:
Ein Patient wäscht sich täglich stundenlang die Hände. Er möchte zwar aufhören, weil er es eigentlich für unsinnig hält, hat dann aber unerträgliche Angst und bekommt den Gedanken nicht aus dem Sinn, dass er sich mit einem Virus infiziert hat.

 **Fragen**

■ **Zwangsgedanken**

Müssen Sie manche Gedanken immer wieder denken, obwohl Sie nicht wollen? Kommen Ihnen oft peinliche oder gar obszöne Gedanken, für die Sie sich schämen, oder aggressive, "gefährliche" Vorstellungen?

Beispiele geben und konkret nachfragen.

■ **Zwangsimpulse**

Haben Sie oft den Drang bestimmte Dinge zu tun, obwohl sie sich davor fürchten? Wollen Sie z.B. ständig etwas kontrollieren, oder jemanden beschimpfen, verletzen?

Beispiele geben und konkret nachfragen.

■ **Zwangshandlungen**

Häufig zu beobachten.

Müssen Sie manche bestimmte Dinge immer wieder tun, obwohl sie es für unsinnig halten? Müssen Sie manche Dinge in einer bestimmten Reihenfolge tun, sich häufig waschen, irgendwelche Sprüche aufsagen, ständig irgendetwas nachrechnen, irgendetwas kontrollieren, nachprüfen?

 **Klinische Differenzierungen und Hinweise**

Zwänge bleiben **oft Jahre im Verborgenen, weil Patienten sich schämen**, obszöne oder aggressive Inhalte preiszugeben: Sie erleben es als **hilfreich, wenn direkt nach solchen Inhalten gefragt** wird.

Zwang wird oft mit **Stereotypien, Tics oder Wahn** verwechselt (Differenzierung ☞ Kap. 1.1.1.6.).

Zwänge und **Phobien** werden oft verwechselt. Zwangsphänomene sind sehr häufig mit Phobien (z.B. Bakterien, Schmutz, Menschenansammlungen) kombiniert und fast immer mit Angst (Zwang ohne Phobie oder Angst ist eher selten, Phobie ohne Zwang ist häufig). Bei einfachen Phobien ist die Furcht aber an eine bestimmte Situation gekoppelt; sie wird in der Situation zwar als übertrieben, aber nicht als unsinnig erlebt und läuft automatisch ohne "Gegenwehr" ab. Es fehlen die Kriterien des Zwangs: erstens sich trotz "Gegenwehr" aufdrängende Gedanken, Impulse, Handlungen, die – zweitens – als unsinnig oder verwerflich empfunden werden.

Beim **einfachen Grübeln** werden im Gegensatz zum Zwangsgrübeln die Inhalte und das Grübeln selbst vom Patienten als berechtigt erlebt, nicht als unsinniger Zwang wie beim Zwangsgrübeln.

1.1.1.6. Verhalten, Antrieb und Psychomotorik

Der Antrieb ist vom Willen weitgehend unabhängig und die jedem Verhalten zugrundeliegende Kraft, die dieses erst ermöglicht und hinsichtlich Tempo, Intensität und Ausdauer moduliert. Er ist als solcher nicht fassbar, sondern nur an seinen Wirkungen und Störungen erkennbar. Die Psychomotorik und das Aktivitätsniveau sind erfassbarer Ausdruck dieses Antriebs.

 **Begriffe**

■ **Antriebsminderung**

Mangel und Reduktion von Spontanantrieb, Verlust von Energie, Interesse, Lust.

Beispiel:
"Ich habe kein Interesse mehr an meinen früheren Hobbies." "Ich habe zu nichts mehr Lust und bin wie lahm."

Vorkommen:
Unspezifisches Symptom, häufig bei Depressionen, Schizophrenien, organischen Störungen, auch persönlichkeitsbedingt.

■ **Antriebshemmung**

Im Gegensatz zur Antriebsminderung werden Energie und Initiative als **gebremst** erlebt, der Patient hat einen **subjektiv empfundenen Widerstand** gegen an sich intendierte Handlungen oder Bewegungen oder Denkvorgänge. Im Verlauf erlischt dann auch oft die Fähigkeit, sich Ziele zu setzen, Interesse zu entwickeln. Bei schwerer Ausprägung ist die Hemmung objektiv wahrnehmbar als verlangsamte Bewegungs- und Sprechabläufe (= **psychomotorische Hemmung**).

Bei der Antriebsminderung fehlt also primär das Interesse, die Intentionalität ist gestört, gewollte Handlungen werden aber durchgeführt. Bei der Hemmung ist primär das Interesse, die Intentionalität nicht beeinträchtigt, gewollte Handlungen werden aber gebremst, verlangsamt durchgeführt bzw. es wird subjektiv so wahrgenommen (Abb. 1.5). Gesunde können eine Antriebshemmung nachempfinden, wenn sie aus dem Tiefschlaf geweckt werden und sofort eine Aufgabe erledigen müssen (subjektive Verlangsamung).

Beispiel:
"Ich muss mich zu meiner Arbeit zwingen, früher ging sie so gut von der Hand." "Auch bei meinen Hobbies geht alles viel langsamer, wie gegen einen Widerstand." Patient spricht und bewegt sich ganz langsam, hat lange Pausen bei jedem Wort und bemüht sich weiterzusprechen (= objektive psychomotorische Hemmung).

Vorkommen:
Leitsymptom für melancholische Depressionen; auch bei Schizophrenien, organischen Störungen, beim psychisch Gesunden z.B. im Fieber.

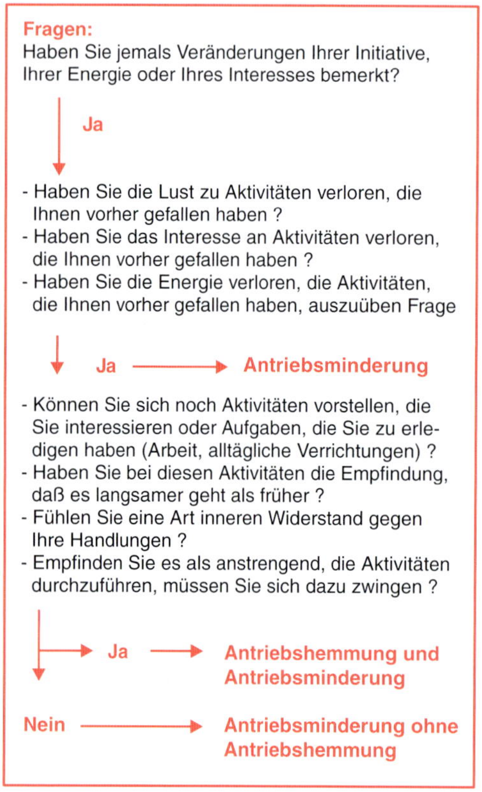

Fragen:
Haben Sie jemals Veränderungen Ihrer Initiative, Ihrer Energie oder Ihres Interesses bemerkt?

↓ Ja

- Haben Sie die Lust zu Aktivitäten verloren, die Ihnen vorher gefallen haben ?
- Haben Sie das Interesse an Aktivitäten verloren, die Ihnen vorher gefallen haben ?
- Haben Sie die Energie verloren, die Aktivitäten, die Ihnen vorher gefallen haben, auszuüben Frage

↓ Ja → **Antriebsminderung**

- Können Sie sich noch Aktivitäten vorstellen, die Sie interessieren oder Aufgaben, die Sie zu erledigen haben (Arbeit, alltägliche Verrichtungen) ?
- Haben Sie bei diesen Aktivitäten die Empfindung, daß es langsamer geht als früher ?
- Fühlen Sie eine Art inneren Widerstand gegen Ihre Handlungen ?
- Empfinden Sie es als anstrengend, die Aktivitäten durchzuführen, müssen Sie sich dazu zwingen ?

Ja → **Antriebshemmung und Antriebsminderung**

Nein → **Antriebsminderung ohne Antriebshemmung**

Abb. 1.5: Flussdiagramm zur Differenzierung der Antriebsminderung und der Antriebshemmung.

Antriebssteigerung

Zunahme (nur subjektiv oder auch objektiv erkennbar) von Aktivität, Energie und Initiative. Entweder im Rahmen geordneter, **zielgerichteter Tätigkeiten** oder ungerichtet mit **schnell wechselnden Zielrichtungen** oder **ziellos.**

In der Sprache äußert sich die Antriebssteigerung als **Logorrhoe:** unstillbarer Rededrang, ständiges Sprechen. Je nach Tempo und innerer Logik kann der Redefluss verständlich oder unverständlich sein.

Beispiel:
"Ich bin jetzt voller Energie und Pläne, ich habe täglich ein neues Geschäftsprojekt, das ich beginne." "Ich kaufe viel mehr ein."

Vorkommen:
Typisch bei Manien, auch bei agitierter Depression, Schizophrenien, organischen Störungen oder im Normalpsychologischen (z.B. affektive Ausnahmezustände).

motorische Unruhe, psychomotorische Unruhe

Ziellose und ungerichtete motorische Aktivität bis zum Erregungszustand. Patienten laufen herum oder bewegen sich ständig.

Beispiel:
Ein Patient bleibt nicht sitzen, rennt über die Station, schlägt gegen die Wand.

Vorkommen:
Bei organischen Störungen, Schizophrenie, Manie, agitierter Depression, Angststörungen, reaktiv. Wichtig ist die Differenzierung von einer **Akathisie,** die phänomenologisch gleich aussieht (= Nebenwirkung einer Neuroleptikatherapie).

situationsinadäquates Verhalten

Das Verhalten entspricht nicht den sozial üblichen, situationsgemäßen Verhaltensweisen. Auch **läppisches Verhalten** und **läppischer Affekt** gehören hierher (albern-leere Heiterkeit mit dem Anstrich des Unreifen).

Beispiel:
Patient steht während Untersuchung auf, räumt den Schreibtisch des Untersuchers auf oder klopft ihm auf die Schulter. Patient macht zu jeder Frage irgend einen Witz (= läppisch).

Vorkommen:
Bei Manien, Schizophrenien, organischen Störungen.

manieriert-bizarres Verhalten

Veränderung des Ausdrucksverhaltens in

- Mimik (Grimassieren ohne entsprechenden Seelenvorgang)
- Gestik (alltägliche Bewegungen, Handlungen werden verschroben, posenhaft, unnatürlich, spielerisch dargestellt, oft auch durch bizarre, ungewöhnliche Gesten unterbrochen)
- Sprache (wichtigtuerisch, hochtrabend, stilisiert, ungewöhnliche Wortwahl und pathetische Betonung)

Beispiele:
1) Patient berichtet mit schauspielerischen Gesten, Mimik und Betonung über das Mittagessen.
2) Patient erzählt alltägliche Dinge in kompliziertester Sprache wie bei wissenschaftlichen Veröffentlichungen.
3) Patient macht immer nach dem Verlassen des Raumes eine Körperdrehung und bekreuzigt sich.

Vorkommen:
Bei Schizophrenie, Manie, Hysterie, aber auch persönlichkeitsbedingt. Einzelne, meist im Ablauf bizarre Bewegungen (z.B. Körperdrehung in Beispiel 3) gelten als charakteristisch für die katatone Schizophrenie, wenn sie oft über Jahre individualtypisch beibehalten werden.

Automatismen

Der Patient führt automatische Handlungen und Bewegungen aus, die er **nicht als von sich intendiert** erlebt, oder äußert automatisch ohne Absicht Worte oder Sätze. Viele Automatismen sind Bestandteil des manieriert-bizarren Verhaltens. Hier werden heterogene Symptome unter diesem Oberbegriff zusammengefasst:

- Negativismus (auf eine Aufforderung wird automatisch das Gegenteil oder nichts getan, jeder äußeren Einwirkung wird widerstrebt)
- Befehlsautomatie (automatenhaftes Befolgen gegebener Befehle)
- Echolalie/Echopraxie (alles Gehörte oder Gesehene wird nachgesprochen oder nachgemacht)
- Stereotypien (einzelne formelhaft erstarrte Verhaltensweisen, Gesten, Bewegungen, Äußerungen, die meist jahrelang und ohne Zweck in immer gleicher Form wiederholt werden)
- Tics (unwillentliche Bewegungsfolgen in einem Muskel oder einer Muskelgruppe, die sich wiederholen mit raschen Zuckungen, kurzer Dauer, abruptem Beginn. Sie sind dem Patienten bewusst und haben keinen eigentlichen Zweck)

Stereotypien sind im Gegensatz zu Tics komplexe Ausdrucksweisen, nicht nur die Bewegung einzelner Muskelgruppen.

Beispiele:
Ein Patient kneift Augen besonders fest zusammen bei Aufforderung, sie zu öffnen (= Negativismus).
Ein Patient macht während der Untersuchung die gleichen Handbewegungen wie der Untersucher (= Echopraxie).
Ein Patient bleibt mehrfach täglich starr mit vom Körper gestreckten Armen stehen (= Haltungsstereotypie).
Ein Patient sagt nach jedem Satz "So wahr mir Gott helfe" (= Sprachstereotypie = Verbigeration).
Ein Patient gibt an: "Ständig muss ich die Augen zukneifen und komische Laute ausstoßen" (= Zwinkertic und Vokaltic).

Vorkommen:
Bei organischen Störungen (besonders beachten: Automatismen bei komplex-partieller Epilepsie, neurologische Ticerkrankungen, Tourette-Syndrom, ☞ Kap. 2.8.), Schizophrenien (eines der Leitsymptome des katatonen Subtyps); einzelne Stereotypien und Tics können auch unspezifische, meist vorübergehende Angewohnheiten besonders im Kindesalter sein.

Dazugehörige und verwandte Begriffe

Mutismus

Der Patient spricht nicht oder nur einzelne Worte.

Vorkommen:
Bei starker Antriebsminderung, -hemmung verschiedener Ursachen (auch organische Störungen), aber auch aktiv-negativistisches Verweigern.

Stupor

Patient ist **mutistisch und bewegt sich nicht** oder wenig, sitzt meist reglos auf dem Stuhl oder liegt im Bett. Im Gegensatz zum Koma sind die Augen oft geöffnet, und der Patient kann oft unwillkürliche oder automatisierte Bewegungen und Handlungen ausführen (z.B. steht er auf, um zur Toilette zu gehen oder trinkt und isst).

Stupor kann kombiniert sein mit

- Katalepsie (eingenommene Körperhaltungen, auch passiv beigebrachte, werden übermäßig lange beibehalten: Extremitäten bleiben in der Position, in der sie vom Untersucher gebracht werden, z.B. Arm bleibt senkrecht in der Luft und fällt nicht zur Bettdecke zurück)
- Flexibilitas cerea (wächserne Biegsamkeit, der Untersucher verspürt einen zähen Widerstand beim passiven Bewegen der kataleptisch festgestellten Gliedmaßen ähnlich dem Modellieren einer Wachspuppe)

Vorkommen:
Wie beim Mutismus Ausdruck von starker Antriebsminderung, -hemmung oder aktiven Verweigerns. Stupor mit Katalepsie und Flexibilitas cerea gilt als charakteristisch für katatone Schizophrenien, kommt aber auch bei organischen Störungen (Enzephalitis), als Nebenwirkung einer Neuroleptikatherapie (wichtige Differentialdiagnose) und bei hypnotischen Zuständen vor.

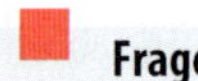

Fragen

Antriebsminderung

Wie steht es mit Ihrem Schwung, Ihrer Lust, etwas zu tun?

Beispiel geben lassen.

Antriebshemmung

Gehen Ihnen alltägliche Dinge zur Zeit schwerer von der Hand? Brauchen Sie mehr Kraft zu allem, als ob Sie einen Widerstand überwinden müssten? Auch bei Dingen, die sie noch gerne tun? Haben Sie das Gefühl, dass Sie alles langsamer tun?

Beispiele geben lassen (Abb. 1.5).

Antriebssteigerung:

Haben Sie zur Zeit mehr Energie? Sind Sie aktiver, unternehmungslustiger?

Beispiel geben lassen.

Alle anderen Begriffe dieses Bereiches werden durch Beobachtung erschlossen.

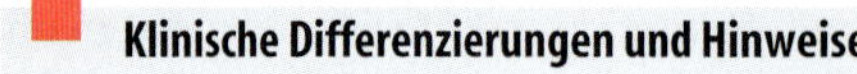

Klinische Differenzierungen und Hinweise

Wie bei den affektiven Symptomen sind **Temperament und Persönlichkeit** zu beachten, und nur solche Befunde als Symptome zu werten, wo ein **Unterschied zu "gesunden" Zeiten** explorierbar ist (ein Beginn der Symptome).

Es genügt, wenn der Patient einen solchen Unterschied bemerkt oder ein subjektives **Krankheitsbewusstsein** hat, z.B. kann eine Hemmung nur subjektiv empfunden werden, der Patient muss nicht objektiv verlangsamt sein. Klinisch gilt immer das Primat des subjektiven Empfindens des Patienten. Nur so werden therapierbare Krankheiten, z.B. melancholische Depressionen, nicht übersehen.

Antriebsminderung und -hemmung sind auf den ersten Blick ähnlich, die Differenzierung darf aber nie unterbleiben (Abb. 1.5). Bei der Hemmung liegt zwar fast immer auch eine Antriebsminderung vor, aber nicht umgekehrt. Nur die Antriebshemmung ist fast spezifisch für eine melancholische Depression bzw. eine Depression, die medikamentös behandelt werden muss.

Motorische Unruhe und Erregungszustände als Zeichen der Antriebssteigerung bei Manien und Schizophrenien **werden klinisch oft verwechselt mit** einer Nebenwirkung der Neuroleptika, der **Akathisie**. Meist schildern die Patienten dann eine Unruhe in den Extremitäten, wegen der sie nicht sitzen und liegen bleiben können, in Verbindung mit einer inneren Unruhe. Die Differenzierung zu innerer und motorischer Unruhe ohne neuroleptikabedingte Akathisie ist klinisch sehr wichtig, da die Medikation nicht gesteigert, sondern reduziert werden muss (zur Differenzierung ☞ Tab. 2.45).

Automatismen (Negativismus, Echophänomene, Befehlsautomatie) können häufig Ausdruck einer typisch schizophrenen Ichstörung sein (☞ Kap. 1.1.1.9.), deswegen gleich nach Beeinflussungserlebnissen oder imperativen Stimmen fragen.

Stereotypien und Tics können mit Zwängen verwechselt werden (konsequenzenreiche Fehleinschätzung!): Bei Zwängen verspürt eine Person, dass sich ihr etwas aufdrängt, weiß, dass dies unsinnig ist, kann es aber nicht unterdrücken. Die beiden anderen Phänomene sind einfach da und werden dann erst registriert.

1.1.1.7. Formale Denk- und Sprachstörungen

Es handelt sich dabei um Störungen des Denk- und Sprachablaufes (Frage: **Wie wird gesprochen** und gedacht?) als Begriffsgegensatz zu den Störungen des Denkinhaltes (Frage: **Was wird gesprochen** und gedacht?). Sprache und Denken sind klinisch nicht ausreichend zu differenzieren und werden deswegen gemeinsam betrachtet.

Begriffe

Denkverlangsamung

Schleppender, mühsamer Gedankengang mit zähfließender Sprache und langsamer Reaktion. Fehlen **zusätzlich** die Denkinhalte im Sinne einer Gedankenleere spricht man von **Denkverarmung**.

Vorkommen:
Unspezifisch, häufig bei organischen Störungen, Schizophrenien, Depressionen, aber auch bei Minderbegabung und psychisch Gesunden.

Denkhemmung

Analog zur Antriebshemmung wird das Denken, die Konzentrations- und Merkfähigkeit als gebremst, **wie gegen einen Widerstand,** empfunden, der trotz Mühe nicht überwunden werden kann (Abb. 1.6). Sie kann ausschließlich subjektiv wahrgenommen werden oder von objektivierbarer Denkverlangsamung begleitet sein.

Beispiel:
"Ich komme mit den Gedanken plötzlich nicht mehr zu Ende, wie eine Sperre." "Wenn ich fernsehe, komme ich nach kurzem nicht mehr mit, weil ich mich jetzt anstrengen muss, schnell genug mitzudenken."

Vorkommen:
Leitsymptom für melancholische Depressionen; auch bei organischen Störungen, Schizophrenien.

Haben Sie eine Veränderung des Denkens oder bei der Konzentrationsfähigkeit verspürt ?

↓ Wenn ja, weitere Fragen

- Haben Sie den Eindruck, daß das Denken langsamer wird ?
- Spüren Sie einen Widerstand beim Zuendeführen Ihrer Gedanken ?
- Müssen Sie sich zwingen, einem Gedankengang zu folgen ?
- Ist Zuhören oder Lesen anstrengend ?

→ Ja → Denkhemmung

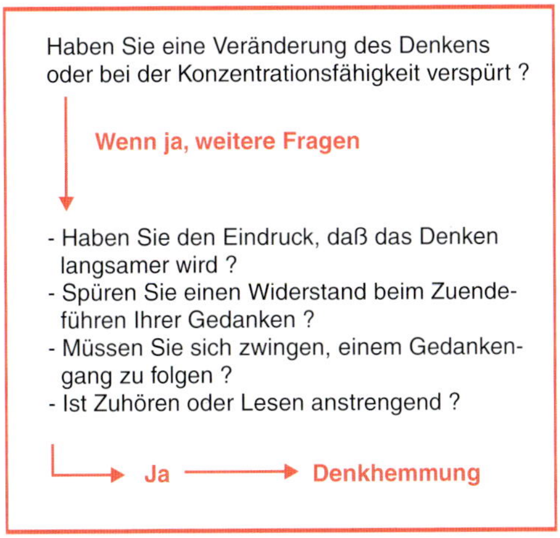

Abb. 1.6: Flussdiagramm zur Denkhemmung.

Einengung, Grübeln

Verhaftetsein auf wenige Themen; unablässiges Beschäftigtsein mit meist unangenehmen Themen.

Beispiel:
Patient denkt ständig über seinen Firmenkonkurs nach, kommt beim Versuch, ihn auf andere Themen zu bringen, gleich wieder darauf zurück.

Vorkommen:
Unspezifisch, häufig bei affektiven Störungen, auch bei organischen Störungen oder reaktiv bei Gesunden.

Umständlichkeit, Weitschweifigkeit

Wesentliches der Interviewthematik wird nicht von Nebensächlichem getrennt, der Patient verliert sich in Einzelheiten, ohne vom Ziel abzukommen (Unterschied zur Zerfahrenheit, Abb. 1.7).

Vorkommen:
Unspezifisch bei organischen Störungen und anderen psychischen Erkrankungen, als Folge anlagebedingter mangelnder Abstraktionsgabe, persönlichkeitsbedingt (Kleinkrämerei).

Ideenflucht

Immer neue Einfälle im Gespräch, keine straffe Zielvorstellung des Denkens, sondern ständig wechselnde Denkziele aufgrund dazwischenkommender Assoziationen (Abb. 1.7). Der Patient kommt vom Hundertsten ins Tausendste, Sätze werden nicht zu Ende gesprochen, jede Ablenkung oder Assoziation wird aufgegriffen (die Assoziationen sind gelockert). Subjektiv oft als **Gedankendrängen** empfunden. Nicht immer, aber oft mit **Logorrhoe** (Antriebssteigerung) verbunden. Wird definitionsgemäß von Zerfahrenheit dadurch differenziert, dass der Untersucher dem Gedankengang noch folgen kann oder die Assoziationen im Gespräch nachvollziehen kann. Klinisch ist dies bei deutlicher Ausprägung aber nicht möglich, sondern der Gedankengang imponiert als verworren wie bei der Zerfahrenheit (s.u.).

Beispiel:
Ein Patient erzählt über seinen Beruf, sieht einen Mitpatienten und erklärt dessen Probleme, charakterisiert anschließend den Untersucher, der ihn auffordert, zur Sache zu kommen, und berichtet über seine Verbesserungsvorschläge des Medizinbetriebs.

Vorkommen:
Typisch für Manie oder maniforme Syndrome bei organischen Störungen oder Schizophrenie.

Zerfahrenheit, Verworrenheit, Inkohärenz

Auflösung des logischen Zusammenhanges eines Gedankenganges. Bei der Untersuchung wird erkennbar, dass man die Zusammenhänge eines Gedanken mit dem Vorhergehenden nicht nachvollziehen kann. Ein Gedanke steht beziehungslos neben dem anderen und für den Außenstehenden geht der Sinn verloren. Bei Schizophrenien wird auch (nicht ganz treffend, da auch bei Ideenflucht) der Begriff "**assoziative Lockerung**" gebraucht. Bei geringerer Ausprägung kann der Sinn erkenntlich bleiben, einige der folgenden Merkmale der Zerfahrenheit sind aber bereits vorhanden:

- *Paralogik*
  Der treffende sprachliche Ausdruck wird verfehlt, der sich eigentlich anbietende Wortsinn wird unterdrückt und durch einen anderen ersetzt, der Patient redet an den Fragen vorbei

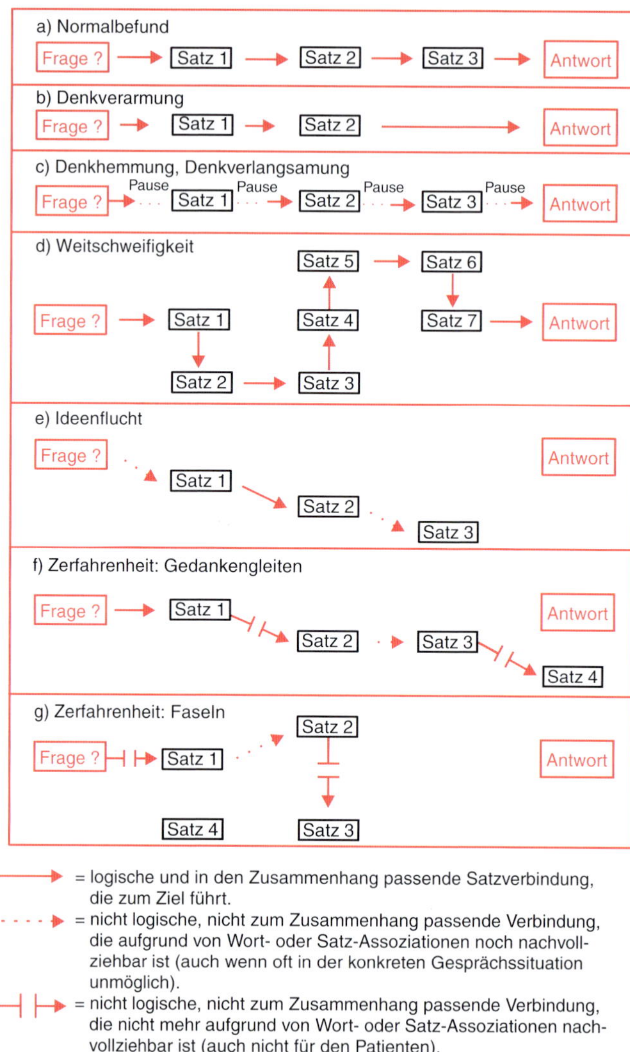

Abb. 1.7: Strukturen formaler Denkstörungen.
Beachte: e, f, g sind nicht immer klinisch zu differenzieren, sie sind phänomenologisch oft ähnlich.
b,c sind phänomenologisch oft gleich, das **subjektive Empfinden eines Widerstandes** differenziert, sowohl zwischen Denkverarmung und Denkhemmung als auch zwischen Denkhemmung und Denkverlangsamung (die phänomenologisch gleich sind).

- *Gedankengleiten* (Abb. 1.7)
  Der Patient gleitet langsam von einem Thema zum anderen, ohne dass diese im Gespräch eine sinnvolle Verbindung haben. Er bleibt bei einer nebensächlichen Assoziation oder einem für das Thema unwesentlichen Aspekt des Satzes stehen und führt den Gedankengang nicht zu Ende (der Untersucher merkt dies oft erst dadurch, dass er selbst nicht mehr weiß, worum es geht)
- *Faseln* (Abb. 1.7)
  Der Patient springt zusammenhanglos von Thema zu Thema oder reiht zusammenhanglose gedankliche Elemente oder Worte aneinander. Syntax (= **Paragrammatismus**) und Morphologie (Wortneubildungen oder ungebräuchliche Verwendung von Worten = **Neologismus**) können zerfallen bis zum sinnlosen Wort- und Silbengemisch (= **Wortsalat, Schizophasie**)

Beispiel:
Gefragt nach der Bedeutung von "Der Apfel fällt nicht weit vom Stamm" macht ein Patient Ausführungen zum Gravitationsgesetz (= Paralogik, die sozial übliche Bedeutung wird unterdrückt zugunsten einer Nebenbedeutung).
Frage des Untersuchers: "Was haben Sie heute gemacht?" Der Patient berichtet darauf über das Frühstück, dann über den amerikanischen Präsidenten, der auch frühstückt, später über Außenpolitik und die Probleme seiner Mutter (= Gedankengleiten, anders als bei der Ideenflucht kann er auch bei Nachfragen nicht zum Ausgangspunkt zurückkehren, weiß ihn nicht mehr und nimmt keine Außeneinflüsse auf).
"Die Würgität meiner Haltlosigkeit kalabriert, Wurdazimt" (= Schizophasie mit Neologismen).

Vorkommen:
Typisch für Schizophrenien und schwere organische Störungen (man spricht bei letzteren von Verwirrtheit oder Inkohärenz im eigentlichen Sinn), auch bei manischer verworrener Ideenflucht, die klinisch von Zerfahrenheit oft nicht zu differenzieren ist. Inkohärenz und Zerfahrenheit sind phänomenologisch ähnlich, erstere ist begrifflich traditionell für organische Störungen reserviert, wenn die schweren Gedächtnisstörungen "Verwirrtheit" erzeugen, letztere für Schizophrenien, wenn die oben angegebenen Merkmale zu "Verworrenheit" führen.

Sperrung, Gedankenabreißen

Plötzliches Abreißen des sonst flüssigen Gedankenfadens mit Pause im Denken und Sprechen. Das Gespräch wird meist mit einem anderen Thema wieder aufgegriffen (beim einfachen "Fadenverlieren" wird das gleiche Thema meist wieder aufgenommen). Schizophrene empfinden diese von ihnen selbst wahrgenommene Sperrung oft als **von außen gemacht** und verursacht, z.B. durch Hypnose oder Apparate (☞ Ichstörungen, Kap. 1.1.1.9.). Nur letzteres Phänomen sollte als Gedankenabreißen im eigentlichen Sinn betrachtet werden.

Beispiel:
Patient stockt mitten im Satz, gibt dann an, dass ihm der Gedanke plötzlich weggenommen wurde.

Vorkommen:
Charakteristisches Symptom der Schizophrenie, wenn es als von außen verursacht erlebt wird, ansonsten unspezifischer Ausdruck von Antriebs- und Denkhemmung oder bei organischen Störungen (Absencen bei Epilepsie).

Dazugehörige und verwandte Begriffe

Perseveration

Wiederholung von Worten und Daten, die vorher im Gespräch verwendet wurden, aber im Gesprächsverlauf nicht mehr sinnvoll sind. Wenn immer gleiche Themen wiederholt werden, spricht man von **Haften**.

Beispiel:
Ein Patient wird nach seinem Geburtsdatum gefragt und perseveriert bei allen folgenden Fragen nach zeitlichen Daten sein Geburtsdatum.

Vorkommen:
Am häufigsten bei organischen Störungen, seltener bei Depressionen, chronischen Schizophrenien.

Fragen

Verlangsamung, Verarmung, Weitschweifigkeit, Ideenflucht, Zerfahrenheit, Gedankenabreißen, Perseveration werden v.a. im Gespräch **beobachtet.**

Bei Unsicherheit können Zerfahrenheit und Ideenflucht durch **Sprichworterklärungen** herausgearbeitet werden (v.a. Paralogik, Entgleiten des Gedankenganges). Der Untersucher lässt sich dazu die Bedeutung eines bekannten Sprichwortes erklären, z.B. Lügen haben kurze Beine, und aus der Antwort wird ersichtlich, dass der Patient den

Sinn nicht mehr erläutern kann, oder Merkmale zerfahrenen Denkens treten hervor.

Denkhemmung

Brauchen Sie zum Denken mehr Kraft? Haben Sie das Gefühl, dass Sie wie gegen einen Widerstand andenken müssen? Können Sie Fernsehsendungen nicht mehr folgen, weil Sie sich zu sehr anstrengen müssen?

Beispiele nennen lassen (Abb. 1.6).

Gedankendrängen

Haben Sie zuviele Gedanken und Ideen gleichzeitig im Kopf? Belastet Sie das?

Gedankenabreißen, Sperrung

Haben Sie das Gefühl, dass Gedanken einfach abreißen, plötzlich weg sind? Wie kommt das? Nimmt Ihnen die Gedanken jemand weg, beeinflusst sie, womit?

Bei Beobachtung von Sperrungen beim Patienten nachfragen, was geschehen ist.

Grübeln

Gehen Ihnen manche Dinge nicht mehr aus dem Kopf?

Klinische Differenzierungen

Bei Denkverlangsamung, -hemmung sind klinisch oft auch Auffassung und Gedächtnis beeinträchtigt. Daraus folgt nicht die klinische Diagnose einer organischen Störung, es kann genauso z.B. eine affektive Störung vorliegen (sogenannte Pseudodemenz, konsequenzenreiche Differentialdiagnose!).

Verlangsamung ist nicht gleich Hemmung. Hemmung muss subjektiv empfunden werden. Nur sie weist auf eine medikamentös besonders gut zu beeinflussende Depressionsform hin (Abb. 1.6).

Grübeln und Zwangsgedanken (oder Zwangsgrübeln) sollten wegen diagnostischer Konsequenzen differenziert werden. Beim **Zwang** leidet der Patient unter den sich aufdrängenden Gedanken und empfindet diese als **fremd** (nicht als notwendig und **gewollt** wie beim einfachen **Grübeln**), kann sie aber von sich aus nicht beenden oder verändern.

Auch manische Ideenflucht kann genau wie schizophrene Zerfahrenheit imponieren, wenn sie so stark ist, dass auch der Untersucher den "Faden verliert": Deswegen **unverständliche Gedankengänge nie als schizophrenietypisch** annehmen, v.a. bei sonstigen Hinweisen auf Antriebssteigerung.

Ideenflucht/Zerfahrenheit und organisch bedingte Verwirrtheit sind klinisch oft nicht zu differenzieren. Vor allem Orientierung, Auffassung und Gedächtnis sind bei beiden nicht zuverlässig zu erfassen: Deswegen nie vorschnell eine organische Störung annehmen.

Zerfahrenheit, Inkohärenz oder Verwirrtheit ganz allgemein können auch Ausdruck einer **Aphasie** (v.a. einer sensorischen Aphasie) sein, einer neurologischen Herdstörung, die möglicherweise schneller Therapie bedarf. Deswegen nach den Regeln der neurologischen Untersuchung auch eine Aphasieprüfung durchführen, um nicht zu folgenschweren Fehlurteilen zu kommen.

Organisch bedingte Weitschweifigkeit und manische Ideenflucht können theoretisch (☞ Abb. 1.7), aber nicht immer klinisch differenziert werden. Diagnostische Schlüsse nur unter Berücksichtigung aller Parameter ziehen.

Gedankenabreißen und Sperrung sind nicht von Hemmung und Konzentrationsstörungen zu unterscheiden: **Nur** bei Angabe von **Beeinflussungserlebnissen** als **schizophrenietypisch** werten.

> *Merke: Keine Diagnosen allein von formalen Denkstörungen ableiten!*

Sinnloses Wiederholen von Worten (= **Verbigeration**) ohne Bezug zu vorangegangenen Äußerungen sind Stereotypien und weniger typisch für organische Störungen. Bei Perseverationen werden früher gebrauchte Worte sinnlos wiederholt, beim Haften werden nicht Worte, sondern der Inhalt wiederholt.

1.1.1.8. Inhaltliche Denkstörungen

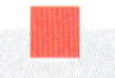

Begriffe

Wahn

Objektiv falsche Überzeugung, die ohne entsprechende Anregung von außen entsteht und trotz vernünftiger Gegengründe aufrechterhalten wird. Es ist eine **Störung des Urteilens**, d.h. Wahn muss sich auf einen objektivierbaren Sachverhalt beziehen, er darf nicht Ausdruck oder Beschreibung eines Gefühles sein. Wer sich in der Angst bedroht fühlt oder in der Depression unheilbar, beschreibt Gefühle, deren er sich unmittelbar gewiss ist, aber kein Urteil über die Realität und keinen Wahn. Kriterien sind:

- subjektive Gewissheit und Evidenz (der Patient ist sich des Wahns unmittelbar gewiss, ohne dass es irgendwelcher Argumente bedarf)
- nicht beeinflussbar und korrigierbar durch Erfahrung
- Unmöglichkeit des Inhaltes, d.h. der Inhalt ist nach allgemeiner Erfahrung falsch
- der Inhalt wird nicht von der soziokulturellen Gemeinschaft oder einem wesentlichen Teil geteilt (Unterschied z.B. zum religiösen Glauben, der das letzte Kriterium erfüllen kann)

Sind einzelne Kriterien besonders ausgeprägt, müssen nicht alle erfüllt sein.

Das zugehörige Adjektiv heißt definitionsgemäß **wahnhaft**.

Es gibt bestimmte häufig wiederkehrende Wahninhalte (-themen):

- Beeinträchtigungs- und Verfolgungswahn (Patient wähnt sich von Umwelt bedroht, beobachtet, beschädigt usw.)
- Eifersuchtswahn (Patient wähnt sich vom Partner betrogen)
- Größenwahn (Patient wähnt sich anderen überlegen, als etwas Besonderes)
- Liebeswahn (Patient wähnt sich von bestimmter Person geliebt)
- Schuldwahn (Patient wähnt sich schuldig)
- Verarmungswahn (Patient wähnt sich finanziell verarmt)
- hypochondrischer Wahn (Patient wähnt sich an einer unheilbaren Krankheit erkrankt)
- Beziehungswahn (belanglose Ereignisse werden mit der eigenen Person in Verbindung gebracht, meist im Sinne der Beeinträchtigung, oft verbunden mit Verfolgungswahn)
- religiöser Wahn (Patient wähnt sich von Gott berufen, auserwählt)
- nihilistischer Wahn (Patient verneint eigene Existenz und die seiner Umgebung: "Ich existiere nicht, meine Organe existieren nicht, die Welt existiert nicht")
- querulatorischer Wahn (Patient wähnt sich von Personen, rechtlichen Instanzen ungerecht behandelt und kämpft dagegen)

Vorkommen:
Bei Schizophrenien und wahnhaften Störungen, affektiven Störungen, organischen Störungen.

Wahneinfall, Wahnidee, Wahngedanken

Kleinste geistige Einheiten des Wahns. Plötzliches Einfallen von wahnhaften Meinungen (= Wahneinfall) oder dauerhaftes wahnhaftes Denken (= Wahnideen, Wahngedanken).

Beispiel:
Ein Patient ruft beim Essen plötzlich: "Das Essen ist vergiftet" (Wahneinfall). "Ich bin Gottes Sohn." (Wahnidee)

Wahngedanken können einzeln oder kombiniert vorkommen, ausgebaut und festgehalten werden bis zum **systematisierten Wahn** (= in der sogenannten **Wahnarbeit** werden die einzelnen Einfälle und Gedanken verknüpft, ausgearbeitet und Bestätigungen konstruiert, so dass ein oft in sich stimmiges Gebilde entsteht). Die Begriffe werden heute weitgehend synonym angewandt (historisch wurden sie kontrovers differenziert).

Wahnwahrnehmung

Die wahnhafte Umdeutung einer an sich richtigen Sinneswahrnehmung. Die Wahrnehmung erhält eine ihr nicht zukommende falsche, wahnhafte Bedeutung (**Beziehungssetzung ohne Anlass**). Sie ist zweigliedrig: Erst eine Sinneswahrnehmung, dann das wahnhaft falsche Urteil über die Wahrnehmung. Meist wird die Wahrnehmung auf den Betroffenen selbst bezogen (= **Eigenbeziehung**). Die **Wahnwahrnehmung** gilt **von allen Wahnphänomenen** als **am charakteristischsten für eine Schizophrenie**. Die einfache Eigenbeziehung (Beziehungsideen), bei der einer Wahrnehmung eine zwar mögliche und plausible, wenn auch in der Situation falsche und durch Wahn oder Affekt geprägte Bedeutung gegeben wird, ist noch keine Wahnwahrnehmung im schizophrenietypischen Sinn. Nur bei der Wahnwahrnehmung handelt es sich um eine wahnhafte Umdeutung der Wahrnehmung mit einem Inhalt, der nicht aus ihr potentiell ohne weitere Zusatzannahmen abgeleitet werden kann.

Beispiel:
"Der Verkäufer nickte, da wusste ich, dass ich heute sterben muss" (Nicken des Verkäufers = reale Wahrnehmung, Gewissheit vom eigenen Tod = Umdeutung im Sinne einer Eigenbeziehung, ohne dass dies in der Wahrnehmung enthalten war). "Die Leute dort, die in meine Richtung blicken, reden über mich" (=einfache Eigenbeziehung oder Beziehungsidee, die Interpretation der Wahrnehmung ist möglich, wenn auch unwahrscheinlich); Aber: "Die Leute dort, die in meine Richtung blicken, reden über mich, sie beschließen gerade, wie sie mich öffentlich bloßstellen können, das sehe ich an den Handbewegungen" (=Wahnwahrnehmung, die Interpretation der Wahrnehmung ist durch wahnhafte Zusatzannahmen erweitert und nicht direkt aus dem Gesehenen als möglich abzuleiten).

Wahnstimmung

Emotionale Gespanntheit und Atmosphäre des Betroffenseins im Vorfeld und Umfeld eines Wahns. Der Patient hat die Gewissheit, dass etwas "passiert", gibt Ereignissen nicht nachvollziehbar motivierte Bedeutungen, ohne dass der genaue Inhalt angegeben werden kann oder konkrete Wahnideen formuliert werden (Anmutungserleben). Immer starke affektive Beteiligung (Unheimlichkeit, Verändertsein, Angst, Bedrohung, auch Euphorie oder Glück).

Beispiel:
"Irgendetwas geht hier vor." Patient fragt bei alltäglichen Vorkommnissen ängstlich nach deren Bedeutung, was mit ihm gemacht werde.

Wahndynamik

Affektive Anteilnahme am Wahn. Die Wahninhalte können mit affektiver und psychomotorischer Anteilnahme (z.B. Angst, Euphorie, Erregungszustände) und ständig neuen Ideen vorgetragen werden oder ohne affektive Beteiligung und monoton ohne weitere Ausarbeitung der Ideen. Starke Dynamik spricht für eine floride Psychose, geringe für eine abgeklungene **Produktivität**.

Dazugehörige und verwandte Begriffe

katathymer Wahn

Die Wahninhalte sind aus der Stimmung des Patienten ableitbar. Ein depressiver Patient kann sich schuldig, verarmt, krank, nichtig wähnen, weil dies seinem aktuellen Gemütszustand entspricht, ein manischer Patient entsprechend großartig, reich.

Ein katathymer (= synthymer) Wahn ist mit den affektiven Störungen vereinbar und kein Zeichen der Schizophrenie. Echter Wahn entspringt einem nicht weiter zurückverfolgbaren Fehlurteil, der katathyme Wahn ist auf einen Affekt zurückführbar. Differentialdiagnostisch wird oft angeführt, dass bei Patienten mit einem **depressiven Wahn der "Zeiger der Schuld" auf das eigene Ich zeigt**, z.B. glaubt der Patient zu verarmen, weil er versagt hat oder er fühlt sich schuldig, weil er schlecht ist. **Bei Schizophrenien zielt die Schuld auf andere**, z.B. glauben sie zu verarmen, weil ein Geheimdienst gegen sie gearbeitet hat.

überwertige Ideen

Wahnähnliche Überzeugungen, die nicht allen Wahnkriterien entsprechen, bei denen ein realer wahrer Kern existiert, die aber Leben und Handeln des Betroffenen übermäßig bestimmen und denen eine nicht mehr nachvollziehbare Bedeutung beigemessen wird.

Beispiel:
Ein Patient hatte bei einem Unfall eine nicht vollständig ausgeheilte Verletzung, die ihn nach medizinischem Urteil nicht stark behindern dürfte. Er ist aber dieser Überzeugung und versucht 5 Jahre später noch unter Einsatz aller Kräfte und Aufgabe vieler anderer Lebensbereiche nachzuweisen, dass er dadurch einen Karriereeinbruch hatte und sein Leben vernichtet wurde.

Fragen

Einstiegsfrage Wahn allgemein, Wahnideen, -gedanken:

Haben Sie in letzter Zeit merkwürdige oder ungewöhnliche Dinge erlebt oder gedacht? Sind Ihnen Dinge widerfahren, die andere nicht glauben können?

Beispiele nennen lassen.

Wahneinfälle müssen erfragt werden, wenn im Gespräch der Eindruck entsteht:

Ist Ihnen der Gedanke gerade gekommen, warum?

Wahnwahrnehmung

Hatten bestimmte Erlebnisse und Vorgänge in Ihrer Umgebung eine bestimmte Bedeutung für Sie in letzter Zeit? Haben Sie das Gefühl, dass Dinge in Ihrer Umgebung speziell mit Ihnen etwas zu tun haben? Falls keine Wahnwahrnehmungen berichtet werden, konkret nachfragen: Kommen im Radio oder Fernsehen Meldungen, die mit Ihnen etwas zu tun haben? Geben Ihnen Menschen auf der Straße Handzeichen oder reden über Sie?

Beispiele nennen lassen.

spezielle Wahnthemen

- Beziehungswahn wie bei Wahnwahrnehmung erfragen (z.B. Fernsehsendungen, die der Patient auf sich bezieht) und Beispiele nennen lassen
- Haben Sie das Gefühl, dass jemand gegen Sie etwas hat, Ihnen nachstellt, Sie beobachtet? (Verfolgungs-, Beeinträchtigungswahn)
- Haben Sie das Gefühl, eine besondere Schuld auf sich geladen zu haben? (Schuldwahn)
- Haben Sie Probleme mit Geld, reicht es für Sie und die Familie? (Verarmungswahn)
- Ist mit Ihrem Körper etwas nicht in Ordnung, befürchten Sie, eine Krankheit zu haben? (Hypochondrischer Wahn)
- Haben Sie das Gefühl, dass Ihr Partner untreu ist? (Eifersuchtswahn)
- Haben Sie das Gefühl, besondere Fähigkeiten zu haben, etwas Besonderes zu sein? (Größenwahn)
- Gibt es eine bestimmte Person, die Sie besonders liebt, ohne dass sie es zugibt? (Liebeswahn)
- Wie steht es bei Ihnen mit der Religion, Ihren religiösen Gefühlen? (Religiöser Wahn)
- Haben Sie das Gefühl, dass Sie gar nicht mehr da sind, Ihre Organe nicht mehr arbeiten, Ihre Umwelt oder die Welt überhaupt untergegangen oder verloren ist, Ihr Besitz verschwunden ist? (Nihilistischer Wahn)
- Kämpfen Sie zur Zeit um Ihr Recht? (Querulatorischer Wahn)

Zu allen Fragen Beispiele geben lassen, wo der Wahncharakter deutlicher werden kann. Oft stößt man auf den Wahn erst aus Andeutungen im sonstigen Gespräch, dann sofort nachfragen.

Wahnstimmung

Haben Sie das Gefühl, dass irgendetwas Besonderes in der Luft liegt?

Meist durch Gespanntheit, vage Andeutungen im Interview zu beobachten.

Wahndynamik

Im Interview zu beobachten.

Klinische Differenzierungen und Hinweise

Fehlerquellen bei der Wahndiagnostik:

- Es wird nicht auf den Affekt geachtet und ein katathymer Wahn nicht erkannt
- Beschreibungen eines Gefühls werden für einen Wahn gehalten, z.B. ist "ich werde nie gesund" Ausdruck des Gefühls der Hoffnungslosigkeit, nicht ein Urteil über die objektivierbare Realität
- Auch Wahnwahrnehmungen können katathym sein. Ein Patient kann, weil er sich schuldig fühlt, z.B. Handbewegungen von Passanten in der Form umdeuten, dass sie über ihn ein schlimmes Urteil gefällt hätten (bezieht sie auf sich). Solche **einfachen Eigenbeziehungen** geben der Wahrnehmung noch keine völlig neue, in ihr nicht enthaltene Bedeutung. Sie sind nicht zweigliedrig wie die Wahnwahrnehmung, sondern stellen nur eine mögliche, wenn auch unwahrscheinliche Beziehung zur eigenen Person her. Sie sind nicht für die Schizophrenie typisch
- Wahn ist nicht immer von der Realität scharf zu unterscheiden, hat oft einen realen Kern (z.B. ein Patient mit einem Verfolgungswahn, der tatsächlich vorübergehend von der Polizei überwacht wurde). Die Wahndiagnose kann deswegen gelegentlich übersehen werden. Entscheidend ist aber nicht der Inhalt, sondern die Form:

  Sind die Wahnkriterien vorhanden (v.a. bei den Inhalten, die über den realen Kern hinausgehen) oder zumindest eines in besonders ausgeprägter Form? Bestehen zusätzliche Wahnsymptome oder Ichstörungen?

Zwang, v.a. wenn in fortgeschrittenen Stadien bizarre, wahnähnliche Gedanken und Befürchtungen geäußert werden, kann mit Wahn verwechselt werden. Beim Zwang weiß der Patient zumindest anfangs, dass die Inhalte unsinnig, falsch sind, wehrt sich vergebens dagegen und glaubt nicht, dass es sich um ein richtiges Urteil über die Realität handelt.

Phobien sind automatisch an bestimmte Situationen gekoppelt und werden als unvernünftig wider besserer Einsicht erlebt, nicht als wahres Realitätsurteil wie beim Wahn. Auch in manchen späten Wahnstadien können die Patienten wissen, dass ihr Urteil falsch ist (= sich distanzieren), aber den Wahn nicht am Auftreten hindern.

1.1.1.9. Störungen des Icherlebens

Die Ichstörungen können als besondere Form inhaltlicher Denkstörungen gesehen werden (eine **Störung des Urteilens**). **Zwei Formen** werden unterschieden:

- 1. für Schizophrenien besonders charakteristische Störungen
  - Die Grenzen zwischen Ich und Umwelt werden durchlässig
  - Die eigenen psychischen Vorgänge werden nicht mehr als dem Ich zugehörig, sondern als von außen gemacht erlebt (deswegen auch als "**Störung der Meinhaftigkeit**" bezeichnet)

    Hierzu gehören:
    - Gedankenausbreitung
    - Gedankenentzug
    - Gedankeneingebung
    - andere Fremdbeeinflussungserlebnisse
- 2. Störungen des Einheitserlebens im Augenblick und der Identität im Zeitverlauf und der Ich-Umwelt-Grenze. Sie werden nicht auf das Einwirken ichfremder Instanzen zurückgeführt, die "Ich-Haftigkeit" aller Erlebnisse bleibt erhalten.

  Hierzu gehört:
  - die Depersonalisation (häufig mit Derealisation verbunden)

Begriffe

Gedankenausbreitung

Der Patient ist überzeugt, dass andere wissen, was er denkt:
Sie können seine Gedanken lesen, die nicht mehr ihm allein gehören. Der Patient kann dafür verschiedene Erklärungen haben oder sich einfach nur gewiss sein. Er kann wähnen, dass Geräte oder Telepathie im Spiel sind oder dass seine Gedanken laut werden und von anderen mitgehört werden (= **Gedankenlautwerden**).

Beispiel:
"Jemand zapft mein Gehirn an, ich sehe das an den Reaktionen der Kolleginnen, die meine Pläne durchkreuzen." "Andere hören meine Gedanken, neulich hat ein Mann auf der Straße genau das gesagt, was ich gerade gedacht habe." (= Gedankenlautwerden).

Vorkommen:
Charakteristisch für Schizophrenien; selten auch organische Störungen, in Einzelfällen auch im Verlauf affektiver (v.a. schwerer manischer) Störungen.

Gedankenbeeinflussung

Wahnhafte Überzeugung, die Gedanken würden von außen beeinflusst, manipuliert. **Unterformen** sind:

Gedankenentzug

Die Patienten haben die wahnhafte Überzeugung, dass ihnen ihre Gedanken weggenommen oder entzogen werden. Sie tritt als unmittelbare Gewissheit auf oder wird mittelbar vom Patienten empfunden, z.B. durch Hypnose, Strahlen.

Beispiel:
"Plötzlich waren alle Gedanken weg, da hat mich jemand hypnotisiert."

Vorkommen:
Charakteristisch für Schizophrenien; selten auch organische Störungen, in Einzelfällen auch im Verlauf affektiver (v.a. schwerer manischer) Störungen.

Gedankeneingebung

Die wahnhafte Überzeugung, dass fremde Gedanken eingegeben werden. Der Kranke muss mitdenken, was andere denken. Hierzu gehört auch, wenn ein Patient glaubt, dass die Gedanken und Vorstellungen von der Umwelt beeinflusst oder gelenkt werden.

Beispiel:
"Ich muss ständig die Gedanken meiner Zimmernachbarin mitdenken, das stört mich." "Das bin nicht Ich, irgend jemand sendet mir diese Einfälle zu." "Ich glaube an Telepathie, ich bekomme ständig Eingebungen von Medien."

Vorkommen:
Charakteristisch für Schizophrenien; selten auch organische Störungen, in Einzelfällen auch im Verlauf affektiver (v.a. schwerer manischer) Störungen.

andere Fremdbeeinflussungserlebnisse

Wie bei Gedanken können auch Wollen und Handeln (= **Willensbeeinflussung**), Körperfunktionen (= **leibliche Beeinflussungserlebnisse** oder synonym "**Zoenästhesien** mit dem Kriterium des Gemachten") oder Fühlen als von außen beeinflusst und gemacht erlebt werden.

Beispiel:
"Ich werde wie ein Roboter gelenkt, wahrscheinlich ein eingebauter Sender." (= Willensbeeinflussung). "Da beschießt mich jemand mit Strahlen, ich spüre es doch im Bauch." (= leibliche Beeinflussung).

Vorkommen:
Charakteristisch für Schizophrenien; selten auch organische Störungen, in Einzelfällen auch im Verlauf affektiver (v.a. schwerer manischer) Störungen.

Depersonalisation

- Störung des Einheitserlebens der Person im Augenblick: Patient kommt sich unwirklich, verändert, fremd vor. Auch einzelne Körperteile können als dem Ich nicht zugehörig empfunden werden. Gelegentlich wird dafür auch der unscharfe Begriff der Dissoziation angewandt (☞ Kap. 1.1.1.2.), der zugunsten einer exakten Beschreibung der einzelnen Phänomene vermieden werden sollte
- Störung der Identität des Ichs im Zeitverlauf seiner Biographie: Patient kann sich als jemand anderes fühlen als früher, kann sich gespalten fühlen, weil einzelne Teilstrebungen der Persönlichkeit als nicht mehr dem Ich zugehörig empfunden werden (z.B. sexuelle Strebungen)
- Störung der Ich-Umwelt-Grenze: Patient ist überzeugt, dass ein anderer seine Eigenschaften hat, genauso handelt und denkt, wie er es gerade tut oder dieser andere gerade er selber ist. Eigenes wird also außerhalb des nicht mehr klar umrissenen Eigenbereiches erfahren (= **Transitivismus** oder **Projektion**). Patient ist überzeugt, dass er selbst die Eigenschaften eines anderen hat oder dieser andere gerade ist. Er erlebt selbst, was er an anderen beobachtet, z.B. bestimmte Bewegungen, Schmerzen (= **Appersonierung**)

Beispiel:
"Mein Körper gehört ab der Mitte nicht mehr zu mir, ich spüre ihn wie einen Fremdkörper" (= Störung des Icherlebens im Augenblick).
"Ich weiß nicht, ob ich es noch bin, der hier spricht." "Ich bin kein Mann mehr, ich bin eine Frau" (= Störung der Identität im Zeitverlauf).
"Was ich erleide, müssen alle hier Anwesenden erleiden." "Nicht ich bin krank, sondern mein Sohn empfindet diese Schmerzen."(= Transitivismus) "Ich weiß nicht, wo meine Grenze ist, zur Zeit bin ich die, die im anderen Bett meine Bewegungen macht." Die Patientin wiederholt bei diesen Worten fast identisch die Bewegungen der Zimmernachbarin.
"Ich spüre die Schmerzen meines todkranken Nachbarn" (= Appersonierung).

Vorkommen:
Unspezifisches Symptom bei organischen Störungen (v.a. Drogenintoxikationen), Schizophrenien, Manien, Depressionen, Angst- und Zwangsstörungen, auch reaktiv, neurotisch oder bei Ermüdung. Störungen der Identität im Zeitverlauf und der Ich-Umwelt-Grenze gelten, v.a. bei bizarrer Ausgestaltung, auch als schizophrenietypisch.

Dazugehörige und verwandte Begriffe

Derealisation

Die Umgebung erscheint fremd, unwirklich oder verändert. Das **Zeitgefühl** verändert sich (subjektive Verlangsamung oder Beschleunigung). Gelegentlich wird dafür auch der unscharfe Begriff der Dissoziation angewandt (☞ 1.1.1.2.), der zugunsten einer exakten Beschreibung der einzelnen Phänomene vermieden werden sollte.

Beispiel:
"Plötzlich war alles wie durch ein Milchglas zu sehen." "Alles war wie im Film." "Nach einer Minute denke ich, eine Stunde sei vergangen."

Vorkommen:
Unspezifisches, häufiges Symptom bei organischen Störungen (v.a. Drogenintoxikationen), Schizophrenien, Manien, Depressionen, Angst- und Zwangsstörungen, selten auch reaktiv, neurotisch oder bei Ermüdung.

Fragen

Gedankenausbreitung

Haben Sie das Gefühl, andere kennen Ihre Gedanken, wissen, was Sie denken? Woran bemerken Sie das?

Beispiele nennen lassen.

Gedankenentzug

Ist manchmal einfach ein Gedanke weg? Wie passiert das, steckt jemand oder etwas dahinter, nimmt Sie Ihnen jemand weg (z.B. durch Hypnose, ein Gerät)?

Beispiele nennen lassen.

Gedankeneingebung

Haben Sie Gedanken, die gar nicht zu Ihnen gehören? Denken Sie die Gedanken anderer Menschen manchmal einfach mit? Können Sie noch so denken, wie Sie wollen, oder stimmt mit Ihrem Denken irgendetwas nicht mehr? Werden Ihre Gedanken gesteuert, z.B. mit Telepathie, Hypnose oder Strahlen?

Beispiele nennen lassen.

andere Fremdbeeinflussungserlebnisse

Manche haben das Gefühl, ferngesteuert zu sein, hypnotisiert, kennen Sie das? Nimmt jemand oder irgendeine Kraft Einfluss auf Sie? Wirkt irgend eine Kraft auf Ihren Körper, spüren Sie Schmerzen, die Ihnen zugefügt werden?

Beispiele nennen lassen.

Depersonalisation

Fühlen Sie sich irgendwie verändert? Sind Sie noch die gleiche Person wie früher oder jemand anderes? Kann oft auch anhand einzelner Äußerungen abgeleitet werden.

Derealisation

Kommt Ihnen Ihre Umgebung verändert vor? Sehen Farben anders aus oder ist die Musik verändert?

Klinische Differenzierungen und Hinweise

Gedankenlautwerden kann **zweierlei** bedeuten:

- die **wahnhafte Überzeugung**, dass Gedanken von anderen gehört werden (eine Ichstörung)
- eine **akustische Halluzination** (☞ Kap. 1.1.1.10.), bei der die eigenen Gedanken vom Patienten tatsächlich laut gehört (halluziniert) werden, **weswegen er folgert**, dass **andere auch diese Gedanken hören müssen**

Nicht vorschnell Gedankenausbreitung annehmen: Manche depressive Patienten haben das Gefühl, man kann ihnen ihre Schuld, ihr Versagen ansehen und dadurch ihre Gedanken kennen (ein aus dem Affekt ableitbares, katathymes Phänomen, keine Ichstörung). Deswegen nachfragen, wie die Ausbreitung geschieht.

Gedankenabreißen ist nicht immer gleich Gedankenentzug, wird oft aber als Gedankenentzug empfunden oder erklärt. Nur der echte Gedankenentzug (Abriss durch Fremdbeeinflussung!) sollte als starker Hinweis auf eine Schizophrenie gewertet werden.

Manche Patienten geben an, die Gedanken anderer lesen zu können: Dies kann eine Erklärung für das Phänomen der Gedankeneingebung sein, aber auch “nur” ein Wahneinfall (z.B. im Rahmen eines Größenwahnes). Deswegen erklären lassen, wie das “Gedankenlesen” funktioniert.

Depersonalisation ist ein weitgefasster Begriff, der oft stark von der Interpretation des Untersuchers abhängig ist. Es fließen bizarres Denken, Wahneinfälle und -gedanken oder auch Fremdbeeinflussungserlebnisse mit ein. Deswegen sollte er diagnostisch nicht zu starkes Gewicht erhalten, auch wenn schwere Depersonalitätsphänomene bei Schizophrenien bei genauer Betrachtung häufig sind.

1.1.1.10. Wahrnehmungsstörungen, Sinnestäuschungen

Begriffe

Wahrnehmungsanomalien, einfache Wahrnehmungsveränderungen

Wirkliche Wahrnehmungen erscheinen verändert, der Inhalt der Wahrnehmung bleibt aber erhalten, z.B.:

- Veränderung der Wahrnehmungsintensität (z.B. Sinneseindrücke werden farbiger oder blasser, verschleiert)
- Mikro-, Makropsie (Gegenstände werden verkleinert oder vergrößert gesehen)
- Meta-, Dysmorphopsien (Gegenstände werden verzerrt, form- und farbverändert wahrgenommen)

Vorkommen:
Unspezifisches Symptom, v.a. bei organischen Störungen (Drogen), Schizophrenien, Angstzuständen (Panikattacken), selten auch anderen affektiven Störungen.

Illusion, illusionäre Verkennung

Etwas wirklich gegenständlich Vorhandenes wird für etwas anderes gehalten, als es tatsächlich ist, oder einer realen Wahrnehmung wird etwas hinzugefügt.

Beispiel:
Ängstliches Kind verkennt nachts Büsche als Personen.

Vorkommen:
Unspezifisch, tritt v.a. bei affektiver Anspannung oder kognitiven Beeinträchtigungen (z.B. bei Minderbegabung) auf.

Halluzinationen allgemein

Wahrnehmungserlebnisse ohne entsprechende reale Reizquelle. Die Erlebnisse werden für wirkliche Sinneswahrnehmungen gehalten. Typisch bei Schizophrenie (v.a. akustische Halluzinationen), manchen organischen Störungen (v.a. optische Halluzinationen), selten bei affektiven Störungen. Bei der **Pseudohalluzination** bleibt dagegen stets die Einsicht in das Irreale der Wahrnehmung gewahrt, d.h. **es handelt sich um eine Vorstellung, nicht um eine Wahnehmung** und der **Patient weiß, dass er sich die Phänomene vorstellt, aber nicht wahrnimmt.**

akustische Halluzinationen

Treten auf als:

- ungeformte Gehörtäuschungen (= **Akoasmen**), z.B. hören die Patienten Geräusche wie Krachen, Klirren, Bellen, Schießen usw. (Differentialdiagnose: Tinnitus)
- Stimmenhören (= **Phoneme**): ganze Worte und Sätze werden halluziniert

Die Stimmen können als wichtige **Sonderformen:**

- sich über den Patienten unterhalten (**kommentierende** Stimmen)
- ihm Befehle geben (**imperative** Stimmen)
- mit mindestens zwei Stimmen sich in Rede und Gegenrede unterhalten (**dialogisierende** Stimmen)
- als eigene Gedanken empfunden werden (**Gedankenlautwerden**)

Beispiel:
Patient klagt darüber, nachts ständig Schüsse zu hören, die alle Mitbewohner verleugnen (= Akoasmen). "Eine Stimme befiehlt mir, mich zu töten" (= imperative Stimme).
"Nachbarn unterhalten sich den ganzen Tag über mich und machen mich schlecht, ich kann es durch die Wände in meiner Wohnung hören" (= dialogisierende und kommentierende Stimmen).

Vorkommen:
Bei organischen Störungen (v.a. Temporallappenläsionen, Epilepsie) und Schizophrenien, selten auch bei affektiven Störungen.

optische Halluzinationen

Sie treten auf als:

- ungeformte elementare Wahrnehmungen (= **Photopsie**): z.B. Lichtblitze, Sterne, Farben (Differentialdiagnose: Migräne)
- komplexe Sinnestäuschungen: einzelne Gestalten (Personen, Gesichter, Tiere, wie z.B.weiße Mäuse) oder ganze gestaltete Szenen als **szenische Halluzination.**Traumähnliche, szenische Halluzinationen, bei denen der Patient meist aktiv im Mittelpunkt steht, heißen auch **oneiroide Halluzinationen**

Beispiel:
"Vor jedem Anfall sehe ich nur noch farbige Lichtblitze." (= Photopsie). "Was sollen die vielen Käfer auf meiner Bettdecke?"

Vorkommen:
Bei organischen Störungen (v.a. Okzipitallappenläsionen, epileptischen Auren, Delirien) und Schizophrenien, selten auch im Halbschlaf (hypnagoge Halluzinationen). Szenische Halluzinationen sind sehr selten bei Schizophrenien, häufig bei deliranten Syndromen.

zoenästhetische Halluzinationen

Synonyme: **Körperhalluzinationen, Leibhalluzinationen**

Halluzinierte Wahrnehmung von:

- Tastempfindungen (= **haptische** = taktile Sinnestäuschung), häufig auch als Gefühl des Bestrahlt-, Elektrisiertwerdens oder als sexuelle Empfindungen. Bei der taktilen Halluzinose (= **Dermatozoenwahn**) werden Missempfindungen der Haut auf kleine wandernde Tierchen auf oder in der Haut wahnhaft zurückgeführt (meist bleibt offen, ob es eine echte Halluzinose oder ein Wahn ist)
- Bewegungen (= **kinästhetische Halluzination**)
- Schmerzen und Missempfindungen in Organen, die (Kriterium des Gemachten) als von außen verursacht erlebt werden (= **zoenästhetische Halluzination i.e.S.**)

Beispiel:
"In meiner Haut bohrt Ungezíefer, es juckt ständig." (= taktile Halluzinose) "Ich spüre elektrische Wellen von einem Sender durch meinen Bauch ziehen." (= zoenästhetische Halluzination i.e.S.).

Vorkommen:
Bei organischen Störungen, Schizophrenien, auch melancholischen Depressionen.

Geruchs- und Geschmackshalluzinationen

Wahrnehmung meist unangenehmer oder ungewöhnlicher Geschmacksempfindungen (= **gustatorische Halluzination**) oder Gerüche (= **olfaktorische Halluzination**). Beide gehen oft ineinander über.

Beispiel:
"Es riecht nach Gas." "Probieren Sie das Essen, das schmeckt nach Gift."

Vorkommen:
Bei organischen Störungen (häufig Prozessen des limbischen Systems, epileptischen Auren), Schizophrenien, auch melancholischen Depressionen.

Fragen

Einstiegsfrage, aus der auch Wahrnehmungsanomalien und Illusionen erschlossen werden können:

Sehen Sie manche Dinge anders? Nehmen Sie seltsame Sachen wahr?

akustische Halluzinationen

Es hat wenig Sinn, zu fragen, ob jemand Stimmen hört, stattdessen:

Hören Sie manchmal jemanden sprechen, obwohl niemand im Raum ist? Oder:

Hören Sie Personen, die nicht anwesend sind, vielleicht auch Nachbarn durch die Wände oder Passanten auf der Straße über Sie sprechen? Falls ja, genauer erklären lassen, ob sie so deutlich wie die Stimme des Untersuchers zu hören sind, ob es sich um Mann oder Frau handelt, und was sie sagen.

Haben Sie Geräusche, Töne gehört, die andere nicht hören?

optische Halluzinationen

Haben Sie Dinge und Personen gesehen, die andere nicht so sehen können, vielleicht auch kleine Tierchen? Haben Sie Visionen?

Körperhalluzinationen

Haben Sie eigenartige Empfindungen in Ihrem Körper, Schmerzen oder auch das Gefühl, dass etwas verändert ist? Haben Sie das Gefühl, dass diese Veränderungen von jemandem gemacht werden, dass sie z.B. mit Strahlen oder Geräten bearbeitet werden, oder Gift? Beispiele nennen lassen.

Geruchs- und Geschmackshalluzinationen

Haben Sie eigenartige Gerüche bemerkt, z.B. Gas? Oder schmecken Speisen und Getränke anders, ist auf der Zunge ein eigenartiger Geschmack?

Beispiele nennen lassen.

Klinische Differenzierungen und Hinweise

Bei den Wahrnehmungsanomalien werden wirkliche Wahrnehmungen formverändert wahrgenommen, die Bedeutung ändert sich nicht.

Bei illusionären Verkennungen wird der reale Wahrnehmungsgegenstand für etwas anderes gehalten, meist bei affektiver Anspannung oder Ermüdung.

Bei Halluzinationen fehlt der reale Wahrnehmungsgegenstand ganz.

Die **Wahnwahrnehmung** ist keine Störung der Wahrnehmung, sie ist eine inhaltliche Denkstörung: Die Wahrnehmung ist richtig, doch wird ihr in einem eigenen Denkschritt eine ihr nicht zukommende Bedeutung gegeben.

Halluzinationen sind von Pseudohalluzinationen zu differenzieren: Bei letzterer wird die Halluzination als Vorstellung ohne Wahrnehmungscharakter erkannt, ihr kommt keine spezifische diagnostische Bedeutung zu. Nur bei der Halluzination können Patienten die Lautstärke angeben, erklären, dass sie die Stimme qualitativ wie im Radio oder vom Untersucher hören, bei der Pseudohalluzination bejahen sie, dass es wie bei einer lebhaften Erinnerung/Vorstellung an/von einem Film ist.

Hypnagoge Halluzinationen treten im Halbschlaf auf und sollten, falls nicht auch tagsüber echte Halluzinationen auftreten, nicht als pathologisch gewertet werden: Deswegen nachfragen, bei welcher Gelegenheit halluziniert wird.

Stimmenhören, Gedankenlautwerden und Gedankeneingebung (die beiden letzteren sind Ichstörungen) können oft nicht differenziert werden bzw. kommen zusammen vor.

Auch bei Körperhalluzinationen ist oft nicht zu differenzieren, ob ein abnormes Körperempfinden halluziniert wird (= Wahrnehmungsstörung) oder ein Beeinflussungswahn (elektrisiert, vergiftet zu werden = inhaltliche Denkstörung) ohne primär veränderte Körperwahrnehmung vorliegt.

Körper- und Geschmackshalluzinationen ohne das Kriterium des Gemachten und einfache Schmerzzustände oder Geschmacksstörungen sind prinzipiell nicht zu differenzieren. Deswegen **auch noch so bizarre Missempfindungen** (jeder Mensch stellt seinen Schmerz anders dar) **nie vorschnell als Halluzination werten** und an eine Schizophrenie denken, **wenn nicht Fremdbeeinflussungserlebnisse hinzutreten**: Dies kann ein folgenschwerer Fehler sein, weil z.B. Patienten mit Melancholie typischerweise Missempfindungen haben.

1.1.1.11. Vegetative Störungen

Hier werden aufgrund von Konvention heterogene Symptome zusammengefasst, die das Vegetativum im weitesten Sinne betreffen.

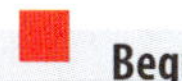

Begriffe

Schlafstörungen

Klinisch zu differenzieren in:

- **Hyposomnien**
  - Einschlafstörungen
  - Durchschlafstörungen (Patient wacht nachts mehrfach auf)
  - Früherwachen (Patient wacht mindestens 1-2 h vor seiner gewöhnlichen Aufwachzeit auf und schläft nicht mehr ein)
- **Hypersomnien**
  Patient schläft mindestens 1-2 h länger als üblich (wenn nicht geweckt) oder ist ständig schläfrig mit Tagesmüdigkeit, Einschlafneigung und vermehrten "Nickerchen"

Vorkommen:
Unspezifisch, bei Früherwachen und Hypersomnie sollte an eine organische Störung (v.a. wenn andere psychiatrische Symptome gering ausgeprägt sind) oder eine Melancholie oder saisonale Depression gedacht werden, bei Einschlafneigung/Tagesmüdigkeit Narkolepsie ausschließen!

Appetitstörungen

Zu differenzieren in:

- **Hypophagie, Appetitmangel**
  (weniger Lust und Interesse am Essen und/oder weniger Nahrungsaufnahme mit Gewichtsabnahme)
- **Hyperphagie, Appetitzunahme**
  (vermehrter Appetit und/oder vermehrte Nahrungsaufnahme mit Gewichtszunahme, Sonderform: Kohlenhydrathunger mit Lust auf Süßigkeiten)

Vorkommen:
Unspezifisch, bei Kohlenhydrathunger an saisonale Depression denken.

sexuelle Störungen

- verminderte oder vermehrte sexuelle Lust (Libido), sowohl in der Phantasie oder ausgedrückt durch die Frequenz sexueller Kontakte
- Orgasmusstörungen oder bei Männern Potenzstörungen

Vorkommen:
Unspezifisch, sensibler **Frühindikator** fast **aller** psychischer und organischer Erkrankungen.

Tagesschwankungen

Symptome können sein:

- schlimmer am Morgen (= **Morgentief**)
- am Abend (= **Abendtief**)
- indifferent

Vorkommen:
Tagesschwankungen gelten als diagnostisches Charakteristikum der Melancholien, sind aber an sich unspezifisch und kommen auch bei Gesunden vor.

Schmerzen, vegetative Störungen im engeren Sinn

- Schmerzzustände oder Missempfindungen (z.B. Kribbeln, Parästhesien und ähnliche Sensationen); beides wird gelegentlich als Zoenästhesie bezeichnet
- Tachykardien und Herzsensationen
- Tachypnoe
- Hyperhidrosis oder Hypohidrosis
- Magen-, Darmstörungen (z.B. Übelkeit, Obstipation, Diarrhoe)
- Blasenentleerungsstörungen oder Harndrang

- Schwindel, Seh- und Gleichgewichtsstörungen
- Juckreiz und andere Hautsensationen

Schmerzen können typisch wie bei körperlichen Erkrankungen imponieren oder atypisch, sogar bizarr dargestellt werden. V.a. Schmerzen und Missempfindungen sind prinzipiell nicht von Körperhalluzinationen zu trennen. Sie werden deswegen differenziert in:

- Zoenästhesien Grad 1 (Missempfindungen und vegetative Symptome, wie sie auch unspezifisch bei Körpererkrankungen vorkommen)
- Zoenästhesien Grad 2 (bizarre Missempfindungen, wie sie v.a. bei Schizophrenien und Depressionen vorkommen, z.B. " Ein Schmerz, wie wenn ein Messer durch meinen Körper wandert und Gedärme anritzt.")
- Zoenästhesien Grad 3 (mit dem Kriterium des Gemachten, v.a. bei Schizophrenien, z.B. "Ein Sender in meinem Bauch bestrahlt mich." "Ein Messer wandert durch meinen Körper und ritzt Gedärme an." Anders als bei Grad 2 wird der Schmerz nicht mit "wie wenn" umschrieben, sondern er wird tatsächlich durch ein Messer verursacht erlebt)

Vorkommen:
Unspezifisch bei vielen (fast allen) psychiatrischen und auch körperlichen Erkrankungen, besonders häufig bei affektiven Störungen. Zoenästhesien Grad 2 bei organischen Störungen, affektiven Störungen und Schizophrenien, Grad 3 v.a. bei Schizophrenien, selten bei organischen Störungen.

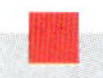

Fragen

Schlafstörungen

Wie steht es um Ihren Schlaf? Brauchen Sie länger zum Einschlafen, wie lange? Wachen Sie nachts öfters auf, schlafen sie gleich wieder ein? Wann wachen Sie morgens auf, wieviele Stunden früher als üblich, schlafen Sie nochmals ein oder bleiben sie müde und erschlagen wach? Schlafen Sie länger als sonst, sind morgens, wenn Sie aufstehen müssen, länger müde? Oder schlafen sie häufiger am Tag?

Appetitstörungen

Wie steht es mit Ihrem Appetit? Hat sich der Appetit in letzter Zeit verändert? Haben Sie zu- oder abgenommen? Essen Sie vermehrt Süßigkeiten, mit Heißhunger?

sexuelle Störungen

Haben sie noch Interesse am Sexualleben? Oder vermehrt?

Beispiele nennen lassen.

Tagesschwankungen

Ist Ihr Befinden morgens und abends unterschiedlich? Ist die Stimmung morgens nach dem Aufstehen besonders schlecht? Wird es besser gegen Abend?

Schmerzen, vegetative Störungen i.e.S.

Haben Sie irgendwelche Schmerzen oder eigenartige Missempfindungen? Einzelne Organe durchfragen, v.a. Kopf, Herz, Atmung, Übelkeit, Obstipation oder Diarrhoe.

Klinische Differenzierungen und Hinweise

Bei Schlaf, Appetit, Tagesschwankungen und Sexualität gibt es natürlicherweise große interindividuelle Schwankungen: Diagnostisch bedeutsam ist deswegen jede **Differenz zu früheren Zeiten**, auch wenn diese nur gering ausgeprägt ist.

Alle vegetativen Störungen sind **Frühsymptome** psychischer Erkrankungen, auch wenn andere Symptome noch fehlen oder unspezifisch sind: Deswegen solche Störungen nicht zu schnell als Normvariante wegdiskutieren.

Vorsicht bei bizarren Schmerzen: Sie können eine individuelle Darstellung körperlichen Schmerzes sein, **nie nur aufgrund** von solchen **Zoenästhesien eine Schizophrenie diagnostizieren.**

1.1.1.12. Suizidalität, Selbstgefährdung

- Selbsttötungsversuche
- Selbstverletzungen
- Impulse, Gedanken, Absichten oder Pläne, sich das Leben zu nehmen oder sich zu verletzen

Die Einschätzung der Selbstgefährdung hat sehr große Bedeutung, da **psychische Erkrankungen der Hauptrisikofaktor des Suizids** sind und der **Suizid zu den häufigen Todesursachen** zählt. (☞ Kap. 4.5.1., Tab. 1.1)

Fragen

- **Haben Sie in letzter Zeit Gedanken an den Tod, wollen sterben, tot sein, Ihre Ruhe haben?**

- **Haben Sie das Gefühl, wenn es Ihnen so schlecht geht, dass alles keinen Sinn hat, oder es besser wäre, tot zu sein?**
- **Meinen Sie, dass Ihre nächsten Angehörigen Sie nicht mehr brauchen, dass Sie sie nur belasten?**
- **Haben Sie in letzter Zeit auch daran gedacht, sich das Leben zu nehmen?**
- **Haben sich die Gedanken auch aufgedrängt?**
- **Haben Sie konkrete Ideen, wie Sie es machen würden, haben Sie Vorbereitungen getroffen?**
- **Haben Sie einmal einen Selbsttötungsversuch unternommen?**

Regel: Fragen nach Suizidalität dürfen bei keiner psychiatrischen Exploration fehlen, insbesondere bei Depressivität, Angst, Schizophrenie, Wahn und Sucht.

sozial	• Konfliktsituation mit Verlust von sozialem Umfeld/Beruf/Trennung/Entwurzelung/Kränkungen • Höheres Alter und/oder Einsamkeit und/oder Verlust einer Bezugsperson
psychopathologisch	• schwere Depressivität, Hoffnungslosigkeit • "psychotisch" • Suchtverhalten • Erkrankungen: Depression, Schizophrenie, Sucht, Persönlichkeitsstörung, schwere organische Erkrankung
suizidspezifisch	• **konkrete, sich aufdrängende Suizidimpulse/Suizidgedanken** • **Einengung der Gedanken auf "Sterbewunsch", Ausweglosigkeit** • **Vorbereitungshandlungen/Pläne** • **frühere Suizidversuche** • **Suizide in der Familie** • **"unheimliche Ruhe" nach vorheriger Suizidthematik** • **Diskrepanz zwischen Fremd- und Eigenanamnese: Bagatellisierung**

Tab. 1.1: Wann ist das Suizidrisiko erhöht?

1.1.1.13. Fremdaggressivität

Impulse, Gedanken, Absichten oder Pläne, jemandem Schaden zuzufügen oder aggressiv gegen andere zu sein. Auch bereits vollzogene Handlungen gehören dazu. Die Einschätzung des Risikos ist sehr wichtig, da manche psychischen Erkrankungen mit einer erhöhten Neigung, aggressiv zu reagieren, verbunden sind (Tab. 1.2).

Fragen

Haben Sie Feinde?

Hatten Sie oft Streit in letzter Zeit, Auseinandersetzungen? Beispiele nennen lassen. Oft nur durch Fremdanamnese eruierbar, zur Abschätzung ☞ Tab. 1.2.

hohes Risiko	• **frühere fremdaggressive Handlungen** • **Ankündigung oder Androhung von Gewaltakten**, Vorbereitungshandlungen
weitere Risikofaktoren	• **auffällige Psychopathologie** - dysphorisch/manisch/aggressiv - psychomotorische Erregung - "psychotisch" - Intoxikation • **Gewaltakte in der Familie oder Umgebung** • **Diskrepanz zwischen Fremd- und Eigenanamnese: Bagatellisierung** • **psychiatrische Erkrankung** - Manie, Schizophrenie - Abhängigkeit, organische Störungen - Persönlichkeitsstörung • Vorstrafen

Tab. 1.2: Wann ist das Fremdgefährdungsrisiko erhöht?

1.1.1.14. Besonderheiten bei bestimmten Störungen

Bei **Störungen durch psychotrope Substanzen, Essstörungen, Störungen der Impulskontrolle** muss die spezielle Anamnese erweitert werden.

Der psychopathologische Befund kann in allen sonstigen Bereichen unauffällig sein:

- **Welche Substanzen** wurden konsumiert, **welche Handlungen** (z.B. Erbrechen bei Bulimie, pathologisches Spielen) ausgeführt?
- **Welche Mengen** wurden konsumiert oder mit **welcher Frequenz** wurden die Handlungen durchgeführt?
- Wurde täglich oder mit Unterbrechungen konsumiert?
- **Wie lange** schon?
- Zu **welchen Tageszeiten** (schon nach dem Aufstehen oder nur nachts)?
- Traten **Rauschzustände** auf (wie oft wöchentlich, Erinnerungslücken, abnorme Handlungen)?
- Traten **Entzugserscheinungen** auf (Unruhe, Angst, Depression, Zittern, Hyperhidrosis, Erbrechen, Durchfall, Krampfanfälle, Delirien)?
- Welche **Folgeerscheinungen** traten auf (Organschäden, Gewichtsabnahme, -zunahme, Schulden, Kriminalität, Arbeitslosigkeit, Ehe-, Partnerschaftsprobleme)?

1.1.1.15. Was gehört noch in die spezielle Anamnese?

Der aktuelle psychopathologische Befund (Querschnitt) reicht zur Diagnosestellung nie aus. Der **Verlauf der Symptomatik** (Längsschnitt) muss ebenso deutlich sein (Tab. 1.3).

- Wann begann die aktuelle Symptomatik, wann bemerkte der Patient eine erste Veränderung?
- **Welche Symptome** traten **zu Beginn** auf, **in welcher Reihenfolge** des Auftretens entwickelten sich die jetzigen Symptome (z.B. erst Angst oder erst Deprimiertheit, erst Euphorie oder erst Wahngedanken)?
- Traten bereits **früher ähnliche Symptome** auf, **verschwanden** sie damals **vollständig**, oder blieben **Restsymptome**?
- Traten **andere als die aktuellen psychopathologischen Symptome früher** auf (z.B. eine Phase der Deprimiertheit und Antriebshemmung bei aktuellen Halluzinationen und Wahngedanken)?
- Wurden bereits **psychiatrische Behandlungen** durchgeführt, ambulant oder stationär, mit welcher Diagnose, mit welchen Medikamenten oder welcher Psychotherapie?
- Gibt es zeitliche Zusammenhänge des Auftretens der Symptomatik mit **sozialen oder psychischen Belastungen** (Verlusterlebnisse, Beziehungskonflikte, Schul-, Berufsprobleme, finanzielle Probleme, andere Erkrankungen in den letzten sechs Monaten)?

Klinische Differenzierungen und Hinweise

Die Exploration des Verlaufes ist oft sehr mühsam und zeitaufwendig, aber unverzichtbar. Der Untersucher sollte von allen psychopathologischen Befunden am Ende wissen, ob sie bei dem Patienten zu irgendeinem Zeitpunkt bereits aufgetreten sind und in welchen Kombinationen sie vorhanden waren oder sich entwickelt haben. Es sollte entscheidbar sein, ob es sich handelt um

- eine erste Episode
- einen episoden- oder phasenhaften Verlauf (mit früheren Episoden und Vollremission oder Zurückbleiben leichter Störungen)
- einen schubhaften Verlauf (mehrere Episoden ohne Vollremission mit Restsymptomen und ständiger Verschlechterung)
- einen prozesshaften Verlauf (ständig vorhandene Symptome mit Progredienz der Symptome)

Oft sind durch die Erinnerungsfähigkeit der Patienten Grenzen gesetzt, so dass eine Rekonstruktion des Verlaufes nicht mehr vollständig möglich ist.

"Kann ich	zu jedem **Gliederungspunkt** des psychischen Befundes ein Urteil abgeben?"
"Weiß ich,	**wann die Symptome begonnen haben** und welche zuerst aufgetreten sind?"
"Weiß ich,	in **welcher Reihenfolge die Symptome** sich bis jetzt entwickelt haben?"
"Weiß ich,	ob **früher ähnliche Symptome** aufgetreten sind?"
"Weiß ich,	ob **früher andere Symptome** aufgetreten sind?"

Tab. 1.3: Was muss der Untersucher nach der speziellen Anamnese wissen?

1.1.2. Krankheitsanamnese

1.1.2.1. Frühere und aktuelle körperliche Erkrankungen

Explizit nachfragen nach:

- allen körperlichen Erkrankungen (auch Infektionskrankheiten) in den Wochen vor Beginn der aktuellen Symptomatik
- Kopfverletzungen, Schädel-Hirn-Traumen
- Gehirnerkrankungen (z.B. Epilepsie, Enzephalitis, Meningitis, Multiple Sklerose, Insulte)
- chronischen internistischen Erkrankungen (z.B. kardiale und pulmonale Störungen, endokrinologische Erkrankungen wie Diabetes mellitus und Schilddrüsenerkrankungen, rheumatische Erkrankungen)

1.1.2.2. Psychiatrische Erkrankungen

Die aktuelle psychische Symptomatik und frühere psychiatrische Symptome wurden bereits in der speziellen Anamnese exploriert. Hier allenfalls eine zusammenfassende Auflistung nach:

- Diagnosen
- Beginn und Zeitdauer der Erkrankungen
- Behandlungen (welche Psychopharmaka in welcher Dosierung für wie lange, Psychotherapie, Krankenhausaufenthalte)

1.1.2.3. Suizidversuche

Fragen nach:

- Wann?
- Wie?
- Warum?
- Welche Folgen?

1.1.2.4. Süchte, Genussmittel

Soweit nicht von aktueller Bedeutung und in der speziellen Anamnese bereits exploriert, wird gefragt nach

- Nikotin
- Alkohol
- Beruhigungs- und Schmerzmitteln
- Drogen
- Essstörungen (Fresssucht, Bulimie, Anorexie)

1.1.2.5. Medikamentöse Therapie

Die bisherigen medikamentösen Therapien der aktuellen Symptomatik müssen zur weiteren Therapieplanung genau bekannt sein (was, wieviel, wie lange, welcher Erfolg).

Hat der Patient derzeit eine Dauermedikation aus anderen Fachgebieten? Bei Frauen unbedingt nach Antikonzeptiva fragen.

1.1.3. Familienanamnese

Aus der Familienanamnese sollen sich v.a. Hinweise auf genetische Faktoren ergeben. Es wird gefragt nach:

- Alter (evtl. Todesalter und -ursache) der Eltern und Geschwister
- psychosoziale Situation der Angehörigen (Schulbildung, Beruf, aktuelle Konflikte)
- **psychische Auffälligkeiten und Erkrankungen** (einschließlich Suchterkrankungen und Suizidversuche) **in der Familie** (vor allem Verwandte ersten und zweiten Grades)
- Erbkrankheiten in der Familie

1.1.4. Psychischer und sozialer Lebenslauf

Auf die Biographie und die damit verbundene Persönlichkeitsbeschreibung wird in der Psychiatrie besonderer Wert gelegt. Die **psychische Erkrankung** und die **Symptome** sollen, falls möglich, **auf dem Hintergrund der Lebensgeschichte, der aktuellen Lebenssituation und der Persönlichkeitseigenschaften verstanden** werden.

Ein **zeitlicher Zusammenhang** akuter persönlicher oder sozialer **Konflikte** mit dem Auftreten der jetzigen psychischen **Symptome** wurde **bereits in der speziellen Anamnese** exploriert und dokumentiert. Die biographische/soziale Anamnese stellt die Lebensgeschichte und die Konflikte unabhängig von den psychischen Symptomen zusammenfassend dar. In ihr werden auch die **Persönlichkeitszüge** und überdauernde Verhaltens- und Fühlweisen und **Einstellungen** einer Person deutlich, wie sie zur Persönlichkeitsdiagnostik herangezogen werden.

1.1.4.1. Gliederung des psychosozialen Lebenslaufs

Die Biographie kann **chronologisch** aufgebaut werden **oder**, wie hier vorgeschlagen, nach **thematischen Unterpunkten** mit:

- Besonderheiten von Schwangerschaft, Geburt, früher kindlicher Entwicklung (Komplikationen bei Schwangerschaft und Geburt, Entwicklungsrückstände)
- Kindergarten, Schule und Beruf (Schulen, **Schulängste und -schwierigkeiten oder Aufmerksamkeitsstörungen, hyperkinetische Züge**, Schulabschluss, Lehre, Studium, Berufsausbildung, Arbeitsplätze und Berufe, Probleme im Beruf)
- Beziehung zu den Eltern, Geschwistern (Erziehungsstil, Gefühle gegenüber Eltern und Geschwistern)
- sexuelle Entwicklung, Partnerschaften, Familie (erster Geschlechtsverkehr, kurze oder längerdauernde Beziehungen, aktuelle Beziehung, Heirat, Kinder, Einstellung zur Sexualität: Bedeutung, sexuelle Störungen; Zufriedenheit mit der derzeitigen Partnerschaft: emotional, sexuell; außerpartnerschaftliche Beziehungen, Einstellungen zu Kindern, Wünsche, Defizite)
- Werte und soziale Situation (Interessen, Lebensziele, finanzielle Situation, Straftaten, Zufriedenheit mit Lebenssituation)

1.1.5. Persönlichkeitszüge

Die Aspekte der Persönlichkeit, die **Struktur der Eigenschaften**, die dem Einzelnen seine **charakteristische, unverwechselbare Individualität** verleihen und **weitgehend konstant** sind (ähnliche Verwendung wie **Charakter**, nur insgesamt wertfreier) werden nicht gesondert exploriert, sondern sie werden:

- aus der bisherigen Exploration, v.a. der biographischen Anamnese, abgeleitet
- durch den Untersucher abstrahiert zusammengefasst nach dem Verhalten in wichtigen Lebensbereichen
- vom Untersucher auf auffällige Züge überprüft, wie sie bei Persönlichkeitsstörungen auftreten

Anders als bei den bisherigen Befunden handelt es sich nicht um subjektive Erlebnisse und Darstellungen des Patienten, sondern eine Zusammenfassung dieser Erlebnisse durch den Untersucher. Die Beurteilung der Persönlichkeit unterliegt nicht den gleichen Objektivitätskriterien wie der körperliche und der psychopathologische Befund.

Persönlichkeitszüge sind **bei** den meisten psychiatrischen **Erkrankungen im akuten Stadium von der aktuellen Symptomatik überlagert**, und eine Einschätzung der Persönlichkeit ist mehr oder weniger nur mit Einschränkungen möglich (z.B. wird ein melancholischer Patient seine Biographie und Persönlichkeit so darstellen, dass der Eindruck einer ängstlichen, abhängigen Persönlichkeitsstörung wahrscheinlich ist. Ein schizophrener Patient wird möglicherweise seine Biographie so schildern, dass eine paranoide oder schizoide Persönlichkeitsstörung wahrscheinlich wird).

Regel: Persönlichkeitszüge, die in einer akuten psychiatrischen Krankheitsphase exploriert wurden, müssen nach Besserung der Akutsymptomatik auf ihre Richtigkeit überprüft werden.

Bei Auffälligkeiten in der speziellen Anamnese und im psychopathologischen Befund sollten die dokumentierten **Persönlichkeitszüge** und daraus abgeleitete Persönlichkeitsdiagnosen nur als vorläufige Befunde in den Annahmen des Untersuchers und in der Dokumentation stehenbleiben, **nie allein zur Erklärung der Beschwerden dienen.**

1.1.5.1. Wie zeigt sich "Persönlichkeit"?

Üblicherweise wird die Persönlichkeitsstruktur intuitiv im Gesprächskontakt erfasst. Die Einschätzung wird durch die jeweilige kulturelle Umgebung bestimmt. Die persönlichen, individuellen Einstellungen und Verhaltensweisen, die zur Beurteilung herangezogen werden, werden meist bereits bei der allgemeinen Anamneseerhebung und den Angaben zum Lebenslauf deutlich, können aber in Zweifelsfällen hinterfragt werden.

- Verhältnis zu eigenen **Wünschen, Bedürfnissen** und **Gefühlen**
  Nimmt sie der Patient wahr, kann er sie äußern und durchsetzen? Ist er dabei rücksichtslos, einfühlsam, unterwirft er sich den Interessen anderer?

- **Beziehungen zu anderen**, Partnerschaftsbeziehungen
  Ist der Patient lieber mit Menschen zusammen oder lieber allein, gehemmt gegenüber anderen oder aufgeschlossen, kann er mitempfinden oder ist er gleichgültig? Neigt er zu festen, stabilen Partnerschaften, häufig wechselnden Beziehungen? Hat er Angst vor Abhängigkeiten? Welche Rolle will er in einer Partnerschaft spielen?
- Einstellung zu **Beruf, Geld, Erfolg**
  Wie wichtig sind sie ihm? Ist er ehrgeizig und engagiert? Ist er sparsam oder leichtfertig? Wie geht er mit Frustrationen und Misserfolgen um?
- **Werte**
  Was sind die persönlich "wirklich" wichtigen Werte? Lebensziele? Wie stark hält er sich an moralische Bewertungen? Stellenwert Beruf/ Familie/Freizeit? Wie zufrieden ist er mit seiner Lebenssituation, erreicht er, was er will oder ist er eher unzufrieden?

1.1.5.2. Wie zeigen sich auffällige Persönlichkeitszüge?

Auffällige Persönlichkeitszüge sind nicht gleichbedeutend mit Persönlichkeitsstörung (☞ Kap. 2.16.). Der Übergang von Persönlichkeitseigenschaften, auffälligen Persönlichkeitszügen und Persönlichkeitsstörung ist fließend, nur die Persönlichkeitsstörung führt zu umfangreichen Einschränkungen in vielen Persönlichkeitsvariablen wie Denken, Fühlen und Wollen, zu häufigem persönlichen Leid oder Leid für andere und hat auch ohne andere Symptome Krankheitswert. Einzelne auffällige Persönlichkeitszüge formen den individuellen Charakter, sind aber keine Persönlichkeitsstörung, selbst wenn sie Therapien behindern.

■ paranoide, querulatorische, fanatische Züge

Hat der Patient regelmäßig Schwierigkeiten, mit anderen Leuten auszukommen? Glaubt er, dass man ihm schaden will? Hält er an bestimmten Meinungen in extremer Weise fest und verficht sie unter persönlichen Opfern? Hat er viele Rechtsstreitigkeiten?

■ schizoide Züge

Ist der Patient wenig kontaktfähig, menschenscheu, distanziert, lieber allein mit Tagträumereien?

■ dissoziale Züge

Fehlen sozial bindende Werte oder handelt der Patient nach Werten, die nicht von der sozialen Gemeinschaft geteilt werden? Fügt er anderen unbeteiligt Schaden zu, ist gewalttätig oder kriminell?

■ erregbar-aggressive, impulsive Züge

Ist der Patient schnell erregt, wütend, gewalttätig bei Streit und Kritik durch andere? Wechselt die Stimmung schnell? Begeht er dann unkontrollierte Handlungen auf verschiedenen Gebieten (z.B. Suiziddrohungen, Abbruch und Aufnahme von Beziehungen)?

■ histrionische (hysterische), infantile Züge

Dramatisiert der Patient seine eigene Person, drückt Gefühle übertrieben aus? Ist sein Verhalten ohne Konstanz infolge von Erlebnishunger, dauerndem Verlangen nach Aufmerksamkeit?

■ narzißtische Züge

Stellt sich der Patient großartig dar? Überhebliches Auftreten und Wunsch nach ständiger Bestätigung? Ausnützen anderer zur Verwirklichung eigener Interessen? Ist er schnell kränkbar, v.a. wenn er nicht im Mittelpunkt steht?

■ zwanghafte (anankastische) Züge

Übermäßige Gewissenhaftigkeit, Perfektionismus, Ordnungsliebe? Kann der Patient nicht von Gewohnheiten abrücken? Werden alle Aktivitäten frühzeitig und detailliert vorausgeplant? Nehmen Sicherheit und die rigide Einhaltung von Normen den höchsten Stellenwert ein bei Vernachlässigung von Vergnügen und zwischenmenschlichen Beziehungen?

■ ängstliche, selbstunsichere Züge

Gewohnheitsmäßiges Gefühl von Unsicherheit und Minderwertigkeit, Überempfindlichkeit gegenüber Zurückweisung und Kritik? Werden zuerst potentielle Gefahren und Risiken auch bei alltäglichen Situationen gesehen mit entsprechend eingeschränktem Lebensstil? Selbstwahrnehmung als hilflos, inkompetent und schwach?

■ abhängige (asthenische) Züge

Neigung zu festen Bindungen unter weitgehender Aufgabe eigener Interessen oder Bedürfnisse? Festhalten an diesen Beziehungen, auch wenn sie unbefriedigend geworden sind? Vermeiden von Auseinandersetzungen, insbesondere aggressiver Art, in einer Beziehung? Ängste vor Verlassenwerden und ständiges Bedürfnis, sich des Gegenteils zu versichern, Ängste vor Alleinsein? Übertragung der Verantwortung für viele Lebensbereiche auf andere?

1.2. Die körperliche Untersuchung und der körperliche Befund

Die körperliche Untersuchung erfolgt nach den Regeln einer **vollständigen internistischen und neurologischen Untersuchung** und wird **nach diesen Grundregeln** in der Krankengeschichte dokumentiert.

> *Regel: Jeder psychiatrische Patient muss vollständig internistisch-neurologisch untersucht werden, um:*
> - *eine zusätzlich vorhandene Erkrankung erkennen zu können*
> - *eine körperliche Ursache der psychiatrischen Symptomatik zu erkennen*
> - *Kontraindikationen einer Psychopharmakotherapie zu erkennen*

Wonach soll gezielt gefragt werden?

- erhöhter Augeninnendruck (relative Kontraindikation für trizyklische Pharmaka)
- Prostatahypertrophie (relative Kontraindikation für trizyklische Pharmaka)
- Krampfanfälle (Kontraindikation für viele Pharmaka, Entzugssymptom, Hinweis auf organische Störung)
- Schädel-Hirn-Traumen (auch "Bagatelltraumen") (Hinweis auf organische Störung)
- chronische Erkrankungen, wegen derer der Patient in Behandlung ist (Kontraindikation für manche Pharmaka, Hinweis auf organische Störung)
- Allergien (Kontraindikationen?)
- Erbrechen, Übelkeit (v.a. wegen Hirndruck, wenn auch unspezifisch)

Was soll gezielt beobachtet werden?

- Zyanose, Dyspnoe (indirekter Hinweis auf organische Störungen, Kontraindikationen?)
- Müdigkeit, Schläfrigkeit (Hinweis auf organische Störungen)
- Tremor, Hyper-, Hypokinesien, Hyperhidrosis, -salivation (Hinweise auf Parkinsonsyndrome verschiedener Ätiologie, Entzugssyndrome, Nebenwirkungen von Psychopharmaka, andere extrapyramidale Syndrome)
- Hämatome, v.a. am Kopf (Traumen, die vielleicht nicht erinnert werden, aggressive Auseinandersetzungen)
- Einstichstellen (Hinweis auf Substanzmissbrauch)

Was soll gezielt untersucht werden?

- Herzgeräusche, Stenosegeräusche, Tachykardie, Bradykardie, Pulsunregelmäßigkeiten (kardialpulmonale Insuffizienzen, Durchblutungsstörungen als Ursache organischer Störungen)
- Lebervergrößerung (Leberinsuffizienz als Ursache organischer Störungen, Substanzmissbrauch, Kontraindikationen?)
- Nackensteifigkeit (auch diskrete)
- Hirnnervenausfälle (v.a. Pupillen, Augenmuskeln, Fazialis)
- Pyramidenbahnzeichen, Seitendifferenzen und Steigerung der Eigenreflexe, Hemiparesen
- Stauungspapille (Hirndruck)
- Ataxie, Nystagmus, Intentionstremor (Hinweis auf zerebelläre Symptomatik)

Alle erwähnten neurologisch-pathologischen Befunde können Hinweise auf Enzephalitis, Meningitis, zentrale fokale organische Störungen wie Blutung und Hämatom, Kontusion, Infarkt oder Tumor sein und müssen sorgfältig abgeklärt werden.

- Polyneuropathie (Hinweis auf metabolische Störung, Substanzmissbrauch)

1.3. Zusatzdiagnostik

Regel: Bei jeder Erstmanifestation einer psychiatrischen Erkrankung muss vor der Diagnose eine organische Ursache der Symptomatik mit einem obligaten "Mindestprogramm" von Labor- und apparativen Untersuchungen gesucht werden.

Regel: Bei atypischer Psychopathologie, atypischem Verlauf oder bei Hinweisen auf organische Störungen aus Psychopathologie und den bisherigen Untersuchungsbefunden (einschließlich auffälliger Ergebnisse bei dem obligaten "Mindestprogramm") müssen weitere Untersuchungen angeschlossen werden.

Bei psychiatrischen Störungen, die wahrscheinlich auf ein akutes belastendes Ereignis zurückgeführt werden können (**Belastungs- und Anpassungsstörungen**) und die bei der körperlichen Untersuchung keine pathologischen Befunde zeigen, kann die **Zusatzdiagnostik vorübergehend zurückgestellt** und nachgeholt werden, falls die Symptomatik nicht nach einem adäquaten Zeitraum abklingt.

Bei **Zweit- oder Mehrfachmanifestationen** einer psychiatrischen Erkrankung wird die **Zusatzdiagnostik wiederholt, wenn**

- sich neue Hinweise auf organische Störungen ergeben (neue, atypische Psychopathologie, typische Psychopathologie organischer Störungen; atypischer Verlauf; auffällige körperliche Untersuchungsbefunde)
- eine Psychopharmakotherapie Labor-, EEG- und EKG-Kontrollen erforderlich macht

Auf klinische Relevanz achten: Bei akuten Krankheitsbildern zuerst behandelbare und behandlungsbedürftige organische Erkrankungen ausschließen, z.B. mit Laboruntersuchungen der internistischen Notfalltherapie, CT, evtl. Ausschluss einer Enzephalitis durch Liquorpunktion, keine Zeit verlieren mit anderen Untersuchungen eines Standardprogramms, z.B. EEG, erweitertem Labor.

1.3.1. Laboruntersuchungen

Obligat:

- Blutsenkungsgeschwindigkeit oder C-reaktives Protein (Screening für Entzündungen, eingeschränkt Malignome)
- Differentialblutbild (Screening für Anämien, Entzündungen, Malignome, durch das Erythrozytenvolumen MCV auch für makrozytäre Anämien bei Vitamin B_{12}- und Folsäuremangel oder Alkoholabhängigkeit; Leukopenien als Medikamentennebenwirkung)
- GOT, GPT, γ-GT (Leberfunktionsstörungen, Medikamentennebenwirkungen, Substanzmissbrauch)
- Kreatinin (Niereninsuffizienz)
- Elektrolyte (Hyponatriämie bei Wasserintoxikationen, die selten Symptom oder Ursache psychischer Störungen sind, oder Psychopharmaka, v.a. SSRIs; Störungen des Kaliumstoffwechsels v.a. bei Alkoholentzugssyndromen; Störungen des Kalziumstoffwechsels bei Nebenschilddrüsenstörungen als Ursache psychischer Störungen)
- Blutzucker (Diabetes mellitus)
- T_3, T_4, TSH (Hypo-, Hyperthyreose als Ursache psychischer Störungen)

Fakultativ:

Bei **konkreten Hinweisen** auf bestimmte körperliche Erkrankungen muss **nach den Regeln der jeweiligen Fachgebiete** weiteruntersucht werden.

Bei **fehlenden konkreten Hinweisen** sollte als **erweitertes Screening** durchgeführt werden:

- Liquoruntersuchung (Eiweiß, Zellen quantitativ und qualitativ, Immunglobuline, oligoklonale Banden, Lues und Borrelien). Eine **regelmäßige Liquoruntersuchung bei Erstmanifestation** von psychischen Erkrankungen, die eine organische Ursache haben können, anstelle einer nur fakultativen, **erhöht die diagnostische Sicherheit**
- Drogen- und Medikamentenscreening im Urin, Atemluftalkoholkonzentration (Abhängigkeiten, Intoxikationen)
- TPHA- und HIV-Test (seltene, aber konsequenzenreiche Ursachen psychischer Störungen)
- Vitamine (Folsäure, B_1, B_6, B_{12} im Blut, Schilling-Test zur Messung einer verringerten Vitamin B_{12}-Assimilation; Ursache v.a. organischer, depressiver und schizophrener Syndrome)

- Hormonuntersuchungen mit Basalwerten und Stimulationstests: Alle angeführten **Hormonstörungen** können **organische, depressive, ängstliche und selten schizophrene Syndrome als Erstsymptom** vor körperlichen Symptomen verursachen
  - Kortisol, ACTH im Serum; Dexamethasonhemmtest (um 23.00 Uhr orale Gabe von 1 mg Dexamethason; um 8.00 Uhr und 16.00 Uhr am nächsten Tag muss der Kortisolwert unter 5 µg/dl supprimiert sein) und 24 h-Kortisol im Urin; Hinweis auf Hyperkortisolismus verschiedener Ursache; Vorsicht bei der Interpretation, da viele depressive Syndrome Hyperkortisolismus zeigen; ACTH Stimulationstest bei Frage der Nebenniereninsuffizienz
  - Wachstumshormon basal und 60-120 min nach Gabe von 100 mg Glucose (Hinweis auf Akromegalie)
  - LH, FSH, Östrogen, Gestagen, Testosteron (Sexualhormonstörungen als Ursache depressiver Syndrome v.a. bei Frauen vor der Menopause, aber auch bei älteren Männern)
  - Prolaktin (Prolaktinom, Hyperprolaktinämie bei Neuroleptikatherapie, Hyperprolaktinämie oft Ursache sexueller Störungen)
  - Parathormon (Hyper- und Hypoparathyreoidismus mit Hyper-, Hypokalziämie)
  - Noradrenalin, Adrenalin, Dopamin und die Abbauprodukte Meta- und Normetanephrin und Homovanillinmandelsäure im 24 h-Urin mit wiederholten Blutdruckmessungen bei Frage des Phäochromozytoms (v.a. bei Panikattacken und vegetativen Symptomen)

1.3.2. Apparative Untersuchungen

Obligat:

- Blutdruck, Puls, Temperatur (Hypertonie, Entzündung als Ursache organischer Störungen, Temperaturerhöhung bei **malignem neuroleptischen Syndrom** und **perniziöser Katatonie**, ☞ Tab. 2.43)
- EKG (Rhythmusstörungen, Myokardinfarkt, v.a. wichtig zum Ausschluss von Kontraindikationen einer Psychopharmakotherapie)
- EEG: Screening für hirnorganische Störungen und Kontraindikationen für Psychopharmakotherapie; Tab. 1.4
- Schädel-Computertomographie (C-CT): strukturelle Störungen des Gehirns; Tab. 1.5. Vorzuziehen, falls möglich, ist eine Schädel-Kernspintomographie. Sie erfasst auch diskrete pathologische Befunde, wie sie bei psychischen Störungen ursächlich vorkommen und im C-CT nicht nachweisbar sind, z.B. Entmarkungserkrankungen, Hippokampussklerose

Allgemeinveränderung (Verlangsamung und Unregelmäßigkeit)	Zeichen einer diffusen Hirnschädigung (metabolisch, toxisch, infektiös, vaskulär, degenerativ, traumatisch); Screening für behandelbare neurologische Erkrankungen, die manchmal auch ausschließlich durch psychiatrische Symptome imponieren: z.B. Enzephalitis, Intoxikation. VORSICHT: Auch Psychopharmaka machen eine Allgemeinveränderung, ohne dass eine organische Störung vorliegt
Epilepsiepotentiale	Hinweise auf Epilepsie als Ursache psychiatrischer Symptome, v.a. Temporallappenepilepsie. Relative Kontraindikation für bzw. gefährliche Nebenwirkung von Psychopharmaka
Herdbefunde	Hinweis auf lokalisierte Hirnschädigung (v.a. Tumor, Blutung, epileptischer Herd, Infarkt). Abgesehen von Epilepsiediagnostik bei dieser Fragestellung immer CT veranlassen
β-Aktivität	Hinweis auf Einnahme von psychotropen Substanzen/Medikamenten

Tab. 1.4: Was ist bei psychiatrischen Patienten im EEG zu erkennen?

Atrophien	Unspezifischer und nicht sensitiver Hinweis auf diffuse Hirnschädigung. ABER: Nie aufgrund einer Atrophie eine organische Störung annehmen, auch Schizophrenien und Depressionen können z.B. damit gekoppelt sein. UND: Nie eine organische Störung ausschließen, weil Atrophie fehlt
periventrikuläre Dichteminderungen	Unspezifisch, statistisch wahrscheinlich bei psychiatrischen Erkrankungen gehäuft auch ohne diagnostizierbare neurologische Erkrankung. ABER: auch bei Multipler Sklerose, Durchblutungsstörungen mit lakunären Infarkten (Morbus Binswanger), Speicherkrankheiten als Ursache psychiatrischer Erkrankungen
Arachnoidalzyste	Meist ohne Krankheitswert, aber statistisch wahrscheinlich gehäuft bei psychiatrischen Erkrankungen
Tumore, Infarkte, Blutungen, Kontusionen und andere konkrete Hinweise auf Hirnerkrankungen	Selten bei psychiatrischen Erkrankungen ohne auffällige neurologische Befunde, aber notwendige Ausschlussdiagnostik vor Diagnose einer psychiatrischen Erkrankung

Tab. 1.5: Was ist bei psychiatrischen Patienten in der Schädel-Computertomographie zu erkennen?

Fakultativ:

- Schädel-Kernspintomographie (strukturelle Gehirnstörungen bei im CT nicht näher zu differenzierenden auffälligen Befunden. Bei konkreten Hinweisen auf intrakranielle Gehirnprozesse, z.B. der Frage nach Entmarkungserkrankungen wie Multiple Sklerose, auch bei unauffälligem CT)
- SPECT (Single Photon-Emissionscomputertomographie; Messung der regionalen Hirnperfusion, z.B. mit der mit Technetium markierten Substanz HMPAO (Exametazim), v.a. bei Fragen nach zerebralen Zirkulationsstörungen, Demenzen, ☞ Tab. 1.6). Sensitiver, mit qualitativ ähnlichen Befunden, ist ein F18-Deoxyglukose-PET (Positronen-Emmissions-Tomographie)
- Dopplersonographie der Hirngefäße (bei V.a. Perfusionsstörungen)
- Evozierte Potentiale (bei V.a. organische Störungen zur erweiterten Diagnostik, z.B. bei der Frage nach Entmarkungserkrankungen wie Multiple Sklerose, Hirnstammläsionen)
- Schlafentzugs-EEG, Flackerlicht-EEG, 24 h-EEG mit Videoüberwachung (bei klinischem V.a. Epilepsie und unauffälligem Standard-EEG)

parieto-temporo-okzipitale Hypoperfusion	Hinweise auf Morbus Alzheimer noch vor typischen klinischen Zeichen und Atrophie im CT. ABER: selten auch funktionell bei nicht dementiellen Erkrankungen, z.B. bei schweren Depressionen
diffuse fleckförmige Minderperfusion	Hinweise auf vaskuläre Erkrankung auch ohne Infarkte im CT
frontale Minderperfusion	Bei organischen Störungen, Schizophrenien, Depressionen. Unspezifisch, sowohl Zeichen einer strukturellen als auch einer rein funktionellen Störung
andere lokalisierte Minder- oder Mehrperfusionen	z.B. Tumor, Infarkt, Blutung, Enzephalitis, lokalisierter epileptischer Herd (oft über andere Zusatzdiagnostik bereits bekannt, ansonsten weitere Diagnostik erforderlich)

Tab. 1.6: Was ist bei psychiatrischen Patienten im HMPAO-SPECT oder FDG-PET zu erkennen?

1.3.3. Testpsychologische Zusatzuntersuchungen

Mit den psychopathometrischen Verfahren der Testpsychologie sollen **psychopathologische Phä-**

nomene, die in der klinischen Untersuchung eindrucksmäßig erfasst werden können, **objektiviert** und **quantifiziert** werden.

In der Forschung ist ein solches Vorgehen unverzichtbar, in der Klinik ergänzt die Testpsychologie die klinisch-psychopathologische Diagnostik in folgenden Bereichen:

- **Leistungstestung** (objektives Testverfahren)

Beeinträchtigungen der kognitiven Leistungsfähigkeit (Orientierungsstörungen, Störungen von Auffassung, Konzentration, Merkfähigkeit und Gedächtnis) werden objektiviert, die im Interview nur eindrucksmäßig und gelegentlich fehlerhaft festgestellt werden können. Anders als im Interview werden auch leichte Störungen erkennbar. Hier hat die Testung diagnostischen Wert zum Erkennen organischer Störungen.

Beispiel: HAWIE, Benton-Test, d2-Test (Tab. 1.7-1.11)

Die Leistungstestung kann **nicht** differenzieren zwischen organischen Störungen, Schizophrenien und schweren Depressionen, auch bei letzteren finden sich auffällige Leistungsbeeinträchtigungen.

- **Persönlichkeitsdiagnostik**

Die im Interview gewonnenen Eindrücke bezüglich der **Persönlichkeitszüge** können ergänzt und **objektiviert** werden. Ein unauffälliger testpsychologischer Persönlichkeitsbefund schließt aber eine klinisch explorierbare Persönlichkeitsstörung nicht aus.

Beispiel: FPI, MMPI (Tab. 1.7-1.11)

- **Schweregrade**

Die qualitativen und quantitativen Ausprägungen fast aller psychiatrischen Erkrankungen können testpsychologisch mit Skalen erfasst werden.

Beispiel: Hamilton Depressions-Skala, BPRS (Tab. 1.7-1.11)

Damit ist **keine diagnostische Aussage** verbunden. Der Verlauf der Erkrankung und die Wirksamkeit einer Therapie können aber objektiviert werden.

Alle standardisierten testpsychologischen Untersuchungsverfahren müssen bestimmten Gütekriterien entsprechen:

- Objektivität (Unabhängigkeit der Ergebnisse von Untersucher und Auswerter, d.h. Durchführung, Auswertung und Interpretation sollten soweit standardisiert sein, dass möglichst keine dadurch bedingten Verfälschungen der Untersuchungsergebnisse resultieren)
- Reliabilität (Zuverlässigkeit, mit der ein Merkmal erfasst wird, d.h. bei Messwiederholungen oder Anwendung durch verschiedene Untersucher soll das gleiche Ergebnis erzielt werden)
- Validität (es wird tatsächlich mit einem Test erfasst, was erfasst werden soll, d.h. es sollte ein enger Zusammenhang bestehen zwischen dem Messergebnis und dem, was gemessen werden soll)

Für die Klinik werden Testverfahren eingeteilt in:

- *standardisierte Beurteilungsverfahren*
  Die Ausprägung einzelner psychopathologischer Syndrome (**eindimensionale Skala**) oder mehrerer psychopathologischer Syndrome (**mehrdimensionale Skala**) oder des psychischen Gesamtzustandes (**globale Beurteilungsskala**) oder die Ausprägung von Persönlichkeitseigenschaften werden erfasst. Standardisierte Beurteilungsverfahren werden unterteilt in:
  - Fremdbeurteilungsskalen (ein Untersucher beurteilt die Symptome)
  - Selbstbeurteilungsskalen (der Patient selbst beurteilt seine Symptome)
- *objektive Tests (Leistungstests)*
  Psychische Funktionen wie Wahrnehmung, Konzentration, Merkfähigkeit, Motorik werden unter dem Aspekt der Leistung getestet
- *projektive Tests*
  Wenig gestaltetes Reizmaterial, z.B. Tintenkleckse beim Rorschach-Formdeuteverfahren, soll unbewusste Projektionen hervorrufen und so die Diagnostik von im Interview verborgenen Persönlichkeitsmerkmalen ermöglichen

Die Auswahl der Tests erfolgt nach der klinischen Fragestellung:

- Frage: "organische Störung, z.B. beginnende Demenz?"
  mehrere Leistungstests, z.B. HAWIE + Benton-Test + d2-Test

Beispiel: pathologischer d2-Test, pathologischer Benton-Test, durchschnittliche Intelligenz mit einem reduzierten Ergebnis im Handlungsteil (sprachfreie Intelligenz) und mit einem durchschnittlichen Ergebnis im Verbalteil (sprachlich-bildungsabhängige Intelligenz) könnten bei einer beginnenden Demenz auftreten.

Ein auffälliges Ergebnis beweist noch keine organische Störung (z.B. auch bei Depressionen oder Schizophrenien reduzierte Leistungsfähigkeit), umgekehrt schließt ein unauffälliges Ergebnis keine Störung aus

- Frage: "Welche Persönlichkeit?"
  Persönlichkeitstest (z.B. MMPI) + Leistungstest (HAWIE) zur Einschätzung der Intelligenz, auf deren Hintergrund sich die Symptome ausprägen. Ein unauffälliges Testergebnis schließt eine Persönlichkeitsstörung aber nie aus, umgekehrt beweist ein auffälliges keine solche Störung
- Frage: "Schweregrad einer Störung?"
  Das zum jeweiligen Syndrom passende standardisierte Beurteilungsverfahren (☞ Tab. 1.8, 1.9)

1.3.3.1. Einzelne Testverfahren

- **AMDP** System (Arbeitsgemeinschaft für Methodik und Dokumentation in der Psychiatrie)
  Anamnese, körperlicher Befund und der gesamte psychopathologische Befund werden im Rahmen eines semistrukturierten Interviews erfasst
- **PSE** System (Present State Examination)
  ältestes semistrukturiertes Interview zur Erfassung aller wichtigen psychopathologischen Symptome und Syndrome
- **SKID** (strukturiertes klinisches Interview für DSM-III/IV)
  Vorgabe vorformulierter Fragen, der trainierte Rater kann aus den Antworten eine relativ sichere Diagnose stellen
- **CIDI** (composite international diagnostic interview für DSM-IV/ICD-10)
  standardisiertes Interview, bei dem alle Fragen, Antwortkodierungen und diagnostische Schlussfolgerungen vorgegeben sind

Tab. 1.7: Standardisierte Beurteilungsverfahren: Fremdbeurteilungsskalen zur Erhebung des psychopathologischen Befundes.

Auch für alle anderen psychiatrischen Störungen und Nebenwirkungen existieren Fremdbeurteilungsskalen, z.B.: **YBOCS** (Yale-Brown-Obsessive-Compulsive-Scale) für Zwangsstörungen, **BRMA-S** (Bech-Raphaelsen-Manie-Skala) für Manie oder die **SIMPSON-Skala** für extrapyramidale Nebenwirkungen bei Neuroleptika.

Fremdbeurteilungsskalen können auch das Befinden **global** ohne Bezug auf einzelne Symptome messen.

Beispiel:
CGI-Skala (Clinical-Global-Impression-Scale).

Depression	*BF-S (Befindlichkeits-Skala)* 28 Eigenschaften werden auf Vorhandensein oder Nicht-Vorhandensein abgefragt. Testdauer ca. 5 min
Angst	*SAS (Selbstbeurteilungs-Angst-Skala)* Die Auftretenshäufigkeit von 20 Angst-Symptomen wird beurteilt. Testdauer ca. 5 min
Schizophrenie	*PDS (Paranoid-Depressivitäts-Skala)* Das Zutreffen von 43 Aussagen wird beurteilt zur Erfassung von paranoiden, ängstlich-depressiven Symptomen, Krankheitsverleugnung und Testmotivation. Testdauer ca. 10-15 min
globales Empfinden	*VAS (visuelle Analogskala)* Das subjektive Empfinden wird analog auf einer 10 cm langen Linie zwischen den Endpunkten "sehr gut" und "sehr schlecht" markiert. Testdauer weniger als 1 min

Tab. 1.9: Standardisierte Beurteilungsverfahren: Selbstbeurteilungsskalen zur quantitativen Erfassung bestimmter Syndrome.

Depression	• *Hamilton-Depressions-Skala (HDS)* Je nach Version werden 6-24 Symptome mit Ausprägungen zwischen null und vier beurteilt; Testdauer ca. 30 min • *Montgomery-Asperg-Depressions-Skala (MADS)* Zusammen mit der Hamilton-Skala Standardinstrument bei Antidepressivaprüfungen, ähnliche Symptombeurteilungen und Dauer wie Hamilton-Skala
Angst	• *Hamilton-Angst-Skala (HAS)* 14 Symptome werden beurteilt mit Ausprägungen zwischen null und vier; Testdauer ca. 20 min
Demenz	• *Mini-Mental-Status-Test (MMST)* Bei 11 einfachen Testfragen zu Orientierung, Gedächtnis, Aufmerksamkeit, Benennen, Verständnis und Praxie können 30 Punkte erreicht werden. Testdauer 15 min ☞ Tabellenanhang • *Syndrom-Kurztest (SKT)* 9 Subtests, jeweils begrenzt auf eine Minute, die ähnliche Funktionen wie der Mini-Mental-Status-Test überprüfen. • *Leistungstests* ☞ Tab. 1.11
Morbus Alzheimer	• *ADAS-cog (Alzheimer's Disease Assessment Scale - cognitive subscale)* Kurze Einzeltests zu Erinnern von Wörtern, Benennen, Befehlen, konstruktiver und gedanklicher Praxie, Orientierung, Worterkennen, Sprechfähigkeit und Sprachverständnis, Wortfindung und Erinnerung von Testanweisungen. 0 bis 70 Fehler sind möglich. Standardinstrument bei Medikamentenprüfungen. Testdauer ca. 60 min • *ADAS-non cognitive subscale* Weinerlichkeit, Depression, Konzentration, Kooperation, Wahn, Halluzinationen, Motorik, Vegetativum werden vom Tester der kognitiven Subskala (siehe oben) auf einer 6-stufigen Skala beurteilt.
Schizophrenie	• *BPRS (Brief-Psychiatric-Rating-Scale)* 18 Items mit den Faktoren depressiver Rückzug, Agitiertheit, kognitive Dysfunktion, Feindseligkeit/Misstrauen, Psychose werden beurteilt mit Ausprägungen zwischen eins und sieben; Testdauer ca. 40 min • *PANSS (Positive and Negative Syndrome Scale for Schizophrenia)* Umfangreiche Symptombeurteilung, die einen Großteil der schizophrenieassoziierten Symptome erfasst. Zusammen mit BPRS Standardinstrument bei Neuroleptikaprüfungen. Testdauer über 60 min

Tab. 1.8: Standardisierte Beurteilungsverfahren: Fremdbeurteilungsskalen zur quantitativen Erfassung bestimmter Syndrome.

• Hypochondrie • Depression • Hysterie • Psychopathie • maskulin-feminin • Paranoia • Psychasthenie • Schizoidie • Hypomanie • Introversion-Extraversion	*MMPI-Saarbrücken (Minnesota-Multiphasic-Personality-Inventory)* 566 Feststellungen werden mit Ja oder Nein beantwortet, daraus werden die abgebildeten 10 Persönlichkeits-Unterskalen gewonnen. Testdauer 60-90 min
• Nervosität • Aggressivität • Depressivität • Erregbarkeit • Geselligkeit • Gelassenheit • Dominanzstreben • Gehemmtheit • Offenheit	*FPI-R (Freiburger Persönlichkeits-Inventar)* 212 Fragen werden mit "stimmt" oder "stimmt nicht" beantwortet, daraus werden die abgebildeten 9 Persönlichkeits-Unterskalen gewonnen. Testdauer 15-50 min

Tab. 1.10: Standardisierte Beurteilungsverfahren: Verfahren zur Persönlichkeitsdiagnostik (immer Selbstbeurteilungsverfahren).

1.4. Psychiatrische Diagnostik und Klassifikation

Die psychopathologischen Befunde können zu bestimmten **Syndromen** zusammengefasst werden, d.h. zu **regelmäßigen Verbindungen der einzelnen psychopathologischen Befunde.**

Die einzelnen **Syndrome** werden **weiter differenziert** nach:

- Symptomen, die das Syndrombild bestimmen (Leitsymptome)
- Verlauf der Erkrankung
- Erkrankungsalter
- Ursachen der Syndrome (dies können genetische oder organische Untersuchungsbefunde sein, auffällige Befunde der Zusatzdiagnostik oder psychosoziale Stressoren oder psychische Verhaltensweisen)
- Ansprechen auf bisherige Therapien (Psychopharmakotherapie oder Psychotherapie)
- hereditären Faktoren

Am Ende dieser Differenzierung steht die Diagnose einer **psychiatrischen Krankheitsentität**, von der postuliert wird, dass sie

- in allen oben genannten Kriterien im wesentlichen konsistent ist
- eine bestimmte Therapie erfordert
- eine bestimmte Prognose beinhaltet

In welche Diagnosen bzw. Diagnoseeinheiten die verschiedenen Syndrome unterteilt werden, hängt vom verwendeten psychiatrischen Klassifikationssystem ab.

Je nach **Klassifikationssystem** werden unterschiedliche Parameter bevorzugt (Symptomzusammensetzung, Verlauf, Genetik, postulierte Ursache) und zur Bildung einer Diagnose herangezogen. Es handelt sich damit in der Psychiatrie nach wie vor um **postulierte Krankheits- bzw. Diagnoseeinheiten** (hypothetische Konstrukte, die empirisch abgesichert sind), da morphologisch-pathologische Substrate als Ursache der einzelnen Erkrankungen bisher kaum bekannt sind, nach denen sich im Idealfall ein Klassifikationssystem richtet.

Zwei Klassifikationsprinzipien werden heute häufig angewandt:

- primäres Klassifikationsprinzip sind Ursachen bzw. postulierte Ursachen, sekundäres Psychopathologie und Verlauf
- primäres Klassifikationsprinzip sind Psychopathologie und Verlauf, Ursachen werden nur in gesicherten Fällen herangezogen. Damit verbunden ist häufig eine multiaxiale Diagnostik

1.4.1. Primäres Klassifikationsprinzip nach Ursachen

Beispiel:
Das triadische System der deutschen Psychiatrietradition (Tab. 1.12).

Die psychiatrischen Krankheiten werden unterteilt in solche, die durch:

- **morphologisch fassbare Substrate** verursacht werden (Krankheiten im eigentlichen Sinn, in diesem System die Psychosen)

Intelligenz	• *HAWIE-R (Hamburg-Wechsler-Intelligenztest für Erwachsene)* In einem "Verbalteil" aus 5 Subtests werden allgemeines Wissen und Verständnis, Zahlennachsprechen, rechnerisches Denken, Gemeinsamkeitenfinden geprüft. In einem "Handlungsteil" aus 5 Subtests werden Zahlensymboltests, Bilder ordnen und ergänzen, Mosaiktest und Figurenlegen eingesetzt. Der Verbalteil misst v.a. die prämorbide, sprachabhängige Intelligenz, der Handlungsteil die sprachunabhängige, die besonders sensibel für organische Störungen ist. Testdauer 75-110 min • *Raven-Test* Geometrische Figuren- und Farbreihen müssen ergänzt werden. Der Test ist anders als der HAWIE weitgehend sprachfrei, auch bei deutlicher Intelligenzminderung noch valide und weniger zeitaufwendig • *MWT (Mehrfachwahl-Wortschatztest)* Falsche Begriffe in Wortreihen müssen erkannt werden. Schätzung der prämorbiden Intelligenz, wenig Zeitaufwand, aber ausgeprägt sprach- und bildungsabhängig. Testdauer ca. 10 min
Visuelle Merkfähigkeit	• *Benton-Test* Geometrische Figuren müssen wiedererkannt werden. Testdauer 10-20 min
Aufmerksamkeit und Konzentration	• *d2-Aufmerksamkeitsbelastungstest* In 14 Testzeilen mit jeweils 47 Zeichen müssen innerhalb einer bestimmten Zeit bestimmte Buchstaben angestrichen werden. Testdauer ca. 8 min

Tab. 1.11: Objektive Tests: Leistungstests.

- bei denen das **Substrat bekannt** ist (= **organische Psychosen**) oder
- ein organisches **Substrat postuliert**, aber noch nicht bekannt ist (= **endogene Psychosen**)

• **psychische oder psychosoziale Faktoren** verursacht werden (= **abnorme Variationen seelischen Wesens**; Unterteilung ☞ Tab. 1.12)

Die neunte Revision der Internationalen Klassifikation psychischer Erkrankungen der WHO (ICD-9) hatte ein solches Schema als Grundlage.

Die Diagnose in diesem System folgt nach einer

• **Schichtenregel (Karl Jaspers)**
Abnorme Variationen seelischen Lebens, endogene Psychosen (in der Reihenfolge affektive-schizophrene Psychosen) und organische Psychosen bilden drei Schichten. Die **Symptome der tiefsten erreichten Schicht** (③ → ② → ① in Tab. 1.12) **bestimmen die Diagnose**

Beispiele:
Beim gleichzeitigen Auftreten von schizophrenen und manisch-depressiven Symptomen wird eine Schizophrenie diagnostiziert, beim Auftreten von schizophrenen Symptomen bei im bisherigen Verlauf neurotischen Störungen wird eine Schizophrenie diagnostiziert, beim Auftreten von organischen Symptomen oder organischen Befunden in der Zusatzdiagnostik bei einer ansonsten rein schizophrenen Symptomatik wird eine organische Psychose diagnostiziert.

▶ **Vorteile des ätiologischen Klassifikationssystems**

Es wird versucht, nach Ursachen zu klassifizieren, dem besten Klassifikationssystem, wenn die Voraussetzungen erfüllt sind (d.h. Ursachen bekannt und diagnostizierbar sind).

Die Schichtenregel führt zu relativ klaren diagnostischen Anweisungen und eindeutigen Diagnosen.

<table>
<tr><td rowspan="11">Folgen von Krankheiten (= Psychosen oder krankhafte Störungen)</td><td rowspan="9">① körperlich begründbare Psychosen</td><td rowspan="3">hirnbeteiligende Erkrankungen</td><td>• Intoxikationen</td></tr>
<tr><td>• Infektionen</td></tr>
<tr><td>• internistische Erkrankungen</td></tr>
<tr><td rowspan="6">(primäre) Hirnkrankheiten</td><td>• entzündliche Hirnkrankheiten</td></tr>
<tr><td>• Multiple Sklerose</td></tr>
<tr><td>• Hirntraumata</td></tr>
<tr><td>• Hirngefäßprozesse</td></tr>
<tr><td>• Atrophien</td></tr>
<tr><td>• senile Demenz</td></tr>
<tr><td>• Epilepsie</td></tr>
<tr><td colspan="2" rowspan="2">② endogene Psychose
(noch nicht körperlich begründbare Psychosen)</td><td>• Schizophrenie</td></tr>
<tr><td>• manisch-depressive Erkrankung</td></tr>
<tr><td rowspan="5"></td><td colspan="2" rowspan="5">③ abnorme Variationen seelischen Wesens
(keine Folgen von Krankheiten)</td><td>• abnorme Verstandesanlagen</td></tr>
<tr><td>• abnorme Persönlichkeiten</td></tr>
<tr><td>• abnorme Erlebnisreaktionen und Entwicklungen (Neurosen)</td></tr>
<tr><td>• abnorme Triebanlagen (sexuelle Deviationen)</td></tr>
<tr><td>• Süchte</td></tr>
</table>

Tab. 1.12: Schema - triadisches System (① - ③).

▶ **Nachteile des ätiologischen Klassifikationssystems**

Bei wichtigen psychiatrischen Erkrankungen sind Ursachen im Sinne eines morphologischen Substrates nicht nachzuweisen. Die Diagnosen werden dadurch stark durch die Meinung des Untersuchers geprägt (z.B. halten manche ein Ereignis für ausreichend, um eine Depression auszulösen und fortbestehen zu lassen, andere können keine Ursache erkennen und diagnostizieren eine endogene Depression. Manche glauben an bestimmte Kindheitserlebnisse als Ursache späterer Störungen und diagnostizieren eine Neurose, andere glauben dies nicht und diagnostizieren eine endogene Psychose).

Die Schichtenregel verhindert eine angemessene Differenzierung: Sie berücksichtigt nicht ausreichend, dass Patienten mehrere Störungen gleichzeitig haben können, nicht nur entweder eine psychogene oder eine endogene oder eine organische Störung.

1.4.2. Primäres Klassifikationsprinzip nach Psychopathologie und Verlauf

Die Nachteile des ersten Klassifikationsprinzipes führten zur Entwicklung des Klassifikationssystems der Amerikanischen Psychiatrischen Gesellschaft, dem "Diagnostical and Statistical Manual for Psychiatric Diseases" (**DSM IV**) und der zehnten Revision der Internationalen Klassifikation psychischer Erkrankungen der WHO (**ICD-10**).

Hier werden nun **operationalisierte Diagnosekriterien** angegeben, die v.a. Psychopathologie und Verlauf berücksichtigen. Die Ursachen werden nur in weitgehend gesicherten Fällen berücksichtigt (z.B. organische Störungen oder Depressionen bei Trauerreaktionen).

Es entfällt dadurch die im triadischen System kennzeichnende Unterscheidung von krankhaften und nichtkrankhaften Störungen und die dortige Differenzierung nach dem Psychose- und Neurosebegriff.

Gleichzeitig ist die Schichtenregel teilweise aufgehoben: Es wird **multiaxial** diagnostiziert, d.h. ein

Patient kann mehrere psychiatrische Diagnosen gleichzeitig haben. Beispielhaft wird das DSM-IV-System angeführt:

- Auf **Achse 1** werden **eine oder mehrere psychiatrische Störungen** diagnostiziert (z.B. eine organische Störung, eine affektive Störung und eine Anpassungsstörung)
- Auf **Achse 2** werden **Persönlichkeitsstörungen** und **Entwicklungs-/Intelligenzstörungen** (früh in der Kindheit beginnende und dauerhafte Störungen) angegeben

Diese beiden Achsen berücksichtigen, dass jemand eine Psychose im Sinne des triadischen Systems haben kann und gleichzeitig auch eine Persönlichkeitsstörung, es ist keine Differenzierung dieser beiden Störungen notwendig. Genauso können auch auf Achse 1, falls notwendig, z.B. organische, schizophrene und neurotische Störungen diagnostiziert werden. Sie können nacheinander oder gleichzeitig auftreten, **die erstgenannte Diagnose bestimmt das derzeit vorherrschende Bild.** In der ICD-10 werden Persönlichkeitsstörungen und Intelligenzminderung nicht auf einer eigenen Achse, sondern auf Achse 1 angegeben.

Wichtig: Die **Schichtenregel** ist auch in ICD-10 und DSM-IV nicht ganz aufgehoben, sondern **implizit** in der Abgrenzung der Krankheitsbilder **operationalisiert.**

Beispiel:
Eine depressive Episode wird nicht diagnostiziert, wenn sie auf eine Schizophrenie "aufgesetzt" ist, oder, eine Schizophrenie wird nicht diagnostiziert, wenn eine organische Störung die Symptomatik hervorruft.

- Auf **Achse 3** werden **körperliche Störungen** angegeben
- Auf **Achse 4** werden psychosoziale **Belastungsfaktoren** und ihr Schweregrad angegeben (☞ Tab. 1.13)
- Auf **Achse 5** wird global das **psychosoziale Funktionsniveau** angegeben. Zum Beispiel kann das Funktionsniveau zwischen 0 und 100 taxiert werden, wobei sich das Spektrum von guter Leistungsfähigkeit in allen Gebieten über ernste Beeinträchtigungen der sozialen und beruflichen Leistungsfähigkeit (z.B. keine Freundschaften oder die Unfähigkeit, eine Arbeitsstelle zu behalten) bis etwa zur anhaltenden Unfähigkeit, die minimale persönliche Hygiene auch nur zeitweise aufrechtzuerhalten, erstreckt

In der ICD-10 werden auf Achse 1 alle psychischen Störungen angegeben. Andere Achsen fehlen.

Ein anderes Klassifikationssystem nach Psychopathologie und Verlauf im Bereich der "Psychosen" ist die (Wernicke-Kleist-) Leonhardsche Systematik (☞ Kap. 2.2., 2.3.).

Auch wenn in diesen neueren multiaxialen Klassifikationen, die auf ätiologische Vorannahmen weitgehend zu verzichten versuchen, der **Psychosebegriff, der Neurosebegriff und der Endogenitätsbegriff als Organisationsprinzip in den Hintergrund traten, sind diese doch so im klinischen Gebrauch eingeführt, dass eine Kenntnis dieser Begriffe nach wie vor notwendig** ist.

1.4.3. Der Psychosebegriff

Verschiedene Definitionen sind verbreitet und schränken die Brauchbarkeit des Begriffes bereits dadurch ein.

Psychosen können danach sein:

- Psychiatrische Erkrankungen, bei denen die Beeinträchtigung der psychischen Funktionen ein so großes Ausmaß erreicht hat, dass dadurch Einsicht und Fähigkeit, einigen der üblichen Lebensanforderungen zu entsprechen, oder der Realitätsbezug erheblich gestört sind (= **Definition über den Schweregrad** der Erkrankung)
- Psychiatrische Erkrankungen, bei denen eine produktive Symptomatik in Form von Gedächtnisstörungen, Denkzerfahrenheit, Wahn, Halluzinationen, Ich-Störungen vorliegt (= **implizite Beschränkung** auf Schizophrenien, manche melancholische Depressionsformen und bestimmte organische Störungen; **abgewandelte Definition über Schweregrad**)
- psychiatrische Krankheiten, **die im triadischen System** (☞ Tab. 1.12) zu den krankhaften seelischen Störungen gerechnet werden, d.h. solche, bei denen **unabhängig vom Schweregrad eine Gehirnkrankheit oder eine Gehirnveränderung im weitesten Sinne** der Störung zugrundeliegt (organische Psychosen und endogene Psychosen im traditionellen Sinne)

Die erste und v.a. die zweite Definition werden weiterhin verwendet (auch in der ICD-10) und dienen der klinischen Kommunikation, weil **unter dem Adjektiv "psychotisch" sich jeder erfahrene**

Kliniker etwas Ähnliches vorstellt, obwohl der Begriff nicht operationalisiert ist.

	akute Ereignisse	länger andauernde Lebensumstände
leicht	• Auseinanderbrechen der Freundschaft mit Freund oder Freundin	• Familiäre Streitigkeiten
	• Schulbeginn oder -abschluss	• Unzufriedenheit mit der Arbeit
	• Kind verlässt Elternhaus	
mittel	• Heirat	• Eheprobleme
	• Trennung der Ehepartner	• schwerwiegende finanzielle Probleme
	• Pensionierung	• Ärger
	• Misserfolge	
	• Arbeitsplatzverlust	
schwer	• Scheidung	• Arbeitslosigkeit
	• Geburt des ersten Kindes	• Armut
sehr schwer	• Tod eines nahen Verwandten	• eigene schwere chronische Erkrankung oder des Kindes
	• Diagnose einer schweren Erkrankung	• fortwährende körperliche Misshandlung oder sexueller Missbrauch
	• Opfer einer Vergewaltigung	
katastrophal	• Tod eines Kindes	• Gefangennahme als Geisel
	• Selbsttötung eines nahen Angehörigen	• Erfahrungen im Konzentrationslager
	• verheerende Naturkatastrophe	

Tab. 1.13: Skala der Schwere der psychosozialen Belastungsfaktoren (modifiziert nach DSM IV).

1.4.4. Der Endogenitätsbegriff

Als endogene Psychosen werden in der Regel die Schizophrenien und die affektiven Psychosen (endogene Depressionen und Manien) zusammengefasst.

In Abgrenzung zu anderen psychiatrischen Krankheiten besagt endogen:

- "noch nicht somatisch begründbar" und "nichtpsychogen"
- "idiopathisch", organisch verursacht bei unbekannter Ursache (kryptogen)

1.4.5. Der Neurosebegriff

Im deskriptiven Sinne sind Neurosen

- psychische Störungen **ohne nachweisbare organische Grundlage**, in denen der Patient **beträchtliche Einsicht und ungestörte Realitätswahrnehmung** haben kann und im allgemeinen seine krankhaften und subjektiven Erfahrungen nicht mit der äußeren Realität verwechselt (vergleichbar dem ersten und zweiten Psychosebegriff/**Definition über Schweregrad**)

Im deskriptiven Sinne kann der Neurosebegriff weiter verwendet werden und ist auch in der ICD-10 noch in Gebrauch.

In Analogie zur dritten Definition der Psychosen werden Neurosen auch positiv über ihre Ursache definiert als

- psychische, soziale und durch akute Ereignisse ausgelöste **Konflikte, die nicht adäquat verarbeitet werden** und zu psychischen Symptomen führen

In einem engeren psychodynamischen (auch psychoanalytischen) Sinn ist diese mangelhafte Art der Konfliktbewältigung Ausdruck bzw. Reaktivierung frühkindlicher Konflikte, in einem weiteren Sinne (auch auf lernpsychologisch-kognitiver Grundlage) Ausdruck prädisponierender, erworbener oder angeborener Denk-, Verhaltens-, Einstellungs- und Fühlweisen.

Die **Definition der Neurose über die postulierten Ursachen sollte nicht mehr angewandt werden:** Sie sind nicht ausreichend valide und reliabel nachweisbar.

1.5. Exkurs

Die Kenntnis wesentlicher Begriffe und Theorien der Neurobiologie sowie des tiefenpsychologischen Ansatzes und der Neurosenlehre erleichtert das Verständnis psychiatrischer Erkrankungen.

1.5.1. Neurobiologie

Die Sprache der **Neurobiologie** ist **eine der Grundlagen der Psychiatrie**, da **alle psychischen Phänomene** und **jedes Verhalten mit neurobiologischen Gehirnvorgängen einhergehen** müssen. Die **zweite Grundlage** ist die **Sprache der Psychologie und Psychopathologie, mit der psychische Phänomene und Verhalten beschrieben und für die menschliche Gemeinschaft verständlich und in einem Sinnzusammenhang dargestellt werden können**. Die beiden Arten, psychische Phänomene zu erklären, sind **kein Gegensatz**, sondern jedes psychische Phänomen oder Verhalten, das in psychischer Sprache oder der Sprache der Verhaltensbeobachtung unter Erwähnung von Sinn, Motiven und Zielen beschrieben wird, lässt sich theoretisch auch in der Sprache der Neurobiologie als Abfolge von Gehirnvorgängen beschreiben. Diskussionen wie im Leib-Seele-(Hirn/ Geist-) Problem sind somit Scheinprobleme aus früheren Jahrhunderten, die aus der jetzigen Sicht der Dinge nicht mehr angemessen sind. Die Differenzierung von primär neurobiologisch verursachten psychiatrischen Erkrankungen und primär durch psychosoziale Gegebenheiten verursachten psychiatrischen Erkrankungen bleibt relevant: Bei ersteren ist die neurobiologische Funktion des Gehirns primär verändert und liegt in bestimmten Bereichen außerhalb der physiologischen Funktionen. Bei letzteren ist die neurobiologische Funktionsweise des Gehirns nicht primär verändert, sondern liegt innerhalb der physiologisch vorgesehenen Schwankungsbreiten neurobiologischer Vorgänge. Führen solche "normalen" Schwankungen zu einem neurobiologischen Zustand, aus dem heraus nicht wieder durch Adaptationsvorgänge das Ausgangsniveau erreicht wird, entwickelt sich auch daraus ein pathologischer Funktionszustand des Gehirns. Dies beschreibt z.B. den Übergang von einer reaktiven Depression in einen Zustand, aus dem der Patient auch bei Wegfall der äußeren Anlässe nicht mehr in den Normalzustand kommen kann. Genetisch-molekularbiologisch erklärbare Störungen können entsprechend erworben oder vererbt sein, das Endergebnis unterscheidet sich nicht. Vererbte Störungen sind das Ergebnis der Expression primär veränderter Gene, bei den erworbenen Störungen sind die Gene normal, aber die Genexpression hat sich durch bestimmte Umwelteinflüsse verändert und/ oder normalerweise inaktive Gene werden transkribiert.

Nicht jede bei Erkrankungen gefundene Abnormalität ist gleichbedeutend mit einem primären neurobiologischen Defekt, es kann sich auch um physiologische neurobiologische Zustände bei dem jeweiligen psychischen Phänomenen handeln (sogenannte Epiphänomene) oder um physiologische Adaptationsvorgänge an primär neurobiologische Defekte. Forschungsergebnisse können deswegen meist nur so interpretiert werden, dass gefundene neurobiologische Abnormalitäten bei psychiatrischen Erkrankungen eine Aussage über die Pathophysiologie, nicht über die Ursache erlauben. Es ist aber plausibel, dass neurobiologische Veränderungen bei Patienten ein Argument dafür sind, dass es sich um primär neurobiologische Krankheiten des Organs Gehirn handelt, wenn sie bei Gesunden nicht nachweisbar sind.

Grundprinzipien

- Funktionelle Gehirnsysteme ermöglichen und generieren psychische Funktionen wie Sprache, Wahrnehmung, Gedächtnis, oder auch Affekte und Emotionen bzw. Verhalten ganz allgemein. Dabei sind bestimmte Gehirnareale auf Aufgaben spezialisiert, d.h. Verhalten und mentale Vorgänge sind im Gehirn lokal repräsentiert, in der Regel in Form von elementaren Operationen, in die sie zerlegt werden können
- Die funktionellen Systeme bestehen aus einer Vielzahl einzelner Neurone mit ihren Axonen und Dendriten, die miteinander elektrisch oder chemisch über Synapsen (= Kommunikationsstellen) kommunizieren. Da die elementare Signalübertragung zwischen allen Nervenzellen gleich abläuft, ist die Übermittlung komplexer Informationen nur durch die Art der Verknüpfungen und die Parallelverarbeitung, d.h. die Beteiligung mehrerer Neuronengruppen zur Übermittlung ähnlicher Informationen, möglich
- Grundstruktur der Signalübertragung: Das Membranpotential, durch dessen Depolarisation ein Aktionspotential (ein Signal) weitergeleitet wird, ist die Schlüsselstelle der Signaltransduktion. Es wird durch Ionenkanäle (Membranproteine) erzeugt, die den Ionenfluss (Natrium, Kalium, Kalzium, Chlorid) steuern. Das Öffnen und Schließen dieser Kanäle führt zu Änderungen des Ionenflusses und damit des Potentials. Wird das elektrische Membranpotential eines Neurons depolarisiert, wird ein Aktionspotential in der Nervenzelle fortgeleitet ("elektrische Vorgänge"). An den Endigungen des präsynaptischen Neurons wird das Aktionspotential (Signal) über den synaptischen Spalt von Neuron zu Neuron weitergeleitet und dabei modifiziert.

Es kann direkt weitergeleitet werden und depolarisiert dadurch die postsynaptische Zelle oder es setzt präsynaptisch hergestellte Transmitter (durch Kalziumeinstrom) in die Synapse frei, die postsynaptisch an einen Rezeptor binden und dadurch das Signal auf verschiedene Art weiterleiten

- Elektrische Synapsen ermöglichen eine fast verzögerungsfreie Signalübertragung über die Potentialänderung der Ionenkanäle und ein rasches und synchrones Feuern miteinander verbundener Zellen. Bei elektrischen Synapsen werden die Kanäle durch Potentialänderung, den PH oder Kalzium reguliert
- Chemische Synapsen arbeiten über Neurotransmitter, die sich an postsynaptische Rezeptoren binden. Ionotrope Rezeptoren erhöhen direkt die Leitfähigkeit des Ionenkanals (Öffnung von Natrium- oder Kaliumkanälen = Erregung, Öffnung von Chloridkanälen = Hemmung der Weiterleitung). Metabotrope Rezeptoren verändern indirekt die Leitfähigkeit über ein G-Protein, das wiederum sekundäre Botenstoffe aktiviert oder hemmt, die tertiäre Botenstoffe beeinflussen und darüber schließlich u. a. auch die Gentranskription im Zellkern. Ionotrope Rezeptoren arbeiten rasch, die metabotropen langsam
- An den Synapsen werden so erregende und hemmende Signale zu einer einzigen Antwort verrechnet, so dass hemmende, erregende und modulatorische Funktionen je nach beteiligten Neurotransmittern zusammentreffen und zu verschiedenen Resultaten führen können
- Die Anweisungen für die Synthese und Metabolisierung aller Elemente der Informationsweitergabe sind in der DNA des Zellkerns gespeichert (also genetisch verankert). Umgekehrt beeinflussen die Signaltransduktionsvorgänge über die sekundären und tertiären Botenstoffe aber auch die Expression von Genen im Zellkern und können dadurch langsame, aber dauerhafte Funktionsänderungen, z.B. der Ionenkanäle oder Rezeptoren in Gang setzen, z.B. beim Gedächtnis

1.5.1.1. Funktionelle und anatomische Gehirnsysteme

Wahrscheinlich existieren für die meisten psychischen Funktionen funktionelle Systeme, z.B. für Motorik, Sehen, Hören, somatosensorische Wahrnehmung, Vegetativum. Für die Psychiatrie haben unter den vielen Systemen einige wenige bisher Bedeutung erlangt. Es gibt primär anatomisch und erst sekundär funktionell definierte Systeme und primär funktionell und erst sekundär anatomisch definierte Systeme.

Das präfrontale System

Anatomie

Das präfrontale System besteht aus dem:

- dorsolateralen präfrontalen Kortex
- orbitomedialen präfrontalen Kortex

Es ist begrenzt vom Sulcus arcuatus, vorderen Gyrus cingularis und unteren präzentralen Sulcus. Es hat Verbindungen zu den meisten anderen Gehirnregionen und wird dadurch zu einer Assoziationsregion (☞ Abb. 1.8).

Neurochemie

Die meisten neurochemischen Systeme projizieren in den präfrontalen Kortex und haben dort entsprechend postsynaptische Rezeptoren. Für psychiatrische Erkrankungen bedeutsam sind das mesokortikale Dopaminsystem (v.a. postsynaptische Dopamin D4-Rezeptoren), das mit dem Glutamatsystem interagiert, das Noradrenalinsystem, das Serotoninsystem (postsynaptische 5-HT-2 Rezeptoren), das Acetylcholinsystem, das GABA-System.

Funktion

Das präfrontale System ist eine

- Assoziationsregion, die Informationen aus allen Gehirnteilen integriert und v.a. über den Thalamus ("Tor des Bewusstseins", als Filter) fast alle Hirnregionen beeinflusst

Das System ist notwendig für zielgerichtetes Verhalten und Planung als Integration äußerer und innerer Reize. Speziell wird das präfrontale System in Verbindung gebracht mit abstraktem Denken, Problemlösen, Aufmerksamkeit, Arbeitsgedächnis, Antrieb (sowohl im Sinne von Planung und Zielsetzung als auch als elementarer Antrieb bei z.B. Bewegungen), zeitlicher Integration, aber auch Modulation und Generierung von Affekten.

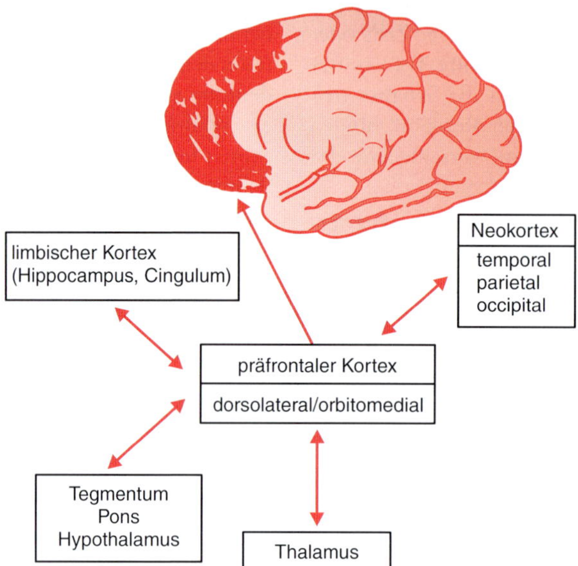

Abb. 1.8: Anatomie des präfrontalen Systems und seine Verbindungen.

Hypofunktion oder **Läsionen** des **dorsolateralen präfrontalen Kortex** (v.a. links) erzeugen ein **apathisches Syndrom** mit Affektverarmung, Verflachung, Deprimiertheit, Antriebsminderung, Sprachverarmung, Konzentrationsstörungen, Störungen der abstrakten Begriffsbildung.

Läsionen des **orbitomedialen Kortex** erzeugen ein **euphorisches Syndrom** mit flach euphorischem Affekt, zielloser Antriebssteigerung, vermehrter Ablenkbarkeit, antisozialem Verhalten.

Gemeinsam ist beiden Schädigungen der **Verlust des zielgerichteten vorausschauenden Verhaltens.**

Psychiatrische Erkrankungen mit Störungen des präfrontalen Systems

- **Dorsolaterale** (meist linksfrontale) **Hypofrontalität** bei manchen **Schizophrenien, schweren depressiven Störungen** (entsprechend den kognitiven Störungen, Antriebs-, Aufmerksamkeits- und Affektstörungen), **Demenzen** (meist nicht begrenzt auf den dorsolateralem Kortex sondern das gesamte Frontalsystem umfassend), Impulskontrollstörungen
- **Orbitomediale Hyperfrontalität** bei manchen **Zwangsstörungen** (die Symptomatik der Zwangsstörung ist genau entgegengesetzt der Symptomatik, die bei orbitomedialen Läsionen zu finden ist), **Subtypen depressiver Störungen**

Das präfrontale System kann strukturell untersucht werden mit neuropathologischen Postmortemuntersuchungen, CT, NMR, NMR-Spektroskopie, funktionell mit SPECT, PET, testpsychologischen Funktionstests wie Wisconsin-Card-Sorting-Test (abstraktes und kreatives Denken), Continuous-Performance-Test, D2-Test (Aufmerksamkeit).

Das limbische System

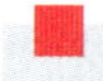

Anatomie

Das limbische System umfasst eine C-förmige Gruppe von Strukturen an der **Grenze von Neokortex und Palleokortex** (limbisch: lateinisch "Grenze"), die etwa in der Mitte des Gehirns am Übergang von Hirnstamm zu Neokortex liegen und aus einer mediosagittalen Perspektive vom präfrontalen, parietalen und okzipitalen Kortex begrenzt werden.

Das limbische System umfasst **Gyrus cingularis** und **frontoorbitalis, Hippocampus und Parahippocampus, Amygdalae, Mamillarkörper**, sowie das **ventrale Striatum** mit dem **N. accumbens**.

Das limbische System ist mit vielen Gehirnregionen verbunden, wobei v.a. die Verbindungen zum Hypothalamus und Thalamus als wesentlich erachtet werden.(☞ Abb. 1.9).

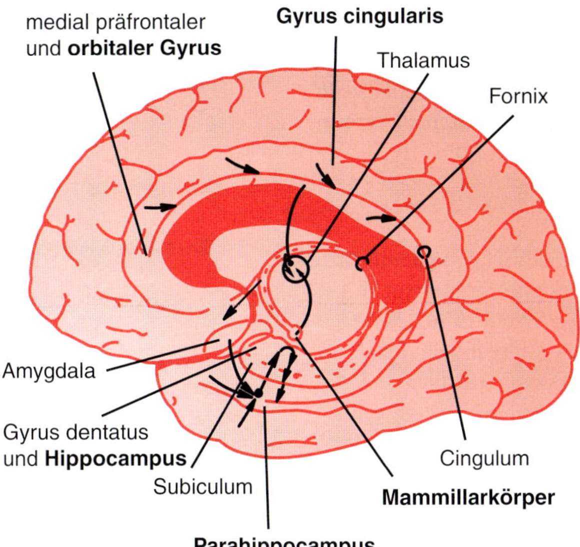

Abb. 1.9: Anatomie und Verbindungen des limbischen Systems.

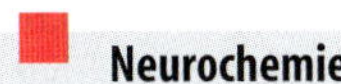

Neurochemie

Wahrscheinlich projizieren die meisten neurochemischen Systeme auch in das limbische System. Für psychiatrische Erkrankungen bedeutsam sind das mesolimbische Dopaminsystem, das Opioidsystem, das Serotonin-System (v.a. 5-HT- 1A-, 5-HT-3-Rezeptoren), das Acetylcholin-System (vor allem postsynaptische Rezeptoren im Gyrus cingularis), das Noradrenalin-System und die Interaktionen mit dem GABA- und Glutamatsystem.

Funktion

Dem limbischen System werden vor allem zwei Funktionen zugeschrieben:

- das Erleben und die Regulation von Emotionen/Affekten/Instinkten
- Gedächtnisspeicher (vor allem im Hippocampus und den Amygdalae)

Hypothalamus und Hirnstamm regeln Endokrinum und autonomes Nervensystem, und Amygdala, frontaler und limbischer Kortex verbinden im Zusammenspiel diese inneren unbewussten Reaktionen mit bewusster Wahrnehmung und Kontrolle, wodurch Erlebnisse entstehen, die wir als emotional bezeichnen. Erregung bestimmter limbischer Bahnen (v.a. im N. accumbens, auch Hypothalamus) führt zu Lustempfinden und im Zusammenspiel mit frontalem und limbischem Kortex zu Belohnung, Verstärkung, Motivation.

Psychopathologische Syndrome bei **Läsionen** sind **Verlust von Lernfähigkeit** und **Gedächtnis** (Amygdalae und Hippocampus), verschiedene **affektive Störungen** und **Verhaltensstörungen**.

Psychopathologische Syndrome bei **Stimulation: Affektive Störungen, Halluzinationen, Derealisations-, Depersonalisationserlebnisse.**

Psychiatrische Erkrankungen, bei denen Abnormalitäten im limbischen System nachgewiesen wurden: bei **Schizophrenien** strukturelle Abnormalitäten (Volumen- und Zellzahlminderungen, z.B. im Hippocampus), bei **Depressionen, Angst- und Zwangsstörungen** Hyperaktivität im limbischen System und assoziierten Regionen bzw. fehlende Reagibilität, strukturell auch Volumenzunahme der Amygdalae.

Die Untersuchungsmethoden entsprechen denen beim präfrontalen System, es gibt aber keine spezifischen psychologischen Testmethoden.

Die Basalganglien

Anatomie

Zu den Basalganglien gehören: Nucleus caudatus, Putamen (Caudatus + Putamen = Corpus striatum), Globus pallidus (Putamen + Globus pallidus

= Nucleus lentiformis), Nucleus subthalamicus, Teile des Thalamus.

Die Basalganglien sind eine zentrale "Schaltstelle" und vielfach mit anderen Hirnsystemen verbunden, einige Verbindungen zeigt Abb. 1.10.

Neurochemie

Die Interaktion neurochemischer Systeme ist in den Basalganglien besonders gut untersucht. Unter den vielen beteiligten Systemen haben Bedeutung für psychiatrische Erkrankungen: Die Interaktionen des Dopaminsystems (vor allem prä- und postsynaptische D2-Rezeptoren), Acetylcholinsystems (Antagonist des Dopaminsystems in Basalganglien), GABA-Systems, Glutamatsystems. Diese Systeme interagieren in den Basalganglien in reziproken Schleifen und wirken je nach Lokalisation hemmend oder fördernd aufeinander. Andere Systeme projizieren ebenfalls in die Basalganglien (wie Serotonin).

Funktion

- motorische Steuerung und Generierung motorischer Verhaltensprogramme als extrapyramidal-motorisches System
- Steuerung und Kontrolle nicht motorischer Verhaltensweisen

Psychiatrische Syndrome bei **Läsionen:** Eine Vielzahl **extrapyramidaler neurologischer Störungen** (z.B. Parkinson-Syndrom, Chorea, Ballismus, ☞ Lehrbücher der Neurologie), **unspezifische psychische** und "psychotische" **Symptome**, die mit der Steuerung und Kontrolle von Verhalten zu tun haben. **Dopaminrezeptorenblockade** in den Basalganglien führt neben einem **Parkinson-Syndrom** auch zu **Affektverflachung, Antriebsverlust.**

Psychiatrische Erkrankungen, bei denen Abnormitäten gefunden wurden: **Strukturelle Abnormalitäten** (Verschmächtigungen des Nucleus caudatus), **Hypo- und Hyperfunktionen** bei **Schizophrenien. Strukturelle Abnormalitäten** (Verschmächtigungen des Nucleus caudatus) **und Hyperfunktion** bei **Zwangsstörungen. Bei affektiven Störungen** ist die **limbische Schleife** betroffen: hyper- oder hypoaktiv und wahrscheinlich nicht mehr reagibel auf physiologische Steuermechanismen, sondern starr.

Es werden die gleichen Untersuchungsmethoden für strukturelle und funktionelle Abnormalitäten wie beim präfrontalen System verwandt, testpsychologische Untersuchungsinstrumente existieren nicht.

Das Gedächtnis- und Lernsystem

Anatomie, Neurochemie, Funktion

Inhalte des Langzeitgedächtnisses sind in verschiedenen Regionen über das ganze ZNS verteilt, auch wenn nicht alle Bereiche des Gehirns gleichmäßig am Abspeichern und Zurückholen von Erinnerungen bzw. an Lernprozessen beteiligt sind. Am expliziten Gedächtnis (= bewusstes Wissen über die Welt, verbalisierbare Kenntnisse über Menschen, Orte und Dinge) sind z.B. v.a. der mediale Temporallappen, am impliziten Gedächtnis (= unbewusstes Wissen, wie etwas zu tun ist, wahrnehmendes und motorisches Lernen, das kein waches und reflexives Bewusstsein braucht) Amygdalae und Cerebellum beteiligt. Die beiden Gedächtnisformen sind in verschiedenen Schaltkreisen untergebracht. Implizites Lernen führt zu veränderter Effektivität synaptischer Signalübertragung, v.a. Habituation (= Unterdrückung der Übertragung) oder Sensitivierung (= Verstärkung der Übertragung). Explizites Lernen läuft über Langzeitpotenzierung im Hippocampus (= Verstärkung postsynaptischer Reaktionen über Tage und Wochen).

Gedächtnis ist in mehrere Stufen gegliedert: Eingangssignale landen erst in einem Kurzzeitspeicher, werden dort wie oben dargestellt erlernt, bis sie nach einem Umwandlungsprozess im stabileren Langzeitgedächtnis behalten werden. Dies beruht auf der Synthese neuer Proteine und synaptischer Verbindungen, also auch auf Änderungen der Genexpression.

Gedächtnis- und Lernstörungen wurden v.a. bei organischen psychischen Störungen, mit Einschränkungen auch bei der Schizophrenie und Melancholie gefunden, wo die entscheidenden Gehirnstrukturen auf verschiedene Art geschädigt oder durch vererbte Gene fehlerhaft exprimiert werden. Die molekularen Grundlagen von Erfahrung und Lernen zeigen aber auch, dass primär psychologisch gesehene Vorgänge wie klassische oder operante Konditionierung zu strukturellen Gehirnveränderungen führen müssen, genau wie Erfahrungen ungünstiger Erlebnisse, Änderungs-

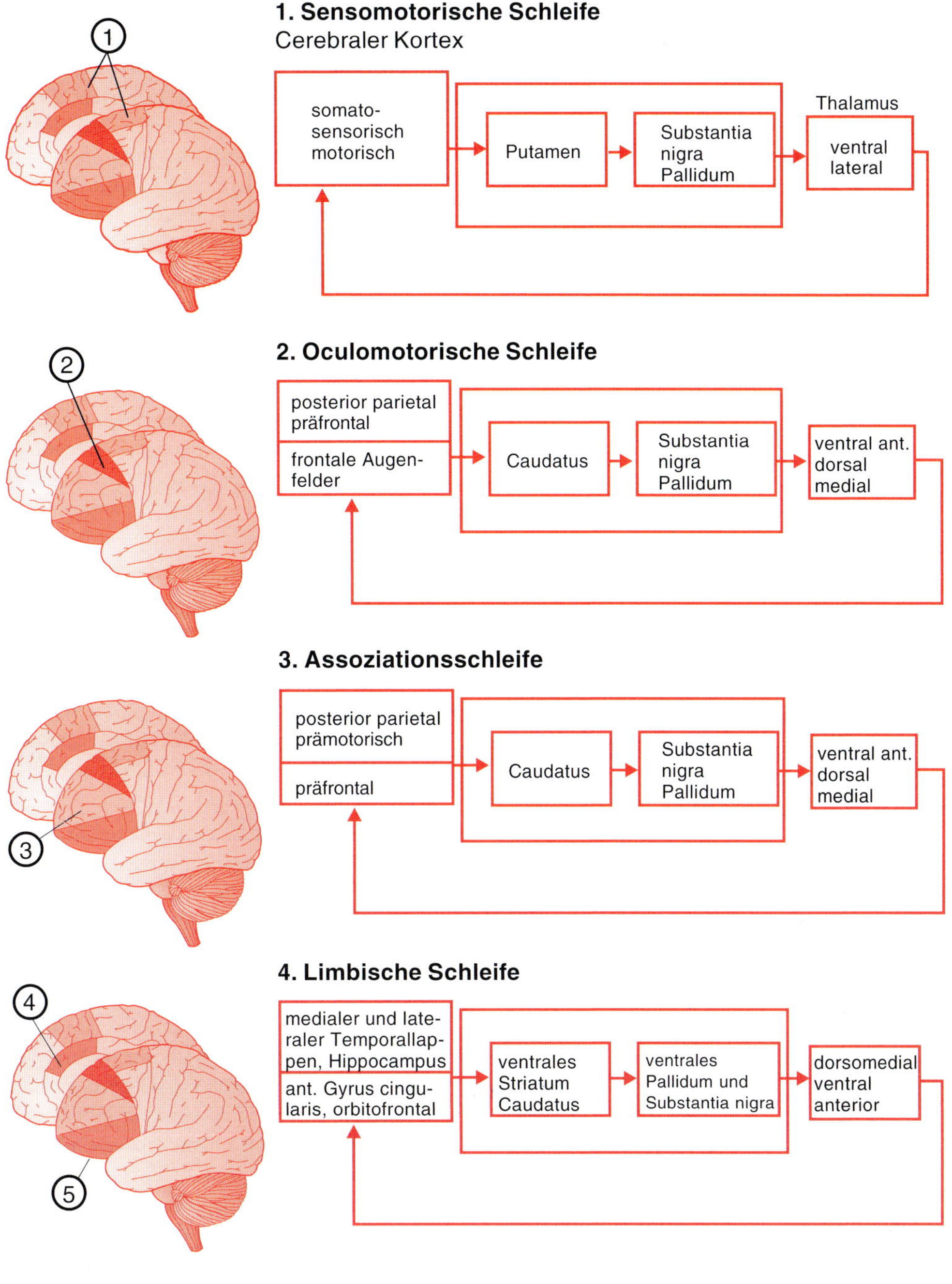

① supplementäre motorische Felder (sensomotorische Schleife)
② frontales Augenfeld (oculomotorische Schleife)
③ präfrontaler Kortex (Assoziationsschleife)
④ anteriorer Gyrus cingularis (limbische Schleife)
⑤ orbitofrontaler Kortex (limbische Schleife)

Abb. 1.10: Anatomie und Verbindungen der Basalganglien.

prozesse bei einer Psychotherapie oder Entstehungsbedingungen neurotischer Erkrankungen, wenn sie verhaltenswirksam sein sollen: auch nicht vererbte oder durch Schädigungen bedingte Störungen und erlernte Persönlichkeitsmerkmale werden also durch unterschiedliche Genexpressionen bedingt.

1.5.1.2. Neurochemische Systeme

Das Gehirn kann nicht nur in eine Gruppe funktioneller und anatomischer Systeme, sondern auch in Gruppen neurochemischer Systeme eingeteilt werden.

Funktionell-anatomische Systeme und neurochemische Systeme hängen zusammen und stellen nur eine jeweils andere abstrahierte Sichtweise der Vorgänge dar (z.B. eine Störung im funktionell-anatomischen System der Basalganglien kann sowohl als eine motorische Störung wie auch als eine Störung in einem der neurochemischen Subsystemen der Basalganglien beschrieben werden). Jedes funktionelle anatomische System benutzt mehrere Neurotransmitter, die für die jeweiligen Funktionen zusammenwirken. Die einzelnen neurochemischen Systeme sind meist multifunktionell mit verschiedenen, teilweise antagonistischen Funktionen, je nach Lokalisation, vorherrschendem Rezeptortyp und Interaktionen mit anderen neurochemischen Systemen. Sie werden durch die direkte elektrische Übertragung an den Synapsen ergänzt und modifiziert.

Wie wirkt ein neurochemisches System?

Grundbausteine der Systeme sind

- Neuronen
- Synapsen
- Rezeptoren
- Neurotransmitter

Neurone bestehen aus einem Zellkörper mit Zellkern und einem oder mehreren Axonen unterschiedlicher Länge. In den Axonen werden die elektrischen Potentiale weitergeleitet, die in den Endigungen zur Freisetzung von Neurotransmittern führen, die in den synaptischen Spalt ausgestoßen werden.

Synapsen sind die **Kommunikationsstellen zweier Neurone** und bestehen aus dem **präsynaptischen Neuron** (von dem die elektrische Erregung kommt und aus dem die Neurotransmitter ausgeschüttet werden), dem **synaptischen Spalt** (in den hinein die Neurotransmitter ausgeschüttet werden) und dem **postsynaptischen Neuron** (an dessen Rezeptoren sich die Neurotransmitter heften, um dort erneut eine Antwort hervorzurufen, z.B. die Weiterleitung der elektrischen Erregung, meist durch Änderung der Ionenleitfähigkeit und Auslösung oder Hemmung eines Aktionspotentials). Zusätzlich gehen vom Zellkörper kurze Dendriten aus, die ebenfalls synaptische Verbindungen mit anderen Neuronen herstellen, oder einzelne Axone können sich teilen und multiple synaptische Kontakte herstellen. Die Verbindungen dieser Zellkörper-/Axon-/Dendriten-Komplexe mit ihren multiplen Synapsen führen zu unendlichen Möglichkeiten der Informationsweitergabe. Obwohl die ursprüngliche Form einer Botschaft elektrisch ist, findet die Kommunikation in der Synapse auch auf chemischem Weg durch Neurotransmitter statt.

Klassische Neurotransmitter sind Substanzen, die **bestimmte Eigenschaften** haben:

- sie sind im Neuron vorhanden und werden vom Neuron synthetisiert
- sie befinden sich im präsynaptischen Endbereich und werden in einer Menge freigesetzt, die ausreicht, einen bestimmten Effekt auf ein Rezeptorneuron auszuüben
- wenn sie exogen (z.B. als Medikament) in ausreichender Konzentration angewandt werden, imitieren sie exakt die Wirkung des endogen freigesetzten Neurotransmitters
- der Neurotransmitter wird durch spezifische Mechanismen im synaptischen Spalt inaktiviert

Klassische Neurotransmitter sind Dopamin, Serotonin, Noradrenalin, Acetylcholin, γ-Aminobuttersäure, Glutamat, Aspartat, Glyzin, Homozystein, Taurin. Neben den klassischen gibt es andere Neurotransmitter, die möglicherweise nicht alle oben genannten Kriterien erfüllen, z.B. Peptide, wie ACTH, Endorphine, Cholezystokinin. Oft werden sie im Zellkörper und nicht in den Synapsen synthetisiert und erst zur Synapse transportiert. Ein Teil der **Peptid-Neurotransmitter** funktioniert ähnlich wie die klassischen Neurotransmitter, ein Teil arbeitet als **Co-Neurotransmitter**, der zusammen mit den klassischen ausgestoßen wird und eine modulierende oder regelnde Funktion hat. Insgesamt sind derzeit mehrere hundert Neurotransmitter bzw. Neuropeptide bekannt.

Die Neurotransmitter entfalten ihre Wirkung an **Rezeptoren**, die sowohl **prä-** als auch **postsynaptisch** liegen. Abb. 1.11 zeigt die schematische Darstellung einer Noradrenalinsynapse, auch alle anderen Neurotransmitter wirken nach einem ähnlichen Schema.

Es können **mehrere Schritte der neurochemischen Informationsübertragung unterschieden werden**, und jeder dieser Schritte beinhaltet Störungsmöglichkeiten und therapeutische Eingriffsmöglichkeiten (z.B. durch Medikamente):

- **präsynaptische Neurotransmittersynthese und Speicherung**
  Alle Neurotransmitter werden aus Vorstufen mit Hilfe von Enzymen synthetisiert und bis zur Freisetzung in synaptischen Vesikeln gespeichert. Es handelt sich um ein **dynamisches System**, d.h. vermehrte Freisetzung führt zu vermehrter Synthese (z.B. vermehrte Produktion des synthetisierenden Enzyms bei fortdauernder Depolarisation der präsynaptischen Zellmembran bei sehr aktiven Synapsen), und umgekehrt wird die Synthese bei geringer Freisetzung und großen gespeicherten Mengen reduziert (z.B. durch die erhöhte Konzentration der Endprodukte).
  Störungs- und Beeinflussungsmöglichkeiten sind: Reduzierte Verfügbarkeit von molekularen Vorprodukten oder Enzymen, Hemmung der synthetisierenden Enzyme, vermehrte medikamentöse Bereitstellung von Vorprodukten und Enzymen (z.B. L-Dopa Therapie beim M. Parkinson)

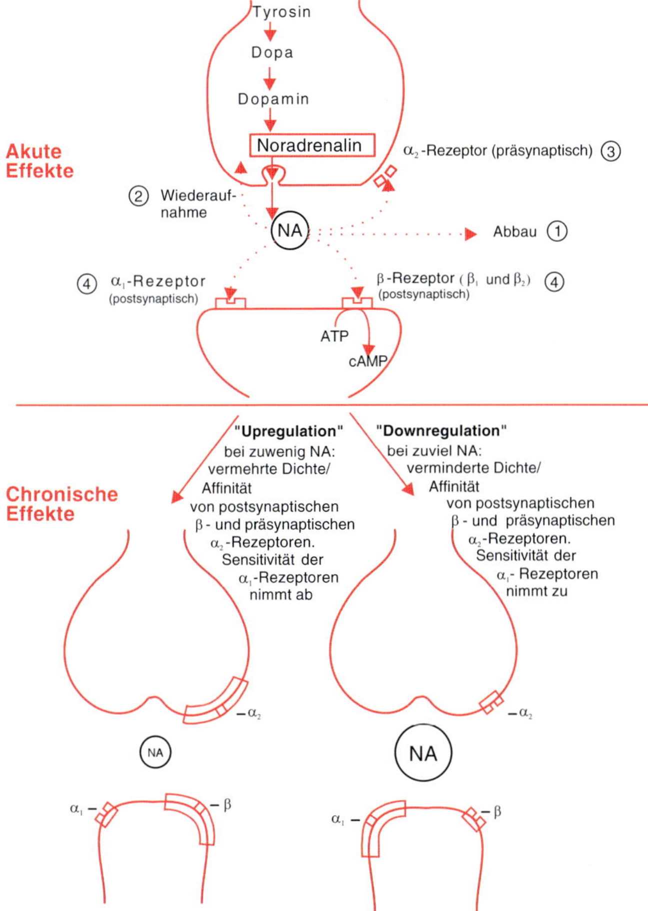

Abb. 1.11: Beispiel einer noradrenergen Synapse: akute Effekte der Noradrenalinfreisetzung (Zahlenangaben sind unten im Text erläutert) und chronische Effekte veränderter synaptischer Konzentrationen.

- **präsynaptische Freisetzung der Neurotransmitter (durch Depolarisierung der Zellmembran bei einem im Axon fortgeleiteten elektrischen Aktionspotential)**
  Störungs- und Beeinflussungsmöglichkeiten: Hemmung der Freisetzung (z.B. durch einen Depolarisationsblock bei andauernder Depolarisation, z.B. bei längerer Neuroleptikagabe mit konsekutiv verminderter Dopaminausschüttung), Förderung der Ausschüttung auch ohne Aktionspotentiale (z.B. Dopamin und Noradrenalin durch Amphetamine)

Nach Ausschüttung in den synaptischen Spalt können die einzelnen **Neurotransmittermoleküle prinzipiell vier Schicksale** nehmen (☞ Abb. 1.11):

Inaktivierung durch:

- **enzymatischen Abbau oder Inaktivierung im synaptischen Spalt**
- **Wiederaufnahme ins präsynaptische Axon**
  Störungen und Einflussmöglichkeiten: Die Aktivität der abbauenden Enzyme kann erhöht/gehemmt sein (z.B. Hemmung des Abbaus von Dopamin, Noradrenalin, Serotonin durch Antidepressiva, die die Monoaminooxydase hemmen), die präsynaptische Wiederaufnahme kann beschleunigt oder gehemmt sein (z.B. hemmen die meisten Antidepressiva die Wiederaufnahme von Noradrenalin oder Serotonin). **Konsequenz** ist immer eine **erhöhte oder verminderte Konzentration des Neurotransmitters im synaptischen Spalt**
- **Bindung des Neurotransmitters an einen präsynaptischen Rezeptor** (Auto- oder Heterorezeptor)
  Durch ihn wird eine Art Rückmeldung erzeugt, und die weitere Freisetzung des Neurotransmitters wird durch diese präsynaptischen Rezeptoren "heruntergeregelt". **Agonisten am präsynaptischen Rezeptor vermindern** also die **Neurotransmitterfreisetzung, Antagonisten erhöhen** die **Freisetzung** mit entsprechender **Erhöhung oder Erniedrigung der Neurotransmitter im synaptischen Spalt. Präsynaptisch sitzen auch Heterorezeptoren, durch die andere Neurotransmitter die Freisetzung des spezifischen Neurotransmitters fördern oder hemmen können.**
  Störungs- und Beeinflussungsmöglichkeiten: Die Dichte (Menge) oder Affinität (Bereitschaft der Rezeptoren, sich mit einem Neurotransmitter zu verbinden und eine Antwort hervorzurufen) der präsynaptischen Rezeptoren können erhöht oder erniedrigt werden (z.B. führen manche Neuroleptika wie Sulpirid in niedriger Dosierung zu einer erhöhten Dopaminfreisetzung, weil sie präsynaptische Dopaminrezeptoren antagonisieren und dadurch die positive Rückkoppelung und konsekutive Hemmung der Dopaminfreisetzung verhindern)
- **Bindung an einen postsynaptischen Rezeptor nach Durchqueren der Synapse und Übermittlung der Botschaft an ein anderes Neuron**
  Die Rezeptoren sind große Proteinmoleküle auf der Außenseite der Neuronalmembran, die bestimmte Neurotransmitter in einer sehr selektiven Weise erkennen und die **zusammenpassen wie Schlüssel und Schloss.** Die meisten neurochemischen Systeme haben mehrere verschiedene Rezeptortypen, die sich bezüglich ihrer Funktionen, der Art der Weitergabe der Informationen und auch der Lokalisation unterscheiden. An einem einzelnen Neuron können postsynaptisch mehrere verschiedene Rezeptortypen eines Systems oder mehrerer Systeme vorhanden sein. **Die Anbindung des Transmitters an den Rezeptor kann je nach System und Rezeptortyp verschiedene Ereignisse hervorrufen:**
  - schnelle **Änderung der Ionenleitfähigkeit** im postsynaptischen Neuron und Erzeugung oder Hemmung eines Aktionspotentials zur schnellen Nervenimpulsübertragung (das Rezeptorprotein ist integraler Bestandteil des Ionenkanals)
  - **Weitergabe der Botschaft über mindestens ein weiteres Protein und indirekte Modulation der Ionenkanäle oder der Genexpression,** z.B. durch **G-Proteine.**
    Diese hemmen oder aktivieren z.B. Adenylatzyklasen, die ATP in zyklisches AMP (= **second messenger**) abbauen und eine Proteinkinase aktivieren, die ihrerseits die Phosphorylierung von Schlüsselenzymen (= **third messenger**) veranlasst, die intrazelluläre Veränderungen (auch Genexpression) veranlassen. Sie können z.B. auch Phospholipasen aktivieren, die Phosphoinositide und Diacylglycerol als second messenger produzieren.

Rezeptoren sind komplexe und dynamische Gebilde. Die meisten Rezeptoren existieren in **mehreren Konformationen oder Zuständen**, die ineinander übergehen können: einem **hochaffinen Zustand (der leicht eine Bindung eingeht)** und einen **niederaffinen Zustand (der nicht leicht eine Bindung mit dem Neurotransmitter eingeht)**. Es existieren bei den meisten Rezeptoren **Bindungsstellen sowohl für Agonisten (die die physiologische Reizantwort hervorrufen) und Antagonisten (die diese Antwort blockieren)**, die beide ebenfalls in verschiedenen Affinitätszuständen vorliegen können. Dazu kann die Dichte der Rezeptoren sehr schnell erhöht und vermindert werden. Die meisten Rezeptoren **versuchen, ein ursprüngliches Gleichgewicht beizubehalten und regulieren entgegen jeder Veränderung**: Ein **vermehrtes Neurotransmitterangebot** im synaptischen Spalt führt so zu einer **"Herunterregulation" postsynaptischer Rezeptoren** ("Downregulation") entweder durch Abnahme der Dichte und/oder Affinität für Agonisten- oder durch Zunahme der Affinität für Antagonisten-Rezeptorzustände, bei einem erniedrigten Neurotransmitterangebot finden die gegenteiligen Regulationsvorgänge statt (☞ Abb. 1.11). Entsprechendes gilt auch für die Effekte in den sekundären Botensystemen. **Die Regulationsvorgänge am Rezeptor geschehen entweder durch (schnelle) Konformationsänderungen (Änderung von Sensitivität und Affinität) oder über den langsamen Umweg der Genexpression mittels Aktivierung spezifischer mRNA und Änderung von Dichte und Expression des Rezeptors (oder anderer Rezeptoren). Zeit** wird so zu einem **weiteren Einflussfaktor neurochemischer Regulationen**. Bei der Herauf- und Herunterregulation von Rezeptoren sind als **zusätzliche Einflusskomponente auch andere neurochemische Systeme** beteiligt (z.B. findet eine Herunterregulation noradrenerger Rezeptoren nur bei intakten serotonergen Rezeptoren statt). Manchmal werden die Rezeptoren aber bei einem vermehrten Angebot auch heraufreguliert (= sensitiviert), z.B. beim Gedächnis.

Diese einfachen und stark abstrahierten Grundprinzipien verdeutlichen bereits, wie schwierig neurobiologische Befunde des Gehirns zu interpretieren sind: z.B. kann eine verminderte Rezeptorendichte oder eine verminderte Bindung an einen Rezeptor heißen, dass ein primärer Defekt vorliegt und dadurch funktionell eine verminderte Neurotransmission in diesem System stattfand, oder dass primär funktionell eine vermehrte Neurotransmission bestand mit erhöhter Neurotransmitterkonzentration und eine sekundäre Herunterregulation stattgefunden hat, genau das Gegenteil der Erstinterpretation.

Einige neurochemische Systeme sind bereits gut charakterisiert und Verbindungen zu psychiatrischen Erkrankungen oder Behandlungen sind wahrscheinlich.

Das Dopamin-System

Mehrere Subsysteme des Dopamin-Systems existieren: **Aus der Substantia nigra und dem ventralen tegmentalen Zentrum im Hirnstamm** entstammen die Neuronenpopulationen mit der

- **mesokortikalen Projektion in die Frontallappen** (vor allem den präfrontalen Kortex)
- **mesolimbischen Projektion ins limbische System**, vor allem Amygdalae, Hippocampus, Gyrus cingularis und
- **nigrostriatalen Projektion** in die Basalganglien zu Nucleus caudatus und Putamen

Aus dem Nucleus arcuatus des Hypothalamus entspringen die Neurone des **infundibulären Systems zur Hypophyse** (postsynaptische D2- Rezeptoren mit Hemmung der Prolaktinsekretion). Es existieren mehrere Rezeptorsubtypen, die sowohl prä- als auch postsynaptisch lokalisiert sind mit unterschiedlichen Funktionen je nach Typ und Lokalisation (☞ Tab. 1.14). Mindestens 5 Rezeptoren existieren (D1- bis D5- oder D1-A, -B und D2-A, -B, -C nach anderer Terminologie). D1-ähnliche Rezeptoren stimulieren, D2-ähnliche hemmen die Adenylatzyklase.

Neben verschiedenen Subfunktionen kann das Dopamin-System funktionell allgemein als eine der wichtigsten **Belohnungssysteme** des Gehirns angesehen werden, es ist beteiligt an **Emotionen, Kognition und Motorik** (in den Basalganglien).

In der Psychiatrie hat es vor allem Bedeutung, da alle Substanzen, die zur Behandlung von Schizophrenien verwendet werden, die D2-artigen-Rezeptoren blockieren. Andererseits ist die Dopamin-D2-Blockade eng korreliert mit der Erzeugung von extrapyramidalen Nebenwirkungen (Parkinsonsyndrom). Fast alle psychotropen Substanzen und die meisten antidepressiven Therapien beeinflussen das Dopaminsystem.

Rezeptortyp	Hauptlokalisation
D-1-A (D1)	Neostriatum, Nucl. accumbens
D-1-B (D5)	Hippocampus
D-2-A (D2)	Neostriatum, Nucl. accumbens, Substantia nigra und ventrales Tegmentum (Autorezeptor)
D-2-B (D3)	Nucl. accumbens, Hippocampus, Substantia nigra und ventrales Tegmentum
D-2-C (D4)	Frontaler Cortex, Hippocampus

Tab. 1.14: Dopaminrezeptoren. D-1-artige Rezeptoren stimulieren die Adenylatzyklase, D-2-artige hemmen sie. Alle Rezeptoren sind regional verschieden synergistisch oder antagonistisch.

Das Noradrenalin-System

Es hat seinen Ursprung im **Locus coeruleus** und schickt

- Projektionen in das gesamte Gehirn (gesamter Kortex, Hypothalamus, Kleinhirn, Hirnstamm, limbisches System)

Abb. 1.11 zeigt die Aufteilung der Rezeptoren in präsynaptische α_2-Rezeptoren und postsynaptische α_1- und β-Rezeptoren. Mindestens 4 Rezeptoren sind bekannt: α_1-Rezeptoren stimulieren Phospholipase C, postsynaptische α_2-Rezeptoren hemmen Adenylatzyklase und sind auch präsynaptische Autorezeptoren, β_1-Rezeptoren und β_2-Rezeptoren stimulieren Adenylatzyklase.

Funktion: Einerseits (durch die weite Verbreitung) **modulierender und regelnder Einfluss auf das gesamte ZNS**, andererseits beteiligt an der **Generierung von Emotionalität**. Wie das Dopamin-System **Belohnungssystem** und Erzeuger von Vigilanz ("arousal").

In der Psychiatrie hat es Bedeutung erlangt durch die **Noradrenalin (Katecholamin)-Hypothese affektiver Störungen**, weil viele trizyklische Antidepressiva die Wiederaufnahme von Noradrenalin hemmen und Noradrenalin im synaptischen Spalt erhöhen. Postsynaptische β-Rezeptoren werden nach einigen Wochen herunterreguliert und insgesamt wird auch durch Heraufregulation der α_1-Rezeptoren die noradrenerge Transmission verändert (☞ Abb. 1.11). Zusätzlich fanden verschiedene Stimulationstests bei affektiven Störungen eine veränderte Aktivierbarkeit noradrenerger Rezeptoren (z.B. Clonidin-Stimulationstest: Bei Depressionen ist die Wachstumshormonantwort bei Stimulation postsynaptischer α_2-Rezeptoren durch Clonidin erniedrigt).

Das Serotonin-System

Serotonerge Neurone mit den entsprechenden postsynaptischen Rezeptoren weisen eine ähnliche Verteilung auf wie die noradrenergen. Es hat seinen **Ursprung** in den **Nuclei raphe im Mittelhirn** in der Umgebung des Aquädukts. Sie projizieren in die meisten Bereiche des ZNS (Neokortex, Basalganglien, limbisches System, Kleinhirn, Hirnstamm). Es sind mehrere Rezeptoren (mindestens 14) nachgewiesen mit unterschiedlichen Funktionen je nach Rezeptortyp und Lokalisationen (☞ Tab. 1.15), die häufig antagonistisch, seltener agonistisch interagieren.

Neben den speziellen Funktionen (☞ Tab. 1.15) hat das Serotonin-, wie das Noradrenalin-System, eine allgemein **modulierende Funktion im ZNS** (z.B. ist eine Änderung der noradrenergen β-Rezeptorendichte durch Medikamente an intakte Serotoninrezeptoren in diesen Arealen gebunden).

Auffälligkeiten des Serotonin-Systems wurden bei psychiatrischen Erkrankungen vor allem bei Depressionen, Angststörungen und Zwangsstörungen festgestellt, möglicherweise auch bei Schizophrenien und "Psychosen" (z.B. bindet LSD, ein Serotoninantagonist, an 5-HT-1- und 5-HT-2-Rezeptoren).

Das Acetylcholin-System

Es besteht aus mindestens drei Subsystemen. Die Zellkörper **projizieren vom Nucleus basalis Meynert** im ventralen medialen Bereich des Globus pallidus in den **gesamten Kortex, vom diagonalen Band von Broca** und dem **Nucleus septalis** (Strukturen im Hirnstamm) **zu Hippocampus und Gyrus cingularis, von den Basalganglien lokal** in andere Hauptstrukturen der Basalganglien.

Es sind mindestens zwei Rezeptorentypen bekannt:

- Muskarinrezeptoren
  - M1-α: v.a. im Hippocampus
  - M1-β: v.a. im Kortex, Hippocampus und Striatum

Rezeptor	wichtige Lokalisationen	wichtige pharmakologische Funktionen
5-HT-1-A	präsynaptisch (somato-dendritsch): Autorezeptor, v.a. Raphekern postsynaptisch: v.a. limbisches System	Angstlösung bei 5-HT-1-A-Agonisten, antidepressive Effekte bei SSRI-Therapie über Änderung von 5-HT-1-A
5-HT-1-D	prä- (terminales Axon) und postsynaptisch: Auto- und Heterorezeptor, u.a. Neokortex, Hippokampus, Basalganglien	Migränetherapie
5-HT-2-A	postsynaptisch: Neokortex, Basalganglien, limbisches System, Hypothalamus	Antagonismus erzeugt Anxiolyse, Sedierung, reduziert EPS und Negativsymptome, erhöht Appetit
5-HT-3	postsynaptisch und präsynaptisch: Heterorezeptor, Neokortex, limbisches System, Thalamus, Mittelhirn, Hirnstamm	Antagonisten verhindern Erbrechen, reduzieren über verminderte Dopaminfreisetzung "psychotische Symptome"

Tab. 1.15: Einige Serotoninrezeptoren: Lokalisation und Funktion, nicht aufgeführt: 5-HT-1-B, -1-C, -2-C,-4, -5, -6, -7 mit unsicheren psychiatrischen Implikationen.

- M2-α und β: v.a. in der Peripherie, aber auch im gesamten Kortex
  v.a. langsame Reizantworten über second-messenger, teils inhibitorisch, teils exzitatorisch

- Nikotinrezeptoren (mindestens 4 Typen, im gesamten ZNS, v.a. aber in der Peripherie, schnelle, v.a. exzitatorische Wirkung über Ionenkanäle)

Bekannte Funktionen des Acetylcholin-Systems sind seine Rolle bei der **Speicherung von Gedächtnisinhalten** (Patienten mit Alzheimer-Krankheit haben weniger Acetylcholinrezeptoren im Kortex und im Hippocampus und Blockade der Muskarinrezeptoren hat eine Gedächtnisbeeinträchtigung zur Folge), Beteiligung am **Schlaf-Wach-System** (muskarinerg-cholinerge Stimulation erzeugt eine Induktion von REM-Schlaf), Beteiligung an der **Steuerung der motorischen Aktivität** (z.B. reziproke Beziehung zwischen Dopamin und Acetylcholin in den Basalganglien), Beteiligung an **Affektivität** und **Kognition** (Euphorie durch muskarinerge Anticholinergika und Depression durch muskarinerge Cholinergika).

Bedeutung bei psychiatrischen Erkrankungen hat das System vor allem bei der Demenz und den Depressionen (es gibt eine Hypothese, wonach Depressionen durch ein Überwiegen cholinerger und einen Mangel an katecholaminerger Neurotransmission verursacht werden).

Das GABA- (γ-Aminobuttersäure) System

Zusammen mit dem Glutamat-System ist das GABA-System wahrscheinlich das am weitesten verbreitete Neurotransmittersystem im ZNS (30 % aller Synapsen sind GABAerg). GABAerge Neurone stellen eine Mischung lokal begrenzter und weitreichender Systeme dar. Neurone mit lokalen Verbindungen finden sich innerhalb des Neokortex und des limbischen Systems. Neuronen mit weitreichenderen Projektionen finden sich im Caudatus und Putamen mit Projektionen in den Globus pallidus und die Substantia nigra und im Kleinhirn.

Mindestens zwei Rezeptoren mit wahrscheinlich unterschiedlicher Funktion sind bekannt:

- GABA-A-Rezeptoren
  Gekoppelt an einen Chloridkanal, Einstrom von Chloridionen mit Hyperpolarisation und in der Folge Unempfindlichkeit gegen exzitatorische depolarisierende Impulse (= inhibitorische Wirkung); eine Untereinheit des Rezeptorkomplexes ist der **Benzodiazepinrezeptor**, der die GABAerge Membranhyperpolarisation verstärkt. Funktionelle Bedeutung: Agonismus bewirkt Anxiolyse

- GABA-B-Rezeptoren
  Möglicherweise Inhibition der Adenylatzyklase und Aktivierung von K^+- und Ca^{++}- Kanälen. Agonismus bewirkt möglicherweise Analgesie, antikonvulsive Wirkung, Muskelrelaxation, Sedation, antidepressive Wirkung

Das GABA-System ist das **wichtigste inhibitorische Neurotransmittersystem** (komplementär zum Glutamat-System, das das wichtigste exzitatorische Neurotransmittersystem ist), d.h. durch GABA-Neurotransmission werden **andere Neuronensysteme in ihrer depolarisierenden Aktivität gehemmt**.

Bei psychiatrischen Erkrankungen hat das GABA-System vor allem Bedeutung durch die GABA-agonistische Wirkung von Benzodiazepinen, die die stärksten anxiolytischen Substanzen sind.

Das Glutamat-System

Glutamat ist einer der zwei am weitesten verbreiteten Neurotransmitter (nachweisbar bei ca. 30 % aller zentralen Neurone). Es ist nicht nur Neurotransmitter, sondern in größeren Mengen auch ein Neurotoxin. Es wird **freigesetzt von Pyramiden-Zellen im gesamten Kortex** und **Hippocampus** mit **Projektionen in den gesamten Kortex, das limbische System und die Basalganglien**.

Postsynaptisch bindet es an mindestens vier verschiedene Rezeptoren: Drei Rezeptoren ("ionotrope"), die Ionenkanäle beeinflussen und nach ihrem Hauptagonisten benannt sind: der (N-Methyl-D-Aspartat-) NMDA-, der Kainat- und der AMPA-Rezeptor, sowie ein G-Protein gekoppelter ("metabotroper") Rezeptor ("second messenger"). Neben Glutamat bindet z.B. auch **Aspartat** an diese Rezeptoren.

Das Glutamat-System ist das **wichtigste exzitatorische Neurotransmittersystem** des Gehirns und komplementär zum inhibitorischen GABA-System. Es ist wohl der entscheidende Transmitter der kortikofugalen Bahnen und der Assoziationsbahnen.

Das Glutamat-System moduliert über seine aktivierende Wirkung fast alle Neurotransmittersysteme. Über Umwege wirkt das Glutamat-System aber auch auf andere Systeme hemmend, z.B. durch Aktivierung inhibitorischer Neuronensysteme, so dass das Dopamin-System in den Basalganglien z.B. durch Glutamat gehemmt wird und eine verminderte glutamaterge Funktion eine erhöhte dopaminerge bedingt. Zusammen mit Dopamin ist es wesentlich bei kognitiven Prozessen und Gedächnisfunktion.

Bei psychiatrischen Erkrankungen hat das System Bedeutung bei Demenzen, da hypothetisch durch eine exzessive glutamaterge Aktivität eine Degeneration des postsynaptischen Neurons erzeugt werden kann. Bei Schizophrenien bestehen Hinweise auf eine verminderte glutamaterge Aktivität, die Droge Phencyclidin, ein Glutamatantagonist, der nicht-kompetitiv an den Subtyp des N-Methyl-D-Aspartatrezeptors bindet, erzeugt schizophrenieähnliche Psychosen mit Denkzerfahrenheit, Halluzinationen, Erregung und Stupor.

Das Opioid-System

Die endogenen Opioide sind Neuropeptide mit Neurotransmitterfunktion. Sie lassen sich in mindestens 3 Peptid-Klassen aufteilen (β-Endorphine, Enkephaline und Dynorphine), die an mindestens 4 spezifische Rezeptoren binden. Klinische Relevanz haben bisher die μ -, δ -, und κ -Rezeptoren. Die Opioide und ihre Rezeptoren sind besonders **ausgeprägt im limbischen System und seinen Assoziationsarealen** exprimiert.

Die einzelnen Rezeptoren wirken je nach Hirnregion funktionell agonistisch oder antagonistisch aufeinander. Sie interagieren je nach Hirnregion mit anderen Systemen teils agonistisch oder antagonistisch (v.a. Dopamin-System, GABA-System). Sie werden durch Opiate (z.B. Heroin) agonisiert, durch Naltrexon unspezifisch antagonisiert.

Funktion: Stressexposition führt zur Freisetzung von Opioiden und Analgesie. "Stressinduzierte", physiologisch sinnvolle Gedächtnis- und Wahrnehmungsveränderungen sind damit verbunden.

Den Dynorphinen und der damit verbundenen Aktivierung des κ-Rezeptors werden dosisabhängig eine verminderte Gedächtnisleistung, Bewusstseinseinengung und dysphorische Verstimmungen zugeordnet, den Enkephalinen eine Zunahme der Gedächtnisleistung und Euphorie. **Opioide** sind **neben Dopamin die wichtigsten Transmitter des Belohnungssystems** des Gehirns mit euphorisierender Wirkung, die teilweise erst in Interaktion mit dem Dopamin-System zustande kommt.

In der Psychiatrie hat es Bedeutung als wesentlicher Angriffspunkt suchterzeugender Substanzen (wahrscheinlich neben Dopamin zentral für die Suchtentstehung). Die Funktion im Belohnungssystem macht Veränderungen bei affektiven Störungen wahrscheinlich, die bei der Stressreaktion eine Beteiligung bei Angststörungen, posttraumatischen Belastungsstörungen und allen Krankheiten, die mit psychosozialen Stressoren verknüpft sind.

Das Adenosin-System

Neben GABA wichtigster inhibitorischer Neurotransmitter. A_1, A_{2a}, A_{2b} und A_3-Rezeptoren sind molekularbiologisch charakterisiert, im ZNS sind v.a. A_1 und A_{2a}-Rezeptoren exprimiert (A_1-Rezeptoren v.a. im Hippocampus, cerebralen Neokortex und Cerebellum, A_{2a}-Rezeptoren v.a. in den Basalganglien).

Funktion: Adenosin dient v.a. der Erhaltung der Homöostase, d.h. bei hoher neuronaler Aktivität, z.B. epileptischen Anfällen, mangelnder Sauerstoffversorgung beim Insult, steigen die Adenosinkonzentrationen und hemmen die bioelektrische Aktivität unter Zunahme der Sauerstoffversorgung. Die Aktivierung des A_1-Rezeptors induziert Schlaf und ist angstlösend. A_{2a}-Rezeptoren wirken in den Basalganglien antagonistisch zu Dopamin-D2-Rezeptoren.

Adenosinrezeptorantagonisten sind Koffein und Theophyllin, die stimulierend wirken.

Psychiatrische Bedeutung: Adenosinrezeptorantagonisten induzieren Panikattacken bei Patienten mit Panikstörung und psychotische Symptome bei Patienten mit Schizophrenie. Antidepressive und phasenprophylaktische Behandlungen (Carbamazepin, Schlafentzug, Elektrokonvulsionstherapie) regulieren A_1-Rezeptoren hoch. Bei Schizophrenien, affektiven Störungen und Panikstörungen sind genetische Faktoren im Bereich der A_1- und A_2-Rezeptoren nachgewiesen worden.

1.5.2. Psychodynamische Betrachtungsweise

Begriffe

Konflikt

Zentraler Begriff der Neurosenlehre. Unter einer **Neurose** im psychodynamischen Sinn verstehen wir eine affektiv und kognitiv belastende und meist in der Kindheit wurzelnde, **unbewusste psychische Fehlentwicklung**, bei der sich ein

- unlösbarer **Konflikt zwischen Triebregungen** einerseits und **Über-Ich-Einwirkungen** andererseits verselbständigt und aus dem Bewusstsein durch das Ich abgewehrt wird

oder

- ungenügendes Entwicklungsstadium der Selbstidentität (z.B. **narzißtische Störung**) ergibt und sich in störenden psychischen und/oder körperlichen Symptomen äußert

Eine kürzere Definition lautet:

Die Neurose ist eine psychogene Affektion, deren **Symptome symbolischer Ausdruck** eines psychischen Konfliktes sind, der eine Wurzel in der Kindheitsgeschichte hat.

Die Symptome sind **Kompromissbildungen zwischen dem Wunsch und der Abwehr des Wunsches**, also eine insuffiziente Konfliktlösung.

Freud sah als Urkonflikt den **Sexualkonflikt** an (Kleinkind begehrt einen Elternteil, darf es aber nicht, oder Kleinkind möchte sich sexuell betätigen, darf es aber nicht). Andere Konflikte betreffen die Bereiche Loslassen und Besitzen, Nähe und Trennung, Autonomie und Abhängigkeit, Macht und Unterlegenheit, Wunsch nach und Furcht vor Aggressivität/Rivalität.

Normalerweise können Konflikte und Frustrationen aus Konflikten situationsgerecht und realitätsgerecht bewältigt werden, der Konflikt bleibt **bewusst und** wird **rational** verarbeitet.

Typische Verarbeitungsmodi eines Konfliktes sind auch:

- Verschiebung (anstelle des primären, konfliktbesetzten Triebzieles wird ein anderes Ziel gesetzt, das ähnlich, aber leichter zu erreichen ist)
- Sublimierung (anstelle des primären Triebzieles werden soziale, geistige oder ethisch hochstehende Ziele zu erreichen versucht)
- Phantasiebefriedigung und Tagträume

Beim neurotischen Konflikterleben neigt die betroffene Persönlichkeit zu bestimmten festgelegten Einstellungen und Verhaltensweisen und ist nicht in der Lage, den konflikthaften Charakter der kritischen Lebenssituation als solchen wahrzunehmen und einer Lösung zuzuführen. Sie bedient sich neurotischer Abwehrmaßnahmen. **Alle der aufgeführten neurotischen Abwehrmechanismen kommen auch im "gesunden" Seelenleben vor.**

Abwehrmechanismen

- **Verdrängung**
  Der mit dem Gesamtleben und Wertsystem nicht zu vereinbarende Impuls (häufig ein Triebimpuls) wird in den Bereich des Unbewussten verdrängt. Die Strebung bleibt dadurch zwar unbewusst, jedoch nicht unwirksam, kann über unbewusste Verarbeitungen in Form neurotischer Symptome wieder hervortreten. Gegen das Wiederbewusstwerden solcher verdrängten Impulse und Bestrebungen besteht ein Widerstand, der in der analytischen Psychotherapie überwunden werden soll, um durch die Bewusstmachung des primären Konfliktes und der damit verbundenen Impulse und Strebungen eine Symptomheilung zu erreichen
  Beispiel:
  Ein Patient hatte als Kind starke aggressive Impulse und Todeswünsche gegen seine Schwester und deswegen Schuldgefühle. Er kann sich als Erwachsener nicht mehr an diese Situationen erinnern, hat aber häufig Ohnmachtsanfälle bei aggressiven Auseinandersetzungen.
- **Verleugnen**
  Konflikthafte und schwer zu akzeptierende Bestrebungen werden zwar bewusst ausgeführt, aber vorher und nachher einfach nicht in ihrer Bedeutung wahrgenommen oder ohne rationale Argumente wegdiskutiert
  Beispiel:
  Aggressives oder süchtiges Verhalten, das zwar ausgeführt wird, aber gleichzeitig nicht als solches wahrgenommen wird.
- **Rationalisieren**
  Konflikthafte Impulse und Strebungen werden rational und mit Scheinargumenten erklärt, verallgemeinert, und so in ihrer eigentlichen Bedeutung nicht wahrgenommen
  Beispiel:
  Ein Sadist, der seine Handlungen mit moralischer Notwendigkeit begründet.
- **Isolieren**
  Konflikthafte Impulse und Regungen sind nicht verdrängt oder vergessen, nur der dazugehörige Affekt, z.B. das Lustempfinden, fehlt. Dadurch muss der eigentliche Gehalt einer Handlung nicht wahrgenommen werden
  Beispiel:
  Der Hysteriker, der sexuelle Bewegungen ausführt, das damit verbundene Lusterleben aber nicht wahrnimmt.
- **Wendung ins Gegenteil oder Reaktionsbildung**
  Die unerlaubte und verdrängte Strebung wird in ihr Gegenteil verkehrt und das Bewusstwerden wird dadurch verhindert
  Beispiel:
  Der Zwangsneurotiker, der seine Wünsche nach Unordentlichkeit oder Auflehnung ins Gegenteil verkehrt mit zwanghafter Ordnung und Unterwerfung.
- **Projektion**
  Eigene unerlaubte und verdrängte Wünsche und Vorstellungen werden in anderen Menschen wahrgenommen und oft kritisiert
  Beispiel:
  Der Autoraser, der sich durch andere, eigentlich normal fahrende Verkehrsteilnehmer gefährdet fühlt und diese als Verkehrsrowdies beschimpft. Der Hysteriker, der glaubt, von anderen sexuell verführt zu werden und dies ablehnt, während er selbst diesen Wunsch hat.
- **Introjektion**
  Reale oder imaginierte Wünsche, Vorschriften oder Vorhaltungen eines anderen werden dem eigenen Ich zugeschrieben
  Beispiel:
  Der Depressive, der imaginierte Vorhaltungen der Eltern introjiziert und dadurch Schuldgefühle erlebt.
- **Identifikation**
  Ähnlich wie Introjektion. Erlebnisse, Verhaltensweisen und Einstellungen eines anderen werden ins eigene Ich internalisiert und als eigen erlebt. Bei der Identifikation geht die Verinnerlichung vom "Ich" aus, bei der Introjektion vom "Anderen"
  Beispiel:
  Die Aussage eines Fußballfans "Wir haben gewonnen!". Die narzißtische Persönlichkeit, die die überhöhten Erwartungen des Vaters an sich als ihre eigenen akzeptiert, sich mit ihnen identifiziert.
- **projektive Identifikation**
  Einem anderen werden Eigenschaften und Wünsche zugeschrieben (Projektion), mit denen sich das Ich dann in einem zweiten Schritt identifiziert (Identifikation). Unerlaubte Wünsche des Ichs können so über Umwege doch noch akzeptiert werden
  Beispiel:
  Der Fußballfan mit der Aussage: "Unsere Mannschaft ist die beste (Projektion), deshalb haben wir gewonnen (Identifikation)." Die narzißtische Persönlichkeit, die dem Therapeuten außergewöhnliche Fähigkeiten zuschreibt, die sie bei sich selbst aus Scham vor

solchen Größenideen verdrängt, und sich im Laufe der Therapie dann mit dem Analytiker und dessen Größe identifiziert.

- **Konversion**
  Unerfüllte, verdrängte Konflikte und Triebwünsche werden in Form von körperlichen Störungen ausgedrückt, ohne dass deren eigentlicher Gehalt dem Ich deutlich wird. Die Konversion ist auch immer eine Form der Isolierung

  Beispiel:
  Der Hysteriker, der in einem psychogenen Anfall Lähmungen bekommt, nachdem er sexuell stimuliert wurde.

- **Vermeidung**
  Die Situation, in der ein Konflikt auftreten kann, wird gemieden

  Beispiel:
  Ein Angstpatient, der sich Situationen, in denen er auf einen unbewussten Konflikt mit Angst reagiert hat, nicht mehr aussetzt.

- **Regression**
  Ein Konflikt wird dadurch vermieden, dass sich der Betreffende einer früheren Entwicklungsstufe entsprechend verhält, in der dieser Konflikt nicht auftreten kann

  Beispiel:
  Der depressive Patient, der aggressive Tendenzen gegen andere dadurch umgeht, dass er sich ins Bett legt und pflegen lässt, also auf eine Entwicklungsstufe regrediert, in der er von den Eltern versorgt wurde und sich nicht gegen sie auflehnte.

Durch alle diese Abwehrmaßnahmen wird ein **Krankheitsgewinn** erzielt:

- ein **primärer** Krankheitsgewinn, da der unerträgliche **Triebimpuls nicht wahrgenommen werden** muss
- ein **sekundärer** Krankheitsgewinn durch Vorteile, die der Neurotiker **durch das Eingehen des Umfeldes** auf seine Symptombildungen erzielt

Der Krankheitsgewinn muss größer sein als das Leid durch die Abwehrmaßnahmen und die entsprechenden Symptombildungen, damit die Neurose bestehen bleibt.

Strukturmodell (nach S. Freud)

Bei den Konzepten von Konflikten und Abwehrmechanismen ist ein psychoanalytisches Strukturmodell implizit vorausgesetzt:

Jede Person kann danach (nach S. Freud) abstrahiert werden in:

- **Es**
  Die Gesamtheit der Triebe und Bestrebungen, Bedürfnisse und Impulse. Es ist immer unbewusst, nur seine Äußerungen (z.B. sexuelle oder aggressive Erregung) werden vom Ich bewusst wahrgenommen. Das **Energiepotential der Triebe** heißt **Libido** (zusammen mit der vom Ich ausgehenden Energie)
- **Ich**
  Die zusammenhängende Organisation der seelischen Vorgänge in einer Person. Es dient der Realitätsprüfung, Anpassung an die Umwelt, Abgrenzung gegen die Außenwelt, kontrolliert die Affekte und Triebe, integriert das Erleben. Mit dem Ich werden Bestrebungen des Es und Forderungen des Über-Ichs wahrgenommen. Es hat vor allem bewusste, aber auch (z.B. in Form der oben genannten Abwehrmechanismen) unbewusste Anteile
- **Über-Ich**
  Instanz der Selbstkontrolle und moralischen Zensur. Inhalt sind v.a. verinnerlichte (= introjizierte) ethische und soziale Normen. Dazu gezählt wird auch das Ich-Ideal, das Wunschbild, wie das eigene Ich sein soll. Das Über-Ich hat bewusste und unbewusste Anteile

Alle Begriffe des Strukturmodells sind hypothetische Konstrukte und stellen einen Versuch dar, Konflikte und Abwehrmaßnahmen zu erklären, die ihrerseits hypothetische Konstrukte sind.

Phasenlehre, Entwicklungslehre

Den Neurosen liegen nach analytischer Theorie in der frühkindlichen Entwicklung auftretende typische Konflikte zwischen den unterschiedlichen Anforderungen von Es, Ich und Über-Ich zugrunde, die durch Abwehrmechanismen inadäquat bearbeitet werden und in einer bestimmten Phase der frühkindlichen Entwicklung zuerst auftreten und fixiert werden. Eine inadäquate Bewältigung dieser Entwicklungsphasen führt zu latent bereitstehenden Konflikten, die in der Erwachsenenphase durch Ereignisse erneut aktiviert werden. Je nachdem in welcher Entwicklungsphase der primäre Konflikt entsteht, wird die spätere Neurose nach der psychoanalytischen Theorie näher charakterisiert.

- **orale Phase**
  Säuglingsalter, Saugen als primäre Lustquelle, Erlebnis von Kontaktaufnahme und Erfahren von liebevoller Zuwendung. In dieser Phase wird das Urvertrauen ausgebildet, Verlust der gewährenden Personen führt zum sogenannten primären Objektverlust. Nach psychoanalytischer Theorie werden depressive Störungen, Suchterkrankungen, Borderline-Störungen und narzißtische Neurosen in dieser Phase gebildet
- **anale Phase**
  zweites und drittes Lebensjahr, Trotzphase, Selbstbeherrschung und Selbstbestimmung, Haben und Nicht-Haben, Geben und Nehmen, Reinlichkeit und Ordnung. Fehlerhaftes Durchlaufen dieser Phase oder fehlender Abschluss führen nach psychoanalytischer Theorie zur Zwangsneurose
- **ödipale oder phallisch-narzißtische Phase**
  Im ca. dritten bis zum siebten Lebensjahr: Entdeckung der genitalen Sexualität, der eigenen Geschlechtsmerkmale und der des anderen Geschlechts, Bewunderung und gleichzeitig Angst gegenüber dem gleichgeschlechtlichen Elternteil, sexuelle Gefühle und gleichzeitig Angst gegenüber dem gegengeschlechtlichen. Entwicklung einer triadischen Beziehung, dem
  - **Ödipus-Konflikt** (Begehren des gegengeschlechtlichen und Konkurrenz zum gleichgeschlechtlichen Elternteil und gleichzeitig Verbot dieser Strebungen)

  In dieser Phase entstehen der
  - **Kastrationskomplex** bei Jungen (Furcht vor Kastration durch den Vater bei Begehren der Mutter)
  - **Penisneid** der Mädchen (Identifikation mit dem Vater und Ablehnung der Mutter bei Trauer um nichtvorhandenen Penis)

  Werden die Konflikte nicht aufgelöst durch Identifikation mit dem gleichgeschlechtlichen Elternteil und Eintritt in eine sexuelle Latenzphase, führt dies zu Verdrängung (v.a. des sexuellen Begehrens) und nach psychoanalytischer Theorie z.B. zur Hysterie.
- **Latenzphase**
  der Zeitraum zwischen dem siebten Lebensjahr bis zur Pubertät. Andere nicht-sexuelle Erlebnisbereiche gewinnen an Bedeutung
- **genitale Phase**
  mit Eintritt in die Pubertät. Es beginnt die eigentliche gegengeschlechtliche Sexualität zur Erreichung der Triebziele

Entwicklung von Objektbeziehungen, Ich und Selbst

Objekte des Kindes (= Partner, die auf das Kind reagieren) sind Modelle zur Nachahmung und Identifikation. In diesen frühen Beziehungen bildet es sein Bild über sich selbst (= Selbstrepräsentanz) und seine Interaktionspartner (= Objektrepräsentanz). Diese inneren Vorstellungen haben eine selbstwertregulierende Funktion und erzeugen zusammen das Selbst (= die Gesamtheit der Vorstellungen von sich). Defizite der Selbstbildung, der Abgrenzung von Selbst- und Objektrepräsentanzen und der Antworten der Interaktionspartner auf die Größenvorstellungen und Allmachtsphantasien des Kindes sollen zu gravierenden Störungen des Selbstwertgefühls, innerer Leere, Beziehungslosigkeit und inneren Konflikten zwischen den Wünschen nach Autonomie und Abhängigkeit (Narzißmus) führen. Manche Autoren stellen dem Strukturmodell (s.o.) ein Objektbeziehungsmodell als Ursache für bestimmte Persönlichkeitsstörungen gegenüber, wenn die Ausbildung von Selbst- und Objektrepräsentanzen nachhaltig gestört ist und/oder die beiden nicht getrennt werden können.

Wichtig: **Die geschilderten Begriffe und Theorien** gehören zur psychoanalytischen Neurosenlehre. Sie **gelten** nach wie vor **als spekulativ** und können **nicht als allgemeines Modell für normales oder krankes Seelenleben** herangezogen werden. Zwei **Abgrenzungen** sind klinisch wichtig:

- Die geschilderten Konflikte im Rahmen des Strukturmodells und der einzelnen Phasen, Verdrängung/Vergessen und andere Abwehrmechanismen kommen sowohl **im gesunden als auch im neurotischen Seelenleben** vor, es handelt sich um **kontinuierliche Übergänge**. Es ist **fraglich, ob Krankheiten damit erklärt werden dürfen**
- Auch bei Akzeptanz der psychoanalytischen Theorie darf **nicht jede psychogen verursachte Störung** (oder "nicht-organische, nicht-endogene" Störung) als **neurotisch** erklärt werden. Zumindest sollten unterschieden werden

- **Neurosen im eigentlichen Sinn:** Ein frühkindlicher Konflikt wird reaktiviert mit den obengenannten Abwehrmechanismen
- **Konfliktreaktionen**/Anpassungsstörungen: Akute oder chronische psychosoziale belastende Ereignisse, die auch beim "Gesunden" zu Symptomen, wie z.B. Depression, führen können, werden mit über das normale Maß hinausgehenden Symptomen beantwortet

1.5.3. Lernpsychologische, kognitive und systemische Modelle

Psychodynamisch-tiefenpsychologische und lernpsychologisch-kognitive oder systemische Erklärungsmodelle betonen andere Verstehensansätze der gleichen Erkrankungen. Bei letzteren werden **Ursache und Behandlungsansätze in aktuell erkennbaren Verhaltens-, Denk- und Kommunikationsstilen** gesucht und **nicht in der frühkindlichen Entwicklung.** Wissenschaftstheoretisch sind alle Modelle in ihrem Erklärungscharakter spekulativ. Die kognitiv-behavioralen Methoden versuchen dies dadurch auszugleichen, indem sie eine objektive Evaluation der Therapieergebnisse fordern.

Verhaltensstörungen und das lernpsychologische Modell

Neurosen bzw. **psychische Symptome** sind **Ausdruck erlernten Verhaltens.** Die wichtigsten **Vermittler** von Verhaltensstörungen sind

- Stress
  Belastungen können zu negativen Konsequenzen wie Ärger, Angst, Depressivität oder Leistungsabfall führen oder zu positiven wie stärkerer Selbstbestimmung (internale Kontrolle), geschickterer Gefühlskontrolle oder erfolgreicher Manipulation der sozialen Umgebung. Je nach Kombination der Komponenten können Symptome entstehen
- **Verstärkung, operante Konditionierung**
  Die Konsequenz eines Verhaltens ist ein Verstärker, wenn sie die Auftretenswahrscheinlichkeit des Verhaltens erhöht. Reduziert sie das Auftreten, bekommt sie bestrafende Funktion. Das Verhalten hängt nach diesem Ansatz primär von seinen nachfolgenden Konsequenzen ab, steht also unter operanter Kontrolle (nach Skinner).
  Verhalten kann direkt belohnt und damit positiv verstärkt werden (z.B. der Anorektiker, der anfangs für seine gute Figur bewundert wird = **positive Verstärkung**) oder indirekt durch Wegfall negativer Konsequenzen negativ verstärkt werden (z.B. der Depressive, der wegen seiner Krankheit nicht mehr zur stressvollen Arbeit muss = **negative Verstärkung**)
- **klassische Konditionierung**
  Eine von einem unkonditionierten Reiz ausgelöste Reaktion kann nach der Koppelung dieses Reizes mit einem neutralen Reiz (welcher früher die Reaktion nicht hervorrief) allein durch den ehemals neutralen Reiz ausgelöst werden: die Reaktion wird dadurch zur konditionierten Reaktion (nach Pawlow).
  Ein ursprünglich neutraler Reiz wird also zum selbständigen, spezifischen Auslöser eines Symptoms (z.B. der Angstpatient, der nach Verlassen der Wohnung zweimal bei körperlicher Belastung (= unkonditionierter Reiz) eine Angstattacke hatte und seitdem die Wohnung nicht mehr verlässt, weil er meint, dass dadurch die Angst ausgelöst wird = konditionierter Reiz)
- Adaptation
  Die psychischen und körperlichen Folgen eines Verhaltens oder eines Reizes können reduziert werden durch wiederholte Darbietung des Reizes oder Ausführung des Verhaltens = Adaptation (z.B. ein Patient mit einer Höhenphobie, der mit panischer Angst und vegetativen Symptomen beim Blick von einem Turm reagiert und bemerkt, dass diese nachlassen, wenn er die Symptome aushält und weiter nach unten blickt (=akute Adaptation) oder diese nicht mehr auftreten, wenn er die Übung mehrfach wiederholt (=chronische Adaptation))
- **Sensitivierung**
  Die psychischen und körperlichen Folgen eines Verhaltens oder eines Reizes können verstärkt werden oder schneller eintreten durch wiederholte Darbietung des Reizes oder Ausführung des Verhaltens = Sensitivierung. Inhaltliche Überschneidung des Begriffes mit dem der Verstärkung (z.B. ein Patient mit einer Paraphilie, der bei zunehmend geringeren Reizen sexuell erregt wird und seinen Impulsen nicht widerstehen kann)

- **Lernen am Modell**
  Neue Verhaltensweisen können durch Beobachtung gelernt werden, je nach Aufmerksamkeitszuwendung, Behalten und Abrufen von Informationen (z.B. der Suchtpatient, der sein Verhalten der Gruppe angepasst hat, die er besonders bewundert)

Verhaltensstörung und kognitives Modell

Symptome sind **irrationale, diffus emotionale, automatisch reflexhafte Prozesse**, die **nicht durch Ereignisse** als solche, **sondern** deren **persönliche Sichtweise** (subjektive Verarbeitung) abhängig von kognitiven Gegebenheiten entstehen.

Solche kognitive "pathologische Muster" können sein:

- **Übergeneralisierung** oder **willkürliche Schlussfolgerungen**
  z.B. ein depressiver Patient schließt aus einem einzelnen konkreten Tadel eines Vorgesetzten, dass er allgemein nicht leistungsfähig sei und ist deswegen bedrückt
- **überpointierte Wahrnehmungen**
  z.B. ein Angstpatient nimmt zufällige Unterbrechungen in den Ausführungen seines Arztes wahr und befürchtet deswegen, dass ihm eine unheilbare Erkrankung verschwiegen werde
- **selektives Abstrahieren**
  z.B. ein depressiver Patient hatte im Urlaub ein einzelnes negatives Erlebnis und sagt "der Urlaub war schlecht"
- automatisch ablaufende **Denkstereotypien**
  z.B. ein depressiver Patient sieht in jedem Ereignis, das unvorhergesehen war, eine Bestätigung, dass er Pech hat und benachteiligt ist und deswegen ja depressiv sein muss
- **unexakte Benennungen**
  z.B. ein Angstpatient bezeichnet eine Situation, die anders als geplant verläuft, nicht richtigerweise als unvorhergesehen, sondern als bedrohlich

Verhaltensstörung und systemtheoretisches Modell

Symptome sind Ausdruck von "fehlerhafter" Kommunikation und Interaktion mit Bezugspersonen in einem System und der "ungünstigen" Stellung und Funktion des Patienten in diesem System (z.B. Familie). Alle Mitglieder eines Bezugssystems (z.B. Familie) stehen in einer Art Wechselbeziehung, jeder leistet seinen Beitrag zur Art und Weise, wie innerhalb des Systems miteinander umgegangen wird. Individuelle Veränderungen sind sekundäre Folgen der Veränderungen im System.

Grundannahmen sind z.B.:

- Verbale und nonverbale Sprache in einem solchen System können auf verschiedenen Ebenen gleichzeitig widersprüchliche Informationen geben, die oft nur durch Symptome integriert werden können: Ein essgestörter Patient bekam von seiner Mutter immer zur Belohnung gutes Essen, gleichzeitig blickte sie sehr besorgt und warnte, dass er unmäßig sei, wenn er viel esse ("**Double-Bind**")
- **Systeme** (auch therapeutische Systeme unter Einschluss des Therapeuten) sind **zirkulär** und einzelne Symptome haben eine **Funktionalität** im System. Jede Änderung eines Mitgliedes ändert die anderen, und entsprechend kann ein Mitglied zum "Nutzen" der anderen krank werden: Ein erwachsener Patient wird von seiner Mutter wie ein Kleinkind versorgt, damit das wichtigste Ehethema der letzten 20 Jahre erhalten bleibt und damit die Beziehung zum Ehemann. Die Abtrennung des Patienten führt zu manifesten Schwierigkeiten in der Ehe
- **Systeme werden durch Grundregeln aufrechterhalten, die** es steuern, für das einzelne Mitglied **nicht bewusst sind** und pathogen sein können: Die Grundregel "alles ist harmonisch und es gibt keine Probleme" führt bei Eltern zu Anpassungstörungen, wenn das Kind in der Schule überfordert ist
- **Systeme** sind **auf Grenzen zwischen den einzelnen Mitgliedern angewiesen**, um funktionsfähig zu bleiben. Unklare Grenzen führen zum Untergang des Systems und seiner Mitglieder bzw. zu Versuchen, das System zu verlassen: Die Eltern, die ein Kind nicht als eigenständiges "Systemmitglied" akzeptieren und ihm keine individuellen Wünsche und Freiräume gestatten und das Kind, das dadurch sämtliche Außenkontakte scheut und ängstlich und selbstunsicher wird
- **Delegationen:** Einzelne Mitglieder des Systems sollen stellvertretend für die anderen Ziele erreichen, z.B. Kinder, die erfolgreich sein sollen, ohne dass es ihrer Leistungsfähigkeit entspricht und deprimiert und ängstlich werden

1.6. Psychopathologische Syndrome

Zwischen der Erfassung der einzelnen psychopathologischen **Symptome** in der speziellen Anamnese mit dem psychischen Befund **und** der **Diagnose** einer Krankheitsentität im Rahmen eines Klassifikationssystems **steht** die Zusammenfassung der psychopathologischen Symptome zu einem **Syndrom**.

Da ätiopathogenetische Faktoren bei vielen Störungen unzureichend bekannt oder anfangs nicht eindeutig geklärt sind, wird als **Zwischenschritt** vor die eigentliche Krankheitsdiagnose auch oft aus Gründen der Behandlung eine **Syndromdiagnose** eingeschoben.

Diese Syndromdiagnose fasst eine Reihe von psychopathologischen Symptomen, die erfahrungsgemäß häufig zusammen vorkommen, abstrahierend zusammen. Sie ist also **die Kombination bestimmter Symptome, die häufig zusammen auftreten.** Die Syndromdiagnose beschränkt sich im Gegensatz zur nosologischen Klassifikation auf das **Querschnittsbild.**

Syndromdiagnosen haben folgende Vorteile:

- Es wird eine **Arbeitshypothese** aufgestellt, von der aus weitere differentialdiagnostische Schritte erfolgen können
- Sie berücksichtigen, dass häufig genaue ätiopathogenetische Zuordnungen nicht möglich sind und bleiben in ihren **diagnostischen und therapeutischen Konsequenzen nahe am Symptom**
- Sie erlauben zunächst auch ohne genaue Diagnostik **erste sinnvolle Behandlungsschritte.** In der klinischen Kommunikation verkürzt die Kenntnis von Syndromen den Weg zur Diagnose, da erfahrungsgemäß bestimmte Syndrome **charakteristisch**, wenn auch **nicht spezifisch**, für bestimmte psychiatrische Erkrankungen sind

1.6.1. Spezielle Syndrome

Tab. 1.16 zeigt psychiatrische Syndrome, die häufigen und klinisch relevanten werden differentialdiagnostisch dargestellt.

Wichtig: Bei keinem Syndrom sind regelmäßig alle Symptome zu jeder Zeit erkennbar, mehrere Syndrome können gleichzeitig nebeneinander bestehen. Bei den Syndromen wird nur eine Therapie für den Fall angegeben, dass die Differentialdiagnose (Ursache des Syndroms) unbekannt ist. **Bei allen Syndromen muss unbedingt eine weitere diagnostische Abklärung erfolgen bis zur endgültigen Diagnose. Bei Fremd- oder Selbstgefährdung muss der Patient in eine Klinik überwiesen werden.**

1.6.1.1. Verwirrtheitssyndrom (Verwirrtheitszustand, amentielles Syndrom)

Symptomatik

Charakteristische Symptome:

- Orientierungsstörungen (zu einzelnen oder allen Qualitäten)
- Auffassungsstörungen (verminderte und verlangsamte Auffassung; "schwerbesinnlich")
- Störungen von Konzentrationsfähigkeit, Merkfähigkeit und Gedächtnis
- inkohärenter Gedankengang

Häufige zusätzliche Symptome:

- veränderter Affekt (ratlos, deprimiert, ängstlich, dysphorisch oder euphorisch); psychomotorische Unruhe und Erregung; Schlafstörungen und Umkehr des Tag-Nachtrhythmus

Gelegentliche zusätzliche Symptome:

- einzelne Wahneinfälle; Wahnwahrnehmungen; illusionäre Verkennungen; Halluzinationen

Ätiologie und Differentialdiagnose

Ursache ist **fast immer** eine akute körperliche Schädigung oder akute Erkrankung des Gehirns oder eine akute Verschlechterung einer bekannten chronischen körperlichen bzw. hirnorganischen Erkrankung (**organische Störung**). In Frage kommen alle bei den organischen Störungen genannten Erkrankungen einschließlich der Intoxikationen und Entzugssyndrome.

In seltenen Fällen kann eine akute Schizophrenie, Manie oder ganz selten melancholische Depression als Verwirrtheitszustand ("Verwirrtheitspsychose") imponieren aufgrund ausgeprägter formaler Denkstörungen und Antriebsstörungen. Die sichere Feststellung von z.B. Orientierungsstörungen ist dann nicht möglich. Differentialdiagno-

organische Psychosyndrome	• Verwirrtheitssyndrom • delirantes Syndrom • Dämmerzustand • dementielles Syndrom • organische Wesensänderung
depressive Syndrome	• gehemmt-depressives oder apathisches Syndrom • melancholisches Syndrom • melancholisch-wahnhaftes Syndrom • somatisch-depressives Syndrom, larviert-depressives Syndrom • agitiert-depressives Syndrom
manisches Syndrom	
schizophrene Syndrome	• schizophrenes Grundsyndrom • paranoid-halluzinatorisches Syndrom • hebephrenes Syndrom
schizoaffektives Syndrom	
katatones Syndrom	
hypochondrisches Syndrom	
neurasthenisches Syndrom, psychovegetatives Syndrom	
Angstsyndrom/phobisches Syndrom	
Zwangssyndrom	
Konversionssyndrom	
dissoziales Syndrom	
süchtiges Syndrom	
suizidales Syndrom	
oligophrenes Syndrom/Intelligenzstörung	

Tab. 1.16: Die psychiatrischen Syndrome.

stisch muss an diese Erkrankungen gedacht werden bei

- dem Fehlen jedes pathologischen Befundes bei der körperlichen Untersuchung und der Zusatzdiagnostik
- ähnlichen Phasen oder typischen Symptomen dieser Erkrankungen in der Vorgeschichte (evtl. Fremdanamnese)
- unter Umständen auch rascher Fluktuation der Symptome (z.B. schneller Wechsel von Orientiertheit und Desorientiertheit) oder dem "Auseinanderklaffen" des Schweregrades der Symptome (z.B. Inkohärenz und Desorientierung bei guter Merkfähigkeit und situativer Orientierung im Stationsalltag)

Syndromtherapie

Ohne Kenntnis der Ursache nur sehr vorsichtige symptomatische Therapie möglich, z.B. nicht sedierende hochpotente Neuroleptika einschleichend in niedriger Dosierung (Haloperidol (z.B. Haldol®)1-1-1 mg/d). Falls zusätzlich Sedierung erforderlich ist, z.B. Benzodiazepine (Diazepam, z.B. Valium®, einmalig 5 mg bis zu 5-5-5 mg/d).

1.6.1.2. Delirantes Syndrom

Symptomatik

Charakteristische Symptome:

Die gleichen **wie beim Verwirrtheitszustand, aber zusätzlich:**

- ausgeprägte motorische Unruhe, meist Nestelbewegungen und Abwehrbewegungen mit den Händen (oft werden optisch halluzinierte Tiere oder Gegenstände abgewehrt)
- optische Halluzinationen (meist kleine sich bewegende Gegenstände, Fäden, Flocken, selten szenische Abläufe)
- vegetative Symptome der sympathikotonen Übererregung (Pulsbeschleunigung, Hyperhidrosis, Tremor, Hypertonie)

Häufige zusätzliche Symptome:

- illusionäre Verkennung; Wahneinfälle (v.a. Bedrohung); Suggestibilität (Patient kann auf leerem Blatt Papier ganze Zeitungsartikel lesen, wenn man ihn danach fragt, versucht Fäden zu greifen, die man ihm imaginär vorhält); rasch wechselnde Bewusstseinslage

Vorsicht: Auf Syndromebene können Verwirrtheitssyndrom und delirantes Syndrom weiter differenziert werden, in der Klassifikation psychischer Störungen (☞ Kap. 2.1.2.) sind Delir und Verwirrtheitszustand synonyme Begriffe für eine organische psychische Störung.

Ätiologie und Differentialdiagnose

Immer akute Körperschädigung oder akute Erkrankung des Gehirns, alle Differentialdiagnosen der organischen Störungen einschließlich Intoxikationen und Entzugssyndrome kommen in Betracht. **Charakteristisch für Alkohol-, Benzodiazepin-, Barbituratentzug** und **Intoxikationen** mit **anticholinergen Psychopharmaka** (trizyklische Antidepressiva und Neuroleptika). ABER: Nicht vorschnell ein Entzugsdelir diagnostizieren ohne Abklärung der organischen Differentialdiagnose (z.B ein deliranter Alkoholiker, der gestürzt ist und eine operationsbedürftige Kontusionsblutung hat, oder bei dem eine Intoxikation z.B. nach einem Suizidversuch vorliegt)

Syndromtherapie

Bei Annahme einer Entzugssymptomatik z.B. Clomethiazol (Distraneurin®) anfänglich 2 Kps., alle 2 h weitere 2 Kps., bis die delirante Symptomatik abgeklungen ist, oder Diazepam (z.B. Valium®); jeweils 5-15 mg/d. Ansonsten auch wie beim Verwirrtheitssyndrom. Die Therapie darf nicht die Diagnostik behindern.

1.6.1.3. Dämmerzustand

Symptomatik

Charakteristische Symptome:

- traumhafte Bewusstseinseinengung und Bewusstseinsverschiebung
- verminderte, verlangsamte Auffassung
- Beeinträchtigungen von Konzentration, Merkfähigkeit und Gedächtnis (für Ereignisse, die nach Eintritt des Dämmerzustandes auftraten)
- situative Desorientierung, Verkennung der Personen und der Umgebung, oft auch des Ortes und der Zeit

- Verlust der Fähigkeit zu planvollem Handeln bei gleichzeitig erhaltener Fähigkeit zur Durchführung einzelner, komplexer, nach außen hin geordneter Handlungen, weitgehend geordneter formaler Gedankengang

Im Vergleich zum Verwirrtheitszustand, deliranten Syndrom oder organischen Psychosyndrom imponiert beim Dämmerzustand der Eindruck des traumhaften Erlebens, die Verlangsamung, die nur partielle Desorientierung, der häufig geordnete Gedankengang.

Häufige zusätzliche Symptome:

- Affektstörungen (ängstlich, deprimiert, dysphorisch, gereizt, euphorisch, beglückt)

Gelegentliche zusätzliche Symptome:

- aggressive Impulse; Situationsverkennungen (häufig aufgrund eines Affektes) mit plötzlichen aggressiven Handlungen; Illusionen oder Halluzinationen

Ätiologie und Differentialdiagnose

In der charakteristischen Form **immer Hinweis auf akute organische Störung** (Differentialdiagnosen wie beim Verwirrtheitszustand). Besonders häufig als

- **epileptischer Dämmerzustand** (Anfallsäquivalent bei komplex-partiellen Anfällen oder postparoxysmal)
- **transitorisch globale Amnesie** (TGA)
- **pathologischer Rauschzustand** (v.a. Alkoholintoxikationen)

Selten kommen Dämmerzustände bei Schizophrenien, stark antriebsgehemmten melancholischen Depressionen und bipolaren Mischzuständen vor ("**oneiroide Psychosen**"). Die gleichen differentialdiagnostischen Kriterien wie bei der Abgrenzung zum organischen Verwirrtheitszustand (☞ Kap. 1.6.1.1.) können bei der Schizophrenie herangezogen werden (wichtig: keine EEG-Auffälligkeiten bei Schizophrenien und affektiven Störungen).

Syndromtherapie

Bei **Aggressivität oder Suizidalität** z.B. Diazepam (z.B. Valium®) 5-10 mg (auch i.v.) oder Haloperidol (z.B. Haldol®) 5-10 mg, da im Dämmerzustand häufig entsprechende Handlungen auftreten können.

1.6.1.4. Dementielles Syndrom

Symptomatik

Charakteristische Symptome:

- in leichteren Fällen Störungen von Konzentrationsfähigkeit, Merkfähigkeit und Denkleistung im allgemeinen, in schwereren Fällen auch von Gedächtnis, Orientierung (Übergang zum Verwirrtheitszustand)
- Kritikfähigkeit und Urteilskraft sind reduziert, Anforderungen des Alltags können nicht oder nur erschwert bewältigt werden, Alltags und Berufsaktivitäten sind beeinträchtigt

Häufige zusätzliche Symptome:

- Affektlabilität; Affektinkontinenz; Affektverarmung; Deprimiertheit; Antriebsminderung; gelegentlich auch dysphorische oder euphorische Verstimmung

Gelegentliche zusätzliche Symptome:

- Halluzinationen und Wahneinfälle (oft Verfolgungs- und Verarmungsideen)

Ätiologie und Differentialdiagnose

In der Regel **chronische und diffuse Schädigungen des Gehirns** (alle Ursachen organischer Störungen kommen in Betracht, v.a. die Differentialdiagnose der Demenzen ☞ Kap. 2.1.1.).

ABER: Auch bei schweren Depressionen (sogenannte "Pseudodemenz") oder bei Schizophrenien. Differentialdiagnostische Hilfen wie beim Verwirrtheitszustand (☞ Kap. 1.6.1.1.); zusätzlich

- klagen "pseudodemente" Patienten häufiger über ihre Beschwerden oder antworten bei Leistungstests mit "Ich weiß nicht", ohne sich zu bemühen, organisch Demente nehmen ihre Beschwerden häufiger nicht wahr oder bemühen sich bei Leistungstests (☞ Tab. 2.5)
- haben "pseudodemente" Patienten häufiger ein typisch melancholisches Syndrom

Syndromtherapie

Keine symptomatische Therapie möglich. Bei "Pseudodemenz" antidepressive Therapie wie bei depressiver Episode (☞ Kap. 2.5.2.).

1.6.1.5. Organische Wesensänderung

Symptomatik

Charakteristische Symptome:

Kombination von

- deutlichen Veränderungen im Bereich von Affektivität und Antrieb, Trieben und Sozialverhalten, **Auftreten neuer Persönlichkeitscharakteristika**
- nur leichteren kognitiven Störungen, wie sie beim dementiellen Syndrom geschildert wurden

Prägnanztypen können sein:

- der apathisch-antriebsarm-langsam-schwerfällige Typus
- der euphorisch-umständlich-distanzlose Typus
- der reizbar-unbeherrscht-enthemmte Typus

Ätiologie und Differentialdiagnose

Meist chronische, diffuse Schädigungen des Gehirns (häufig Abhängigkeitserkrankungen, vaskuläre Erkrankungen; ansonsten Differentialdiagnose wie beim dementiellen Syndrom); **auch** als **hirnfokales Psychosyndrom** (nur eine bestimmte Hirnregion kann betroffen sein, z.B. Frontalregion mit flach euphorischem Affekt, Witzelsucht.)

ABER: Gleich aussehende Bilder auch bei untypischen Depressionen oder untypischen Manien oder schizophrenen Residuen, so dass dieses Syndrom nur bei gesicherten organischen Befunden als hirnorganisches Psychosyndrom bezeichnet werden darf, und nicht nur aufgrund der Psychopathologie eine organische Störung diagnostiziert werden darf. Die Prägnanztypen können auch Ausdruck der Primärpersönlichkeit sein.

Syndromtherapie

Keine Syndromtherapie möglich. Je nach vorherrschenden Symptomen vorübergehend Sedierung und affektive Distanzierung mit Neuroleptika, z.B. Quetiapin (Seroquel®) 3x50 bis 3x150 mg/d, oder Diazepam (z.B. Valium®) 3x5 mg/d.

1.6.1.6. Depressives Syndrom

Symptomatik

Charakteristische Symptome:

- Deprimiertheit
- Antriebsminderung oder -hemmung
- vegetative Störungen (Hyper-, Hyposomnie; Hyper-, Hypophagie; Libidominderung; körperliche Beschwerden mit Schmerzen und Vitalstörungen)

Häufige zusätzliche Symptome:

Je nach den zusätzlichen Symptomen oder der Dominanz bestimmter Symptome können depressive Syndrome weiter differenziert werden:

- Antriebs- und Denkhemmung: **gehemmt-depressives oder apathisches Syndrom**
- Antriebshemmung, Tagesschwankungen, Durchschlafstörungen mit Früherwachen, Appetitmangel, Vitalstörungen: **melancholisches Syndrom** (oder **endogen-depressives Syndrom**)
- melancholisches Syndrom plus Schuld-, Verarmungswahn, hypochondrische oder nihilistische Wahnideen oder Wahneinfälle: **melancholisch-wahnhaftes Syndrom** (psychotisch-depressives Syndrom)
- vorwiegend körperliche Beschwerden oder Schmerzen: **somatisch-depressives Syndrom** (**bei schwacher Ausprägung depressiver Symptome** auch als **larviert-depressives Syndrom** bezeichnet)
- psychomotorische Unruhe und Erregung: **agitiert-depressives Syndrom**

Ätiologie und Differentialdiagnose

Depressive Syndrome sind die häufigsten und gleichzeitig unspezifischsten psychiatrischen Syndrome. Häufigste Ursache sind affektive Störungen (z.B. depressive Episoden), Reaktionen auf schwere Belastungen, auch Angst- oder Zwangsstörungen. Alle organischen Störungen, auch Sucht- und Abhängigkeitserkrankungen, können ohne charakteristische andere Symptome mit einem depressiven Syndrom beginnen oder einhergehen. Schizophrenien sind häufig von einem depressiven Syndrom begleitet. Auch vor dem Auftreten charakteristischer schizophrener Symptome kann lange Zeit ein depressives Syndrom vorherrschen.

 **Syndromtherapie**

Symptomatische antidepressive Therapie nach den Regeln der Behandlung der depressiven Episode (☞ Kap. 2.5.2.).

1.6.1.7. Manisches Syndrom

 **Symptomatik**

Charakteristische Symptome:

- euphorische oder dysphorisch-gereizte Stimmungslage
- gehobenes Selbstwertgefühl mit Größenideen bis zum Größenwahn
- Antriebssteigerung, Mangel an Erschöpfbarkeit, reduziertes Schlafbedürfnis
- beschleunigter formaler Gedankengang mit Ideenflucht/Logorrhoe (bis zum Eindruck der Zerfahrenheit)

Zusätzliche Symptome:

- Erregungszustände mit Aggressivität; sozial auffällige Verhaltensweisen im Rahmen der Antriebssteigerung (z.B. Promiskuität, vermehrte Geldausgaben, distanzloses Verhalten)

 **Ätiologie und Differentialdiagnose**

Charakteristisch für eine Manie im Rahmen einer affektiven (bipolaren) Störung, auch bei Schizophrenien und organischen Störungen (oft bei Einnahme von psychotropen Substanzen).

 **Syndromtherapie**

Symptomatische Therapie mit Neuroleptika und Lithium/Valproat wie bei Manie (☞ Kap. 2.5.1.).

1.6.1.8. Schizophrenes Grundsyndrom

 **Symptomatik**

Charakteristische Symptome:

- Störungen der Affektivität: parathym, ambivalent, affektiv verflacht
- Störungen von Verhalten und Antrieb: situationsinadäquates Verhalten, manieriert-bizarres Verhalten
- formale Denkstörungen: bizarres Denken, Zerfahrenheit, Sperrung/Gedankenabreißen
- Autismus (Abwendung von der äußeren Realität, Loslösung von der Wirklichkeit und Überwiegen des Innenlebens)

Häufige zusätzliche Symptome:

- Störungen von Auffassung, Aufmerksamkeit und Gedächtnis; immer wieder einzelne inhaltliche Denkstörungen (Wahn, Eigenbeziehungen, Wahnwahrnehmungen, überwertige Ideen) und Störungen des Icherlebens (v.a. Derealisations- und Depersonalisationserlebnisse)

 **Ätiologie und Differentialdiagnose**

Charakteristisch für Schizophrenien im Sinne einer **Grundstörung** (= überdauernde Störungen, die **vor, während und nach anderen** schizophrenietypischen Syndromen bestehen. Es gibt Modelle, nach denen sich alle anderen Symptome aus diesem schizophrenen Grundsyndrom ableiten lassen); selten auch bei organischen Störungen oder atypischen affektiven Störungen (bipolaren Störungen).

ABER: Die einzelnen psychopathologischen Inhalte des schizophrenen Grundsyndroms sind oft nicht zuverlässig zu diagnostizieren, deswegen **nicht nur aufgrund eines solchen schizophrenen Grundsyndroms sicher auf eine Schizophrenie schließen.**

 **Syndromtherapie**

Symptomatische Therapie, bei ausschließlichem schizophrenen Grundsyndrom niedrigdosierte atypische Neuroleptika, z.B. Risperidon (Risperdal®), 2-4 mg/d, Aripiprazol (Abilify®) 5-15 mg/d.

1.6.1.9. Paranoid-halluzinatorisches Syndrom

 **Symptomatik**

Charakteristische Symptome:

- Wahngedanken, Wahnwahrnehmungen, Wahnstimmung
- Halluzinationen
- Störungen des Icherlebens

Zusätzliche Symptome:

- häufig mit schizophrener Grundsymptomatik kombiniert, affektiven Symptomen (ängstliche, deprimierte, dysphorische, euphorische Stimmung) und Antriebssteigerung oder Antriebsminderung

Ätiologie und Differentialdiagnose

Meist bei Schizophrenien, selten auch bei affektiven Psychosen (wenn gleichzeitig ein depressives oder manisches Syndrom vorliegt, wird dies oft als **schizoaffektives Syndrom** bezeichnet); auch bei allen organischen Störungen einschließlich der Intoxikationen.

Syndromtherapie

Symptomatische Therapie mit hochpotenten oder atypischen Neuroleptika wie bei der Therapie der Schizophrenien (☞ Kap. 2.2.).

1.6.1.10. Hebephrenes Syndrom

Symptomatik

Charakteristische Symptome:

- Trias von Verhaltens-, Denk- und Affektstörungen
- situationsinadäquates Verhalten, auch bizarr, manieriert, distanzlos, albern
- läppischer oder flach-euphorischer Affekt, affektive Verarmung/Verflachung (fehlende emotionale Tiefe), Parathymie/situationsinadäquater Affekt
- manieriert-bizarres Denken bis hin zur Zerfahrenheit

Häufige zusätzliche Symptome:

- einzelne Wahnideen oder andere inhaltliche Denkstörungen, Störungen des Icherlebens oder der Wahrnehmung

Ätiologie und Differentialdiagnose

Wird oft im engeren Sinne charakteristisch für eine Schizophrenie angesehen (hebephrener oder desorganisierter Subtyp). Aber auch bei affektiven Störungen (Manien) und organischen Störungen (v.a. hirnlokalen Psychosyndromen bei Frontalhirnschädigung). Die Unspezifität der Leitsymptome und die geringe Zuverlässigkeit bei der Erfassung der Symptome machen eine genaue differentialdiagnostische Abklärung erforderlich.

Syndromtherapie

Therapie je nach Schweregrad wie bei chronischen oder akuten Schizophrenien (☞ Kap. 2.2.).

1.6.1.11. Katatones Syndrom

Symptomatik

Charakteristische Symptome:

- Veränderungen von Psychomotorik und Antrieb: **Stupor** bzw. Substupor oder **psychomotorische Erregungszustände** oder **abrupter Wechsel von Stupor und Erregung**

Häufige zusätzliche Symptome:

- Automatismen (Negativismus, Befehlsautomatie, Echolalie, Echopraxie, sprachliche, Bewegungs- und Haltungsstereotypien), Katalepsie, Flexibilitas cerea, manieriert-bizarres Verhalten

Die charakteristischen Symptome sind eher Ausdruck einer unspezifischen Antriebsstörung, beobachtet man daneben auch die genannten zusätzlichen Symptome, wird dadurch ein katatones Syndrom im engeren Sinn definiert. Das kann als Hinweis auf eine schizophrene Genese des Syndroms gesehen werden.

Ätiologie und Differentialdiagnose

Depressionen, melancholische Depression, bipolare Störung (manisch-depressiver Mischzustand), Schizophrenie (katatoner Typ), organische Störungen einschließlich der Intoxikationen, besonders Präkoma, Koma (zur Differenzierung Stupor, Koma ☞ Kap. 1.1.1.6.).

Syndromtherapie

Medikamentöse Therapie des Stupors nur in der Klinik (da Umschlag in Erregung möglich). Symptomatisch z.B. Lorazepam (Tavor®) 2 mg als Kurzinfusion. Daneben Neuroleptikatherapie wie bei akuten Schizophrenien (☞ Kap. 2.2.). Erregungszustände wie in der Notfalltherapie (☞ Tab. 2.44).

1.6.1.12. Hypochondrisches Syndrom

 **Symptomatik**

Charakteristische Symptome:

- hypochondrische Befürchtungen oder hypochondrischer Wahn

Häufige zusätzliche Symptome:

- affektive Störungen (deprimiert, selten auch flach euphorisch, Grübeln, eingeengter Gedankengang)

 **Ätiologie und Differentialdiagnose**

Meist sind hypochondrische Syndrome Ausdruck affektiver Störungen, v.a. von Depressionen. Auch bei Schizophrenien, als monosymptomatischer hypochondrischer Wahn (wahnhafte Störung), bei organischen Störungen oder als primäre hypochondrische Störung (z.B. hypochondrische Neurose). Oft besteht gleichzeitig ein **neurasthenisches** und/oder **psychovegetatives Syndrom** (Übererregbarkeit, rasche Erschöpfbarkeit, Konzentrationsstörungen, Nervosität; Vorkommen bei Anpassungs- und Belastungsstörungen, bei Depressionen, bei organischen Störungen als pseudoneurasthenisches Syndrom und Schizophrenien).

 **Syndromtherapie**

Falls keine genauere Zuordnung möglich, Versuch mit Antidepressiva gerechtfertigtwie bei depressiver Episode (☞ Kap. 2.5.2.).

1.6.1.13. Angstsyndrom - phobisches Syndrom

 **Symptomatik**

Charakteristische Symptome:

Gefühl der Angst mit

- ängstlicher Grundstimmung
- rezidivierenden Panikattacken (einschließlich Todesängsten, Furcht vor Herzinfarkt)
- Phobien

Alle Angstsymptomatiken können isoliert oder kombiniert auftreten.

Häufiges zusätzliches Symptom:

- v.a. bei längerem Verlauf meist deprimierter Affekt

 **Ätiologie und Differentialdiagnose**

Meist Angststörung; bei Verbindung mit depressivem Syndrom auch häufig Ausdruck einer depressiven Störung. Für die Differentialdiagnose ist entscheidend, ob zuerst das ängstliche oder das depressive Syndrom auftraten. Auch bei organischen Störungen, vor allem als Entzugssymptomatik, bei Zwangsstörungen und Schizophrenien.

 **Syndromtherapie**

Akute medikamentöse Behandlung mit Benzodiazepinen, z.B. Lorazepam (z.B. Tavor®) 1-2,5 mg als Einmalgabe. Eine Dauertherapie nur im Sinne der ursächlichen Störung, z.B. bei Angststörung (☞ Kap. 2.7.1.), bei Schizophrenie Neuroleptika (☞ Kap. 2.2.), bei Depression (☞ Kap. 2.5.2.). Zusätzlich nichtmedikamentöse Therapieverfahren, z.B. Verhaltenstherapie.

1.6.1.14. Zwangssyndrom

 **Symptomatik**

Charakteristische Symptome:

- Zwangsgedanken
- Zwangshandlungen
- Zwangsimpulse

Häufige zusätzliche Symptome:

- depressives Syndrom, ängstliches/phobisches Syndrom

Seltene zusätzliche Symptome:

- einzelne Wahneinfälle, Wahnideen

 **Ätiologie und Differentialdiagnose**

Fast immer Zwangsstörung (zur Abgrenzung von Angststörungen und depressiven Störungen und Schizophrenie ☞ Kap. 2.2., 2.5.2., 2.8.). Gelegentlich auch bei melancholischen Depressionen (**Zwangsdepression**), organischen Störungen und Schizophrenien.

Syndromtherapie

Akute medikamentöse Behandlung bei zusätzlich starker Angst mit Benzodiazepinen, z.B. Lorazepam (z.B. Tavor®) 1-2,5 mg als Einmalgabe. Eine Dauertherapie nur im Sinne der ursächlichen Störung, z.B. bei Zwangsstörung (☞ Kap. 2.8.), bei

Schizophrenie Neuroleptika (☞ Kap. 2.2.). Zusätzlich nichtmedikamentöse Therapieverfahren, z.B. Verhaltenstherapie.

1.6.1.15. Konversionssyndrom

 **Symptomatik**

Charakteristische Symptome:

- einzelne oder multiple motorische (Monoplegien, Hemiplegien, Krämpfe, Tremor, Tics) oder sensorische Störungen (Schmerz, Anästhesie, Taubheit, Gesichtsfeldeinschränkungen bis Blindheit) ohne organisches Korrelat

Häufige zusätzliche Symptome:

- affektive Störungen (deprimierter und ängstlicher Affekt, auch flach euphorische Verstimmungen), histrionische Persönlichkeitszüge (theatralisches, demonstratives, selbstbezogenes Verhalten)

 **Ätiologie und Differentialdiagnose**

Bei affektiven Störungen, v.a. bei depressiven Störungen, organischen Störungen, dissoziativen Störungen (Konversionsstörung i.e.S.), Minderbegabung, selten Schizophrenien. Keine vorschnellen Differentialdiagnosen: Persönlichkeitsbedingte Fehlverarbeitung von tatsächlich somatischen Krankheitssymptomen kann zur unbewussten Darstellung einer möglichen zugrundeliegenden Erkrankung führen. Deswegen **nie nur aufgrund eines Konversionssyndroms eine psychiatrische Störung diagnostizieren**.

 **Syndromtherapie**

Solange die differentialdiagnostische Klärung fehlt, ist keine medikamentöse Therapie sinnvoll. Psychotherapeutische Verfahren sind häufig auch akut wirksam.

1.6.1.16. Dissoziales Syndrom

 **Symptomatik**

Charakteristische Symptome:

- verschiedenste Normverletzungen, Straftaten auf allen Gebieten, Gewalttätigkeiten, rücksichtsloses Verhalten ohne Schuldgefühle bzw. ohne Mitgefühl

Häufige zusätzliche Symptome:

- süchtiges Syndrom; Kombinationen mit allen anderen Syndromen und Symptomen möglich

 **Ätiologie und Differentialdiagnose**

Kein eigenständiges Krankheitsbild, Verbindungen mit allen psychiatrischen Erkrankungen möglich, Auftreten ebenso bei sonst Gesunden, häufig bei/nach hyperkinetischen Störungen des Jugendalters oder hyperkinetischen Störungen des Erwachsenenalters.

 **Syndromtherapie**

Begleitende psychiatrische Erkrankung behandeln, Sozio- und Psychotherapie kann versucht werden.

1.6.1.17. Süchtiges Syndrom

 **Symptomatik**

Charakteristische Symptome:

- **Rauschmittel (Alkohol, Medikamente, Drogen)** oder Schmerzmittel werden in sozial und für die Gesundheit schädlicher Weise konsumiert und führen zu schwerwiegenden Problemen
- abnormes Essverhalten (Fresssucht oder Magersucht mit oder ohne Erbrechen)
- exzessives Spielen oder andere exzessiv ausgeführte Handlungen oder Aktivitäten

Häufige zusätzliche Symptome:

- affektive Störungen v.a. deprimierter und ängstlicher Affekt, körperliche Folgeschäden

 **Ätiologie und Differentialdiagnose**

Meist bei primären Suchterkrankungen (auch Störungen der Impulskontrolle), aber auch als Begleitsyndrom bei affektiven Störungen, Schizophrenie und organischen Störungen, oft auch hyperkinetische Störung des Erwachsenenalters.

 **Syndromtherapie**

Begleitende psychiatrische Erkrankung behandeln, Sozio- und Psychotherapie.

1.6.1.18. Suizidales Syndrom

Symptomatik

Charakteristische Symptome:

- Suizidversuche oder Suizidgedanken

Häufige zusätzliche Symptome:

- affektive Störungen, v.a. depressiver Affekt oder seltener ängstlicher Affekt, auch schizophrene Syndrome oder süchtiges Syndrom, emotional instabile oder impulsive Persönlichkeitsstörungen

Ätiologie und Differentialdiagnose

Unspezifisches Syndrom, das bei den obengenannten Syndromen vorkommen kann; am häufigsten bei depressiven, schizophrenen und süchtigen Syndromen.

Syndromtherapie

Unbedingt Klinikeinweisung, falls Zweifel an Fähigkeit oder Willen des Patienten, keine Suizidhandlung zu begehen. In der akuten Situation stützende psychotherapeutische Gespräche, zur Sedierung Benzodiazepine, z.B. 5-10 mg Diazepam (z.B. Valium®).

Die Diagnosen - Die einzelnen psychiatrischen Krankheiten

2. Die Diagnosen - Die einzelnen psychiatrischen Krankheiten

2.1. Organische psychische Störungen und psychische Störungen durch psychotrope Substanzen

Diese Störungen umfassen psychische Erkrankungen mit nachweisbarer **Verursachung durch:**

- eine intrazerebrale Erkrankung oder Verletzung
- eine extrazerebrale Erkrankung, die zu einer Hirnfunktionsstörung führt
- eine akute oder chronische Einwirkung einer (psychotropen) Substanz

Die Gehirnfunktionsstörung kann demnach sein:

- primär (Störungen, die das Gehirn direkt betreffen)
- sekundär (Störungen, die das Gehirn nur als eines von vielen anderen Körpersystemen betreffen und primär in anderen Organen entstehen)

Organische Störungen können fast jedes psychiatrische Syndrom verursachen und jede psychiatrische Krankheit vortäuschen. Deswegen ist eine sorgfältige körperliche Untersuchung und Zusatzdiagnostik unverzichtbar. Es gibt aber psychopathologische Syndrome, die zuerst ursächlich an eine organische psychische Störung denken lassen (**organische Syndrome ersten Ranges**), und solche, die häufiger bei anderen psychischen Störungen vorkommen (**organische Syndrome zweiten Ranges**) (Tab. 2.1).

Die Definition der organischen psychischen Störungen besagt nicht, dass bei anderen psychiatrischen Erkrankungen keine organische Ursache, d.h. kein zerebrales Substrat, beteiligt ist (z.B. bei den Schizophrenien, vielen affektiven Störungen). Bei den organischen psychischen Störungen soll aber immer eine unabhängig davon diagnostizierbare zerebrale oder systemische Erkrankung zuordenbar sein, die näher charakterisierbar ist. Welche Krankheiten zu den organischen psychischen Störungen, welche zu anderen gerechnet werden, ist damit auch abhängig von Konvention und wissenschaftlichem Fortschritt.

Syndrome 1.Ranges	Nr. ICD-10
• Demenz	F00-F03
• organisches amnestisches Syndrom	F04
• Delir/Verwirrtheitszustand	F05
Syndrome 2.Ranges	
• organische Halluzinose	F06.0
• organische katatone Störung	F06.1
• organische wahnhafte Störung/ symptomatische Schizophrenie	F06.2
• organische affektive Störung	F06.3
• organische Angststörung	F06.4
• organische dissoziative Störung	F06.5
• organische asthenische Störung	F06.6
• leichte kognitive Störung	F06.7
• organische Persönlichkeitsstörung	F07

Tab. 2.1: Psychopathologische Klassifikation der organischen psychischen Störungen/organischen Psychosyndrome.

Die Terminologie und Klassifikation der organischen psychischen Störungen war bisher nicht einheitlich, da neben der Symptomatik verschiedene Aspekte (Erkrankungsalter, Verlauf und Prognose, Schweregrad, Art der Schädigung) zusätzlich herangezogen wurden. In der hier verwendeten Einteilung nach ICD-10 (Tab. 2.1) wird vorwiegend nach dem psychopathologischen Syndrom klassifiziert, unterklassifiziert soweit bekannt nach der Ätiologie. Im Rahmen einer multiaxialen Diagnostik (☞ Kap. 1.4.2.) sollten bei der Diagnose einer organischen psychischen Störung entsprechend auf Achse 2 die zugrundeliegenden Erkrankungen angegeben werden.

▶ Nach wie vor gebräuchliche Terminologien und Klassifikationen sollten aber bekannt sein, wie z.B.:

Differenzierung nach dem Krankheitsbeginn: Akute wurden gegen chronische organische Psychosyndrome abgegrenzt. Die **akut beginnenden**

entsprechen oft, aber nicht immer dem Delir (ICD-10) oder Verwirrtheitszustand. **Chronische** organische Pychosyndrome, meist mit "**einschleichendem**", **progredientem Verlauf**, entsprechen in der ICD-10 oft, aber nicht immer den Demenzen. Für beide, akute und chronische Störungen, wurde auch als Oberbegriff organische (körperlich begründbare) Psychose oder organisches Psychosyndrom benutzt.

Differenzierung nach dem Verlauf: Organische psychische Störungen können **reversibel** sein, häufig ist dies verbunden mit einem akuten Krankheitsbeginn. Die **reversiblen akuten organischen Psychosyndrome** wurden auch als **akute exogene Reaktionstypen** oder **Funktionspsychosen** bezeichnet (nicht zu verwechseln mit funktionellen Psychosen, die gleichbedeutend sind mit endogenen Psychosen). Dem gegenüber stehen die chronischen **irreversiblen** organischen Psychosyndrome, die häufig mit den "nicht-akuten" gleichzusetzen sind und auch als **chronische Defektsyndrome** bezeichnet wurden. Aber: Weder ist jede akute organische Störung reversibel, noch jede nicht-akute irreversibel. Der Verlauf ist oft erst nach Jahren bekannt, so dass diese Einteilung der organischen psychischen Störungen nicht brauchbar ist.

Differenzierung nach dem Schweregrad: Durchgangssyndrome als organische Psychosyndrome ohne Bewusstseinstrübung (-störung) wurden abgegrenzt von solchen mit Bewusstseinstrübung, wobei implizit auch eine Graduierung des Schweregrades der Hirnschädigung vorgenommen wurde.

Differenzierung nach Verursachungen und Lokalisation: Beide Einteilungen sind nur sinnvoll, wenn eine klinisch klare Verbindung zwischen Verursachung und Symptom oder Lokalisation und Symptom herzustellen ist. Bei den psychischen Symptomen gibt es aber keine regelhafte Beziehung zwischen Ursache und Symptomatik und keine oder nur eine eingeschränkt mögliche Verbindung zwischen Lokalisation der Hirnschädigung und Symptomatik (die meisten organischen psychischen Störungen sind nicht auf lokalisierte Hirnschädigungen, sondern auf diffuse Schädigungen zurückzuführen).

2.1.1. Demenz

Definition

Demenzen sind heute allgemein definiert als eine

- Beeinträchtigung der kognitiven Funktionen (Gedächtnis und Denkvermögen) mit Beeinträchtigungen der Aktivitäten des täglichen Lebens

Demenz war traditionell definiert als schwere, irreversible Beeinträchtigung. Nach Wegfall der Einteilungen nach Schweregrad und Verlauf umfasst die Demenz heute damit terminologisch sowohl Demenzen im traditionellen Sinn als auch andere organische Psychosyndrome im traditionellen Sinn. Es gibt also auch leichte und reversible Demenzen. Manche Kliniker verwenden (ungerechtfertigt) den Begriff "organisches Psychosyndrom" synonym mit dem hier angewandten Demenzbegriff.

Klinik

Uncharakteristische Frühsymptome

Meist beginnen die Symptome langsam und allmählich und sind oft monate- oder jahrelang wenig ausgeprägt. Uncharakteristische Frühsymptome dieser **prä- bzw. subklinischen Phase** können sein:

- Affektstörungen (deprimiert, affektlabil, subeuphorisch)
- Antriebsminderung mit Nachlassen der Alltagsaktivitäten und zunehmendem sozialen Desinteresse
- zunehmende Abneigung gegen Neues
- leichte Konzentrationsstörungen, Merkfähigkeitsstörungen
- Verarmung der intellektuellen Fähigkeiten und Leistungen und oft gleichzeitig Bagatellisierung dieser kognitiven Einbußen

Aus diesen Frühsymptomen kann meist noch nicht die Diagnose einer Demenz gestellt werden. Erst später, oft nach Monaten oder auch Jahren folgen charakteristische Symptome.

Charakteristische Symptome

- deutliche Verminderung der Merkfähigkeit (anfangs vor allem in Form abnehmender Lernfähigkeit für Neues, "Vergesslichkeit"). Im weiteren Verlauf entwickelt sich daraus auch ein
- deutlich vermindertes Gedächtnis im eigentlichen Sinne: Informationen, die früher gewusst wurden, werden nicht mehr erinnert, Früheres wird noch richtig geschildert, aber falsch datiert (Zeitgitterstörung), bis hin zum Unvermögen, sich an persönliche Lebensdaten zu erinnern. Schwerste Merkfähigkeits- und Gedächtnisstörungen führen schließlich zu
- Orientierungsstörungen zu Ort, Zeit, Person und Situation: Wer Sinneseindrücke und Informationen nicht im Gedächtnis speichern kann, verliert die Orientierung in Raum, Zeit und für die eigene Person

Bei leichteren Ausfällen sind diese Beeinträchtigungen oft nur testpsychologisch, in schwereren Fällen bereits bei der klinischen Prüfung zu erkennen.

Parallel entwickeln sich:

- Störungen der Auffassung (schwerbesinnlich; es wird immer schwieriger, Wesentliches zu erkennen und von Unwesentlichem zu trennen; erst werden komplexe, dann auch einfache Fragen in ihrem Sinngehalt nicht mehr verstanden)
- ein beeinträchtigtes Urteilsvermögen (es wird immer schwieriger, die Bewältigung persönlicher, familiärer und arbeitsbezogener Probleme vernünftig zu planen, aus Wahrnehmungen und Erkenntnissen werden nicht mehr die entsprechenden Schlüsse gezogen)
- Beeinträchtigungen des abstrakten Denkens (der Sinngehalt von Worten und Begriffen kann nicht mehr definiert werden, Ähnlichkeiten und Unterschiede zwischen verwandten Begriffen werden nicht mehr herausgefunden)
- formale Denkstörungen (verlangsamter und verarmter Gedankengang, Weitschweifigkeit, Umständlichkeit, Haften und Einengung auf wenige Themen, Unfähigkeit, Standpunkte zu wechseln und sich auch auf neue Gesprächssituationen einzustellen, in schweren Syndromen Perseverationen, unzusammenhängendes Denken)

Bisher geschilderte Symptome können als Beeinträchtigung der kognitiven Funktionen zusammengefasst werden und aus einer **primären Beeinträchtigung von Merkfähigkeit und Gedächtnis** abgeleitet werden. Sie sind die **Kernsymptome der Demenz.**

Charakteristisch neben diesen kognitiven Symptomen sind auch

- Persönlichkeitsveränderungen (Persönlichkeitszüge ändern sich, oder vorbestehende prämorbide Persönlichkeitszüge werden akzentuiert und verstärkt)

Zusätzliche nicht obligate Symptome und Begleitsymptome

Zu den beschriebenen Funktionseinbußen treten häufig weitere hinzu

- Beeinträchtigungen anderer höherer kortikaler Funktionen
  - Aphasie (Störung der Sprache)
  - Apraxie (Unfähigkeit, motorische Aktivitäten auszuüben, trotz Verständnis und intakter Motorik)
  - Agnosie (Unfähigkeit, Gegenstände wiederzuerkennen oder zu identifizieren, trotz intakter sensorischer Funktionen)
- affektive Störungen
  - Deprimierter Affekt bei 40-50 % der Demenzen (teils mit einer depressiv-dysphorischen Tönung, teils als einfaches depressives Syndrom, teils als vital-depressives oder melancholisch-depressives Syndrom)
  - Euphorie/Dysphorie (seltener als deprimierter Affekt, kein typisch manisches Syndrom, eher verflachte Heiterkeit mit Fehlen kritischer Selbsteinschätzung, Bagatellisierung)
  - Affektverarmung
  - Störungen des Antriebs (Antriebsminderung oder Hemmung, seltener auch Antriebssteigerung, Logorrhoe, psychomotorische Unruhe)
- körperliche Symptome, wie
  - Zeichen einer neurologisch/internistischen Grunderkrankung
  - Gewichtsverlust/Kachexie

Typisches klinisches Beispiel:
Der 58jährige Walter B. klagt seit 2 Jahren über Antriebs- und Lustlosigkeit, häufig gedrückte Stimmung (= Störungen der Affektivität). Neuen Anforderungen an der Arbeitsstelle war er nicht mehr gewachsen, ließ sich deswegen versetzen (= Angst vor Neuem, kognitive Leistungseinbußen). Der Familie fiel auf, dass er zu Hause unkonzentriert wirkte (= Konzentrationsstörung), anders als früher häufiger mündlich verabredete Termine vergaß (= leichte Merkfähigkeits- und Gedächtnisstörung; insgesamt sub- oder präklinische uncharakteristische Frühsymptome). Er wurde deswegen lange Zeit mit Antidepressiva behandelt. Nach einigen Monaten berichtet er, dass er neuerdings auf der Arbeit gar nicht mehr zurecht komme. Angehörige berichten, dass er zu Hause alles aufschreiben müsse, da er es sonst vergesse (= Merkfähigkeits- und Gedächtnisstörungen). Bei Gesprächen sitze er apathisch dort und könne dem Gesprächsverlauf nicht mehr folgen (= Auffassungsstörungen, beeinträchtigtes Urteilsvermögen, Denkstörungen). Bei der klinischen Untersuchung kann er sich 3 Begriffe nicht über 10 min merken (= Merkfähigkeitsstörungen), er kann einzelne Gegebenheiten seiner Biographie nicht mehr in der richtigen zeitlichen Reihenfolge berichten (= Zeitgitterstörungen), im Gespräch versteht er Fragen des Untersuchers nicht mehr (= Auffassungsstörungen, Denkstörungen). Diagnostiziert wird eine Demenz unbekannter Ätiologie.

Sonderformen und Besonderheiten

Klinisch kann gelegentlich bereits anhand typischer psychopathologischer Symptome im Rahmen der Demenz auf die gestörten Gehirnstrukturen geschlossen werden. Von der oben beschriebenen typischen Demenz mit Ausfällen kortikaler Strukturen (eine Störung der instrumentalen Funktionen) lassen sich die subkortikale Demenz als besonderer Prägnanztyp, die organische amnestische Störung mit Ausfällen besonders der dienzephalen und mediotemporalen Strukturen (Hippocampus) und die frontotemporale Demenz mit primären Frontalhirnsymptomen und/oder Aphasie abgrenzen.

subkortikale Demenz

Die Störungen von Gedächtnis und Denken sind geringer ausgeprägt, stärker beeinträchtigt sind Konzentrationsfähigkeit, Vigilanz und Wachheit (quantitative Bewusstseinsstörung). Ähnlich wie bei der kortikalen Demenz sind Psychomotorik und Affektivität verändert, die Patienten sind weitschweifig, umständlich. Funktionsausfälle liegen im Hirnstamm und der subkortikalen weißen Hirnsubstanz (z.B. **Morbus Binswanger**).

organisches amnestisches Syndrom (auch Korsakow-Syndrom genannt)

Es wird klassifikatorisch in der ICD-10 sowohl von der Demenz als auch vom Delir/Verwirrtheitszustand (☞ Kap. 2.1.2.) abgegrenzt, obwohl es eine Unterform der Demenz ist. Bei dieser Störung steht ganz im Vordergrund die **charakteristische Kombination** von

- massiver Verminderung des Gedächtnisses, vor allem von Merkfähigkeit und Kurzgedächtnis, weniger Verlust von Inhalten des Langgedächtnisses (☞ Abb. 1.4)
- erhaltenem Immediatgedächtnis und erhaltener Konzentrationsfähigkeit (unmittelbare Wiedergabe von neu Aufgenommenem)

Die Patienten können zwar neue Eindrücke unmittelbar wiedergeben, z.B. Zahlen nachsprechen, sind in ihrer Konzentrationsfähigkeit und Auffassungsgabe nicht deutlich beeinträchtigt, und das Bewusstsein ist nicht quantitativ gestört, sie können neue Bewusstseinsinhalte aber nicht oder nur sehr eingeschränkt lernen und behalten. Es besteht ein "**Sekundengedächtnis**". Der Verlust der Fähigkeit, neues Material und neue Eindrücke zu speichern, führt zur anterograden Amnesie und zur Desorientiertheit zu Zeit, Ort und Situation (nicht zur Person). Mit einer extremen Gedächtnisstörung sind oft verbunden:

- Konfabulationen
- Mangel an Einsichtsfähigkeit

Die Störung wird verursacht durch Funktionsausfälle in den dienzephalen und mediotemporalen Hirnstrukturen, deren Schädigung anamnestisch oder objektiv für die Diagnosestellung nachgewiesen werden sollte. Diese Strukturen sind unverzichtbar für das Behalten von unmittelbar Gelerntem und den Übergang ins Kurz- und Langgedächtnis.

Die amnestische Störung ist besonders häufig Folge eines chronischen Missbrauchs von Alkohol und wird dann als **durch Alkohol bedingtes Korsakow-Syndrom** bezeichnet (= Korsakow-Psychose, ☞ Kap. 2.1.5.7.).

temporale Demenz

Sprach- und Sprechstörungen (alle Formen der Aphasie, anfangs auch nur Benennungsstörungen, fehlender Sprachfluss, Wortfindungsstörungen) ohne ausgeprägte andere Störungen können auftreten, wenn v.a. frontotemporale Sprachzentren betroffen sind (siehe frontotemporale Demenz und M. Pick, ☞ Kap. 2.1.4.3.).

frontale Demenz

☞ Kap. 2.1.4.3. frontotemporale Demenz

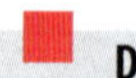

Diagnose

Die **Diagnose** erfolgt **in zwei Schritten:** Handelt es sich **erstens psychopathologisch und testpsychologisch** um eine **Demenz** (☞ Differentialdiagnose), wenn ja, **welche Ursache** hat **zweitens** die Demenz (☞ Kap. 2.1.9., Tab. 2.6).

Die Diagnose einer Demenz ist wahrscheinlich, wenn alle diagnostischen Leitlinien der Demenz erfüllt sind (Tab. 2.2).

Bei klinischen Zweifeln müssen **testpsychologische Zusatzuntersuchungen** die Symptome verifizieren: am Krankenbett Mini-Mental-Status-Test (leichte Demenz 18-24 Punkte, mittelschwer 10-17, schwer < 10 (☞ Tabellenanhang)) und **Uhrentest**: Zeiger einstellen lassen, Kreis zeichnen und Ziffern anordnen lassen; in der Zusatzdiagnostik Leistungstestbatterie (☞ Kap. 1.3.3.).

In der **Anamnese**, der **körperlichen Befunderhebung** oder der **Zusatzdiagnostik** sollten sich **Hinweise auf spezifische organische Faktoren** (☞ Zusatzdiagnostik) ergeben, die einen ätiologischen Zusammenhang mit der Störung nahelegen. Fehlen derartige Hinweise, sollte zumindest eine nicht-organisch bedingte psychische Störung, wie z.B. eine melancholische Depression mit kognitiven Beeinträchtigungen, ausgeschlossen werden können (☞ Tab. 2.5).

- Beeinträchtigung von Merkfähigkeit und Gedächtnis (v.a. beim Lernen neuer Informationen)
- Beeinträchtigung des Denkvermögens:
  - abstraktes Denken (z.B. Ähnlichkeiten und Unterschiede von verwandten Begriffen erkennen)
  - Urteilsvermögen (z.B. Bewältigung persönlicher Probleme vernünftig planen)
  - Auffassung, Aufmerksamkeit (z.B. Wechsel von einem Thema zum anderen, Zuwendung zu mehr als einem Stimulus gleichzeitig)
- Die Aktivitäten des Alltagslebens werden durch 1 und 2 beeinträchtigt
- Die Störung dauert länger an (mindestens 6 Monate) und tritt nicht nur im Rahmen eines Delirs/Verwirrtheitszustandes auf

Tab. 2.2: Diagnostische Leitlinien der Demenz, modifiziert nach ICD-10.

In den **Frühstadien** oder leichten Ausprägungen der Erkrankung können die Leitsymptome fehlen, nur uncharakteristische Frühsymptome vorhanden sein, oder die Ausprägung kann so schwach sein, dass die **Diagnose nur vermutet** werden kann. Finden sich bei der technischen Zusatzuntersuchung bereits **eindeutige Hinweise** (eine Atrophie im C-CT reicht nicht aus!) auf einen spezifischen organischen Faktor, ist es auch in diesem Stadium möglich, die Diagnose **mit Hilfe der Zusatzdiagnostik** zu stellen.

- Beeinträchtigung des Kurzzeitgedächtnisses (Merkfähigkeit) mit antero- und/oder retrograder Amnesie
- Fehlen einer Störung im Immediatgedächtnis (in diesem Falle Konzentration, unmittelbare Wiedergabe wie Zahlennachsprechen)
- keine Aufmerksamkeitsstörungen oder Beeinträchtigung der intellektuellen Fähigkeiten (wie bei Demenz oder Delir)
- Nachweis einer Hirnschädigung

Tab. 2.3: Diagnostische Leitlinien des organischen amnestischen Syndroms, modifiziert nach ICD-10.

Das organische amnestische Syndrom hat mit der typischen Demenz die Gedächtnisstörungen (und oft die Desorientiertheit) gemein, unterscheidet sich aber durch das Fehlen von Konzentrationsstörungen und Störungen des Immediatgedächtnisses und Beeinträchtigungen der allgemeinen intellektuellen Fähigkeiten, sie ist also eine auf das Gedächtnis begrenzte Störung (Tab. 2.3).

Differentialdiagnose

▶ **altersbedingte Gedächtnisstörungen** (normales Altern)

Es kann altersbedingt zu **"benignen" kognitiven Defiziten** (Speicherung und Abruf von Informationen verlangsamt bei erhaltener Lernfähigkeit und ohne schwere Gedächtnisstörungen) kommen. Die Patienten können darunter leiden, ohne dass es zu Störungen von Sozialkompetenz und Alltagsfunktionen oder höherer Hirnleistungen kommt (z.B. Sprache, Kommunikation, Logik, Rechnen) wie bei der Demenz. Die kognitiven Defizite nehmen auch im Verlauf allenfalls mäßig zu. Auch wenn sich in der Zusatzdiagnostik keine Hinweise auf einen ätiologischen Faktor finden, kann eine beginnende Demenz trotzdem nur durch den weiteren Verlauf ausgeschlossen werden.

▶ **leichte kognitive Beeinträchtigung**

Die Gedächtnisleistung und/oder die anderen bei der Demenz beeinträchtigten kognitiven Domänen liegen unterhalb der Altersnorm (testpsychologisch unterhalb einer Standardabweichung), aber die Störungen sind so gering, dass die Alltagsfunktionen nicht massiv eingeschränkt sind und dass die Diagnose einer Demenz nicht gestellt werden kann. Eine angemessene Bezeichnung wäre auch **organisches Psychosyndrom mit leichten kognitiven Störungen**. Nur wenn auch eine körperliche Erkrankung nachweisbar ist (z.B. eine schwere Virusinfektion oder auch ein Tumor) wird der Begriff "leichte kognitive Störung" in der ICD-10 verwendet. Fehlt eine solche Erkrankung oder ergeben die Zusatzuntersuchungen Hinweise auf Erkrankungen, wie sie auch bei Demenzen (☞ Tab. 2.6) vorkommen, muss der weitere Verlauf entscheiden, ob es sich tatsächlich nur um eine leichte vorübergehende oder nicht progrediente kognitive Beeinträchtigung oder Frühsymptome einer Demenz, v.a. einer Alzheimer-Demenz, handelt. Patienten mit leichter kognitiver Beeinträchtigung konvertieren in 10-15 % aller Fälle pro Jahr zur Demenz. Sind die Symptome zu kurzdauernd (< 6 Monate), aber ausreichend schwer, wäre die Diagnose "Verdacht auf Demenz" zutreffend. Zusatzdiagnostik kann den Verlauf prognostizieren: Erhöhte Liquorkonzentrationen von Tau-Protein und phosphoryliertem Tau-Protein, erniedrigte von Amyloid β_{1-42} und M. Alzheimer-typische FDG-PET Befunde sprechen für einen Übergang in eine Demenz in den nächsten Jahren. Die Prävalenz der leichten kognitiven Beeinträchtigung bei über 65-Jährigen liegt bei 20-30 % (Zunahme mit Alter). Prävalenz der leichten kognitiven Störung nach ICD-10: 5-8 %.

▶ **Delir/Verwirrtheitszustand**

Demenz	Delir
• meist chronischer, schleichender Beginn	• meist akuter und schneller Beginn
• Orientierungsstörungen fehlen oft lange im Verlauf	• Orientierungsstörungen von Beginn an, oft auch von Beginn an verminderte Bewusstseinshelligkeit
• psychomotorische Unruhe und Stupor fehlen oft lange	• psychomotorische Unruhe oder Stupor oft von Beginn an
• meist prozesshafter Verlauf (zunehmend schlechter)	• oft reversibel

Tab. 2.4: Klinische Merkmale, die Demenz/hirnorganisches Psychosyndrom und Delir/Verwirrtheitszustand differenzieren.

Vor allem in späteren, schwereren Stadien treten Verwirrtheitszustände (Desorientiertheit, inkohärenter formaler Gedankengang) häufig auf und sollten dann als Delir/Verwirrtheitszustand (☞ Kap. 2.1.2.) bei Demenz diagnostiziert werden. Meist sind dann bei der Demenz die Einbußen von Merkfähigkeit und Gedächtnis soweit fortgeschritten, dass die Patienten nicht mehr orientiert sind. Das Delir ist so auch als **obligater Bestandteil des Verlaufs progredienter Demenzen** anzusehen, nicht jedes Delir beinhaltet aber eine Demenz. Tab. 2.4 zeigt klinische Merkmale, die in Zweifelsfällen die Differenzierung erleichtern können. Der letzte Punkt ist wichtig: Beim einfachen Delir/Verwirrtheitszustand ist die Prognose oft günstig, und es gibt häufiger therapeutische Möglichkeiten.

▶ affektive Störungen (Depression, Pseudodemenz)

In der Frühphase der Demenz sind depressive Syndrome häufig (40-50 %), umgekehrt kommen kognitive Beeinträchtigungen auch bei affektiven Störungen vor. In dieser Phase können **leichte oder mittelschwere Auffälligkeiten in der testpsychologischen Leistungsuntersuchung nicht zur Differentialdiagnose** beitragen, da sie auch bei Depressionen auftreten.

> *Regel: Fehlen sichere Hinweise auf eine organische Ätiologie bei der Zusatzdiagnostik (mäßige Atrophie oder periventrikuläre Dichteminderung reichen nicht aus), kann nur der weitere Verlauf die Differentialdiagnose klären. Es empfiehlt sich, eine antidepressive Therapie nach den Regeln der Depressionsbehandlung durchzuführen.*

Bei der Zusatzdiagnostik kann eine leichte Atrophie im C-CT oder eine leichte parietotemporale Perfusionsminderung im SPECT in dieser Phase eine Demenz weder beweisen noch eine Depression ausschließen. Klinisch sollte beachtet werden, dass **typisch melancholisch-depressive Syndrome eher für eine affektive Störung als für eine Demenz sprechen.**

Bei schweren depressiven Störungen können Patienten so schwere Merkfähigkeits- und Gedächtnisstörungen beklagen und Denkstörungen haben, wie sie auch bei typischen Demenzen vorkommen. Die Bedeutung dieser Unterscheidung liegt auf der Hand: Der pseudodemente depressive Patient hat eine Krankheit, die gut behandelt werden kann und ist in Wahrheit nicht dement, die Demenz ist ein Artefakt der Depression. Unterscheidungskriterien zeigt Tab. 2.5.

▶ Schizophrenien

Bei Schizophrenien, vor allem bei chronischen Verläufen, werden die diagnostischen Leitlinien der Demenz gelegentlich erfüllt. Dies muss immer Anlass sein für eine erneute Zusatzdiagnostik, da bei Schizophrenien wie in der Allgemeinbevölkerung immer auch eine organische psychische Störung auftreten kann. Wenn sich keine Hinweise auf eine solche Störung bei der Zusatzdiagnostik ergeben, muss davon ausgegangen werden, dass es sich um ein **dementielles Syndrom im Rahmen einer Schizophrenie** (= **Residualsyndrom, "schizophrener Defekt"**) handelt.

▶ Oligophrenien

Diese Störungen bestehen seit Geburt bzw. früher Kindheit oder Jugend (bei abnormer Verstandesanlage oder -entwicklung). Eine früh beginnende Demenz bei primär normaler Verstandesanlage muss durch die Krankheitsanamnese, die körperliche Untersuchung und die Zusatzdiagnostik aus-

Pseudodemenz	Demenz
• Klagen über kognitive Beeinträchtigungen mit oft detaillierter Schilderung	• kaum Klagen über kognitive Beeinträchtigungen mit meist unpräziser Schilderung
• eher Betroffenheit	• eher bagatellisierend
• häufige Antwort "ich weiß nicht" und keine Anstrengung bei einfachen Aufgaben	• meist Anstrengung und fast zutreffende Lösungen der Aufgaben
• Anamnese einer früheren psychiatrischen Störung häufig	• Anamnese einer früheren psychiatrischen Störung selten
• meist typisches Bild einer melancholischen Depression: v.a. Antriebshemmung, Tagesschwankungen, Früherwachen, dauernder deprimierter Affekt, innere Unruhe	• selten typisches Bild einer melancholischen Depression
• Diskrepanz zwischen Fehlern bei leichten Gedächtnisprüfungen und erhaltener Orientierung (z.B. im Stationsalltag, bei Angehörigen); Besprochenes wird oft erinnert, Pat. weiß, Hilfe zu finden	• parallele Ausfälle von Gedächtnis, Orientierung, Konzentration, Auffassung, keine Diskrepanz des Schweregrades der verschiedenen Ausfälle; Pat. ist auch im Stationsalltag oft desorientiert, hilflos

Tab. 2.5: Klinische Merkmale, die Demenz von Pseudodemenz differenzieren.

geschlossen werden, um eine noch behandelbare Ursache zu erkennen.

▶ **Simulation, dissoziative Störungen (dissoziative Amnesie)**

Bei beiden finden sich in der Regel umschriebene Gedächtnislücken (bei der Demenz durchgehende Merkfähigkeits- und Gedächtnisstörungen), keine zusätzlichen Denkstörungen, keine Störungen der Auffassungsgabe und keine Desorientiertheit. Es besteht auch eine **untypische Diskrepanz zwischen Fehlern bei leichtesten Aufgaben und Bewältigung komplexer Aufgaben** im Stationsalltag (z.B. Finden der Toilette, des Speiseraums). Schwierig kann vor allem die Abgrenzung zur organischen amnestischen Störung sein.

Zusatzdiagnostik

Alle obligaten und fakultativen Untersuchungen der Zusatzdiagnostik (☞ Kap. 1.3.) müssen eingesetzt werden, um die Ursache der Demenz (☞ Tab. 2.6) zu finden.

Ein Screeningprogramm könnte so aussehen:

- Routinelabor mit Entzündungsparametern, Differentialblutbild, Blutzucker, Leber- und Nierenwerten
- TSH, TPHA, Borrelien (auch im Liquor), Vitamin B_{12}, Folsäure
- Bildgebung mit NMR, bei V.a. M. Alzheimer oder frontotemporale Demenz FDG PET
- Liqour (evtl. mit Amyloidβ_{1-42}, τ-Protein, falls möglich)
- Phospholipidantikörper, antinukleäre Antikörper (erfasst Antiphospholipidsyndrome, viele entzündliche und Autoimmunerkrankungen)

Eventuell müssen weitere laborchemische und apparative Untersuchungen bei klinischen Verdachtsdiagnosen angeschlossen werden (z.B. Röntgen-Thorax; TPO und TSH-Rezeptor-Antikörper bei Hinweis auf Hashimoto-Thyreoiditis; Zink; Kupfer und Coeruloplasmin in Urin und Blut bei V.a. Morbus Wilson; Gendiagnostik bei V.a. Chorea Huntington; ungesättigte Fettsäuren bei V.a. Leukodystrophie; EEG bei V.a. Epilepsie; 14-3-3 Protein bei V.a. Creutzfeldt-Jakob-Erkrankung; Tumormarker, -suche bei V.a. Paraneoplasie. ☞ hierzu auch die Kap. zu den speziellen Krankheiten, 2.1.4.).

Zur ausführlichen neuropsychologichen Diagnostik, v.a. allem auch bei leichten kognitiven Beeinträchtigungen: CERAD-NP Testbatterie (erhältlich unter www.memoryclinic.ch/tests/index/php).

Epidemiologie

Demenzen werden mit zunehmendem Alter häufiger.

Durch den wachsenden Anteil der alten Menschen an der Gesamtbevölkerung (derzeit 20 % älter als 65 Jahre) wird die **Zahl der Demenzen** also **ansteigen.**

Tendenziell erkranken mehr Männer als Frauen an einer Demenz, bei der Demenz vom Alzheimertyp ist das Verhältnis eher umgekehrt.

Prävalenz (Diagnosehäufigkeiten zu einem bestimmten Zeitpunkt bezogen auf die Gesamtbevölkerung): schwere Demenzen (einschließlich anderer schwerer organischer psychischer Störungen!) bei der über 65jährigen Bevölkerung zwischen 5 und 8 %, bei den unter 60jährigen wahrscheinlich weniger als 0,1 %. Leichte Demenzen bei über 65jährigen zwischen 5 und 20 % (Zunahme mit Alter).

Ätiologie

Theoretisch kann eine Demenz durch alle Erkrankungen verursacht werden, die zu einer Hirnschädigung führen bzw. durch alle psychotropen Substanzen, die Hirnfunktionen beeinflussen. **Mindestens 50 Ursachen einer Demenz sind gesichert. Die Demenz ist damit eher ein Syndrom als eine nosologische Krankheitsentität.** Tab. 2.6. zeigt die Ursachen der Demenz.

Medikamente nehmen in der Aufstellung eine gewisse Sonderstellung ein, da, v.a. bei Psychopharmaka (Neuroleptika, Antidepressiva), die Demenz eine mit Absetzen der Medikation reversible Nebenwirkung der Therapie ist. Solche **einfach zu behandelnden Faktoren sollten zu allererst in Erwägung gezogen werden.**

Die Häufigkeiten der verschiedenen Demenzformen zeigt Tab. 2.7.

Nur eine Minderzahl ist reversibel und behandelbar, degenerative Erkrankungen, speziell die **Demenz vom Alzheimertyp**, bilden den **Großteil.**

Hirnatrophische degenerative Prozesse	• **Demenz vom Alzheimertyp** • **frontotemporale Demenz** (mit **Morbus Pick**) • **Parkinsonismus/Demenzkomplex mit Lewy-Körpern** • seltene Systemerkrankungen - Chorea Huntington - Multisystematrophie (MSA) - amyotrophe Lateralsklerose mit Demenz - myotone Dystrophie - spinozerebelläre Degenerationen (Ataxien) - progressive supranukleäre Ophthalmoplegie (Steele-Richardson-Olszewsky-Syndrom) - Neuroakanthozytose - Neurofibromatose
Vaskuläre Erkrankungen	• intrakraniell - **Multinfarkt-Demenz** - **strategisch lokalisierte Einzelinfarkte** - **lakunäres Syndrom** und **Morbus Binswanger** (subkortikale arteriosklerotische Enzephalopathie) - **Hypoxisch-ischämische Encephalopathie** - genetische Formen (zerebrale autosomal-dominante Arteriopathie mit subkortikalen Infarkten und Leukoenzephalopathie = CADAS) • extrakraniell - Herzerkrankungen wie Insuffizienz, Endokarditis (mit Embolien)
Normaldruck-Hydrozephalus	
Metabolische Erkrankungen	• Diabetes mellitus • Morbus Addison • Morbus Cushing • Morbus Wilson • Porphyrie
	• Hypo-, Hyperthyreose, Hashimoto-Enzephalopathie • Hypo-, Hyperparathyreoidismus, Morbus Fahr • hepatische und nephrogene (Dialyse, Aluminium) Enzephalopathie • Lipidspeicherkrankheiten, Glykogenosen, mitochondriale Zytopathien, v.a. adulte Formen der metachromatischen Leukodystrophie und der Adrenoleukodystrophie • Hypovitaminosen (v.a. B_1, B_6, B_{12}, Folsäure), Zinkmangel
Intoxikation (chronisch)	• **Alkohol** • Medikamente/Drogen - Heroin, Weckamine, Amphetamine, Barbiturate, Benzodiazepine, Bromid, Antikonvulsiva, Antihistaminika, Antidepressiva, Neuroleptika, Digitalis, Zytostatika, Kortikoide, Analgetika • Schwermetalle, organische Verbindungen
Infektiöse, immunologi sche Erkrankungen	• Meningoenzephalitiden/Abszesse • Neuroborreliose • Lues (progressive Paralyse) • Vaskulitis, Lupus erythematodes, M. Sueddon • AIDS • Multiple Sklerose • Morbus Whipple • Morbus Jakob-Creutzfeldt, spongioforme Enzephalopathien • multifokale Leukenzephalopathie
Tumore, Metastasen, Paraneoplasie (Hu-Antikörper vermittelte limbische Enzephalitis)	
Traumata/chronisches Subduralhämatom	
Epilepsien	
Hämatopoetische/respiratorische Erkrankungen	

Tab. 2.6: Ursachen von Demenz/organischem Psychosyndrom (häufige Ursachen sind **fett** gekennzeichnet).

Prinzipiell kann jede Schädigung des Gehirns, die primär **dienzephale und mediotemporale Strukturen** betrifft, eine **amnestische Störung** hervorrufen. In Frage kommen die bei den Demenzen aufgelisteten Ätiologien (Tab. 2.6). **Klinisch relevant** sind Schädel-Hirn-Traumata, Tumore, Infektionen (Herdenzephalitis), Hirninfarkte, Epilepsien (Temporallappenepilepsien), Drogen und Medikamente. Zwei Ursachen sind häufig:

Transitorisch globale Amnesie (TGA): Vorübergehendes, Stunden bis Tage anhaltendes amnestisches Syndrom meist in Verbindung mit einem Dämmerzustand und Perfusionsminderung der medialen Temporallappen (HMPAO-SPECT), vollreversibel.

Alkoholmissbrauch (**Korsakow-Psychose**): Häufigste Ursache eines amnestischen Syndroms meist bei langjähriger Alkoholabhängigkeit und im Anschluss an ein Alkoholentzugsdelir oder eine Wernicke-Enzephalopathie (☞ Kap. 2.1.5.7.). Möglicherweise liegt ursächlich ein chronischer Thiaminmangel (Vitamin B_1-Mangel) zugrunde.

Verlauf und Prognose

Verlauf und Prognose richten sich nach der **Ätiologie.** Die Mehrzahl der Demenzen hat (je nach Ursache) einen langsamen Beginn mit progredientem Verlauf über Jahre bis zum völligen Zusammenbruch der intellektuellen Funktionen. Nur etwa 5-10 % (Tab. 2.7) sind ursächlich behandelbar und damit auch reversibel. Vaskuläre Demenzen sind in sehr frühen Stadien behandelbar, oder der progrediente Verlauf kann zum Stillstand gebracht werden, wenn ursächliche vaskuläre Faktoren ausgeschaltet werden (z.B. Therapie der zugrundeliegenden Stoffwechselerkrankungen). In der Regel ist aber bei den kleineren intrakraniellen Gefäßen keine spezifische Intervention mehr möglich. Degenerative Demenzen können allenfalls bei Behandlung im Frühstadium in ihrem Verlauf verzögert, sicherlich nicht zum Stillstand gebracht werden.

Therapie

Es gibt derzeit **keine Substanz, die die kognitiven Verluste bei einer Demenz kausal behandeln kann.**

Wesentliches **Grundprinzip** ist es daher, die **behandelbaren Formen der Demenz zu erkennen** und zu therapieren. Der weitere Verlauf hängt davon ab, ob die jeweiligen Erkrankungen bereits irreversible Gehirnschädigungen verursacht haben, die keiner Therapie mehr zugänglich sind. Auch wenn Schäden zurückbleiben (z.B. Hirnblutung, Hämatom, Enzephalitis), so können diese sich in vielen Fällen durch Medikamente und kognitives Training oder, v.a. bei jungen Patienten, im Rahmen der natürlichen Regenerationsfähigkeit des Gehirns über Jahre weiter zurückbilden.

Pharmakotherapeutischer Ansatz

Unabhängig von speziellen, ursachenorientierten Therapien bei einzelnen Krankheiten **sollte bei allen Demenzen eine Pharmakotherapie versucht werden.**

Antidementiva werden unterteilt in

- **NMDA-Antagonisten** (Memantine)
- **Cholinesteraseinhibitoren** (Donepezil, Galantamin, Rivastigmin, Tacrin)
- **"klassische" Nootropika** (Pyritinol, Piracetam, Co-dergocrin, Nicergolin)

5-10 %	15-20 %	10-25 %	50-70 %
sekundär z.T. heilbar	vaskulär	gemischt	degenerativ
• mechanisch • toxisch • metabolisch • infektiös • Mangelzustände	• "Multiinfarktdemenz", Einzelinfarkte, lakunäres Syndrom, hypoxisch-ischämische Enzephalopathie • seltene Erkrankungen	• vaskulär + • degenerativ	• M. Alzheimer • Parkinson (Demenz mit Lewy Körpern) • frontotemporale Demenz • seltene Erkrankungen

Tab. 2.7: Formen der Demenz mit ungefähren Häufigkeiten (nach neueren Untersuchungen sind die Mischformen häufiger, ☞ vaskuläre Demenz Kap. 2.1.4.2.).

- **Kalzium-Antagonisten** (Nimodipin)
- **Radikalenfänger** (Ginkgo biloba, Vitamin E)

Allgemeine Therapieprinzipien sind:

- Eine Pharmakotherapie sollte **mindestens 3-6 Monate** durchgeführt werden, um einen Effekt zu beurteilen
- Beim **M. Alzheimer** (und den häufigen vaskulär-degenerativen Mischformen) sind **Cholinesteraseinhibitoren und der NMDA-Antagonist Memantine Mittel der Wahl** (zu anderen differentiellen Indikation siehe Kapitel 2.1.4., Tab. 2.8). Sie müssen dann langfristig appliziert werden. Memantine ist auch bei moderatem bis schwerem M. Alzheimer zugelassen, Kombinationen mit einem Cholinesteraseinhibitor sind ebenfalls wirksam. Bei der Demenz mit Lewy-Körpern sind Cholinesteraseinhibitoren Mittel der Wahl. Antidementiva, z.B. Memantine, können auch Verhaltensstörungen, z.B. Unruhe und Aggressivität, reduzieren
- In **Frühstadien** der Erkrankungen sollten die **Substanzen als Dauertherapie** gegeben werden, da in Langzeitstudien (z.B. Galantamin, Rivastigmin und Donepezil beim M. Alzheimer) gezeigt wurde, dass die symptomatische Progredienz einer Demenz dadurch verlangsamt werden kann

Internistische Basistherapie	
Antidementive Therapie (mindestens 3-6 Monate) 1. Wahl sind Memantine oder Cholinesteraseinhibitoren	• Memantine (AXURA®) 5-20 mg/d
	• Nicergolin (z.B. Sermion®, Nicerium®) 10-30 mg/d • oder Piracetam (z.B. Normabrain®, Nootrop®) 2,4-4,8 g/d
	• Rivastigmin (Exelon®) 6-12 mg/d oder Donepezil (Aricept®) 5-10 mg/d oder Galantamin (Reminyl®) 16-24 mg/d
	• Nimodipin (Nimotop®) 3x30 mg, Beginn 1x30 mg/d (nur bei vaskulärer Demenz)

Tab. 2.8: Pharmakotherapievorschläge der Demenzen, zu differentiellen Indikationen ☞ Kap. 2.1.4. Spezielle Erkrankungen.

Depressive Syndrome bei Demenzen werden **mit Antidepressiva** behandelt (Tab. 2.9). Es sind nur solche Substanzen zu wählen, **die keine oder wenig anticholinerge Nebenwirkungen** haben, da dadurch dementielle Syndrome erzeugt oder verstärkt werden können. Deswegen muss bei Demenzen auf viele trizyklische Antidepressiva verzichtet werden, und die Differentialdiagnose zur depressiven Pseudodemenz ist besonders wichtig. Je nach Nebenwirkungen und Wirkungen sollte sehr niedrig dosiert begonnen und mindestens 8 Wochen therapiert werden (v.a. demente und ältere Patienten zeigen eine geringere hirnphysiologische Toleranz und neigen zu erhöhten Plasmaspiegeln, d.h. einer relativen Überdosierung bei allen Psychopharmaka) (Tab. 2.9).

Tritt bei einer Demenz zusätzlich ein Verwirrtheitszustand auf, kann eine Psychopharmakotherapie versucht werden, obwohl sie häufig, vor allem bei fortgeschrittenen Demenzen, keine positiven Effekte hat. **Psychomotorische Unruhe, paranoide Wahngedanken, Halluzinationen und Schlafstörungen** können **psychopharmakologisch** jedoch häufig beeinflusst werden (z.B. Risperidon). Auch hier gilt die Regel, möglichst **keine Substanzen mit anticholinergen Nebenwirkungen** (vor allem trizyklische Neuroleptika, wie Levomepromazin) zu verwenden. Benzodiazepine können selten zu paradoxen Effekten führen (Erregung, Schlaflosigkeit, Halluzinationen) und häufig zu Verschlechterung der kognitiven Fähigkeiten. Da die individuellen Verträglichkeiten bei organischen Psychosyndromen sehr unterschiedlich sind, sollte mit sehr niedrigen Dosierungen begonnen werden und individuell nach Wirksamkeit und Verträglichkeit langsam eine höhere Dosierung versucht werden. Bei schweren Erregungszuständen mit starker psychomotorischer Unruhe (z.B. Verwirrtheitszustände bei hirntraumatischen Demenzen) muss unter Umständen nach den Regeln der Notfallpsychiatrie hochdosiert therapiert werden. Therapieschemata finden sich in den Kap. "Delir" (2.1.2., Tab. 2.13) und "Psychiatrische Notfälle" (4.5.).

Sozialpsychiatrisch/psychotherapeutisch/verhaltenstherapeutischer Ansatz

Bei den nicht ursächlich therapierbaren Demenzen und bei der geringen Beeinflussbarkeit der Demenz durch Psychopharmaka und der schicksal-

Substanz	Beginn/d	Standard/d	individuelle Höchstdosis/d	Dauer
Serotoninwiederaufnahmehemmer				
Citalopram Sertralin	10 mg 25 mg	20 mg 50-100 mg	40 mg 2x100 mg	6-12 Wochen 6-12 Wochen
Serotonin-Noradrenalinwiederaufnahmehemmer				
Venlafaxin (Trevilor®, Trevilor ret®)	37,5 mg	75-150 mg	225 mg	6-12 Wochen
Noradrenerg-selektiv serotonerge Substanzen (sedierend)				
Mirtazapin	15 mg	30 mg	45 mg	6-12 Wochen
Noradrenalinwiederaufnahmehemmer				
Reboxetin (Edronax®, Solvex®)	2 mg	8 mg	8 mg	6-12 Wochen
Trizyklische Antidepressiva				
Nortriptylin (relativ wenig anticholinerge Nebenwirkungen)	12,5 mg	2x25 - 2x50 mg	3x50 mg (Plasmaspiegel 60-150 mg/ml)	6-12 Wochen
MAO-Hemmer				
Moclobemid	150 mg	450-600 mg	2x300 mg	6-12 Wochen
Beachte: Auswahl der Medikamente, Anfangsdosierung, Standard- und Höchstdosis sind anders als bei der üblichen Depressionsbehandlung, weil die beiden Patientengruppen mehr (v.a. anticholinerge) Nebenwirkungen zeigen und bei gleicher Dosierung oft höhere Plasmaspiegel erreichen (v.a. ältere Patienten). Deswegen auch immer individuelle Dosierung unabhängig vom Schema (nur Richtlinie). **SSRIs** (nur sehr gering bei Sertralin und Citalopram) **und Moclobemid (CyP 2D6) erhöhen die Plasmaspiegel vieler Medikamente (Inhibition von Cytochrom P450): Bei Multimedikation gravierende pharmakokinetische Wechselwirkungen beachten!** Bei Therapieresistenz Präparatewechsel zu einer anderen Substanzgruppe. Bei Therapieresistenz und fehlenden Nebenwirkungen/Interaktionen können auch die Therapieschemata der depressiven Episode angewandt werden (☞ Tab. 2.63-2.66).				

Tab. 2.9: Therapievorschläge zur Behandlung depressiver Syndrome bei Demenzen/organischen Psychosyndromen und geriatrischen Patienten.

haften Form der degenerativen Demenzen zielen diese Ansätze vor allem auf die **Förderung noch vorhandener kognitiver und funktionaler Ressourcen** und die **"Anpassung" der Umgebung an den Kranken**, wenn dieser sich nicht mehr seiner Umgebung anpassen kann:

- multimodales Aktivierungstraining: körperlich-sportliches Training, Alltags-Kompetenz-Training, Gedächtnistraining, ("Gehirnjogging"), Realitätsorientierungstraining und Aktivierung der noch vorhandenen Ressourcen, z.B. Einüben täglicher Wege, gezieltes Üben im Grenzbereich Defizit/Ressourcen
- Selbsthilfegruppen für Angehörige und detaillierte Information der Angehörigen über Defizite und Ressourcen zur Erarbeitung einer patientenzentrierten Betreuungsstrategie

Bei mittelgradiger oder schwerer Demenz wird der **Angehörigenbeitrag stetig zunehmen**, während die Kompetenz des Patienten weiter abnimmt. Die Angehörigen sollten hingewiesen werden auf

- Pflegemöglichkeiten (rechtzeitige Heimplatzsuche, selbst wenn sie eine Heimübersiedlung ihres Angehörigen zunächst nicht in Erwägung ziehen, Notwendigkeit geschlossener Stationen in den Heimen, Pflegeheime)
- Tagespflegeeinrichtungen
- rechtliche Probleme (Betreuung nach dem Betreuungsgesetz, finanzielle Hilfen, z.B. Pflegeversicherung)

Bei psychomotorischen Unruhezuständen, Erregungszuständen, Suizidalität und jeder anderen Form der Fremd- oder Selbstgefährdung (z.B. Desorientiertheit) muss der demente Patient bei nicht ausreichenden häuslichen Überwachungsmöglichkeiten in eine **überwachte Umgebung** gebracht werden.

2.1.2. Delir/Verwirrtheitszustand

 **Definition**

Unter den Begriffen zusammengefasst werden **ätiologisch verschiedene**, aber **psychopathologisch einheitliche** Bilder mit einer gleichzeitig bestehenden **Störung von Bewusstsein, Auffassung und Gedächtnis, Affektivität, Antrieb, Denken und Wahrnehmung**. Andere noch gebräuchliche Begriffe sind **akute organische Psychose, akutes psychoorganisches Syndrom, akuter organischer Reaktionstyp**. Trotz der häufigen Verwendung des Wortes "akut" bei diesen Begriffen ist über den Verlauf des Delirs keine Aussage zu machen. Diese Begriffe sind deshalb nicht mehr gebräuchlich.

Die Bezeichnung Delir ist in der Klinik **traditionell** häufig exklusiv für das **Alkoholentzugsdelir** verwendet worden oder für einen **Verwirrtheitszustand mit typischen vegetativen Symptomen** (Tremor, Hyperhidrosis, nestelnde Handbewegungen), wird aber **heute umfassender** verwandt.

 **Klinik**

Ein Delir/Verwirrtheitszustand entwickelt sich in der Regel über Stunden oder Tage, wirkt auf den Beobachter meist sehr alarmierend. Es kann sich aus einem völlig gesunden Zustand heraus entwickeln, oft ergeben Nachfragen allerdings Hinweise auf eine länger bestehende Demenz, eine zusätzliche körperliche Erkrankung, eine Hirnschädigung (z.B. Trauma) oder einen Substanzmissbrauch.

Charakteristische Kennzeichen

- Störungen von Bewusstsein, Aufmerksamkeit und Gedächtnis mit
  - qualitativen Bewusstseinsstörungen in Form von Desorientiertheit zu Person, Ort, Zeit, Situation. Je nach Schweregrad kann die Orientierung zu einzelnen Qualitäten erhalten bleiben (in der Regel bleibt die Orientierung zur Person am längsten erhalten, die zur Zeit geht am schnellsten verloren). Die Orientierungsstörung ist Folge einer immer vorhandenen
  - Verminderung von Konzentrationsfähigkeit
  - Verminderung von Merkfähigkeit
  - Verminderung von Gedächtnis

  Die Patienten sind leicht ablenkbar, unfähig, ihre Aufmerksamkeit zu fokussieren (Konzentrationsfähigkeit). Sie können Eindrücke auch über kurze Zeit nicht behalten (Merkfähigkeit), vergessen sie wieder. Typischerweise ist das Kurzzeitgedächtnis stärker und früher beeinträchtigt als das Langzeitgedächtnis, d.h. auch im Delir können lang zurückliegende Ereignisse durchaus richtig erinnert werden.
- inkohärenter Gedankengang: Die Sprache ist unzusammenhängend, eine verständliche Kommunikation ist unmöglich
- verminderte Auffassungsfähigkeit: Die Patienten verstehen Fragen nicht, sind schwer besinnlich (verlangsamte Auffassung) und verstehen die Ereignisse und Anforderungen ihrer Umgebung nicht mehr. Häufig sind die verminderte Auffassung und die Desorientiertheit verbunden mit
- Verkennung der Umwelt (z.B. fremde Personen werden für bekannte Personen gehalten und umgekehrt, das Krankenhaus wird für die eigene Wohnung gehalten)
- verschiedene, wechselnde Wahneinfälle und Wahngedanken, die flüchtig sind, schnell wieder vergessen werden, meist alltägliche nächstliegende Themen betreffen, z.B. vom Zimmernachbarn bestohlen zu werden
- Antriebsstörungen (meist psychomotorische Unruhe und Agitiertheit oder Stupor und Mutismus mit schnellem Wechsel zwischen den Zuständen)
- Änderungen der Affektivität (deprimierter und ängstlicher Affekt, euphorischer Affekt, dysphorischer Affekt, Ratlosigkeit und schneller Wechsel zwischen den Zuständen = Affektlabilität und -inkontinenz)

Störungen der **Wahrnehmung** zeigen sich in:

- illusionären Verkennungen
- optischen und akustischen Halluzinationen. Die optischen Halluzinationen sind beim Alkoholentzugsdelir und Entzugsdelirien bei anderen psychotropen Substanzen typischerweise durch das Halluzinieren von kleinen bewegten Figuren gekennzeichnet (z.B. weiße Mäuse, Fäden, Flocken) oder von ganzen szenischen Abläufen (z.B. einer Wirtshausszene)

Vegetative Störungen sind fast immer vorhanden als:

- Störung des Schlaf-Wach-Rhythmus (Schafstörungen jeder Art bis hin zur völligen Schlaflosigkeit oder Umkehr des Schlaf-Wach-Rhythmus mit Schläfrigkeit am Tage und nächtlicher Unruhe und Verschlimmerung der Symptomatik)
- vegetative Störungen mit Tremor, Hyperhidrosis, Pulsbeschleunigung, Hypertonie. Diese adrenerg-sympathikotone Übererregbarkeit gehört vor allem zum Bild des Alkohol-, Barbiturat- oder Benzodiazepinentzugsdelirs

Störungen des **quantitativen Bewusstseins** zeigen sich als:

- Somnolenz in Folge der Störungen des Schlaf-Wach-Rhythmus oder bei manchen schweren Krankheiten als eine durchgehende Somnolenz mit Übergängen zu Präkoma und Koma. Sie sind immer Anzeichen einer schweren, vital bedrohlichen organischen Störung

Ein Delir/Verwirrtheitszustand hinterlässt in der Regel eine **Amnesie** für die Zeit des Verwirrtheitszustandes bzw. die Dauer der Gehirnschädigung.

Typisches klinisches Beispiel:
Werner K., ein 55jähriger Patient, wird von Angehörigen gebracht, weil er seit etwa 2 Tagen zunehmend "wirres Zeug" rede und nachts nicht schlafe (= vegetatives Symptom). Am Aufnahmetag habe sich die Situation zugespitzt. Er rede so durcheinander, dass man sich mit ihm nicht mehr verständigen könne (= inkohärentes Denken), renne in der Wohnung auf und ab (= psychomotorische Unruhe, Erregungszustand), schreie, dass er bestohlen werde (= Wahneinfälle), spreche seine Kinder mit falschem Namen an (= Personenverkennungen bei Auffassungsstörung und Desorientiertheit). Nachfragen ergeben, dass er schon in den letzten Wochen häufig niedergeschlagen, antriebsarm gewesen sei, über Konzentrations- und Merkfähigkeitsstörungen geklagt habe. Bei der Untersuchung kann der Patient das Datum nicht nennen, weiß nicht, wo er ist und dass es sich um ein Krankenhaus handelt, weiß allerdings seinen Namen und sein Geburtsdatum (= zeitliche, örtliche und situative Desorientiertheit). Fünf vorgesprochene Zahlen kann er nicht nachsprechen (= Störung der Konzentrationsfähigkeit). Er spricht unzusammenhängend, ohne Bezug zur Frage und Situation (= inkohärenter formaler Gedankengang). Er steht während der Untersuchung mehrfach auf und verlässt den Raum (= psychomotorische Unruhe), beginnt häufig bei der Untersuchung wechselnd zu schimpfen oder zu lachen (= Affektlabilität). Diagnostiziert wurde ein Delir unbekannter Ätiologie. Bei der Zusatzdiagnostik wird im C-CT ein frontotemporal lokalisiertes Glioblastom entdeckt.

Sonderformen und Besonderheiten

Dämmerzustände sind eine seltene Form des Verwirrtheitszustandes. Es fehlen die Inkohärenz des Gedankengangs und die durchgehenden psychomotorischen Störungen (psychomotorische Unruhe). Der Patient verhält sich nach außen hin oft klar und besonnen (als wenn er überlegt handeln würde), so dass der Dämmerzustand übersehen werden kann. Die Auffassung, oft auch der formale Gedankengang, ist verlangsamt, partiell ist der Patient desorientiert zu Ort, Zeit oder situativ, verkennt auch Personen in seiner Umgebung. Anders als beim Delir werden nicht Außeneindrücke im Rahmen der Aufmerksamkeitsstörung schnell aufgenommen mit leichter Ablenkbarkeit. Die Auffassung und das Bewusstsein sind eher verschoben auf eine schwer zu beschreibende Weise. Der Patient nimmt nur Ausschnitte seiner Umgebung wahr, wie traumwandlerisch, überblickt die Situation nicht, läuft eher ratlos umher. Zurück bleibt eine Amnesie. Gefahr droht, wenn im Dämmerzustand einzelne Strebungen und Triebe plötzlich unkontrolliert das Verhalten bestimmen, und es zu Gewaltverbrechen kommt.

Eine ähnliche Sonderform ist die seltene oneiroide Psychose (**Oneiroid**): Der Patient erlebt phantastische, traumähnliche Bilder von szenischem Charakter, ist dabei häufig orientiert und hat für die Zeit gelegentlich eine Amnesie.

Diagnose

Einem Delir/Verwirrtheitszustand können ätiologisch verschiedene Erkrankungen zugrunde liegen (Tab. 2.10). Es ist damit ein Syndrom, keine Krankheitsentität.

Das klinische Erscheinungsbild ist so charakteristisch, dass eine ziemlich zuverlässige Diagnose eines Delirs sogar dann gestellt werden kann, wenn die zugrundeliegende Ursache nicht genau nachzuweisen ist (Tab. 2.11).

Delirante Zustandsbilder infolge des Gebrauchs psychotroper Substanzen (vor allem Alkohol-, Barbiturat- und Benzodiazepinentzug oder akute Intoxikationen mit jeder Substanz) können vermutet werden, wenn zusätzlich zu den diagnostischen Leitlinien ausgeprägte vegetative Symptome

toxische Ursachen	(Intoxikation und/oderEntzug) Alkohol, Hypnotika/Sedativa/ Anxiolytika, Halluzinogene, Phencyclidin, Opiate, Cannabis, Amphetamine, Kokain, Ecstasy
Medikamente	Anticholinergika, Antidepressiva, Neuroleptika, Parkinsonmittel, Antikonvulsiva, Benzodiazepine, β-Rezeptorenblocker, Corticosteroide, Cycloserin, Cimetidin, Digitalis, Isoniazid, Narkosemittel, "Asthmapsychose" mit β-Mimetika
metabolisch	Lebererinsuffizienz, Niereninsuffizienz, Porphyrie, Pankreatitis, Diabetes mellitus mit Hyper-, Hypoglykämie
Störungen des Wasser- und Elektrolythaushaltes	Ketoazidose, Laktatazidose, hyperosmolare Zustände, Hyponatriämie, Hypo- oder Hyperkalziämie, Hypo- oder Hypermagnesiämie
Intoxikationen bei Suizidversuchen	CO-Intoxikation, alle Medikamente, Insektizide, Pestizide
Vitamin-Mangel	Vitamin B_1, Vitamin B_6, Vitamin B_{12}, Folsäure
Infektionen/immunologische Erkrankungen	Enzephalitiden, Meningitiden, Malaria, Toxoplasmose, Lues, AIDS, andere hochfieberhafte Erkrankungen, rheumatologische Erkrankungen (Lupus erythematodes u.a.)
kardiovaskuläre Störungen	Herzrhythmusstörungen, Herzinsuffizienz, zerebrovaskuläre Erkrankungen, hypertone Enzephalopathie
neurologische Erkrankungen	Schädel-Hirn-Traumen, Epilepsie (v.a. postiktal), degenerative Erkranungen (Morbus Alzheimer u.a.), transitorische globale Amnesie raumfordernde Prozesse: Hirntumore, Abszesse, Hämatom, Hirnödem, Hydrozephalus
vaskuläre Erkrankungen	Insult, Blutung, Anämie

Tab. 2.10: Wichtige Ursachen von Delir/Verwirrtheitszustand, auch die Ursachen der Demenz (☞ Tab. 2.6) kommen in Frage.

(z.B. ausgeprägter Tremor, Hyperhidrosis, vegetative Übererregbarkeit mit Pulsbeschleunigung, Hypertonus) und eine ausgeprägte psychomotorische Unruhe mit nestelnden Handbewegungen auftreten (Tab. 2.11). Die Symptome treten aber weder immer noch ausschließlich bei einem Entzugsdelir auf. Die Psychopathologie des Delirs erlaubt ansonsten keinerlei Rückschlüsse auf die Ätiologie.

Leichte oder schwere Symptome in allen Bereichen:
• Störung von Bewusstsein und Aufmerksamkeit • Störungen von Merkfähigkeit und Gedächtnis (Langzeitgedächtnis kann erhalten sein) mit Desorientiertheit • Antriebsstörungen (Hypo- oder Hyperaktivität und abrupter Wechsel) • Störungen des Schlaf-Wach-Rhythmus (vor allem Schlafstörungen, nächtliche Verschlimmerung der Symptome, Alpträume, die nach dem Erwachen als Halluzination weiterbestehen können) • Änderung der Symptomausprägung im Tagesverlauf und schneller Beginn
Beim typischen Entzugsdelir zusätzlich:
• Tremor + nestelnde Bewegungen + vegetative Symptome (z.B. Hyperhidrosis, Hypertonie) • optische Halluzinationen (kleine, bewegte Gegenstände oder Tiere oder ganze Szenen) • Angst als bestimmender Affekt • Suggestibilität (nicht notwendigerweise)

Tab. 2.11: Diagnostische Leitlinien des Delirs/Verwirrtheitszustandes, modifiziert nach ICD-10.

Differentialdiagnose

▶ andere organische Störungen, insbesondere Demenzen

Im Verlauf einer Demenz können häufig Verwirrtheitszustände auftreten, es würde dann die Diagnose Delir bei Demenz gestellt. Zur Differenzierung ☞ Kap. 2.1.1. und Tab. 2.4.

▶ Schizophrenie, Manie, schizoaffektive Störung

Bei diesen Störungen können "Züge von Verwirrtheit" vorhanden sein: Zerfahrenes oder stark ideenflüchtiges Denken, Störungen der Aufmerksamkeit, psychomotorische Unruhe, Störungen des Schlaf-Wach-Rhythmus und affektive Störungen mit schnell wechselndem Affekt. Oft sind dann Merkfähigkeit und Gedächtnis oder Orientierung nicht mehr überprüfbar, die Beurteilung durch fehlende Kooperation des Patienten eingeschränkt oder die Antworten im Rahmen des inkohärenten Denkens und der gestörten Aufmerksamkeit falsch. Die Differenzierung ist für die Therapie entscheidend. Differentialdiagnostische Hinweise zur Abgrenzung einer solchen Verwirrtheitspsychose von einem Delir gibt Tab. 2.12.

Delir	Verwirrtheitspsychose
• oft keine psychiatrische Vorerkrankung	• oft Schizophrenie oder Manie (mit ähnlichen Symptomen) bekannt
• oft keine positive Familienanamnese	• oft positive Familienanamnese für Schizophrenien, affektive Störungen
• Beginn oft akut	• oft Prodromalsyndrome oder leichtere schizophrene und manische Symptome oder Depression in der Vorgeschichte
• meist "gleicher Schweregrad" aller Symptome (Gedächtnis, Auffassung herabgesetzt, Desorientiertheit, Inkohärenz)	• oft Diskrepanz zwischen Schweregrad der Symptome (unverständliche Sprache, aber z.B. orientiert)
• Halluzinationen häufiger visuell, bruchstückhaft, desorganisiert	• Halluzinationen häufiger akustisch, systematisiert
• Wahn häufiger bruchstückhaft, wechselnd, alltägliche Themen	• Wahn häufiger systematisiert, konstant, bizarre Formen

Tab. 2.12: Differentialdiagnose Delir - Verwirrtheitspsychose.

▶ Simulation, dissoziative Störungen

Verwirrtheitszustände können simuliert werden, z.B. Ganser-Syndrom, Tendenzreaktionen bei Haft, oder im Rahmen dissoziativer Störungen auftreten (dissoziative Amnesie, Trance und Besessenheitszustände, "psychogene Verwirrtheit und psychogene Dämmerzustände" ☞ Kap. 2.10.). Es bestehen Ähnlichkeiten zum organischen Dämmerzustand mit teils entrücktem, teils besonnenem Verhalten. Es gelten die gleichen differentialdiagnostischen Kriterien wie bei der Abgrenzung dieser Störungen von der Demenz (Kap. 2.1.1.). Bei der Differentialdiagnose Dämmerzustand/dissoziative oder vorgetäuschte Störung hilft das EEG: Es ist beim akuten organischen Dämmerzustand fast immer allgemein verändert, bei der dissoziativen oder vorgetäuschten Störung nie.

Zusatzdiagnostik

Da dem Delir immer eine somatische Erkrankung oder ein Einwirken/Entzug psychotroper Substanzen (einschließlich Medikamente) zugrunde liegt, sollten **alle obligaten und fakultativen Laboruntersuchungen und Zusatzuntersuchungen** eingesetzt werden, **bis ein spezifischer organischer Faktor** (oder Faktoren) gefunden wird. **Oft muss die Diagnostik durch spezifische Methoden anderer Fachgebiete erweitert werden.**

Vor allem bei Entzugsdelirien ist die obligate C-CT- und weniger wichtige EEG-Diagnostik am Anfang wegen der psychomotorischen Unruhe oft unmöglich.

In solchen Ausnahmefällen muss die (sedierende) Therapie eventuell vor der Diagnostik erfolgen.

> *Regel: Auch bei einem typischen klinischen Bild und einer typischen Anamnese einer Alkoholabhängigkeit muss eine Zusatzdiagnostik erfolgen, um keine behandlungsbedürftigen körperlichen Erkrankungen (z.B. subdurales Hämatom nach Sturz) zu übersehen.*

Epidemiologie

Wahrscheinlich kommen Delirien bei Männern und Frauen gleich häufig vor und **nehmen im Alter zu.** Das Delir ist **häufig**, besonders **bei Menschen, die im medizinischen Sinne krank** sind. Unter Einschluss auch kurzer und leichter Verwirrtheitszustände kann geschätzt werden, dass ein Drittel der Bevölkerung einmal im Leben an einem Delir/Verwirrtheitszustand erkrankt, und es unter den schwerkranken Patienten in Allgemeinkrankenhäusern bei etwa 10-15 % auftritt. Etwa 5-15 % der Alkoholabhängigen entwickeln im Entzug ein Delir.

Ätiologie

Das Delir kann bei den verschiedensten Krankheiten auftreten, die mittel- oder unmittelbar das Gehirn betreffen oder bei Medikamenten- oder Substanzintoxikationen, chronischer Substanzeinnahme oder Entzug. Trotz der psychopathologischen Gemeinsamkeiten scheint es daher eher angemessen, von einem Syndrom als von einer Krankheitsentität zu sprechen. Tab. 2.10 zeigt Ursachen des Delirs/Verwirrtheitszustandes. Letztendlich kann aber **jede körperliche Erkrankung sekundär und jede Gehirnerkrankung primär zu einem Delir** führen. Die Ursachen überschneiden sich mit denen der Demenz. Es gibt aber mehr Möglichkeiten, verwirrt zu werden als dement.

Verlauf und Prognose

Ein Delir beginnt **in der Regel akut**, d.h. innerhalb von Stunden bis Tagen. Unspezifische psychische Auffälligkeiten (z.B. affektive Symptome, Antriebsstörungen, kognitive Störungen) können Tage oder Wochen vorher je nach zugrundeliegender Ursache auftreten. Der **Verlauf** richtet sich nach der **Ursache** und den **Behandlungsmöglichkeiten** (z.B. klingt ein Alkoholentzugsdelir nach 2-5 Tagen ab). Je nach Ursache kann das Delir in eine **Demenz übergehen.** Unabhängig von der Ursache ist anzunehmen, dass bei Delirien bei postoperativen und älteren Patienten die **Mortalitätsrate hoch** ist, beim Alkoholentzugsdelir (traditionell "Delirium tremens") sterben 15-20 % der Patienten unbehandelt (behandelt unter 5 %).

Therapie

Die beste Therapie ist die **Beseitigung der Ursachen**, falls diese gefunden werden und behandelbar sind.

Jegliche symptomatische Medikation muss sehr vorsichtig eingesetzt werden, da delirante Patienten **für Nebenwirkungen besonders empfänglich sind.** Andererseits können formales und inhaltliches Denken, Affektivität und Antrieb, darüber hinaus auch die Konzentrationsfähigkeit (weniger das Gedächtnis) günstig beeinflusst werden. Eine **symptomorientierte** Therapie ist deswegen **bei Verwirrtheitszuständen gerechtfertigt.**

Notwendig ist eine Therapie **bei** ausgeprägten **Antriebsstörungen** (psychomotorische Unruhe oder

Stupor) und **Störungen des Schlaf-Wach-Rhythmus**, weil dadurch eine weitere Gefährdung des Patienten und seiner Umgebung entsteht.

Beim Verwirrtheitszustand ist es sinnvoll, sich **an die richtige Höhe der Dosierung heranzutasten**, mit einer niedrigen zu beginnen, je nach Verträglichkeit und Wirkung eine zweite Dosis gleich zu verabreichen oder am nächsten Tag die Dosierung zu erhöhen. Erregungszustände können auch Dosierungen notwendig machen, wie sie bei Schizophrenien und Manien gegeben werden müssen.

Bei **Delirien infolge von** Substanzmissbrauch bzw. **Entzug** (v.a. Alkohol, Barbiturate, Benzodiazepine) ist eine **medikamentöse Therapie unverzichtbar** und sie kann zuverlässig das Delir beenden. Die Mortalitätsrate kann durch eine adäquate Delirbehandlung in diesem Fall von 15-20 % auf unter 5 % (wahrscheinlich unter 1 %) gesenkt werden.

Die einzelnen Therapieschemata zeigen die Tab. 2.13 und 2.14.

2.1.3. Die organischen Syndrome 2. Ranges

Allen Störungen dieser Gruppe (☞ Tab. 2.15) ist gemeinsam, dass sie

- durch zerebrale Erkrankungen oder Störungen verursacht sind
- aber das psychopathologische Bild allein nicht erlaubt, die Verdachtsdiagnose einer organischen psychischen Störung zu stellen (wie bei Demenz oder Delir)

1. Ursachen intensiv suchen und behandeln		
2. Internistische Basistherapie mit:		
• Kontrolle des Wasser- und Elektrolythaushalts und des Blutzuckers • Herz-, Kreislaufüberwachung (evtl. Behandlung von Herzinsuffizienz, Hypo- und Hypertonie) • evtl. Magenschutz, Pneumonie- und Thromboseprophylaxe bei Immobilisation		
3. Medikamentöse Sedierung		
• niedrig dosieren und einschleichen, wenn kein Erregungszustand, z.B.		
	initial	Tagesdosis
Haloperidol (z.B. Haldol®)	1 mg	3x0,5-3x2 mg
Risperidon (Risperdal®)	0,5 mg	0,5-2 mg
Pipamperon (z.B. Dipiperon®)	40 mg	3x40-3x120 mg
Diazepam (z.B. Valium®)	2-5 mg	3x2-3x5 mg
• bei Erregungszustand, psychomotorischer Unruhe höher dosieren bis zu den Dosierungen der Notfalltherapie (☞ Kap. 4.5.2.), z.B.		
	initial	Tagesdosis
Haloperidol (z.B. Haldol®)	2,5-10 mg (auch i.m. oder i.v.)	3x5 mg
Diazepam (z.B. Valium®)	5-10 mg	3x5-4x10 mg
• bei Schlafstörungen (mit oder ohne nächtliche Verwirrtheit), z.B.		
Benzodiazepine, z.B. Flunitrazepam (z.B. Rohypnol®)	1-2 mg	
Zolpidem (z.B. Stilnox®)	5-10 mg	
Pipamperon (z.B. Dipiperon®)	40-80 mg	
• bei V.a. Entzugsdelir ☞ Tab. 2.14 bei V.a. anticholinerges Delir Behandlung wie Entzugsdelir + Absetzen anticholinerger Pharmaka bei V.a. serotonerges Syndrom (bei Substanzen mit Serotoninwiederaufnahmehemmung, z.B. SSRIs) Absetzen serotonerger Pharmaka + Benzodiazepine + evtl. Ondansetron (5-HT3-Antagonist)		

Tab. 2.13: Therapievorschläge zur pharmakologischen Behandlung des Delirs/Verwirrtheitszustandes.

<table>
<tr><th colspan="5">Grundprinzip:</th></tr>
<tr><td colspan="5">Einfache Entzugssyndrome (Tremor, Angst, Hyperhidrosis, Unruhe) bereits behandeln, damit sich kein Delir entwickelt: deswegen 0,5-1 g (1-2 Kps.) Clomethiazol (Distraneurin®) immer kurz nach Auftreten von Entzugssymptomen (mehrfach bis 10 g = 20 Kps./die, im Einzelfall mehr) im Abstand von 2 h, Patient soll frei von Entzugssymptomen sein. Bei leichtem Entzug auch Carbamazepin möglich (siehe unten).</td></tr>
<tr><th colspan="5">Bei bereits ausgeprägtem Delir:</th></tr>
<tr><th>Substanz</th><th>Dosierung maximal/die (D/24)</th><th>unerwünschte Arzneimittelwirkungen</th><th>Kontraindikation</th><th>Wirkungsprofil</th></tr>
<tr><td>Clomethiazol (Distraneurin®)</td><td>initial 2-4 Kps. (1-2 g), alle 2 h jeweils 2 weitere Kps. je nach Ansprechen D/24: 10 g Fortsetzung der Therapie bis Patient keine vegetativen Symptome mehr hat und zum Schlafen kommt, aber immer gut erweckbar ist. (In Ausnahmefällen sind dazu Überschreitungen der Tageshöchstdosis notwendig, um gefährlichere Herz-, Kreislaufkomplikationen zu vermeiden)</td><td>(bei oraler Gabe gering) zentrale Atemdepression, Hypotonie, Verstärkung der Bronchial- und Speichelsekretion, Übelkeit, Sodbrennen, Erbrechen</td><td>obstruktive Lungenerkrankungen, Ateminsuffizienz</td><td>vegetativ-dämpfend, stark sedierend, antikonvulsiv, antipsychotisch, sehr gut steuerbar, kurze Halbwertszeit, hohes Abhängigkeitspotential</td></tr>
<tr><td>Diazepam (z.B. Valium®) (nicht behördlich in dieser Indikation zugelassen) oder andere Benzodiazepine</td><td>10 mg i.v. oder 10-20 mg oral, Wiederholung der Dosis jeweils nach 1-2 h (wie bei Clomethiazol), danach alle 4-6 h gleiche Dosis D/24: je nach Klinik
Vorteil:
Bei Überdosierung kann ein Benzodiazepinantagonist (Anexate®) gegeben werden, i.v. Gabe möglich</td><td>Atemdepression, Muskelrelaxierung, Hypotonie, Ataxie</td><td>Myasthenia gravis</td><td>gute Sedierung, antikonvulsiv, anxiolytisch, vegetativ-dämpfend, schlechte Steuerbarkeit, lange Halbwertszeit, deutliches Abhängigkeitspotential</td></tr>
<tr><td>Carbamazepin (z.B. Tegretal®)</td><td>initial 200-400 mg
D/24: 800-1.600 mg
Monotherapie nicht ausreichend, in Kombination zur Anfallsprophylaxe, Anfallsschutz erst am 3. Tag oder schnelles Aufdosieren am Tag 1 auf ca. 900 mg (Suspension) für sofortigen Schutz (cave: Nebenwirkungen)</td><td>Herzrhythmusstörungen, Leukopenie, Thrombozytopenie, Schwindel, Ataxie, Kopfschmerzen, allergische Exantheme</td><td>schwere Lebererkrankung, AV-Block, Vorbehandlung mit irreversiblen MAO-Hemmern</td><td>mäßig vegetativ dämpfend, gut antikonvulsiv, wenig sedierend, keine antipsychotischen Effekte, kein Abhängigkeitspotential</td></tr>
<tr><th colspan="5">Weitere Maßnahmen:</th></tr>
<tr><td colspan="5">• Flüssigkeits- und Elektrolytsubstitution (v.a. Kalium, fast immer Hypokaliämie), Magenschutz
• Vitamin B-Substitution (bei Gefahr der Wernicke-Enzephalopathie), keine Glukose vor Vitamin B
• evtl. Thrombose- und Pneumonie-Prophylaxe</td></tr>
</table>

Tab. 2.14: Therapievorschläge zur Behandlung von Entzugsdelirien, **bei Therapieresistenz oder Kontraindikationen kann auch Haloperidol eingesetzt werden. Clonidin wird eingesetzt, bessert aber nur vegetative Symptome, nicht psychische.**

prinzipiell	alle Erkrankungen des Gehirns wie bei der Demenz und dem Verwirrtheitszustand (Tab. 2.6, Tab. 2.10) können Ursache sein	
aber	bestimmte Verbindungen zwischen psychischem Syndrom und spezieller Krankheit sind besonders typisch	
organische affektive Störung	typisch:	• keine spezifischen Verbindungen, sondern **häufigste organische psychische Störung 2. Ranges** und **häufigstes psychisches Frühsymptom** (noch vor anderen Krankheitsmanifestationen) **aller Erkrankungen** von Tab. 2.6 und Tab. 2.10, besonders beachten: Frühsymptom von M. Parkinson vor neurologischen Symptomen. Auch bei Infektionen (wie z.B. Influenza), rheumatischen Erkrankungen, psychotropen Substanzen (einschließlich Alkohol), Medikamenten (auch z.B. Antikonzeptiva)
organische Halluzinose	typisch:	• **Temporallappenepilepsie** • Enzephalitis • Tumore • Traumata • **Alkohol** (**im Entzug oder** bei hohem Konsum **als Alkoholhalluzinose**) • **Antiparkinsonmedikation** • **Psychostimulantien**
organische wahnhafte Störung	typisch:	• **wie bei organischer Halluzinose**, bei Psychostimulantien v.a. "Verfolgungswahn", bei Alkohol v.a. "Eifersuchtswahn"
organische katatone Störung	typisch:	• **Enzephalitis** • Nebenwirkungen von **Neuroleptika** • **CO-Vergiftung**
organische Angststörung	typisch:	• **psychotrope Substanzen** einschließlich Alkohol, Koffein, Natriumglutamat (im Entzug oder bei Intoxikation) • **Hyper- und Hypothyreoidismus** • **Phäochromozytom** • Morbus Menière • Hyperparathyreoidismus • supraventrikuläre Tachykardie • Hypoglykämie • **Karzinoid** • Epilepsie • Porphyrie
organische dissoziative Störung	typisch:	• **Porphyrie** • Enzephalitis
organische Persönlichkeitsstörung	bei allen Erkrankungen von Tab. 2.6 und 2.10 typisch am häufigsten:	• **zerebrovaskuläre oder degenerative Erkrankungen** • Hypertonie (Morbus Binswanger) • **psychotrope Substanzen** • **Epilepsie**
organische Zwangsstörung	typisch:	• **Chorea Sydenham** • **Enzephalitis** • Epilepsie • Traumata

Tab. 2.15: Typische Ursachen von organischen Syndromen 2. Ranges. Vorsicht: Nicht nur nach typischen Ursachen suchen!

Es handelt sich um **keine Leitsyndrome organischer psychischer Störungen** wie Delir und Demenz. Sie werden deswegen auch im Gegensatz zu diesen organischen Syndromen 1. Ranges als **organische Syndrome 2. Ranges** bezeichnet (☞ Tab. 2.1). Das klinische Erscheinungsbild ähnelt nämlich oder ist sogar identisch mit anderen Störungen, die hier als nicht organisch bezeichnet werden.

Bei allen Störungen sind entsprechend **typische organische Zeichen, wie Störung von Auffassung, Merkfähigkeit und Gedächtnis, quantitative und qualitative Bewusstseinsstörungen oder inkohärentes Denken nicht vorhanden oder allenfalls vorübergehend und diskret.** Deswegen müssen zur Diagnose folgende Punkte erfüllt sein:

- Nachweis einer zerebralen Erkrankung oder systemischen körperlichen Erkrankung, von der bekannt ist, dass sie mit den aufgeführten Syndromen einhergehen kann
- ein zeitlicher Zusammenhang (Wochen, auch einige Monate) zwischen der Entwicklung der zugrundeliegenden Erkrankung und dem Auftreten des psychischen Syndroms

Folgende beide Punkte haben klinisch geringeres Gewicht:

- Rückbildung der psychischen Störung nach Rückbildung oder Besserung der vermuteten Ursache (nur retrospektiv möglich)
- kein überzeugender Beleg für eine andere Verursachung des psychischen Syndroms (z.B. eine hohe genetische Belastung)

Prinzipiell kommen ätiologisch als mögliche Ursachen alle Krankheiten in Frage, die auch bei Delir und Demenz angegeben wurden (Tab. 2.6, Tab. 2.10). Erkrankungen, die besonders häufig Ursachen eines organischen Syndroms 2. Ranges sind, zeigt Tab. 2.15.

2.1.3.1. Organische Halluzinose

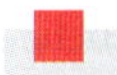

Klinik

Die Patienten haben ständig oder mit Unterbrechungen immer wieder auftretende

- optische Halluzinationen
- akustische Halluzinationen
- taktile Halluzinationen

Prinzipiell können die Halluzinationen in jeder Form auftreten, besonders häufig und eher typisch hören die Patienten bei akustischen Halluzinationen Stimmen mehrerer Personen, die oft in zwei Parteien im Dialog über den Patienten sprechen, seltener sich mit ihm unterhalten. Häufig drohen oder tadeln sie. Optisch werden von dem Patienten häufig - wie beim Alkoholentzugsdelir - sich bewegende, kleine Gegenstände oder Tiere wahrgenommen, die auch bedrohlichen Charakter annehmen. Taktil werden meist krabbelnde, beißende, sich bewegende Berührungen auf oder unter der Hautoberfläche wahrgenommen (z.B. beim "Dermatozoenwahn", "Kokskäfer" bei Kokainmissbrauch).

▶ Begleitsymptome

Angst und seltener Depression vor allem bei Beginn der Erkrankung. Gelegentliche Wahneinfälle oder wahnhafte Verarbeitung der erlebten Halluzinationen kommen vor.

Diagnose

Die diagnostischen Kriterien zeigt Tab. 2.16.

- allgemeine Kriterien für die Annahme einer organischen Ätiologie (☞ Vorbemerkungen zu den organischen Störungen 2. Ranges)
- ständige oder wiederkehrende Halluzinationen auf einem Sinnesgebiet
- keine Bewusstseinsstörung oder Verwirrtheit (Differentialdiagnose zum Delir)
- keine schweren kognitiven Störungen (Differentialdiagnose zur Demenz)

Tab. 2.16: Diagnostische Leitlinien der organischen Halluzinose, modifiziert nach ICD-10.

Differentialdiagnose

Die Abgrenzungen zu Verwirrtheitszustand und Demenz gehen aus den diagnostischen Leitlinien hervor: **Bewusstseinsstörung, schwere kognitive Defizite oder Inkohärenz sind nicht damit vereinbar.** Oft ist eine organische Halluzinose mit einer organischen affektiven Störung oder einem organischen Wahnsyndrom verbunden. Es können mehrere Diagnosen gestellt werden, oder die vorherrschende Symptomatik kann zur Diagnose herangezogen werden.

▶ **Alkoholhalluzinose**

Innerhalb der organischen Halluzinosen ist die Alkoholhalluzinose eine Sonderform: Kriterium ist eine langjährige Alkoholabhängigkeit, Auftreten von akustischen Halluzinationen, v.a. bei massivem Konsum, und Remission nach Abstinenz. Der Nachweis einer Hirnschädigung ist nicht unbedingt erforderlich.

▶ **Schizophrenie/schizoaffektive Störung**

Die Abgrenzung zur Schizophrenie kann meist nur nach den allgemeinen Kriterien der organischen Psychosyndrome 2. Ranges erfolgen, psychopathologisch können gleiche Halluzinationen vorkommen.

Regel: Bei Schizophrenien treten außer den Halluzinationen fast immer noch andere schizophrene Symptome, vor allem Störungen des Ich-Erlebens, auf. Ein Bild mit vorwiegend dialogisierenden Stimmen, die über den Patienten reden, ohne oder mit nur wenigen inhaltlichen Denkstörungen und keinen Störungen des Ich-Erlebens spricht für eine organische Halluzinose vor Beweis des Gegenteils.

Zusatzdiagnostik

Wie bei Delir und Demenz.

Epidemiologie

Sehr seltene Störung, Alkoholhalluzinose bei unter 1 % der schwer Alkoholabhängigen.

Ätiologie

In Frage kommen v.a. die in Tab. 2.15 gelisteten Krankheiten. Besonders häufig unter den organischen Halluzinosen sind

- Alkoholhalluzinose (akustische Halluzinationen)
- organische Halluzinose bei Temporallappenepilepsie (akustische Halluzinationen)
- chronische Intoxikationen mit anderen psychotropen Substanzen, v.a. chronischer Gebrauch von Amphetaminen und Kokain (akustische, optische, taktile Halluzinationen)

Verlauf und Prognose

Der Beginn der Störung ist häufig plötzlich. Sie bleibt in **unveränderter Symptomatik chronisch** bestehen. Bei einer behandelbaren Grunderkrankung ist die Störung oft reversibel, bei der Alkoholhalluzinose oder anderen substanzinduzierten Halluzinosen führt eine Abstinenz häufig zur Vollremission.

Therapie

- falls möglich, Therapie der Grunderkrankung
- zusätzlich hochpotente oder atypische Neuroleptika in anfangs niedriger Dosierung, z.B. Risperidon (Risperidal®) oder Haloperidol (z.B. Haldol®) 2-6 mg/d

  Bei fehlender Wirkung Steigerung der Dosis bis auf 3x5 mg/d Haloperidol. Es sollte mindestens 12 Wochen behandelt werden. Bei fehlender Wirkung ist ein Versuch möglich mit
- Clozapin (Leponex®), Beginn mit 12,5 mg/d, Steigerung bis 600 mg je nach Nebenwirkungen (Vorsichtsmaßnahmen bei Clozapin beachten!)

In manchen Fällen kann wirksam sein eine

- Kombination mit Carbamazepin oder eine Monotherapie mit Carbamazepin (z.B. Tegretal®)

Vor allem bei Halluzinosen bei Epilepsie empfiehlt sich dann eine Umstellung auf Carbamazepin.

2.1.3.2. Organische wahnhafte (schizophreniforme) Störung

Früher auch als **symptomatische Schizophrenie** bezeichnet.

Klinik

Das psychopathologisch Bild ist vor allem geprägt durch:

- Wahneinfälle
- Wahngedanken, -ideen, die sich dem Patienten kontinuierlich aufdrängen

Es sind alle Wahninhalte möglich, häufiger als bei der Schizophrenie ist der Wahn aber auf naheliegende, "pseudorealistische" Inhalte gerichtet (z.B. von Nachbarn bestohlen zu werden, unrecht behandelt zu werden oder nicht Recht zu bekommen mit querulatorischem Wahn). Der Wahn ist auch häufig auf einen oder wenige Inhalte beschränkt, weitet sich nicht aus. Eine Systematisierung zu einem Wahnsystem ist aber möglich.

▶ Begleitsymptome:

Angst und Depression sind häufig. Treten zusätzlich eine organische Halluzinose, Wahnwahrnehmungen oder Störungen des Ich-Erlebens, eventuell auch Denkzerfahrenheit auf, so ist dieses seltene Bild psychopathologisch von einer paranoid-halluzinatorischen Schizophrenie nicht mehr zu unterscheiden.

Diagnose und Differentialdiagnose

Tab. 2.17 zeigt die diagnostischen Kriterien.

- allgemeine Kriterien für die Annahme einer organischen Ätiologie (nicht nur einfache Atrophie im CT oder neurologische Symptome)
- Wahn in jeder Form (einzelne Wahnideen oder systematisierter Wahn) als beherrschendes Symptom
- keine Bewusstseinsstörung oder Verwirrtheit (Differentialdiagnose zum Delir)
- keine schweren kognitiven Störungen (Differentialdiagnose zur Demenz)

Tab. 2.17: Diagnostische Leitlinien der organischen wahnhaften Störung, modifiziert nach ICD-10.

Kombinationen mit anderen organischen Psychosyndromen 2. Ranges, v.a. organischen Halluzinosen, aber auch organisch katatonen und affektiven Störungen kommen vor, so dass dann entweder mehrere Diagnosen gestellt werden müssen, oder die vorherrschende Symptomatik diagnostiziert wird, oder auch der **traditionelle Begriff der symptomatischen Schizophrenie gerechtfertigt** ist.

▶ **Abzugrenzen sind Schizophrenie, schizoaffektive Störung und wahnhafte Störung**

Oft ist eine Unterscheidung psychopathologisch nicht möglich. Selbst bei den allgemeinen Kriterien der organischen Syndrome 2. Ranges kann sowohl eine organische Erkrankung als auch gleichzeitig eine Schizophrenie vorliegen. Im Zweifelsfall sollte sowohl die postulierte organische Ursache behandelt werden, parallel dazu eine möglicherweise zusätzlich bestehende Schizophrenie. Oft lässt sich die Diagnose nur anhand des Verlaufes entscheiden (Remission nach Verschwinden der Ursache = organische Störung, keine Remission oder schubweiser Verlauf trotz Besserung des organischen Befunds = Schizophrenie). Hinweis: Organisch wahnhafte Störungen zeigen oft geringere affektive Beteiligung und geringere Dynamik (kein ständiger Wechsel der Wahninhalte oder Hinzukommen von ständig neuen Wahninhalten und Symptomen) und sind mehr auf realitätsbezogene, naheliegende Wahninhalte, weniger auf bizarre, ungewöhnliche gerichtet.

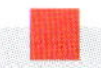

Zusatzdiagnostik

Wie bei Delir und Demenz.

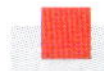

Epidemiologie

Wahrscheinlich selten.

Ätiologie

Wie bei allen organischen Psychosyndromen 2. Ranges kann **prinzipiell jede das Gehirn direkt oder indirekt betreffende Erkrankung** zugrunde liegen (besonders die Krankheiten in Tab. 2.15).

Besonders häufige Ursache sind alle Erkrankungen, die die **Temporallappen** betreffen:

- Temporallappenepilepsien, bei denen psychopathologische Bilder vorkommen, die von einer Schizophrenie nicht zu unterscheiden sind (☞ Kap. 2.1.4.7.)
- chronischer Missbrauch von Amphetaminen, Kokain (v.a. Verfolgungswahn), seltener Alkohol (v.a. Eifersuchtswahn)
- direkte Schädigungen der Temporallappen durch Hirntraumata und lokale Enzephalitiden

Verlauf und Prognose

In Abhängigkeit von der Grunderkrankung. Unbehandelt ist der Verlauf chronisch gleichförmig: Nach Beginn der Symptomatik (je nach Grunderkrankung innerhalb von einigen Tagen oder Wochen) persistiert die Symptomatik auf etwa gleichem Schweregrad. Rein symptomatische Therapien sind selten erfolgreich außer bei der Epilepsie.

Therapie

Wie bei der organischen Halluzinose, bei Epilepsie ☞ Kap. 2.1.4.7.

2.1.3.3. Organische katatone Störung

Klinik

Die Patienten sind entweder

- im Stupor

oder

- psychomotorisch unruhig mit Erregungszuständen

oder

- sie wechseln zwischen beiden Zuständen

Vor allem beim Wechsel von Stupor zu Erregung oder im Erregungszustand können sie gefährliche, unvorhersehbare Impulshandlungen (z.B. Selbsttötungsversuche oder Gewalt gegen andere) begehen. Andere katatone Symptome können wie bei der katatonen Schizophrenie vorhanden sein, fehlen aber bei organischen Störungen häufig: Katalepsie, Flexibilitas cerea. Manieriert-bizarre Verhaltensweisen einschließlich Stereotypien kommen dagegen häufiger vor (v.a. allem bei amphetamininduzierten Hirnschädigungen).

Im katatonen Erregungszustand oder Stupor sind Bewusstseinslage und kognitive Funktionen nicht überprüfbar, die Sprache fehlt oder ist im Erregungszustand unverständlich. Es ist deswegen **meist nicht auszuschließen, dass es sich nicht um eine besondere Form des Delirs handelt.**

Begleitsymptome: Halluzinationen, Wahn und Störungen des Ich-Erlebens können auftreten (symptomatische Schizophrenien).

Diagnose und Differentialdiagnose

Diagnostische Kriterien zeigt Tab. 2.18.

- allgemeine Kriterien für die Annahme einer organischen Ätiologie
- Stupor/Mutismus
- oder Erregungszustand
- oder beides im Wechsel

Tab. 2.18: Diagnostische Leitlinien der organischen katatonen Störung, modifiziert nach ICD-10.

Die Grenzen zu anderen organischen Syndromen verschwimmen häufig, es können mehrere Diagnosen gestellt werden oder es kann der Begriff der **symptomatischen Schizophrenie** verwendet werden.

Ein Delir kann durch katatone Symptome der hier geschilderten Art begleitet und kompliziert werden. Besteht vor oder nach katatonen Syndromen ein Verwirrtheitszustand oder eine Demenz, und besteht für die katatone Symptomatik eine Amnesie, ist es besser, **von katatonen Symptomen im Rahmen eines Delirs** zu sprechen.

Abzugrenzen sind:

▶ **katatone Schizophrenie**

Ohne sichere organische Ursachen für die katatone Symptomatik kann die Differentialdiagnose psychopathologisch unmöglich werden. Für die Schizophrenie sprechen **frühere katatone Symptome der gleichen Art**, die bereits **in jüngeren Lebensjahren begonnen** haben **und rezidivierend** auftraten. Weniger Gewicht hat eine familiäre Belastung mit dieser Störung und ein psychopathologisches Bild, in dem auch Halluzinationen, inhaltliche Denkstörungen und v.a. Störungen des Ich-Erlebens auftreten.

▶ **Depressionen, v.a. Melancholie**

Ein Stupor kann ebenso bei einer melancholischen Depression mit Antriebshemmung auftreten. Auch hier kann die Differentialdiagnose psychopathologisch ohne Sicherung einer Ursache unmöglich sein. Es gelten die **Differenzierungskriterien durch Verlauf und familiäre Belastung wie bei der Schizophrenie.** Psychopathologisch spricht das Vorliegen eines depressiven Syndroms vor Beginn und nach Ende des katatonen Syndroms für eine Melancholie. Oft sind beim depressiven Stupor Bemühungen des Patienten zu erkennen, zu sprechen, sich zu bewegen, mit Unterbrechungen und langsamer Wiederaufnahme der Aktivität (aber Vorsicht: auch beim Parkinsonstupor oder neuroleptikabedingten Stupor).

Zusatzuntersuchungen

Wie bei Verwirrtheitszustand/Delir. Nie vergessen: Liquorpunktion zum Ausschluss einer Enzephalitis und erweiterte Suche nach Intoxikationen (vor allem Kohlenmonoxydvergiftung, Drogen wie amphetaminähnliche Substanzen, Ecstasy, "Liquid Ecstasy" oder Phencyclidin = "Angel Dust").

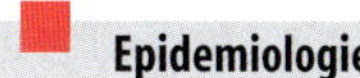

Epidemiologie

Wahrscheinlich selten.

Ätiologie

Alle das Gehirn beeinträchtigenden Erkrankungen können die Störung verursachen, vor allem die in Tab. 2.15 genannten.

Häufiger als andere organische Ursachen kommen vor:

- Enzephalitis
- Kohlenmonoxydvergiftung
- Drogenintoxikation oder chronischer Konsum (Amphetamine, Ecstasy, "Liquid Ecstasy", Phenylcyclidin, Kokain), seltener Entzug
- Parkinsonkrise (Parkinsonkrankheit ist vorher immer bereits bekannt)
- neuroleptikainduziert (v.a. hochpotente Neuroleptika bereits bei Einmalgabe: deswegen immer, notfalls fremdanamnestisch, nach Neuroleptika, einschließlich Mittel gegen Übelkeit wie Paspertin®, fragen)

Verlauf und Prognose

Abhängig von der Ursache. Sowohl langsamer Beginn über Wochen (Morbus Parkinson), als auch ein perakuter Beginn (Enzephalitis) über Nacht. Das katatone Syndrom ist **fast immer reversibel**, je nach Ursache persistieren aber oft verschiedene organische Störungen.

Therapie

Entscheidend ist die **Behandlung der Ursachen**.

Symptomatische Therapie des Stupors unabhängig von der Differentialdiagnose (☞ Tab. 2.42) mit:

- 2 mg Lorazepam i.v. (Tavor®)
  als Kurzinfusion über 3 bis 5 min (oft dramatische Besserung des Zustandsbildes, allerdings oft nur 30 min bis 3 h anhaltend). Die Kurzinfusion kann nach 3 bis 6 h wiederholt werden. Bei Erfolg kann Lorazepam oral als Dauermedikation gegeben werden

Zusätzlich zum Lorazepam können bei fehlender Wirkung gegeben werden:

- hochpotente Neuroleptika, z.B. Haloperidol (bei einer organischen Katatonie vorsichtig beginnen mit 3x1 - 3x2 mg, später 3x5 mg/d, nur in Ausnahmefällen höher)

Vorsicht, dass kein Parkinson-Syndrom, auch kein medikamentös induziertes, übersehen wird: Behandlung wie bei einer Parkinsonkrise (Amantadininfusion (z.B. PK Merz®), Bromocriptin (z.B. Pravidel®), L-Dopa (z.B. Madopar®). **Neuroleptika sind dann kontraindiziert.**

Erregungszustände werden **nach den Regeln der Notfalltherapie behandelt** (☞ Kap. 4.5.2., Tab. 2.44).

2.1.3.4. Organische affektive Störung

Klinik

Die Patienten leiden entweder unter einer

- depressiven Verstimmung mit Deprimiertheit, Antriebslosigkeit oder Antriebshemmung

oder

- manischen Verstimmung mit euphorischer Stimmung, Antriebssteigerung

Es können sämtliche **Symptomkonstellationen** vorkommen, **wie** sie **beim depressiven und manischen Syndrom** beschrieben sind. Häufig allerdings, wenn auch nicht obligat, handelt es sich um kein typisches melancholisches Syndrom, das heißt, es fehlen Tagesschwankungen, Früherwachen, oft auch der tief traurige Affekt mit aufgehobener Schwingungsfähigkeit, statt dessen besteht häufig nur ein einfacher Verlust von Freude. Auch ist häufiger eine Antriebsminderung als eine typische Antriebshemmung zu finden. Bei den manischen Syndromen fehlen oft die ausgeprägten, ansteckenden Euphorien oder die massive Antriebssteigerung, es imponiert ein eher flach euphorischer, wenig ansteckender Affekt.

Sonderformen

Unter die organischen affektiven Störungen können die **organischen Angststörungen** subsumiert werden:

Klinisch sind sie oft mit einem deprimierten Affekt verbunden. Im Vordergrund stehen aber diffuse, generalisierte Ängste, phobische Befürchtungen oder Panikattacken.

Diagnose und Differentialdiagnose

Die Diagnosekriterien zeigt Tab. 2.19.

- allgemeine Kriterien für die Annahme einer organischen Ätiologie
- depressives Syndrom oder manisches Syndrom, wie bei der depressiven und manischen Episode und der Dysthymia beschrieben (Kap. 2.5.)

Tab. 2.19: Diagnostische Leitlinien der organischen affektiven Störung, modifiziert nach ICD-10.

Die Differentialdiagnose der organischen affektiven Störungen ist wegen der großen Häufigkeit des depressiven Syndroms **eine der wichtigsten Differentialdiagnosen der Psychiatrie**.

Abzugrenzen sind:

▶ **affektive Störungen und Angststörungen**

Rein psychopathologisch gibt es **keine sicheren Kriterien, um eine primär affektive Störung von einer organischen affektiven Störung zu differenzieren.** Vom Verlauf her sprechen frühere rezidivierende affektive Störungen und eine positive Familienanamnese für eine primäre affektive Störung. Die Wirksamkeit einer antidepressiven Therapie spricht auch für eine primäre affektive Störung, nur können auch organische Störungen dadurch gebessert werden oder sich zufällig spontan während einer antidepressiven Therapie verbessern. Eine gefundene organische Ursache reicht bei der Fülle von möglichen Ursachen depressiver organischer Störungen in der Regel nicht aus, da die Wahrscheinlichkeit eines zufälligen Zusammentreffens zweier Erkrankungen hoch ist (die meisten postulierten organischen Ursachen führen zudem nur bei einer Minderzahl von Patienten auch zu Depressionen), bzw. da primäre affektive Störungen durch eine organische Erkrankung ausgelöst werden können. Dies gilt vor allem für häufige leichtere körperliche Erkrankungen (z.B. Influenza, Einnahme verschiedener internistischer Medikamente). Ein verlässlicheres Kriterium ist nur, wenn eine affektive Störung bei Therapie einer körperlichen Erkrankung parallel damit verschwindet. Hier ist zumindest rückblickend eine Diagnose möglich.

Regel: Bei der Vielzahl der körperlichen Ursachen für eine organische affektive Störung (Depression) und der Seltenheit, mit der tatsächlich organische Störungen bei solchen Erkrankungen auftreten, ist es gerechtfertigt, bei einer unsicheren Differentialdiagnose immer eine primäre affektive Störung anzunehmen und zu behandeln und gleichzeitig alle möglichen körperlichen Ursachen einer solchen Erkrankung zusätzlich zu behandeln.

Zusatzdiagnostik

Wie bei den anderen organischen Störungen.

Epidemiologie

Die Störung ist sehr häufig, es fehlen aber aussagekräftige Untersuchungen. Affektive Störungen treten z.B. bei 8 % der Patienten mit Niereninsuffizienz auf, bei 60 % der Patienten mit einem Cushing-Syndrom.

Ätiologie

Alle körperlichen Erkrankungen, die eine Funktionsstörung des Gehirns bedingen, kommen in Frage (v.a. Tab. 2.15).

Es kommen aber auch solche in Frage, von denen eine Funktionsstörung des Gehirns nicht nachgewiesen ist, die aber sicher bei depressiven Verstimmungen gehäuft auftreten: **alle schweren Infektionskrankheiten**, auch wenn sie nicht das Gehirn betreffen, z.B. Influenza, **chronische körperliche Erkrankungen**, z.B. rheumatische Erkrankungen, **Einnahme von Antikonzeptiva.** Oft ist es nicht sicher zu entscheiden, ob die Reaktion auf die Erkrankung und ihre Folgen (z.B. auch Immobilität oder der Wegfall sozialer Verstärkung) eine depressive Episode bei bestehender Prädisposition ausgelöst hat oder die Erkrankung selbst zum organischen affektiven Syndrom führt.

Folgende Ursachen sind besonders häufig (v.a. Depression, seltener Manie):

- Substanzmissbrauch (vor allem Alkohol, alle Drogen)
- M. Parkinson und verwandte Syndrome (noch vor neurologischen Manifestationen)

- Alzheimer-Demenz, vaskuläre Demenz, zerebrovaskuläre Insuffizienz, Hirninsulte
- Hypo- und Hyperthyreose (auch Hashimoto-Enzephalitis), Hypercortisolismus
- Epilepsien (v.a. kurzdauernde Verstimmungen)
- Infektionskrankheiten wie Influenza oder chronische virale Erkrankungen (**chronisches Müdigkeitssyndrom**)
- **bei Frauen Hormonänderungen** (Antikonzeptiva, Menopause), **bei Männern Testosteronmangel ab dem ca. 50. Lebensjahr**
- Multiple Sklerose

Bei Angstattacken sind besonders häufig:

- Temporallappenepilepsie
- Hypo- und Hyperthyreose
- Phäochromozytom
- bei Frauen hormonelle Störungen

Verlauf und Prognose

Abhängig von der Ursache. Ist diese behandelbar (nur manchmal möglich) und werden antidepressive Medikamente richtig eingesetzt, fast immer Vollremission.

Therapie

Auch bei nicht behandelbaren Grunderkrankungen kann die affektive Störung oft **durch antidepressive Therapie beseitigt oder zumindest gebessert werden.**

Eine antidepressive Therapie ist immer gerechtfertigt unter folgenden Bedingungen:

- kurze oder gut therapierbare somatische Erkrankungen, die als ursächlich für die depressive Verstimmung oder manische Verstimmung angenommen werden, können zunächst somatisch therapiert werden, bevor bei persistierenden depressiven Symptomen die antidepressive Therapie begonnen wird
- nicht oder nur unzureichend behandelbare organische Störungen, die als ursächlich angenommen werden, können nicht in ihrem Verlauf abgewartet werden, und es kann sofort eine antidepressive Therapie begonnen werden

Die Therapie entspricht den Grundregeln der **pharmakologischen Depressions-** (Kap. 2.5.2.), **Manie-** (Kap. 2.5.1.) oder **Angstbehandlung** (Kap. 2.7.). Einige Besonderheiten sind bei Verdacht auf eine organische affektive Störung zu berücksichtigen:

Als erstes Antidepressivum sollte nicht ein trizyklisches Antidepressivum gegeben werden wegen der Nebenwirkungen (v.a. anticholinerge, die Depression kann so verstärkt werden), sondern ein Serotoninwiederaufnahmehemmer oder andere nebenwirkungsarme Antidepressiva (☞ Depressionsbehandlung bei depressiven Syndromen bei Demenzen, Kap. 2.1.1.).

Wegen der größeren Gefahr von extrapyramidalen Nebenwirkungen sollten bei Verdacht auf organische Manien die hochpotenten oder atypischen Neuroleptika eher niedrig dosiert werden. Z.B. Beginn mit 3x2 - 3x3 mg/d Haloperidol (Haldol®), nur bei psychomotorischer Erregung Beginn mit 3x5 mg/d, je nach Wirkung bis 3x10 mg/d, Risperidon 3x0,5 mg/d bis 2x3 mg/d, evtl. zusätzliche Sedierung mit Benzodiazepinen. Therapiedauer vor Präparatewechsel mindestens 6 bis 8 Wochen. Bei starken Nebenwirkungen ist eine Lithium- oder Valproattherapie wie bei der Manie (Kap. 2.5.1.) zu empfehlen.

2.1.3.5. Organische Wesensänderung

Sie wird in der ICD-10 als **organische Persönlichkeitsstörung** bezeichnet.

Klinik

Charakteristisch ist eine auffällige Veränderung zum prämorbiden Verhalten.

Das heißt, es muss ein Bruch, eine Änderung der wesentlichen Eigenschaften der Persönlichkeit nachweisbar sein. Diese **Veränderung** zeigt sich in den Bereichen von **Affektivität, Bedürfnissen und Impulsen. Kognitive Fähigkeiten** sind **nicht so ausgeprägt** wie bei der Demenz **gestört**, sondern vor allem, wenn es darum geht, eigene Handlungen zu planen und ihre persönlichen und sozialen Konsequenzen vorauszusehen.

Typischerweise zeigt sich das geänderte Verhalten des Betroffenen daran, dass er

- an Interesse verliert, gleichgültig und langsamer wird
- zielgerichtete Aktivitäten nicht mehr durchhält, Befriedigungen nicht mehr aufschiebt (z.B. auch sexuelle Befriedigung)

- emotional labil ist, einerseits flach euphorisch, ungerechtfertigt fröhlich mit unpassenden Witzen, andererseits schnell reizbar mit Wutausbrüchen
- Bedürfnisse und Impulse ohne Berücksichtigung sozialer Konsequenzen auslebt, beispielsweise sexuelle Annäherungsversuche unternimmt, unsoziale Handlungen begeht, stark isst oder trinkt
- umständlich-weitschweifig redet, sich schwer umstellen kann
- misstrauisch oder paranoid wirkt, sich übermäßig mit einzelnen Themen beschäftigt
- frühere charakteristische Eigenschaften plötzlich akzentuiert werden ("der Sparsame wird geizig, der Missmutige wird mürrisch, der Redselige geschwätzig")

Sonderformen

Zur organischen Wesensänderung können auch gezählt werden die **organische dissoziative Störung** und die **organische emotional-labile Störung (asthenische Störung, früher Pseudoneurasthenie)**

Beide können auch als eigene Form organischer Störungen wie in der ICD-10 klassifiziert werden.

Bei **organischen dissoziativen Störungen** finden sich fast immer auf dem Boden einer organischen Persönlichkeitsstörung hysteriforme Verhaltensweisen, übertriebene Darstellungen der Symptome oder der Persönlichkeit, aber auch psychogen anmutende Verhaltensweisen, wie sie bei der dissoziativen Störung beschrieben sind (Kap. 2.10.): Weglauftendenzen (dissoziative Fugue), stuporöse Bilder bei Belastungen (dissoziativer Stupor), Trance, Besessenheitszustände, psychogen anmutende Bewegungsstörungen und Sinnesstörungen oder psychogen anmutende Krampfanfälle.

Bei der **organischen asthenischen Persönlichkeitsstörung** sind die Patienten affektlabil, affektinkontinent. Sie ermüden schnell, klagen über eine Vielzahl körperlicher Beschwerden und Schmerzen.

Die organische Persönlichkeitsstörung wurde auch als **Pseudopsychopathie** bezeichnet. Häufig wird auch die Hirnregion angegeben, von der angenommen wird, dass die Persönlichkeitsstörung davon ihren Ausgang nimmt, z.B. **Frontalhirn-Syndrom, Lobotomie-Syndrom, Leukotomie-Syndrom, auch epileptische Wesensänderung.**

Diagnose und Differentialdiagnose

Diagnostische Leitlinien der organischen Persönlichkeitsstörung zeigt Tab. 2.20.

- Vorgeschichte oder Hinweise auf Hirnerkrankung, -schädigung, -funktionsstörung (auch durch psychotrope Substanzen)
- mindestens 3 der folgenden Merkmale über mehrere Monate, die nicht vor der Hirnschädigung bestanden haben (deren Beginn also ungefähr angegeben werden kann):
  - andauernd reduzierte Fähigkeit, zielgerichtete Aktivitäten durchzuhalten und Befriedigungen aufzuschieben
  - veränderte Affektivität: Affektlabilität; Euphorie (flach euphorisch, inadäquate Witzelsucht) und leichter Wechsel zur Dysphorie, Wut; Aggressivität; Apathie
  - Äußerung von Bedürfnissen und Impulsen ohne Berücksichtigung von Konsequenzen und sozialen Konventionen (z.B. Straftaten, unangemessene sexuelle Annäherungsversuche, Hyperphagie oder Substanzmissbrauch)
  - Misstrauen, paranoides Denken oder exzessive Beschäftigung mit einem einzigen Thema (wie bei paranoider und fanatischer Persönlichkeit)
  - formale Denk-/Sprachstörungen mit Umständlichkeit/Weitschweifigkeit, Logorrhoe oder Denk-/Sprachverarmung, "Begriffsunschärfe"
  - verändertes Sexualverhalten (deutliche Hyposexualität, Wechsel in der sexuellen Präferenz oder Hypersexualität)

Tab. 2.20: Diagnostische Leitlinien der organischen Persönlichkeitsstörung, modifiziert nach ICD-10.

Bei der **organischen asthenischen Störung** ändern sich im Vergleich zur organischen Persönlichkeitsstörung keine überdauernden Persönlichkeitseigenschaften. Die Äußerungen von Bedürfnissen und Impulsen bleiben gleich, es findet sich keine Euphorie. Leitsymptome sind Affektinkontinenz und Affektlabilität, Ermüdbarkeit, teilweise nur subjektiv empfundener Leistungsmangel, körperliche Beschwerden.

Eine **organische dissoziative Störung** sollte isoliert nur diagnostiziert werden, wenn dissoziative Störungen vorliegen mit einem organisch-ätiologischen Faktor ohne sonstige Hinweise auf eine andere organische psychische Störung.

Abzugrenzen von diesen Störungen sind:

▶ **Persönlichkeitsstörungen**

Die Eigenschaften und das Verhalten, auf das sich die Diagnose stützt, sind von **früher Jugend oder Kindheit** an vorhanden, **keine Änderung**, kein Knick in den Persönlichkeitsvariablen.

▶ **Schizophrenien**

Residualsyndrome bei Schizophrenien können psychopathologisch von organischen Persönlichkeitsstörungen nicht unterscheidbar sein. Es sind dann in der Vorgeschichte aber immer typisch schizophrene Symptome nachweisbar.

▶ **Depressionen, Angststörungen**

Vor allem eine organische asthenische Störung kann psychopathologisch von atypischen primären affektiven Störungen nicht unterscheidbar sein. Eine organische asthenische Störung kann durch eine affektive Störung kompliziert sein. **Eine antidepressive Therapie** (wie bei den organischen affektiven Störungen, ☞ Kap. 2.1.3.4.) **ist deswegen bei geringstem Zweifel immer gerechtfertigt.** Die Differentialdiagnose gründet vor allem auf frühere depressive Episoden oder schwerwiegende organische Befunde. Bipolare Störungen und rezidivierende depressive Störungen können bei langjährigen Verläufen im Intervall Symptome aufweisen wie bei einer organischen Persönlichkeitsstörung (**bipolare Residualsyndrome**), vor allem wenn sich maniforme und depressive Symptome durchmischen. Frühere typische manische oder depressive Episoden oder eine langjährige Zyklothymia sprechen für ein Residuum, eine Lithiumtherapie sollte dann immer versucht werden.

▶ **dissoziative Störungen**

Bei organischen dissoziativen Störungen finden sich meist auch zumindest leichte kognitive Beeinträchtigungen oder Hinweise auf eine organische Persönlichkeitsstörung, ansonsten ist eine Unterscheidung nicht möglich. Fehlen organische ätiologische Faktoren, ist zu berücksichtigen, dass **etwa 30 % der dissoziativen Störungen im Verlauf doch noch eine organische Erkrankung entwickeln, die die Symptome erklärt.**

Zusatzdiagnostik

Wie bei den anderen organischen Störungen.

Epidemiologie

Die Störungen sind häufig, vor allem im höheren Lebensalter. Zuverlässige Angaben zur Epidemiologie sind nicht bekannt.

Ätiologie

Ursache muss eine **chronische körperliche Erkrankung bzw. Substanzzufuhr sein, die das Gehirn chronisch leicht schädigt.** In Frage kommen die Erkrankungen der Tab. 2.6, 2.10, 2.15. Bei der organischen Persönlichkeitsstörung sind besonders häufig:

- langjähriger Alkoholmissbrauch beziehungsweise Alkoholabhängigkeit
- Schädigungen des Frontalhirns (z.B. nach Trauma)
- Temporallappenepilepsien (limbische Epilepsie) mit **epileptischer Wesensänderung**

Die organische asthenische Störung tritt besonders häufig auf bei:

- zerebrovaskulären Erkrankungen, v.a. Hypertonie (M. Binswanger)

Die organische dissoziative Störung tritt besonders häufig auf bei:

- Epilepsien

Verlauf und Prognose

Die Störung entwickelt sich langsam progredient (über Monate und Jahre), bleibt dann häufig auf einem Plateau mit gleichbleibendem Schweregrad bestehen. Gibt es eine behandelbare Grunderkrankung, so kann sich die Störung manchmal zurückbilden.

Therapie

- Behandlung einer eventuellen Grunderkrankung
- Spezifische pharmakologische Therapiemöglichkeiten gibt es nicht

Bei organischen asthenischen Störungen empfiehlt sich aus pragmatischen Gründen eine medikamentöse Therapie wie bei organischen affektiven Störungen.

Bei der organischen Persönlichkeitsstörung führen Antidepressiva häufig zur Verstärkung der Impulsstörungen. Ein Therapieversuch, vor allem bei Temporallappenepilepsie, mit Carbamazepin, Valproat und/oder Lithium kann unternommen werden.

Zusätzlich können verhaltenstherapeutische Verfahren eingesetzt werden, die zwar den prinzipiellen Verlauf nicht verhindern, jedoch den Umgang mit den Symptomen und die Kontrolle der Verhaltensauffälligkeiten verbessern können.

2.1.3.6. Organische Zwangsstörung

Klinik

Klinisch unterscheidet sich die organische Zwangsstörung nicht von der Zwangsstörung, wie sie in Kap. 2.8. beschrieben ist. Die Patienten haben also Zwangsphänomene aller Art, die einzeln oder kombiniert auftreten.

Begleitsymptome: Wie bei der Zwangsstörung sind affektive Syndrome, v.a. Angst und Depression, häufig.

Diagnose und Differentialdiagnose

Die Diagnose einer organischen Zwangsstörung kann gestellt werden, wenn einerseits die Kriterien der Zwangsstörung erfüllt sind (Kap. 2.8.), andererseits ein kausaler organischer Faktor gefunden wird. Abzugrenzen von der organischen Störung ist die primäre Zwangsstörung (nur durch die Zusatzdiagnostik möglich).

Zusatzdiagnostik

Wie bei anderen organischen psychischen Störungen.

Epidemiologie

Die Störung ist wahrscheinlich selten, epidemiologische Daten fehlen.

Ätiologie

In Frage kommen vor allem die in Tab. 2.15 genannten Ursachen, prinzipiell kann aber jede Schädigung des Gehirns zu einer organischen Zwangsstörung führen. Besonders häufig sind Schädigungen, die das limbische System, die Basalganglien oder den frontoorbitalen Kortex betreffen.

Verlauf und Prognose

Abhängig von den Ursachen. Meist beginnt die Störung akut, zeigt eine Progredienz der Symptome bis zu einem persistierenden Plateau. Häufig sind die zugrundeliegenden Ursachen nicht ausreichend behandelbar und die Störung bleibt irreversibel.

Therapie

- Behandlung der Ursachen
- pharmakotherapeutische und verhaltenstherapeutische Behandlung, wie bei der Zwangsstörung beschrieben (Kap. 2.8.)

2.1.4. Spezielle Erkrankungen bei organischen Störungen

2.1.4.1. Alzheimersche Krankheit (= Demenz vom Alzheimer Typ, Morbus Alzheimer)

Klinik, Diagnose und Differentialdiagnose

Die Alzheimersche Erkrankung ist eine **primär degenerative, zerebrale Erkrankung mit charakteristischen neuropathologischen Merkmalen.**

Psychopathologisch zeigt sie das **typische Bild einer Demenz,** wie sie in den diagnostischen Leitlinien in Kap. 2.1.1. dargestellt ist.

Die Demenz ist gekennzeichnet durch **schleichenden Beginn.** Sie entwickelt sich langsam, aber stetig über einen Zeitraum von mehreren Jahren.

Drei Stadien werden unterschieden:

Leichte Alzheimer Krankheit = Stadium 1

Schwaches Erinnerungsvermögen für kurz zurückliegende Ereignisse; das **Erlernen neuer Informationen** ist **gestört;** gestörtes Orientierungsvermögen in fremder Umgebung; Tendenz, sich zu verirren; eingeschränkte Fähigkeit, Abbildungen zu kopieren; **Wortfindungsstörungen; reduzierter aktiver Wortschatz; eingeschränktes Urteilsvermögen;** Gleichgültigkeit und depressive Verstimmungen; Unruhe; normale Motorik.

Mittelschwere Alzheimer Krankheit = Stadium 2

Tiefgreifende Störung des Kurzzeitgedächtnisses; Erinnerung an frühere Ereignisse geht verloren; örtliche Desorientierung auch in vertrauter Umgebung; Nichterkennen der Wohnung oder der Angehörigen; Patienten gehen leicht verloren; schwache Bildverarbeitung; Apraxie; zunehmende Störung des Sprachverständnisses und des sprachlichen Ausdrucks; Wortfindungsstörungen; Wortverwechslungen; Silbenverdrehungen; Akalkulie;, schwere Störung des Urteilsvermögens; Unruhe, Umherwandern und Aggressivität; Wahn und Sinnestäuschungen.

Schwere Alzheimer Krankheit = Stadium 3

Schwerste Störungen des Gedächtnisses und aller kognitiven Funktionen; Echolalie und Palilalie; Patienten können stumm werden; **totaler Verlust der Fähigkeit zur eigenen Pflege**; Harn- und Stuhlinkontinenz können vorkommen; unsicheres Stehen, wiederholtes Fallen und verminderte Mobilität; Gliederstarre und gebeugte Haltung; Schluckstörungen; cerebrale Krampfanfälle, schließlich Bettlägerigkeit.

Folgende Kriterien sprechen **bei einer Demenz** für die Diagnose eines **Morbus Alzheimer**, wenn andere Erkrankungen die progredienten Störungen von Gedächtnis und Kognition nicht erklären können:

- **progrediente Verschlechterung des expliziten Gedächtnisses** (☞ Kap. 1.5.) und der kognitiven Funktionen
- positive Familienanamnese für ähnliche Erkrankungen, besonders wenn sie neuropathologisch bestätigt wurden
- bei den Zusatzuntersuchungen **normaler Liquor** (oder nur leichte Eiweißerhöhung oder, falls durchführbar, **erhöhtes Tau-Protein, phosphoryliertes Tau-Protein und reduziertes Amyloid Aβ_{1-42}** als Zeichen neuronaler und axonaler Schädigung mit ca. 80-90 % Sensitivität und Spezifität, vor allem geeignet zur Abgrenzung der depressiven Pseudodemenz, ☞ Ätiologie), normales oder **unspezifisch verändertes EEG** (z.B. vermehrtes Auftreten langsamer Wellen biparietotemporal), im **C-CT Atrophie**, die bei Kontrolluntersuchungen **zunimmt** (das C-CT kann aber zu Beginn altersentsprechend unauffällig sein), **parieto-temporale, geringer fronto-laterale und occipitale Perfusions- bzw. Glukosemetabolismusausfälle** (Spezifität 80-95 %, Sensitivität 50-80 %) im HMPAO-SPECT bzw. FDG-PET (wahrscheinlich sehr früher Indikator)

Welche Kriterien sind **noch vereinbar mit** der Diagnose eines **Morbus Alzheimer**?

- in fortgeschrittenen Stadien motorische Symptome wie erhöhter Muskeltonus, Myoklonus, Gangstörungen, Reflexdifferenzen
- epileptische Anfälle in fortgeschrittenen Stadien
- Delir in fortgeschrittenen Stadien
- im CCT: periventrikuläre Dichteminderung der weißen Substanz (Leukoaraiose), lakunäre Infarkte ohne strategische Lokalisation und ohne neurologisches Korrelat (daraus folgt keine vaskuläre Demenz!), ein altersentsprechend normaler Befund

Welche Kriterien machen einen **Morbus Alzheimer unsicher**?

- plötzlicher apoplektiformer Beginn oder starke Fluktuationen (spricht für eine vaskuläre Demenz oder Mischform)
- neurologische Symptome wie Hemiparese, Sensibilitätsstörungen, Gesichtsfeldausfälle, plötzliche Gangstörungen (spricht für eine vaskuläre Demenz oder Mischform)
- epileptische Anfälle oder Gangstörungen zu Beginn oder im Initialstadium der Erkrankung (spricht für andere Demenzformen, z.B. Sprach- und Gangstörungen mit raschem Verlauf für einen Morbus Creutzfeldt-Jakob, parkinsonähnliche Gangstörungen evtl. mit Inkontinenz für einen Normaldruckhydrozephalus oder eine Lewy-Körper-Demenz)
- Sprech- und Sprachstörungen oder Verhaltensänderungen im Initialstadium der Erkrankung (sprechen für eine frontotemporale lobäre Degeneration), ☞ Kap. 2.1.4.2.-2.1.4.4.

Eine **Demenz bei der Alzheimerschen Erkrankung** kann **zusammen mit einer vaskulären Demenz** auftreten (gemischte Demenz).

- Zerebrovaskuläre Episoden können zu einer plötzlichen Verschlimmerung der Alzheimerschen Demenz führen.

Epidemiologie

Zu Prävalenz und Inzidenz der Demenzen insgesamt ☞ Kap. 2.1.1.. Frauen sind wahrscheinlich häufiger von der Alzheimer Demenz betroffen. Zur Verteilung der einzelnen Demenz-Formen ☞ Kap. 2.1.1.. Schätzungen der Prävalenz der Alzheimer-Krankheit: 0,02 % der 30-59jährigen, 0,3 % der 60-69jährigen, 3 % (in Studien bis zu 20%) der 70-79jährigen, 11 % (bis zu 45%) der 80-90jährigen.

Ätiologie

Beim M. Alzheimer zeigen sich **typische Gehirnveränderungen**, deren Ursache noch nicht bekannt ist:

- Abnahme der kortikalen Synapsendichte als frühes morphologisches Korrelat; am Anfang der Alzheimer-Demenz steht wahrscheinlich eine synaptische Schädigung mit der Folge eines kortikokortikalen Diskonnektions-Syndroms
- **neurofibrilläre Degeneration von kortikalen und hippokampalen Nervenzellen mit intraneuronalen neurofibrillären Bündeln** (Verklumpungen aus paarigem spiraligem Filament), die mit dem Auftreten und dem Schweregrad korreliert. Die verklumpten intraneuronalen Fibrillenbündel bestehen aus Neurofilamenten und Mikrotubuli-assoziierten Proteinen. Die **wichtigste Komponente** ist das Mikrotubuli-assoziierte **Tau-Protein**, dessen **Hyperphosphorylierung** für die Verklumpung zu Fibrillenbündeln verantwortlich ist. Erhöhe Liquorspiegel sind ein (nicht spezifischer) biochemischer Marker
- **Amyloid-Plaques** oder **neuritische Plaques** (**extrazelluläre Ablagerungen** mit verschiedenen Komponenten, darunter das Abbauprodukt des Amyloid-Precursor-Proteins APP, das **$A\beta_{1-42}$** als wesentlicher Bestandteil der Plaques). Amyloid-Ablagerungen und neurofibrilläre Bündel finden sich auch bei nicht dementen älteren Personen, wenn auch in geringerem Ausmaß
- Hirnatrophie mit ausgeprägter Verminderung der Zahl großer pyramidaler Neuronenpopulationen besonders in der Frontalregion und der Temporoparietalregion der Hirnrinde und im Hippocampus, Parahippocampus und der Regio enterorhinalis

Es gibt verschiedene **Theorien, wie es zu diesen Veränderungen kommt:**

- "Kaskadentheorie": Ausgehend von Amyloid-Fibrillen, welche sich in Amyloid-Plaques gebildet haben, kommt es zur Schädigung der in Plaques verlaufenden Nervenfasern und retrograd zur neurofibrillären Degeneration von Nervenzellen. Vier Mechanismen werden diskutiert, warum in manchen Fällen Beta-A4-Proteine, die physiologisch aus dem Vorläuferprotein APP freigesetzt werden, zu Amyloid-Plaques aggregieren: erhöhte Freisetzung, gestörter Abbau oder Abtransport von Beta-A4-Protein oder die katalytische Wirkung von Radikalen
- "Umgekehrte Kaskadentheorie": Ausgehend von einem primären neurofibrillären Schädigungsprozess, der zu einer Degeneration von Nervenfasern führt, kommt es zu einer begleitenden Umwandlung von diffusen zu primitiven Amyloid-Plaques

Darüber hinaus lassen sich **multiple neurochemische Veränderungen** nachweisen, von denen unbekannt ist, ob sie primär oder sekundär auftreten:

- Verminderung des Enzyms Acetyl-Transferase und Degeneration von den aus dem Nucleus basalis Meynert stammenden cholinergen Neuronen, die wesentlich für kognitive Funktionen sind (☞ Kap. 1.5.) (= Theorie der hypocholinergen Dysfunktion). Grundlage der Therapie mit Acetylcholinesteraseinhibitoren.
  Glutamaterge Neurone sind in besonderer Weise von neurofibrillären Veränderungen betroffen (= Theorie der glutamatergen Exzitoxizität bei Hyperstimulation als pathogenetischer Faktor). Glutamat ist der wichtigste Transmitter kortikokortikaler Verbindungen, die besonders von degenerativen Veränderungen betroffen sind. Grundlage der Therapie mit NMDA-Antagonisten
- Für die Beteiligung eines entzündlichen bzw. immunologischen Prozesses an der Pathogenese der Alzheimer Demenz sprechen der Nachweis von Zytokinen (z. B. Interleukin-6), Akutphaseproteinen (z. B. Alpha-1-Antichymotrypsin) sowie von verschiedenen Komplementkomponenten in Kortizes, insbesondere Plaques

- Nur etwa 5 - 10 % zeigen eine familiäre Häufung von Demenzerkrankungen. Erstgradige Angehörige haben allerdings ein 40%iges Risiko, falls sie das 90. Lebensjahr erreichen, auch eine Alzheimer-Krankheit zu bekommen. Nur ein kleiner Teil der genetischen Untergruppe ist von einer der heute bekannten drei genetisch determinierten AD-Formen betroffen: 1. Mutationen des Presenilin-1-Gens auf Chromosom 14; 2. Mutationen des Presenilin-2-Gens auf Chromosom 1; 3. Mutationen des Beta-Amyloid-Precursor-Protein-Gens auf Chromosom 21.
  Für die Mehrheit der nichtgenetischen AD-Formen gilt: **Wesentlicher Risikofaktor ist das Alter** als solches.
  Das E4 Allel von Apoliprotein E, dessen Gen auf Chromosom 19 liegt, erhöht das Risiko einer Alzheimer Erkrankung, ist jedoch kein genetischer Prädiktor der Erkrankung. 30 % der Allgemeinbevölkerung, aber 60-70 % der AD-Patienten tragen mindestens eine Kopie der E4-Variante von ApoE. ApoE4 ist jedoch weder eine notwendige noch eine hinreichende Bedingung
- Ein Down-Syndrom (Trisomie 21) erhöht das Risiko für eine Alzheimer-Demenz

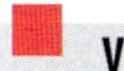

Verlauf und Prognose

Die Symptome können bereits vor dem 65. Lebensjahr (etwa ab dem 40. Lebensjahr) beginnen (Alzheimersche Demenz mit frühem Krankheitsbeginn, Typ 2). Viel häufiger ist der Beginn nach dem 65. Lebensjahr (Alzheimersche Demenz mit spätem Beginn, Typ 1). Typ 2 ist seltener, führt rascher zum Tod und hat wahrscheinlich häufiger bereits früh neuropsychologische Ausfälle mit Dysphasie oder Apraxie. Typ 1 ist häufig durch Gedächtnisstörungen über einen langen Zeitraum als wesentliches Symptom gekennzeichnet. Die familiären Fälle gehören wahrscheinlich häufiger zum Typ 2.

Die Krankheit führt gewöhnlich innerhalb von 6 bis 15 Jahren nach den ersten klinischen Symptomen zum Tod.

Therapie

Es gibt **keine spezifische Therapie, um den degenerativen Prozeß aufzuhalten**. Eine Therapie (Tab. 2.8.) kann jedoch **auch bei fortgeschrittener Demenz** zu einer **Besserung** bzw. zu einem **verzögerten Verlust von kognitiven Fähigkeiten und Alltagskompetenz** führen.

Mittel der 1. Wahl: Die **Azetylcholinesteraseinhibitoren** Donepezil (Aricept®), Galantamin (Reminyl®) oder Rivastigmin (Exelon®), da die symptomatische Progredienz vermindert und Symptome gebessert werden können (Galantamin ist zusätzlich ein Modulator der Nikotinrezeptoren, cholinerge Nebenwirkungen der Substanzen, ☞ Tabellenanhang, können zum Therapieabbruch führen). Der NMDA-Antagonist Memantine (AXURA®) reduzierte auch in Studien Progredienz und Symptome. Kombinationen von Memantine bei mit Azetylcholinesteraseinhibitoren behandelten Patienten verbessern die Symptomatik. Nicht-steroidale Antiphlogistika (z.B. Indometacin®) und vielleicht auch Östrogensubstitution bei Frauen in der Postmenopause (aber cave: Karzinom- und Herz-Kreislaufrisiko) und Statine haben bei chronischer Einnahme allenfalls protektive, aber keine kurativen Effekte. Da erhöhte Plasma-Homozystein-Spiegel ein Prädiktor für die Entwicklung einer Demenz sind, könnte deren Senkung mit Folsäure (und Vitamin B) theoretisch das Risiko senken. Protektiv sind möglicherweise auch höhere Schulbildung/prämorbide Intelligenz. In der klinischen Prüfung sind am Pathomechanismus ansetzende Strategien eine "Impfung gegen Amyloid-Plaques" und Kupferinhibitoren.

2.1.4.2. Vaskuläre Demenz

Klinik, Diagnose und Differentialdiagnose

Psychopathologisch zeigt sich das typische Bild einer Demenz (Kap. 2.1.1.).

Die wichtigste Differentialdiagnose ist die Alzheimersche Erkrankung. Sie unterscheidet sich durch einige klinische Merkmale, Beginn und Verlauf, Ätiologie (kein degenerativer Hirnprozess, sondern arteriosklerotische Gefäßveränderungen mit kleinen Infarkten oder multiplen Infarkten. Deswegen wurde früher der Begriff der **Multiinfarkt-Demenz**, die jetzt in der ICD-10 eine Unterform der vaskulären Demenz bezeichnet, gewählt).

Typischerweise bestehen in der Vorgeschichte:

- transitorisch ischämische Attacken mit kurzen Bewusstseinsstörungen, flüchtigen Paresen, Visusverlust

- ein einzelner oder mehrere Hirninsulte mit bleibenden neurologischen Ausfällen

Für die Diagnose in Abgrenzung zu anderen Demenzen sprechen:

- ein plötzlicher Beginn
- nicht kontinuierliche, sondern schrittweise Verschlechterung der Symptomatik (oft in Verbindung mit neuen neurologischen Herdzeichen) und Zeiten deutlicher Besserung
- in der klinischen Untersuchung häufig Hypertonie, Carotisgeräusche, neurologische Herdzeichen
- Episoden von Verwirrtheit bereits zu Beginn der Demenz
- Affektinkontinenz und -labilität vor allem mit deprimiertem Affekt bereits zu Beginn der Symptomatik

Die Diagnose ist ausreichend sicher nur durch die apparative Zusatzdiagnostik zu stellen:

- im C-CT oder NMR Infarkte (entweder größere vaskuläre Insulte oder multiple lakunäre Infarkte periventrikulär)
- im HMPAO-SPECT multiloculäre Perfusionsausfälle

▶ **Abgrenzung der vaskulären Demenz vom M. Alzheimer**

Periventrikuläre Dichteminderung und lakunäre Infarkte ohne neurologisches Korrelat kommen auch beim M. Alzheimer vor, und möglicherweise haben die beiden Erkrankungen eine Reihe von vaskulären Risikofaktoren gemeinsam wie Hypertonus, koronare Herzerkrankung und Diabetes mellitus. Darüber hinaus leidet ein Großteil der älteren Patienten sowohl an vaskulären als auch AD-artigen Veränderungen und der klinische Verlauf einer vaskulären Demenz kann sowohl den einer Alzheimer Demenz vortäuschen als umgekehrt. Diese **Befunde haben Zweifel daran entstehen lassen, ob eine klare Unterscheidung zwischen der Alzheimer Demenz und der vaskulären Demenz möglich ist. Viele Fälle müssen deswegen als Misch- oder Überlappungsformen bezeichnet werden.** Eine traditionelle Unterscheidung ist mit der **Hachinski-Skala** möglich (☞ Tabellenanhang).

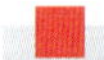

Ätiologie

Unter dem Begriff vaskuläre Demenz werden pathologisch unterschiedliche und klinisch unterscheidbare Syndrome zusammengefasst:

- Multiinfarkt-Demenz
- strategisch lokalisierte Einzelinfarkte
- lakunäres Syndrom (mehrfach kleinere Infarkte im subkortikalen Bereich des Gehirns)
- kognitive Verschlechterung nach Insult ("Post-Stroke" kognitive Verschlechterung)
- Binswanger Demenz (= subkortikale arteriosklerotische Enzephalopathie meist als Folge eines Hypertonus mit Wandverdickungen der kleinen Gefäße in subkortikalen Großhirn-Gebieten=Marklager, sukzessiven Erweichungen und Gliosen der weißen Substanz)
- Hypoxisch-ischämische Enzephalopathie
- Genetische Formen (zerebrale autosomal-dominante Arteriopathie mit subkortikalen Infarkten und Leukoenzephalopathie = CADAS)

Die Veränderungen können, müssen aber nicht, zu **Hirnatrophien** führen. **Risikofaktoren** sind: **Alter, Hypertonie, Hyperlipidämie, Diabetes, Nikotin.**

Seltenere Ursachen (mit oder ohne Infarkte) sind:

- entzündliche Gefäßveränderungen bei Thrombangiitis obliterans, Arteriitis temporalis, Periarteriitis nodosa, Vaskulitiden bei rheumatischen Erkrankungen
- Lupus erythematodes (psychopathologische Veränderungen können den internistischen um 10 Jahre vorausgehen)

Verlauf und Prognose

Selten im **frühen und mittleren Lebensalter** (dann meist **bei entzündlichen Gefäßveränderungen**). Der Morbus Binswanger kann bereits im 6. Lebensjahrzehnt beginnen. Die vaskuläre Demenz ist ansonsten eine **charakteristische Alterserkrankung.** Der Verlauf ist nicht einheitlich. Es kommen auch Stillstände und Stabilisierungen vor, Rückbildungen so gut wie nie. Die therapeutischen Möglichkeiten sind besser bei Befall der großen Gefäße als bei der Mikroangiopathie.

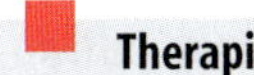

Therapie

Vorrang hat die **internistisch-neurologische Basistherapie:**

- Behandlung von Hypertonus, Herzinsuffizienz
- Behandlung von Gefäßrisikofaktoren wie Diabetes mellitus, Hyperlipidämie
- Behandlung von Blutdruckabfällen, vor allem nachts, die zu Verwirrtheitszuständen führen können (z.B. 50 bis 100 mg Koffein oder Antihypotonika zur Nacht)
- eventuell operative Behandlung extrakranieller Stenosen (Arteria carotis interna oder Arteria vertebralis)
- Embolieprophylaxe (z.B. Acetylsalicylsäure)
- Behandlung entzündlicher Gefäßveränderungen (z.B. mit Kortikoiden)

Ein Therapieversuch mit den bei der Demenz angegebenen Therapievorschlägen (☞ Kap. 2.1.1.) kann zusätzlich unternommen werden, insbesondere mit Memantine. Da die Differenzierung der Alzheimer Demenz unsicher ist, Mischformen häufig sind und auch bei der vaskulären Demenz ein Azetylcholinmangel vorliegen kann, ist ein Versuch mit Azetylcholinesteraseinhibitoren gerechtfertigt.

Behandlungen von Sekundärkomplikationen wie Schlafstörungen, Verwirrtheitszuständen erfolgen entsprechend den Vorschlägen beim Delir (☞ Tab. 2.13).

Passagere Verwirrtheitszustände bei vaskulären Demenzen können auch Folge einer Exsikkose sein und durch Flüssigkeitszufuhr (isotone Elektrolytlösungen) behandelt werden.

2.1.4.3. Frontotemporale Demenz (Pickscher Erkrankung)

Gruppe von degenerativen Hirnerkrankungen, die sich im klinischen Bild und pathologisch vom Morbus Alzheimer unterscheiden. Der Begriff M. Pick wird sowohl für die Gruppe verwendet als auch nur für eine seltenere histologische Variante mit Pick´schen Zellen und Einschlusskörperchen.

Klinik, Diagnose und Differentialdiagnose

Wegweisend sind langsam progrediente Frontalhirnsymptome mit Störungen von Sozialverhalten, Charakter, Affekt bei länger erhaltenen kognitiven Funktionen (Gedächtnis).

Kernsymptome sind

- schleichender Beginn und langsame Progression
- frühe Änderung des Sozialverhaltens: Enthemmung, Taktlosigkeit, abnormes Kontaktverhalten
- frühe Verhaltensänderungen: Wesensänderung mit Passivität oder Überaktivität, Ruhelosigkeit
- frühe affektive Verflachung oder Verarmung
- früher Verlust von Krankheitseinsicht

Oft treten hinzu: Hyperphagie und Änderungen der Essgewohnheiten (v.a. Süßigkeiten), Verhaltensstereotypien und Automatismen oder Zwangshandlungen, sinnentleertes reflexartiges Gebrauchsverhalten (z.B. Greifen nach allen Objekten im Gesichtsfeld, Trinken aus leeren Tassen).

Der Sprachantrieb ist oft reduziert, später treten Sprachstereotypien, Echolalie, Perseverationen oder Mutismus hinzu, bei temporaler Atrophie auch Wortfindungsstörungen, Aphasie.

Bis auf gelegentliche pathologische Reflexe fehlen zu Beginn neurologische Symptome, im Verlauf entwickelt sich oft ein Parkinsonsyndrom, bei einer Minderheit eine Motoneuronenerkrankung.

Zusatzuntersuchungen

- *Neuropsychologie*: Tests der Frontalhirnfunktion (Aufmerksamkeit, Abstraktion, Organisation, Konzeptbildung) sind pathologisch ohne schwere Gedächtnisstörungen oder räumlich-visuelle Wahrnehmungsstörungen (wie beim M. Alzheimer)
- *EEG*: normal trotz Demenz
- *CT, NMR, PET, SPECT*: frontale und/oder temporale Atrophie bzw. Hypoaktivität

Subtypen und Sonderformen

Die frontotemporale Demenz ist klinisch heterogen, je nachdem, welche Regionen betroffen sind:

- Die *Stirnhirnatrophie* führt zu Antriebsmangel, Apathie oder Ruhelosigkeit
- die *Atrophie fronto-orbitaler Rindenteile* zu affektiver Enthemmung, Witzelsucht, emotionaler Verflachung, Euphorie, Änderungen im sozialen Verhalten

- Später treten die Zeichen der *temporalen Atrophie* mit Sprachstörungen, sensorischer Aphasie, Verbigerationen hinzu. Die temporalen Symptome sind selten auch primär

Zur erweiterten Gruppe der frontotemporalen lobären Degeneration gehören neben der frontotemporalen Demenz auch (☞ Tab. 2.20a)

- **semantische Demenz**: Verlust des Verständnisses von Worten, Objekten, nonverbalen Ereignissen mit Atrophie des temporalen Neokortex (inferiorer und medialer Gyrus); etwa 15 % der frontotemporalen Degenerationen
- **progressive non-fluente Aphasie**: ausgeprägt asymmetrische linksbetonte Atrophie mit Aphasie und versiegender Sprachproduktion; etwa 10 % der frontotemporalen Degenerationen
- **progressive Apraxie**: frontoparietale Degeneration; etwa 2 %
- **kortikobasale Degeneration**: parallel sich entwickelnde Verhaltensauffälligkeiten, Wesensänderung und Aphasie und zusätzlich Motoneuronerkrankung/Parkinson/Apraxie

Differentialdiagnostische Hinweise

Verhaltenssymptome gehen den Gedächtnisstörungen voran, Frontalhirnsymptome bleiben ausgeprägter als Temporal- und Parietalhirnsymptome (im Gegensatz zum Morbus Alzheimer), im C-CT zeigt sich vor allem eine frontale Atrophie, im HMPAO-SPECT bereits in der Frühphase eine frontale, später eine selektiv frontotemporale Perfusionsstörung (beim Morbus Alzheimer parietotemporale Hypoperfusion zu Beginn), neurologische Herdsymptome fehlen oft im Verlauf, im Liquor fehlen meist Abweichungen bei Tau-Protein und Amyloid (Abgrenzung M. Alzheimer).

Ätiologie

Hirnatrophie und Neuronenverlust mit bevorzugtem Befall des frontalen und temporalen, gering des parietalen Hirns und des Striatums. Postmortal zeigen sich im Gegensatz zur Alzheimerschen Erkrankung keine über das normale Altersmaß hinausgehenden argentophilen Plaques und Neurofibrillen, dafür frontotemporale Gliose und Neuronenverlust. Vermutet wird als Bindeglied aller Formen ein gestörter Tau-Stoffwechsel.

Histologisch gibt es mindestens fünf immunhistochemische Varianten der Tau-Pathologie, nach älteren Einteilungen zumindest drei Typen:

- **Subtyp mit Mikrovakuolen** (60 %): Verlust der großen Nervenzellen, geringe Gliose, aber spongiforme Degeneration oder Mikrovakuolation des Neuropils
- **Subtyp M. Pick** (25 %): Verlust der großen Nervenzellen, ausgeprägte Gliose, aber geringe spongiforme Degeneration oder Mikrovakuolation des Neuropils. Pick-Körper in den Neuronen (mit polyklonalen Antikörpern verbundene Neurotubuli und monoklonale Antikörper gegen Neurofilamente)
- **Subtyp mit Kombination mit Motoneuronenerkrankung** (15 %)

Genetik: Bei ca. 50 % weitere Demenzen in der Familie.

Verlauf und Prognose

Beginn meist zwischen 45 und 65 Jahren (20 % der präsenilen Demenzen), aber auch selten früher und nach dem 70. Lebensjahr. Dauer durchschnittlich 8 Jahre (2-20 Jahre). Männer und Frauen sind gleichhäufig betroffen.

Therapie

Keine kausale Therapie, Behandlungsversuch wie bei der Demenz beschrieben. Selektive Serotoninwiederaufnahmehemmer (evtl. auch Trazodon, Moclobemid, Bromocriptin) sollen bei den affektiven Symptomen und Verhaltensauffälligkeiten wirken, nicht bei den kognitiven Defiziten.

2.1.4.4. Psychische Störungen bei Parkinsonsyndromen/Demenz mit Lewy-Körpern

Klinik, Diagnose und Differentialdiagnose

Entweder als **typische Erkrankung** (**idiopathisches Parkinsonsyndrom, Morbus Parkinson**, zumeist jenseits des mittleren Lebensalters beginnend und langsam fortschreitend zu einem typischen Parkinsonsyndrom mit Rigor, Tremor und Akinese) oder als **atypisches Parkinsonsyndrom** (**Multisystematrophie, progressive supranukleäre Blicklähmung, kortikobasale Degeneration, Demenz mit Lewy-Körpern**) oder als **symptomatisches**

	Kernsymptome	Stützende Symptome
FTLD gemeinsam	• schleichender Beginn • langsame Progredienz	• Beginn < 65 Jahre • positive Familienanamnese • Bulbärparalysen • atrophische Paresen • Faszikulationen
Frontotemporale Demenz	• Verfall des Sozialverhaltens • verflachter Affekt • fehlende Krankheitseinsicht	• Verhaltensstörungen - Abnahme der persönlichen Hygiene und Körperpflege - geistige Rigidität, Ablenkbarkeit, fehlende Ausdauer - Hyperoralität, Veränderung der Essgewohnheiten - Utilisationsverhalten • Sprech- und Sprachstörungen - fehlende Spontaneität - Wortkargheit - Sprechdrang - Stereotypie - Echolalie, Palilalie - Mutismus • Primitivreflexe • Inkontinenz • Akinese, Rigor, Tremor • labile Hypotonie
Semantische Demenz	Sprachstörungen: • flüssige, dabei inhaltsleere Spontansprache • Benennstörung mit Verlust des Wortsinnverständnisses • semantische Paraphasien und/oder Wahrnehmungsstörungen • Prosopagnosie • assoziative Agnosie	• Weitere Sprech- und Sprachsymptome - Sprechdrang - eigenartiger Wortgebrauch - Oberflächendyslexie und -dysgrafie - ungestörtes Rechnen • Primitivreflexe spät • Akinese, Rigor, Tremor
Progressive nichtflüssige Aphasie	• unflüssige Spontansprache • Agrammatismus (Telegrammstil) • phonematische Paraphasien • Wortfindungs- und Benennungsstörungen	• Weitere Sprech- und Sprachsymptome - Stottern - Sprechapraxie - gestörtes Nachsprechen - analoge Lese- und Schreibfehler - initial ungestörtes Wortsinnverständnis - Mutismus erst spät • Verhaltensstörungen wie bei FTD erst spät • spät kontralateral Primitivreflexe • Akinese, Rigor, Tremor

Tab. 2.20a: Diagnostische Kriterien für frontotemporale lobäre Degenerationen (FTLD).

Parkinsonsyndrom bei Hirnarteriosklerose (subkortikale vaskuläre Enzephalopathie), Normaldruckhydrozephalus, postenzephalitisch, nach CO-Intoxikation, als Nebenwirkung von Medikamenten wie Neuroleptika.

Klinik, Diagnose und Differentialdiagnose werden in der Regel von der neurologischen Symptomatik bestimmt. Psychiatrisch treten häufig daneben drei organische psychische Syndrome auf: depressive, dementielle, "psychotische" oder delirante

- **depressive Syndrome bei etwa 2/3 der Patienten** im Verlauf der Erkrankung, auch als Frühsymptom (auch melancholisches Syndrom). **Die Verstimmungen können den neurologischen Symptomen Monate bis Jahre vorausgehen.** Deswegen **bei Therapieresistenz einer depressiven Störung im höheren Lebensalter** immer auch an **Frühsymptome eines Morbus Parkinson** denken. Ein Therapieversuch mit L-Dopa (z.B. Madopar®, Beginn mit 62,5 mg, steigern bis 600 mg) oder Dopaminagonisten (z.B. Pramipexol) ist dann auch im Sinne einer Ausschlussdiagnostik immer gerechtfertigt. Wenn depressive Syndrome (v.a. melancholische Syndrome) nach bestmöglicher medikamentöser Einstellung mit Antiparkinsonmitteln persistieren oder anamnestisch bereits eine primäre affektive Störung bekannt ist, ist eine antidepressive Therapie wie bei den organischen Psychosyndromen (Tabelle 2.9) oder bei Therapieresistenz wie bei der depressiven Episode (Tabelle 2.63) indiziert. Beachten: Serotonin-Wiederaufnahme-Hemmer und Lithium können in seltenen Fällen zu Parkinsonsyndromen führen

Regel: Sowohl affektive Symptome als auch Demenz können durch Akinese, monotone Stimme, Verlangsamung, Verbigerationen oder Echolalie im Rahmen der Parkinsonkrankheit vorgetäuscht werden. Deswegen nie vorschnell eine Demenz oder therapieresistente Depression annehmen, bevor alle Therapiemöglichkeiten einschließlich einer L-Dopa- und Dopaminagonisten-Behandlung ausgeschöpft wurden.

- im späteren Verlauf "**Parkinson-Demenz-Komplex**" als Ausdruck der fortschreitenden degenerativen Hirnerkrankung beim typischen M. Parkinson und atypischen Parkinsonsyndromen, auch Komorbidität mit M. Alzheimer und vaskulärer Demenz ist häufig. Ca. 75 % der Patienten mit idiopathischem Parkinsonsyndrom erfüllen 8 Jahre nach Diagnosestellung die Kriterien einer Demenz. Eine Demenz im ersten Jahr der Bewegungsstörungen gilt als Ausschlusskriterium für das idiopathische Parkinsonsyndrom und atypische Parkinsonsyndrome, v.a. für die Multisystematrophie. Eine Demenz ein Jahr nach typischer Parkinsonsymptomatik spricht für ein idiopathisches Parkinsonsyndrom mit Demenz, eine Demenz vor oder zeitlich mit dem Parkinsonsyndrom für eine Lewy-Körper-Demenz
- Die **Demenz mit Lewy-Körpern** als eigenständige Krankheitsentität ähnelt der Alzheimer Demenz. Sie ist **wahrscheinlich, wenn neben der Demenz** zwei der folgenden Symptome auftreten: **motorische Merkmale des Parkinsonismus, visuelle Halluzinationen** (meist deutlich und detailliert), **kognitive Schwankungen mit Variationen von Aufmerksamkeit und Vigilanz.** Ein cholinerges und dopaminerges Defizit, Lewy-Körper in der Substantia nigra und im Kortex, gelegentliche Amyloid-Plaques und niedriger Dopamin-Transporter-Uptake in den Basalganglien in SPECT/PET sind nachweisbar. Auch wenn die Abgrenzung zur Alzheimer Demenz oft schwierig ist, ist das Syndrom häufig und klinisch bedeutsam, da es durch eine Hypersensitivität auf (einmalige) Neuroleptikagabe erkannt werden kann, anticholinerge Substanzen besonders häufig ein Delir auslösen und Acetylcholinesteraseinhibitoren erfolgversprechender sind als bei der reinen Alzheimer Demenz. Bei der Demenz mit Lewy-Körpern: keine Neuroleptika, keine anticholinergen Substanzen, statt dessen antidementive Therapie, frühzeitig Cholinesteraseinhibitoren (z.B. Donepezil)
- Delirien oder paranoid-halluzinatorische Syndrome treten im Verlauf gelegentlich auf als Nebenwirkung der Antiparkinsonmedikation, als organische schizophreniforme Störung bei idiopathischem oder atypischem Parkinsonsyndrom oder bei Lewy-Körper-Demenz. Verwirrtheitszustände und "psychotische" Bilder müssen durch Medikamentenreduktion und eventuell vorübergehende Zugabe eines Neuroleptikums behandelt werden, am besten Clozapin (Leponex®) 12,5 mg - 600 mg/d, alternativ Que-

tiapin (Seroquel®). Beachte: Clozapin führt bei Lewy-Körper-Demenz durch starke anticholinerge Effekte rasch zum Delir.

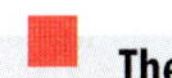

Therapie

Entsprechend den Regeln der Neurologie.

2.1.4.5. Chorea Huntington

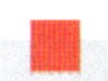

Klinik, Diagnose und Differentialdiagnose

Typisch sind choreatische Hyperkinesien (choreiforme Bewegungen im Gesicht, an den Händen und im Gangbild). Bereits Jahre vor diesen extrapyramidalen Störungen kann eine organische Wesensänderung erkennbar sein, vor allem mit erhöhter Reizbarkeit, Impulsivität, Triebenthemmung, Apathie und depressiver Verstimmung, gelegentlich auch Bilder mit Angst, Wahn, Halluzinationen (schizophreniforme Bilder meist erst nach neurologischen Symptomen). Die Demenz tritt in der Regel erst Jahre nach Beginn der Hyperkinesien auf.

Die oft schwierige Diagnose im Frühstadium ist wahrscheinlich bei einer organischen Persönlichkeitsstörung und einer positiven Familienanamnese für Chorea Huntington (sporadische Fälle kommen aber vor). Im späteren Stadium ist die Diagnose einfach beim Zusammentreffen von choreiformen Bewegungsstörungen, Demenz und einer positiven Familienanamnese.

Zusatzuntersuchungen

Atrophien des Nucleus caudatus und frontale Atrophie im C-CT (meist erst im späteren Stadium), Perfusionsausfälle frontal und striatal im HMPAO-SPECT. Die Diagnose kann durch eine genetische Blutuntersuchung gesichert werden (CAG-Repeat über 38 auf kurzem Arm von Chromosom 4).

Ätiologie

Dominant vererbtes Leiden (verantwortliches Gen auf dem kürzeren Arm von Chromosom 4: Exzess von CAG/Trinukleotid-Wiederholungen am 5'-Ende) mit chronisch progredientem Verlauf, das zu einer Hirndegeneration führt (neuropathologisch Nervenzellverluste im Striatum und im frontalen Cortex).

Verlauf und Prognose

Beginn im 3. oder 4. Lebensjahrzehnt, Tod meist nach 10 bis 20 Jahren.

Therapie

Keine kausale Therapie möglich. Die Hyperkinesien können mit Dopaminantagonisten gemildert werden, eventuell kann auch die organische Wesensänderung symptomatisch gebessert werden. Am wirksamsten sind wahrscheinlich atypische Neuroleptika, z.B. Risperidon (Risperdal®) oder Clozapin (Leponex®), Beginn jeweils mit niedrigsten Dosen von 0,5 mg/d bzw. 12,5 mg/d, bei Bewegungsstörungen auch Tiaprid (Tiapridex®) 300-1000 mg/d. Die Demenz kann durch Donepezil gebessert werden.

2.1.4.6. Creutzfeldt-Jakob-Krankheit - Spongioforme Enzephalopathien - Prionenerkrankungen

Klinik, Diagnose und Differentialdiagnose

Spongioforme Enzephalopathien sind progrediente Demenzen mit spezifischen neuropathologischen Veränderungen (subakute spongiöse Enzephalopathie), die durch ein übertragbares Agens (Prionprotein) verursacht werden. Zu dieser Gruppe zählen:

- die drei erblichen Formen (Mutationen im Prionenproteingen) familiäre Creutzfeldt-Jakob-Krankheit, Gerstmann-Sträussler-Scheinker-Syndrom, tödliche familiäre Insomnie (insgesamt 10-15 % der Fälle)
- die sehr seltenen erworbenen Formen Kuru und iatrogene Creutzfeldt-Jakob-Krankheit
- die sporadische Creutzfeldt-Jakob-Krankheit (85 %)
- die sogenannte "neue Variante" der Creutzfeldt-Jakob-Erkrankung (Anteil steigend)

Die Creutzfeldt-Jakob-Krankheit ist selten (Jahresinzidenz 1:1 Mill.), die Diagnose aber wichtig wegen der schlechten Prognose und der möglichen Übertragbarkeit des Prions (möglicherweise über alle Körperflüssigkeiten, deswegen Hygienemaßnahmen wie bei Hepatitis B). Am Beginn der Erkrankung steht meistens eine Wesensänderung (sowie visuelle und zerebelläre Symptome), affektive Störungen sind häufig das erste und einzige

Symptom. Typische neurologische Ausfälle sind: fortschreitende spastische Lähmung der Extremitäten, Tremor, Myoklonien, Rigor, choreoathetoide Hyperkinesien, Pyramidenbahnzeichen, bei manchen Varianten auch Ataxie, Visusverlust oder Muskelfibrillationen und -atrophien. Die sich früh entwickelnde Demenz ist rasch progredient.

Die Diagnose ist nur sicher, wenn sie neuropathologisch und/oder immunzytochemisch bestätigt ist und/oder das Prionprotein positiv ist (Western Blot) und/oder die Scrapie-assoziierten Fibrillen/prion rods positiv sind. Wahrscheinlich ist die Diagnose bei einer progressiven Demenz und typischen EEG-Veränderungen (periodische Sharp-wave-Komplexe) und mindestens zwei der folgenden vier klinischen Erscheinungen: Myoklonus, Sehstörungen oder zerebelläre Symptome, pyramidale/extrapyramidale Störungen, akinetischer Mutismus. Ohne die typischen EEG-Veränderungen ist die Diagnose möglich (Verlaufsbeobachtung und Zusatzdiagnostik!).

Die "**neue Variante**" trat erstmals 1996 in Großbritannien auf und wird durch eine Übertragung der BSE (Spongioforme Encephalopathie beim Rind) verursacht: Die Patienten sind jünger (ca. 20-50 Jahre), im Frühstadium stehen **psychische Symptome** (Verhaltensauffälligkeiten, Depression, Angstzustände) ganz **im Vordergrund**, die Krankheitsdauer ist länger (ca. 14 Monate), **typische EEG-Veränderungen** sind **selten**.

Zusatzuntersuchungen

Charakteristisches EEG mit triphasischen Wellen, chronisch entzündliches Liquorbild, oft Hirnatrophie im C-CT und Hyperintensitäten in den Basalganglien im T2-gewichteten NMR.

Laborchemisch sind im Liquor das 14-3-3-Protein (Immuno-Blot) erhöht (Sensitivität 94 %), außerdem (weniger spezifisch) die neuronenspezifische Enolase, Tau-Protein, S100-Protein in Liquor und Serum.

Evtl. Hirnbiopsie zur Sicherung der Diagnose.

Ätiologie

Nach der Prion-Hypothese werden die Erkrankungen durch ein proteaseresistentes Protein, das durch Konformationsänderung von seiner normalen Isoform in seine resistente Form überführt worden ist, übertragen.

Verlauf und Prognose

Beginn im Mittel im 65. Lebensjahr, Tod nach ca. 6 Monaten.

Therapie

Keine kausale Therapie möglich, symptomatische Behandlung von Erregung, Schlafstörungen. Vorsichtsmaßnahmen beachten, um Infektionen zu verhindern.

2.1.4.7. Normaldruck-Hydrocephalus

Klinik, Diagnose und Differentialdiagnose

Bei normalem Liquordruck entsteht eine symmetrische Ventrikel-Erweiterung (Hydrocephalus internus) mit nur geringer kortikaler Atrophie bei gestörter Resorption der Zerebrospinalflüssigkeit über den Hemisphären (bei den sekundären Formen Okklusion der subarachnoidalen Abflusswege der Pacchionischen Granulationen, bei der idiopathischen Form fibrotische Veränderungen an gleicher Stelle). Psychopathologisch zeigt sich eine Demenz. Weitere Leitsymptome der Erkrankung sind frühzeitige Gangunsicherheiten (Ataxie oder Gangbild wie beim M. Parkinson) und später Harninkontinenz. Andere psychische Symptome (Delir, affektive Symptome, akinetischer Mutismus) kommen vor.

Bei der **klinischen Trias Demenz plus Gangunsicherheit plus Harninkontinenz und** einem **Hydrocephalus internus im C-CT und/oder MR** muss an die Diagnose gedacht werden. Eine Liquorentnahme mit Überprüfung der Symptombesserung (Cerebrospinal fluid tap-Test), eventuell zusätzlich eine MR-Flussmessung, können die Diagnose sichern.

Therapie

Shuntoperation (Indikation je nach MRT und tap-Test), dadurch Besserung und teilweise vollständige Rückbildung der Gesamtsymptomatik. Bei längerem Bestehen oder zusätzlicher Atrophie oft keine vollständige Rückbildung mehr möglich, deswegen möglichst **Frühdiagnose**.

2.1.4.8. Hirntrauma und posttraumatische organische psychische Störungen

Klinik, Diagnose und Differentialdiagnose

Jede Hirnkontusion kann (mit oder ohne quantitative Bewusstseinsstörung/neurologische Ausfälle) führen zu:

- Delir/Verwirrtheitszustand (akute Kontusionspsychose, akute posttraumatische organische Psychose)
- akuten organischen affektiven Störungen (depressive oder seltener maniforme Bilder)
- symptomatischen Schizophrenien (paranoid-halluzinatorische Syndrome)

Diese Syndrome können einziges Symptom der Kontusion sein (keine weiteren neurologischen Auffälligkeiten). Ein Trauma kann aufgrund einer Amnesie manchmal nicht erinnert und/oder bei Nachfragen nicht erwähnt werden. Deswegen gilt die Regel:

> *Regel: Bei jedem Delir ein C-CT zum Ausschluss einer Hirnkontusion mit oder ohne Hämatom.*

Die akute Symptomatik bildet sich oft parallel zur Regeneration der Hirnfunktion zurück und zwar um so schneller, je geringer die substantielle Schädigung des Hirngewebes war.

Bei Schädelhirntraumen mit Substanzschädigung und (tage)langer Bewusstlosigkeit kann sich entwickeln:

- eine persistierende **posttraumatische organische psychische Störung:** Kopfschmerzen, Schwindel, Erschöpfbarkeit, Reizbarkeit, Störungen der Konzentration, des geistigen Leistungsvermögens, des Gedächtnisses (teilweise nur im Subjektiven, teilweise auch als diskrete Störung testpsychologisch nachweisbar), des Schlafes, eine verminderte Belastungsfähigkeit bei Stress, emotionalen Reizen oder Alkoholunverträglichkeit (= **Pseudoneurasthenie**)
- eine Demenz bei schwerer Kontusion mit substantieller Hirnschädigung

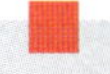

Therapie

Symptomatisch wie bei den einzelnen Syndromen beschrieben. Oft (vor allem bei einem Hämatom) ist eine neurochirurgische Therapie erforderlich. Nootropika, z.B. Piracetam i.v. (z.B. Normabraïn®), auch Memantine (AXURA®), können die posttraumatische organische psychische Störung bessern (früher Behandlungsbeginn!).

Bei Verdacht auf eine Kontusion, ein subdurales/epidurales Hämatom sollte, falls möglich, keine sedierende Medikation verwendet werden, um eine eventuelle Bewusstseinsverschlechterung, die ein neurochirurgisches Eingreifen erfordert, nicht zu übersehen. Ausnahme: **postkontusioneller Erregungszustand mit Aggressivität** und Fremd- und Selbstgefährdung → am sichersten Haloperidol (Haldol®).

2.1.4.9. Entzündliche Gehirnerkrankungen

Klinik, Diagnose und Differentialdiagnose

Enzephalitiden beziehungsweise Meningoenzephalitiden durch verschiedenste Erreger führen psychopathologisch primär gleichförmig entweder zu einem

- Delir/Verwirrtheitszustand und/oder Somnolenz bis hin zum Koma

oder

- organischen Psychosyndrom/Demenz

oder

- einer leichten kognitiven Störung

In seltenen Fällen führen sie auch zu den beschriebenen **organischen Psychosyndromen 2. Ranges**, vor allem bei fokalen Enzephalitiden (z.B. typisch schizophreniforme Syndrome ohne weitere Hinweise auf eine bestehende Enzephalitis).

Nach Enzephalitiden können zurückbleiben:

- bleibende Verhaltensänderungen oder psychopathologische Auffälligkeiten (**postenzephalitisches Syndrom**): allgemeines Unwohlsein, Apathie oder Reizbarkeit, Verminderung kognitiver Funktionen, geänderte Schlaf- oder Essgewohnheiten, Änderungen im Sexualverhalten und in der sozialen Urteilsfähigkeit oder eine **Pseudoneurasthenie** wie bei der posttraumatischen organischen Störung beschrieben (☞ Kap. 2.1.4.8.)

In schweren Fällen kann eine **Demenz** persistieren.

Enzephalitiden mit häufig primär psychiatrischer Symptomatik:

HIV-Infektionen

Sowohl leichtere kognitive Beeinträchtigungen (auch ohne sekundäre Enzephalitis, Abszess, Tumor bei opportunistischen Infektionen, sondern als HIV-Enzephalopathie durch direkte neuronale Schädigung) als auch typische Demenzen, die innerhalb von Wochen bis Monaten zu Mutismus und Tod führen können

Neuro-Syphilis (Infektion durch Treponema pallidum)

Im vierten oder metaluischen Stadium kommt es zu **Paralyse, Tabes oder Taboparalyse.** Der (psychiatrisch relevanten) progressiven Paralyse liegt eine primär chronische syphilitische Enzephalitis mit Atrophie von Hirnrinde und Stammganglien zugrunde, die erst Jahre oder Jahrzehnte nach der Erstinfektion auftritt. Sie beginnt uncharakteristisch und kann jede psychiatrische Krankheit jahrelang kopieren, vor allem depressive oder manische Verstimmungen und Persönlichkeitsstörungen. Im Verlauf kommt es zu euphorisch-expansiven Syndromen mit Größenwahn oder typischen depressiven oder schizophreniformen Syndromen, häufig auch zu Demenz und Delir. Zumindest im Spätstadium treten neurologische Symptome hinzu: unruhige Mimik, periorales Beben, Zittern der Zunge, verwaschene Sprache (Dysarthrie), entrundete lichtstarre Pupillen mit erhaltener Konvergenzreaktion, bei Kombinationen mit der Tabes dorsalis auch Areflexien, spinale Ataxie, Sensibilitätsstörungen. Wegen der langen Latenzzeit und den uncharakteristischen Beschwerden ohne neurologische Symptome ist **bei Erstmanifestationen psychiatrischer Erkrankungen trotz der Seltenheit der Erkrankung ein Ausschluss einer Syphilisinfektion** notwendig. Die Diagnose wird durch serologische Untersuchungen (TPHA-Test als Screening ausreichend), bei weiterem Verdacht durch Liquoruntersuchungen gesichert. Therapie: Penicillin

Multiple Sklerose

Neben multilokalen neurologischen Ausfällen kommt es zu verschiedenartigen psychischen Symptomen noch vor den ersten neurologischen Symptomen. Während akuter Schübe kann es zu typisch depressiven Syndromen, manischen Syndromen, deliranten Syndromen, schizophreniformen Syndromen kommen. Wichtig ist, dass das **depressive Syndrom den Manifestationen der neurologischen Ausfälle lange**, auch Jahre, **vorausgehen kann**. Im Verlauf entwickeln sich hirnorganische Psychosyndrome/Demenzen. Die Diagnose kann auch bei fehlenden neurologischen Ausfällen bei typischen C-CT- und NMR-Befunden (multiple Dichteminderungen) und typischem Liquor mit oligoklonalen Banden gestellt werden

rheumatische Erkrankungen

Eine Vielzahl rheumatologisch-immunologischer Erkrankungen kann direkt oder über entzündliche Gefäßprozesse zu psychopathologischen Veränderungen führen. Beim systemischen **Lupus erythematodes** sind die **zentralnervösen Erscheinungen** eine der wichtigsten Komplikationen. Sie können den **sonstigen Manifestationen vorausgehen** und treten in 25 % der Fälle auf. Es handelt sich vor allem um organische Psychosyndrome/Demenzen leichter Ausprägung, organische affektive Störungen, selten schizophreniforme Syndrome. Zentralnervöse Erscheinungen kommen auch bei der **Periarteriitis nodosa**, der **primär chronischen Polyarthritis**, der **Arteriitis temporalis**, der **Thrombangiitis obliterans** vor, häufig in Form von vorauslaufenden, unspezifischen affektiven Störungen, im akuten Stadium auch als Verwirrtheitszustände/Delir

2.1.4.10. Metabolische und endokrine Enzephalopathien

Endokrine, peripher-metabolische und zerebrale Funktionen sind eng verknüpft, so dass **psychopathologische Symptome bei diesen Krankheiten häufig sind.** Die Regel sind **unspezifische und uncharakteristische Veränderungen**, am häufigsten depressive Syndrome mit Antriebsminderung, deprimierter Verstimmung, eingeschränkter affektiver Schwingungsfähigkeit, Affektverflachung (entspricht dem traditionellen Begriff des **endokrinen Psychosyndroms**). Es kommen aber auch alle anderen organischen Störungen vor (einschließlich Demenz und Delir). Tab. 2.21 zeigt typische psychopathologische Bilder bei den einzelnen endokrinen Störungen. **Wichtig: Autoimmunthyreoiditiden (Antikörper gegen Thyreoglobulin, TSH-Rezeptor-Autoantikörper und/oder Thyreoidale Peroxidase-Antikörper positiv) können peripher euthyreot sein und trotzdem alle psychischen Symptome erzeugen bei Hashimoto-Enzephalopathie** (bei 80 % im Liquor Störung der Blut-

Liquor-Schranke und humorale Immunreaktion, oft MR-Pathologie); dann Vollremission bei 80 % unter Steroidtherapie.

Krankheit	Psychopathologie
Hyperthyreose	Affektlabilität, Nervosität, Schlafstörungen, Hyperaktivität, alle Formen der Angst wie bei **Angststörungen, depressive Syndrome**
Hypothyreose	**depressive und ängstliche Syndrome** (auch melancholietypische), selten: Agitation, "Nervosität"
Cushing Syndrom	"Nervosität", **depressive Syndrome** (auch typische Melancholien), ängstliche Syndrome, selten manische Syndrome
Morbus Addison	**neurasthenische Syndrome**, depressive Syndrome (v.a. geprägt durch Müdigkeit, Lethargie, weniger durch deprimierten Affekt)
Phäochromozytom	**Panikattacken**, selten depressive Syndrome
Hyperkalziämie (Hyperparathyreoidismus)	depressive und ängstliche Syndrome, "Nervosität", neurasthenisches Syndrom
Hyperprolaktinämie	depressive und ängstliche Syndrome
Wachstumshormonexzess (Akromegalie)	neurasthenische Syndrome, depressive Syndrome (mit Hypersomnie)
Porphyrie (akut intermittierende)	depressive und ängstliche Syndrome, Panikattacken, **hysterische Syndrome**
Peri-Menopause, Testosteronmangel beim Mann	"Nervosität", neurasthenische Syndrome, **depressive und ängstliche Syndrome**

Tab. 2.21: Endokrine/Metabolische Krankheiten und Psychopathologie.

2.1.4.11. Organische psychische Störungen bei Epilepsie

Alle Epilepsien können anfallsgebunden oder im anfallsfreien Intervall akute und/oder chronische psychische Störungen zur Folge haben (Tab. 2.22).

Interiktale Epilepsiepsychosen und epileptische psychische Störungen (ohne Bewusstseinsstörung)	
episodisch, phasisch	• epileptische Verstimmungszustände (deprimiert, ängstlich, euphorisch, dysphorisch) = interiktale Verstimmungen (interiktale Dysphorien) • "endoforme Psychosen" - melancholisch - maniform - schizophrenieähnlich
chronisch	• schizophrenieähnliche Psychosen • melancholieähnliche Psychosen • epileptische Wesensänderung • Demenz
Präiktale, iktale, postiktale und periiktale Epilepsiepsychosen	
präiktal	• prodromale Verstimmung (Dysphorien)
iktal (immer mit Bewusstseinsstörung und EEG-Veränderung)	• Dämmerzustände • Komplex partieller Anfall oder Status • Aura continua
postiktal (manchmal mit Bewusstseinsstörung)	• postiktale Psychose (1-2 Tage nach Anfallsserie über Tage bis wenige Wochen) • postparoxysmaler Dämmerzustand • postiktale Verstimmung (Dysphorie)
periiktal (manchmal mit Bewusstseinsstörung)	• periiktale Psychose (bei erhöhter Anfallsfrequenz, v.a. nach Absetzen der Medikation)

Tab. 2.22: Psychische Störungen bei Epilepsie.

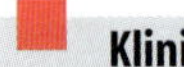

Klinik

Epileptische Persönlichkeitsstörungen (Wesensänderung)

Die epileptische Wesensänderung kann **wie die organischen Persönlichkeitsstörungen** aussehen, typischerweise wird sie aber **mit der enechetischen Struktur verbunden**:

- Denkverlangsamung mit zähflüssigem Denken, Weitschweifigkeit und Umständlichkeit, Haften und Perseverationen, auch Festhalten am Gewohnten, Umstellungsschwierigkeiten auf Neues
- emotionale Regungen steigern sich oft zu ungewohnter Stärke mit Affektinkontinenz, sind wenig gesteuert und klingen nur langsam ab (kleiner Ärger führt zu Gereiztheit, geringe Anlässe zu Wutausbrüchen und Aggressionshandlungen bis zu Gewaltverbrechen, im positiven Sinne können viele Patienten Freude intensiv empfinden)
- hyperstabile Persönlichkeitszüge mit Ordentlichkeit und Pedanterie, Eigensinn und Aufdringlichkeit, auch Neigung zur Vertraulichkeit und Distanzlosigkeit
- hypersoziale Veränderungen mit übertriebenem Autoritätsgefühl und Unterwürfigkeit, Treuherzigkeit und Lenkbarkeit

Neben diesem

- enechetisch-hyperstabilen-hypersozialen Typ = hypermoralisch-hyperreligiöse und visköse Persönlichkeitsstörung

gibt es auch einen

- pseudopsychopathischen - dissozialen - hyperlabilen Typ mit Reizbarkeit und Explosivität, Stimmungsschwankungen, Impulsivität = emotional-labile Persönlichkeitsstörung

Epileptische Demenz

Symptomatologie genau wie bei der Demenz beschrieben (Kap. 2.1.1.).

Episodische epileptische Verstimmungszustände

Stunden bis tagelang anhaltende Verstimmungszustände, v.a. bei Temporallappenepilepsie, die einhergehen mit

- deprimierter, ängstlicher, euphorischer, missmutig-dysphorisch-gereizter Stimmung, Antriebs- und Schlafstörungen. Initial vor allem vor und nach einem Anfall, im weiteren Verlauf **v.a. interiktal**

Zum Teil treten auch längere **typische depressive Episoden** interiktal auf, die von einer primären affektiven Störung nicht zu unterscheiden und besonders häufig mit Suizidversuchen und Suiziden verbunden sind. Bei Gereiztheit besteht eine große Gefahr der Fremdgefährdung.

Zwangsphänomene

kommen vor wie bei der organischen Zwangsstörung beschrieben (Kap. 2.1.3.).

Poriomanie (Wandertrieb)

dranghaftes Weglaufen aus dem gewohnten Lebensraum, das bei Epilepsien vor allem im Rahmen von episodischen Verstimmungszuständen vorkommt, gelegentlich bei komplex-partiellen Anfällen (Dämmerzuständen).

Dämmerzustände

Dämmerzustände (psychopathologische Beschreibung ☞ Kap. 2.1.2.) treten bei Epileptikern vorwiegend auf:

- nach Anfällen (postparoxysmale Dämmerzustände)

  seltener
- als Anfallsäquivalent bei psychomotorischen (komplex partiellen) Anfällen

Dämmerzustände können begleitet sein von:

- Stupor
- Erregung (mit Gewalttätigkeiten, Fremd-, Selbstgefährdung)
- sexuell- oder religiös-ekstatischem Erleben
- paranoid-halluzinatorischer Symptomatik

Nach dem Dämmerzustand besteht zumeist eine Amnesie, die nicht die gesamte Dauer des Dämmerzustandes umfassen muss.

Paranoid-halluzinatorische Episoden

Sie treten **iktal, post-, peri- oder interiktal** auf in der Regel erst Jahrzehnte nach Beginn bei therapierefraktären Epilepsien. Es treten wie bei schizophrenen Syndromen auf

- akustische Halluzinationen, seltener Halluzinationen auf anderen Sinnesgebieten

- Wahneinfälle und Wahngedanken (vor allem Verfolgungs- und Größenwahn), Wahnwahrnehmungen
- Störungen des Icherlebens
- maniriert-bizarres Verhalten

Die Syndrome sind oft von Schizophrenien nicht unterscheidbar (immer auf zusätzlichen Dämmerzustand achten).

Postiktale Psychosen treten **1-2 Tage nach einer Anfallsserie** auf, oft im Anschluss an Dämmerzustände und manchmal begleitet von Bewusstseinsstörungen, Verwirrtheit und EEG-Veränderungen. Dauer: Tage bis wenige Wochen.

Periiktale Psychosen treten **bei zunehmender Anfallsfrequenz** auf, meist bei Umstellung oder Absetzen antiepileptischer Medikation (evtl. auch ohne Anfälle mit EEG-Veränderungen bei Umstellungen).

Iktale Psychosen treten entweder immer **kurz vor oder direkt nach Anfällen** auf oder als **Anfallsäquivalent** (meist Dämmerzustand). Dämmerzustände von Epileptikern können mit paranoid-halluzinatorischer Symptomatik einhergehen (**produktiv-psychotische Dämmerzustände**). Postiktale Psychosen haben typischerweise ein luzides Intervall nach den Anfällen.

Schizophreniforme Episoden treten auch in **anfallsfreien Intervallen = interiktal** auf. Im Gegensatz zu den anderen epileptischen Psychosen, die im Dämmerzustand regelmäßig mit EEG-Veränderungen einhergehen oder zeitlich eng an Anfälle gekoppelt sind, sind diese häufig mit einer Normalisierung des EEGs (**Alternativ-Psychose, forcierte Normalisierung**) verbunden. Die schizophrene Symptomatik verschwindet dann bei erneuter Verschlechterung des EEGs oder erneutem Beginn von Anfällen. Diese **interiktalen Psychosen beginnen typischerweise mit epileptischen Verstimmungszuständen** (s.o.), behalten deren affektive Symptome auch während der Psychose und treten **Jahre nach Beginn einer Temporallappenepilepsie auf.**

Auch chronische, nicht episodische schizophreniforme Syndrome und **Wahnbildungen** treten bei Epileptikern überzufällig häufig auf. Meist bleibt offen, ob es sich um eine **gleichzeitig bestehende Schizophrenie** handelt **oder** tatsächlich ein **Zusammenhang zwischen Schizophrenie und Epilepsie** besteht, also eine organische schizophreniforme psychische Störung vorliegt.

Verwirrtheitszustände/Delir

Paroxysmal oder postparoxysmal können auch typische Verwirrtheitszustände (Kap. 2.1.2.) auftreten, sei es als Anfallsäquivalent oder nach einem Anfall in der Reorientierungsphase, interiktal sind Delirien meist medikamentös bedingt.

Diagnose und Differentialdiagnose

Entscheidend ist, ob bei den beschriebenen psychopathologischen Zuständen zusätzlich eine Epilepsie (Epilepsiediagnostik!) nachweisbar ist.

Es kann sich auch um ein zufälliges Zusammentreffen von Epilepsie und psychiatrischer Erkrankung oder um eine durch eine andere Ursache bedingte organische Störung handeln. Relativ sichere Argumente für eine organische psychische Störung bei Epilepsie sind während der psychopathologischen Symptome nachweisbare Anfallsäquivalente (z.B. motorische) oder EEG-Veränderungen.

Differentialdiagnose der epileptischen Wesensänderung

Persönlichkeitsstörungen waren "schon immer da", epileptische Wesensänderungen entwickelten sich langsam. Im Zweifelsfall sind Persönlichkeitsänderungen auf eine Epilepsie zurückzuführen.

Differentialdiagnose epileptischer Verstimmungszustände

Reaktive depressive Verstimmungen im Rahmen einer epileptischen Wesensänderung sind nicht immer auszuschließen. Typische manische oder depressive Episoden bei primär affektiven Störungen sind psychopathologisch oft schwer abzugrenzen. Eine primäre affektive Störung liegt nahe, wenn eine positive Familienanamnese vorliegt oder die episodischen Verstimmungszustände nicht kurz, sondern über Wochen und Monate andauern. Gehen episodischen Verstimmungszuständen EEG-Veränderungen parallel oder treten sie im Umfeld von Anfällen (periiktal) auf, ist von einer primär epileptischen Genese auszugehen, die häufigen interiktalen epileptischen Verstimmungszustände treten bei normalem EEG auf, sind aber kürzer als depressive Episoden und beginnen meist plötzlich.

Differentialdiagnose der Zwangsphänomene

Sie können im Rahmen einer Wesensänderung auftreten, oder mit EEG-Veränderungen als Anfallsäquivalent. Ohne typische EEG-Veränderungen ist eine sichere Differentialdiagnose zu primären Zwangsstörungen oft nicht möglich.

Differentialdiagnose der Poriomanie

Kurze wiederkehrende manische oder depressive Störungen bei primär affektiven Störungen, Alkohol- oder Substanzmissbrauch (Anamnese), dissoziative Störungen bei akuten Belastungen müssen ausgeschlossen werden. Bei Poriomanie als Anfallsäquivalent lang anhaltender komplex-partieller Anfälle ist das EEG verändert und es besteht eine Amnesie.

Differentialdiagnose der Dämmerzustände

Schizophrenien, depressive oder manische Episoden, bipolare Mischzustände können als "oneiroide Psychose" erscheinen. Das EEG ist aber nicht verändert und es ging kein Anfall voraus, bei epileptischen Dämmerzuständen mittlere bis schwere Allgemeinveränderung im EEG oder postiktal. Andere organische psychische Störungen müssen ausgeschlossen werden (Zusatzdiagnostik). Interiktale Psychosen entwickeln sich meist aus periodischen Verstimmungszuständen

Differentialdiagnose der paranoid-halluzinatorischen Episoden

Dämmerzustände sind bei Schizophrenien selten, das EEG zeigt bei Schizophrenien keine mittlere bis schwere Allgemeinveränderung. Interiktale paranoid-halluzinatorische Episoden oder chronische Syndrome außerhalb eines Dämmerzustandes können aber oft nicht von Schizophrenien differenziert werden, besonders bei Temporallappenepilepsie. Differentialdiagnostisch verwertbar sind eine positive Familienanamnese für Schizophrenie, Beginn der ersten schizophrenen Symptomatik vor Beginn der Epilepsie und lang anhaltende Episoden unabhängig von antiepileptischer Medikation, EEG und Anfällen. Andere organische Störungen müssen ausgeschlossen werden (Zusatzdiagnostik).

Epidemiologie

Wesensänderung

Bei 20 % bis 50 % der Epilepsien, häufiger bei symptomatischen Epilepsien und bei Epilepsien, die früh im Kindesalter beginnen.

Demenz

Bei 3 bis 10 % der Epilepsien in Abhängigkeit von Anfallsfrequenz, Krankheitsdauer und zusätzlichen Hirnstörungen, besonders häufig bei symptomatischen Epilepsien, die im frühen Kindesalter beginnen.

Interiktale psychische Störungen

Bei ca. 50 % der Patienten mit Temporallappenepilepsie, bei ca. 5-10 % auch interiktale Psychosen.

Ätiologie

Die psychopathologischen Auffälligkeiten sind entweder

- Folge von Gehirnveränderungen durch Anfälle oder epilepsiespezifische Veränderungen (abnorme neuronale Erregbarkeit oder Suppression)

  oder

- psychisches Äquivalent eines epileptischen Anfalls

Bestimmte Epilepsien sind häufiger mit den Auffälligkeiten verbunden, z.B die Temporallappen- und die Schlafepilepsie mit Persönlichkeitsstörungen des enechetischen Typs, genuine und Aufwachepilepsie mit dem pseudopsychopathisch-hyperlabilen-dissozialen Typus, Temporallappenepilepsie mit epileptischen Psychosen und Verstimmungszuständen.

Therapie

Immer zuerst überprüfen, ob psychische Phänomene Anfallsäquivalente sind (EEG). Ein Versuch mit einem Benzodiazepin (z.B. Clonazepam, Rivotril®, 1-2 mg i.v. oder i.m.) ist deswegen zum Ausschluss gerechtfertigt (v.a. im Dämmerzustand). Bei fehlender Wirkung ähnliche Pharmakotherapie wie bei nicht epileptischen Störungen (Tab. 2.23).

psychisches Symptom	Psychopharmaka	Antiepileptika
Depressivität, Ängstlichkeit (einschließlich Panikattacken)	wie bei depressiven Syndromen bei organischen Psychosyndromen (Tab. 2.9); bei typisch depressiven Episoden oder Panikattacken wie Kap. 2.5.2. und 2.7.1. Bei interiktalen Verstimmungszuständen trotz Erhöhung der Krampfbereitschaft auch trizyklische Antidepressiva und SSRI; bei Angst vorübergehend auch Benzodiazepine, z.B. Alprazolam (Tafil® 3x0,5 - 3x1 mg)	Umstellung auf Carbamazepin, Valproat oder Lamotrigin
Reizbarkeit, Stimmungswechsel, Impulsivität	mittel- und niederpotente Neuroleptika, z.B. Pipamperon (Dipiperon®) 3x40 mg oder sedierende trizyklische Antidepressiva bei interiktalen Verstimmungszuständen	Umstellung auf Carbamazepin, Valproat oder Lamotrigin
schizophrenie-ähnliche Psychosen	Behandlung wie bei der Schizophrenie (Tab. 2.41); wenn im Rahmen interiktaler Verstimmungszustände auch zusätzlich trizyklische Antidepressiva; Umstellung der antiepileptischen Medikation oft entscheidend; Versuche mit Benzodiazepinen möglich	Umstellung auf anderes pharmakologisches Wirkungsprinzip
kognitive Defizite, Wesensänderung	keine spezifische Therapie; je nach vorherrschenden Zielsymptomen (Depressivität, Reizbarkeit) symptomatisch wie oben	möglichst kein Phenytoin, Phenobarbital, Ethosuximid

Tab. 2.23: Syndromtherapie psychischer Störungen bei Epilepsie (☞ auch Text).

Faustregel: Epileptische Verstimmungszustände werden mit Trizyklika oder/und mit Serotoninwiederaufnahmehemmern behandelt (trotz Erhöhung der Krampfbereitschaft). Interiktale Psychosen, die aus Verstimmungszuständen entstehen, bei fehlender Wirkung der Antidepressiva zusätzlich mit Risperidon. Bei Wirkungslosigkeit Umstellung der antiepileptischen Medikation. Interiktale Psychosen ohne Verstimmungszustand: Risperidon. Bei Erregungszuständen Haloperidol und/oder Diazepam wie in der Notfalltherapie.

2.1.5. Psychische Störungen durch psychotrope Substanzen einschließlich Alkohol

Die Störungen durch psychotrope Substanzen werden hier den organischen Störungen zugeordnet, weil alle psychotropen Substanzen die Gehirnfunktion verändern, und es sich per definitionem deshalb in erster Linie um organisch verursachte Störungen handelt. Die Einteilung bei den organischen Störungen hier heißt nicht, dass die Entwicklung von Missbrauch und Sucht auch eine rein organische psychische Störung wäre. Auch sind die Komplikationen von Missbrauch und Abhängigkeit nicht nur durch die organische Wirkung der Substanzen zu erklären, sondern auch durch deren indirekte Einflüsse mit psychosozialen Folgeerscheinungen. **Psychologische Mechanismen** spielen also eine **gleichbedeutende Rolle.**

Die durch psychotrope Substanzen induzierten Störungen können eingeteilt werden nach

- Art und Typ der hauptsächlich konsumierten Substanzen (Tab. 2.24)
- dem durch die Substanz hervorgerufenen klinischen Erscheinungsbild (Tab. 2.25)

Störungen durch:	ICD-10 Nr.
• Alkohol	F10
• Opioide	F11
• Cannabinoide	F12
• Sedativa oder Hypnotika	F13
• Kokain	F14
• andere Stimulantien	F15
• Halluzinogene	F16
• Tabak	F17
• flüchtige Lösungsmittel	F18
• multipler Substanzgebrauch (Polytoxikomanie)	F19
• Analgetika (Phenacetin, Paracetamol, ASS, Ibuprofen, Ergotamine)	F55.2

Tab. 2.24: Einteilung der psychischen Störungen durch psychotrope Substanzen, modifiziert nach ICD-10 - Einteilung nach Art der Substanz.

	ICD-10 Nr.
• akute Intoxikation (Rausch)	F1x.0
• schädlicher Gebrauch (Missbrauch)	F1x.1
• Abhängigkeitssyndrom (Sucht)	F1x.2
• Entzugssyndrom	F1x.3
• Entzugssyndrom mit Delir	F1x.4
• psychotische Störung	F1x.5
• amnestische Störung	F1x.6
• Persönlichkeitsstörung	F1x.71
• affektives Syndrom	F1x.72
• Demenz	F1x.73

Tab. 2.25: Einteilung der psychischen Störungen durch psychotrope Substanzen - Einteilung nach dem klinischen Erscheinungsbild.

Obwohl die einzelnen Substanzen in ihren biochemischen Wirkungen auf das Gehirn sehr unterschiedlich sind, ergeben sich trotzdem für alle Substanzen recht ähnliche klinische Erscheinungsbilder, die durch die Substanzen eher modifiziert werden als für eine bestimmte Substanz spezifisch sind.

2.1.5.1. Akute Intoxikation - akuter Rausch

Der Rausch ist eine **akute reversible organische psychische Störung** (früher: **akute organische Psychose**).

In der Regel besteht ein Zusammenhang zwischen der Schwere der Intoxikation und der aufgenommenen Dosis einer Substanz.

Bei sehr hohen Mengen (oder niedrigen und gleichzeitig bestehenden organischen Erkrankungen wie Nieren- und Leberinsuffizienz) entsteht eine vitale Bedrohung, hinter der die Bedeutung psychischer Symptome zurücktritt. **Psychopathologisch** ist eine solche mögliche **vitale Bedrohung zu erkennen durch**

- quantitative Bewusstseinsstörungen (Somnolenz, Präkoma, Koma)
- qualitative Bewusstseinsstörungen (Desorientiertheit)

Die psychopathologischen Symptome oder Leitsymptome des **einfachen Rausches** (bei dem noch keine vitale Bedrohung eintritt) unterscheiden sich manchmal je nach Substanz und Menge (Tab. 2.26).

Eine relativ zuverlässige **Dosis-Wirkungs-Beziehung** ist nur **für Alkohol** erwiesen.

- erste Anzeichen (ab 0,3 ‰): gesteigertes subjektives Leistungsgefühl, Euphorisierung, Enthemmung, Rededrang, Verminderung der Selbstkritik, Reaktionsverlangsamung, Beeinträchtigung von Aufmerksamkeit und Konzentration
- Angetrunkenheit (0,8-1,2 ‰): zusätzlich erste Alterationen des Lagegefühls, der Muskelfeinbewegungen und des Gleichgewichtssinnes
- leichter Rausch (1,2-1,6 ‰): ausgeprägte Enthemmung mit Situationsverkennung und Fehleinschätzung von Gefahrensituationen, Aufmerksamkeit und Reaktionsvermögen erheblich reduziert, Gangunsicherheit und lallende Sprache
- mittelschwerer Rausch (1,6-2,0 ‰): sukzessive Zunahme der erwähnten Merkmale
- schwerer Rausch (über 2,0 ‰): Euphorie kann in depressive Verstimmung umschlagen, zunehmende Schwerbesinnlichkeit, zunehmender Übergang in Somnolenz. Hier beginnt der **forensisch relevante Rausch**, bei dem eine **erheb-**

lich eingeschränkte Steuerungsfähigkeit anzunehmen ist, eine **aufgehobene Steuerungsfähigkeit bei 3,0 ‰**, jeweils nur, **falls zusätzlich entsprechende Rauschsymptome aufgetreten sind**

Die angegebenen Symptome sind Durchschnittswerte bei nicht alkoholgewöhnten Konsumenten. Gewöhnung und konstitutionelle Faktoren können zu einem viel späteren Beginn der Symptome führen.

	psychische Symptome	körperliche Symptome
Hypnotika, Anxiolytika (v.a. Benzodiazepine, Barbiturate)	erwünscht Entspannung, Angstfreiheit, Sedierung, Enthemmung, Euphorie, aber auch Affektlabilität, -inkontinenz, Kritiklosigkeit, Verwirrtheit, Depression, kognitive Störungen	typisch verwaschene Sprache, Ataxie
Opiate (v.a. Heroin)	erwünscht initial Euphorie, gefolgt von Entspannung, Sedierung, "Versenkung", aber auch Apathie, Dysphorie, Depression, kognitive Störungen, auch Verwirrtheit	Miosis, verwaschene Sprache, Atemdepression, Hypotonie, Hypothermie, Übelkeit und Erbrechen
Amphetamine, Kokain, auch Metamphetamin ("Crystal Ecstasy")	erwünscht Euphorie, Enthemmung, gesteigertes Selbstbewusstsein, Antriebssteigerung, sexuelle Erregung, psychomotorische Erregung, Kritiklosigkeit, Größenideen, aber auch paranoide Ideen, kognitive Störungen, Verwirrtheit	typisch Tachykardie, Hypertonie, Pupillenerweiterung, Tremor, Hyperthermie, Hyperhidrosis
Halluzinogene (v.a. LSD)	erwünscht Wahrnehmungsveränderungen in einem Zustand vollständiger Wachheit (v.a. Intensivierung, Illusionen, Halluzinationen, Derealisation), Euphorie, "Versenkung", aber auch Angst oder Depression, kognitive Störungen, auch paranoide Ideen, "Verwirrtheitspsychose"	Pupillenerweiterung, Tachykardie, Hyperhidrosis, Tremor, Ataxie
Ecstasy (MDMA) und andere ATS (Amphetamin-Typ Stimulantien = "Designerdrogen")	alle Symptome der Amphetamine (und manchmal Halluzinogene), zusätzlich oft verstärkt "positive" Gefühle wie Vertrautheit, "Verliebtheit", Kontaktfähigkeit (deswegen auch Entaktogene genannt)	Tachykardie, Hypertonie, Muskelkrämpfe, Hyperhidrosis, Hyperthermie (Todesfälle bekannt), Krampfanfälle, Neurotoxizität!
Phencyclidin ("Angel Dust")	erwünscht Euphorie, Enthemmung, Impulsivität, Erregung, aber auch kognitive Störungen, auch häufig bizarres Verhalten, Verwirrtheit	typisch Nystagmus, Hypertonie, Tachykardie, verwaschene Sprache, Ataxie, auch Rigor, Krampfanfälle
Cannabis	erwünscht Euphorie, Sedierung und "Versenkung", Gefühl der Zeitverlangsamung, aber auch kognitive Störungen, Angst, Depression, Dysphorie, paranoide Ideen	Konjunktivitis, Tachykardie, Mundtrockenheit, gesteigerter Appetit
GHB (Gamma-Hydroxy-Buttersäure; "Liquid Ecstasy)	in niedriger Dosierung Kritiklosigkeit, Euphorie, Stimulation, Hypersexualität; in hoher Dosierung Anxiolyse, Sedierung	Bewustlosigkeit, Koma, Atemlähmung, als "Knock-out-Tropfen" verwendet, um Willenlosigkeit zu erzeugen

Tab. 2.26: Wichtige akute Intoxikations-/Rauschsymptome einzelner psychotroper Substanzen (Alkohol ☞ Text).

Mit der Widmarkschen Formel (v.a. forensisch relevant) sind Berechnungen von konsumierter Alkoholmenge und Blutkonzentration möglich.

$$\text{Promillewert} = \frac{\text{konsumierte Alkoholmenge (g)} - \text{Resorptionsdefizit (10-20\%)}}{\text{Körpergewicht} * \text{Reduktionsfaktor (Männer 0.7, Frauen 0.6)}}$$

Pro Stunde seit Trinkbeginn müssen 0,1-0,2 ‰ abgezogen werden, evtl. einmalig noch 0,2 ‰.

In der Klinik sind die typischen Rauschsymptome (☞ Alkohol und Tab. 2.26) aufgrund der großen individuellen Unterschiede häufig durch für die Substanzen **atypische Rauschsymptome** kompliziert, die alle psychopathologischen Syndrome umfassen können (**komplizierter Rausch**), vor allem:

- psychomotorische Erregungszustände
- delirante Syndrome
- schwere depressive Syndrome mit Suizidalität
- in seltenen Fällen auch paranoid-halluzinatorische Syndrome
- kognitive Beeinträchtigungen und Ratlosigkeit wie bei einer Demenz
- Dämmerzustände

Alle Substanzen können prinzipiell **inter-und intraindividuell verschieden sowohl Agitiertheit, Überaktivität, Stimulation, als auch Depression, sozialen Rückzug und introvertiertes Verhalten hervorrufen.** Besonders unvorhersehbar sind die Wirkungen bei Alkohol, Amphetaminen, Ecstasy, Cannabis und Halluzinogenen.

Die **Symptome des akuten Rausches verschwinden** ohne erneute Substanzzufuhr immer **vollständig.**

Eine **Sonderform** ist der **pathologische Alkoholrausch:** Auch bei manchmal geringen Promillewerten entsteht ein Dämmerzustand mit hochgradiger Erregung, Halluzinationen, Affekten von Angst und Wut und ungerichteten Triebentladungen. Der Minuten bis Stunden andauernde pathologische Rausch endet im Schlaf mit anschließender Amnesie für die Ereignisse. Die Gewalttätigkeiten sind hier vor allem forensisch-psychiatrisch wichtig (aufgehobene oder erhebliche eingeschränkte Steuerungsfähigkeit auch bei Promillewerten unter 2,0 möglich). Das aggressive, oft gewalttätige Verhalten ist für den Betroffenen nicht typisch (persönlichkeitsfremd). Prädisponiert sind Epileptiker, Patienten mit posttraumatischen organischen Störungen, Schizophrenien, zerebraler Vorschädigung, hyperkinetischer Störung.

Diagnose und Differentialdiagnose

Bei allen psychopathologischen Auffälligkeiten ist nach einer aktuell vorangegangenen Substanzeinnahme zu fragen bzw. eine solche durch Blut- und Urinuntersuchungen auszuschließen.

Regel: Psychische Erkrankungen (z.B. Manie, Depression, Schizophrenie) können erst nach Abklingen des akuten Rausches sicher beurteilt werden. Vor dem Rausch bereits bestehende und nach dem Rausch persistierende Symptome sprechen für eine andere psychische Störung.

Wichtige Differentialdiagnosen, die **unbedingt gleich abgeklärt werden müssen: Schädel-Hirn-Trauma, Hypoglykämie, andere akute neurologische und internistische Erkrankungen.** Alle Rauschsymptome können auch durch eine körperliche Erkrankung hervorgerufen werden oder eine solche kann zusätzlich bestehen und eine schnelle Therapie erfordern.

Regel: Bei einer Intoxikation nicht vorschnell alle Symptome auf die Substanzzufuhr zurückführen, sondern sorgfältig nach einer körperlichen Erkrankung suchen (zumindest internistisch-neurologische Untersuchung, obligate Zusatzdiagnostik soweit möglich).

Zusatzdiagnostik

Die obligate Zusatzdiagnostik soll vor allem durch den Rausch verdeckte Erkrankungen wie Schädel-Hirn-Traumata, subdurale Hämatome, Hypoglykämie ausschließen und Alkoholkonzentration in Atemluft bzw. Blut und Drogen im Urin (Schnelltest) zur Abschätzung des Schweregrades und einer eventuellen vitalen Gefährdung feststellen. EEG: leichte bis mittelschwere Allgemeinveränderung ist mit einer Intoxikation vereinbar, zusätzlich häufig β-Wellen. C-CT: unauffällig beim einfachen Rausch.

Therapie

Im Rauschzustand, falls möglich, nie zentralwirksame Pharmaka, statt dessen Beruhigung und Überwachung des Patienten, "ausschlafen lassen" (bei schwerem Rausch immer wieder wecken, um eine zunehmende quantitative Bewusstseinsstörung durch eine schwere Intoxikation zu erkennen). Eine Komplikation des Rauschzustandes macht eine medikamentöse Therapie erforderlich:

▶ Erregungszustand (vor allem mit Selbst- und Fremdgefährdung)

Haloperidol (Haldol®) 5-10 mg oral, notfalls auch i.m. (Haloperidol hat geringe anticholinerge Nebenwirkungen, geringe sedierende Eigenschaften); alternativ (stärkere Sedierung): 5-10 mg Diazepam (Valium®) oral, i.m. oder langsam i.v. (nicht bei Benzodiazepin- oder Sedativaintoxikation, bevorzugt bei Intoxikationen mit Halluzinogenen, Amphetaminen, Gefahr von Atemstörungen im Rausch erhöht)

2.1.5.2. Missbrauch - schädlicher Gebrauch

Klinik

Der Konsum von psychotropen Substanzen führt zu einer Gesundheitsschädigung.

Diese kann sein:

- somatisch (z.B. Leberschaden bei Alkohol)
- psychisch (z.B. depressives Syndrom durch Alkohol)

Die Übergänge zur Abhängigkeit sind fließend, ein Teil der Patienten entwickelt ein Abhängigkeitssyndrom, ein Teil bleibt beim schädlichen oder missbräuchlichen Gebrauch, ein Teil kehrt zurück zu einem nichtschädlichen Konsumverhalten.

Diagnose und Differentialdiagnose

Diagnostisch entscheidend ist ein zu Gesundheitsschäden führendes Konsumverhalten, bei dem die diagnostischen Leitlinien der Abhängigkeit nicht erfüllt sind.

Eine akute Intoxikation oder ein "Kater" nach Intoxikation sollten nicht mit einem Missbrauch gleichgesetzt werden.

Oft liegt einem Missbrauch eine andere psychische Störung zugrunde, nach der explizit gefragt werden muss: Angststörungen, depressive Störungen und die hyperkinetische Störung sind besonders häufig. Ohne die Behandlung dieser Störung ist die Gefahr der Entwicklung einer Abhängigkeit erhöht.

> *Regel: Bei jedem Missbrauch von psychotropen Substanzen nach anderen psychischen Störungen, vor allem hyperkinetische Störung, Angst und Depression, suchen. Entscheidend ist, ob die psychischen Störungen vor Beginn des Missbrauches bereits vorhanden waren oder sich erst im Laufe des Missbrauches (als Symptom, gesundheitsschädliche Folge) entwickelt haben.*

Therapie

Eine andere zugrundeliegende psychische Störung muss wie in den jeweiligen Kapiteln beschrieben behandelt werden. Auch bei einem Missbrauchssyndrom sollte eine **psychotherapeutische Entwöhnungsbehandlung** empfohlen werden, selbst wenn nur ein Teil der Patienten zur Entwicklung einer Abhängigkeit prädisponiert ist und von einer Therapie profitiert. Bei Missbrauch ohne Abhängigkeit ist eine ambulante Therapie (Kurzpsychotherapie) indiziert. Kurzinterventionen, die psychoedukativ über den Zusammenhang von Missbrauch und schädlichen Folgen informieren, den Missbrauch konkret ansprechen und nicht dem Patienten gegenüber verschweigen, sind bereits wirksam. **Liegt noch keine Abhängigkeit (☞ 2.1.5.3.) vor, kann kontrollierter Konsum und Reduktion des Konsums anstelle von Abstinenz (wie bei einer gesicherten Abhängigkeit) Therapieziel sein.**

2.1.5.3. Abhängigkeit/Sucht

Körperliche und kognitive Phänomene und Verhaltensweisen, bei denen der **Konsum einer Substanz Vorrang hat gegenüber anderen Verhaltensweisen, die von der betroffenen Person früher für höher bewertet wurden. Entscheidendes Charakteristikum** ist, dass **ein aktueller Konsum** besteht und ein oft **starker, gelegentlich übermächtiger Wunsch, Substanzen zu konsumieren.**

Nach der WHO ist Sucht durch die Kennzeichen der psychischen und physischen Abhängigkeit (☞ Klinik) definiert.

Klinik

Sucht entwickelt sich immer langsam, meist aus einem Missbrauch oder Gewöhnung heraus.

Manchmal beginnt ein Missbrauch bei Belastungssituationen und Krisen, manchmal im Rahmen alltäglicher Gelegenheiten wie gesellschaftlicher Verpflichtungen (z.B. Trinken zum Essen beim Alkohol, Ausprobieren und Renommieren in Jugendgruppen bei Drogen).

Wiederholtes Einnehmen führt zur **Gewöhnung.** Dies ist sowohl ein seelischer als auch ein körperlicher Vorgang:

Psychische Gewöhnung

Ausdruck der süchtigen Haltung. Der Konsum wird zur Gewohnheit, kann sich zum Ritual entwickeln, wird dadurch in Gang gehalten. Die positiv erlebten Effekte der Substanz, wie Euphorisierung oder Beruhigung, oder das entsprechende soziale Umfeld werden gesucht und in den Tagesablauf integriert.

Physische Gewöhnung

Ein pharmakologischer Vorgang, bei dem durch Enzyminduktion eine höhere Toleranz erreicht wird oder die pharmakologische Gewöhnung zu einer Empfindlichkeitsabnahme der Organe führt, mit der Folge einer **Dosissteigerung.**

Damit erfolgt der **Übergang** zum Stadium der **Abhängigkeit.**

Psychische Abhängigkeit

- Nicht-Aufhören-Können, Änderungen des Verhaltens führen zu Missbefinden und Angst (☞ Tab. 2.27)
- Angewiesen-Sein auf die Substanz, ohne sie fehlen positive und angenehme Gefühle oder Erlebnisse

Es entstehen

- starkes Verlangen nach der Substanz oder eine Art "Zwang", eine Substanz zu konsumieren (**"Craving"**)
- Kontrollverlust (der Konsum der Substanz in geringen Dosen führt nicht zur Befriedigung, sondern zum Verlangen, bis zum schweren Rauschzustand weiter zu konsumieren)

Physische Abhängigkeit

- Entzugserscheinungen beim Versuch des Absetzens oder Reduzierens (☞ Tab. 2.27)
- Kontrollverlust, der nicht nur ein psychisches Phänomen ist, sondern auch Ausdruck neurobiologischer Sensitivierungsvorgänge sein kann (☞ Ätiologie und Pathophysiologie)

Diese körperlichen oder seelischen Störungen veranlassen zum erneuten Konsum, so dass der Patient sich aus diesem prozesshaften Vorgang nicht mehr aus eigener Kraft befreien kann. Dabei sind Entzugserscheinungen wie Angst und Depression ähnlich wichtig wie der Verlust euphorisierender oder beruhigender Gefühlszustände. "Craving" kann, muss aber nicht Grund des fortgesetzten Konsums oder des Rückfalls nach Abstinenz sein. Nicht alle Patienten berichten darüber. Es kann primär nach längerer Abstinenz auftreten (= symbolisches oder primäres Craving) oder sekundär im frühen Entzug (= physisches oder sekundäres Craving). Viele Patienten können aber keine Motivation für ihren fortgesetzten Konsum angeben oder suchen nach äußeren Lebensumständen als Erklärungsursache. Häufig versuchen die Patienten, aufzuhören oder bestimmte Konsumsysteme anzuwenden, fallen aber immer in ihre alten Gewohnheiten zurück. Phasen der Verbitterung und Vorwürfe wechseln mit solchen der Verleugnung. Andere Interessen treten zunehmend hinter den Konsum der Substanzen zurück. Private, soziale Probleme häufen sich, oft auch depressive Verstimmungen, Klagen über Probleme und fehlende Leistungsfähigkeit. **Häufig** werden beim Gespräch die Probleme, die **Menge der konsumierten Substanzen**, oft **auch der Konsum von Substanzen selbst geleugnet, heruntergespielt.** Direkte psychische Wirkungen der Substanzen, vor allem Änderungen der Persönlichkeit, der Affektivität, Beeinträchtigungen des Denkvermögens und des Antriebs werden im Verlauf deutlicher.

Das Suchtpotential (die Geschwindigkeit der beschriebenen Entwicklung) **der einzelnen Stoffe ist unterschiedlich,** damit auch die zeitliche Entwicklung vom ersten Gebrauch über den Missbrauch zur Abhängigkeit (am schnellsten bei Opiaten, langsamer bei Benzodiazepinen und Sedativa, noch langsamer bei Alkohol und am langsamsten bei antipyretischen Analgetika). Manche Substanzen führen nur zu psychischer, andere zu psychi-

Substanz	Entwicklung einer Abhängigkeit (ja/nein) und entsprechende Entzugssymptome		Wesensänderung	Wahn	Demenz	Halluzinose
	psychische Abhängigkeit	körperliche Abhängigkeit				
Alkohol	ja: + "Craving", Angst, Depression, Reizbarkeit, Schlaflosigkeit, Erregung	ja: + Tremor, Übelkeit, Tachykardie, Hyperhidrosis, Hypertonie, Krampfanfall, **Delir**	++	+	+	+
Anxiolytika, Hypnotika, Sedativa (v.a. Benzodiazepine, Barbiturate)	ja: ++ wie Alkohol	ja: ++ wie Alkohol	++	(+)	(+)	(+)
Opiate	ja: ++ starkes "Craving", Depression, Schlaflosigkeit, Angst, Erregung	ja: ++ Übelkeit, Erbrechen, Schmerzen, Tremor, Pupillendilatation, Schwitzen, "Gänsehaut", Hypertonie, Tachykardie, Muskelkrämpfe, Diarrhoe, Fieber, (wie Grippe) **kein Delir**	++	-	(+)	-
Amphetamine, Kokain, Ecstasy, Phencyclidin, manche Halluzinogene	ja: ++ starkes "Craving", Depression, Unruhe, Reizbarkeit, Angst, Erschöpfung, Hyperphagie, Schlaflosigkeit oder Schlafbedürfnis	ja: + **kein Delir** Tremor	++	+	(+)	+
Cannabis	ja: + "Craving", Unruhe, Schlaflosigkeit, Angst, Depression	+ **kein Delir** Erbrechen, Tremor	+	(+)	(+)	(+)

Tab. 2.27: Abhängigkeitspotential einzelner Substanzen bei chronischem Gebrauch und psychische Störungen bei Abhängigkeit.
(+): fraglich, +: möglich, ++: häufig, -: nicht bekannt.

präalkoholische Phase	Erleichterungstrinken, um Spannungen abzubauen, Trinken um der Wirkung willen, allmähliche Dosissteigerung
Prodromalphase	erste Erinnerungslücken (Blackouts) schon nach geringen Mengen, heimliches und morgendliches Trinken, Vermeidung des Themas Alkohol
kritische Phase	Kontrollverlust mit häufigen Räuschen und/oder Abstinenzunfähigkeit, Bedürfnis nach Alkohol, "Craving", scheiternde Abstinenzversuche, psychosoziale Komplikationen beginnen
chronische Phase	mehrtägige Intoxikationen, Toleranzverlust, Alkohol wird zum wichtigsten Lebensinhalt, schwere körperliche Abhängigkeit, gegen Entzugssymptome wird angetrunken, ausgeprägte psychosoziale Folgeschäden, Gedächtniseinbußen, ethische Nivellierung, Wesensänderung, Trinken auch von Alkoholersatzmitteln (z.B. Spiritus)

Tab. 2.28: Phasen der Abhängigkeit.

Typ des Alkoholkonsumenten	Suchtkennzeichen	Abhängigkeit
	Jellinek	
Alpha-Typ (Konflikttrinker)	kein Kontrollverlust, aber undiszipliniertes übermäßiges Trinken bei Belastungssituationen	–
Beta-Trinker (Gelegenheitstrinker "Verführungstrinker")	Neigung zu übermäßigem Konsum bei sozialen Anlässen	soziokulturell; keine Organschäden, Sucht aber bei häufigen Anlässen möglich
Gamma-Trinker (süchtiger Trinker)	Kontrollverlust, Trinken bis zum Rauschzustand nach Beginn des Trinkens, lange Fähigkeit zur Abstinenz	zuerst psychisch, später oft auch physische Abhängigkeit
Delta-Trinker (Spiegeltrinker)	gleichmäßige Aufnahme großer Alkoholmengen über den Tag verteilt ohne Kontrollverlust, keine Abstinenz	physisch
Epsilon-Typ ("Quartalstrinker")	episodisches massives Trinken, meist bei affektiven (depressiven oder manischen) Syndromen	–
	Cloninger	
Typ I	später Beginn, kaum familiäre Belastung, keine Geschlechspräferenz, bessere Prognose	physisch oder psychisch
Typ II	Beginn vor dem 25. Lebensjahr, erhöhte familiäre Belastung, häufiger Männer, häufig dissoziale Persönlichkeit, schlechtere Prognose, (meist hyperkinetische Störung)	physisch oder psychisch

Tab. 2.29: Typen erhöhten Alkoholkonsums, v.a. bei Jellinek sind Mischtypen häufig.

scher und physischer Abhängigkeit, und Entzugssymptome variieren von Substanz zu Substanz (☞ Tab. 2.27).

Antipyretische Analgetika wie Azetylsalizylsäure, Ibuprofen, Metamizol, Paracetamol, Propyphenazon, oder Ergotaminpräparate, Bromderivate, Ephedrin werden in der ICD-10 nicht gesondert bei den abhängigkeitserzeugenden Substanzen aufgeführt, obwohl zumindest die Kriterien der psychischen Abhängigkeit häufig erfüllt sind. Psychische bzw. physische Entzugssymptome bei diesen Substanzen sind Unruhe und Nervosität, gelegentlich Schlafstörungen, vor allem aber Schmerzen und Körpermissempfindungen. Die Entwicklung eines Delirs ist möglich, wenn auch sehr selten.

Gut beschrieben ist die Entwicklung der Sucht bei der Alkoholabhängigkeit. Tab. 2.28 und Tab. 2.29 zeigen die verschiedenen Abhängigkeitsphasen am Beispiel der Alkoholsucht und die verschiedenen Abhängigkeitsformen anhand der Alkoholikertypen. Für andere Substanzen sind die einzelnen Phasen und unterschiedlichen Typen weniger klar herausgearbeitet. Die Entwicklung von einer "Präsucht-Phase" über eine kritische Phase mit Zeichen der physischen und/oder körperlichen Abhängigkeit zu einer chronischen Phase mit multiplen körperlichen und psychosozialen Folgeschäden dürfte aber bei allen Substanzen ähnlich sein.

Diagnose und Differentialdiagnose

Abhängigkeiten werden häufig nicht erkannt, da die **Symptome** vor sich und anderen nicht eingestanden, **verleugnet**, oft auch bewusst **verschwiegen** oder **bagatellisiert** werden.

Tab. 2.30 zeigt die diagnostischen Leitlinien, die unter diesem Vorbehalt berücksichtigt werden müssen.

Mindestens 3 der folgenden Kriterien im letzten Jahr:
• starker Wunsch oder eine Art von Zwang, psychoaktive Substanzen zu nehmen • verminderte Kontrolle bezüglich Beginn, Beendigung und Menge der Einnahme • körperliche Entzugssymptome • Beweis für Toleranz, d.h. Dosissteigerung, um früher mit niedrigen Dosen erreichte Effekte hervorzurufen • fortschreitende Vernachlässigung anderer Vergnügungen oder Interessen zugunsten des Substanzkonsums • Anhaltender Konsum trotz eindeutig schädlicher Folgen (medizinisch, psychisch oder sozial)

Tab. 2.30: Diagnostische Leitlinien der Abhängigkeit/Sucht, modifiziert nach ICD-10.

Auffällige Laborparameter können den Verdacht auf einen erhöhten Konsum lenken, beweisend für eine Abhängigkeit sind sie ohne die diagnostischen Leitlinien aber nicht: Leberwerte (Gamma-GT bei 70-80 % der Alkoholabhängigen erhöht, GOT und GPT sind weniger trennscharf), MCV (bei mehr als 2/3 der Alkoholabhängigen erhöht) und CDT (= Carbo-Deficient-Transferrin, spezifischster Marker für einen erhöhten regelmäßigen Alkoholkonsum in den letzten 14 Tagen). Bei den anderen Substanzen sind, falls keine zusätzlichen Erkrankungen bestehen, nur gelegentlich die Leberwerte erhöht. Ein Drogen- oder Medikamentennachweis im Urin ist für fast alle Substanzen über mehrere Tage bis Wochen möglich.

Aus angegebenen Trinkmengen kann keine Diagnose gestellt werden: Verträglichkeiten sind individuell sehr unterschiedlich und die angegebenen Mengen werden sehr häufig bewusst oder unbewusst falsch erinnert.

Bei gleichzeitig bestehenden anderen psychischen Störungen (sei es als primäre Erkrankung oder Folge des Konsums) gelten die gleichen Regeln wie beim Missbrauch. Bei einer bereits bestehenden Abhängigkeit ist aber meist die zeitliche Reihenfolge nicht mehr zu rekonstruieren.

Zusatzdiagnostik

Atrophien im C-CT sind häufig, genauso Zeichen körperlicher Schädigung.

Tabelle 2.31 zeigt Körperschädigungen bei Alkoholmissbrauch/-abhängigkeit.

gastrointestinal	• Ösophagusvarizen, Mallory-Weiss-Risse • Gastritis, Gastropathie • Pankreatitis • Leberstörungen (Fetteinlagerung, alkohol. Hepatitis, Zirrhose) • Malabsorption (Mangelernährung, Vitamin B-Mangel)
kardial	• Kardiomyopathie • Hypertonus
endokrin	• Hodenatrophie, erhöhter Östrogenspiegel, erniedrigtes Testosteron
neurologisch	• Anfälle • Wernicke-Korsakow-Syndrom • kortikale Atrophie, Kleinhirnatrophie, Demenz • Polyneuropathie • Myopathie
Karzinome	• Ösophagus, Magen, Mundboden
Infektionskrankheiten	• geschwächtes Immunsystem
fötales Alkoholsyndrom	• körperliche und geistige Retardierung

Tab. 2.31: Körperliche Folgeerscheinungen bei Alkoholabhängigkeit.

Wichtige Folgen der Opiatabhängigkeit sind: Infektionskrankheiten (Hepatitis B, C, HIV), multiple Organschädigungen (vor allem Leber, Gehirn), Abszesse, Phlebitiden, Septikämien, Verschleppung bzw. Nichtbehandlung von Erkrankungen.

Bei Ecstasy sind disseminierte intravaskuläre Gerinnungsstörungen, Rhabdomyolyse, Hyperthermie, Hypertonus, Anfälle mit Todesfolgen beschrieben, neurotoxische Spätfolgen im peripheren und zentralen Nervensystem können auftreten. Amphetamine, Kokain und manche Halluzinogene können ähnliche Wirkungen haben, v.a. bei Kokain sind ischämische und hämorrhagische Infarkte gehäuft.

Epidemiologie

Männer sind häufiger abhängig als Frauen, das gilt für die Gesamtheit der Süchte als auch für jede einzelne Substanz mit Ausnahme der Benzodiazepine und Analgetika, wo Frauen gleich häufig oder häufiger betroffen sind.

Frauen beginnen später Alkohol zu trinken, entwickeln schneller eine Abhängigkeit, höhere Blutspiegel und mehr körperliche Folgeerscheinungen (möglicherweise wegen einer niedrigeren Konzentration der Alkoholdehydrogenase in der Magenschleimhaut).

Prävalenz: Für die meisten Substanzen liegen keine zuverlässigen Daten vor, sicher sind Missbrauch und Abhängigkeit sehr häufige psychische Störungen. Zuverlässigere Zahlen liegen nur für die Alkoholabhängigkeit vor. Danach erfüllen 5-15 % der Bevölkerung irgendwann in ihrem Leben die Kriterien einer Alkoholabhängigkeit (Lebenszeitprävalenz). Ca. 5 % der Männer und 2 % der Frauen (ca. 2,5-4 Mio.) sind in der BRD abhängig oder zumindest gefährdet (Punktprävalenz). Ca. 150.000 konsumierten Heroin, ca. 2 Mio. Cannabis, ca. 1 Mio. nehmen häufiger Amphetamin-Typ Stimulantien, v.a. Ecstasy, und ca. 1,2 Mio. Menschen sind medikamentenabhängig (v.a. Tranquilizer). Die Konsumgewohnheiten bei Drogen ändern sich jährlich infolge säkulärer Trends.

Ätiologie und Pathophysiologie

Es gibt keine einheitliche Ursache von Sucht allgemein oder einer speziellen Abhängigkeit, die Entstehung ist wahrscheinlich

- multifaktoriell, d.h. es müssen viele Faktoren wirken und aufeinandertreffen, um schließlich zur Sucht zu führen und diese aufrechterhalten

Es ist nicht bekannt, ob immer alle Bedingungen zusammentreffen oder vorhanden sein müssen, oder auch ein einzelner starker Faktor alleine zur Sucht führen kann. Möglicherweise sind **neurobiologische Faktoren besonders wichtig bei** der **Aufrechterhaltung** der Sucht, aber **nur in Verbindung mit psychologischen und soziologischen Faktoren bedeutend bei ihrer primären Entstehung.**

Genetische Faktoren

Eine **genetische Übertragbarkeit** der Sucht, vor allem der Alkoholabhängigkeit, ist weitgehend **sicher:** Das Risiko für eine Alkoholabhängigkeit ist 3-4x höher bei Angehörigen von Alkoholabhängigen, und die Konkordanz ist höher bei monozygoten Zwillingen als bei dizygoten. Nur ein Teil des erhöhten Risikos kommt durch Umgebungseinflüsse und interpersonelle Faktoren in Familien mit Abhängigkeiten zustande. Möglicherweise werden Risikofaktoren wie bestimmte Persönlichkeitseigenschaften (dissoziale Persönlichkeit oder erhöhtes Stimulationsbedürfnis), eine hyperkinetische Störung oder die unterschiedliche Verträglichkeit von Alkohol vererbt. Patienten, die eine Abhängigkeit entwickeln, haben bereits vorher eine abgeschwächte Alkoholantwort und benötigen größere Mengen, um einen psychotropen Effekt zu erzielen.

Neurobiologische Faktoren

Alle Suchtstoffe agonisieren oder antagonisieren bestimmte Neurotransmittersysteme. Die Systeme adaptieren sich an die Substanz und entwickeln Mechanismen, die der Wirkung der Substanz entgegengesetzt sind. Dies führt zu Toleranz und Dosissteigerung, beim Entzug der Substanz aber zu den Entzugssymptomen. Psychische Abhängigkeit entsteht, weil alle Substanzen das Belohnungssystem des Gehirns stimulieren und damit erwünschte psychische Zustände verstärken und zu weiterem drogensuchenden Verhalten führen. Kontrollverlust und “Craving” entstehen durch umgekehrte Toleranzentwicklung oder Sensitivierung: die Rezeptoren mancher Belohnungssysteme verändern sich bei wiederholtem Gebrauch in die funktionell gleiche Richtung wie es von der Substanz induziert wird, und immer kleinere Mengen der Substanz können psychotrope Effekte hervorrufen und führen zu dem Wunsch nach einer weiteren Verstärkung des Effektes.

▶ Wichtige Angriffspunkte der einzelnen Substanzen

Alkohol: multiple Angriffspunkte, z.B. Agonismus am GABA-A-Rezeptor (Anxiolyse), vermehrte Dopamin-Freisetzung (Aktivierung, Euphorie), Antagonismus am NMDA-Rezeptor, Zunahme der spannungsgesteuerten Kalziumkanäle.

Opiate: Agonismus an den Opiatrezeptoren (endogene Opiate = Endorphine), sie sind neben Dopamin die wesentlichen Transmitter des Belohnungssystems und interagieren mit dem Dopaminsystem.

Amphetamine, Kokain, Ecstasy: vermehrte Dopamin-, Noradrenalin- und Serotoninfreisetzung bzw. synaptische Verfügbarkeit, bei chronischer Einnahme Heraufregulation postsynaptischer Dopamin- und Noradrenalinrezeptoren mit Sensitivierung.

Benzodiazepine: Agonismus am GABA-A-Rezeptor.

Soziale und individuell-psychologische Faktoren

Permissivkulturen, in denen der Gebrauch von bestimmten Substanzen, insbesondere Alkohol, gebilligt oder gefördert wird, **erhöhen die Gefahr für prädisponierte Personen**, abhängig zu werden (z.B. Einstellungen bezüglich Trinken und Betrunkensein, die Verfügbarkeit von Alkohol, Erwartungen gegenüber Alkohol bezüglich Stimmung und Verhalten, die angenehm erlebte Wirkungen von Alkohol bezüglich persönlicher Erfahrungen, in Stresssituationen, Modellernen).

Persistierende psychosoziale “Stresssituationen”, häufig in sozio-ökonomisch niedrigeren Schichten, **erhöhen das Risiko** von Substanzmissbrauch und Abhängigkeit. Auch wenn keine bestimmten Persönlichkeitsvariablen oder Verhaltensstile eine Suchtpersönlichkeit definieren, so sind doch verschiedene **persönliche Eigenschaften mit** einem **erhöhten Risiko** für Abhängigkeiten verbunden, v.a. manche Persönlichkeitsstörungen wie die dissoziale Persönlichkeitsstörung, die **hyperkinetische Störung** (ADHS, siehe Kap. 2.19.), Suche nach Stimulation und Erlebnis, zu Stimmungsschwankungen neigende Persönlichkeiten. **Wenn bei solchen Persönlichkeiten oder psychosozialen Konfliktsituationen eine Substanz leicht verfügbar ist, eine genetische Prädisposition zusätzlich**

besteht, ist die Entwicklung zur Abhängigkeit wahrscheinlicher als in allen anderen Konstellationen.

Verlauf und Prognose

Missbrauch und Abhängigkeit können **in jedem Lebensalter** beginnen. Die meisten Abhängigkeiten entwickeln sich zwischen dem 20. und 40. Lebensjahr. Der **wichtigste Prädiktor eines frühen Erkrankungsbeginns ist ein ungünstiges soziales Umfeld, nicht die genetische Belastung.** Auch bei dissozialen Persönlichkeitsstörungen beginnt die Abhängigkeit früh, genauso bei Patienten mit ins Erwachsenenalter persistierenden (☞ Kap. 2.19.) hyperkinetischen Störungen des Kindesalters. Bei frühem Erkrankungsbeginn, genetischer Belastung und/oder dissozialen Persönlichkeitszügen oder einer hyperkinetischen Störung ist die Abhängigkeit oft schwerer ausgeprägt mit ungünstigerem Verlauf. Häufig ist dann auch eine Polytoxikomanie. Die Zahlen sind typisch für die Alkoholabhängigkeit, viele andere Drogen führen früher zur Abhängigkeit (vor allem Opiate, Amphetamine) oder beginnen in höherem Lebensalter (Sedativa- oder Benzodiazepinmißbrauch und Schmerzmittelmißbrauch, der auch durch ärztliche Verordnung induziert werden kann). Auch bei der Alkoholabhängigkeit gibt es eine Untergruppe, die erst im höheren Lebensalter abhängig wird bei vorher kontrolliertem Konsum.

Bei der Alkoholabhängigkeit erreichen etwa 20 % nach einem Entzug ohne Therapie eine Heilung bzw. längerfristige Abstinenz (meist Patienten, bei denen die Abhängigkeit weniger ausgeprägt ist). Bei schwerer kranken Patienten dürfte die Remissionsrate nur 5 % oder geringer sein. 65 % der Patienten, die eine Langzeittherapie abschließen, sind mindestens ein Jahr abstinent; längerfristig bleiben etwa 40-50 % abstinent. Allerdings brechen mindestens 50 % die Behandlung vorzeitig ab oder sind gar nicht erst dazu motiviert. Für die Opiatabhängigkeit sind die Verläufe ungünstiger (70-80 % Therapieabbrecher, deswegen meist Substitutionstherapie als Ziel). Bei Benzodiazepinabhängigkeit sind nach Therapieprogrammen mit fraktioniertem Entzug bis zu 70 % nach 3-5 Jahren abstinent. Für andere Abhängigkeiten liegen keine sicheren Langzeitergebnisse vor.

▶ Komplikationen

- körperliche Begleiterkrankungen (☞ Zusatzdiagnostik, Tab. 2.31); sie limitieren die Prognose auch deutlich quoad vitam (um 15 % verkürzte Lebenserwartung bei der Alkoholabhängigkeit!)
- psychosoziale Komplikationen (Arbeitslosigkeit, sozialer Abstieg, Trennung vom Lebenspartner, Scheidung, Unfälle, Führerscheinverlust, Kriminalität, Isolation, Obdachlosigkeit)
- **etwa 50 %-2/3 der Suchtpatienten haben zusätzliche psychiatrische Diagnosen im Verlauf,** v.a. Angststörungen und depressive Episoden. **Meist** sind Angst und Depression **Folge der Substanz oder des Entzuges und verschwinden oft bei Abstinenz,** der kleinere Teil hat eine primäre psychiatrische Störung (**Ausnahme: Patienten mit hyperkinetischer Störung; ☞ Kap. 2.19.**)
- **Suizid:** Nach Schätzungen begehen zwischen 10 und 20 % der Abhängigen Suizid, bei etwa 75 % bestand gleichzeitig ein depressives Syndrom

Therapie

Jede Suchttherapie gliedert sich in **vier Phasen** und hat **Abstinenz zum primären Ziel:**

- Kontakt- und Motivationsphase: Der Patient muss erst zur Therapie und Abstinenz motiviert werden, auf die Möglichkeiten hingewiesen werden (ambulant durch Suchtberatungsstellen, sozialpsychiatrische Dienste, Hausarzt, Selbsthilfegruppen, Betriebsarzt)
- Entgiftungsphase: körperlicher Entzug, in der Regel stationär in psychiatrischer Abteilung 2-4 Wochen, je nach Substanz auch länger. Bereits in dieser Phase Motivierung zur Abstinenz (qualifizierte Entgiftung): Patient soll Diagnosekriterien der Abhängigkeit für sich erarbeiten; Analyse des Konsummusters, negativer Folgen, bisheriger Abstinenzversuche und positiver Substanzeffekte mit abschließender "Kosten-Nutzen-Analyse"; Änderungsperspektiven, Therapiemöglichkeiten aufzeigen
- Entwöhnungsphase: psychische Unabhängigkeit, individuelle Festsetzung der Therapiedauer je nach Stadium der Alkoholabhängigkeit und psychosozialer Situation: ambulante oder stationäre Kurzzeittherapien (4-6 Wochen), ambulante oder stationäre mittelfristige Behandlungen (2-4 Monate), sechsmonatige Langzeitthe-

rapien (bei schlechter Prognose, psychosozialen Risikofaktoren). Die Therapieergebnisse der ambulanten bzw. kürzeren Behandlungen sind oft schlechter als die der stationären bzw. längeren. Kostenträger für die mittel- und längerfristigen Behandlungen sind in der Regel die Rentenversicherungen, nicht die Krankenversicherungen (Kostenübernahmezusicherung vor Beginn einer Therapie notwendig). Bei der Heroinabhängigkeit wird eine längere Therapiedauer angestrebt bei ähnlicher Struktur. Bei den anderen Suchtformen stehen keine speziellen institutionalisierten Therapien zur Verfügung, Entwöhnungstherapien sind aber entsprechend indiziert

- Nachsorgephase: Rehabilitation in möglichst vielen Lebensbereichen, insbesondere Fortführung ambulanter Gruppen- und Einzeltherapien und Selbsthilfegruppen, Sicherung von Arbeitsplatz, sozialer Stellung und Beziehungen

Die **besten Ergebnisse** werden **bei einer Therapiekette** erzielt: die vier Phasen sind verzahnt, der Patient kann immer wieder von einer in die andere auf- bzw. absteigen, ein ständiger Kontakt mit Therapiestellen (z.B. Suchtberatung) ist möglich und Rückfällige können möglichst früh aufgefangen werden. Meist sind mehrere Anläufe bis zur längerfristigen Abstinenz erforderlich, und Therapieketten verbessern die Chance zu mehrfachen Abstinenzversuchen. Auch wenn Abstinenz primäres Ziel ist, sind, besonders bei schwer Abhängigen, auch vorübergehender kontrollierter Konsum, Reduktion des Konsums oder intermittierende Abstinenzphasen mit Reduktion der körperlichen und sozialen Komplikationen als Therapieerfolg zu werten. Aber **Vorsicht: Kein Therapieziel "kontrollierter Konsum" bei sicherer, schwerer Abhängigkeit** (körperlich und/oder regelmäßiger Kontrollverlust), nur bei Missbrauch oder Gefährdung erwägen.

Selbsthilfeorganisationen (z.B. Anonyme Alkoholiker "AAs") sind im ambulanten Bereich in allen 4 Phasen beteiligt.

Psychotherapeutisches Vorgehen

Wesentlicher Schritt zum Erfolg: Abbau von Verleugnungen und Rationalisierungen und Einsicht in den Suchtcharakter der Erkrankung:

- der Patient muss sich die Verleugnung eingestehen und die Sucht akzeptieren
- ihm muss klar werden, dass die Sucht nicht durch Probleme oder die eigene Geschichte zu rechtfertigen ist
- Abstinenz erfordert eine ständige Willensanstrengung und er bleibt immer süchtig und muss bewusst auf positive Effekte verzichten

Die Psychotherapie der Sucht ist ein Sonderfall: Abstinenz ist überragendes Ziel, die Therapie soll lustvoll erlebte und positiv verstärkte, möglicherweise biologisch fundierte Verhaltensweisen verhindern (Einnahme eines Suchtmittels wegen positiver Effekte) und es muss sofort eine umfassende Verhaltensänderung erzielt werden. Bei allen anderen Störungen soll die Therapie negativ oder lustlos erlebte Verhaltensweisen (z.B. bei Angst, Depression) fördern, und eine gestufte Erfolgshierarchie ist möglich. Deswegen gibt es keine spezifischen Techniken, sondern der Therapeut kann nur den Suchtcharakter in Erinnerung rufen, den bewussten Verzicht auf angenehme Erlebnisse verstärken und Gründe für die Abstinenzmotivation aufrechterhalten und die Vermutung, dass kontrollierter Konsum möglich sein könnte, in Frage stellen.

Verhaltenstherapien, die die kognitiven und verhaltenswirksamen Ereignisse und Stimuli, die zum Konsum oder Rückfall führen, analysieren und Alternativstrategien entwickeln, können die Abstinenz erleichtern, genauso multimodale Behandlungsstrategien (psychoedukatives Training, Training sozialer Ferigkeiten, kognitive Restrukturierungsmaßnahmen ähnlich der Verhaltenstherapie, allgemeine Psychotherapie). Wichtiger als die gewählte Psychotherapieform ist möglicherweise aber der Therapeut, der nicht konfrontativ, direktiv vorgehen darf, sondern empathisch stützend sein muss, kontinuierlich während der Behandlung und der Nachbetreuung zur Verfügung stehen soll und bei der Besprechung von Lebensproblemen die Bedeutung des Faktors Sucht nicht vernachlässigen darf. Aktive Einbindung der Bezugspersonen und regelmäßige Teilnahme an Selbsthilfegruppen zur Motivationsstärkung bessern die Erfolgsaussichten erheblich.

Medikamentöse Behandlung

Medikamente werden eingesetzt

- in der Entgiftungsphase (☞ Kap. 2.1.5.4., Tab. 2.14) und

- bei der Behandlung zusätzlicher psychischer Störungen, vor allem depressiver Störungen und Angststörungen (☞ Kap. bei entsprechenden Störungen)
- zur Rückfallprophylaxe
- zur Substitution (eines Suchtmittels durch ein weniger schädliches Medikament)

Sogenannte "**Anti-Craving-Substanzen**" können Rückfälle bei der Alkoholabhängigkeit reduzieren: Acamprosat (Campral®) 6 Tabletten (bei Gewicht über 60 kg) bzw. 4 Tabletten (bei Gewicht unter 60 kg) täglich über 6-12 Monate nach der Entgiftung (nur bei Abstinenz, nicht zum kontrollierten Trinken, nur in Verbindung mit einer Psychotherapie). Der Opiat-Antagonist Naltrexon (Nemantine®) hilft möglicherweise bei der Rückfallprophylaxe der Opiatabhängigkeit, vielleicht auch bei der Alkoholabhängigkeit, v.a. in Kombination mit Acamprosat. Bei Nikotinabhängigkeit verhindern der Dopamin-, Noradrenalin-Wiederaufnahmehemmer Bupropion (Zyban®) und noch besser der Nikotinrezeptoragonist Vareniclin (Champix®) Rückfälle (Alternative: Nikotinpflaster, -kaugummis).

Bei Alkoholabhängigkeit kann in Einzelfällen bei kooperativen, motivierten und sozial stabilen Patienten eine **Aversivbehandlung** mit Disulfiram (Antabus®) erfolgreich sein. Das Medikament wird täglich kontrolliert verabreicht und erzeugt bei folgendem Alkoholkonsum durch Hemmung der Aldehyddehydrogenase ein Azetaldehyd-Syndrom mit Erbrechen, Angst, Schmerzen und Schwindel und soll dadurch Rückfälle verhindern (Vorsicht: tödliche Disulfiram-Alkoholreaktion möglich).

Bei therapieresistenter Opiatabhängigkeit oder **wenn das Ziel Suchtmittelfreiheit nicht unmittelbar und zeitnah erreichbar ist,** kann eine **Substitutionstherapie mit Methadon oder besser Levomethadon** (linksdrehende Form von Methadon) durchgeführt werden. Levomethadon (linksdrehende Form: L-Polamidon® Lösung zur Substitution) ist doppelt so effektiv wie das Razemat aus Levomethadon und rechtsdrehendem D-Methadon (= Methadon), die Dosierungen sind entsprechend bei Methadon zu verdoppeln.

Beide sind für die Substitution zugelassen. Das Betäubungsmittelgesetz und die Betäubungsmittelverschreibungsverordnung sind zu beachten (kontrollierte Abgabe und supervidierte Einnahme nur für den täglichen Bedarf; erst nach 6-monatiger Substitution und stabilem klinischen Befund ein Rezept/Woche mit Einzeldosen bis 7 Tage als Take-home-Verordnung). Nur Behandlungen nach den Richtlinien des Bundesausschusses der Ärzte und Krankenkassen für die Einführung neuer Untersuchungs- und Behandlungsmethoden = "**BUB-Richtlinien**" werden entgolten (der Behandler muss zusätzlich die Fachkunde "Sucht" nachweisen und in Ausnahmen auch einen Antrag an die Kostenträger stellen). Nach der Betäubungsmittel-Verschreibungsverordnung (BtMVV) besteht eine Indikation für die Substitution für die Behandlung der Opiatabhängigkeit mit dem Ziel der Abstinenz einschließlich der Besserung der Gesundheit bei schweren Erkrankungen, Schwangerschaft und nach der Geburt.

Nach den **BUB-Richtlinien und den Richtlinien der Bundesärztekammer zur Durchführung der substitutionsgestützten Behandlung Opiatabhängiger,** die nach BtMVV zu beachten sind, kann seit 2003 auch eine Drogenabhängigkeit alleine eine Indikation zur Substitutionsbehandlung zu Lasten der Krankenkassen sein. Sie darf nur bei manifester Abhängigkeit (ICD-10 Kriterien der Sucht) durchgeführt werden, wenn die Abhängigkeit seit längerer Zeit besteht, Abstinenzversuche unter ärztlicher Kontrolle erfolglos waren und/oder eine drogenfreie Therapie derzeit nicht durchgeführt werden kann und/oder die Substitution im Vergleich mit anderen Therapiemöglichkeiten die größte Besserungschance bietet (auch wenn sie nicht unmittelbar und zeitnah zur Opiatfreiheit führt). Die Substitution kann nur als Bestandteil eines umfassenden psychosozialen Therapiekonzeptes durchgeführt werden mit dem Ziel der Wiederherstellung der Abstinenz einschließlich der Besserung und Stabilisierung des Gesundheitszustandes.

Vorgehen (Beispiel): am Tag 1 15-20 mg Levomethadon (L-Polamidon® Lösung zur Substitution; 1 ml enthält 5 mg L-Methadon) in 2 Einzeldosen. Nach 1-6 Tagen Einmaldosis morgens. Nach 1-6 Tagen Erhaltungsdosis nach Dosisanpassungen alle 1-2 Tage in Schritten von 5-10 mg Levomethadon je nach Entzugs- oder Intoxikationssymptomen. Dosis in der Regel 20-60 mg/die Levomethadon. Während der Substitution muss auf Beigebrauch anderer Substanzen einschließlich Alkohol kontrolliert werden und eine psychotherapeutische und psychosoziale Betreuung erfolgen. Die

Dosierung muss ausreichend hoch sein (meist ≥ 30 mg Levomethadon), um Beigebrauch zu verhindern. Auch wenn die Angaben der Patienten oft unrichtig sind und der Reinheitsgrad von Heroin unterschiedlich ist, gilt "mit Vorsicht" die folgende Faustregel:

$$\frac{\text{mg Heroin / tgl.}}{30} = \text{mg Levomethadon tgl.}$$

Eine Alternative ist Buprenorphin (Subutex®), ein partieller μ-Rezeptoragonist: Beginn mit 2-4 mg/d, bis Tag 6 je nach Entzugssymptomen in 2-4 mg-Schritten steigern bis auf 6-24 mg/d, Gabe alle 2-3 Tage möglich. V.a. bei Patienten mit kurz bestehender Suchterkrankung und anstelle von Methadon bei Nebenwirkungen (z.B. Depression) oder wenn eine zukünftige Abdosierung gewünscht ist (geringeres Abhängigkeitspotential als Methadon, weniger Entzugssymptome).

Levo-alpha-acetylmethadol (LAAM) ist zur Substitution zugelassen, wegen möglicher Herzrhythmusstörungen aber nicht empfohlen.

2.1.5.4. Entzugssyndrome und Entzugsdelir

Symptomkomplexe von unterschiedlicher Zusammensetzung und Schweregrad, je nach konsumierter Substanz, die bei absolutem oder relativem Entzug einer abhängigkeitserzeugenden Substanz, die über einen längeren Zeitraum und/oder in höherer Dosierung konsumiert worden ist, auftreten.

Klinik

Entzugssymptome können sich äußern als:

- psychische Symptome
- physische Symptome

Typische psychische Entzugssymptome

- Schlaflosigkeit
- Übererregbarkeit, Nervosität, innere und psychomotorische Unruhe
- Verlangen nach der Substanz und Einengung des Denkens auf die Beschaffung der Substanz ("Craving")
- deprimierter und ängstlicher Affekt mit Panikattacken
- Störungen der Konzentrationsfähigkeit und der Auffassungsgabe
- Verwirrtheitszustand/Delir

Typische physische Entzugssymptome

- Tremor
- Hyperhidrosis
- Tachykardie, Hypo- oder Hypertonus
- gelegentlich Krampfanfälle
- Verwirrtheitszustand/Delir

Zum Begriff und klinischen Bild des Delirs ☞ Kap. 2.1.2.

Ein **Entzugsdelir** kommt vor beim **Alkoholentzug, Benzodiazepin- und Barbituratentzug**, extrem selten beim Analgetikaentzug. Klinische Prodromi sind die oben beschriebenen psychischen und physischen Syndrome, oft auch Entzugskrampfanfälle. Später bestehen neben diesen vegetativen Symptomen Verwirrtheit mit quantitativer und qualitativer Bewusstseinsstörung, kognitive Störungen, optische, manchmal auch akustische Halluzinationen, Illusionen, paranoide Wahneinfälle und psychomotorische Erregung und/oder Hemmung und schneller Wechsel zwischen den Zuständen. Zu den Entzugssyndromen der einzelnen Substanzen ☞ Tab. 2.27.

Diagnose und Differentialdiagnose

Diagnostische Leitlinien sind Entzugssymptome (☞ Tab. 2.27) und **Reduktion oder Beendigung einer Substanzzufuhr**. Bedingung ist immer, dass die Substanz konsumiert wurde

- für lange Zeit

und/oder

- in großen Mengen

Es ist nicht notwendig, dass die Substanz beim Entzugssyndrom vollständig aus dem Körper verschwunden ist, Entzugssymptome können auch bereits früher beginnen (z.B. auch bei Blutalkoholspiegeln von 2 Promille). Es gilt, wie bei Missbrauch oder Abhängigkeit, die folgende Regel:

Regel: Nicht vorschnell eine Entzugssymptomatik diagnostizieren, es kann sich dahinter auch ein Verwirrtheitszustand/Delir aufgrund einer anderen (Behandlung erfordernden) Erkrankung verbergen.

Zusatzdiagnostik

Obligate und fakultative Zusatzdiagnostik zum Ausschluss anderer Erkrankungen und um Komplikationen zu erkennen (z.B. Hypokaliämie beim Alkoholentzugsdelir). Bei einem voll ausgeprägten Delir ist oft ein C-CT oder EEG nicht möglich.

Epidemiologie

Die Häufigkeit von Entzugssyndromen ist je nach untersuchtem Kollektiv sehr unterschiedlich, so dass wenige Zahlen existieren. Etwa 15 % der schwer Alkoholabhängigen haben im Lauf ihres Lebens ein Delir, bei etwa 5 % mit einfachen Entzugssyndromen wird sich im weiteren Verlauf daraus ein Delir entwickeln.

Ätiologie

Das Prinzip ist bei allen Entzugssyndromen bis hin zum Delir gleich: Ein oder mehrere Neurotransmittersysteme werden durch eine Substanz wiederholt übermäßig agonisiert (durch präsynaptische Freisetzung oder Rezeptoragonismus) oder antagonisiert (durch Hemmung der Freisetzung oder Rezeptorantagonismus), der Wegfall der Substanz führt dann durch die vorangegangenen Adaptationsvorgänge zur indirekten Stimulation in die Gegenrichtung. Z.B. führen Benzodiazepine zu einer Stimulation GABAerger Rezeptoren; Wegfall der Benzodiazepine entspricht dann einem GABA-Mangel. Opiate stimulieren die Opiatrezeptoren; Wegfall der Opiate führt zu einem relativen Mangel endogener Opiate usw.

Verlauf und Prognose

Jedes Entzugssyndrom ist prinzipiell reversibel. Der **Verlauf** ist **abhängig von**

- der verwendeten Substanz
- der individuellen Disposition

Nur zum **Alkoholentzug** liegen sichere Erkenntnisse zum zeitlichen Verlauf vor.

Er beginnt in der Regel

- nach Dosisminderung oder Absetzen (Entzugsdelir)
- sehr selten bei Fortsetzung des bisherigen Trinkverhaltens (Kontinuitätsdelir, oft verbunden mit interkurrenten Infekten)

Die einfachen Entzugssymptome (Tremor, Hyperhidrosis, Tachykardie, Angst) beginnen mit Abfall der Blutalkoholkonzentrationen in der Regel 4-12, manchmal 24-48 h nach der letzten Alkoholeinnahme.

Das Entzugsdelir beginnt 6-72, im Mittel 48 h, nach dem abrupten Alkoholentzug (vorher immer bereits einfache Entzugssymptome).

Wenn sich das Vollbild eines Delirs entwickelt hat, klingt es unbehandelt nach 5-10 Tagen ab (falls keine Komplikationen).

Nach dem Delir kann vorübergehend ein **organisches Psychosyndrom** mit Konzentrations-, Merkfähigkeits- und Gedächtnisstörungen, verminderter Belastbarkeit und vegetativer Labilität bleiben, seltener entstehen im Anschluss an ein Delir (oft irreversibel) ein **Korsakow-Syndrom** oder eine **alkoholbedingte Demenz** (organisches amnestisches Syndrom, Wernicke-Enzephalopathie ☞ Kap. 2.1.5.7.).

Unbehandelt endet das **Alkoholentzugsdelir in 15 bis 20 % tödlich** (vor allem wegen der Gefahr des Herz-Kreislauf-Versagens und der Pneumonie), behandelt (mit Distraneurin) sinkt die Letalität unter 1-5 %.

Beginn der Entzugssymptome bei anderen Substanzen: Bei Benzodiazepinen und Barbituraten, je nach Halbwertszeit, nach 12 h bis nach mehreren Tagen, wochenlange Dauer möglich; Opiate etwa 4-10 h nach der letzten Dosis, Dauer 4-7 Tage; bei Methadon Beginn nach 12-48 h, Dauer 14 Tage; bei Amphetaminen, Cannabis, Phencyclidin stärkste Symptome etwa 24-72 h nach dem letzten Konsum, bei Kokain und Amphetaminen aber auch Depression und intensives Craving bereits 60 Minuten nach Ende der Substanzwirkung bei 9 Stunden bis 4 Tagen Dauer, leichtere psychische Symptome noch wochenlang.

Bei allen Substanzen (auch bei Alkohol, besonders ausgeprägt bei Opiaten) kann nach Abklingen des akuten Entzuges ein unspezifisches **protrahiertes Entzugssyndrom** über Wochen und Monate persistieren mit Insuffizienzgefühlen, Anhedonie, Angst, Schlafstörungen und "Craving" und erhöhter Rückfallgefahr.

 **Therapie**

- Alkohol
  abrupter Entzug mit medikamentöser Therapie der Entzugssymptome, Tab. 2.14 zeigt Therapieschemata
- Benzodiazepin-, Barbituratabhängigkeit
  primär fraktionierter Entzug (z.B. jede Woche 1/4 der zuletzt eingenommenen Dosis reduzieren, in den letzten Wochen evtl. noch langsamere Reduktion). **Späte psychische Entzugssymptome** können hier **noch nach Monaten** (lange Halbwertszeiten mit langen Speicherungen im Fettgewebe, ausgeprägte Rezeptoränderungen) auftreten, sind dann oft von einer Angst-Grunderkrankung oder einer Depression/Hypomanie nicht zu unterscheiden. Bei Prädelir/Delir Vorgehen wie bei Tab. 2.14
- Analgetika
  abrupter Entzug; bei Entzugssymptomen Vorgehen wie bei Tab. 2.14
- Opiate
  abrupter Entzug, bei vegetativen Begleiterscheinungen Versuch mit Clonidin (Paracefan®, Beginn mit 3x0,1 mg/d, Steigerung bis 0,8 mg/d), Doxepin (z.B. Aponal®, Beginn mit 3x50 mg/d bis zu 3x100 mg/d), Benzodiazepine, alternativ fraktionierter Entzug mit Levomethadon (10-20 mg alle 2-4 h bis die Symptome unterdrückt sind, tägliche Reduzierung um 10-20 % dieser Stabilisierungsdosis, Vorsicht: protrahierter Entzug, bei Unruhe vorübergehend Benzodiazepine) oder Buprenorphin. Forcierte narkosebegleitete Kurzzeitentgiftung ("Turbo-Entzug") mit Opiatantagonisten (Naloxon) + Sedierung oder Anästhesie ist möglich
- Kokain, Amphetamine, Amphetamin-Typ Stimulantien (Ecstasy)
  abrupter Entzug, zur Erleichterung der psychischen Symptome: Desipramin (Pertofran®, 2x50 - 2x100 mg/d), bei Unruhe vorübergehend Benzodiazepine
- Halluzinogene, Phencyclidin, Cannabis
  abrupter Entzug, bei Unruhe vorübergehend Benzodiazepine

2.1.5.5. Durch psychotrope Substanzen bedingte Halluzinosen oder wahnhafte Störungen

 **Klinik**

Die Klinik entspricht der organischen Halluzinose und der organischen wahnhaften Störung (☞ Kap. 2.1.3.1., 2.1.3.2.).

Beide können vorkommen

- bei akuten Intoxikationen (bei großen Mengen)
- nach langjährigem hohen Konsum (Abhängigkeit) auch ohne schwere Intoxikation

Alkoholhalluzinose

Bei der Alkoholhalluzinose hat der Patient meist nach langjährigem massiven Alkoholkonsum bei ungestörtem Bewusstsein über Wochen, Monate oder Jahre anhaltende Gehörhalluzinationen (Stimmen sprechen untereinander über ihn, schimpfen über seine Trunksucht, beleidigen oder verteidigen ihn, der Kranke hört wie bei einem dramatischen Hörspiel zu). Die Stimmung ist ängstlich, gelegentlich deprimiert. Meist aus einer Halluzinose heraus entwickeln sich Wahneinfälle und Wahngedanken (meist der Verfolgung), durch die oft die Stimmen und die Angst erklärt werden.

Wahnhafte Störung

Reine Wahnbildungen ohne Halluzinationen kommen vor. Bei der Alkoholabhängigkeit entsteht dann meist ein **alkoholischer Eifersuchtswahn**: Eifersuchtsideen, bei denen belanglose Vorfälle als Beweis der Untreue gedeutet werden (= Wahnwahrnehmung).

Chronische Halluzinosen und Wahn kommen außer bei der Alkoholabhängigkeit noch beim Stimulantien- und Amphetaminmissbrauch vor. Bei Halluzinationen überwiegen akustische Halluzinationen, beim Kokain auch taktile. Der Wahn handelt meistens von Verfolgung (oft wähnen sich die Patienten von der Polizei verfolgt, zumal wenn bereits Beobachtungen wegen der Drogensucht stattgefunden haben). Die Bilder können einer typischen Schizophrenie entsprechen. Bei anderen Substanzen entstehen Halluzinosen und Wahn bei akuten Intoxikationen, nicht chronisch persistierend (☞ Tab. 2.26 und 2.27), bei massivem Benzodiazepin- oder Cannabisgebrauch wurden in Einzelfällen auch chronische substanzinduzierte Störungen diskutiert.

Diagnose und Differentialdiagnose

Die diagnostischen Leitlinien entsprechen einer organischen Halluzinose, einer organischen wahnhaften Störung oder auch einer organischen katatonen Störung (Kap. 2.1.3.1., 2.1.3.2., 2.1.3.3.). **Zusatzbedingung** ist, dass ein **langjähriger Substanzmissbrauch** beziehungsweise Substanzabhängigkeit zur Zeit des Auftretens der Symptome bestehen.

Abzugrenzen sind **akute Intoxikationen, Entzugssymptome oder atypische Delirien mit isolierten Halluzinationen oder Wahn** (genaue Anamnese der Substanzeinnahme!), (chronische) Schizophrenien und wahnhafte Störungen:

Die Differentialdiagnose ist erschwert, weil auch bei Schizophrenien gehäuft Substanzmissbrauch und -abhängigkeit vorkommen. **Für Schizophrenien sprechen** eine positive Familienanamnese, ein fast gleichzeitiger Beginn von Substanzmissbrauch und Symptomatik (also **kein langjähriges Intervall zwischen Beginn der Substanzeinnahme und der psychischen Symptomatik**) und ein **Persistieren der Symptome über das Abklingen der Substanzwirkung** hinaus. Bei Schizophrenien sind fast immer andere typische Symptome nachweisbar, selten eine isolierte Halluzinose oder ein isolierter Wahn.

Eine Alkoholhalluzinose sollte nach konsequentem Absetzen des Alkohols nie länger als 6 Monate andauern, sonst: **Doppeldiagnose Schizophrenie und Alkoholabhängigkeit.**

Ähnliche, wenn auch weniger sichere Differentialkriterien, gelten für wahnhafte Störungen und andere Halluzinosen.

Therapie

Das wichtigste Therapieprinzip ist **Abstinenz von der Substanz.**

Eventuell muss ein Entzugssyndrom behandelt werden. Zusätzlich wird medikamentös behandelt wie bei der organischen Halluzinose bzw. wahnhaften Störungen (☞ Kap. 2.1.3.1., 2.1.3.2.).

2.1.5.6. Wesensänderung - Persönlichkeitsstörung durch psychotrope Substanzen

Klinik

Die Klinik entspricht der organischen Wesensänderung, wie sie auch ohne Substanzmissbrauch beschrieben ist (Kap. 2.1.3.5.).

Diagnose und Differentialdiagnose

Wie bei der organischen Wesensänderung. **Zusatzbedingung** ist die **langjährige Substanzeinnahme** und der Ausschluss anderer organischer Faktoren.

Epidemiologie

Wahrscheinlich häufig bei langjähriger Abhängigkeit. Tab. 2.27 zeigt Substanzen, bei denen eine Wesensänderung vorkommen kann.

Verlauf und Prognose

Persönlichkeitsstörungen entwickeln sich langsam nach langjährigem Substanzmissbrauch. Anders als die meisten anderen organischen Persönlichkeitsstörungen sind sie bei Abstinenz oft reversibel, allerdings erfolgt die Rückbildung über Monate und Jahre.

Therapie

Abstinenz, ansonsten keine spezifische Therapie.

2.1.5.7. Durch psychotrope Substanzen verursachtes organisches Psychosyndrom/Demenz

Klinik

Demenz

Wie bei der Demenz/dem organischen Psychosyndrom allgemein beschrieben (Kap. 2.1.1.).

Prinzipiell kann bei jeder psychotropen Substanz eine solche Demenz auftreten, besonders häufig bei der Alkoholabhängigkeit.

Neben typischen Demenzen gibt es 2 Sonderformen:

alkoholisches Korsakow-Syndrom

Das Bild entspricht der **organischen amnestischen Störung** (dem nicht alkoholischen Korsakow-Syndrom in Kap. 2.1.1.). Es entsteht meist im Anschluss an ein Entzugsdelir oder eine Wernicke-Psychose (siehe unten), kann sich aber auch selten ohne diese entwickeln.

Wernicke-Enzephalopathie (Wernicke-Psychose)

Die schwerste, vielfach tödlich ausgehende "Alkoholpsychose". Fast immer zeigt sich bei Beginn psychopathologisch auch das Bild des Alkoholentzugsdelirs. Kennzeichnend sind:

- Bewusstseinsstörungen (quantitativ mit Somnolenz, Präkoma, Koma und qualitativ mit Desorientiertheit)
- Augenmuskellähmung (Doppelbilder) und/oder Blickparesen
- Nystagmus
- Ataxie
- gelegentlich Pupillenstörungen (Miosis, Anisokorie und absolute Pupillenträgheit oder Starre)
- gelegentlich generalisierte Krampfanfälle

Beginn: meist perakut, oft innerhalb kurzer Zeit tödlich. Bei Überleben: Ausgang meist in ein alkoholisches Korsakow-Syndrom oder eine Demenz, bei abortiven Formen und frühzeitiger Behandlung auch Rückbildung möglich.

Diagnose und Differentialdiagnose

Die diagnostischen Leitlinien der Demenz bzw. des organischen amnestischen Syndroms sind erfüllt, **zusätzlich** ein **langjähriger Substanzmissbrauch**. Die Wernicke-Enzephalopathie ist durch die neurologischen Störungen zu diagnostizieren.

Abzugrenzen sind andere organische Erkrankungen, die ähnliche Symptome hervorrufen (☞ Differentialdiagnose der Demenz und des amnestischen Syndroms ☞ Kap. 2.1.1.).

Zusatzdiagnostik

Wie bei der Demenz.

Epidemiologie

Wahrscheinlich klinisch nicht häufig, in Autopsiestudien aber 1-2 % der schwer Abhängigen.

Ätiologie

Bei den Demenzen durch psychotrope Substanzen sind wahrscheinlich die neurotoxischen Wirkungen der einzelnen Substanzen ursächlich (Zelluntergang mit Hirnatrophie). Autopsien von Patienten mit einer Wernicke-Enzephalopathie zeigen Blutungen und sklerotische Veränderungen in den hypothalamischen Mamillarkörpern und den Nuclei des Thalamus und diffuse Läsionen im Hirnstamm, dem Zerebellum und dem limbischen System.

Beim alkoholischen Korsakow-Syndrom spielt möglicherweise ein Vitamin B_1-Mangel eine Rolle. Bei der **Wernicke-Enzephalopathie ist ein Vitamin B_1-Mangel ursächlicher Faktor**, in Verbindung mit einem genetischen **Transketolasemangel** (notwendiges Enzym des Thiaminstoffwechsels).

Verlauf und Prognose

Demenzen/hirnorganische Psychosyndrome können sich bei Abstinenz manchmal zurückbilden (selten vollständig). **Auch das Korsakow-Syndrom kann sich bessern**, hier sind allerdings vollständige Rückbildungen ohne bleibendes Psychosyndrom nicht möglich. Die **Wernicke-Enzephalopathie** endet **oft tödlich oder** nimmt ihren Ausgang in einer **Demenz**, meist als Korsakow-Syndrom. Die Ophtalmoplegie bildet sich unter Therapie schnell, die Verwirrtheit über Tage bis Wochen zurück, Nystagmus und Ataxie können persistieren.

Therapie

Grundprinzip ist **Abstinenz**.

Beim alkoholischen Korsakow-Syndrom:

- hohe Dosen von Vitamin B-Komplex, zusätzlich Nootropika (Piracetam, z.B. Normabraïn®, intravenös), positive Effekte von Serotonin-Wiederaufnahme-Hemmern sind beschrieben (Langzeittherapie)

Bei der Wernicke-Enzephalopathie:

- bereits bei Verdacht hohe Dosen von Vitamin B_1 (50 mg Thiamin i.v.+ 50 mg i.m./d), Überwachung der Vitalfunktionen, Elektrolyt- und Flüssigkeitszufuhr, Magenschutz, Carbamazepin zur Anfallsprophylaxe, evtl. Delirbehandlung wie beschrieben in Tab. 2.14. Nie Glukose vor Vitamin B_1, sonst Symptomverschlimmerung, da latenter B_1-Mangel durch Kompetition an Transketolase manifest werden kann

2.2. Die Schizophrenien

Definition und Begriff

Unter dem Krankheitsoberbegriff der Schizophrenie werden **wahrscheinlich verschiedene, ätiologisch heterogene Krankheiten** zusammengefasst, **denen gemeinsam** ist

- eine genetische Übertragbarkeit und/oder
- hirnorganische Verursachung
- charakteristische inhaltliche Denkstörungen, Störungen des Ich-Erlebens und Störungen der Wahrnehmung in Verbindung mit Störungen von Kognition, Affektivität und Antrieb

Emil Kraepelin fasste Ende des 19. Jahrhunderts mehrere bis dahin als eigenständig betrachtete psychiatrische Krankheitsbilder unter dem Oberbegriff der **Dementia praecox** zusammen, der heutigen Schizophrenie (Dementia praecox, weil die Krankheitsgruppe chronisch verlaufen und zu schweren kognitiven Einbußen führen soll = Dementia, im Vergleich zur Altersdemenz aber bereits in frühen Jahren beginnt = praecox).

Die von Kraepelin damals zusammengefassten, zu diesem Zeitpunkt als eigenständig erachteten Krankheitsbilder entsprachen den heutigen Subtypen der Schizophrenie (Hebephrenie, Katatonie, paranoid-halluzinatorischer Typ). Kraepelin grenzte diese Gruppe von Krankheiten mit ungünstigem Verlauf vom manisch-depressiven Irresein ab, das einen günstigen Verlauf nehmen sollte.

Eugen Bleuler erkannte gemeinsame **Grundsymptome** bei allen Formen der Kraepelinschen Dementia praecox, aus denen er sogenannte **akzessorische Symptome** (Tab. 2.32) wie Wahn, Halluzinationen und Störungen des Ich-Erlebens psychodynamisch ableitete: Störungen von Affekt (Ambivalenz), Denken (assoziative Lockerung, Zerfahrenheit), Antrieb (Ambitendenz), Denken und Verhalten (Autismus), die Ausdruck einer Desintegration der sonst harmonisierenden psychischen Funktionen des Ichs seien. Er prägte wegen dieser Spaltung den heutigen Namen Schizophrenie, lehnte gleichzeitig den Begriff der Dementia praecox ab, weil diese Krankheitsbilder nicht zwangsläufig zur "Verblödung" führen, sondern auch einen gutartigen Verlauf haben können.

Grundsymptome (die 4 großen "A"s):
• Assoziation (Störungen des Gedankenganges, assoziative Lockerung = Zerfahrenheit) • Affekt (Affektverflachung, Parathymie) • Ambivalenz (im Fühlen, Handeln, Wollen) • Autismus (Loslösung von der Wirklichkeit) • zusätzlich Störungen der Person (Depersonalisation, "Spaltung" als Appersonierung und Transitivismus)
Akzessorische Symptome:
• Wahn • Halluzinationen • alle anderen Symptome, die nicht zu den Grundsymptomen gehören

Tab. 2.32: Grundsymptome und akzessorische Symptome der Schizophrenie, modifiziert nach E. Bleuler.

Im Laufe der nächsten Jahrzehnte bis heute blieben die ursprünglichen Konzepte von Kraepelin und Bleuler im Wesentlichen bestehen, auch wenn zwischen einzelnen Ländern, Kontinenten und psychiatrischen Schulen unterschiedliche Ansichten bestanden, und unterschiedliche Klassifikationssysteme entworfen wurden, welche Symptombilder zur Schizophrenie gezählt werden bzw. nach welchen Symptomen Diagnosen gestellt werden sollten. Weitgehend Einigkeit herrscht darüber, dass die Grundsymptome von E. Bleuler charakteristische und häufige Symptome sind, aus denen allerdings keine sichere Diagnose gestellt werden kann, während die akzessorischen Symptome eine Diagnosestellung erlauben. Bedeutung erlangte dabei die Zusammenstellung sogenannter **Symptome ersten und zweiten Ranges** durch **Kurt Schneider** (Tab. 2.33). Findet sich keine organische Störung und liegen erstrangige Symptome vor, so handelt es sich um eine Schizophrenie. Bei ausschließlichen Symptomen 2.Ranges ist die Diagnose nur wahrscheinlich, aber nicht sicher. Hierdurch wurde ein sehr enger Schizophreniebegriff geschaffen.

	Symptom 1. Ranges	Symptom 2. Ranges
akustische Halluzinationen	• dialogische Stimmen • kommentierende Stimmen • Gedankenlautwerden	• sonstige akustische Halluzinationen
Leibhalluzinationen	• leibliche Beeinflussungserlebnisse	
Halluzinationen auf anderen Sinnesgebieten		• optische, olfaktorische, gustatorische
Ichstörungen	• Gedankeneingebung • Gedankenentzug • Gedankenausbreitung • Willensbeeinflussung	
Wahn	• Wahnwahrnehmung	• Wahneinfall/-gedanke

Tab. 2.33: Symptome 1. und 2. Ranges der Schizophrenie, modifiziert und ergänzt nach K. Schneider.

Der heute international übliche Schizophreniebegriff ist eine Mischung aus den bisher genannten:

Von Kraepelin wurde übernommen, dass es sich um eine eher chronische Krankheit handelt (Zeitdauerkriterium), die von affektiven Störungen (bei Kraepelin das manisch-depressive Irresein) abzugrenzen ist: Schizophrene Symptome, die nur kurz im Vergleich zu manischen oder depressiven Syndromen sind oder nur im Zusammenhang mit solchen auftreten, werden deswegen entweder als affektive Störung oder schizoaffektive Störung diagnostiziert. Von E. Bleuler wurde die Bedeutung der Grundsymptome übernommen, die lange Zeit den Verlauf beherrschen können: eine Schizophreniediagnose ist danach in bestimmten Fällen auch möglich, wenn keine Symptome ersten Ranges vorliegen. Von K. Schneider wurde die wesentliche Bedeutung der Symptome ersten Ranges übernommen: sie sind für eine sichere Diagnose erforderlich.

Die **"Wernicke-Kleist-Leonhard"-Systematik** wird zwar seltener verwendet, ist aber die derzeit wahrscheinlich genaueste psychopathologische Quer- und Längsschnittbeschreibung der einzelnen endogenen Psychosen, mit der Verlauf, Genetik und Therapie vorausgesagt werden können. Danach unterteilen sie sich in (prognostisch günstige) **phasische Psychosen**, die den affektiven Störungen entsprechen, prognostisch günstige und genetisch wenig erklärbare **zykloide Psychosen** (☞ Kap. 2.3.), die der schizoaffektiven Störung, der akuten vorübergehenden psychotischen Störung oder den stabilen bipolaren Mischzuständen zumindest teilweise entsprechen, und Schizophrenien. Letztere gehören entweder zu den **unsystematischen Schizophrenien (affektvolle Paraphrenie, Kataphasie, periodische Katatonie)**, die phasisch verlaufen mit hoher genetischer Belastung, oder zu den **systematischen Schizophrenien (katatone Formen, hebephrene Formen, paranoide Formen bzw. Paraphrenie)**, die schleichend progredient verlaufen bei geringerer Heredität.

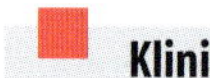

Klinik

Schizophrenien können alle psychischen Funktionen verändern. Psychopathologisch führend sind die **Störungen des Ich-Erlebens, des Denkens, der Realitätsauffassung** und **Wahrnehmung** sowie die **Affektveränderungen bei klarem Bewusstsein** und **ohne typische psychoorganische Symptomatik.** Dabei sind Schizophrenien im Erscheinungsbild und Verlauf so vielgestaltig, dass eine allgemeine Definition unmöglich ist und hier deswegen einer von vielen möglichen Wegen gewählt werden muss: Es werden die Symptome deskriptiv nach den psychopathologischen Kategorien des psychischen Befundes dargestellt, unabhängig davon, ob sie spezifisch oder charakteristisch für die Schizophrenie sind. **Alle** aufgeführten **Symptome** können

- bei manchen Schizophrenien nie auftreten oder über weite Strecken des Verlaufes fehlen
- leicht oder schwer sein

Klinische Subtypen werden gesondert beschrieben (Tab. 2.34).

Für die Klinik bleibt unabhängig von dem hier gewählten deskriptiven Ansatz auch die Trennung von Grundsymptomen und akzessorischen Symptomen oder in einer anderen Terminologie **Basissymptomen und Symptomen ersten Ranges gültig, weil die letzteren jeweils aus ersteren ableitbar sind** und so in einen **verstehenden Zusammenhang eingefügt werden** können: Diskrete kognitive Veränderungen, veränderte Gestimmtheit, Konzentration des Denkens und der Wahrnehmung auf Unwesentliches und Nebensächlichkeiten (= **Verlust der Gewohnheitshierarchien**) oder Wahrnehmungsanomalien beunruhigen Patienten und führen zu Versuchen, veränderte Wahrnehmung und verändertes Denken in ein System einzufügen, aus dem schließlich Wahn, Beeinflussungserlebnisse und akustische Halluzinationen entstehen. Eine ähnliche Beschreibung geht aus von der Entwicklung der Schizophrenie mit Symptomen ersten Ranges aus dem angstvoll wahrgenommenen Erleben einer veränderten Umgebung und eines veränderten Selbst, einem Zustand der Wahnstimmung, dass etwas besonderes im Gange ist, bis hin zur (fast schon beruhigenden) Gewissheit, dass andere Mächte dahinterstecken, äußere Kräfte das Ich beeinflussen, beobachten oder Stimmen direkt sprechen.

formale Denkstörungen und kognitive Störungen

Das Denken kann sein

- unklar, verschwommen, verschroben
- bizarr und ungewöhnlich im Vergleich zu anderen Personen, oft verbunden mit inhaltlichen Denkstörungen wie Wahneinfällen, Wahngedanken und systematisiertem Wahn (= zugehörig zum manieriert-bizarren Symptomenkomplex)
- in Wortwahl und Inhalten verarmt mit monotonen "ein-Wort-Antworten" im Gespräch, zunehmendem Verlust von Spontansprache oder Denkinhalten, mit denen sich der Patient beschäftigt (= Denk-, Sprachverarmung)

Auch in Krankheitsphasen mit diesen **uncharakteristischen Denkstörungen** können typische schizophrene Denkstörungen bei einfachen Prüfungen wie Sprichworterklären oder Nacherzählen einer Tierfabel (wo es mehr auf die Sinnerfassung als auf die Wiedergabe von Einzelheiten ankommt) zu Tage treten. Die Sinnerfassung ist beim Schizophrenen gestört, die Wiedergabe von Einzelhei-

		ICD-10 Nr.
akut	• paranoide Schizophrenie (paranoid-halluzinatorische)	F20.0
	• hebephrene Schizophrenie	F20.1
	• katatone Schizophrenie	F20.2
	• undifferenzierte Schizophrenie (kein eindeutiger Subtyp)	F20.3
	• zoenästhetische Schizophrenie (und andere Formen)	F20.8
	Verlaufsformen (in deren Rahmen eine akute Episode auftritt)	
	• kontinuierlich	F20.x0
	• episodisch mit zunehmendem Residuum	F20.x1
	• episodisch mit stabilem Residuum	F20.x2
	• episodisch remittierend	F20.x3
	• einzelne Episode mit unvollständiger Remission	F20.x4
	• einzelne Episode mit vollständiger Remission	F20.x5
chronisch	• schizophrenes Residuum	F20.5
	• (Schizophrenia simplex)	F20.6
	• schizotype Störung	F21
bei **nur kurzer** schizophrenietypischer Symptomatik	• akute schizophreniforme psychotische Störung	F23.2

Tab. 2.34: Typen der Schizophrenie, modifiziert nach ICD-10.

ten beim psychoorganisch Gestörten. Dem Schizophrenen fällt die Wiedergabe im Gegensatz dazu oft eher übermäßig leicht, da er sich auf unwesentliche Einzelheiten, die für den Sinn unbedeutend sind, konzentriert.

Eher **charakteristische Denkstörungen** sind:

- Zerfahrenheit
  mit alogischem und zusammenhanglosem Denken mit Gedankensprüngen, Vorbeireden, Wortneubildungen (Neologismen) bis hin zur Unverstehbarkeit oder unzusammenhängendem Aneinanderreihen von Sätzen, Wörtern oder Wortresten (Wortsalat). Die Zerfahrenheit kann sich entweder als Gedankengleiten oder als Faseln zeigen (☞ Kap. 1.1.1.7.) und ist oft charakterisiert durch Kontaminationen (unzusammenhängende Dinge werden miteinander verschmolzen), Substitutionen (geläufige Begriffe werden in anderer Bedeutung verwendet), Neologismen, Konkretismus (Begriffe können nur noch wörtlich, nicht im übertragenen Sinn verstanden und genutzt werden), Symbolismus (Begriffe werden nur noch im übertragenen oder metaphorischen Sinne begriffen, nicht mehr im konkreten) (zu Beispielen und Abgrenzung von der manischen Ideenflucht ☞ Kap. 1.1.1.7.)
- Gedankenabreißen, Sperrung
  häufig in Kombination mit der Gewissheit, dass die Gedanken manipuliert, entzogen wurden

Typischerweise kommen bei Schizophrenen die verschiedenen Denkstörungen und geordnetes Denken nebeneinander, oft im raschen Wechsel, vor. Die Störungen nehmen zu, wenn komplexe Probleme, z.B. die Wahninhalte, erläutert werden sollen oder emotionale Anspannung vorhanden ist. Sie nehmen ab, wenn eine emotional entspannte Atmosphäre im Laufe eines längeren Gespräches hergestellt wird.

Das allgemeine Denkvermögen (wie z.B. in Intelligenztests feststellbar), Merkfähigkeit und Gedächtnis müssen nicht wie bei organischen Störungen verändert sein und erscheinen klinisch über lange Strecken des Verlaufes intakt. Trotzdem klagen viele Patienten über

- Auffassungsstörungen
- Konzentrationsstörungen
- Merkfähigkeits- und Gedächtnisstörungen

Oft sind diese nur testpsychologisch nachweisbar oder verbleiben im Subjektiven (z.B. als Basissymptom). Auch außerhalb der akuten Krankheitsphasen können **kognitive Beeinträchtigungen (sehr oft bei chronischen Verläufen) als Residualsymptom zunehmend persistieren.** Ein Teil der Patienten entwickelt, vor allem nach langjährigem Verlauf, Symptome, die die Leitlinien der Demenz erfüllen (schizophrener "Defekt").

Bei einem kleinen Teil der Patienten kommt es zu

- Bewusstseinsstörungen: Desorientiertheit bzw. Fehlorientiertheit mit Verwirrtheit ("Verwirrtheitspsychose") wie beim Delir beschrieben (☞ Kap. 2.1.2. und Tab. 2.12)
- Bewusstseinseinengung und -verschiebungen mit psychopathologischen Bildern wie beim Dämmerzustand (☞ Kap. 2.1.2.) mit einem traumartigen Zustand der Versunkenheit, Entrücktheit, Bannung (= oneiroide Psychose)

Störungen von Affektivität und Antrieb

Bei Schizophrenien kommen **alle Affektstörungen** vor, wie sie bei den psychopathologischen Befunden (☞ Kap. 1.1.1.14.) beschrieben wurden. Sie fehlen sowohl in akuten Stadien als auch in Basisstadien oder Residualsyndromen so gut wie nie in irgendeiner Form.

Der Affekt kann sein

- euphorisch
  gelegentlich ansteckend, heiter, expansiv wie beim manischen Syndrom (Differentialdiagnose zu affektiven Störungen oder schizoaffektiven), häufiger aber flach euphorisch mit wenig Lebendigkeit oder albern, läppisch, unernst mit inadäquaten Witzeleien und Streichen, ohne dass die Stimmungslage ansteckend wirkt
- deprimiert
  in jeder Form eines depressiven Syndromes, sowohl typisch melancholisch (Differentialdiagnose zu affektiven Störungen und schizoaffektiven) als auch einfach depressiv oder situationsabhängig reaktiv, häufig verbunden mit Ratlosigkeit, Hilflosigkeit. Auch plötzliche raptusartige melancholisch-depressive Verstimmungszustände mit Suizidalität ohne äußere Anlässe sind häufig. Nach akuten Phasen treten oft depressive Verstimmungszustände mit einem verflacht (verarmt) depressiven Affekt auf und Anhedonie (= **postremissives Erschöpfungssyndrom**)

- ängstlich
häufig zu Beginn einer produktiv psychotischen Symptomatik mit Angst vor dem Unbekannten und Unheimlichen oder später als Angst bei Wahnerleben, Verfolgungsideen, hypochondrischen Ideen. Panikattacken während des Prodromalstadiums, zu Beginn der Symptomatik oder bei Residualsyndromen sind häufig, kommen aber auch in jeder anderen Krankheitsphase vor
- dysphorisch, aggressiv, sowohl ohne Anlass als auch als Reaktion auf Wahnerleben
- ekstatisch mit gelegentlich dramatischer Versunkenheit und Glücksgefühlen, Verzweiflung oder Weltuntergangserleben

Bei Schizophrenen wechseln oft die Stimmungslagen schnell, Gefühle werden vermehrt angesprochen (Affektlabilität und Affektinkontinenz wie bei organischen Störungen). Instabilität kennzeichnet die Affektivität Schizophrener. Bei anhaltenden, situationsunabhängigen Verstimmungen ist immer an eine affektive oder schizoaffektive Störung zu denken.

Neben diesen uncharakteristischen affektiven Veränderungen gibt es auch eher **charakteristische Affektstörungen**, die aber selten psychopathologisch sicher festzustellen sind:

- Parathymie, Paramimie
als Zeichen der schizophrenen Desintegration. Die Einheit des Erlebens, die Zusammengehörigkeit von innerem Befinden und Ausdruck oder Erlebnisinhalt und Empfindung sind gestört
- Ambivalenz, Ambitendenz
ein anderes Zeichen der schizophrenen Desintegration, wenn unvereinbare Erlebnisqualitäten beziehungslos nebeneinander bestehen, ohne dass die Gegensätze in irgendeiner Weise ausgetragen oder bewusst verarbeitet werden

Vor allem in den prä- und postpsychotischen Prodromalstadien bzw. Residuen, seltener während akuter produktiver Phasen mit Wahn treten auf:

- affektive Verarmung (Verflachung)
Im Extremfall wirken die Kranken gleichgültig und apathisch (**Athymie**), egal welche äußeren oder inneren Erlebnisse auf sie einwirken. Sie können keine positiven Gefühle mehr entwickeln, keine Freude, ohne dass gleichzeitig eine typische deprimierte Verstimmung erkennbar ist (**Anhedonie**)
- theatralische bis manierierte, gezierte und gespielte Affektivität oder Verhaltensmuster, leicht zu verwechseln mit hysterischen Verhaltensformen

Das Gesamtverhalten der Patienten, schwer einzuordnen in Kategorien wie Affektivität oder Antrieb, kann oft umschrieben werden mit Begriffen wie:

- Autismus
Die Patienten sind ich-versunken, verlieren den Realitätsbezug, sind von der Umwelt abgekapselt und auf die eigene Person bezogen mit abgerissenem Kontakt zum Gegenüber. Sie nehmen keinen Anteil mehr an der Umwelt und leben in ihrer eigenen Innenwelt, sei es als Wahnerleben oder als ob die Umgebung und der Untersucher keine Bedeutung hätten
- manieriert-bizarres (Sprach-)Verhalten
Oft ist die verschrobene, überabstrahierte oder überkorrekte Sprache psychopathologisch nicht fassbar, erscheint einfach nur als eigenartig. Genauso vage imponieren gestellte, unnatürliche Bewegungen oder Automatismen wie Bewegungs- und Sprachstereotypien, Tics, hyperkinetische rhythmische Bewegungen der mimischen Muskulatur oder der Extremitäten, Echolalie und Echopraxie, Befehlsautomatie, Negativismus (☞ Kap. 1.1.1.6.)

All diese Phänomene sind besonders häufig bei chronischen Schizophrenien, langjährigen Verläufen, können aber auch vor Auftreten erster typischer schizophrener Symptome als Basissymptome dem Untersucher als "schizophren" imponieren, ohne dass er dies genauer beschreiben kann.

Der Antrieb im eigentlichen Sinn kann in jeder Richtung, in alle Extreme verändert sein als

- Antriebsminderung und Antriebshemmung
Der Antrieb kann vermindert sein, erlahmt (als spezifisch schizophrenes Symptom auch als **Abulie** bezeichnet, stets verbunden mit dem Autismus der Patienten, dem Rückzug aus sozialen Bezügen). Er kann gehemmt sein mit der subjektiven Empfindung eines Widerstandes gegen die intendierte Handlung bis hin zur Sperrung und Ambitendenz, wo der Patient Handlungen abbricht, in Bewegungen inne hält, das Gegenteil

tut. Im Extremfall ist die Antriebsminderung, -hemmung **gesteigert bis zum Mutismus und Stupor** (beim katatonen Subtyp)

- Antriebssteigerung, psychomotorische Unruhe, Erregungszustände (vor allem katatone Erregungszustände), in denen der Patient wie beim manischen Syndrom ständig neue Ziele verfolgt, aktiv oder auch einfach nur unruhig ist bis hin zu Aggressivität und raptusartigen Erregungszuständen, in denen er andere angreift oder versucht, sich zu suizidieren

Besondere Störungen des Antriebs (☞ Kap. 1.1.1.6.) kommen beim katatonen Subtyp vor:

- Katalepsie
- Flexibilitas cerea

Beide sind häufig verbunden mit Mutismus und Stupor.

Diese katatonen Erregungszustände oder ein katatoner Stupor können, anders als es sonst bei der Schizophrenie die Regel ist, mit quantitativen Bewusstseinsstörungen wie Somnolenz, Präkoma verbunden sein.

■ inhaltliche Denkstörungen und Störungen des Ich-Erlebens

Zusammen mit Störungen der Wahrnehmung sind diese Störungen die auffälligsten der Schizophrenie, die die akuten Krankheitsphasen prägen und die am sichersten zur Diagnose führen.

Vor allem in den Ich-Störungen zeigt sich das Verändert-, Verwandelt- und Unwirklichsein der Kranken, der Verlust der Einheitlichkeit der eigenen Person, der Abgrenzung des Ichs gegenüber der Umgebung und der Verlust des Bewusstseins der eigenen Aktivität in Denken, Fühlen, Wollen, Wahrnehmen. Kranke empfinden ihre Funktionen nicht mehr als von ihnen selbst gelenkt, sondern als von Außen und von fremden Mächten gemacht. Diese Störungen des Ich-Erlebens zeigen sich erst vage in **Derealisation, Depersonalisation**, sei es, dass Personen und Umfeld dem Kranken unwirklich vorkommen (einfaches Entfremdungserleben), oder als **Aufhebung des "Eigenbereiches des Ichs" mit Appersonierung und Transitivismus** (☞ Kap. 1.1.1.9.).

Neben diesen vagen Störungen des Ich-Erlebens kommt es, fast pathognomonisch für die Schizophrenie, zu den Ich-Störungen, bei denen der Kranke seine psychischen Funktionen nicht nur als verändert, sondern in einem nächsten Schritt von Außen gelenkt und tatsächlich nicht mehr ihm zugehörig empfindet (☞ Kap. 1.1.1.9.):

- Gedankenausbreitung
- Gedankeneingebung
- Gedankenentzug
- Gedankenbeeinflussungserlebnisse
- Gedankenlautwerden
- Willensbeeinflussungserlebnisse
- leibliche Beeinflussungserlebnisse

Nicht nur das Ich-Bewusstsein, sondern auch die Realitätsauffassung ist in akuten Phasen der Erkrankung fast immer verändert. Sie tritt meist bereits am Beginn des Übergangs von Prodromalsymptomen und Grundstörungen zu typisch produktiv psychotischen Symptomen auf mit:

- Wahnstimmung,
  bei der die Geschehnisse und die Dinge der Umwelt in eine andere, bedeutungsgeladene Atmosphäre gebettet erscheinen
- Personenverkennungen,
  bei denen unbekannte Personen für bekannt oder Bekannte für unbekannt gehalten werden, meist in Verbindung mit dem Wahn, dass sie in irgendeiner Weise gegen den Patienten arbeiten
- einzelnen Wahneinfällen, Wahngedanken/Ideen, Wahnwahrnehmungen (☞ Kap. 1.1.1.8.),
  die zu Beginn der produktiven Symptomatik in ihrer Thematik noch wechseln können und oft von einem abnormen Bedeutungsbewusstsein geprägt sind (vor allem Wahnwahrnehmungen, in denen der Kranke unbedeutende Ereignisse umdeutet und auf sich bezieht)

Manchmal wechseln die Themen der Wahneinfälle und -gedanken schnell, und Wahnwahrnehmungen sind auf alle Themenbereiche bezogen (= **hohe Produktivität oder bei starker Affektbegleitung: hohe Wahndynamik**). Oft kommt es nach einem solchen dynamisch-produktiven Anfangsstadium zu einem **systematisierten Wahn**, in dem bestimmte Themen beherrschend sind. Tab. 2.35 zeigt typische Wahnthemen der Schizophrenie.

Verfolgungswahn	Überzeugung, von anderen Menschen, "Mächten", Institutionen beobachtet, bedroht, verfolgt zu werden
Beeinflussungswahn Beeinträchtigungswahn	Überzeugung, von anderen Menschen, "Mächten", Institutionen beeinflusst, gesteuert, beeinträchtigt, bestrahlt zu werden
Größenwahn	Überzeugung, besondere Fähigkeiten zu besitzen, eine besondere Person zu sein, mit besonderen Mächten verbunden zu sein
körperbezogener Wahn, hypochondrischer Wahn	Überzeugung, dass Organe nicht mehr funktionieren, verändert sind, der Körper oder ein Körperteil entstellt sind, verfaulen, vergiftet sind, durch Geräte beeinflusst werden
sexueller Wahn	Überzeugung, dass das eigene sexuelle Verhalten allgemein bekannt ist, man Neigungen wie Homosexualität hat, krank durch abnorme sexuelle Aktivitäten wurde
religiöser Wahn	Überzeugung, dass man eine besondere Beziehung zu Gott oder okkulten Mächten hat, gegen ihn gesündigt hat oder von ihm auserwählt ist, verdammt ist
politischer Wahn	Überzeugung, eine politische Mission zu haben, die Welt verbessern zu können oder deswegen verfolgt zu werden
nihilistischer Wahn	Überzeugung, dass man tot, inexistent, wertlos ist, die Welt nicht existiert

Tab. 2.35: Typische Wahnthemen der Schizophrenie.

Oft vom Wahn nicht zu unterscheiden kommen vor: Zwangsphänomene (☞ Kap. 1.1.5.), v.a. in Prodromalphasen der Erkrankung und persistierend bei der Hebephrenie mit zwangsähnlichen, eher stereotypen Befürchtungen, Gedanken, Ritualen (ohne zwangstypische Angst und Anspannung), während Zwänge in akuten Stadien häufig durch andere Symptome "verdeckt" sind.

Die Entwicklung des schizophrenen Wahns wurde traditionell (Conrad) in fünf Stadien nachvollzogen: Im Vorstadium (= **Trema**) besteht eine Wahnstimmung mit dem Gefühl des Verändert- oder Unheimlichseins, meist erfüllt von Angst. In der **Apophänie** wird dem Patienten seine Angst deutlicher, Wahnwahrnehmungen und zunehmendes Bedeutungsbewusstsein beginnen. Der Patient beginnt, für sich zu verstehen, was vorgeht, dass Dinge mit ihm etwas zu tun haben. In der **Anastrophe** schließt sich langsam das System, der Kranke wird zum Mittelpunkt der Welt, alles hat mit ihm etwas zu tun, die Wahninhalte bilden sich zunehmend aus. In der **Apokalyptik** desintegrieren Affektivität und Verhalten, das Denken zerfällt, Halluzinationen und Wahn überfluten den Patienten. In der **Konsolidierung** ordnet er die einzelnen Erlebnisse zu einem systematisierten Wahn oder die Psychose verschwindet.

Eine andere Interpretation des Wahns geht von **Basisstörungen** aus, bei denen ein erst leichter und dann zunehmender Zerfall von Denkprozessen stattfindet, ein Verlust der Fähigkeit, Wesentliches von Unwesentlichem zu unterscheiden und richtig zu interpretieren. Diese an sich nur unspezifischen Prozesse gehen über in Wahnwahrnehmungen, einzelne Wahneinfälle, die das subjektiv Erlebte integrieren bis hin zum systematisierten Wahn.

Beim Wahn wird besonders häufig das fehlende Krankheitsbewusstsein deutlich: Die psychischen Veränderungen werden nicht als krankhaft oder als realitätsfremd erlebt, sondern als real.

Dies gilt nicht für alle Stadien, sowohl zu Beginn als auch vor allem nach Abklingen der produktiv psychotischen Stadien tritt passager oder dauernd ein Krankheitsbewusstsein und eine Krankheitseinsicht auf, in denen die abnormen Phänomene zwar nicht verschwinden, sie aber als Krankheit erkannt werden. Es ist ein gutes **klinisches Kriterium der deutlichen Besserung** unter der Behandlung, **wenn inhaltliche Denkstörungen, Störungen des Ich-Erlebens und auch Halluzinationen als krankhaft und als durch eine Erkrankung verursacht erkannt werden.** Meist geht der Symptomfreiheit und/oder Krankheitseinsicht ein Abnehmen der Wahndynamik und Produktivität voraus. Die starke, gefühlvolle Besetzung und Beteiligung, das unmittelbare Erleben von Wahninhalten und Halluzinationen verschwindet (= **Abnahme der Dynamik**). Es treten zumindest keine neuen Wahnwahrnehmungen, Wahneinfälle, Wahngedanken oder Halluzinationen hinzu (= **Abnahme der Produktivität**). Eine Distanzierung von den bisherigen Wahnerlebnissen, die nach wie vor für real existent gehalten werden, muß noch nicht erfolgen.

Störungen der Wahrnehmung

Wahnerleben und halluzinatorische Erlebnisse sind eng verbunden. Bei keiner anderen psychischen Störung sind Halluzinationen so bedeutsam wie bei der Schizophrenie. Sie können auftreten als

- akustische Halluzinationen
  die häufigste Halluzination, meist als Stimmen, die sprechen, flüstern, rufen, schimpfen oder drohen, von denen der Schizophrene die Urheber nennen kann und die häufig mit seinem Wahn in Verbindung stehen (z.B. Verfolger). Meist hat der Patient gleichzeitig Angst; seltener, vor allem bei zunehmend erfolgreicher Behandlung, sind die Stimmen auch freundlich. Die Stimmen können gehört werden als
  - Lautwerden eigener Gedanken
  - Stimmen, die den Kranken ansprechen oder über ihn reden
    (kommentierende Stimmen)
  - mehrere Stimmen, die sich unterhalten, oft über den Patienten
    (dialogische Stimmen)
  - Stimmen, die Befehle geben (imperative Stimmen)

  Diese Formen sind besonders typisch für die Schizophrenie (vergleiche auch Symptome 1. Ranges, Tab. 2.33), aber auch alle anderen akustischen Halluzinationen kommen vor.
- optische Halluzinationen
  eher selten, wenn, dann meist als verfolgende Gestalten, Hände, einzelne Gesichter und Fratzen, ganz selten wie beim Delir als kleine, lebhaft bewegte Gegenstände oder als Visionen, traumhafte Szenen (als oneiroide Psychose, Differentialdiagnose zu Pseudohalluzinationen ☞ Kap. 1.1.1.10.)
- Geruchs- und Geschmackshalluzinationen, v.a. zusammen mit Vergiftungsängsten und einem Verfolgungswahn (Gift-, Gas-, Modergeruch)
- haptische, taktile Halluzinationen und Leibhalluzinationen
  typischerweise als von außen gemacht empfunden, wenn physikalische Vorgänge wie Bestrahlung oder im Körper eingebaute Sender oder auch eingebrachtes Gift den Körper beeinflussen. Oft kommen auch nur **Zoenästhesien mit uncharakteristischen oder auch bizarren Körpermissempfindungen** vor, die von **Schmerzzuständen** aller Art, wie sie auch z.B. bei **Depressionen** vorkommen, **nicht differenziert werden können** (☞ Kap. 1.1.1.10. und 1.1.1.11.)

Häufig sind als Vorstadium zu Halluzinationen:

- Wahrnehmungsanomalien auf allen Sinnesgebieten
  z.B. Mikro- oder Makropsie, veränderte Wahrnehmung von Stimmen und Geräuschen, besonders intensive oder fehlende Wahrnehmung von Körperfunktionen

Wie beim Wahn und den Ich-Störungen kann auch bei den Wahrnehmungsstörungen eine progrediente Reihe gebildet werden von einfachen Basisstörungen, in denen Patienten sich, andere und die Umgebung in diffuser oder eigenartiger Weise verändert wahrnehmen, sich darüber sorgen, zunehmend mit Angst erfüllt werden, bis es schließlich zu gestalteten, konkreten Halluzinationen kommt, die um diese primären Wahrnehmungsanomalien herum gebildet werden.

körperlich-vegetative Symptome

Schizophrene Patienten haben häufig körperliche und vegetative Symptome, wie

- Schlafstörungen, vor allem als Einschlaf- und Durchschlafstörungen
- Schmerzempfindungen in allen Organbereichen, teilweise uncharakteristisch wie bei Krankheiten anderer Fachgebiete oder eher bizarr bis hin zur Leibhalluzination mit dem Kriterium des Gemachten (☞ Ichstörungen, Kap. 1.1.1.10 und 1.1.1.11.)
- einfache vegetative Symptome mit Herz-, Atemsymptomen, urogenitalen und gastrointestinalen Symptomen, Schwindel, Störungen von Sexualität und Temperaturregulation wie sie bei den somatoformen Störungen beschrieben sind (☞ Kap. 1.1.1.11.), die teilweise im Subjektiven verbleiben, teilweise auch messbar sind

Sonderformen und Besonderheiten

Die Fülle der möglichen klinischen Symptome zeigt bereits, dass die **Schizophrenie keine homogene Erkrankung** ist und in Subtypen aufgeteilt werden kann (☞ Tab. 2.34).

Neben solchen Subtypen, die nur selten im Verlauf wechseln und in andere Typen übergehen, aber auch häufig nicht in ihrer reinen Form vorkommen, können abgegrenzt werden:

- verschiedene Krankheitsstadien (**Prodromalphase, akute Phase und Residualphase** ☞ Tab. 2.40)
- uncharakteristische Sonderformen, sogenannte **schizophrene Spektrumerkrankungen**, die von manchen Forschern zur Schizophrenie gezählt werden (z.B. schizotype Störung)

▶ **Subtypen sind:**

paranoide Schizophrenie

Etwa 80 % der Schizophrenien erfüllen zumindest einmal im Verlauf die Kriterien der paranoiden Schizophrenie nach ICD-10. Im Vordergrund stehen **Halluzinationen, Störungen des Icherlebens und/oder Wahn.** Störungen von Affektivität, Verhalten und Antrieb und formalem Denken/Sprache bleiben manchmal im Hintergrund. Symptome ersten Ranges (☞ Tab. 2.32) sind typisch. Der Wahn und die Störungen des Ich-Erlebens haben häufig Beeinflussung, Verfolgung zum Inhalt.

Dieser Typ beginnt auch später als andere (auch als Spätschizophrenie nach dem 45. Lebensjahr) und hat oft eine bessere Prognose ohne Entwicklung eines schweren Residuums.

Nach der Leonhard-Systematik gehören zur paranoiden Schizophrenie der ICD-10 die affektvolle Paraphrenie (unsystematische Schizophrenie) einerseits, die systematischen Paraphrenien andererseits. Die affektvolle Paraphrenie hat neben der paranoid-halluzinatorischen Symptomatik ausgeprägte affektive Veränderungen (v.a. Angst oder Ekstase), ohne dass sich die Wahnideen und Wahrnehmungsstörungen daraus ableiten lassen. Die Patienten können unabhängig von ihrer Wahnwelt affektiv verarmen. Der Verlauf ist meist phasisch (mit Residuen). Bei den systematischen Paraphrenien dagegen, die eine ungünstige Prognose haben und selten (längerfristig) phasisch verlaufen, treten paranoid-halluzinatorische Symptome mit oft bizarren Inhalten auf ohne diese tieferen Affektschwankungen bei meist chronisch-progredientem Verlauf. Unterschieden werden hier: Hypochondrische Paraphrenie (v.a. Coenästhesien und akustische Halluzinationen), phonemische Paraphrenie (v.a. akustische Halluzinationen), inkohärente Paraphrenie (dauernde ausgeprägte Halluzinationen und Zerfahrenheit), phantastische Paraphrenie (gleichermaßen wahnhaft und halluzinatorisch), konfabulatorische Paraphrenie (Wahnsystem mit Wahnerinnerungen), expansive Paraphrenie (v.a. Größenwahn mit bizarrem Verhalten).

Hebephrenie

In der ICD-10 ist die Hebephrenie eine Mischung aus den verschiedenen tradierten Hebephreniekonzepten, die jeweils abgrenzbare Syndrome beschrieben und entweder Affekt, Denken, Verhalten oder Verlauf/Erkrankungsalter als pathognomonisch hervorhoben. Durch diese Vermengung entstand ein Subtyp, der in dieser Kombination nur selten in der Klinik entsprechend den ICD-10 Kriterien zu diagnostizieren ist.

Im Vordergrund stehen **affektive Veränderungen, Auffälligkeiten des Verhaltens und des formalen Denkens.** Die Affekte sind verarmt (verflacht, häufig subeuphorisch, parathym, situationsinadäquat mit Kichern, selbstversunkenem Lächeln). Das Verhalten ist manieriert-bizarr (☞ Kap. 1.1.1.6.). Der Antrieb ist verarmt oder gesteigert, gleichzeitig aber inadäquat mit ziel- und planloser Hyper- oder Hypoaktivität, läppischen, oberflächlichen Vorlieben für Religion, Philosophie oder anderen abstrakten Themen. Manchmal haben die Patienten stereotype, bizarre Zwangsgedanken, hypochondrische Befürchtungen oder Wahngedanken. Der Gedankengang ist häufig zerfahren, verarmt oder manieriert-bizarr mit Stereotypien (☞ Kap. 1.1.1.7.). **Symptome 1. Ranges** treten **nur vorübergehend** und "spielerisch" oder stereotyp ohne affektive Beteiligung auf, **einzelne Wahngedanken werden regelmäßig vorgetragen.** Konzentrationsfähigkeit, Leistungsfähigkeit, Integration in soziale Anforderungen sind erschwert oder völlig verloren. Zunehmend entsteht eine Minussymptomatik mit Affektverflachung und Antriebsverlust bis hin zur Entwicklung einer Demenz, wie sie bei den organischen Störungen beschrieben ist. Die Schizophrenieform **beginnt meist früher** als alle anderen zwischen dem 15. und **25. Lebensjahr** und hat eine sehr schlechte Prognose. Die prämorbide Persönlichkeit fällt in der Regel bereits als schüchtern oder einzelgängerisch auf. Die **Diagnose sollte nur bei Jugendlichen oder jungen Erwachsenen gestellt werden** und **nach einer Beobachtungszeit von mehreren Monaten, wenn die oben genannten Verhaltensweisen durchgehend vorhanden sind,** und eine **affektive Störung** sowie eine **organi-**

sche Störung ausgeschlossen sind. Für die sichere Diagnose ist erforderlich, dass auch **Wahneinfälle und -gedanken und Halluzinationen auftreten** (wenn auch nur flüchtig und bruchstückhaft), und/oder dass ein **zerfahrener Gedankengang nachweisbar ist**.

In der Leonhard-Systematik sind die Hebephrenien v.a. durch den "affektiven Abbau" gekennzeichnet. Sie gehören zu den systematischen Schizophrenien mit schleichend-progredientem Verlauf. Unterschieden werden folgende Formen: Läppische Hebephrenie, verschrobene Hebephrenie, flache Hebephrenie, autistische Hebephrenie.

katatone Schizophrenie

Zu unterscheiden sind die **periodische Katatonie** mit Stupor und Erregung, hoher genetischer Belastung und einem typischen phasischen Verlauf mit oft symptomfreien Intervallen (oder einfachen Residuen), und **systematische Katatonien** mit den Symptomen des kataton-maniriert-bizarren Symptomenkomplexes (Kap. 1.1.1.6.), die früh beginnen und chronisch-progredient verlaufen. Im Vordergrund stehen psychomotorische Störungen, die bei der periodischen Form zwischen den Extremen Erregungszustand und Stupor bzw. Befehlsautomatismus und Negativismus alternieren. Alle beschriebenen Symptome der Schizophrenie können vorkommen, für die Diagnose einer typischen (periodischen) Katatonie sollte das Bild beherrscht sein von **Stupor oder Erregungszuständen, Haltungsstereotypien, Negativismus, Katalepsie** (☞ Kap. 1.1.1.6.). Andere Symptome sind Befehlsautomatismus, maniriert-bizarres Verhalten mit Stereotypien und extrapyramidalen Störungen, die v.a. bei den systematischen Katatonien vorkommen, und verbale Perseverationen. Die **Diagnose einer Schizophrenie** ist **nur sicher, wenn zusätzlich Symptome ersten Ranges oder die diagnostischen Leitlinien der Schizophrenie** erfüllt sind, **ansonsten** können auch **viele organische Störungen, Störungen durch psychotrope Substanzen und vor allem affektive Störungen ähnliche Symptome** hervorrufen.

In der ICD-10-Systematik ist nur die periodische Katatonie beschrieben. In der Leonhard-Systematik wird die periodische Katatonie unterschieden von den systematischen Katatonien: Parakinetische Katatonie, manierierte Katatonie, proskinetische Katatonie, negativistische Katatonie, sprechbereite Katatonie, sprachträge Katatonie. Den systematischen Formen ist ein früher Beginn, schleichend-progredienter Verlauf ohne hohe genetische Belastung gemeinsam. Psychopathologische Leitsymptome sind psychomotorische Störungen gemeinsam mit Stereotypien, mit dem manieriert-bizarren Symptomenkomplex, Denk- und Sprachstörungen, die durch die qualitativ veränderte Psychomotorik erklärbar sind. Alle anderen Symptome der Schizophrenie können vorkommen, prägen aber nicht das Bild.

Eine wichtige Sonderform ist die

- perniziöse Katatonie
  oft tödlicher Ausgang; **Katatonie** und **Hyperthermie** (über 40 °C), zusätzlich andere vegetative "Entgleisungen", **Rigor, Akinese** (Differentialdiagnose zum malignen neuroleptischen Syndrom ☞ Tab. 2.43); es ist fraglich, ob es sich um eine reine Schizophrenie oder um eine zusätzliche organische Erkrankung handelt

undifferenzierte Schizophrenie

Die bisher beschriebenen Schizophrenieformen kommen manchmal in reiner Form vor, meist treten aber Symptome der einzelnen Unterformen auch in Verbindung mit Symptomgruppierungen anderer Typen auf. Wechseln **paranoid-halluzinatorische, hebephrene oder katatone Symptome unsystematisch, ohne dass eine Symptomgruppierung das klinische Bild beherrscht, ist von einem undifferenzierten Subtyp auszugehen.**

zoenästhetische Schizophrenie

Beherrschendes Symptom sind leibliche Beeinflussungserlebnisse und Zoenästhesien Grad I und II (☞ Kap.1.1.1.10 und 1.1.1.11.). Die Diagnose ist **nur bei leiblichen Beeinflussungserlebnissen** zulässig, nicht bei unspezifischen Schmerzsymptomen, da diese auch bei affektiven Störungen vorkommen. Der Subtyp verläuft meist chronisch, aber ohne ausgeprägte Residuen und kognitive Störungen, und beginnt meist später (im 4. und 5. Lebensjahrzehnt).

Schizophrenia simplex und schizotype Störung

Bei der **Schizophrenia simplex fehlen Symptome ersten Ranges** und die Symptome der diagnostischen Leitlinien der Schizophrenie. Es **entwickeln** sich langsam **chronisch progrediente Negativsymptome** der Schizophrenie und schwerste, irreversible Residualzustände. Die Patienten zeigen ein über Jahre zunehmendes "merkwürdiges Verhalten", sind unfähig, sozialen und beruflichen Anforderungen zu genügen, ihre Leistungsfähigkeit verschlechtert sich rapide. Verbindungen zur Schizophrenie ergeben sich nur aus schizophrenen **Negativsymptomen wie Affektverflachung, Antriebsminderung, Denkverarmung**, gelegentlich zeigt sich alogisches und manieriertes Denken oder angedeutet sogar zerfahrenes Denken. Die Patienten sind autistisch zurückgezogen, isolieren sich sozial und haben keine Kontakte. Es ist umstritten, ob es sich bei diesem seltenen Symptombild um eine Schizophrenie handelt oder um eine andere Erkrankung. **Die Diagnose sollte möglichst selten gestellt werden, denn meist führt eine differenzierte Symptom- und Verlaufsanalyse zur Diagnose einer schizotypen Störung, affektiven Störung, schizoiden Persönlichkeitsstörung, Hyperaktivitätsstörung des Erwachsenenalters (vom hypoaktiven Typ) oder besonders typisch eines Asperger Autismus** (☞ Kap. 2.20.).

Die **schizotype Störung** beinhaltet exzentrisches Verhalten und Störungen von Affektivität und Antrieb, die zwar "schizophren" wirken, obwohl nie oder nur sehr kurze eindeutige und charakteristische schizophrene Symptome auftreten.

Sie kann bestehen aus einer Kombination von:

- kaltem und unnahbarem Affekt, oft mit Anhedonie verbunden
- autistischem, exzentrischem Verhalten und exzentrischer Erscheinung
- Tendenz zu sozialem Rückzug
- einer manieriert-bizarren Sprache ohne Zerfahrenheit, aber mit manchmal überwertigen Ideen, gestelzt, hochtrabend, überkompliziert
- gelegentlichen Beziehungsideen, paranoiden Ideen, auch einzelnen Wahneinfällen und Wahngedanken
- zwanghaftem Grübeln (ohne inneren Widerstand), gelegentlichen Zwangsphänomenen und Phobien
- Depersonalisations- und Derealisationserleben
- vegetativen und somatischen Symptomen, wie Schmerzen und Körpergefühlsstörungen
- gelegentlichen, immer nur kurz anhaltenden (Stunden, höchstens Tage) "quasi-psychotischen" Episoden mit Personenverkennung, wahnähnlichen Ideen, Halluzinationen, die schwer von Pseudohalluzinationen zu trennen sind

Bei der schizotypen Störung treten nie über einen engeren Zeitraum typische Symptome der Schizophrenie (wie sie in den diagnostischen Leitlinien gefordert sind) auf, und bei richtiger Diagnose werden sie im Verlauf auch nie auftreten. Bestehen nur die ersten drei der oben aufgeführten Symptome, sollte die Diagnose "schizoide Persönlichkeitsstörung" gestellt werden, deren Beginn und Verlauf sehr ähnlich sind. Hier treten aber nie Denkstörungen, "Mikropsychosen" oder Beziehungsideen auf.

Die schizotype Störung besteht

- jahrelang ständig (mit wechselnder Intensität)
- in der Regel seit frühester Jugend oder dem frühen Erwachsenenalter. Ein Beginn lässt sich meist nicht feststellen

Der Verlauf entspricht eher einer Persönlichkeitsstörung, und **viele Psychiater zählen sie auch zu den Persönlichkeitsstörungen (schizotype Persönlichkeitsstörung)**. Sie soll eine Erkrankung aus dem genetischen Spektrum der Schizophrenien darstellen (**Spektrumerkrankung**) oder eine "**forme fruste**", die bei Angehörigen von Schizophrenen gehäuft vorkommt.

Andere Begriffe, mit denen dieser Symptomenkomplex belegt ist, sind **latente Schizophrenie, Borderlineschizophrenie, prodromale Schizophrenie, pseudoneurotische Schizophrenie, pseudopsychopathische Schizophrenie, schizotype Persönlichkeitsstörung**.

Die Diagnose hat insofern Bedeutung, als davon ausgegangen werden kann, dass die Symptomatik stabil bleibt, durch Medikamente nur geringfügig verändert werden kann, nicht in eine typische Schizophrenie übergeht. Atypische Neuroleptika können aber Symptomverbesserungen erreichen.

Häufig stellt sich bei genauer Exploration heraus, dass Patienten mit einer schizotypen Störung **bereits seit Kindheit die Symptome eines Asperger Autismus** hatten. Da die Symptomatik eines solchen Autismus im Erwachsenenalter (Kap. 2.20.) häufig mit der der schizotypen Störung identisch ist, ist es dann **ausreichend, nur die Diagnose eines Asperger Autismus mit Persistenz ins Erwachsenenalter zu diagnostizieren.**

schizophrenes Residuum

Einige Schizophrenien nehmen einen chronischen Verlauf (☞ Verlauf und Prognose).

Typische schizophrene Symptome wie Wahn, Halluzinationen und Denkzerfahrenheit können sich nicht oder nur unvollständig zurückbilden (= **chronisch-produktive Schizophrenie oder chronische undifferenzierte Schizophrenie**). Nach Ende einer akuten Phase mit positiven Symptomen kann das Ausgangsniveau nicht mehr erreicht werden; verschiedene Beeinträchtigungen durch uncharakteristische **Negativsymptome oder Basissymptome** (☞ Tab. 2.36) können zurückbleiben (= **Residualsyndrom, schizophrenes Residuum**).

Traditionell werden **Negativ- und Positivsymptome bzw. Minus- und Plussymptome unterschieden** (die beiden Unterscheidungen meinen etwa das gleiche). Positiv- oder Plussymptome werden auch Produktivsymptome genannt. Es zählen hierzu die Symptome 1. Ranges und die Symptome 2. Ranges, also inhaltliche Denkstörungen, Störungen der Wahrnehmung oder des Ich-Erlebens. Negativ- und Minussymptome sind weitgehend gleichzusetzen mit den Basissymptomen, also Änderungen von Affektivität, Antrieb und formalem Denken, wenn Affektverflachung, Deprimiertheit, Antriebsmangel, Denkverarmung vorherrschen. Es ist in verschiedenen Schulen unterschiedlich gehandhabt, ob die Denkzerfahrenheit ein Positiv- oder ein Negativsymptom darstellt. Manche Psychiater unterscheiden eine **Negativ- von einer Positivschizophrenie:** Schizophrenien, bei denen Negativsymptome vorherrschen, unterscheiden sich von denen, bei denen regelmäßig Positivsymptome auftreten.

- Konzentrations-, Denk- und Gedächtnisstörungen
- körperliche oder geistig-seelische Erschöpfbarkeit, Leistungsinsuffizienz
- Antriebsmangel, Passivität, Initiativemangel
- Affektverflachung
- erhöhte Erregbarkeit und Beeindruckbarkeit und Belastungsunfähigkeit
- Intoleranz gegen Stress
- Geräusch- und Witterungsüberempfindlichkeit
- Schlafstörungen
- vegetative Störungen, Zoenästhesien
- Neigung zu depressiven Verstimmungen
- erlebte Impulsverarmung
- Denkverarmung, Einbuße an Naivität und Unbefangenheit
- Zwang zur Reflexion

Tab. 2.36: Basissymptome oder Residualsymptome der Schizophrenie.

Bestehen nach einer schizophrenen Episode nur uncharakteristische Negativsymptome, spricht man vom **einfachen Residuum.**

Bestehen zusätzlich einzelne Plus- bzw. Positivsymptome wie Halluzinationen oder Wahneinfälle oder gelegentliche Denkzerfahrenheit, spricht man vom **gemischten Residuum.**

Vor allem bei langjährigen chronischen Verläufen tritt fast immer ein Residuum auf, jedoch nicht notwendigerweise irreversibel.

Eine im Anschluss an eine schizophrene Erkrankung auftretende, längeranhaltende depressive Episode kann diagnostiziert werden als **postschizophrene Depression.**

Diese reversible Störung ist nicht gleichbedeutend mit einem irreversiblen Residuum. Bei einer postschizophrenen Depression sollten Schizophreniesymptome noch vorhanden sein, ansonsten würde eine depressive Episode nach Schizophrenie diagnostiziert (☞ Kap. 2.5.2. und Tab. 2.39).

Alle Symptome des Residuums können auch vor Beginn typischer schizophrener Symptome auftreten. Sie werden meist erst rückblickend erkannt und dann als **Prodromalsymptome, Prodromal-**

stadien oder präpsychotische Basisstadien bezeichnet.

akute schizophreniforme psychotische Störung

In der ICD-10 wird diese Störung von der Schizophrenie abgegrenzt. Sie soll bei gleicher Symptomatik kürzer als die Schizophrenie sein. **Dauern die Symptome länger als einen Monat, beziehungsweise verschwinden sie erst unter der Behandlung, ist die Diagnose einer Schizophrenie angebracht.** Schizophrene Symptome beginnen bei der schizophreniformen Störung

- oft akut (innerhalb von spätestens zwei Wochen erfolgt der Übergang von einem völlig gesunden in einen eindeutig schizophrenen Zustand)
- mit einer Symptomatik, wie bei den diagnostischen Leitlinien der Schizophrenie gefordert (Tab. 2.37)
- oft bei starker affektiver Beteiligung und/oder Instabilität der Affektivität

Die Diagnose "schizophreniforme Störung" ist nur deswegen sinnvoll, weil

- bei akutem Beginn Schizophrenien insgesamt eine bessere Prognose haben und oft ohne Residuum remittieren können (evtl. Konsequenzen bei Überlegungen zur Langzeitprophylaxe)
- manchmal nur einmalige Episoden auftreten

An sich ist es aber fragwürdig, Unterformen nach der Dauer zu differenzieren. Entsprechend müssen fast alle schizophreniforme Störungen im Verlauf als Schizophrenien diagnostiziert werden.

Typische klinische Beispiele:
Hubert K., ein 32jähriger Polizeibeamter, klagte bei seinen Angehörigen seit einem halben Jahr, dass ihm die Arbeit schwerer falle, alles schwieriger geworden sei. Er zog sich von vielen sozialen Aktivitäten zurück, war zu Hause ständig überlastet und gereizt, hatte nach Ansicht der Angehörigen unbegründete Zukunftsängste und Sorgen. Er ging häufig zum Arzt wegen uncharakteristischer körperlicher Beschwerden (= uncharakteristische Prodromalsymptome). Er klagte dann zu Hause zunehmend häufiger, dass am Arbeitsplatz etwas nicht stimme, Kollegen ihn ausbooten wollten, "Mobbing" im Spiel sei. Sowohl dort als auch zu Hause war er ängstlich angespannt, lief hin und her, wurde schnell aggressiv und fragte bei unverfänglichen Bemerkungen nach, was das solle. (Wahnstimmung, unbestimmtes Gefühl, dass etwas vor sich gehe, Beziehungssetzungen ohne Anlass). Etwa zwei bis drei Wochen später ließ er sich wegen körperlicher Beschwerden krank schreiben und blieb zu Hause, ging nicht mehr außer Haus. Er saß versteckt am Fenster und beobachtete die Umgebung, durchsuchte Steckdosen und Fernsehgeräte in der Wohnung (= wahrscheinlich Wahngedanken, vielleicht Beeinflussungserlebnisse). Vom Hausarzt und den Angehörigen war er mit viel Mühe zu überreden, zum Psychiater zu gehen. Dort gab er an, dass er nicht krank sei, sondern alle Beschwerden nur davon kommen würden, dass sich Kollegen gegen ihn verschwören würden, weil er einem Komplott mit höchsten Regierungsstellen auf der Spur gewesen sei, auch die Nachbarn würden bereits mit diesen unter einer Decke stecken (= Wahneinfälle, Wahngedanken, Übergang zum systematisierten Wahn). Er habe bereits bei Nachrichtensendungen bemerkt, dass sich seine Gegner darüber Meldungen über ihn zuspielen würden (= Wahnwahrnehmung). Sein Telefon werde abgehört (= Wahngedanke). Er höre die Nachbarn ständig sprechen, wenn sie sich über ihn unterhalten würden, z. B. sagen würden, "den machen wir fertig," oder, wenn er die Wohnung verlasse, "jetzt will er sich absetzen" (= akustische Halluzinationen, kommentierende Stimmen, dialogisierende Stimmen). Möglicherweise wolle man ihn mit Telepathie "knacken". Wenn er auf der Straße einen Verfolger als Beobachter erkannt habe, verschwinde dieser, er könne seine Gedanken lesen, wahrscheinlich über Telepathie (= Gedankenausbreitung). Man würde auch versuchen, ihn zu manipulieren, an der Arbeitsstätte habe er zuletzt plötzlich die gleichen Dinge gedacht wie ein Kollege, er wisse noch nicht, wie dies funktioniert habe (= Gedankeneingebung). Diagnostiziert wurde eine **paranoide Schizophrenie.** Unter neuroleptischer Behandlung verschwanden die Symptome, der Patient fühlte sich nicht mehr beeinträchtigt, war sich jedoch nicht sicher, ob die vergangenen Erlebnisse durch eine Krankheit entstanden sind oder real gewesen sind (= Abnahme von Wahndynamik und Produktivität, fehlende vollständige Distanzierung von Wahnerlebnissen). Während dieser Zeit nach der akuten Symptomatik, während der er noch einzelne Wahneinfälle hatte, war er etwa drei Monate schwer depressiv (= postschizophrene Depression). Nach Abklingen der depressiven Symptomatik sah er zwar alle bisherigen Symptome als Krankheitssymptome, war aber weniger vital, weniger aktiv, zeigte wenig Initiative, lebte zurückgezogen und klagte, dass er die Arbeit nur schwer schaffe, musste sich zurückstufen lassen (= einfaches schizophrenes Residuum).

Die 18jährige Abiturientin Britta A. fällt durch einen zunehmenden Leistungseinbruch in der Schule auf, kann sich nicht mehr konzentrieren, bleibt von der Schule entgegen ihrer früheren Art fern, sie interessiert sich für nichts mehr (= uncharakteristische Basissymptome, Prodromalsymptome). Die Patientin beginnt, Drogen zu nehmen (= Selbstheilungsversuch oder Antriebsverlust mit Beeinträchtigung des Willens), beginnt nächtelang Gedichte zu schreiben oder seitenlange Abhandlungen über ihr Verhältnis zu den Eltern, spricht in einer eigenartig veränderten Sprache wie eine Dichterin, läuft hauptsächlich mit tänzelnden Bewegungen umher und lächelt versonnen in sich hinein (= situationsinadäquates und manieriert-bizarres Verhalten). In die Klinik kommt sie, weil sie nackt auf einem Autodach liegend von der Polizei aufgefunden wird (= situationsinadäquates und manieriert-bizarres Verhalten). Dort berichtet sie, dass sie erstmalig die Stimme Gottes gehört habe, der sie auserkoren habe, die Jungfrau Maria zu sein (= akustische Halluzination und Wahneinfall). Sie geht auf keine Frage ein, spricht unverständlich über allgemeine Themen wie Gott und die Welt als solche, benützt Wörter wie "Handrodimpf" (Zerfahrenheit mit Neologismen). Dabei sitzt sie kichernd auf dem Stuhl oder versucht sich im Untersuchungszimmer auszuziehen (= situationsinadäquater Affekt, situationsinadäquates Verhalten). Diagnostiziert wird eine **hebephrene Schizophrenie.** Unter neuroleptischer Medikation bessert sich die Symptomatik nur wenig, die Patientin hält daran fest, von Gott auserwählt zu sein, auch wenn sie die Stimme nie mehr gehört habe; gleichzeitig behauptet sie, besonderer Abstammung zu sein, und sie schreibt immer wieder seitenlange, inhaltlich und grammatikalisch völlig unzusammenhängende Abhandlungen in unverständlichen Worten quer über das Papier. Sie berichtet gelegentlich von Befürchtungen und Erlebnissen, dass sie bestrahlt werde, ihre Gedanken beeinflusst werden, hat bei späterem Nachfragen dies bereits wieder vergessen (= flüchtige Störungen des Ich-Erlebens). Bei Beurlaubungen kehrt sie meist nicht zurück und wird erst von den Eltern gebracht, hat Drogen konsumiert. Auf Station sitzt sie später ohne Gefühlsregung und berichtet dabei über tiefe Traurigkeit oder höchstes Glück (= Affektverflachung).

Der 35jährige Ingenieur Walter P. wird von der Polizei gebracht, weil er an seiner Arbeitsstelle plötzlich begonnen habe, zu schreien, das Fenster eingeschlagen habe und Einrichtungsgegenstände herausgeworfen habe (= Erregungszustand). Er sei bis vor drei Tagen völlig unauffällig gewesen, habe seitdem über Lustlosigkeit und Desinteresse aufgrund einer Grippe geklagt (= unspezifische Prodromalsymptome). In der Klinik versucht er, gegen die Tür zu springen, um diese einzuschlagen, schreit, dass er Angst habe und "dieser Schuft aufhören solle, ständig auf ihn einzureden" (= wahrscheinlich akustische Halluzination, im Erregungszustand nicht sicher verifizierbar). Er kann beruhigt werden, ist zu einem Gespräch bereit, spricht nach wenigen Minuten jedoch bereits kein Wort mehr, bleibt wie erstarrt auf dem Stuhl sitzen, starrt bewegungslos ins Leere und kann vom Untersucher nicht mehr zu Antworten bewegt werden oder zum Aufstehen (= Mutismus, Stupor, Negativismus). Bei Versuchen des Untersuchers ihn zu bewegen, ist die passive Bewegung der Gliedmaßen nur sehr schwer möglich, sie bleiben in der Stellung, die beigebracht wird (= Flexibilitas cerea, Katalepsie). Der Zustand bleibt in den nächsten Stunden gleich. Nach einer Lorazepam-Infusion beginnt der Patient erneut zu sprechen, berichtet, dass er plötzlich, von einer Minute auf die andere, Geräusche und irgendwelche Personen gehört habe, die auf ihn einreden würden, ohne dass im Raum jemand gesprochen habe (= akustische Halluzinationen), dass er unerträgliche Angst und innere Unruhe bekommen habe. Einige Stunden später ist der Patient erneut mutistisch, spricht Fragen des Untersuchers ohne Antwort monoton nach (= Echolalie), befolgt Aufforderungen roboterhaft, von denen er später berichtet, dass er sich dabei gesteuert fühlte, keinen Widerstand entgegengesetzt hätte (= Befehlsautomatismus). Diagnostiziert wird eine **katatone Schizophrenie.** Unter neuroleptischer Behandlung bildet sich die Symptomatik innerhalb von 6 Wochen vollständig zurück.

Diagnose und Differentialdiagnose

Die Klinik der Schizophrenien zeigt, dass die Störung in unterschiedlichsten Formen auftreten kann, und dass fast alle psychopathologischen Symptome, die auch bei anderen psychiatrischen Störungen auftreten, vorkommen können. **Nur ein kleiner Teil der Symptome ist tatsächlich weitgehend charakteristisch.**

Bei der Schizophrenie besteht das **Risiko, dass aus dem Vorliegen einzelner Symptome** auf die Diagnose einer **Schizophrenie** geschlossen wird, die Schizophrenie also **zu häufig diagnostiziert** wird. Gefordert sind deswegen bestimmte typische Symptome über einen bestimmten Zeitraum.

Solche diagnostische Leitlinien zeigt Tab. 2.37.

Es gibt auch besonders enggefasste Schizophreniedefinitionen, die nur bei Symptomen ersten Ranges (Tab. 2.33) die Diagnose erlauben, oder sehr weitgefasste, die auch ohne typische Symptome die Diagnose gestatten (z.B. bei Grundsymptomen, ☞ Tab. 2.32). Beide Diagnosegewohnheiten haben sich weniger bewährt.

Problematisch kann die Diagnose sein in den uncharakteristischen Prodromalphasen und den uncharakteristischen Residualphasen, diagnostische Leitlinien zeigt Tab. 2.38.

	Mindestens **ein** eindeutiges Symptom (oder zwei, wenn weniger eindeutig) der Gruppe A:
A	• Gedankenlautwerden, Gedankeneingebung, Gedankenentzug, Gedankenausbreitung • Kontrollwahn, Beeinflussungswahn, Gefühl des Gemachten, deutlich bezogen auf Körper- oder Gliederbewegungen oder bestimmte Gedanken, Tätigkeiten oder Empfindungen; Wahnwahrnehmungen • kommentierende oder dialogische Stimmen, die über den Patienten sprechen (oft auch imperativ), oder Stimmen, die aus einem Körperteil kommen (meist Gedankenlautwerden) • anhaltender, kulturell unangemessener und völlig unrealistischer Wahn, wie der, das Wetter zu kontrollieren oder Kontakt zu Außerirdischen zu haben (Abgrenzung zur wahnhaften Störung)
	oder mindestens zwei Symptome der Gruppe B:
B	• anhaltende Halluzinationen jeder Sinnesmodalität, täglich über Wochen und Monate auftretend, begleitet von flüchtigen oder undeutlich ausgebildeten Wahngedanken ohne deutliche affektive Beteiligung, oder begleitet von anhaltenden überwertigen Ideen • Zerfahrenheit oder Danebenreden (Neologismen, Gedankenabreißen, Faseln, Gleiten) • katatone Symptome wie Erregung, Haltungsstereotypien, Flexibilitas cerea, Negativismus, Mutismus, Stupor • Negativsymptome (= Minussymptome) wie auffällige Apathie, Sprachverarmung, Affektverarmung, -verflachung oder inadäquate Affekte (es muss gesichert sein, dass die Negativsymptome nicht durch affektive Störung oder Neuroleptika verursacht sind)
C	• Die Symptome sollten mindestens 4 Wochen die meiste Zeit bestehen, ansonsten Diagnose einer akuten schizophreniformen Störung
D	• Die Symptome können durch keine organische Störung erklärt werden

Tab. 2.37: Diagnostische Leitlinien der Schizophrenie, modifiziert nach ICD-10.

1.	mindestens eine eindeutig schizophrene Episode in der Vorgeschichte
2.	mindestens vier der folgenden negativen Symptome während der letzten Monate: • Antriebsminderung • deutliche Affektverarmung, -verflachung • Passivität und Initiativemangel • Denkverarmung • geringe nonverbale Kommunikation, deutlich an Mimik, Blickkontakt, Modulation der Stimme • verminderte soziale Leistungsfähigkeit und Vernachlässigung von Körperpflege
3.	Ausschluss von Neuroleptikanebenwirkungen und einer depressiven Episode

Tab. 2.38: Diagnostische Leitlinien des schizophrenen Residuums, modifiziert nach ICD-10.

Zu beachten ist, dass **ein schizophrenes Residuum ohne vorangegangene typische schizophrene Symptomatik nicht diagnostiziert werden darf**, da dies schwerwiegende Konsequenzen zur Folge hat (z.B. neuroleptische Dauerbehandlung bei depressiven Patienten oder Persönlichkeitsstörungen). Für alle Differentialdiagnosen gilt die Regel:

Regel: Keine Schizophreniediagnosen, nur weil Krankheiten "komisch" sind, Affekt, Antrieb und Verhalten verändert sind, der Patient eigenartig ist oder schizophren wirkt. Keine sicheren Schizophreniediagnosen, solange die Symptome, wenn auch atypisch, zu einer anderen Krankheit passen und gleichzeitig noch keine Phase mit sicheren Symptomen der diagnostischen Leitlinien, v.a. Symptome ersten Ranges, aufgetreten sind.

Häufigstes Problem bei der Schizophreniediagnose sind fehlende Psychopathologiekenntnisse (☞ Psychopathologiekapitel, z.B. wird ein Gedankenabreißen konstatiert, obwohl es sich um eine depressive Hemmung handelt).

Abzugrenzen von den Schizophrenien sind:

▶ **organische psychische Störungen einschließlich Störungen durch psychotrope Substanzen**

Alle schizophrenen Symptome können bei einer organischen psychischen Störung vorkommen. Versuch des Ausschlusses durch Anamnese, körperliche und neurologische Untersuchung und

Zusatzdiagnostik. Zu beachten ist, dass Auffälligkeiten bei der Zusatzdiagnostik auch bei Schizophrenien vorkommen können, und Schizophrenien und organische Störungen oder Intoxikationen auch zufällig zusammen auftreten können (beide Erkrankungen sind relativ häufig) (☞ Differentialdiagnosen der organischen Störungen Kap. 2.1.2f.).

Die Verwendung der Diagnose drogeninduzierte Schizophrenie bzw. drogeninduzierte Psychose ist nicht sinnvoll: Die meisten Drogen können bei entsprechender Prädisposition einerseits schizophrene Episoden auslösen und es ist andererseits theoretisch möglich, wenn auch epidemiologisch unwahrscheinlich (Schizophrenien müssten sonst bei steigendem Drogenkonsum zunehmen), dass langjähriger Drogenkonsum persistierende Hirnveränderungen induziert wie bei Schizophrenien im Sinne einer schizophrenietypischen Hirnschädigung. In beiden Fällen handelt es sich dann um (genetisch angelegte oder durch Substanzen erworbene) Schizophrenien, die dann auch so diagnostiziert werden müssen. Schizophrene Symptome während der Intoxikation klingen dagegen nach dem Ende der Substanzwirkung (manchmal verzögert) ab, es handelt sich dann retrospektiv um eine durch psychotrope Substanzen induzierte schizophreniforme Störung.

▶ schizophreniforme Störung

Entscheidendes Kriterium ist das Zeitkriterium. Sind die Symptome einer Schizophrenie nach den diagnostischen Leitlinien vorhanden, haben aber weniger als 4 Wochen angehalten, so ist nach ICD-10 eine schizophreniforme Störung zu diagnostizieren, dauern sie länger an, eine Schizophrenie. Bei frühzeitiger Behandlung ist dieses Kriterium wenig hilfreich, treten im weiteren Verlauf erneut schizophrene Symptome auf, sollte im Rahmen einer Verlaufsdiagnose eine Schizophrenie diagnostiziert werden. Für die Klinik ist die Diagnose entbehrlich.

▶ schizoaffektive Störung

Die Differentialdiagnose ist bedeutsam für Prognose und Prophylaxe (bei schizoaffektiven Störungen auch mit Valproinsäure, Carbamazepin und Lithium) und die Behandlung der depressiven Symptomatik (bei schizoaffektiven Störungen auch wie bei typischen Depressionen).

Regel: Die Diagnose Schizophrenie sollte bei ausgeprägten depressiven oder manischen Symptomen nicht gestellt werden, es sei denn, schizophrene Symptome sind der affektiven Störung lange vorausgegangen. Wenn schizophrene und affektive Symptome sich gleichzeitig entwickeln und in etwa gleicher Intensität auftreten, ist eine schizoaffektive Störung zu diagnostizieren (☞ Tab. 2.39).

▶ vorübergehende akute psychotische Störungen

Die Differentialdiagnose hat Bedeutung, weil die vorübergehenden akuten psychotischen Störungen eine bessere Prognose haben und auch von einer Langzeitprophylaxe mit Phasenprophylaktika profitieren.

Die Störungen haben oft ein psychopathologisches Bild, das von einer Schizophrenie, schizoaffektiven oder affektiven Störung psychopathologisch nicht zu differenzieren bzw. in keiner der Störungen einzuordnen ist (☞ Kap. 2.3.).

Vorübergehende akute psychotische Störungen beginnen meist akut (innerhalb von zwei Wochen oder weniger, teilweise abrupt innerhalb von 48 h), stehen häufiger mit akuten Belastungssituationen im Zusammenhang, haben ein schnell fluktuierendes und psychopathologisch vielfältiges (polymorphes) Erscheinungsbild mit ständig wechselndem Affekt, ständig wechselnden Wahninhalten und Halluzinationen, zeigen weder Prodromal- noch Residualsyndrome. Die Psychopathologie entspricht den zykloiden Psychosen (☞ Kap. 2.3.).

In der Regel ist die **sichere Differentialdiagnose aus dem weiteren Verlauf** möglich.

▶ wahnhafte Störung

Es ist fraglich, ob wahnhafte Störungen eine Sonderform der Schizophrenie darstellen. Die Differentialdiagnose ist bedeutsam, weil wahnhafte Störungen in der Regel schlecht auf neuroleptische Behandlung ansprechen und es auch ohne Behandlung meist nicht zu einer zunehmenden Verschlechterung kommt.

Bei den wahnhaften Störungen (☞ Kap. 2.4.) besteht ein **systematisierter Wahn**, der meist an einige tatsächliche Begebenheiten anknüpft und **immer auf die eigene Person zentriert** ist, **ohne sonstige Symptome der Schizophrenie** (Denkzerfahrenheit, ständige akustische Halluzinationen und

Störungen des Ich-Erlebens). Der Verlauf ist nicht episodenhaft, sondern immer geradlinig. Das soziale Funktionsniveau ist meist nur durch den Wahn, nicht durch sonstige Symptome beeinträchtigt.

▶ **affektive Störungen**

Auch bei depressiven (vor allem bei der Melancholie) und manischen Episoden können vorübergehend Wahn und Halluzinationen, formale Denkstörungen wie Gedankenabreißen und Zerfahrenheit/starke Ideenflucht oder sogar einzelne Störungen des Ich-Erlebens auftreten. Differentialdiagnostische Hinweise zeigt Tab. 2.39.

Andere differentialdiagnostische Hinweise sind: Wahn und Halluzinationen bei affektiven Störungen sind fast immer aus der jeweiligen Stimmungslage ableitbar und als Ausdruck der Stimmung verstehbar (**stimmungskongruenter oder synthymer/katathymer Wahn, im Gegensatz zum seltenen stimmungs*in*kongruenten Wahn** (☞ Kap. 1.1.1.8.)).

Bei den **affektiven Störungen** treten **psychotische Symptome** fast immer nur **zum Zeitpunkt der stärksten affektiven Symptomatik** auf. Die familiäre Belastung für schizophrene oder affektive Störungen ist häufig unterschiedlich. Der Verlauf der affektiven Störungen ist häufiger episodisch mit Vollremissionen (aber nicht immer).

Unspezifische affektive Störungen, vor allem depressive Syndrome, sind in Prodromal- und Residualstadien der Schizophrenie häufig. Unabhängig von der Differentialdiagnose können dann auch schizophrene Residualsyndrome (Tab. 2.38) oft erfolgreich wie affektive Störungen behandelt

Diagnose der aktuellen Episode:	
A	schizophrene Symptome der diagnostischen Leitlinien ohne depressives oder manisches Syndrom = **Schizophrenie**
B	schizophrene Symptome mit einem voll ausgeprägten "affektiven" Syndrom:
Fall 1:	zuerst längere Zeit (Wochen) typische mittelgradige oder schwere Depression oder Manie, dann relativ kurz (weniger als 1-2 Wochen) typische schizophrene Symptome (und oft anschließend wieder rein affektive) = **Depressive (melancholische) oder manische Episode (bei bipolarer oder rezidivierender depressiver Störung)**
Fall 2:	längere Zeit (z.B. mehr als 2 Wochen) gleichzeitig Symptome einer typischen depressiven oder manischen Episode und einer Schizophrenie, die beide das klinische Bild prägen = **schizoaffektive Störung**
Fall 3:	längere Zeit schizophrene Symptome (v.a. Positiv- oder Plussymptomatik; Vorsicht, dass bei vorwiegender Negativsymptomatik Depression nicht verkannt wird) und nur kurz Manie oder typische Depression = **Schizophrenie**
Fall 4:	längere Zeit nur schizophrene Symptome und im Anschluss melancholisches Syndrom = **postschizophrene Depression** (wenn noch schizophrene Symptome vorhanden) **oder Schizophrenie + depressive Episode**
Diagnose des Verlaufs:	
Fall 1:	Alle Episoden verlaufen nach gleichem Muster = **Diagnose entsprechend der Episodendiagnosen.**
Fall 2:	Die Mehrzahl der Episoden sind affektiv, ein oder zwei schizoaffektiv = **bipolare oder rezidivierende depressive Störung**
Fall 3:	Die Mehrzahl der Episoden sind schizoaffektiv, einige nur affektiv = **schizoaffektive Störung**
Fall 4:	Die Mehrzahl der Episoden sind schizophren, nur einzelne affektiv oder schizoaffektiv = **Schizophrenie**
Fall 5:	Eine oder mehrere schizophrene Episoden und im Anschluss oder dazwischen depressive Episoden = **Schizophrenie und rezidivierende depressive Episoden**

Tab. 2.39: Differentialdiagnose Schizophrenie, schizoaffektive Störung, affektive Störung.

werden, so dass sich hieraus keine therapierelevante Differentialdiagnose ergibt. Typische depressive Episoden führen zu einer Doppeldiagnose (Tab. 2.39) mit entsprechender Behandlung.

> *Regel: Unspezifische, auch atypische, affektive Symptome sollten als Bestandteil einer spezifischen affektiven Störung angesehen werden, solange nicht bewiesen ist, dass eine typische schizophrene Störung mit länger anhaltendem Wahn, Halluzinationen und Ich-Störungen nachfolgt oder vorausgegangen ist.*

▶ Angststörungen

Jede Form der Furcht/Angst (Panikattacken, diffuse Angst, Phobie) tritt auch bei Schizophrenien auf. Bei Angststörungen, vor allem bei Panikattacken, treten während des Angstzustandes und auch lange Zeit danach häufig Derealisations- und Depersonalisationserlebnisse auf, die fälschlicherweise für ein schizophrenes Symptom gehalten werden können. Die Patienten können die körperlichen Störungen in der Panikattacke auch vorübergehend als gemacht erleben, bizarr schildern, über Pseudohalluzinationen berichten.

> *Regel: Es ist solange eine Angststörung zu diagnostizieren, bis auch außerhalb eines paroxysmalen Angstzustandes typische schizophrene Symptome auftreten oder dauernd schizophrene Symptome vorhanden sind.*

▶ Zwangsstörung

Schizophrenien können einerseits, vor allem im jugendlichen Alter, mit einem typischen Zwangssyndrom beginnen, ohne dass über Jahre typische schizophrene Symptome dazu treten. Zwangsgedanken, Zwangsimpulse und Zwangshandlungen bei Zwangsstörungen können andererseits bizarr wirken. Dem Patienten kann das typische Kennzeichen des Zwangs (dass sie den Zwang als unsinnig empfinden, sich dagegen wehren) im Verlauf verlorengehen. Er kann, wie beim Wahn, zunehmend von der Richtigkeit der Zwangsinhalte überzeugt sein.

> *Regel: Eine Schizophrenie sollte erst dann diagnostiziert werden, wenn neben den zur Zwangsstörung passenden Symptomen auch typische schizophrene Symptome auftreten (Symptome 1. Ranges, vor allem Halluzinationen, Störungen des Ich-Erlebens). Einzelne Wahneinfälle, -gedanken reichen nicht zur Diagnose einer Schizophrenie.*

Abzugrenzen sind die zwangsähnlichen, nicht zwangstypischen, eher stereotypen Phänomene der Hebephrenien in Verbindung mit affektiver Verflachung und Denkstörungen: hier ist auch eine frühe Schizophreniediagnose möglich, um sinnlose Zwangstherapien zu vermeiden.

▶ somatoforme Störungen oder Depressionen mit körperlichen Beschwerden

Bei beiden Störungen, vor allem aber den depressiven, können die Körpermissempfindungen bizarr geschildert werden, und die Patienten Ursachen für ihre Störungen schildern, die manchmal schwer von Zoenästhesien mit dem Kriterium des Gemachten zu unterscheiden sind. Die Fehldiagnose einer zoenästhetischen Schizophrenie und die daran anschließende neuroleptische Behandlung würden die Symptomatik langfristig verschlechtern.

> *Regel: Eine zoenästhetische Schizophrenie sollte erst dann diagnostiziert werden, wenn neben körperlichen Symptomen typische schizophrene Symptome auftreten (Symptome 1. Ranges) oder die Körpermissempfindungen als von anderen mit bizarren Methoden gemacht geschildert werden (wie Radiowellen, Sender, Gift).*

▶ Persönlichkeitsstörungen

Schizophrene Patienten, vor allem chronisch Schizophrene, beschreiben bereits prämorbid in 30-50 % eine Persönlichkeitsstörung, die oft bereits eine zur Krankheit gehörige Prodromalsymptomatik war. Auch Residualsyndrome können wie eine Persönlichkeitsstörung erscheinen. Bei einer gesicherten Schizophrenie nach den diagnostischen Leitlinien sind nur dann beide Diagnosen zu stellen, wenn die Persönlichkeitsstörung vor der Erkrankung nachweisbar und kein Prodrom war, ansonsten ein Residuum mit Persönlichkeitsänderung.

Schwieriger ist die Frage, ob eine Hyperaktivitätsstörung des Erwachsenenalters, ein Asperger-Syndrom, eine Borderline-Persönlichkeitsstörung, eine schizotype Störung, eine schizoide oder paranoide Persönlichkeitsstörung vorliegen oder eine Schizophrenie. Die Differentialdiagnose ist relevant, da die Persönlichkeitsstörungen und auch die schizotype Störung konstant bleiben, sich wenig durch Medikamente beeinflussen lassen und nicht übergehen in typisch schizophrene Bilder.

Für die Persönlichkeitsstörung, das Asperger-Syndrom oder die schizotype Störung, die zu den Schizophrenien gezählt werden kann, sprechen: eine jahrelang **durchgehende, gleichförmige, nicht wechselnde Symptomatik seit** (Kindheit und) **früher Jugend**, fehlende freie Intervalle, geringe oder keine kognitiven Beeinträchtigungen, vor allem aber das **Fehlen von Symptomen ersten Ranges.**

Zur **Differentialdiagnose der Hyperaktivitätsstörung ☞ Kap. 2.19., des Asperger-Syndroms ☞ Kap. 2.20.**

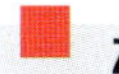

Zusatzdiagnostik

Alle obligaten und fakultativen apparativen Zusatzuntersuchungen und Laboruntersuchungen zum Ausschluss einer organischen Störung.

Häufige und **mit der Diagnose einer Schizophrenie vereinbare** auffällige **Befunde** bei der Zusatzdiagnostik sind:

- C-CT oder NMR
  leichte bis mittelgradige allgemeine, v.a. frontale Atrophien (v.a. bei chronischen Verläufen und früh beginnenden Schizophrenien), auffällige Asymmetrien oder Verlust physiologischer Asymmetrien, Verschmächtigungen im Bereich des medialen Temporallappens (vor allem Hippocampus)
- SPECT, PET
  Abnahme der Perfusion bzw. Hypoaktivität frontal, speziell im linken dorsolateralen präfrontalen Kortex (wie bei Depressionen und Demenzen, häufig vor allem bei Störungen von Affektivität und Antrieb)
- EEG
  leichte Allgemeinveränderung, Dysrhythmien
- evozierte Potentiale
  verlängerte Latenzen und reduzierte Amplituden (als Zeichen des Aufmerksamkeitsdefizits)
- in speziellen elektrophysiologischen Untersuchungen (z.B. Elektrookulogramm)
  abnorme sakkadische Augenfolgebewegungen, veränderte Augenblinzelraten
- Testpsychologie
  Befunde in den Leistungstests wie bei organischen Störungen, in Persönlichkeitsuntersuchungen wie bei Persönlichkeitsstörungen
- körperlich-neurologische Untersuchung
  multiple und diskrete neurologische Auffälligkeiten ("soft-signs": Koordinationsstörungen, Links-rechts-Verwechslungen, abnorme Augenfolgebewegungen als Zeichen minimaler Hirnschädigungen)
- Laborparameter
  sehr selten Hyponatriämie (infolge von Polydipsie und Wasserintoxikation bei chronischen Schizophrenien)
- Drogenscreening
  Nachweis von Alkohol und verschiedensten Drogen (Missbrauch bei schizophrenen Patienten häufig, es folgt daraus nicht der Nachweis einer "Drogenpsychose")

Epidemiologie

▶ Geschlechtsverhältnis

Männer und Frauen erkranken wahrscheinlich gleich häufig (Frauen aber wahrscheinlich später).

▶ Häufigkeiten

Punktprävalenz 0,2-2 %, **Lebenszeitprävalenz 0,5-1 %.**

Schizophrene sind gehäuft in unteren sozialen Schichten (ca. 45 % aller Schizophrenen sind in der untersten sozialen Klasse), leben häufiger in Großstädten bzw. werden dort geboren. Selektionshypothese = Drifthypothese: Schizophrene durchlaufen einen beruflichen und sozialen Abstieg. Die konkurrierende Milieuhypothese, nach der die Schicht schizophren macht, ist epidemiologisch widerlegt.

Ätiologie

Da die Schizophrenie wahrscheinlich keine ätiologisch einheitliche Erkrankung ist, gibt es entsprechend verschiedene Hypothesen für Ätiologie und Pathophysiologie. Als gesichert kann gelten:

- ein genetischer Beitrag bei einem Teil der Erkrankungen
- eine Beteiligung neurobiologischer Veränderungen im Gehirn

Am wahrscheinlichsten ist derzeit eine **multifaktorielle Genese**, nach der genetische und/oder erworbene Hirnfunktionsstörungen und zu einem geringeren Teil psychosoziale Faktoren in individuell unterschiedlicher Gewichtung zu einer Prädisposition führen. Schizophrene Erkrankungen beginnen bei einer solchen Prädisposition durch Hinzutreten von weiteren Stressoren oder ohne Stressoren bei starker Prädisposition. Genauso kann nicht nur der Ausbruch, sondern auch der weitere Verlauf der Erkrankung einerseits von der Stärke prädisponierender Faktoren und/oder einer Degeneration abhängen als auch von der Stärke/Schwäche psychosozialer heilungsfördernder Faktoren (Abb. 2.1).

Genetische Faktoren

Familienuntersuchungen, Zwillingsstudien und Adoptionsstudien sprechen für einen hohen genetischen Beitrag, zeigen aber auch, dass die Schizophrenie nicht vollständig dadurch erklärt werden kann. Auch eineiige Zwillinge werden nur etwa zur Hälfte konkordant schizophren. In Familienstudien wurden folgende ungefähre Erkrankungswahrscheinlichkeiten für Angehörige schizophrener Patienten ermittelt:

- erstgradige Verwandte: ca. 10-20 %
- Kinder zweier schizophrener Eltern: ca. 20-45 %
- Enkel: ca. 3 %
- Konkordanzrate für
  - monozygote Zwillinge: ca. 31-80 %, im Mittel 50 %
  - dizygote Zwillinge: ca. 5-30 %, im Mittel ca. 10 %
- Adoptierte mit erblich bedingtem erhöhten Risiko erkranken auch in nicht-schizophrenen Pflegefamilien häufiger

Bei den meisten Betroffenen müssen wahrscheinlich viele Gene und ungünstige andere Faktoren zusammenwirken, nur bei einigen Familien werden möglicherweise ein oder mehrere bisher nicht identifizierte "Hauptgene" vererbt Der Entstehung der Schizophrenie liegt damnach eine **Gen-Umwelt-Interaktion** zugrunde: Umwelteinflüsse oder -schädigungen (psychische und somatische) werden oft nur wirksam, wenn sie auf eine genetische Prädisposition treffen, oder umgekehrt müssen genetische Risiken auf Umweltschädigungen treffen. Nach Rechenmodellen erklären bekannte Umweltfaktoren ca. 30 % des Risikos, an einer

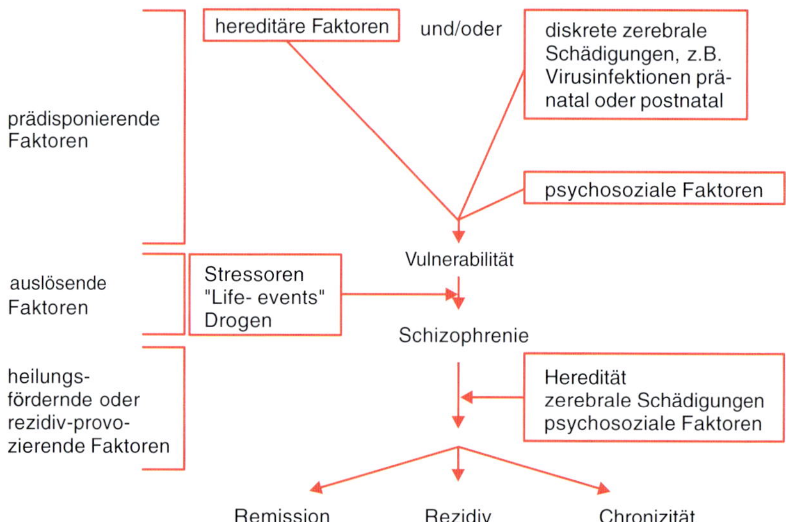

Abb. 2.1: Multifaktorielle Entstehung der Schizophrenie.

Schizophrenie zu erkranken. Als wahrscheinliche Dispositionsgene wurden bisher die Gene für Dysbindin und Neuregulin-1 (Chromosom 8p) und das G 72 (Chromosom 13) identifiziert. Die funktionelle Relevanz dieser Gene ist noch nicht verstanden, bei der Schizophrenie veränderte Varianten könnten zu Störungen der neuronalen Migration führen, zu reduzierter Funktion der präfrontalen glutamatergen Transmission und gestörter Informationsverarbeitung über reduzierte GABA-erge Signaltransduktion.

▶ Neurobiologische Faktoren

Ein Teil der Schizophrenien zeigt **strukturelle Abnormalitäten des Gehirns** (post mortem, NMR): Vergrößerung der Ventrikel, Verlust der grauen Substanz mit globaler Atrophie; Verlust physiologischer Asymmetrien (vor allem im Planum temporale); Atrophien, Zellverminderungen, -verkleinerungen und abnorme Zellverbindungen, Reduktion von Neuropil **in Hippocampus, Amygdalae, Thalamus, Temporallappen, frontoorbital sowie präfrontal**. Diese Auffälligkeiten finden sich oft bereits bei Beginn der Erkrankung, nehmen wahrscheinlich mit dem Alter zu und würden sowohl für einen prä- oder perinatalen Hirnschaden im Sinne einer Entwicklungsstörung sprechen, könnten aber auch genetisch bedingt sein (siehe oben). Zur ersten Alternative passt, dass Schizophrene häufiger Schwangerschafts- und Geburtskomplikationen, hohes väterliches Alter, frühkindliche ZNS-Infektionen und psychomotorische Epilepsien haben und möglicherweise nach Hungersnöten und v.a. in Großstädten gehäuft in den ersten drei Monaten des Jahres geboren werden und die pränatale Gehirnreifung dadurch z.B. einer herbstlichen Virusinfektion ausgesetzt gewesen sein könnte. Atrophien finden sich v.a. bei den nicht-genetischen Schizophrenien, auch wenn manche Untersucher Familien mit einer Verbindung von Schizophrenien und Atrophien fanden.

In PET- und SPECT-Studien sind schizophrene Patienten manchmal (kein spezifischer Befund, auch bei Depressiven und Demenzen!) **frontal hypoaktiv**, vor allem im linken dorsolateralen präfrontalen Kortex, der an Aufmerksamkeit, abstraktem Denken, planvollem und zielgerichtetem Handeln beteiligt ist. Dies gilt besonders für Patienten mit Negativsymptomen, andere sind dagegen auch normal oder hyperaktiv. Manche Schizophrene sind auch in den Basalganglien und den temporalen Regionen hyper- oder hypoaktiv.

In elektrophysiologischen Untersuchungen zeigten sich vor allem im akuten, weniger konsistent im nicht-symptomatischen Zustand, multiple Auffälligkeiten (z.B. eine abgeschwächte P300 und abgeschwächte frühe Negativierung bei den ereigniskorrelierten Potentialen als Ausdruck verminderter selektiver Aufmerksamkeit und kognitiver Verarbeitungskapazität). Die Zeichen veränderter kognitiver Verarbeitung, die auch testpsychologisch nachweisbar sind (Differenzierung von Neuem und Bekanntem, Organisation zielgerichteten Verhaltens, bewusste Wahrnehmung der Umgebung) sind im Einklang mit der Lokalisation struktureller Defizite.

Die **Befunde sprechen gegen eine einzelne Läsion, vielmehr für eine Desorganisation bzw. Dyskonnexion mehrerer Regionen.** Alle Untersuchungen lassen so vermuten, dass die Schizophrenie eine **frontale und temporolimbische bzw. frontotemporale Erkrankung** sein könnte bzw. eine **Störung der Verbindung** zur Ursache hat. Noch adäquater ist es anzunehmen, dass bestimmte mentale Prozesse gestört sind, die bevorzugt in bestimmten Regionen generiert werden und mit bestimmten Neurotransmittern assoziiert sind.

Die bestuntersuchte neurobiochemische pathophysiologische Erklärung für die Schizophrenie ist die **Dopaminhypothese**: Plussymptome der Schizophrenie sind danach in erster Linie auf eine regionale Hyperaktivität des Dopaminsystems zurückzuführen. Gründe sind:

- Wirksamkeit der antipsychotischen Medikamente, die eine Blockade der postsynaptischen Dopaminrezeptoren oder eine verminderte Aktivität dopaminerger Neurome bewirken
- Steigerung oder Auslösung der Symptome durch Stimulantien mit verstärkter Dopaminübertragung (Amphetamine) und wesentliche Beteiligung von Dopamin an mentalen Prozessen, die bei der Schizophrenie gestört sind (Kognition, Wahrnehmung)
- Korrelation der antipsychotischen Wirkung von Medikamenten mit der Dopaminrezeptorenblockade in PET-Untersuchungen

Hypothetisch kann diese phasisch auftretende dopaminerge Hyperaktivität eine Antwort sein auf einen primären Defekt, eine primäre Hypoaktivität des Dopaminsystems, bei dem die mesofrontalen Dopaminbahnen rarifiziert sind (passend zur Hypofrontalität der Schizophrenien). Hierdurch können die Negativsymptome entstehen. Wenn adaptiv vermehrt Dopamin freigesetzt wird, um diesen Defekt auszugleichen, führt dies dann in mesolimbischen Regionen zu einer relativen Überaktivierung des Dopaminsystems mit Plussymptomen. Dies wäre auch eine Erklärung, warum Neuroleptika Plussymptome mindern, Minussymptome aber verstärken. Diese vereinfachende Theorie wird dadurch kompliziert, dass das Dopamin-System aus mehreren Rezeptor-Subtypen besteht, die teilweise antagonistisch wirken. Bei der Schizophrenie sind wahrscheinlich vor allem die D2-artigen Rezeptoren beteiligt.

Das Dopaminsystem steht mit vielen anderen neurobiochemischen Systemen in Verbindung, bei denen ebenfalls Anomalien bei Schizophrenen gefunden wurden. Es wird z.B. gehemmt durch das Glutamatsystem: Nach der **Glutamathypothese** besteht eine Unterfunktion des hemmenden glutamatergen Systems, aus der sich eine Dopaminüberfunktion ableiten lässt. Verminderte glutamaterge Transmission kann auch direkt psychotogen sein, z.B. durch eine verminderte Aktivität des "sensorischen Filters" Thalamus oder die wesentliche Beteiligung von Glutamat und Dopamin an kognitiven Prozessen, die in der Schizophrenie gestört sind. Argumente für die Glutamat-Hypothese sind bisher neben theoretischen Überlegungen die Auslösung von schizophrenieähnlichen Psychosen durch den Glutamat-Antagonisten PCP. Andere Neurotransmittersysteme, bei denen Auffälligkeiten gefunden wurden, sind das **Serotonin- und GABA-System.** Die geringe Wirksamkeit medikamentöser Interventionen in diesen Systemen spricht aber gegen eine wesentliche Bedeutung.

▶ Umwelteinflüsse

Vor Ausbruch einer Schizophrenie und auch bei Exazerbationen finden sich vermehrt belastende Veränderungen des alltäglichen Lebens (**Life-events**, Stressoren, genauso allerdings auch bei vielen anderen Erkrankungen). Möglicherweise werden die Rezidivraten durch bestimmte abnorme Kommunikationsformen schizophrener Patienten und ihrer Familien erhöht: häufiger intensiver Austausch von Emotionen und starke Kritik des Patienten in manchen Familien, sogenannte "**high-expressed-emotions**"-Familien. Umgekehrt kann eine psychosoziale Unterstimulation, z.B. reizarmes Krankenhausmilieu, die Ausprägung eines Residualsyndroms erhöhen.

Bereits vor Erkrankungsbeginn fallen die Patienten durch sozialen Rückzug, Ängstlichkeit und wenige Freunde und Beziehungen auf und wahrscheinlich sind manche Menschen aufgrund ihrer Persönlichkeit, ihrer Emotionalität, ihrer sozialen Fertigkeiten und v.a. ihrer kognitiven Fähigkeiten anfälliger für die spätere Entwicklung einer Schizophrenie und einen negativen Verlauf, so dass auch hier Umwelteinflüsse eine Rolle spielen können.

Verlauf und Prognose

Schizophrenien können **in jedem Lebensalter** (auch in Kindheit und früher Jugend, meist zwischen dem 18. Lebensjahr und Mitte Dreißig) auftreten, das mittlere Alter für die erste Episode beträgt etwa 21 Jahre für Männer und 26 Jahre für Frauen. Das heißt, Männer erkranken früher (ca. 90 % der Männer, aber nur ca. 70 % der Frauen haben die Erkrankung im Alter von 30 Jahren), bei Frauen folgt aber ein 2. Erkrankungsgipfel in der Postmenopause. Wahrscheinlich wegen dieses späteren Erkrankungsbeginns haben Frauen auch einen insgesamt günstigeren Verlauf, einen höheren sozialen Status und sind häufiger verheiratet.

Verlauf und Ausgang der Schizophrenie sind **individuell sehr unterschiedlich,** möglicherweise auch Ausdruck einer ätiologisch uneinheitlichen Erkrankung. Abstrahiert lässt sich der Verlauf einteilen in eine:

- **Prodromalphase**, die der aktiven Phase der Erkrankung vorausgeht und gewöhnlich ein bis fünf Jahre vor Beginn der produktiv psychotischen Symptome beginnt.
  Häufig zeigt sich eine langsame Entwicklung von sozialem Rückzug, uncharakteristischen Verhaltensauffälligkeiten, Leistungsminderung, fremdartigen Ideen und uncharakteristischen affektiven Symptomen

  Vorpostensyndrom: eine kurze, vielleicht wenige Tage anhaltende produktive Episode mit möglicherweise bereits schizophrenietypischen

Symptomen, Vollremission und einem dann folgenden Intervall ohne Symptome.

Nicht alle Schizophrenien haben eine solche Prodromalphase

- **aktive, produktiv psychotische Phase**, die **akut** oder **perakut** innerhalb von Stunden, Tagen oder wenigen Wochen beginnen kann oder **primär chronisch oder subchronisch** in mehreren Wochen und Monaten mit zunehmender Verschlechterung der Symptome oder langsamem Übergang von der Prodromalsymptomatik in die Plussymptomatik verlaufen kann.

  Die Dauer der Produktivphase ist auch in Abhängigkeit von der Behandlung unterschiedlich, in seltenen Fällen (unter 5 %) kann sie chronisch persistieren

- **Residualphase**, die symptomatisch ähnlich der Prodromalphase verlaufen kann, oft wird aber das Niveau der Prodromalphase oder der gesunden präpsychotischen Persönlichkeit nicht mehr erreicht. In seltenen Fällen bleibt eine Residualphase nach einer akuten produktiven Phase aus und es kommt zu einer **Vollremission.** Die Residualphase kann durch wiederholtes Auftreten von produktiven Phasen (akute Exazerbationen) unterbrochen werden. Zu den Symptomen und Formen der Residualphasen und den sich entwickelnden Verläufen ☞ Tab. 2.40

Individuell ist über den Verlaufstyp keine Aussage möglich. Der einzig weitgehend sichere Prädiktor ist der, dass **ein bereits chronischer Verlauf für einen weiterhin chronischen Verlauf spricht.**

Nach der Leonhard-Klassifikation kann ein chronisch-ungünstiger Verlauf vorhergesagt werden, wenn es sich um eine Form der systematischen Schizophrenien handelt (siehe oben).

Die Prognose ist wahrscheinlich um so **schlechter**, je **früher das Erkrankungsalter** ist, je **schleichender der Beginn** ist, je **niedriger das prämorbide soziale Funktionsniveau**, die **Schulbildung** und je **gestörter die prämorbide Persönlichkeit** sind, je **höher die genetische Belastung** für Schizophrenien ist, je **mehr strukturelle C-CT Auffälligkeiten und neurologische Zusatzbefunde** zu verzeichnen sind und je länger die produktive Episode dauert.

Die Prognose ist wahrscheinlich **besser** bei **Frauen**, wenn **auslösende Ereignisse** zugeordnet werden können, und **wenig Residual- und/oder Negativsymptome** nachweisbar sind.

Im Durchschnitt aller Patienten gilt zu Verlauf und Prognosen ungefähr die **Drittelregel** (☞ Tab. 2.40).

Nach anderen Zusammenfassungen haben 13 % der Patienten eine gute Prognose, 42 % eine mäßige und 45 % eine schlechte.

Die **Sozialprognose korreliert mit der psychopathologischen Prognose**. 50-60 % der schizophrenen Patienten arbeiten danach nie oder wenig, 60-70 % bleiben unverheiratet (vor allem Männer). Frauen haben vor allem eine bessere Sozialprognose (Heirat, Berufstätigkeit, Ausbildung) als Männer.

Drittelregel des Langzeitverlaufes:	
etwa 1/3:	Heilung oder leichte uncharakteristische Residuen (mit gelegentlichen Exazerbationen)
etwa 1/3:	mittelschwere uncharakteristische Residuen (mit gelegentlichen Exazerbationen)
etwa 1/3:	schwere charakteristische Residuen (mit dauernden typischen schizophrenen Symptomen) oder chronische Schizophrenien, schwere "Defekte" (Residuen mit ausgeprägter Minus- bzw. Negativsymptomatik), Persönlichkeitsveränderungen
Verlaufstypen	
I. Einfache Verläufe:	
1.	Akut zu schweren Residuen oder chronischen "produktiven" Schizophrenien
2.	Chronisch zu schweren Residuen oder chronisch "produktiven" Schizophrenien
3.	Akut zu leichteren Residuen
4.	Chronisch zu leichteren Residuen
II. Wellenförmige (phasen- oder episodenhafte) Verläufe:	
5.	Wellenförmig zu schweren Residuen oder chronisch "produktiven" Schizophrenien
6.	Wellenförmig zu leichten Residuen
7.	Heilung nach wellenförmigem Verlauf

Tab. 2.40: Verlaufsformen und Residualtypen der Schizophrenie.

Komplikationen

Das **Suizidrisiko ist massiv erhöht** (besonders zu Beginn der Episode und wenn zusätzlich depressive Episoden auftreten): 10-20 % der Schizophrenen suizidieren sich.

Schizophrene zeigen eine **erhöhte Komorbidität für fast alle psychischen Störungen**, auch für Suchterkrankungen (vor allem junge Schizophrene konsumieren in den Prodromal- und Residualphasen Drogen, v.a. Stimulantien/Cannabis, das Risiko einer Alkoholabhängigkeit ist ca. 3x höher als in der Allgemeinbevölkerung).

Therapie

Bei den verschiedenen Erscheinungsformen der Schizophrenie und den unterschiedlichen Wirkungen der einzelnen Therapien bei verschiedenen Subtypen und Verläufen ist es nicht möglich, eine bestimmte, immer geeignete Therapie anzugeben.

Wesentliche Grundprinzipien sind:

- die Pharmakotherapie ist das ausschlaggebende Standbein der Therapie, bei allen akuten aktiven Phasen, bei der Rezidivprophylaxe und der Remissionsstabilisierung

Die verwendeten Psychopharmaka werden traditionell als **Neuroleptika** oder **Antipsychotika** bezeichnet und haben gemeinsam eine

- Blockade postsynaptischer Dopamin D2-artiger-Rezeptoren (Subtypen D2, D3, D4)

Neuroleptika wirken (Ausnahme manche atypische Neuroleptika) wenig oder gar nicht bei der Therapie von Negativsymptomen oder Residualsymptomen und wenig bei der Behandlung von schizotypen Störungen. Hier kommen auch andere Psychopharmaka zum Einsatz (z.B. Antidepressiva), ohne dass deren Wirkung sicher belegt ist.

- Familientherapeutische, psychoedukative und soziotherapeutische Ansätze, auch Verhaltenstherapien, die "Stress" reduzieren, haben möglicherweise einen Effekt auf die Rezidivraten (auch über die Compliance), den langfristigen Verlauf und die Sozialprognose und sollten immer parallel zu einer medikamentösen Therapie durchgeführt werden
- Bei chronischen bzw. pharmakotherapeutisch therapieresistenten Patienten stehen soziotherapeutische Maßnahmen (hierzu gehören auch Wohngemeinschaften, Wohnheime) ganz im Vordergrund, eventuell kombiniert mit psychotherapeutischen Maßnahmen im weitesten Sinne, um noch vorhandene Ressourcen bei der Schizophrenie zu fördern und/ode eine weitgehende Selbständigkeit in der Lebensführung aufrecht zu erhalten
- Bei der Pharmakotherapie sollte möglichst eine Monotherapie durchgeführt werden
- Kombinationstherapien sind dann sinnvoll, wenn hochpotente "antipsychotische" Neuroleptika, die wenig sedierend sind, mit niederpotenten bzw. sedierenden Medikamenten kombiniert werden bei Erregungszuständen, psychomotorischer Unruhe, Angst, vegetativen Symptomen und Schlafstörungen oder wenn bei Therapieresistenz positiver Symptome Neuroleptika mit unterschiedlichem Rezeptorprofil kombiniert werden
- Es sollten primär atypische (oder neue) Neuroleptika verwendet werden, die bei ähnlicher antipsychotischer Wirkung weniger extrapyramidale und depressiogene Nebenwirkungen haben

Standarddosierungen sind für den individuellen Patienten nicht anzugeben, weil die Wirkspiegel im Serum bei gleicher Dosierung interindividuell um Faktoren zwischen 10 und 50 schwanken können, und das **individuelle Ansprechen auf Therapien und Auftreten von Nebenwirkungen unterschiedlich** ist. Es sollte deswegen auch bei produktiv psychotischen Phasen **mit einer möglichst niedrigen Dosierung begonnen** und **bei Unwirksamkeit auf eine höhere Dosierung** übergegangen werden. Bei **hochproduktiven Schizophrenien** mit hoher Wahndynamik und großer affektiver Beteiligung kann **bereits zu Beginn** eine **hohe Dosierung** gewählt werden mit schneller **Reduktion vor Eintritt von extrapyramidalen Nebenwirkungen.** Vorschläge zur Standardtherapie der akuten Schizophrenien zeigt Tab. 2.41.

Bei der Katatonie ist die Gefahr der Verwechslung einer perniziösen Katatonie mit einem neuroleptikainduzierten malignen neuroleptischen Syndrom groß. Die Therapie der beiden Störungen ist genau entgegengesetzt ("Katatones Dilemma"). Differentialdiagnostische Hinweise zur Differenzierung der perniziösen Katatonie und dem malignen neuroleptischen Syndrom zeigt Tab. 2.43, Therapievorschläge Tab. 2.42.

Bei leichtem Schweregrad, geringer Produktivität:
• 1. **Wahl: atypische Neuroleptika** (geringere extrapyramidal motorische Nebenwirkungen als hochpotente, besser bei Negativsymptomen, weniger depressiogen): Amisulprid (Solian® oder Generika) 400-1200 mg/d, Aripiprazol (Abilify®) 15-30 mg/d, Olanzapin (Zyprexa®) 10-20 mg/d, Paliperidon ER (INVEGA®) 3-12 mg/d, Quetiapin (Seroquel®) 400-750 mg/d, Risperidon (Risperdal®) 2-6 mg/d, Ziprasidon (Zeldox®) 120-160 mg/d Die einzelnen Atypika haben ein sehr verschiedenes Nebenwirkungsprofil (☞ Kap. 3.) und wirken nach klinischem Eindruck verschieden stark auf Positivsymptome (nicht nach Studienergebnissen). Empfohlen wird eine Auswahl primär nach dem Kriterium "überzeugende Erfahrungen bei Positivsymptomen", sekundär nach dem Nebenwirkungsprofil (z.B. keine EPS oder keine Gewichtszunahme) oder • niedrigdosierte klassische hochpotente Neuroleptika z.B. Haloperidol (Haldol®), Benperidol (Glianimon®), Fluphenazin (z.B. Dapotum®, Lyogen®) 3x2 - 3x3 mg/d oral. Bei unbefriedigender Wirkung nach 2 Wochen: Steigerung auf 3x5 mg/d oder • mittelpotente Neuroleptika (wenig extrapyramidal motorische Nebenwirkungen, sedierend, weniger antipsychotisch) z.B. Perazin (Taxilan®) 3x100 mg oral, bei unbefriedigender Wirkung nach 2 Wochen: Steigerung auf 3x200 mg
Bei schweren, "akuten" Schizophrenien hoher Produktivität:
• **höherdosierte hochpotente** Neuroleptika z.B. wie oben 3x5 - 2x10 mg/d oral oder parenteral und • zur Sedierung **niedrigpotente** Neuroleptika **oder Benzodiazepine** z.B. Levomepromazin (Neurocil®), 3x30 - 3x100 mg/d oral, Diazepam (Valium®) 3x5 - 3x10 mg/d oder (bei kooperativen Patienten, wenn evtl. langsamer Wirkeintritt kein Hindernis) • **atypische** Neuroleptika (z.B. Risperidon® 4-6 mg/d) **plus ausreichende Sedierung**, parenteral Zyprexa®, parenteral Zeldox®
Bei unzureichender Sedierung oder Angstdämpfung und persistierenden Schlafstörungen: Erhöhung der niedrigpotenten Neuroleptika oder Benzodiazepine (schrittweise tägliche Erhöhung ohne längeres Abwarten der Wirkung bis auf ca. 3x200 mg/d bzw. 3x20 mg/d) **Bei unzureichender antipsychotischer Wirkung:** nach 4-8 Wochen Dosiserhöhung oder Präparatewechsel der Neuroleptika (immer Wechsel der Substanzklasse, z.B: von Fluphenazin auf Haloperidol und umgekehrt oder besser Wechsel zu atypischen Substanzen). Falls möglich Plasmaspiegel bei fehlender Wirksamkeit: Haloperidol mindestens 10 ng/ml (5-12), Fluphenazin 0,2-2 ng/ml, Perazin 100-230 ng/ml, Clozapin ohne Metabolit 350-600 ng/ml, Olanzapin 20-80 ng/ml, Risperidon plus Metabolit 20-60 ng/ml **Bei Besserung ohne Symptomfreiheit:** Fortsetzung der Therapie und erneute Überprüfungen in Wochenabständen. Keine zu frühen Präparatewechsel oder Erhöhungen, positive Effekte nehmen dann mit der Therapiedauer zu **Beachten**: die Produktivität (d.h. wie oft Halluzinationen, Wahnerleben und Störungen des Icherlebens auftreten und mit affektiver Beteiligung erlebt werden) sollte nach ca. 2 Wochen bereits zurückgehen, sonst ist die Dosierung wahrscheinlich zu niedrig

Tab. 2.41: Vorschläge zur Standardtherapie der Schizophrenie.

falls Differentialdiagnose möglich
Beim katatonen schizophrenen Stupor und der perniziösen Katatonie:
• initial **immer** einmalig Lorazepam (Tavor®) 2 mg **i.v.** (oft dramatische Kurzzeitwirkung!), in der Folge Lorazepam (Tavor®) 4-6 mg/d i.v. oder oral und • **hochdosierte** hochpotente Neuroleptika (am besten Butyrophenone) z.B. Haloperidol (z.B. Haldol®) 3x5 - 3x10 mg/d i.v. zu Beginn, später oral
Beim depressiven Stupor:
• wie beim katatonen Stupor initial Lorazepam • nach Akuttherapie Therapie der depressiven Grundkrankheit (☞ Kap. 2.5.2.)
Beim neuroleptikainduzierten "Parkinsonstupor":
• initial anticholinerge Parkinsonmittel: z.B. Biperiden (Akineton®) 5 mg i.m. oder i.v., später 3x2 -3x4 mg/d oral Lorazepam wie oben erst i.v., dann oral
Beim malignen neuroleptischen Syndrom:
• Neuroleptikatherapie beenden, initial wie oben Lorazepam • zusätzlich Dantrolen (Dantamacrin®) 50-150 mg/d i.v., eventuell zusätzlich dopaminerge Substitution, z.B. - Bromocriptin (Pravidel®) 10-30 mg/d oder/und Amantadin (PK-Merz®) 200-400 mg/d i.v. • alternativ: Elektrokonvulsionstherapie Bei allen Formen nie allgemeinmedizinische Maßnahmen vergessen: Flüssigkeits- + Elektrolytsubstitution, Thrombose-, Dekubitusprophylaxe
bei unbekannter Differentialdiagnose
• Lorazepam (Dosierung wie oben) • unter Neuroleptikatherapie sich zuerst so verhalten, als wenn ein Parkinsonsyndrom, bei Hyperthermie, als wenn ein malignes neuroleptisches Syndrom vorliegen würde • bei Gefährdung und unklarer Situation Elektrokonvulsionstherapie

Tab. 2.42: Therapievorschläge beim katatonen Stupor und malignen neuroleptischen Syndrom.

Beide zeigen Hyperthermie, Bewusstseinsstörungen bis zum Koma, Stupor und autonome Dysfunktionen.	
• MNS beginnt mit Rigor, Akinese	• FK beginnt meist ohne Rigor, sondern mit schizophrenen Symptomen
• MNS beginnt meist 1-2 Wochen nach Beginn einer Neuroleptikatherapie und oft nach Abklingen der Symptome	• FK beginnt auch ohne Neuroleptika und v.a. bei nicht ausreichend behandelten Schizophrenien

Tab. 2.43: Differentialdiagnose febrile Katatonie (FK) - malignes neuroleptisches Syndrom (MNS).

1.	**hochdosierte hochpotente Neuroleptika** z.B. Haloperidol (Haldol®), initial 5-10 mg i.m. oder i.v., mehrfache Wiederholung möglich, Tagesdosis etwa 30 mg bis zu 50 mg **nach Abklingen der Erregung schnelle Reduktion auf Standardtherapie**
2.	*zusätzlich* zur Sedierung **niedrigpotente Neuroleptika** z.B. Levomepromazin (Neurocil®) 25-100 mg i.m. (je nach Wirkung Wiederholung nach 30-60 min bis 200 mg/d in den ersten 24 h), Anfangsdosis meist 50 mg i.m. (**nicht i.v.**) *oder* **Benzodiazepine,** z.B. Diazepam (z.B. Valium®) 10-20 mg i.v. oder i.m., mehrfache Wiederholung bis 60 mg/d möglich

Tab. 2.44: Therapievorschläge beim schizophrenen Erregungszustand.

Die Standardtherapie muss in der Regel modifiziert werden bei Erregungszuständen und bei starker psychomotorischer Unruhe. Therapievorschläge zeigt Tab. 2.44.

Viele **Erregungszustände** oder auch **Verschlechterungen der schizophrenen Symptomatik** treten auch **unter Behandlung mit Neuroleptika** auf, und können **Folge der neuroleptischen Nebenwirkungen, der Akathisie,** sein (☞ Tab. 2.45). Zur Klinik der Akathisie ☞ auch Kap. 1.1.1.6. und 3.4.1.3.).

Bei schizophrenen Residualsyndromen mit depressiven Syndromen oder Schizophrenien mit Negativsymptomen (und oft auch Hebephrenien) wirken neuroleptische Behandlungen meist wenig oder gar nicht. Bei Residualsymptomen können sie meist nur einzelne kognitive Störungen oder begleitende Plussymptome bessern. Nichtneuroleptische Therapien, v.a. antidepressive Pharmakotherapien können versucht werden. Der Verzicht auf eine zusätzliche neuroleptische Rezidivprophylaxe kann dann aber zu einem Rezidiv einer psychotischen Episode führen. Therapievorschläge zeigt Tab. 2.46.

• bei neuroleptikabehandelten Patienten zuerst Behandlung eines (subklinischen) Parkinsonsyndroms durch - Dosisreduktion - Anticholinergika, z.B. Biperiden (Akineton®; 5 mg i.v. oder i.m., später 3x4 mg oral)
• Umstellung auf andere Substanzklassen v.a. atypische Neuroleptika, z.B. Clozapin (Leponex®, Elcrit®) oder mittelpotente Neuroleptika, z.B. Perazin (Taxilan®)
• Kombination Neuroleptika + Antidepressiva Antidepressiva wie bei Demenz (Tab. 2.9); bei Wirkungslosigkeit wie bei depressiver Episode (Kap. 2.5.2.); Interaktion beachten
• nur in Ausnahmefällen Antidepressiva und Absetzen von Neuroleptika, Rezidive nach ca. 6 Monaten treten dann häufig auf
• bei Zunahme der produktiven Symptomatik + Depression: Versuch mit Erhöhung der Neuroleptikadosis oder andere hochpotente Neuroleptika einsetzen

Tab. 2.46: Therapievorschläge beim Residualsyndrom und depressiven Syndromen (Minus-, Negativsymptomen) und neuroleptikainduzierten Negativsyndromen.

Wichtig:
Neuroleptika, v.a. typische, können depressive Syndrome und Negativsymptome induzieren (subklinisches Parkinsonsyndrom), deswegen vor Annahme eines Residuums immer zuerst Medikamentennebenwirkungen ausschließen!

Ein wesentlicher Fortschritt der Schizophrenietherapie ist die **Dauertherapie mit Neuroleptika, um Rezidive zu verhindern und dadurch die Prognose zu verbessern.**

Auch Residualsymptome und Minussymptome treten seltener auf, wenn aktive produktive Phasen verhindert werden können (jede produktive Episode erhöht das Risiko eines Residuums), die Sozialprognose wird besser. Die neuroleptische Dauermedikation kann gegeben werden:

• oral bei ausreichender Compliance, Mittel der 1.Wahl sind atypische Neuroleptika

oder

	Akathisie	Schizophrenie
psychomotorische Unruhe, Antriebssteigerung	ja	ja
Exazerbation "psychotischer Symptome"	ja	ja aber ausgeprägtes Wahnerleben
"Toben"	ja	ja
Ursachen-Lokalisation	ja **"in der Brust" oder in den Beinen**	ja **"in der Brust"**
Beginn der Unruhe	meist **Sitzunruhe, Bewegungsunruhe**	meist **"psychotisches" Erleben** oder ohne Vorboten
Medikamente	**meist längere Zeit Neuroleptika, erst Besserung der Symptome, dann im Verlauf plötzliche Verschlechterung ohne Dosisänderung oder nach Dosiserhöhung, -reduktion**	**meist zu Beginn ohne Medikamente, selten im Verlauf nach Besserung**
Therapie	• 1. Benzodiazepine (z.B. 2,5 mg Tavor®) akut • 2. Reduktion der Neuroleptika • 3. Nur bei gleichzeitigem Parkinson: Akineton® i.m. oder i.v. initial, bei guter Wirkung weiterhin 3x4 mg/d oral • 4. Umstellung auf (andere) atypische Neuroleptika, v.a. Clozapin, vorübergehend Zusatztherapie mit Benzodiazepinen (z.B. 3x1-3x2,5 mg/d Tavor®) • 5. Beta-Blocker (Propanolol 30-120 mg/d) sind manchmal wirksam • 6. Bei abgeklungener Psychose + Akathisie in verzweifelten Fällen Dopaminergika (z.B. Pravidel®, Madopar®); cave: Exazerbation psychotischer Symptome	☞ Tab. 2.44

Tab. 2.45: Differentialdiagnose Akathisie - schizophrener Erregungszustand und Therapievorschläge.

- als eine **Depotmedikation** (i.m. Gabe in 2-4wöchentlichem Abstand von Neuroleptika, die über zwei bis vier Wochen gleichmäßig freigesetzt werden); Vorteil: bessere Compliance, gleichmäßiger Wirkspiegel, Nachteil: schlechtere Steuerbarkeit. Mittel der Wahl: atypische Depotpräparate

Durch die Dauermedikation kann die Rückfallhäufigkeit deutlich vermindert werden (Rezidive unter Depotmedikation in Studien ca. 20 %, naturalistisch bis zu 50 %, unter Placebo ca. 80 %). **Die Rückfallraten können durch alleinige psychotherapeutische oder soziotherapeutische Maßnahmen nicht verringert werden, am besten wirkt eine Kombination von soziotherapeutischen Maßnahmen und Depotmedikation.** Erfahrungsgemäß haben **Dauermedikationen nur dann einen Sinn, wenn** die Patienten **keine Nebenwirkungen** verspüren, **ansonsten** werden die **Therapien vom Patienten meist abgebrochen** (deswegen höhere naturalistische Rezidivraten im Vergleich zu Studien). Depotpräparate kumulieren, und gewöhnlich ist ein Fließgleichgewicht erst nach einigen Injektionen erreicht, so dass erst nach Monaten zu beurteilen ist, ob die Rezidivprophylaxe nebenwirkungsarm durchzuhalten ist.

Offen ist die Frage, wann und wie lange eine Dauertherapie durchgeführt werden soll. Da zumindest bei einem kleinen Teil der Schizophrenien nur eine einmalige Episode mit Vollremission oder

NEU VON
JANSSEN-CILAG
INVEGA®
Neuzeit
Atypikum
Neue Substanz. Innovative Galenik.
stark
sanft
gut
INVEGA®
PALIPERIDON
Das Leben läuft wieder rund

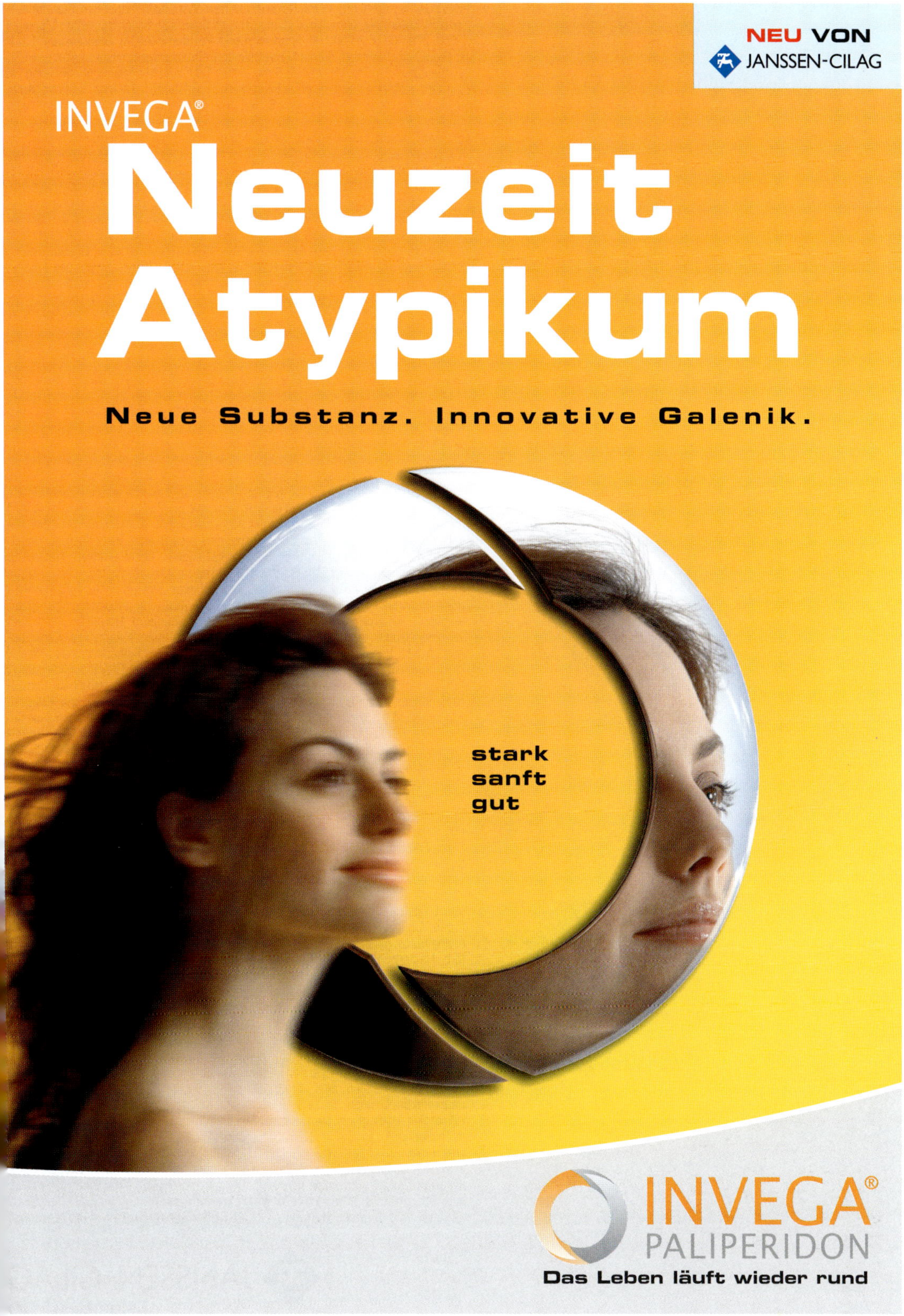

leichten Residualsymptomen oder langjährige Intervalle bis zur nächsten Episode auftreten (oder die Diagnose bei Erstmanifestation noch nicht richtig ist), kann bei einer Ersterkrankung auf eine langjährige Dauertherapie verzichtet werden, um solche günstigen Verläufe zu erkennen (nach ausführlicher Aufklärung des Patienten über Risiken von Rezidiven und Nebenwirkungen). Die Patienten setzen in der Regel die Medikamente auch selbst ab, um zu sehen, ob es sich um einen solchen Verlauf handelt. Es empfiehlt sich bei der Dauertherapie zu unterscheiden zwischen:

- Symptomsuppression
  Dauertherapie bei persistierenden psychotischen Symptomen, um die Symptome zu unterdrücken, eine echte Symptomfreiheit wurde nie erreicht
- Remissionsstabilisierung
  Es wurde eine vollständige Remission der produktiven Symptome erreicht, Medikamente werden weitergegeben bis zur Stabilisierung und zum völligen Abklingen der Episode
- Rezidivprophylaxe
  Es wurde eine vollständige Remission erreicht, und es wird über das Abklingen einer schizophrenen Episode hinaus weiterbehandelt, um eine erneute Episode zu verhindern

Therapievorschläge zur Dauertherapie und entsprechende Kriterien geben Tab. 2.47, 2.48. Wichtig: Vollremission heißt "keine produktiven Symptome", persistierende Negativsymptome können noch bestehen (Therapie ☞ Tab. 2.46). Bei der Auswahl der Substanzen empfiehlt sich die folgende Regel:

Regel: Was in der akuten Episode wirksam und gut verträglich war, ist es auch in der Rezidivprophylaxe.

Bei (neuroleptikainduzierten) Negativsyndromen oder depressiven Syndromen während der Dauertherapie: Umstellung auf eine Dauertherapie mit atypischen Neuroleptika, z.B. Olanzapin (Zyprexa®), Risperidon (Risperdal® Consta®) oder Clozapin (Leponex®, Elcrit®).

Vorgehen bei Vollremission
• **Remissionsstabilisierung** nach Symptomfreiheit für weitere 3-6 Monate: langfristige Rezidivprophylaxe bereits einleiten mit Mindestdosierungen (Tab. 2.48) + reduzierte Dosis der Standardtherapie der akuten Episode (Tab. 2.41)
• **Rezidivprophylaxe: mindestens 1-2 Jahre nach erster Episode, mindestens 5 Jahre oder länger** ab 2. Episode mit **Mindestdosen** (Tab. 2.48)
Vorsicht:
Unterdosierungen machen sich durch ein Rezidiv oft erst nach 3-9 Monaten bemerkbar. Meist muss zur Prophylaxe die Dosierung gegeben werden, die 3-9 Monate vor dem Rezidiv regelmäßig verabreicht wurde. Tritt dagegen bei Dosisreduktion während der Remissionsstabilisierung ein Rezidiv auf, war die zuletzt gegebene Menge zu niedrig
Vorgehen bei chronisch produktiven Schizophrenien
• **Symptomsuppression:** Produktive Symptome klingen nicht ab oder treten sofort nach Reduktion auf; deswegen Weitergabe der Dosierungen der noch wirksamen Akuttherapie

Tab. 2.47: Therapievorschläge zur Rezidivprophylaxe und Dauertherapie und Kriterien für die Dauertherapie.

Risperidon (oral) (Risperdal®)	2 (-4) mg	täglich
Risperidon (i.m.) (Risperdal® Consta®)	25 (-50) mg	alle 2 Wochen
Olanzapin (oral) (Zyprexa®)	5-20 mg	täglich
Ziprasidon (oral) (Zeldox®)	80-160 mg	täglich
Flupentixoldecanoat (i.m.) (Fluanxol Depot®)	20 mg	alle 2 Wochen
Haloperidoldecanoat (i.m.) (Haldol-Janssen Decanoat®)	50 mg	alle 3 Wochen

Tab. 2.48: Vorschläge für Mindestdosen der neuroleptischen Rezidivprophylaxe (bei Unterschreiten dieser Dosen steigen die Rezidivraten deutlich an, oft sind höhere Dosierungen erforderlich).

Ein Teil der Patienten bleibt therapieresistent trotz adäquater neuroleptischer Therapie (10-25 %, möglicherweise sogar 50 %, wenn alle Symptome berücksichtigt werden, beim ersten Neuroleptikum), Vorgehensvorschläge zeigt Tab. 2.49.

Manche Symptome bessern sich auch noch nach 6-12 Monaten Therapie, so dass immer eine langfristige Weitergabe eines Neuroleptikums, auch bei vermeintlicher Therapieresistenz, indiziert ist.

In der Therapie kann die Frage schwierig zu beantworten sein, wann Medikamente erhöht oder reduziert werden müssen.

Richtlinien sind:

- Die Medikation kann in den ersten Tagen oder selten auch in der ersten Woche zu einer Verschlechterung der Symptomatik führen, weil zuerst die dopaminerge Aktivität eher gesteigert als gesenkt werden kann. Nimmt die Erregung zu, können niederpotente Neuroleptika oder Benzodiazepine zu den hochpotenten gegeben werden
- Eine Medikation wirkt dann, wenn die Wahndynamik und die Produktivität nachlassen (= während der Behandlung treten keine neuen schizophrenen Symptome auf, obwohl der Wahn noch als real gesehen wird; es besteht noch keine Krankheitseinsicht)
- Ein relativ sicheres Zeichen einer Remission ist es, wenn der Patient auch frühere Symptome als Krankheit oder "Einbildung" akzeptieren kann, dann ist eine schnellere Reduktion der Medikamente möglich
- Ziel der Therapie ist es, dass keine neuen Symptome bei aktiven Phasen auftreten. Eine nicht ausreichende Distanzierung von früher erlebten Symptomen wird durch eine Erhöhung der Medikation selten erreicht und führt nur zu mehr Nebenwirkungen: Hier hilft oft die Zeit
- Im letzteren Fall kann häufig durch aufklärende Gespräche und Vermittlung von Krankheitskonzepten erreicht werden, dass sich der Patient bei verschwundener Wahnproduktivität und -dynamik auch von früheren Symptomen distanzieren kann

Unzureichender Therapieerfolg **nach 4-8 Wochen Standardtherapie** (☞ **Tab. 2.41**):
• Verlängerung der Therapie bei leichter Besserung und/oder Erhöhung der Neuroleptika (möglichst nach Serumspiegeln), aber **nie Erhöhung wegen Negativsymptomen, dann eher Reduktion** Nach weiteren 2-6 Wochen: • Umstellung auf andere Substanzklasse, z.B. von typischen auf atypische Neuroleptika oder umgekehrt und Vorgehen wie beim 1. Neuroleptikum Nach ca. 8-12 Wochen: • 3. Neuroleptikum, spätestens jetzt **Clozapin** (Leponex®, Elcrit®) (bei 30-60 % der Non-Responder erfolgreich)
Weitere Möglichkeiten
• Kombination verschiedener Antipsychotika mit unterschiedlichen Wirkmechanismen, v.a. Clozapin und davon verschiedene D2-Antagonisten (v.a. Risperidon) oder Olanzapin mit typischen D2-Antagonisten • Elektrokonvulsionstherapie wirkt wahrscheinlich nur bei starker affektiver Begleitsymptomatik Kombinationen mit Lithium, Carbamazepin, Reserpin, Propranolol, L-Dopa, Glutamatagonisten (bei Negativsymptomatik) wurden versucht bei geringer Erfolgsaussicht

Tab. 2.49: Therapievorschläge bei Therapieresistenz produktiver Symptome, zu Negativsymptomen und Residuen ☞ Tab. 2.46.

Soziotherapeutische und psychotherapeutische Maßnahmen

Grundprinzipien der Behandlung:

- Im Verlauf der Episode ist es sinnvoll, dem Patienten ein Krankheitskonzept zu vermitteln
  - vorsichtig mit der Möglichkeit konfrontieren, dass es sich bei den Symptomen um Wahrnehmungsstörungen oder "kognitive Störungen" handelt
  - "Stoffwechselstörungen" des Gehirns als mögliche Ursache vorschlagen

- Wahnsymptome rational erklären, z.B. als Folge von Konzentrationsstörungen, aufgrund derer er unbedeutende Nebensächlichkeiten überbewertet, falsch interpretiert hat; alternative Erklärungsmöglichkeiten anbieten und kognitive Umstrukturierung versuchen (z.B. nicht "Herr A. spricht zu mir", sondern "ich höre eine Stimme und halte diese für Herrn A.")

Regel: Nebenwirkungen sind unbedingt ernst zu nehmen, um Vertrauen und Compliance für eine spätere neuroleptische Dauertherapie zu schaffen, die die Prognose als einzige erwiesenermaßen verbessert: Symptomfreiheit plus Parkinsonsyndrom verbessert die Prognose nicht, sondern führt zum Absetzen der Medikamente.

- Psychosoziale Stressoren und Überemotionalität in der Familie ("high-expressed emotions") sollten erkannt und wegen ihrer Bedeutung für die Prognose möglichst verändert werden
  - Aufklärungsgespräche mit den Angehörigen und dem Patienten (Krankheitskonzepte, Therapie, Verlauf und Prognose in Abhängigkeit von der Behandlung mit dem Ziel, die Kritik der Angehörigen am Patienten zu reduzieren und ein strukturierteres Leben für den Patienten zu erreichen, Compliance zu erhöhen)
  - familientherapeutische Interventionen mit dem Ziel, die Kommunikationsmuster der übermäßigen Kritik und/oder emotionalen Anteilnahme in der Familie zu beeinflussen
- Verhaltenstherapien, Soziotherapie und strukturierte Stationsgruppen mit dem Ziel, die sozialen Fertigkeiten und den Umgang mit Alltagsproblemen zu verbessern (☞ Kap. 3.2.). Das "Integrierte Psychologische Therapieprogramm (IPT)" z.B. trainiert in einem Stufenprogramm basale kognitive Fähigkeiten, Problemlösetechniken, soziale Wahrnehmung, soziale Fertigkeiten und Bewältigung maladaptiver Emotionen

Bei **remittierten Patienten ohne schizophrene Symptome** ist eine **Wiedereingliederung ins frühere Sozialleben** (Ausbildung, Beruf, Familie) vordringlich; kurze Krankenhausaufenthalte sind sinnvoll.

Patienten mit schwereren Residualsymptomen, die oft nicht sofort in ihr bisheriges Lebensumfeld zurückgeführt werden können, sollten **in soziotherapeutischen Stationen nach der Akutbehandlung** weitertherapiert werden mit **Aktivierungsprogrammen** im Alltagsleben, Berufstraining, Förderungen von Sozialkontakten, Erlernen von Alltagsaktivitäten und sozialen Fertigkeiten.

Bei **ungünstigen Verläufen**, bei denen eine Rückführung ins bisherige Lebensumfeld langfristig unwahrscheinlich ist: **Betreute Wohngemeinschaften, Wohngruppen, Langzeitheime.** Die **Wahl der Institution hängt von dem Angebot in der Region** ab, im Idealfall ist eine Auswahl möglich zwischen Institutionen, in denen die Patienten einen großen Eigenanteil erbringen können, und solchen, wo der Versorgungsaspekt im Vordergrund steht.

2.3. Schizoaffektive Störungen und vorübergehende akute psychotische Störungen

Der Begriff "schizoaffektiv" wurde 1933 von Kasanin in den Vereinigten Staaten eingeführt, um Patienten mit polymorph-dramatischen, sowohl schizophrenen als auch affektiven Symptomen zu beschreiben, die einen auslösenden Belastungsfaktor aufwiesen mit akutem Beginn und einer guten Prognose. Wesentlich waren Heilung und ein zyklischer Verlauf. In Europa waren Psychosen mit schizophrener und manisch-depressiver Symptomatik, die das Dichotomiekonzept Kraepelins in Frage stellten, meist unter dem Begriff der **Mischpsychosen** (später bei K. Schneider auch als **Zwischen-Fälle** mit der Definition, wie sie auch in der ICD-10 jetzt verwendet wird) längst bekannt. Beim wahrscheinlich ersten Konzept der schizoaffektiven Psychosen (Kahlbaum 1863, Vesania typica circularis) wird der longitudinale Aspekt neben dem Querschnitt berücksichtigt mit affektiven Episoden im Verlauf der Schizophrenie (damals Dementia). Diese oder ähnliche Gruppen von Patienten wurden auch zwischen Schizophrenie und affektiven Störungen eingeordnet mit Begriffen wie: **schizophreniforme Psychose** (Langfeld 1939, polymorphe Psychose mit akutem Beginn, reaktiver Auslösung bei Menschen mit "normalen" Persönlichkeiten), **Bouffée délirante** (franz. Psychiatrie, akute polymorphe Psychose, oft mit reaktiver Auslösung), **zykloide Psychosen** (**Wernicke-Kleist-Leonhardsche Schule: zyklisch verlaufende Psychosen mit polymorphen Symptomen inner-**

halb der polaren Gegensätze Angst-Glücks-Psychose, erregt-gehemmte Verwirrtheitspsychose und hyperkinetisch-akinetische Motilitätspsychose), oneiroide Psychose, Emotionspsychose (akut beginnende Psychosen mit überwältigender Emotionalität oder traumähnlichem Erleben wie beim Dämmerzustand), **psychogene Psychose** (vor allem in der skandinavischen Psychiatrie, ähnlich der schizophreniformen Psychose), **kurze reaktive Psychose, schizophrene Reaktion** (schizoaffektive Bilder mit schnell wechselndem Affekt und polymorphen Symptomen als Reaktion auf eine starke emotionale Belastung, die schnell abklingen).

Keiner der Begriffe konnte sich allgemein durchsetzen. Da bei allen diesen Störungen mindestens drei nicht notwendig zusammengehörige Aspekte differenzierbar sind, Mischung von affektiven und schizophrenen Symptomen im Querschnitt und/oder Längsschnitt, akuter Beginn (mit reaktiver Auslösung) bei guter Prognose und polymorphe Symptomatik, wurden in der ICD-10 zwei Diagnosegruppen eingeführt, die schizoaffektiven Störungen und die vorübergehenden akuten psychotischen Störungen (Tab. 2.50).

• schizoaffektive Störung	F25
- manisch	F25.0
- depressiv	F25.1
- gemischt	F25.2
• vorübergehende akute psychotische Störung	F23

Tab. 2.50: Unterformen der schizoaffektiven Störung/vorübergehenden akuten psychotischen Störung.

Das Konzept der schizoaffektiven Störung ist klinisch bedeutsam, da die Patienten sowohl von Schizophrenien als auch von affektiven Störungen abgegrenzt werden, und daraus therapeutische und prognostische Konsequenzen entstehen. Das ursprüngliche Konzept wurde reduziert auf das gleichzeitige Vorhandensein von schizophrenen und affektiven Symptomen, während ein akuter Beginn, polymorphe Symptomatik und reaktive Auslösung nicht mehr vorkommen müssen. Für die früher unter den verschiedenen Begriffen zusammengefassten Sonderfälle der schizoaffektiven Störung mit abruptem Beginn, kurzer Dauer, polymorphen Erscheinungsbildern (und manchmal Verbindungen mit akuten Belastungssituationen) existiert die Diagnose der vorübergehenden akuten psychotischen Störung. Es ist bis jetzt ungeklärt, ob damit wirklich Krankheitsentitäten abgegrenzt wurden bzw. ob eine reliable Operationalisierung gelungen ist.

Klinik

Affektive Symptome

Die **schizoaffektiven Störungen beginnen** in der Regel **mit affektiven Symptomen.** Die Patienten sind

- deprimiert, ängstlich, antriebsgehemmt, zeigen Früherwachen und Tagesschwankungen vor allem mit einem Morgentief (melancholisches Syndrom)
- euphorisch, antriebsgesteigert mit gesteigertem Selbstbewusstsein, Tatendrang, auch einzelnen Größenideen, vermindertem Schlafbedürfnis mit kurzem Schlaf ohne Müdigkeit (manisches Syndrom, selten auch mit Dysphorie, Gereiztheit anstelle euphorischer Gestimmtheit)

paranoid-halluzinatorisches Syndrom

Meist sehr früh im Verlauf treten **zusätzlich** typische Symptome der Schizophrenie auf, meist ein paranoid-halluzinatorisches Syndrom mit

- Wahnwahrnehmungen, multiplen Wahneinfällen und Wahngedanken, oft unrealistisch und bizarr, wie bei typischen Schizophrenien
- Störungen des Ich-Erlebens, bei denen sich der Patient von äußeren Mächten beeinflusst und gesteuert fühlt, genau wie bei typischen Schizophrenien
- Halluzinationen wie bei typischen Schizophrenien

Die einzelnen schizophrenen Symptome können sehr schnell wechseln, bizarr und je nach äußeren Einflüssen sehr vielfältig sein, insgesamt also ein **polymorphes Bild mit hoher Wahndynamik und Produktivität.** Dies gilt vor allem für die schizomanischen Episoden, die **schizodepressiven** sind gewöhnlich **weniger floride** und alarmierend, bleiben eher im Verborgenen und neigen zu längerer Dauer bei ungünstigerer Prognose.

Bei schizodepressiven Patienten sieht der Untersucher im Rahmen der Antriebshemmung häufig eine phänomenologisch schwer zu differenzierende Denkverlangsamung mit Abbruch des Gedankenganges bis hin zu Mutismus und Stupor. Erst bei langem Nachfragen oder im weiteren Verlauf nach Besserung wird deutlich, dass die Patienten während dieser Zeit auch eine Fülle von Wahnphänomenen, Störungen des Ich-Erlebens oder Halluzinationen erlebt haben. Bei schizomanischen Patienten mit euphorischem oder dysphorischem Affekt kommt es häufig zu psychomotorischer Unruhe, zu Logorrhoe mit Ideenflucht und Denkzerfahrenheit bis zu völlig unverständlicher Sprache mit dem Eindruck der Verwirrtheit (**Verwirrtheitspsychose**).

Symptomverlauf

Die **affektiven und schizophrenen Symptome** bestehen **über Wochen** (bei neuroleptischer Behandlung möglicherweise auch nur über Tage) **nebeneinander**. Anders als bei rein affektiven Störungen bestehen auch Halluzinationen und Störungen des Ich-Erlebens über einen längeren Zeitraum, nicht nur auf dem Höhepunkt der euphorischen oder depressiven Verstimmung, und die Wahninhalte sind oft nicht auf die gerade bestehende Stimmungslage zurückführbar. Auch **ein (schneller) Wechsel zwischen schizophrenem Syndrom und affektivem Syndrom innerhalb einer Episode kann vorkommen**. Die beiden Syndrome sind dann nur Stunden bis einige Tage voneinander getrennt. Die affektiven Symptome sind dann zwar nicht im Vordergrund, aber trotzdem "hinter" den schizophrenen Symptomen weiterhin explorierbar, und häufig wechselt beim Übergang die Polarität von Stimmung und Antrieb (von depressiv zu manisch oder umgekehrt). Gelegentlich bilden sich die affektiven und schizophrenen Symptome nicht gleichzeitig zurück. Vor allem bei den schizodepressiven Störungen entstehen Residuen mit Antriebsmangel und sozialem Rückzug wie bei depressiven Episoden. Häufig schließen sich an typisch schizoaffektive Episoden auch Phasen mit ausschließlich affektiven Symptomen an.

Vorübergehende akute psychotische Störung

Bei den **vorübergehenden akuten psychotischen Störungen** ist der **Beginn schneller**, fast immer ohne Prodromalsymptome. Innerhalb von zwei Wochen (akuter Beginn), manchmal innerhalb von 48 h (abrupter Beginn) entwickelt sich das Vollbild der dramatischen Störung mit einem schnellen Wechsel fast aller Plussymptome der Schizophrenie (= **polymorphes Bild**). Die einzelnen Wahninhalte können sich dabei durchaus um den gleichen Themenkreis drehen, besonders häufig Verfolgungs-, Größen-, oder Beeinflussungswahn. Diese polymorphe Symptomatik ist in der Regel **begleitet von starker affektiver Beteiligung**, starker Wahndynamik, meist mit emotionaler Aufgewühltheit mit intensiven vorübergehenden Glücksgefühlen und Ekstase oder Angst, Aggressivität und Reizbarkeit, selten schwerer depressiver Verstimmtheit.

Der Affekt kann von Stunde zu Stunde und Tag zu Tag abrupt wechseln, teilweise von Minute zu Minute. Ratlosigkeit oder Verträumtheit sind andere affektive Phänomene.

Häufig, aber nicht notwendig, gehen eine oder mehrere **akute psychosoziale Belastungssituationen** der Störung direkt oder allenfalls ein bis zwei Wochen voraus (wie Verlust eines Angehörigen, Trennung vom Partner, überraschender Verlust des Arbeitsplatzes, auch Heirat, psychische Traumen durch Kriegshandlungen, Terrorismus und Folter, überzufällig häufig auch eine körperliche Erkrankung wie ein Virusinfekt).

Bei diesem schwersten Zustandsbild erfolgt **in der Regel die Besserung unter Therapie sehr schnell, ohne dass bleibende Beschwerdebilder** auftreten.

Typisches klinisches Beispiel:
Die 23jährige Studentin Veronica F. wurde von den Eltern zur Notaufnahme gebracht. Sie habe ein bis zwei Wochen lang über nachlassende Leistungsfähigkeit und körperliche Beschwerden geklagt (= depressive Symptome), sei dann 2 Tage und Nächte lang nicht mehr nach Hause gekommen. Jetzt sei sie singend zuhause aufgetaucht und den Eltern um den Hals gefallen, habe von Erleuchtung und Gotteseingebungen gesprochen (= manisches Syndrom), sei dann plötzlich wieder lauschend und still mit verklärtem Gesicht in der Wohnung gesessen (Frage der Halluzinationen, Euphorie, Ekstase?). Fragen habe sie nicht beantwortet, meist nur in Rätseln oder Versen gesprochen (= Denkzerfahrenheit und/oder manirierte Sprache). Bei der Untersuchung blieb sie nicht sitzen, verrückte die Einrichtungsgegenstände, lachte laut auf, meinte nur, dass sie glücklich sei, es ihr gut gehe (= psychomotorische Unruhe, Euphorie, Antriebssteigerung). Sie höre die Stimme Gottes (= Halluzinationen), müsse sich um nichts mehr kümmern, da ein heiliger Geist ihre Gedanken steuere (= Gedankeneingebung, -beeinflussung). Vor drei Tagen habe sie bemerkt, dass sie die Gedanken anderer steuern könne, die Pas-

santen auf der Straße würden machen, was sie ihnen befehle (= Gedankenausbreitung). Über einen telepathischen Kreis kommuniziere sie mit Glaubensgenossen in den Vereinigten Staaten (= Gedankenausbreitung und -eingebung). Sie habe drei Tage nicht mehr geschlafen, sei aber nicht müde (= vermindertes Schlafbedürfnis). Auf Station höre sie im Radio Nachrichten, von denen ihr Befehle zur Verbesserung der Welt gegeben wurden (= Wahnwahrnehmung, Größenideen). Sie lief daraufhin laut singend und johlend über die Station. Fragen beantwortete sie selten, im Gespräch kam sie vom Hundertsten ins Tausendste, ohne dass der Untersucher noch einen Zusammenhang entdecken konnte (= Ideenflucht oder Zerfahrenheit).

Diagnostiziert wurde eine schizoaffektive Störung, derzeit manisch. Unter Therapie klangen die schizophrenen Symptome nach 3, die manischen nach 6 Wochen ab. Im Anschluss war die Patientin noch mehrere Monate depressiv.

Diagnose und Differentialdiagnose

ICD-10

Die diagnostischen Leitlinien der schizoaffektiven Störung zeigt Tab. 2.51.

Während derselben Episode und wenigstens für einige Zeit gleichzeitig:
• eindeutige schizophrene Symptome (aus der Gruppe A der diagnostischen Leitlinien der Schizophrenie Tab. 2.37 oder deutliche Zerfahrenheit oder häufige katatone Symptome)
• eindeutige affektive Symptome, die die Kriterien einer depressiven oder manischen Episode erfüllen (Kap. 2.5.1., 2.5.2.)
Bei Kenntnis des Verlaufes soll die Mehrzahl der Episoden oder symptomatischen Zeiten die Kriterien der schizoaffektiven Störung erfüllen; rein affektive oder rein schizophrene Episoden sollen im Verhältnis dazu selten sein.

Tab. 2.51: Diagnostische Leitlinien der schizoaffektiven Störung, modifiziert nach ICD-10.

Wesentliches Prinzip ist das gleichzeitige Auftreten eines manischen oder (melancholisch) depressiven Syndroms und eines schizophrenen Syndroms. Die Diagnose ist oft nicht eindeutig möglich, da die Grenzen zur Schizophrenie und affektiven Störung fließend sind. **Manchmal kann die Diagnose erst im Verlauf gestellt bzw. muß im Verlauf geändert werden.** Eine erste einzelne schizoaffektive Episode mit später rein affektiven Episoden (z.B. eine typische bipolare Störung) sollte so in die Diagnose einer affektiven Störung umgewandelt werden. Eine einzelne schizoaffektive Episode mit einem späteren rein schizophrenen Verlauf sollte in die Diagnose einer Schizophrenie geändert werden. **Die Differentialdiagnose hat besonders in Bezug auf die weitere medikamentöse Prophylaxe Auswirkungen.** Zur Differentialdiagnose der drei Störungen ☞ Tab. 2.39 und das Kap. 2.2.. Zur Diagnose der zykloiden Psychosen ☞ unten. Die Diagnosekriterien sind nicht einheitlich, manche Systeme (z.B. DSM-IV) diagnostizieren auch eine schizoaffektive Störung, wenn Schizophrenie und affektive Störung im Verlauf wechseln. Dies würde nach dem hier vorgeschlagenen System zu zwei Diagnosen führen oder zu einer Diagnose, wenn Einzelepisoden unberücksichtigt bleiben. Es handelt sich dabei um Klassifikationsprobleme, die entstehen, weil sich die Verlaufsvielfalt dieser schweren psychischen Störungen nicht in wenige Diagnosebegriffe einordnen lässt. Deswegen wurde auch früher der Begriff der "Einheitspsychose" geprägt, wonach verschiedene "Psychosen" im Verlauf oft nicht voneinander zu trennen sind.

> *Regel: Keine "Verlegenheitsdiagnose" schizoaffektive Störung, nur weil eine Entscheidung Schizophrenie - affektive Störung schwierig ist, statt dessen Beachtung der Diagnosekriterien und Beobachtung des Verlaufs.*
> *Nicht jedes affektive Syndrom macht eine Schizophrenie zur schizoaffektiven Psychose. Auch schizophrene Patienten zeigen depressive und manische Verstimmungen und Antriebsstörungen in vielen Variationen. Nur eine typische Manie oder Melancholie, die auch den entsprechenden Diagnosekriterien genügt und anhaltend ist, kann als Diagnosekriterium gewertet werden.*

Die **weiteren Differentialdiagnosen der schizoaffektiven Störung entsprechen** denen der **Schizophrenie** und der **affektiven Störungen** (☞ Kap. 2.2., 2.5.).

Die diagnostischen Leitlinien der vorübergehenden akuten psychotischen Störung zeigt Tab. 2.52.

1.	akuter Beginn als Wechsel von einem Zustand ohne Symptome in einen eindeutigen "psychotischen Zustand" innerhalb von 2 Wochen oder abrupter Beginn innerhalb von 48 h
2.	polymorphes Erscheinungsbild mit schnell wechselnden und vielen psychotischen Symptomen (z.B. wechselnde Wahninhalte und Halluzinationen, Zerfahrenheit, katatone Symptome, affektive Symptome)
3.	Häufig, aber nicht notwendig, wenn 1. und 2. vorliegen, Verbindung mit akuter Belastung, die normalerweise zu psychischen Symptomen führen kann (z.B. Trennung, Tod, Verlust des Arbeitsplatzes, Heirat, Krieg)
4.	Die Störung erfüllt nicht die Kriterien für eine organische Bewusstseinsstörung, für eine manische oder depressive Episode und eine organische Störung durch psychotrope Substanzen

Tab. 2.52: Diagnostische Leitlinien der akuten vorübergehenden psychotischen Störung, modifiziert nach ICD-10.

Die **Diagnose muss im weiteren Verlauf häufig geändert werden in eine schizoaffektive, schizophrene oder affektive Störung,** wenn es sich doch um keine vorübergehende Störung handelt, wenn die Störung sich nicht schnell zurückbildet, Residualsymptome bestehen bleiben oder andere Episoden im Verlauf auftreten.

Wesentlich für die Diagnose ist der akute Beginn und das schnell wechselnde, polymorphe Erscheinungsbild. Eine akute Belastung stützt die Diagnose, ist aber nicht obligat. Die Diagnose hat vor allem für den Kliniker der Aufnahmestation Sinn, der daraus eine günstige Prognose vermuten kann und eine neuroleptische Therapie mit hohen Anfangsdosierungen wählt, die schnell reduziert werden können.

Leonhardsche Systematik

Die **zykloiden Psychosen der Leonhardschen Systematik** sind nicht in der ICD-10 gelistet, überschneiden sich psychopathologisch aber mit den schizoaffektiven Störungen und der akuten vorübergehenden psychotischen Störung und entsprechen wahrscheinlich am besten einer Krankheitsentität, die weder den affektiven noch den schizophrenen Störungen zugehört. Sie sind gekennzeichnet durch:

- Angst oder Ekstase/Glücksgefühle oder einem Nebeneinander bzw. schnellen Wechsel der Zustände plus Misstrauen, Beziehungsideen, (oft hypochondrischen) Wahnideen, nicht selten auch Halluzinationen und Störungen des Icherlebens (= **Angst-Glücks-Psychose**)
- Zerfahrenheit/Logorrhoe oder Denkhemmung/Mutismus oder schneller Wechsel plus Ratlosigkeit, Verwirrtheit, Beziehungsideen, Wahnideen, oft motorische Hyper- oder Hypoaktivität bis hin zum Stupor, selten auch Halluzinationen (= **Erregt-gehemmte Verwirrtheitspsychose**)
- motorische Unruhe oder Akinese oder schneller Wechsel (katatone Symptome) plus Zerfahrenheit und Symptomen der zwei bereits genannten zykloiden Psychosen (= **Hyperkinetisch-akinetische Motilitätspsychose**)

Die Unterformen treten oft gemischt auf. In leichten Fällen ähneln sie bipolaren Störungen, v.a. bipolaren Mischzuständen, und im Verlauf können lange die Symptome der bipolaren Störung vorherrschen. Auch die Dauer der Episoden und die Prognose ähneln in ihrer Varianz der bipolaren Störung. Die schizophrenietypischen Symptome sind aber ausgeprägter und nicht vom Affekt ähnlich ableitbar.

Zusatzdiagnostik

Obligate und fakultative Zusatzdiagnostik zum Ausschluss einer organischen Störung. Es können die gleichen mit der Diagnose vereinbaren Befunde bei der Zusatzdiagnostik vorkommen wie bei der Schizophrenie und den affektiven Störungen.

Epidemiologie

Die relativ ungenaue Definition der schizoaffektiven Störung und der akuten vorübergehenden psychotischen Störungen lässt nur sehr ungenaue Schätzungen zu.

▶ Geschlechtsverhältnis

Die schizoaffektive Störung wird häufiger bei Frauen diagnostiziert.

▶ Häufigkeit

Die schizoaffektive Störung ist wahrscheinlich seltener als die Schizophrenie, die vorübergehende akute psychotische Störung ist selten.

Ätiologie und Pathophysiologie

Wahrscheinlich handelt es sich bei den schizoaffektiven Störungen und auch bei den vorübergehenden akuten psychotischen Störungen um eine **ätiologisch heterogene Gruppe** von Patienten. **Genetische und neurobiologische Faktoren** sind wahrscheinlich.

Bei Familienuntersuchungen schizoaffektiver Störungen finden sich bei Verwandten sowohl vermehrt Schizophrenien als auch affektive Störungen, nur bei einem kleinen Teil gehäuft schizoaffektive Störungen. Wahrscheinlich handelt es sich also aus genetischer Sicht um eine Gruppe von Störungen, bei denen Einflüsse der schizophrenen und affektiven Störungen vorhanden sind. Bei den akuten vorübergehenden psychotischen Störungen sind gehäuft Schizophrenien, affektive Störungen oder akute vorübergehende psychotische Störungen in den Familien gefunden worden.

Bei neurobiologischen Untersuchungen finden sich Befunde wie bei der Schizophrenie und den affektiven Störungen, ohne dass sich ein einheitliches Bild feststellen lässt, oder einfach eine Mischung beider Syndrome angenommen werden könnte. Zur vorübergehenden akuten psychotischen Störung fehlen Untersuchungen.

Verlauf und Prognose

Schizoaffektive Störungen können in jedem Lebensalter beginnen, in der Regel aber im frühen Erwachsenenalter. Vorübergehende akute psychotische Störungen treten in der Regel zwischen 20 und 35 Jahren auf, Ausnahmen kommen vor.

Schizoaffektive Störungen verlaufen günstiger als Schizophrenien und **ungünstiger als affektive Störungen**. Die schizoaffektive Störung vom **manischen oder bipolaren Typ ähnelt** dem Verlauf der **bipolaren Störung** (☞ Kap. 2.5.3.), führt **aber häufiger** als diese (aber seltener als die Schizophrenie) zu **schwereren sozialen Beeinträchtigungen und Residualsyndromen**. Die schizoaffektive Störung vom **depressiven Subtypus ähnelt** in der Prognose und im Verlauf eher der **Schizophrenie** (ist aber etwas günstiger). Ungünstige Prognosen leiten sich ab aus: Schlechter prämorbider Anpassung, schleichendem Beginn, Fehlen eines auslösenden Ereignisses, Dominanz schizophrener Symptome, einem Verlauf ohne Remissionen, einer schizophrenen Familiengeschichte.

▶ Komplikationen

Wie bei der Schizophrenie und den affektiven Störung. Wichtig ist v.a. die gleiche **Suizidgefährdung von 10-20%**.

Die **vorübergehende akute psychotische Störung** ist **definitionsgemäß** durch einen **günstigen Verlauf** gekennzeichnet mit Vollremission nach Tagen, meistens 2 bis 4 Wochen. Rezidive mit gleichem Verlauf kommen vor.

Therapie

Alle schizoaffektiven Störungen und vorübergehenden akuten psychotischen Störungen müssen **akut mit Neuroleptika** behandelt werden. Meist ist eine Kombination eines atypischen (bzw. hochpotenten) mit einem niederpotenten Neuroleptikum oder einem Benzodiazepin wegen der starken Agitiertheit und Unruhe unumgänglich.

Die Therapie des **schizomanischen Typs** entspricht der **Therapie der Manie** (Tab. 2.59), eine Lithiumtherapie ist allerdings wenig erfolgversprechend und sollte nur als Adjuvans eingesetzt werden.

Bei der schizoaffektiven Störung vom **depressiven Typ** empfiehlt sich zu **Beginn** (2 bis 4 Wochen) eine rein hochpotente (atypische) **neuroleptische Therapie, später Zugabe** eines **Antidepressivums** (wie bei psychotischer Depression, Tab. 2.68).

Rein manische oder rein depressive Episoden werden wie die entsprechenden reinen Störungen behandelt. **Entscheidend** ist die **Langzeitprophylaxe**. Hier ähnelt die Therapie der der affektiven Störungen mit **Lithium und/oder Carbamazepin / Valproat**. Führt die Prophylaxe nicht zum Erfolg nach einem halben Jahr bis zwei Jahren, so empfiehlt sich die Zugabe eines Neuroleptikums. Bei **rein schizomanischen Störungen** sollte von Beginn an eine **zusätzliche Prophylaxe** mit einem **Neuroleptikum** erfolgen. Therapievorschläge zeigen Tab. 2.53 und Tab. 2.54.

schizomanisch	
	• Behandlung wie manische Episode Tab. 2.59, **Neuroleptika aber immer notwendig**
schizodepressiv	
1. Beginn:	• Behandlung wie Schizophrenie (Standardtherapie ☞ Tab. 2.41)
2.	• wenn schizophrene Symptome zurückgehen und Depression bleibt: Kombination von 1. mit antidepressiver Therapie wie bei depressiver Episode (Tab. 2.63, Tab. 2.68)
3.	• nur bei Therapieresistenz Versuch mit rein antidepressiver Therapie

Tab. 2.53: Therapievorschläge der schizoaffektiven Störung.

- Strategie 1: wie bei bipolarer Störung Tab. 2.72
- Strategie 2: wie bei Schizophrenie (Gefahr der Induktion von depressiven Syndromen durch Neuroleptika)
- Strategie 3: Kombination aus 1 und 2
- pragmatisches Vorgehen
  - je mehr die affektive Komponente vorherrscht, um so eher Strategie 1
  - je mehr die schizophrene Komponente vorherrscht, um so eher Strategie 2
  - je mehr beide Komponenten vorherrschen, um so eher Strategie 3
- bei Wirkungslosigkeit oder Induktion von Depressionen Wechsel innerhalb der Strategien 1-3
- bei weiterbestehender Wirkungslosigkeit Versuche mit Kombinationen Neuroleptika + Antidepressiva oder atypischen Neuroleptika (Olanzapin, Risperidon, Ziprasidon, Clozapin, auch Sulpirid)

Tab. 2.54: Therapievorschläge zur Rezidivprophylaxe der schizoaffektiven Störung.

Bei schizodepressiven Störungen ist theoretisch eine Monotherapie mit atypischen Neuroleptika, z.B. Olanzapin (Zyprexa®), Risperidon (Risperdal®), Ziprasidon (Zeldox®) oder Clozapin (Leponex®) erfolgversprechend. Empirische Beweise fehlen aber, so dass diese Therapien derzeit vor allem bei Therapieresistenz zum Einsatz kommen. **Vorübergehende akute psychotische Störungen** werden wie **schizomanische** behandelt mit **hohen Anfangsdosierungen** hoch- und niederpotenter Neuroleptika und **rascher Reduktion** nach Symptomreduktion. Entspricht die Symptomatik den zykloiden Psychosen, ist eine Rezidivprophylaxe mit Phasenprophylaktika indiziert, bei Wirkungslosigkeit Antipsychotika.

2.4. Wahnhafte Störungen

Wahnhafte Störungen bilden eine kleine Gruppe von Störungen, die gekennzeichnet sind durch **systematisierten, auf die eigene Person bezogenen, nicht bizarren Wahn mit einem dem Wahn angemessenen Affekt** ohne sonstige affektive und schizophrene Symptome bei relativ intakter Persönlichkeit. Traditionelle Begriffe für diese Störungen sind: **Paranoide Störung** (paranoid wird hier doppeldeutig sowohl für wahnhaft als auch für "spezifisch verfolgungswahnhaft" verwendet), **Paranoia** (die Paranoia wurde bereits von Kraepelin von der Dementia praecox und von Bleuler von der Schizophrenie abgegrenzt wegen der konstanten, sich wenig ändernden Symptomatik und der intakten Persönlichkeit).

Klinik

Die Gruppe von Störungen ist charakterisiert durch eine **einzelne Wahnidee oder mehrere Wahnideen, die um das gleiche Thema zentriert sind** und im allgemeinen über Jahre, nach Beginn oft lebenslang bestehen. **Im Mittelpunkt des Wahns steht immer die Person selbst.**

Der Wahn ist meist

- **systematisiert**, d.h. die Wahnideen passen zusammen in ein komplettes umfassendes Schema, das für den Patienten, manchmal auch für den Untersucher, in sich logisch ist und Sinn macht. Entsprechend der Definition des Wahns gibt es keine Argumente außerhalb des Systems, die ihn erschüttern können. Er ist auf einzelne Wahninhalte aufgebaut (z.B. "meine Frau betrügt mich"), von denen alles logisch abgeleitet werden kann

- **isoliert**, d.h. unabhängig von der Wahnidee und ihren Verästelungen verhält sich der Patient “normal”, er ist zumindest nicht besonders auffällig. Es fehlen sonstige Symptome, wie sie bei Schizophrenien oder affektiven Störungen (v.a. Halluzinationen, Ichstörungen, manische und depressive Syndrome, oft auch Wahnwahrnehmungen, vegetative Störungen) vorkommen

Der Wahn lässt sich fast immer auf eines der folgenden Themen reduzieren:

- **Verfolgungswahn**
  Die Patienten fühlen sich von Personen oder Institutionen beeinträchtigt, beobachtet, bedroht oder auch nur schlecht behandelt. Es fehlen immer die gelegentlich bei der Schizophrenie vorkommenden bizarren Themen, wie z.B. Verfolgung durch Außerirdische oder Beeinträchtigung durch Sender, Radiowellen

  Sonderform: Beim **sensitiven Beziehungswahn** fühlen sich die Patienten beobachtet, von Nachstellungen heimgesucht oder als Gespött oder Gesprächsthema der Leute. Vorausgegangen ist in der Regel ein beschämendes Ereignis, eine Verfehlung oft sexueller Art (immer schuld- oder schamhaft erlebt), das mit dem rigiden prämorbiden Wertsystem der Patienten nicht in Einklang zu bringen war. Darauf gründen Schuldgefühle und Zweifel, ob die Umgebung von der Verfehlung wissen könnte. Durch genaue Beobachtung der Umgebung wächst in dem Patienten zunehmend die Gewissheit, dass dies tatsächlich der Fall sei, in dem er unbedeutende Einzelheiten uminterpretiert. Dies ist ein **Paradigma einer psychodynamischen Wahngenese.**
- **Eifersuchtswahn**
  Die Patienten sind sich sicher und sammeln angebliche Beweise dafür, dass ihr Partner sie betrügt
- **hypochondrischer Wahn**
  Die Patienten haben zuerst eigenartige Körperempfindungen, beginnen nach Krankheiten zu suchen, sind zunehmend überzeugt trotz verschiedenster ärztlicher Untersuchungen, an einer ganz bestimmten, meist tödlichen Krankheit erkrankt zu sein, oft eine Erkrankung, die nicht sicher auszuschließen ist
- **Liebeswahn**
  Die Patienten sind überzeugt, dass eine Person, die sie meist nicht näher kennen, oft eine Person des öffentlichen Lebens, in sie verliebt ist bis zu der wahnhaften Überzeugung, dass sie mit dieser Person verlobt oder verheiratet sind, und dies nur verheimlicht werden müsste
- **dysmorphophober Wahn und Eigengeruchswahn**
  Die Patienten sind überzeugt, dass ihr Körper in irgendeiner Weise deformiert sei, obwohl sich dafür kein Anhalt ergibt oder dass sie von anderen geschnitten würden, weil sie “stinken” würden
- **querulatorischer Wahn**
  Oft abgeleitet aus einem Verfolgungswahn sind die Patienten überzeugt, dass sie schlecht oder juristisch falsch behandelt werden von Einzelpersonen und Ämtern. Sie verfolgen ihre Interessen gerichtlich, auch eine Fülle von negativen Urteilen verstärkt nur ihre Überzeugung, dass sie doch im Recht seien
- **Größenwahn**
  Die Patienten sind überzeugt, bestimmte Kenntnisse, Eigenschaften oder Fähigkeiten zu besitzen, teilweise auch eine bestimmte Person zu sein, z.B. ein Religionsführer, ein Erfinder, ein “Weltverbesserer”, ein “Philosoph”

Selten sind einzelne Wahnvorstellungen **kombiniert, häufig zusammengehörig** sind der **Verfolgungswahn und der Querulantenwahn** oder der **hypochondrische** und der **dysmorphophobe Wahn** oder der **Größenwahn** und der **Liebeswahn.**

Meist beginnt der Wahn mit **überwertigen Ideen:** Einzelne Ereignisse, denen eine übermäßige Bedeutung zugemessen wird. Diese haben zwar einen realen Kern, die Wahnvorstellungen entwickeln sich aber daraus bis zum vollständig ausgebildeten Wahn (z.B. eine tatsächliche Ungerechtigkeit vor Gericht beim Querulantenwahn, ein Augenzwinkern oder nichtssagendes Gespräch beim Liebeswahn).

Häufig finden sich **Zusammenhänge mit der Lebenssituation:** Erlebte Kränkungen oder einschneidende psychosoziale Ereignisse, gelegentlich auch eine körperliche Erkrankung leiten die Wahnentwicklung ein.

In der Klinik sprechen die Patienten so gut wie nie über ihren Wahn, den sie als real und nie als krankhaft ansehen. Häufig werden allerdings soziale Probleme und depressive Symptome geklagt. Auffallen können Umständlichkeit und Logorrhoe, wenn das Wahnthema zur Sprache kommt, auch Misstrauen, Dysphorie, Aggressivität, einzelne manieriert bizarre Verhaltensweisen oder ein manierierter Sprachstil.

▶ **Begleitsymptome**

Je nach Wahntyp können deprimierte, ängstliche oder euphorische Stimmungslagen passend zum Wahn auftreten, sind aber insgesamt flüchtig und nicht dauerhaft. Gelegentlich können einzelne (olfaktorische und taktile) Halluzinationen hinzutreten. Sind diese zunehmend bestimmend oder zumindest über eine Krankheitsphase bestimmend, ist eine Schizophrenie oder eine organische Störung wahrscheinlicher.

Sonderform: Von einer **induzierten psychotischen Störung** oder einer **Folie à deux** wird gesprochen, wenn das Wahnsystem eines Patienten sich sekundär im Umfeld einer engen Beziehung zu einer anderen Person entwickelt, die bereits einen Wahn hat. Die Wahnidee des Patienten ist dem Wahn des ersten und primären Falles ähnlich. Der Patient mit der induzierten psychotischen Störung hatte vor dem Beginn der Störung keine psychiatrische Krankheit wie eine Schizophrenie oder eine affektive Störung oder eine wahnhafte Störung.

Diagnose und Differentialdiagnose

Die diagnostischen Leitlinien der wahnhaften Störung zeigt Tab. 2.55.

- auf die eigene Person bezogener Wahn als einziges durchgehendes Krankheitskriterium (keine völlig unmöglichen oder kulturell inakzeptablen Vorstellungen = bizarrer Wahn)
- längere Dauer (mindestens 3 Monate)
- depressive Symptome können vorkommen, vorausgesetzt die Wahngedanken bestehen auch nach Rückbildung der affektiven Störung weiter
- keine ständigen Halluzinationen
- Die Leitlinien einer Schizophrenie sind zu keiner Zeit (auch nicht in der Vorgeschichte) erfüllt

Tab. 2.55: Diagnostische Leitlinien der wahnhaften Störung modifiziert, nach ICD-10.

Abzugrenzen von der wahnhaften Störung sind

▶ **wahnhafte organische Störungen und wahnhafte Störungen durch psychotrope Substanzen**

Die Zusatzdiagnostik und die Suchtmittelanamnese sind entscheidend. Psychopathologisch ist die Differenzierung oft nicht möglich. Häufiger finden sich bei organischen Störungen zusätzlich Zeichen einer organischen Persönlichkeitsstörung im Vorfeld des Wahns. Häufige organische Ursachen sind **langjährige Alkoholabhängigkeit** (Eifersuchtswahn, seltener Verfolgungswahn), **Amphetaminmissbrauch** (Verfolgungswahn), **vaskuläre Erkrankungen mit multiplen Infarkten im Marklager** (wie Morbus Binswanger, besonders Verfolgungswahn), **beginnende degenerative Demenzen.** Oft muss bei nur minimalen Auffälligkeiten der Zusatzdiagnostik (z.B. C-CT-Befunde) die Differentialdiagnose offen bleiben und der **Verlauf entscheiden.**

▶ **Schizophrenien**

> *Regel: Bei wahnhaften Störungen fehlen andere Schizophreniesymptome neben dem Wahn.*

Der **Wahn** ist nie bizarr (außerirdische Mächte, unlogische Kombinationen) und **immer auf die eigene Person bezogen.** Im Verlauf fehlen die Progredienz, Residualsymptome und Persönlichkeitsveränderungen. Trotzdem **gehen viele wahnhafte Störungen im Verlauf in eine Schizophrenie über.** Die Diagnose muss dann geändert werden, und die wahnhafte Störung war retrospektiv ein Symptom der Schizophrenie.

▶ **affektive Störungen**

> *Regel: Der Wahn der wahnhaften Störung existiert auch unabhängig von affektiven Symptomen. Tritt er nur bei affektiven Symptomen auf, ist von einer affektiven Störung auszugehen. Auch ein periodischer Wahn ist nicht mit einer wahnhaften Störung vereinbar.*

▶ **paranoide Persönlichkeit(sstörung)**

Beide Patientengruppen sind misstrauisch, übermäßig wachsam. Persönlichkeitsstörungen haben aber keine Wahnideen, v.a. keinen systematisierten Wahn. Persönlichkeiten waren immer so, die **wahnhafte Störung hatte einen Beginn, der eingrenzbar ist,** auch wenn vorher (sehr häufig) eine paranoide Persönlichkeitsstörung bestand.

▶ **somatoforme Störungen (hypochondrische, dysmorphophobe Störung)**

Die Übergänge sind fließend und Ausdruck verschiedener Schweregrade, auch wenn es sich in der

ICD-10 fälschlicherweise um verschiedene Erkrankungen handelt. Bei der Hypochondrie, Dysmorphophobie ist keine dauernde, gleichförmige Gewißheit vorhanden, die Aktualität wechselt stärker in Abhängigkeit von äußeren Belastungen oder affektiven Begleitsysmptomen (Vorsicht, dass eine primär affektive Störung mit Wahnsymptomen nicht übersehen wird!). Häufig werden die Befürchtungen auch zwangsähnlich geschildert: sie drängen sich auf, obwohl sie eigentlich unsinnig seien und "gehen nicht aus dem Kopf".

Zusatzdiagnostik

Obligate und fakultative zum Ausschluss einer anderen körperlichen Erkrankung. In der Regel sind alle Befunde im Normbereich.

Vereinbar mit der Diagnose sind diskrete C-CT-Auffälligkeiten (Ventrikelerweiterungen, Atrophien, periventrikuläre Dichteminderungen). Die Differentialdiagnose organische wahnhafte Störung oder wahnhafte Störung ist deswegen mit dem C-CT nicht möglich. Zu achten ist besonders auf Hinweise auf Missbrauch von psychotropen Substanzen (z.B. Verfolgungswahn bei Amphetaminmissbrauch) und Alkoholabhängigkeit (ein Eifersuchtswahn kommt am häufigsten im Rahmen einer Alkoholabhängigkeit vor).

Epidemiologie

▶ Geschlechtsverhältnis

Wahrscheinlich mehr Frauen als Männer.

Häufiger sind niedrigere sozioökonomische Schichten (und Immigranten) betroffen.

▶ Häufigkeiten

Punktprävalenz: Selten, geschätzt werden 0,02-0,03 %.

Lebenszeitprävalenz: Geschätzt 0,05-0,1 %.

Ätiologie

Die Ursachen der wahnhaften Störungen sind nicht bekannt. Genetisch konnten keine sicheren Verbindungen zur Schizophrenie, zu affektiven Störungen, zur wahnhaften Störung selbst gefunden werden (Beurteilung durch geringe Fallzahlen erschwert). Möglicherweise sind in den Familien von Patienten paranoide Persönlichkeitsstörungen häufiger. Neurobiologische Theorien wurden bisher nicht systematisch untersucht.

Es ist möglich, dass psychosoziale Belastungsfaktoren (z.B. Migrationen, bei denen Menschen in sprachfremde und kulturfremde Umgebungen kommen) in Verbindung mit bestimmten prädisponierenden Persönlichkeiten (vor allem paranoide und zwanghafte Persönlichkeit) zu wahnhaften Störungen führen. Ein anderes Beispiel eines solchen Erklärungsversuches illustriert der sensitive Beziehungswahn (siehe oben). Psychodynamische Theorien gehen zusätzlich von Verleugnung und Projektion unbewusster Triebwünsche aus.

Verlauf und Prognose

Wahnhafte Störungen beginnen vor allem im mittleren bis späteren Erwachsenenalter (40-60 Jahre), auch wenn jeder andere Beginn möglich ist.

Erstes Auftreten **häufig nach Schlüsselereignissen**; über ein oft Monate bis Jahre langes **Vorstadium mit überwertigen Ideen und einzelnen Wahnideen** bis hin zur Entwicklung des systematisierten Wahns nehmen sie einen **chronischen Verlauf.** Mit Eintritt des Wahns bleibt die Störung **psychopathologisch stabil** und, **bei richtiger Diagnose, entwickelt sich zu keiner anderen Erkrankung** (vor allem zu keiner Schizophrenie). Im Gegensatz zur Schizophrenie bleibt das soziale Funktionsniveau der Patienten oft unangetastet oder nur wenig beeinträchtigt: Die Patienten bleiben berufstätig und stabil in ihrem privaten Umfeld (es sei denn, einzelne Wahnthemen wie Eifersuchtswahn, Liebeswahn oder querulatorischer Wahn interferieren mit diesen Bereichen). Der Wahn kann selten einen "quasi-episodischen" Verlauf haben mit Besserung und Exazerbationen, verschwindet aber nur bei einem kleinen Teil.

Therapie

Bei richtiger Diagnose ist die wahnhafte Störung in der Regel therapieresistent (abgesehen von Spontanremissionen), die Patienten kommen auch so gut wie nie wegen ihres Wahns in therapeutische Behandlung. Sie sind misstrauisch, kommen allenfalls wegen begleitender psychosozialer Probleme. Medikamentöse Behandlungen können meist nur als Medikation gegen die Angst oder Depression akzeptiert werden, die der Patient als Folge des Wahns erlebt.

Psychotherapeutisch kann der Wahn nicht angegangen werden: Ein Zweifel an den Wahninhalten führt in der Regel zum Abbruch der Beziehung. Die Bearbeitung einzelner Konsequenzen der wahnhaften Überzeugungen oder das Aufzeigen möglicher Alternativen, die zu einem besseren subjektiven Befinden des Patienten führen, werden aber häufig akzeptiert.

Medikamentöse Behandlungen sind meist wirkungslos. Da diagnostische Unsicherheiten bestehen können (Schizophrenie oder affektive Störung), und häufig auch Begleitsymptome den Patienten um Hilfe nachsuchen lassen, ist eine medikamentöse Therapie aber immer gerechtfertigt.

Bei **deprimiertem und ängstlichem Affekt** und **immer** bei **hypochondrischem, dysmorphophobem und Eigengeruchswahn** ist eine **antidepressive Therapie** indiziert, z.B. Serotoninwiederaufnahmehemmer wie Zoloft® bis zur Höchstdosis von 200 mg über 16 Wochen oder Venlafaxin (Trevilor®) bis zu 375 mg (keine anticholinergen Nebenwirkungen, die meist vom Patienten nicht toleriert werden). Bei typisch depressiven Episoden sollte nach den Regeln der Behandlung der depressiven Episode therapiert werden, bei Wirkungslosigkeit nach mehreren Wochen können die antidepressiven Medikamente mit einem hochpotenten Neuroleptikum kombiniert werden, z.B. Risperidon (Risperdal®) 2-6 mg. Antidepressiva sind v.a. dann sinnvoll, wenn die Wahngedanken zwangsähnlich imponieren (☞ Differentialdiagnose somatoforme Störung), ansonsten sollten Antipsychotika früh kombiniert werden.

Bei **allen anderen Wahnformen** kann primär eine **neuroleptische Therapie** versucht werden, vor allem auch unter dem Aspekt, dass es sich manchmal um eine Schizophrenie handelt: z.B. Risperidon (Risperdal®) 2-6 mg, Haloperidol (Haldol®) 2x1 - 2x3 mg über 16 Wochen. Zu erreichen ist vor allem eine Abnahme der Wahndynamik, des Betroffenseins vom Wahn, selten eine Distanzierung von den einzelnen Inhalten. Bei Therapieresistenz kann eine Kombination mit Lithiumpräparaten versucht werden (z.B. Quilonum ret.®, Spiegel zwischen 0,5 und 0,8 mmol/l), bei weiterer Therapieresistenz eine Spiegelanhebung auf 0,9-1,2 mmol/l (die Therapie muss langfristig über ein Jahr durchgeführt werden). Ein Behandlungsversuch mit Clozapin (Leponex®) über längere Zeit kann eine weitere Alternative sein. Oft sind erst nach 6-12 Monaten Erfolge zu erkennen, so dass die hier angegebenen Therapiedauern, falls möglich, verlängert werden müssen.

2.5. Affektive Störungen

Zusammengefasst werden **Erkrankungen mit Veränderungen von Stimmung (Affektivität) und allgemeinem Aktivitätsniveau (Antrieb)**, entweder im Sinne eines depressiven oder eines manischen Syndroms. Bei den affektiven Störungen sind diese Syndrome die primären und charakteristischen Kennzeichen der Erkrankung, aus der sich die meisten anderen Symptome ableiten. Dies heißt aber nicht, dass nicht auch bei anderen psychiatrischen Störungen solche Syndrome vorkommen. Zu den affektiven Störungen im weiteren Sinne könnten auch die Angststörungen gezählt werden, da auch Angst ein Affekt ist, und depressive Verstimmungen bei diesen Störungen häufig sind. Diese Störungen werden aber meist als eigenständige Gruppe dargestellt.

Die affektiven Störungen sind zwar wahrscheinlich die psychiatrischen Krankheiten, die am frühesten beschrieben wurden (z.B. die exakte Beschreibung der Melancholie von Hippokrates oder Beschreibungen der Melancholie im alten Testament). Auch heute ist aber umstritten, welche Kriterien am besten zur Differenzierung der einzelnen affektiven Störungen herangezogen werden sollen (Psychopathologie, Verlauf, Ätiologie, Genetik, Neurobiologie, Therapie). Dies wird noch dadurch erschwert, dass auch eine "normalpsychologische" Traurigkeit, z.B. nach einem persönlichen Verlust oder Fehlschlag, jedem bekannt ist und nachvollzogen werden kann.

Traditionell war ein wesentliches Einteilungsprinzip der affektiven Störungen die Differenzierung nach den Ursachen:

Durch E. Kraepelin wurden zuerst depressive und manische Episoden unter der Krankheitseinheit des **manisch-depressiven Irreseins** (synonym: Zyklothymie) zusammengefasst, und auch leichtere chronische rezidivierende Verstimmungszustände oder depressive/hyperthyme "Temperamente" wurden als "Grundzustände des manisch-depressiven Irreseins" betrachtet. Die Diagnose des manisch-depressiven Irreseins wurde damals noch anhand von Psychopathologie und Verlauf, nicht anhand von Ursachen gestellt. Abgegrenzt wurden vor allem organisch verursachte affektive Syndrome und Reaktionen auf äußere belastende Ereignisse (reaktive Depression und erlebnisreaktive Entwicklung). In der Folge wurde diese Diagnostik v.a. unter dem Einfluß psychodynamischen Denkens durch ätiologische Vorstellungen modifiziert. Es entstand das Konzept der **neurotischen Depression.** Differenziert wurden die drei großen Gruppen der **organisch, endogen und psychogen verursachten Depressionen,** wie sie auch in der ICD-9 konzipiert waren (Tab. 2.56).

- organische Depressionen
- Depressionen im Rahmen einer Schizophrenie oder schizoaffektiven Psychose
- endogene Depressionen (= zyklothyme Depressionen)
  - bei bipolaren Verläufen
  - bei unipolaren Verläufen
- psychogene Depressionen
  - neurotische Depression
  - depressive Entwicklung (Erschöpfungsdepression)
  - reaktive Depression (Erlebnisreaktion)
- depressive Persönlichkeit

Tab. 2.56: Traditionelle Klassifikation der Depressionen.

In dieser Klassifikation ist es möglich, dass psychopathologisch und verlaufstypologisch sehr ähnliche depressive Syndrome entweder als endogene oder z.B. als neurotische Depression diagnostiziert werden können, je nachdem, welche Ursachen vermutet werden. Die Schwierigkeit, Ursachen von depressiven Verstimmungen sicher zu beurteilen und die psychopathologisch weitgehend einheitlichen Erscheinungsformen der meisten depressiven Episoden führten in neueren Diagnosesystemen (DSM-IV, ICD-10) zu einer Rückkehr zur psychopathologischen Diagnostik und Verlaufsdiagnostik. Dadurch wurde eingeräumt, dass die traditionelle Vorgehensweise zu sehr uneinheitlichen Diagnosen und Therapien führte, und Beziehungen zwischen Ätiologie, Symptomatik und den zugrundeliegenden biochemischen Prozessen bei affektiven Störungen gegenwärtig noch nicht ausreichend geklärt sind. Tab. 2.57 zeigt die auch in diesem Buch verwendete Klassifikation depressiver Syndrome. Dabei ist berücksichtigt, dass **"Depressionen" sowohl bei nicht affektiven psychischen Störungen vorkommen als auch bei primär affektiven Störungen.** Zeigt sich aber das **Bild einer depressiven oder manischen Episode, der Grundstruktur affektiver Störungen, so handelt es sich um eine primäre affektive Störung,** ohne dass damit die Ätiologie präjudiziert ist. Solche depressiven Episoden können singulär auftreten oder im Rahmen von über den Verlauf definierten affektiven Störungen:

- der **rezidivierenden depressiven Störung** und der **bipolaren Störung**

Neben diesen episodischen affektiven Störungen gibt es als zweites Ordnungsprinzip:

- **anhaltende affektive Störungen,** die jahrelang bestehen, bei denen einzelne Episoden, wenn überhaupt, selten und nur in leichter Ausprägung auftreten (**Dysthymia** und **Zyklothymia**), und die traditionell oft als neurotische Depression oder leichte chronische endogene Depression klassifiziert wurden. Es wird damit auf die ätiologischen Voraussetzungen des Neurosenkonzeptes verzichtet (☞ Kap. 1.4.5.). In der Regel handelt es sich dabei um leichte, primär chronische Formen der rezidivierenden depressiven oder bipolaren Störung, und es ist **fragwürdig, nur auf Grund des Schweregrades eine zusätzliche Krankheitsentität abzugrenzen.**

Berücksichtigt man die multiaxiale Klassifikation, sind Diagnose und Therapie bei diesem System einfach: **Sind die Kriterien für eine depressive Episode oder eine anhaltende affektive Störung bei einem psychopathologisch definierten Krankheitsbild erfüllt, und handelt es sich um keine organische psychische Störung, so ist eine primäre affektive Störung zu diagnostizieren und zu therapieren. Bestehen zusätzliche Symptome einer anderen psychischen Störung, deren Symptome nicht durch die affektive Störung bereits erklärt sind, ist auch diese zu diagnostizieren und zu behandeln (Komorbidität!).**

Depressive (oder manische) Syndrome kommen vor bei:	ICD-10
• organischen affektiven Störungen	F06.3
• Schizophrenien (postschizophrene Depression)	F20.4
• schizoaffektiven Störungen	F25
• **primär affektiven Störungen**	
- einzelne manische oder depressive Episode	F30, F32
- bipolare Störung	F31
- rezidivierende depressive Störung	F33
- anhaltende affektive Störungen	
- Zyklothymia	F34.0
- Dysthymia	F34.1
• Anpassungsstörungen (einschl. Trauerreaktion)	
- kurze depressive Reaktion	F43.20
- längere depressive Reaktion (depressive Entwicklung)	F43.21
• (depressive Persönlichkeit(sstörung), in der ICD-10 nicht enthalten)	

Tab. 2.57: Klassifikation affektiver Syndrome, modifiziert nach ICD-10.

2.5.1. Die manische Episode

Klinik

Bei der **hypomanischen Episode** fühlen sich die Patienten über mehrere Wochen, selten mehrere Tage, **wohler als sonst**, lustiger, manchmal auch gereizter, aggressiver. Das Selbstbewusstsein steigt, die Leistungsfähigkeit ist subjektiv, oft auch objektiv, gesteigert. Die Patienten haben ein außergewöhnliches Gefühl von Kreativität, Gesundheit, ein Empfinden, besser und schneller denken zu können. Sie brauchen weniger Schlaf, ohne müde zu sein. Zunehmend entstehen Ziele und Pläne, realistische im Rahmen des gesteigerten Selbstbewusstseins, aber auch erste unrealistische, die mit sozialen Komplikationen oder Geldausgaben verbunden sein können. Das sexuelle Interesse ist gesteigert. **Aus dieser hypomanischen Episode** kann sich schließlich das **Vollbild der manischen Episode** entwickeln (es kann aber auch bei diesem Schweregrad bleiben). Die Patienten sind dann:

- euphorisch, unabhängig von Situation und Anlass
- teilweise auch aggressiv, dysphorisch, ohne Anlass oder bei kleinsten Anlässen, oder wechselnd zwischen Euphorie und Dysphorie
- antriebsgesteigert mit ständig wechselnden, neuen Zielen und Plänen, häufig unrealistisch, mit vermehrten Geldausgaben bis hin zur massiven Verschuldung, schnell wechselnden Beziehungen, Verlust sozialer Hemmungen, auch bis zum Erregungszustand mit "tobsüchtigem" Verhalten
- ideenflüchtig mit ständig neuen Gedanken, gelockerten Assoziationen, ständigem Rededrang (Logorrhoe) bis hin zum Verlust des Sprach- und Denkzusammenhanges (**verworrene, zerfahrene Manie**)
- schlaflos mit Einschlafstörungen und Erwachen nach wenigen Stunden ohne Müdigkeit oder vollständigem Verzicht auf Schlaf ohne Schlafbedürfnis (auch über mehrere Tage)

Oft haben die Patienten

- Größenideen bei übersteigertem Optimismus und Selbstbewusstsein, das Gefühl etwas Besonderes zu sein, Besonderes zu leisten, Besonderes zu haben (z.B. viel Geld)

Die Größenideen können sich bis zum **Größenwahn** steigern (bezüglich besonderer Fähigkeiten, Reichtümer, Abstammung, beruflicher oder politischer oder religiöser Führereigenschaften). **Krankheitsgefühl oder sogar -einsicht fehlen fast immer.**

▶ **Begleitsymptome**

Neben Zerfahrenheit und Größenwahn können gelegentlich **vorübergehend Halluzinationen** (akustische Halluzinationen, z.B. die Stimme Gottes) auftreten. Oft ist aber im Rahmen des manischen Syndroms nicht zu klären, ob es sich tatsächlich um Halluzinationen handelt oder um Pseudohalluzinationen, spielerisches Bejahen von Fragen oder Wahneinfälle. Aufmerksamkeit, Auffassungsgabe, Merkfähigkeit und Gedächtnis sind meist im Rahmen der Denkstörung beeinträchtigt bzw. erscheinen sie dem Untersucher so, weil sie nicht mehr sicher überprüfbar sind. **Wahrnehmungsanomalien** wie intensivere Farbwahrnehmung, Hyperakusis oder veränderte Wahrnehmung von Einzelheiten der Umgebung können vorkommen. Wahn tritt nicht immer nur als Größenwahn auf, auch **Verfolgungswahn** kommt vor, v.a. bei primär dysphorisch gereizten Affektlagen, auch als Reaktion auf eigene Größenideen und Selbstüberschätzung ("andere gönnen es einem nicht", "andere wollen ans Geld, die Macht"). Einzelne Wahnwahrnehmungen, Beziehungsideen und ein Beziehungswahn können vorkommen, meist im Zusammenhang mit übersteigertem Selbstbewusstsein und Größenideen oder Verfolgungswahn. Überaktivität und Schlafstörungen führen nicht nur zu Erregungszuständen und Gewalttätigkeiten (Schlafentzug induziert Manien und verstärkt sie), sondern auch zu zunehmender Verwahrlosung, Abmagerung, körperlicher Erschöpfung. **Tagesschwankungen** sind häufig, allerdings oft schwer nachzuweisen. Meist wird das manische Syndrom im Lauf des Tages stärker.

Typisches klinisches Beispiel:
Der 23jährige Autoverkäufer Otto B., der als verschlossen und zurückhaltend gilt, ist seit Wochen sehr gesprächig und führt erfolgreich Verkaufsverhandlungen, erlebt sich selbstbewusst als guten Verkäufer ohne die früheren Minderwertigkeitsgefühle. Er geht seitdem auch abends länger aus, trinkt mehr Alkohol, schläft weniger, ohne am nächsten Tag deswegen beeinträchtigt zu sein. Anders als früher spricht er Frauen an, hat eine Freundin gefunden. Er ist ständig guter und optimistischer Stimmung, auch an wenig erfolgreichen Tagen. Rückblickend bezeichnet er diese Phase als die beste seines Lebens (= hypomanische Episode). Nach 2-3 Wochen kann er nicht mehr einschlafen, schläft nur noch 1-2 h in der Nacht, beginnt bereits um 5 Uhr morgens zu arbeiten (= Schlafstörung). Er redet ständig, wird aggressiv gereizt, wenn er unterbrochen wird oder seinen Plänen widersprochen wird (= Logorrhoe, Wechsel zwischen Euphorie und Dysphorie). Er bezeichnet sich öffentlich als den besten Verkäufer aller Zeiten (= Größenideen bei übersteigertem Selbstbewusstsein), schmiedet Pläne, sich selbständig zu machen und verschuldet sich bei Banken (= Antriebssteigerung mit sozialen Komplikationen). Er beginnt, Autos "unter der Hand" zu verkaufen. Er gerät schließlich mit dem Firmeninhaber in Streit und droht diesem an, ihn zu vernichten, beschädigt dabei die Büroeinrichtung (= Antriebssteigerung bis zum Erregungszustand, Euphorie mit Größenideen und mangelnder Kritikfähigkeit und schnellem Wechsel zu Gereiztheit). Angehörige bringen ihn schließlich in die Klinik, nachdem sie bemerkt haben, dass unbezahlte Rechnungen über mehrere tausend Mark eingefordert werden und er mehrere Tage nicht mehr geschlafen hat, meist schreiend durchs Haus läuft und unverständliche Ausführungen über die wirtschaftliche Situation des Landes macht. In der Klinik spricht der Patient fast ohne Unterbrechung, beantwortet Fragen des Untersuchers unverständlich und kehrt immer wieder zu Ausführungen über Geschäftspläne und Wirtschaftstheorien zurück (= Ideenflucht und Logorrhoe, teilweise inkohärenter, verworrener und unverständlicher formaler Gedankengang, wie bei Zerfahrenheit). Er sei in Kontakt mit höchsten Regierungskreisen, werde die Klinik aufkaufen (= Größenwahn). Im Gespräch ist nicht sicher, ob er die Fragen wirklich beantwortet. Bei Fragen nach Symptomen bejaht er, dass er über Radiosender Stimmen von Regierungsmitgliedern höre, die ihn leiten würden, bei näherem Nachfragen sind die Äußerungen aber unverständlich und er geht nicht weiter darauf ein (= akustische Halluzinationen, Störungen des Ich-Erlebens, die aus dem Größenwahn katathym ableitbar sind, bei denen aber die Gesamtsymptomatik nicht erlaubt, zu entscheiden, ob die Phänomene tatsächlich vorhanden sind oder nur spielerisch aufgrund formaler Denkstörungen geäußert werden). Während der ganzen ersten Zeit in der Klinik ist er guter Stimmung, fühlt sich allen überlegen und meint, dass sich die Dinge nach seiner Vorstellung entwickeln (= Euphorie). Unter neuroleptischer Behandlung bildet sich nach 6 Tagen der unverständliche Gedankengang zurück, Fragen nach Stimmen und Störungen des Ich-Erlebens werden verneint, nach wie vor ist der Patient aber von der Richtigkeit seiner Pläne und seinen Fähigkeiten überzeugt, ist ständig guter Laune.
Diagnostiziert wird eine manische Episode mit psychotischen Symptomen. Unter zusätzlicher Behandlung mit Lithium sind nach etwa 12 Wochen keine auffälligen Symptome mehr nachweisbar.

Diagnose und Differentialdiagnose

Die diagnostischen Leitlinien der manischen Episode zeigt Tab. 2.58.

Bei der Hypomanie sind die einzelnen Symptome schwächer ausgeprägt, können an der Grenze zum "Normalen" sein, Berufstätigkeit und soziale Aktivitäten werden nicht schwer oder gar vollständig beeinträchtigt wie bei der Manie.

Der **Begriff manische Episode** ist für **eine einzelne Episode reserviert**, traten bereits **mehrere** auf **oder zusätzlich depressive Episoden,** sollte eine **bipolare affektive Störung bei einer gegenwärtigen manischen Episode** diagnostiziert werden.

Eine typische Manie ist immer leicht zu diagnostizieren. **Schwierigkeiten, die Diagnose zu verfehlen**, ergeben sich vor allem bei der **Hypomanie, Manien mit "psychotischen" Begleitsymptomen**

und atypischen Krankheitsphasen einer Manie (z.B. paranoide Ideen bei fehlender Euphorie).

mindestens einige Tage durchgehend 1. und 2.	
1.	gehobene (oder euphorische) Stimmung oder dysphorische Stimmung (Reizbarkeit)
2.	mindestens 3 der folgenden Merkmale • Antriebssteigerung (v.a. sozial, beruflich, sexuell), vermehrte Gesprächigkeit, Rededrang (Logorrhoe) • Ideenflucht oder subjektives Gefühl von Gedankenrasen • Ablenkbarkeit oder andauernder Wechsel von Aktivitäten oder Plänen • vermindertes Schlafbedürfnis • gesteigerte Libido • überhöhte Selbsteinschätzung oder Größenwahn • Verlust normaler sozialer Hemmungen • tollkühnes oder leichtsinniges Verhalten, dessen Risiken die Betroffenen nicht erkennen (übertriebene Einkäufe, rücksichtsloses Fahren) • gesteigerte Geselligkeit oder übermäßige Vertraulichkeit
Bei **schwerer** oder vollständiger **Ausprägung** mit schwerer Einschränkung der persönlichen Lebensführung Diagnose einer **Manie, ansonsten Hypomanie.**	

Tab. 2.58: Diagnostische Leitlinien der Manie/Hypomanie, modifiziert nach ICD-10.

Abzugrenzen sind:

- **organische psychische Störungen einschließlich psychischer Störungen durch psychotrope Substanzen**

Prinzipiell kann jede körperliche Erkrankung auch zu einem maniformen Bild führen (☞ Kap. 2.1.3.4.). Die Ergebnisse der Zusatzdiagnostik sind entscheidend. Vor allem bei Hypomanien müssen akuter oder chronischer **Konsum von psychotropen Substanzen (vor allem Alkohol, Kokain/ Amphetamine, Cannabis)** ausgeschlossen werden. Es gilt die folgende Regel:

> *Regel: Diagnose einer Manie/Hypomanie erst, nachdem keine psychotropen Substanzen mehr das Bild beeinflussen können.*

- **Schizophrenie, schizoaffektive Störung**

Die Abgrenzung ist oft sehr schwer und bleibt häufig auch im Verlauf mit einer Unsicherheit behaftet, besonders wenn die Patienten auf dem Höhepunkt der Erkrankung untersucht werden und ausgedehnte Wahnideen, unverständliche Sprache, gewalttätige Erregung und möglicherweise sogar für die Schizophrenie typische Halluzinationen, Wahnwahrnehmungen und Störungen des Ich-Erlebens auftreten. Die Differentialdiagnose wurde bereits bei den Schizophrenien in Kap. 2.2. und Tab. 2.39 dargestellt. **Entscheidend für die Maniediagnose ist,** dass **vor und nach den schizophrenen Symptomen über längere Zeit** (nicht nur 2-3 Tage) eine **Manie oder Hypomanie** nachweisbar war. Das Erkennen einer Hypomanie, auch rückblickend aus der Anamnese, ist deswegen von entscheidender Bedeutung. Gelegentliche stimmungsinkongruente "psychotische" Symptome können auch bei der Manie auftreten, die Differentialdiagnose ist dann oft erst aus dem Verlauf zu stellen. Für eine Manie sprechen zusätzlich: Gleiche affektive Störungen in der Familie, frühere Episoden einer affektiven Störung mit vollständiger oder weitgehender Remission, gute prämorbide Anpassung. Eine weitere diagnostische Schwierigkeit besteht bei manischen Patienten unter neuroleptischer Behandlung: Das manische Syndrom kann bereits abgeklungen sein, ein Wahn kann aber noch andauern. **Eine genaue Rekonstruktion der Reihenfolge der Symptome ist die einzige Möglichkeit der Differentialdiagnose.**

- **anhaltende affektive Störungen wie Zyklothymia**

Hypomanische Episoden im Rahmen einer bipolaren Störung sind leicht zu verwechseln mit Stimmungsschwankungen im Rahmen einer Zyklothymia (☞ Kap. 2.5.5.). Bei der Zyklothymia treten die Symptome regelmäßig auf, sind insgesamt leichter als eine Hypomanie und bestehen über Jahre oder Jahrzehnte, so dass sie eher als Persönlichkeitszug, denn als abgesetzte Krankheitsepisode erscheinen. Letztlich ist die Differentialdiagnose oft nicht möglich.

Die Zyklothymia ist wahrscheinlich eine chronische, sehr leicht ausgeprägte Form der bipolaren Störung, und subjektiver Behandlungsbedarf entsteht v.a. wegen der depressiven Verstimmungen. Eine **Hypomanie bei einer bipolaren Störung** sollte **immer** dann angenommen werden, **wenn bereits einmal eine typische manische oder eine typische depressive Episode auftraten.**

▶ **agitierte Depression, Zwangsstörung, Anorexia nervosa**

Diese verschiedenen Erkrankungen haben eine vorübergehende Hyperaktivität gemeinsam, können aber nur bei ungenügender psychopathologischer Untersuchung mit einer Hypomanie verwechselt werden. Bei der agitierten Depression und der Zwangsstörung fehlen die manischen Stimmungsänderungen, bei der Anorexie und auch bei der Zwangsstörung weisen die Leitsymptome (Essstörung, Zwänge) den Weg.

▶ **Aufmerksamkeitsdefizit- /Hyperaktivitätsstörung** (☞ Kap. 2.19.)

Aufmerksamkeits-/Aktivitätsstörungen im Kindesalter sind wahrscheinlich ein Risikofaktor für bipolare Störungen und beide sind gehäuft assoziiert. Patienten mit einer bipolaren Familienanamnese werden nämlich v.a. dann manifest krank, wenn sie eine ADHS haben. Hyperaktivität, Impulsivität, Risikoverhalten, Aufmerksamkeitsstörungen, Desorganisiertheit und Euphorie kommen bei beiden vor. Bei der Manie sind Phasen abgrenzbar (auch depressive) mit allen Symptomen, nicht nur kurzzeitige Euphorie und emotionale Instabilität bei "kleinsten" ADHS-spezifischen Anlässen einerseits, dauerhafte Impulsivität, "Langeweile" mit innerer Anspannung seit der Jugend andererseits. **Bei Vorliegen beider Syndrome müssen beide Diagnosen gestellt werden und die bipolare Störung muss zuerst behandelt werden.**

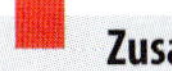

Zusatzdiagnostik

Bei der obligaten und fakultativen Zusatzdiagnostik ergeben sich in der Regel keine pathologischen Befunde, leichtere Atrophien im NMR sind mit der Diagnose vereinbar. Da Missbrauch psychotroper Substanzen bei manischen Episoden häufig vorkommt, sind Hinweise darauf bei den Laboruntersuchungen, beim Drogenscreening oder im EEG kein Argument gegen die Diagnose, und sie sind kein Argument für eine primäre Suchterkrankung.

Epidemiologie

Eine isolierte manische Episode ist sehr selten.

Rezidivierende unipolare Manien ohne depressive Episoden (die diagnostisch zur bipolaren Störung gerechnet werden) sind ebenfalls selten. Ihre Häufigkeit wurde früher in der Gruppe "bipolare Störungen, unipolare Manie, unipolare Depression" auf 5-10 % geschätzt, zumindest leichte depressive Störungen treten aber auch bei vorwiegend manischen Verläufen fast immer auf. Zur Epidemiologie der bipolaren Störung ☞ Kap. 2.5.3..

Ätiologie

Die manische Episode ist zu einem hohen Anteil genetisch verursacht (höher als rezidivierende depressive Störungen) (☞ Kap. 2.5.3.).

Wahrscheinlich besteht pathophysiologisch während der Episode eine

- regionale Hyperaktivität des noradrenergen Systems
- regionale Hyperaktivität des dopaminergen Systems

Argumente dafür sind: therapeutische Wirksamkeit antidopaminerger Neuroleptika, die Auslösung typischer manischer Syndrome durch Substanzen, die die noradrenerge und dopaminerge Neurotransmission verstärken (vor allem Kokain, Amphetamine), neurobiochemische Untersuchungen, die indirekt Hinweise auf eine verstärkte noradrenerge und dopaminerge Neurotransmitteraktivität im Gehirn zeigen (z.B. Vermehrung der jeweiligen Abbauprodukte MHPG [Methoxy-Hydroxy-Phenyl-Glykol] und HVA [Homovanillinmandelsäure]).

Auffälligkeiten wurden auch im GABA-System gefunden.

Verlauf und Prognose

Das Erkrankungsalter entspricht dem der bipolaren Störung. Im Mittel tritt eine erste manische Episode am Beginn des 3. Lebensjahrzehnts auf, einige aber bereits in der Adoleszenz oder nach dem 50. Lebensjahr.

Manien können sich entwickeln:

- langsam mit einer wochenlangen hypomanischen Vorphase
- (per)akut innerhalb von wenigen Tagen oder über Nacht

Schlaflosigkeit mit mehreren schlaflosen Nächten am Beginn ist häufig. Plötzliche Wechsel von einer depressiven Episode innerhalb weniger Tage (ganz selten weniger Stunden) in eine manische Episode kommen vor.

Nicht jede hypomanische Phase geht in eine typische Manie über, manche Patienten haben ausschließlich hypomanische Episoden (sogenannter "**bipolar II Typ**", ☞ Kap. 2.5.3. "Bipolare Störungen").

Häufig klingt die typische Manie über eine hypomanische Nachphase aus, aber auch ein abruptes Ende oder ein schneller Übergang in eine depressive Episode kommen vor (50-70 % haben vor oder nach der manischen Episode eine depressive Episode).

Die **Dauer der einzelnen Episoden** ist inter- und intraindividuell sehr unterschiedlich, meist **einige Wochen bis einige Monate**, so dass Durchschnittswerte wenig aussagekräftig sind: Bei einem kleinen Teil, wahrscheinlich unter 20 %, dauern die manischen oder hypomanischen Symptome nur wenige Tage, bei einem anderen kleinen Teil (wahrscheinlich weniger als 10 %) ein Jahr und länger. Eine medikamentöse Behandlung kann wahrscheinlich die Episodendauer verkürzen. Dies gilt vor allem für die antimanische Lithiumbehandlung, weniger sicher für die neuroleptische Behandlung.

Die **Prognose der einzelnen manischen Episode** ist gut, es wird **fast immer** eine **Vollremission** erreicht. Bei einem **kleinen Teil** (wahrscheinlich weniger als 10 %) bleiben **manische Residualsyndrome** oder postmanische Persönlichkeitsveränderungen mit einer dauerhaft leicht gehobenen oder reizbaren Verstimmung, Kritiklosigkeit oder persistierenden Schlafstörungen, Überaktivität. Sie sind von einer Persönlichkeitsvariante, einer Zyklothymia, v.a. einer hyperkinetischen Störung oft nicht zu unterscheiden.

Wie depressive Episoden können auch manische Episoden im Wochenbett auftreten. Das Risiko für eine erneute manische Episode bei weiteren Geburten ist dann erhöht (Darstellung der affektiven Störungen im Wochenbett Kap. 2.5.2.).

▶ Komplikationen

- soziale Probleme: Beziehungsprobleme, Scheidung, Trennung, Promiskuität, berufliche Schwierigkeiten mit Kündigung, finanzielle Probleme mit Verschuldung
- Straftaten, Aggressivität
- Drogen- oder Alkoholmissbrauch
- physische Erschöpfung, Verwahrlosung, Dehydratation, Herzkreislaufkomplikationen durch exzessives Aktivitätsniveau
- Das Suizidrisiko ist erhöht bei einem schnellen Wechsel mit depressiven Verstimmungen, während der manischen Episode werden sehr selten Suizide begangen

Therapie

Manische Patienten fühlen sich typischerweise nicht krank und sind zu einer Behandlung nicht bereit. Oft werden sie von Angehörigen oder Ordnungsbehörden zur Behandlung gebracht. Fremdgefährdung und Selbstgefährdung durch aggressive Handlungen und durch Hyperaktivität mit körperlichen und v.a. sozialen Folgeerscheinungen machen oft eine Behandlung und Unterbringung gegen den Willen des Patienten notwendig.

Grundprinzipien der Behandlung sind:

- hochpotente bzw. atypische Neuroleptika
- Lithium in antimanischer Dosierung (Serumspiegel: 1-1,2 mmol/l)
- Valproinsäure
- Carbamazepin (kein Mittel der 1. Wahl)

Da die Medikamente besonders zu Beginn nicht bei Schlaflosigkeit, psychomotorischer Unruhe und Aggressivität wirken, müssen in Akutphasen meist hinzugefügt werden:

- niederpotente Neuroleptika und/oder Benzodiazepine

Therapievorschläge zeigt Tab. 2.59.

> *Regel: Je akuter das Krankheitsbild, um so höher dosiert und sedierender die medikamentöse Therapie, um eine schnelle Sedierung zu erreichen, da sich sonst die Manie durch Schlafentzug und Hyperaktivität weiter verstärkt.*

Lithium ist wahrscheinlich das beste antimanische Medikament bei ausreichend hoher Dosierung und verkürzt dann am sichersten die Episodendauer, wirkt aber erst nach frühestens 1 bis 2 Wochen, hat vorher fast keinen antimanischen oder sedierenden Effekt. Es ist Mittel der Wahl bei der Hypomanie ohne soziale Komplikationen, ansonsten kann es bis zum Wirkungseintritt mit Neuroleptika kombiniert werden. Valproat (z.B. Orfiril®, ERGENYL® Chronosphere®) ist ähnlich antimanisch wirksam (bei hoher Dosierung sogar oft innerhalb der ersten Woche). Valproinsäure (vielleicht auch Carbamazepin) soll bei atypischen Manien (mit psychotischen Symptomen, Mischzuständen, rapid-cycling) besser wirksam sein als Lithium, nur ähnlich wirksam bei euphorischen Manien.

Neuroleptika, auch atypische, wirken zwar sehr gut antimanisch, induzieren aber im Verlauf gehäuft depressive Episoden. Sie sollen 2. Wahl bleiben, sind aber bei schweren Manien oft unverzichtbar.

Bei Wirkungslosigkeit aller Therapien bleibt als letzte Möglichkeit die Elektrokrampftherapie.

Nach Abklingen einer manischen Phase sind **depressive Verstimmungen** häufig. Oft ist nicht zu unterscheiden, ob es sich um **Nebenwirkungen** der Neuroleptikatherapie handelt **oder** eine **beginnende depressive Episode**.

Erster Schritt ist die

- Reduktion der Neuroleptika, später Absetzen der Neuroleptika und Weiterbehandlung mit Lithium oder Valproat als Monotherapie

Zweiter Schritt ist der

- Beginn einer antidepressiven Therapie

Die **Rezidivprophylaxe der Manie** wird **wie** bei der **bipolaren Störung** durchgeführt, bei den sehr seltenen unipolaren rezidivierenden Manien kann bei Wirkungslosigkeit von Lithium, Carbamazepin oder Valproat oder bei der häufig fehlenden langfristigen Compliance eine rein neuroleptische (Depot-)Medikation gegeben werden.

Häufig machen die psychosozialen Folgen der manischen Episode, die durch eine nachfolgende depressive Episode noch verstärkt wahrgenommen werden, eine unterstützende Psychotherapie erforderlich. In der Episode ist Psychotherapie wirkungslos.

bei Hypomanie	
1.	• Lithium (Quilonum® ret.) in antimanischer Dosierung (1,0-1,2 mmol/l) als Monotherapie (wenn Wirkungseintritt von 14 Tagen kein Hindernis ist) oder
2.	• hochpotente oder atypische Neuroleptika wie bei Standardtherapie der Schizophrenie Tab. 2.41 oder
3.	• Valproinsäure oder
4.	• Kombination 1. und 2. (oder 2. und 3.) und evtl. Reduktion der Neuroleptika nach Beginn der Lithiumwirkung (10-14 Tage)
bei Manie	
1.	• Lithium (wie bei der Hypomanie) oder
2.	• Neuroleptika wie bei Standardtherapie der Schizophrenie, bei schweren Manien fast immer höhere Dosierung erforderlich bis hin zu Dosierungen wie beim Erregungszustand (Tab. 2.44) oder
3.	• Valproinsäure ("loading" mit 20 mg/kgKG für den schnellen Wirkeintritt möglich), Plasmaspiegel 50-120 µg/ml oder
4.	• Kombination 1. und 2., 2. und 3. oder selten 1. und 3.
Schlafinduktion ist ein Grundprinzip der Therapie: Deswegen zusätzlich Benzodiazepine und/oder niedrigpotente Neuroleptika	

Tab. 2.59: Therapievorschläge zur Behandlung der Manie.

2.5.2. Die depressive Episode (einschließlich der Melancholie, endogenen Depression)

Die depressive Episode (ICD-10) oder Major Depression (DSM IV), wie sie in den neuen Klassifikationssystemen konzipiert sind, **decken sich klinisch weitgehend mit dem traditionellen Begriff der endogenen Depression**. Trotzdem sind sie **nicht identisch, weil** berücksichtigt ist, dass **nicht alle depressiven Episoden** auf ausschließlich neurobiologische Ursachen zurückgeführt werden können (d.h. tatsächlich "**endogen**" sind). Psychosoziale Belastungen können zu ähnlichen Bildern führen oder neurobiologische Veränderungen induzieren. Andererseits haben viele "Depressionen" eine neurobiologische Grundlage, ohne dass das Vollbild der endogenen Depression psychopathologisch immer erkenntlich ist. Tatsächlich spricht sehr viel dafür, dass ein Großteil dieser Zustandsbilder, v.a. wenn sie rezidivierend auftreten, neurobiologische Ursachen hat und vor allem medikamentös behandelbar ist. Wahrscheinlich handelt es sich um ein heterogenes Krankheitsbild, bei dem verschiedene Ursachen zu ähnlichen psychopathologischen Bildern führen. Es werden also unter dieser Diagnose möglicherweise ätiologisch verschiedene "Depressionen" zu psychopathologisch ähnlichen, aber nicht identischen Bildern zusammengefasst. Die damit auch einhergehende "Entdifferenzierung" psychopathologischer Diagnostik führt dazu, dass Therapiestudien zu depressiven Episoden wenig aussagekräftig sind, da heterogene Störungen (von "reaktiv" bis "endogen") untersucht werden und durchschnittliche Wirksamkeiten nicht mehr auf den psychopathologisch zu definierenden Einzelfall extrapoliert werden können (dadurch sind auch z.B. die hohen Placeboeffekte erklärbar).

Es wird dewegen zusätzlich definiert:

> eine **Untergruppe** der **depressiven Episode, die der klassischen Beschreibung der endogenen Depression vollständig entspricht** und von der anzunehmen ist, dass sie neurobiologische Ursachen hat und auch genetisch verursacht ist. Diese Untergruppe der depressiven Episode wird als **Melancholie** (DSM IV) bezeichnet oder als **somatisches Syndrom** (ICD-10).

Klinik

Oft gehen dem typischen Vollbild der Erkrankung wochenlange, manchmal nur tagelange, unspezifische **Frühsymptome** voraus:

- Schlafstörungen mit Einschlafstörungen, häufigem nächtlichen Erwachen, gelegentlich auch bereits Früherwachen, oder deutlich vermehrter Schlaf
- ständige Müdigkeit, Erschöpfbarkeit, körperliche Beschwerden wie z.B. Schmerzen
- nachlassendes sexuelles Interesse, sexuelle Störungen
- zunehmende Lustlosigkeit und Desinteresse, auch Gefühle von Langeweile oder Leere
- subdepressive Verstimmung, zumindest ein Verlust an Fröhlichkeit, ein geringeres Ansprechen auf angenehme Erlebnisse
- gelegentlich auch eine dysphorisch-gereizte, missmutige Stimmungslage

Solche Phasen können ohne Anlass auftreten oder im Zusammenhang mit verschiedensten sozialen Konflikten stehen, oder solche Konflikte können sich daraus entwickeln (z.B. in Partnerschaft oder Beruf). Sie **können sich verstärken zu einer depressiven Episode.** Gelegentlich entsteht diese auch ohne Frühsymptome innerhalb von wenigen Tagen oder über Nacht.

Die Patienten sind in der depressiven Episode:

- deprimiert
  entweder tieftraurig oder (v.a. bei typischen Melancholien) gefühllos und leer (Gefühl der Gefühllosigkeit) oder im Vergleich zu gesunden Zeiten in ihrer affektiven Schwingungsfähigkeit deutlich eingeschränkt. Gelegentlich, vor allem bei Kindern und Jugendlichen, ist der **deprimierte Affekt auch hinter einer dysphorisch-missmutig-gelangweilten Stimmungslage verborgen**
- antriebsgemindert
  Interesse und Freude an früheren Tätigkeiten gehen verloren, Ziele werden nicht mehr gefasst und verfolgt, schließlich werden auch Partnerschaft und Familie, Beruf und sogar alltägliche Dinge wie Nahrungsaufnahme oder Hygiene vernachlässigt. Dies ist begleitet von einem Gefühl der Energielosigkeit, Lustlosigkeit, Interesselosigkeit
- antriebsgehemmt
  Sie empfinden einen subjektiven Widerstand gegen alle gewollten Handlungen und Tätigkeiten, müssen sich zu allem zwingen und aufraffen, anfangs nur zu schwierigeren, später auch zu leichteren Tätigkeiten (☞ Kap. 1.1.1.6.). Oft wird diese Hemmung auch als psychomotorische Hemmung sichtbar mit langsamem Sprechen und langsamen Bewegungen, verzögerten Reaktionen, verlangsamter Auffassung. **Bei einer An-**

triebshemmung besteht fast immer eine melancholische Depression.
Bei einem Teil der Patienten kann der Schweregrad der Antriebshemmung solche Ausmaße annehmen, dass sie nicht mehr sprechen, sich nicht mehr bewegen oder nur noch einzelne Worte nach langen Pausen und großen Mühen sagen (= **Mutismus und Stupor**)

- denkverlangsamt
Einfälle und Kreativität versiegen, die Antworten und Aussagen werden karg und zunehmend inhaltsleer
- denkgehemmt
Oft (dann immer Hinweis auf eine melancholische Depression) wird die Denkverarmung als subjektive Denkverlangsamung, als Denken gegen einen zähen Widerstand empfunden (☞ Kap. 1.1.1.6.). **Konzentrationsfähigkeit und Merkfähigkeit sind dann oft vermindert, die Auffassung verlangsamt und erschwert**
- im Denken eingeengt und geprägt von **Schuld- und Insuffizienzgefühlen** (bei denen sie sich schuldig, verantwortlich, wertlos, vermindert leistungsfähig, als Versager, hässlich, dumm fühlen), **hypochondrischen Befürchtungen** (z.B. an Krebs erkrankt zu sein), **negativen und pessimistischen Zukunftsperspektiven** (vor allem familiärer und beruflicher Art), **Verarmungsideen**, auch schmerzlich erlebten "Gefühlen", sich nicht mehr verwirklichen zu können, am Leben keine Freude mehr zu haben, keinen Sinn mehr im Leben zu entdecken
- vegetativ multipel beeinträchtigt
Schlafstörungen fehlen fast nie (zumindest in irgendeiner Phase der Erkrankung), entweder mit Einschlafstörungen und häufigem Erwachen in der Nacht und/oder (v.a. bei Melancholien) Früherwachen oder als Hypersomnie mit exzessiv langem Schlaf und Schläfrigkeit während des Tages. Der **Appetit** ist meist vermindert mit Gewichtsabnahme oder vermehrt mit Heißhungerattacken, Lust auf Süßigkeiten (= "carbohydrate craving") und Gewichtszunahme (☞ Kap. Sonderformen "atypische " Depression, saisonale Depression). Das **sexuelle Verlangen**, die sexuelle Erlebnisfähigkeit und Potenz sind vermindert oder aufgehoben, selten gesteigert im Sinn einer rastlosen, unerfüllten Sexualität.
Sämtliche Körperfunktionen, die mit dem vegetativen Nervensystem in Verbindung stehen, können verändert sein oder verändert empfunden werden (v.a. Herz, Atmung, Magen, Darm, Hitze/Kältegefühl und Schweißsekretion, Tremor, Schwindel, die Auflistung entspricht der Symptomatik der somatoformen Störung Kap. 2.9.)
- in der Körper- und Schmerzempfindung verändert
Die Patienten klagen über Schmerzen, entweder lokalisiert, vor allem im Gesichts-, Bauch- und Rückenbereich (teilweise auch bizarre Schilderungen = Zoenästhesien Grad 1 und 2), oder über ein Darniederliegen der Leibgefühle, eine Störung der Vitalgefühle (**vital depressives Syndrom**).
Schmerzzustände können auch ein **Frühsymptom** oder ein **isoliertes Symptom** der depressiven Episode sein (v.a. der Melancholie). Bei der **larvierten Depression** stehen Schmerzen ganz im Vordergrund und alle anderen Symptome treten dahinter zurück
- suizidal
Die Patienten denken an den Tod, wünschen ihn, planen Suizid oder führen ihn tatsächlich aus (**10-20 %** der Patienten mit depressiven Episoden begehen irgendwann **Suizid**). Symptome entsprechend der Fragen in Kap. 1.1.1.12.

Die Symptome haben häufig eine typische **Tagesschwankung** (v.a. bei Melancholie), in der Regel mit einem Morgentief und abendlicher Besserung der Symptomatik (gelegentlich auch umgekehrt mit Verschlechterung am Abend oder unsystematischen abrupten Wechseln im Lauf des Tages).

Auf dem Höhepunkt der Erkrankung kann diese Tagesschwankung nicht mehr feststellbar sein ("alles ist schlecht"). Ein Wiederauftreten der Tagesschwankungen ist dann ein Zeichen der Besserung (zur Diagnose einer Melancholie muss deswegen nur gefordert werden, dass irgendwann im Verlauf Tagesschwankungen auftraten).

Oft empfinden die Patienten

- innere Unruhe, meist ein in der Brust empfundenes Getriebensein
- Angst als Panikattacken oder als diffuse, unbestimmte Angst im Sinne einer Sorge

Bei manchen Patienten entwickelt sich ein depressiver Wahn, entsprechend den depressiven Denkinhalten als **Schuldwahn, Verarmungswahn, Minderwertigkeitswahn, nihilistischer Wahn oder hypochondrischer Wahn.**

In der Regel sind diese Arten des Wahns **katathym** aus den depressiven Denkinhalten, der depressiven Verstimmung und dem depressiven Pessimismus ableitbar (= **synthymer, kongruenter Wahn**). Nur gelegentlich, vor allem in tiefsten depressiven Verstimmungen, kommt es auch zum **parathymen, inkongruenten Wahn**, meist als Verfolgungswahn, bei dem der Patient sich beobachtet wähnt: andere sprechen über ihn, hören ihn ab oder verbreiten in Fernsehsendungen seine Missetaten (Wahnwahrnehmungen). Auch hier ist meist eine Beziehung zu typisch depressiven Denkinhalten nachweisbar.

▶ Begleitsymptome

Störungen von Konzentration, Merkfähigkeit und Gedächtnis durch die Denk- und Antriebshemmung können so stark werden oder dem Untersucher so stark erscheinen, dass psychopathologisch das Bild einer Demenz besteht (= **Pseudodemenz**, Differentialdiagnose ☞ Tab. 2.5).

Manche Patienten sind psychomotorisch unruhig, laufen umher, klagen, jammern und schreien bis hin zu Erregungszuständen (= **agitierte Depression**), auch wenn sich bezüglich zielgerichteter Aktivitäten immer noch eine Antriebshemmung nachweisen lässt.

Manchmal stellen Patienten ihre Beschwerden demonstrativ, übertrieben, theatralisch dar, schwanken in ihrer Stimmung je nach äußerer Situation und können kurzfristig nicht mehr depressiv wirken (= **pseudohysterische Depression**). Trotzdem bleiben hinter diesen hysteriformen Verhaltensweisen der fast durchgehende deprimierte Affekt, die Antriebsstörungen und die vegetativen Störungen erkennbar (= Abgrenzung zu Persönlichkeitsstörungen, dissoziativen Störungen).

Neben Panikattacken und diffusen Ängsten werden während der Depression auch **verschiedenste Phobien** entwickelt. Oft sind sie Folge der erlebten Insuffizienzen in der Depression, **v.a. soziale Phobien** bezüglich anderer Menschen oder der Arbeitssituation. Gelegentlich persistieren diese Phobien und gehen über in eine **ängstliche postdepressive Persönlichkeit.**

Ein kleiner Teil (wahrscheinlich nur etwa 1 %) entwickelt gleichzeitig mit dem depressiven Syndrom ein Zwangssyndrom, vor allem mit Zwangsgedanken und Zwangsbefürchtungen, seltener mit Zwangsimpulsen und Zwangshandlungen, das mit dem Ende der Depression langsam verschwindet (= **anankastische Depression**).

Depressive Patienten mit einem depressiven Wahn (= **psychotische Depression**) können auch kurzfristig andere "psychotische" Symptome zeigen wie akustische Halluzinationen (oft Stimmen, die den Patienten tadeln oder zurechtweisen, auch wenn in der Regel die psychopathologische Analyse zeigt, dass es sich um Pseudohalluzinationen handelt), Wahnwahrnehmungen, sogar Beeinflussungserlebnisse und das Gefühl, dass schlechte Gedanken eingegeben werden (zur Differentialdiagnose zur Schizophrenie und zur schizoaffektiven Störung ☞ Tab. 2.39 und Kap. 2.2.).

Derealisations- und Depersonalisationsphänomene (v.a. als das Gefühl, dass sich die Umwelt verändert hat, fremd ist, "man nicht mehr man selbst ist") kommen häufig vor, v.a. zu Beginn der Depression (= **Entfremdungsdepression**). Oft ist es schwer, das depressive Syndrom hinter diesem vorherrschenden Bild zu erkennen.

Bei manchen Patienten ist die Denkhemmung so stark, dass sie den Faden verlieren, ihnen der **Gedanke abreißt und das Bild einer Denkzerfahrenheit** entsteht.

Sonderformen

■ melancholische Depression, Melancholie, somatisches Syndrom, endogene Depression

Jede melancholische Depression ist immer gleichzeitig eine depressive Episode. Die beschriebenen Symptome der depressiven Episode sind alle gleichzeitig Symptome des melancholischen Subtyps. Die Melancholie entspricht psychopathologisch dem traditionellen Begriff der endogenen Depression. Wie die endogene Depression ist auch die Melancholie durch eine charakteristische Kombination von Symptomen bestimmt, die immer vorhanden sind. Die Definition eines solchen Subtyps der Melancholie beruht auf der historischen Unterscheidung zwischen endogener und reaktiver Depression. In der ursprünglichen Definition der endogenen Depression gab es keine ursächlichen psychosozialen Faktoren, und sie spricht im Gegensatz zu den reaktiven Depressionen besser auf eine somatische Therapie an und nur geringfügig auf Psychotherapie (dies gilt auch für leichtere Formen). Auch eine genetische Beteiligung wurde für diese Form wahrscheinlicher verantwortlich gemacht. Sie ist die Depressionsform, die im Rahmen bipolarer Störungen und rezidivierender depressiver Störungen am häufigsten auftritt.

Obwohl diese Charakteristika auch für einen großen Teil der weiter gefassten Gruppe der oben beschriebenen depressiven Episode gelten, ist es daher sinnvoll, weiterhin in dieser Gruppe einen melancholischen oder "endogenen" Subtyp psychopathologisch abzugrenzen (in der ICD-10: somatisches Syndrom), der dem Kernsyndrom der früheren endogenen Depression vollständig entspricht, da er

- relativ sicher durch eine medikamentöse Therapie behandelt werden kann
- relativ sicher primär neurobiologisch oder genetisch verursacht ist
- besonders häufig bei bipolaren (und auch rezidivierenden depressiven) Störungen vorkommt

Dies **heißt nicht, dass depressive Episoden, die im Moment nicht die Kriterien der Melancholie erfüllen, bezüglich Verlauf, Therapie und Ätiologie davon verschieden sein müssen, oder dass Melancholien eine besonders schwere Form der depressiven Episode darstellen (sämtliche Symptome der Melancholie können auch in leichter Form auftreten oder müssen nicht immer vorhanden sein)**. Der Kliniker hat aber, wenn er eine Melancholie sieht, eine größere Sicherheit, dass es sich um eine rezidivierende depressive Störung oder bipolare Störung mit biologischer Verursachung handelt, die auf Medikamente anspricht.

Patienten mit einer Melancholie haben immer die folgenden besonderen Merkmale der depressiven Episode:

- Antriebsminderung mit Interessenverlust, Verlust an Freude an normalen Aktivitäten
- Antriebshemmung, oft als eine psychomotorische Hemmung; alternativ psychomotorische Agitiertheit
- mangelnde Fähigkeit, auf eine freundliche Umgebung oder angenehme Ereignisse emotional zu reagieren. Die Patienten fühlen sich auch nicht besser, wenn etwas Erfreuliches geschieht
- Früherwachen, meist 2 oder mehr Stunden vor der gewohnten Zeit, manchmal mit erneutem Einschlafen, aber dann unruhigem Schlaf
- Tagesschwankungen mit einem Morgentief
- deutlicher Appetitverlust und/oder ein Gewichtsverlust, der häufig mehr als 5 % des Körpergewichts im vergangenen Monat beträgt
- deutlicher Libidoverlust

Häufig haben die Patienten

- bereits in der Vorgeschichte eine oder mehrere depressive Episoden durchgemacht, die oft vollständig oder nahezu vollständig abgeklungen sind, gelegentlich auch manische Episoden
- medikamentöse Therapien oder Elektrokrampftherapie waren dabei häufig erfolgreich

Diese beiden letzten Punkte erhöhen die diagnostische Sicherheit. **Vorsicht: Leichte Episoden und abortive Formen haben nicht alle Symptome, wegweisend ist dann die (subjektive) Antriebshemmung.** Melancholien können auch leicht ausgeprägt sein (anders als in der ICD-10) und können wie jede Krankheit leichte bis mittlere Stadien durchlaufen. Diagnose und Therapie ändern sich natürlich nicht durch den Schweregrad.

saisonale Depression (saisonal abhängige Depression)

Depressive Episoden können zu jeder Zeit des Jahres auftreten, v.a. der Subtyp der Melancholie tritt gehäuft im Frühjahr und Herbst auf.

Treten Depressionen fast immer während eines bestimmten Zeitraumes (ca. ± 2 Monate) auf und remittieren immer im gleichen Zeitraum, spricht man von einer saisonal abhängigen Depression. Wichtig ist die Abgrenzung der Winterdepression, die saisonale Depression im engeren Sinne, weil diese psychopathologisch charakterisierbar ist und durch Lichttherapie gebessert werden kann.

Die Patienten mit einer **Winterdepression** erkranken in der lichtarmen Jahreszeit (frühe Vorzeichen im September/Oktober, Vollbild am häufigsten im Januar/Februar) und werden symptomfrei oder haben sogar hypomanische Phasen in der Sommerzeit (frühestens Mai/häufig Juli).

Meistens zeigt sich keine typische Melancholie oder depressive Episode. Die Patienten klagen über Lustlosigkeit, Deprimiertheit, **Müdigkeit, Lethargie**, schlafen vermehrt (**Hypersomnie**), essen vermehrt und nehmen in der Winterzeit an Gewicht zu (**Hyperphagie**), haben oft Heißhunger nach Süßigkeiten ("carbohydrate craving").

Häufig sind die Winterdepressionen leicht bis mittelschwer ohne große psychosoziale Beeinträchtigungen (viele ambulante Patienten!).

psychotische Depression

Diese Patienten erfüllen fast immer gleichzeitig die Kriterien des melancholischen Subtyps, sind eine Unterform davon. Etwa 20 % der Patienten **mit einer schweren Form der Melancholie** haben **Wahnideen**, systematisierten Wahn, in Einzelfällen auch Wahnwahrnehmungen oder sehr selten Störungen des Ich-Erlebens, Halluzinationen.

Die Unterscheidung ist sinnvoll, weil bei der Therapie darauf Rücksicht genommen werden muss, eine zusätzliche Behandlung des Wahns durchgeführt werden muss (Neuroleptika oder eine Elektrokrampftherapie) und bei einer Untergruppe (v.a. wenn psychotische Symptome nicht nur kurz auf dem Höhepunkt der Erkrankung, sondern parallel im Verlauf auftreten, DD schizodepressive Störung) auch v.a. Neuroleptika rezidivprophylaktisch wirken. Dieser Subtyp wird von vielen Klinikern nicht als depressive Episode, sondern als eigenständige Erkrankung oder schizodepressive Störung angesehen, vor allem wenn er typisch im höheren Lebensalter (oft bei zusätzlichen organischen Erkrankungen) beginnt.

atypische Depression

Antriebsminderung und Verstimmung der typischen depressiven Episode können verbunden sein mit: Hypersomnie, verstärktem Appetit und Gewichtszunahme, hysteriformen Verhaltensweisen mit starker Reagibilität auf äußere Reize (v.a. Empfindlichkeit gegenüber Zurückweisungen in Beziehungen), immer wieder auftretenden kurzen schwersten Verstimmungszuständen, Lethargie und bleierner Schwere der Extremitäten.

Oft ist eine zumindest subjektive Antriebshemmung nachweisbar. Die Depression wird leicht für eine Persönlichkeitsstörung oder "Neurose" gehalten, im Rahmen derer auf äußere Ereignisse reagiert wird. Tatsächlich ist eine medikamentöse Therapie, vor allem mit MAO-Hemmern, wirksam, und Übergänge in bipolare Verlaufsformen mit hypomanischen oder manischen Episoden sind häufig. Die atypische Depression überschneidet sich psychopathologisch mit der saisonal abhängigen Form (Winterdepression), auf jahreszeitliches Auftreten ist deswegen zu achten.

rezidivierende kurze depressive Störung ("recurrent brief depression")

Depressive Episoden dauern meistens länger, aber in einer Subgruppe treten **regelmäßig** (z.B. etwa einmal im Monat) auf:

- leichte, selten schwere depressive Episoden, die ein bis vierzehn Tage andauern (meist 2-3 Tage) und sich dann ohne Therapie zurückbilden

Psychopathologisch fallen in den Episoden besonders auf:

- **suizidale Handlungen**, plötzliches ("über Nacht") Versinken in tiefe Traurigkeit, völlige Lethargie und Antriebslosigkeit und (speziell bei Männern) oft Alkoholkonsum

Die Diagnose einer depressiven Episode wird bei diesen Zuständen häufig verfehlt, da die sozialen Komplikationen oder der Substanzmissbrauch oft im Vordergrund stehen, und deswegen Persönlichkeitsstörungen oder Störungen durch psychotrope Substanzen angenommen werden. Zwischen den Episoden kann eine Dysthymia (☞ Kap. 2.5.5.) persistieren.

Vorsicht: Auch die ADHS (☞ Kap. 2.19.) hat die gleichen Symptome (emotionale Instabilität!).

ängstliche Depression

Angst ist ein sehr häufiges Symptom einer depressiven Episode (☞ Differentialdiagnose). Es ist nur gerechtfertigt, eine Sonderform anzunehmen, wenn psychopathologisch eine Mischung aus phobischen Befürchtungen, generalisierter Angst und einzelnen Panikattacken einerseits und leichten depressiven Symptomen und Denkinhalten andererseits dem Syndrom eine besondere Prägung gibt, ohne dass bei den leichten Schweregraden spezifische Diagnosen gestellt werden können.

Die Störung ist zwar leicht ausgeprägt, aber häufig chronisch und behindernd. Die **Diagnose** ist wahrscheinlich **überflüssig** und sollte **eher** als eine **Form der generalisierten Angststörung** (Kap.

2.7.3.) **oder** der **Dysthymia** (vgl. Kap. 2.5.5.) angesehen werden.

affektive Störungen im Wochenbett und zyklusabhängige affektive Störungen

Depressive Episoden (und seltener manische Episoden) können **im Wochenbett** auftreten ("Wochenbettpsychosen"); Schwangerschaft und Geburt sollten dann als ursächlicher Faktor gewertet werden, falls keine früheren Episoden bekannt sind bzw. keine späteren im Verlauf auftreten. Die Symptome sind in der Regel ähnlich der manischen, depressiven oder gemischten Episode. Psychotische Elemente, Zwangsgedanken (oft auf das Kind bezogen), Agitiertheit sind aber häufiger. Schwere Episoden treten bei 0,01-0,5 % der Geburten auf. Das Risiko ist erhöht für Patientinnen mit einer bekannten affektiven Störung oder mit früheren postpartalen Episoden.

Ein Teil der Patientinnen mit einer affektiven Störung im Wochenbett entwickelt im Verlauf eine rezidivierende depressive oder bipolare Störung, so dass hier die Geburt nur auslösender Faktor einer angelegten Erkrankung war.

Die Diagnose sollte nur gestellt werden, wenn die Symptome innerhalb von etwa 8 Wochen nach der Geburt auftreten.

Häufig und nicht zu verwechseln sind die ein bis sieben Tage **nach der Geburt auftretenden Verstimmungszustände**. Sie sind verbunden mit Affektlabilität und Affektinkontinenz, Sorgen, Pessimismus, tiefer Traurigkeit (auch als "maternity blues" bezeichnet), Einschlafstörungen. Wahrscheinlich sind sie Folge der Hormonumstellung. Sie sind immer vorübergehend und müssen nicht behandelt werden. Persistieren solche Zustände über 14 Tage, muss an die Diagnose einer depressiven Episode gedacht werden.

Schizophrenien im Wochenbett treten wahrscheinlich nur zufällig bzw. ausgelöst ohne ursächlichen Zusammenhang mit Schwangerschaft und Geburt auf.

Phasen mit Hormonwechseln (im ovulatorischen Zyklus oder im Lebenszyklus) können mit affektiven Begleitsymptomen assoziiert sein, die physiologisch und nur bei stärkerer Ausprägung behandlungsbedürftig sind. Sie können aber auch das Risiko für affektive Störungen erhöhen, v.a. bei prädisponierten Frauen. Besonders ausgeprägt sind diese Begleitsymptome und ein Erkrankungsrisiko in der **Pubertät und perimenopausal** (typischerweise einige Jahre vor der eigentlichen Menopause). Menopausal zeigt sich eher eine Stabilisierung. Einfache Stimmungsschwankungen der Perimenopause können, falls auch andere vegetative Symptome der Perimenopause vorhanden sind, mit Östrogenen behandelt werden (nur kurzfristig wegen somatischer Risiken der Östrogensubstitution), erst bei Wirkungslosigkeit nach 6 Wochen und/oder stärkeren Beschwerden ist eine antidepressive Therapie indiziert. Typische depressive Episoden müssen wie in Tab. 2.63 behandelt werden, allenfalls additiv mit Östrogenen. Bei Antikonzeptivaeinnahme und leichten affektiven Störungen können Wechsel erfolgreich sein (z.B. Weglassen des Progesteronanteils, der Stimmungsschwankungen fördern kann oder kontinuierliche Östrogenzyklische Progesterongabe). Das **prämenstruelle Syndrom** (oder **späte Lutealphase-Syndrom**) ist häufig mit Depressivität, Antriebsstörungen, Schlaflosigkeit oder Gereiztheit, auch Suizidalität oder Alkoholmißbrauch assoziiert und kann dann als **Unterform der rezidivierenden kurzen depressiven Störung** angesehen werden. Falls hormonelle Behandlungen (Antikonzeptiva, durchgehende Östrogen-, zyklische Progesterongabe) nicht erfolgreich sind, können SSRIs (z.B. Sertralin) helfen. In schweren Fällen kann in Ausnahmen auch die Ovulation supprimiert werden, z.B. Gonadotropin-Releasing-Hormon (GnRH), Östrogene oder Danazol, positive Effekte sind auch mit dem Opiatantagonisten Naltrexon (Nemexine®) beschrieben.

hormonabhängige affektive Störungen bei Männern

Auch **Männer** haben **vermehrt affektive Störungen** in Phasen der Hormonumstellung, v.a. im höheren Lebensalter **bei Abnahme der Testosteronproduktion**: Leichte depressive Symptome mit Schlafstörungen, Libidomangel sind oft durch **Testosteronsubstitution** behandelbar, bei ausgelösten depressiven (oft chronischen) Episoden nur additiv Testosteron (urologische Abklärung wegen Risiko Prostatakarzinom erforderlich!). Bei erstmalig im höheren Lebensalter aufgetretenen, therapieresistenten Depressionen sollte eine Testosteronsubstitution nach Hormonbestimmung erwogen werden.

Typisches klinisches Beispiel einer schweren depressiven Episode:
Der 32jährige Rechtsanwalt Peter M. hat nach mehreren beruflichen Misserfolgen Schwierigkeiten einzuschlafen, wacht nachts häufig auf. Er interessiert sich nicht mehr für seine Freizeitaktivitäten, seine Familie, hat kein sexuelles Interesse mehr und wird impotent. Im Geschäft fällt er vor allem durch eine gereizte, aggressive Stimmung auf, er scherzt nicht mehr wie früher, ist aber nicht traurig und kann seine Berufspflichten noch erfüllen (= Frühsymptome). Nach 2 bis 3 Wochen, als sich die geschäftlichen Probleme reduziert haben, wird er zunehmend niedergeschlagen, kann sich auch bei neu einstellenden Erfolgen nicht mehr freuen, klagt bei seiner Frau, dass er ein Versager sei, das Wohl der Familie auf dem Spiel stehe und er nur noch schwarz in die Zukunft sehe (= Beginn der typisch depressiven Episode mit deprimiertem Affekt, aufgehobener Schwingungsfähigkeit, depressiven Denkinhalten). In der Kanzlei fällt auf, dass er auch zu einfachen Tätigkeiten länger braucht, teilweise nur noch herumsitzt und vor sich hin starrt (= Antriebshemmung). Ab vier Uhr nachts kann er nicht mehr schlafen, geht unruhig im Haus umher (= Früherwachen), wälzt Akten und weckt seine Frau auf, teilt ihr mit, dass die Familie verloren sei. Am Abend will er davon nichts mehr wissen, meint, dass es schon weitergehen würde (= Tagesschwankungen). Er trinkt bereits mittags Alkohol, meint, er halte den Stress sonst nicht aus (sekundärer Alkoholmissbrauch). Weil seine Frau Tabletten bei ihm entdeckt, und er angibt, er brauche dies, um für alle Fälle aus dem Leben zu scheiden, bringt sie ihn zum Arzt (= Suizidgedanken). Dort berichtet er, dass er nicht mehr richtig denken könne, selbst einfachste Dinge fallen ihm schwer, er müsse sich dazu zwingen, alles gehe langsamer (= Antriebs-, Denkhemmung, subjektiv empfunden), freuen könne er sich überhaupt nicht mehr, er reiße sich nur vor seiner Umgebung zusammen. Er habe Hinweise, dass er ruiniert sei, fühle sich schuldig. Nachfragen bei der Familie ergeben, dass von Ruin keine Rede sein könne; der Patient lässt sich aber nicht davon abbringen (= depressiver Wahn, Verarmung und Schuld). Aufgrund der Suizidgedanken wird der Patient in eine Klinik eingewiesen und medikamentös behandelt unter der Diagnose einer depressiven Episode, somatisches Syndrom (Melancholie, endogene Depression). Nach 14 Wochen kann er wie früher seine Kanzlei leiten.

Diagnose und Differentialdiagnose

Die diagnostischen Leitlinien einer depressiven Episode zeigt Tab. 2.60.

1.	• deprimierter Affekt, in einem für die Betroffenen ungewöhnlichen Ausmaß, die meiste Zeit des Tages, fast jeden Tag, im wesentlichen unbeeinflusst von den Umständen
2.	• Interessenverlust und/oder Freudlosigkeit an Aktivitäten, die normalerweise angenehm waren
3.	• Antriebsminderung mit erhöhter Ermüdbarkeit
4.	• Klagen über verminderte Konzentration, Aufmerksamkeit, Denkvermögen, Unschlüssigkeit
5.	• vermindertes Selbstwertgefühl und Selbstvertrauen
6.	• Schuldgefühle und Gefühle von Wertlosigkeit
7.	• Suizidgedanken oder Suizidversuche, Selbstverletzungen
8.	• Schlafstörungen (Hyper- und Hyposomnie)
9.	• verminderter oder gesteigerter Appetit
10.	• psychomotorische Agitiertheit oder Hemmung
Es sollten erfüllt sein für die Diagnose einer	
leichten depressiven Episode	
• mindestens 2 Symptome der Kriterien 1.-3. und • mindestens 1 - höchstens 2 Symptome der Kriterien 4.-10.	
mittelgradigen depressiven Episode	
• mindestens 2 Symptome der Kriterien 1.-3. und • mindestens 2 - höchstens 4 Symptome der Kriterien 4.-10. Einige Symptome sollten besonders ausgeprägt sein, oder es ist ein weites Spektrum von Symptomen durchgehend vorhanden.	
schweren depressiven Episode	
• alle Symptome von 1.-3. und • mindestens 5 Symptome der Kriterien 4.-10. Einige Symptome sollten stark ausgeprägt sein.	
Die Symptome sollten **2 Wochen** bestehen oder zumindest außergewöhnlich schwer sein oder schnell auftreten.	

Tab. 2.60: Diagnostische Leitlinien der depressiven Episode, modifiziert nach ICD-10.

Die depressive Episode und ihre Unterformen können für die Klinik weiter unterteilt werden in:

- leichte und mittelgradige depressive Episoden
- schwere depressive Episoden, fast immer in Verbindung mit dem melancholischen Subtyp (mit oder ohne psychotische Symptome)

Die Unterteilung der ICD-10 in Schweregrade beschreibt nur einen aktuellen Zustand, keine verschiedenen Depressionen mit unterschiedlichen Behandlungen, da auch schwere Depressionen fast immer leichte und mittelschwere Stadien durchlaufen müssen.

Die Leitlinien zeigen, dass nicht jedes depressive Syndrom gleichzeitig eine affektive Störung bzw. eine depressive Episode ist. Z.B. werden bei primär affektiven Störungen immer Stimmungs- und Antriebsstörungen gefordert, anders als bei depressiven Reaktionen oder normalen Stimmungsschwankungen.

	Melancholie, somatisches Syndrom (endogene Depression)
	Die Kriterien einer depressiven Episode mit einigen (mindestens 4 nach ICD-10) der folgenden Symptome:
1.	• Interessenverlust oder Verlust von Freude an normalerweise angenehmen Aktivitäten
2.	• mangelnde Fähigkeit, auf eine freundliche Umgebung oder günstige Ereignisse adäquat emotional zu reagieren
3.	• Früherwachen, mindestens 2 h vor der üblichen Zeit
4.	• Morgentief
5.	• Antriebshemmung (psychomotorische Hemmung) oder Agitiertheit
6.	• deutlicher Appetitverlust
7.	• Gewichtsverlust (mindestens 5 % im vergangenen Monat)
8.	• deutlicher Libidoverlust
	rezidivierende kurze depressive Störung
1.	• leichte, mittelgradige oder schwere depressive Episode
2.	• etwa eine depressive Episode pro Monat über 1 Jahr
3.	• Dauer der Episoden kürzer als 2 Wochen (typisch 2-3 Tage)
	Bei zusätzlichen hypomanischen/manischen Episoden: rezidivierende kurze bipolare Störung
	saisonale affektive Störung (saisonal abhängige Verlaufsformen nicht in der ICD-10 enthalten)
1.	• Die manische oder depressive Episode beginnt oder endet immer etwa zum gleichen Zeitpunkt eines Jahres
2.	• mindestens 2 solcher Episoden in 2 Jahren, ohne dass nicht-saisonale Episoden auftreten
3.	• mehr saisonale als nicht-saisonale affektive Episoden im Langzeitverlauf
	Bei Depressionsbeginn im Herbst/Winter und Symptomfreiheit oder Hypomanie im Sommer: lichtabhängige Winterdepression
	atypische Depression (die Kriterien der Melancholie sind nicht erfüllt)
	Symptome der depressiven Episode, aber erhaltene affektive Schwingungsfähigkeit (die Stimmung hellt sich bei positiven Ereignissen auf) und einige der folgenden Symptome:
1.	• Hypersomnie oder mehr Zeit, die im Bett verbracht wird
2.	• Hyperphagie und/oder Gewichtszunahme
3.	• Gefühl bleierner Schwere in Armen und Beinen mit körperlicher Erschöpfung
4.	• andauerndes Muster, sensitiv und depressiv auf Zurückweisungen in Beziehungen zu reagieren mit häufigen sozialen Komplikationen

Tab. 2.61: Diagnostische Leitlinien der Sonderformen der depressiven Episode, modifiziert nach ICD-10.

Diagnostische Leitlinien der Sonderformen einer depressiven Episode zeigt Tab. 2.61.

Diagnose und Differentialdiagnose der depressiven Episode sind die häufigsten und wichtigsten der Psychiatrie. Die Abgrenzung muss nach vier Fragen vorgenommen werden (Tab. 2.62).

Klinisch bedeutsam ist zuerst die **Abgrenzung einer depressiven Episode** (z.B. bei einer rezidivierenden depressiven oder bipolaren Störung) von:

- Trauerreaktionen (bei Tod oder auch Trennung ("Liebeskummer") einer Beziehung)
- Anpassungsstörungen oder depressiven Reaktionen (☞ Kap. 2.6.)

Beide sind depressive Reaktionen auf psychosoziale Stressoren, keine primär affektive Störung, und sie sind von einer depressiven Episode psychopathologisch nicht immer zu unterscheiden. Anpassungsstörungen sind in der Regel zwar weniger schwer ausgeprägt als depressive Episoden, aber v.a. bei der Trauerreaktion kommen Bilder wie beim melancholischen Subtyp vor. Bei beiden (vor allem bei der Trauerreaktion) ist eine medikamentöse Therapie selten indiziert, da sie spontan mit der Zeit oder nach Wegfall der Belastung verschwinden. Zwar spricht das Bild einer depressiven Episode, v.a. einer Melancholie, für eine depressive Episode im Rahmen einer primär affektiven Stö-

Frage 1	Handelt es sich psychopathologisch überhaupt um • eine depressive Episode, also eine primär affektive Störung oder um • eine normalpsychologische Stimmungsschwankung, eine Reaktion auf eine psychosoziale Belastung (akute Belastungsreaktion, Anpassungsstörung = depressive Reaktion)?
Frage 2	Täuscht eine andere Krankheit psychopathologisch das Bild einer depressiven Episode vor, obwohl gar keine primär affektive Störung vorliegt, handelt es sich also um eine • organische affektive Störung, eine Folge einer (chronischen oder akuten) Intoxikation mit psychotropen Substanzen? • eine Schizophrenie oder schizoaffektive Störung?
Frage 3	Einige psychische Erkrankungen treten häufig gemeinsam mit primär affektiven Störungen auf, sind also ein Risikofaktor (eine Ursache?) oder eine Folge einer affektiven Störung. Sollen bei solchen Symptomen und Störungen also nur eine (z.B. nur eine depressive Episode) oder mehrere Diagnosen gestellt werden? Die Frage stellt sich bei • Missbrauch und Abhängigkeit von psychotropen Substanzen • Schizophrenien • Angststörungen • Zwangsstörungen • somatoformen und dissoziativen Störungen • Aufmerksamkeits-/Aktivitätsstörungen • Essstörungen • Persönlichkeitsstörung • Anpassungsstörungen
Frage 4	Wenn ich sicher bin, dass es sich um eine depressive Episode handelt und um eine primär affektive Störung, welche ist es dann, also • eine singuläre Episode? • eine bipolare Störung? • eine rezidivierende depressive Störung? • eine anhaltende affektive Störung wie die Dysthymia (Zyklothymia)?

Tab. 2.62: Differentialdiagnose der depressiven Episode.

rung, die reaktiv ausgelöst wurde, es gilt aber die pragmatische Regel:

Regel: Das Bild einer depressiven Episode nach einem belastenden Lebensereignis, das bei jedem geeignet ist, eine Depression hervorzurufen, sollte vorläufig als Trauerreaktion oder reaktive Depression diagnostiziert werden und nicht sofort medikamentös behandelt werden. Klingt die Symptomatik auch nach Wochen nicht ab, muss davon ausgegangen werden, dass eine depressive Episode ausgelöst wurde und entsprechend medikamentös behandelt werden.

Abgrenzungen von nicht zu den primär affektiven Störungen gehörigen Erkrankungen:

▶ organische psychische Störungen

Viele organische Erkrankungen können das Bild einer typischen depressiven Episode als erstes oder einziges Symptom haben einschließlich der typischen Psychopathologie des melancholischen Subtyps. Zur Diagnose und Differenzierung ☞ Kap. 2.1.3.4. und Tab. 2.15.

▶ psychische Störungen durch psychotrope Substanzen

Alle psychotropen Substanzen können im Rausch das psychopathologische Bild einer depressiven Episode hervorrufen, bei chronischer Intoxikation kann dies auch über Wochen bestehen.

Regel: Im Zustand der akuten Intoxikation und den Tagen danach kann auch bei einem typischen psychopathologischen Bild keine depressive Episode diagnostiziert werden. Persistiert die Symptomatik mindestens zwei bis vier Wochen nach Beendigung einer körperlichen Entzugssymptomatik oder der Eliminierung der Substanz, sollte zusätzlich eine depressive Episode diagnostiziert werden.

Therapeutisch ist wichtig, ob Missbrauch und Abhängigkeit und depressive Episode zwei zufällig gleichzeitig bestehende Erkrankungen sind, oder die eine aus der jeweilig anderen entstanden ist. Meist ist der Beginn der Symptomatik bei langjährigen Abhängigkeiten klinisch nicht mehr sicher feststellbar. Falls dies möglich ist, gilt die folgende Regel (☞ Kap. 2.7., Differentialdiagnose bei Angststörungen):

Regel: Depressive Episoden bereits vor Beginn des Missbrauchs sprechen für eine zusätzliche, evtl. ausgelöste Abhängigkeit, die wie eine primäre behandelt wird, und die depressiven Episoden sollten wie eine Depression weiterbehandelt werden. Entstanden depressive Episoden erst nach Beginn des Missbrauchs und persistieren nach Beendigung der Substanzzufuhr, bestehen sowohl eine primäre Abhängigkeit als auch eine depressive Störung, und beide Störungen sollten behandelt werden (die depressiven Episoden auch medikamentös). Verschwinden die depressiven Störungen nach Beendigung der Substanzzufuhr, entstand die Depression sekundär zur Abhängigkeit und nur letztere muss behandelt werden.

▶ Schizophrenien, schizoaffektive Störungen, wahnhafte Störungen

Die Symptome der leichten, mittelschweren oder schweren depressiven Episoden, auch lang andauernd über Monate oder Jahre, kommen bei Schizophrenien als **Prodromalsymptome** oder **Residualsymptome** vor. Die Symptome einer depressiven Episode können auch **gleichzeitig mit schizophrenen Symptomen** auftreten. Zur Differentialdiagnose von affektiven Störungen, schizoaffektiven Störung und Schizophrenie ☞ Kap. 2.2. und Tab. 2.39.

Bei einer typischen **depressiven Episode im Anschluss an eine schizophrene Symptomatik oder im symptomfreien Intervall** einer sicheren Schizophrenie sollten die **Diagnosen depressive Episode und Schizophrenie** (oder postschizophrene Depression, wenn noch Symptome vorhanden sind) der **Diagnose eines Residualsyndroms vorgezogen werden**, das in der Regel psychopathologisch nicht dem Bild der depressiven Episode entspricht und meist weniger gut behandelbar ist. Wichtig ist: **Wenn eine depressive Episode diagnostiziert wird, sollte diese auch bei einer Schizophrenie antidepressiv behandelt werden.**

▶ Angststörungen

Alle Angstformen, die bei Angststörungen (☞ Kap. 2.7.) vorkommen, kommen auch bei depressiven Episoden vor. Umgekehrt hat ein großer Teil der Patienten mit Angststörungen auch depressive Episoden im Verlauf oder ist dauerhaft depressiv verstimmt wie bei einer Dysthymia (☞ Kap. 2.5.5.). Es ist oft nicht zu klären, ob es sich dann um

das häufige Zusammentreffen von zwei verschiedenen Störungen oder, bei jeweils leichter Ausprägung, **die Sonderform einer ängstlichen Depression oder Angstdepression** handelt, oder ob **alle Symptome Folge der Depression sind, die die höherrangige Diagnose ist und Angstsymptome oft auch als Frühsymptom oder Prodrom hat.**

Empfohlen wird folgende pragmatische Regel:

> *Regel: Angstsymptome, die gleichzeitig mit den Symptomen der depressiven Episode auftreten oder nicht lange vor oder nicht lange nach Beginn einer depressiven Symptomatik, werden nicht besonders diagnostiziert, sondern als Symptom der depressiven Episode gewertet, und diese wird entsprechend behandelt.*

Die Diagnose der depressiven Episode ist gesichert, wenn die Angstsymptomatik mit der depressiven Episode abklingt. Persistiert sie lange ohne jedes depressive Symptom, sollten zwei Diagnosen gestellt werden, und beide Störungen sollten behandelt werden. Bestand die Angstsymptomatik bereits lange vor der depressiven Episode ohne zumindest diskrete zusätzliche depressive Symptome (z.B. diskret deprimierter Affekt, Lust-, Energielosigkeit,vegetative Störungen) sollten auch beide Diagnosen gestellt und entsprechend behandelt werden. Bestehen leichte Angstsymptome und leichte depressive Symptome lange Zeit parallel mit immer wieder vorhandenen, kurzen Unterbrechungen, ohne dass eine depressive Episode besteht, liegen entweder die Sonderform **einer ängstlichen Depression** (Angstdepression) vor **oder eine Dysthymia** (☞ Kap. 2.5.5.) **mit Angst als Symptom.**

Viele Patienten mit rezidivierenden depressiven Episoden haben Phobien verschiedenster Art, die erst bei Nachfragen berichtet werden, vor allem **Dysmorphophobien** und **soziale Phobien**.

> *Regel: Es sollten zwei Diagnosen gestellt werden, wenn die Phobie vor der Depression bestand, und beide sollten behandelt werden. Wenn eine Phobie erst mit der Depression beginnt und nach der Depression verschwindet, sollte nur die Diagnose einer depressiven Episode gestellt werden. Persistiert die Phobie nach der depressiven Episode, stellt sich die Differentialdiagnose eines depressiven Residualsyndroms oder einer ausgelösten Phobie. Da die Frage meist nicht geklärt werden kann, sollten pragmatisch beide Diagnosen gestellt und entsprechend behandelt werden.*

Bei allen Patienten mit therapieresistenter Angst und begleitender Depression oder umgekehrt sollte pragmatisch davon ausgegangen werden, dass die Begleitsymptome nicht ausreichend diagnostiziert und behandelt wurden; die Therapie sollte geändert werden. Aber Vorsicht: Bei einer depressiven Episode, auch bei diskreten Symptomen, ist jede Expositionstherapie der Angstsymptome kontraindiziert. Die Symptome können verstärkt werden mit Therapieresistenz, wenn Angst Symptom der Depression ist und durch die Psychotherapie verstärkt wird.

▶ Zwangsstörung

Zwangssymptome können bei depressiven Episoden auftreten. Bei Zwangsstörungen sind im Verlauf umgekehrt depressive Episoden, auch typisch melancholische, häufig.

> *Regel: Treten Zwangssymptome nur während der depressiven Episode auf, so wird eine depressive Störung (= anankastische Depression) diagnostiziert. Persistieren die Zwangssymptome oder haben vorher schon Zwangssymptome bestanden, so werden beide Diagnosen gestellt und behandelt.*

▶ somatoforme Störungen, dissoziative Störungen

Bei beiden kommen wie bei depressiven Episoden körperliche Beschwerden, vegetative Symptome und Schmerzen vor; die Störungen sind wahrscheinlich gehäuft assoziiert (im Sinne einer Komorbidität).

Regel: Die Diagnose der depressiven Episode (affektiven Störung) hat Vorrang. Sind ihre Symptome vorhanden (auch versteckt hinter Körperbeschwerden), wird nur die Diagnose einer depressiven Episode gestellt und entsprechend behandelt.

Bestehen die somatoformen und dissoziativen Symptome lange vor und nach der depressiven Episode ohne auch diskrete depressive Symptome, d.h. auch ohne explizit zu erfragende Antriebsstörung, können beide Diagnosen gestellt werden. Vorsicht: Klagen über somatische Beschwerden und Schmerzen/vegetative Symptome sind auch typische Symptome der depressiven Episode, die vom Patienten auch ausschließlich geäußert werden können. Die anderen depressiven Symptome zu verkennen ist der schlimmere Fehler (Behandlung!) als eine somatoforme Störung zu übersehen (keine Behandlungskonsequenzen!).

▶ Essstörungen

Sowohl bei der Bulimie als auch bei der Anorexia nervosa treten häufig typische depressive Episoden im Verlauf auf, bei der Anorexie besonders bei starker Gewichtsabnahme und Unterschreiten eines individuell kritischen Gewichtes. Umgekehrt ist möglich, dass Essstörungen auch Folge oder Ausdruck vorbestehender depressiver Störungen sein könnten (Appetit- und Gewichtsverlust ist ein Symptom der depressiven Episode bzw. Hyperphagie der atypischen Depression).

Regel: Bei depressiven Störungen, die nach Beginn der Essstörung auftreten, sollten zwei Diagnosen gestellt werden (Essstörung und depressive Episode). Sie sind meist Folge der Essstörung und primär kein Hinweis auf eine bipolare Störung oder eine rezidivierende depressive Störung. Eine primär depressive Störung (rezidivierende depressive oder bipolare Störung) mit Essstörungen ist wahrscheinlich, wenn die depressiven Symptome vor Beginn der Essstörungen begonnen haben oder gleichzeitig beginnen oder nach Beendigung der Essstörung persistieren.

▶ Persönlichkeitsstörungen, Aufmerksamkeits-/Aktivitätsstörungen

Depressive Episoden sind auf der Achse II bzw. Ib (☞ Kap. 1.4.) gehäuft mit einer Vielzahl von Persönlichkeitsstörungen kombiniert. Beide Diagnosen schließen sich nicht gegenseitig aus.

Regel: Jeder Patient mit einer depressiven Episode kann jede denkbare Persönlichkeitsstörung zusätzlich zu seiner Depression aufweisen. Das psychopathologische Bild der depressiven Episoden, auch leichter, chronischer Formen, ist aber nie Bestandteil von einer Persönlichkeitsstörung, und es sollten dann immer zwei Diagnosen gestellt werden. Es sollte nie vergessen werden, die depressive Episode zu behandeln, anstatt alle Symptome durch die Persönlichkeitsstörung zu erklären.

Auch langdauernde leichte depressive Symptome sind Hinweise auf eine depressive Störung (z.B. auf eine Dysthymia, ☞ Kap. 2.5.5.). **Es gibt keine Persönlichkeit, zu der die Symptome depressiver Episoden gehören, sondern nur einige Persönlichkeitsstörungen, bei denen gehäuft depressive Verstimmungen auftreten oder deren Affekte leicht damit zu verwechseln sind:**

Bei ängstlich-vermeidenden und abhängig-asthenischen Persönlichkeitsstörungen sind Verwechslungen mit leichten und chronischen depressiven Störungen möglich, weil die Patienten durchgehend ängstlich und besorgt sind, Alleinsein fürchten, sich an Beziehungen klammern, überempfindlich gegenüber Zurückweisungen und Kritik sind mit entsprechenden situationsgebundenen depressiven Verstimmungszuständen und Antriebslosigkeit.

Im Unterschied zu depressiven Störungen können die Patienten aber keinen Beginn der Störung angeben, "sie waren schon immer so" (auch bereits im Alter von 15 Jahren). Sie fühlen diesen Zustand nicht als etwas Besonderes. Die Symptome verschwinden, wenn sich die Situation ändert, dauern nicht an und können durch angenehme Ereignisse immer beendet werden. Antriebshemmung, Störungen von Konzentration und Aufmerksamkeit fehlen immer, meist auch vegetative Störungen. Ein melancholisches Syndrom findet sich nie. Da diese Persönlichkeitsstörungen auch **prädisponieren für die Entwicklung einer rezidivierenden depressiven Störung,** sollte auch **bei länger anhaltenden leichten Symptomen einer depressiven Episode** bei Persönlichkeitsstörungen die **zusätzliche Diagnose einer affektiven Störung** gestellt werden, und eine **Behandlung** eingeleitet werden. **Schwerere Symptome einer depressiven Episode bei diesen**

Persönlichkeitsstörungen sollten immer zu einer Diagnose einer depressiven Episode führen.

Bei **emotional instabilen Persönlichkeiten bzw. Borderline-Persönlichkeitsstörungen und Aufmerksamkeitsdefizit-/ Hyperaktivitätsstörungen** (☞ Kap. 2.19.) **des Erwachsenenalters** treten **typische depressive Episoden gehäuft** auf. Es sollten dann zwei Diagnosen gestellt und die **depressive Episode auch medikamentös behandelt** werden. Manchmal treten die Symptome der Borderline-Störung ausschließlich im Verlauf der affektiven Störung auf als Ausdruck der individuellen Verarbeitung und Darstellung depressiver Symptomatik. Sie verschwinden mit Besserung der Depression und die Diagnose einer Persönlichkeitsstörung ist eine Fehldiagnose. **Persistieren bei depressiven Episoden Stimmungsschwankungen und/ oder kognitive Störungen, ist dies oft ein Zeichen einer zusätzlichen Aufmerksamkeits-/Aktivitätsstörung, nicht einer primären Chronifizierung (noradrenerge/dopaminerge Antidepressiva wählen).**

Es gibt auch **depressive Persönlichkeiten oder Temperamente**, die gehäuft mit depressiven Episoden assoziiert sind. Auch zu diesen gehören aber nicht die Symptome der depressiven Episode oder Dysthymia. Patienten mit einer depressiven Persönlichkeit haben statt dessen allenfalls eine pessimistische, wenig selbstbewusste, freudlose Grundstimmung.

▶ **Abgrenzungen innerhalb der affektiven Störungen:**

Bei einer ersten depressiven Episode kann nicht psychopathologisch entschieden werden, ob es sich um eine

- **bipolare Störung**
- **rezidivierende depressive Störung**
  oder
- **einmalige depressive Episode**

handelt.

Hinweise auf eine rezidivierende Störung bzw. bipolare Störung sind eine positive Familienanamnese und ein melancholischer Subtyp. Eine Manie in der Vorgeschichte beweist eine bipolare Störung. Ein jahrzehntelanger rein depressiver Verlauf schließt einen bipolaren Verlauf nicht aus. Eine bipolare Familienanamnese spricht für das Vorliegen einer bisher maskierten bipolaren Störung.

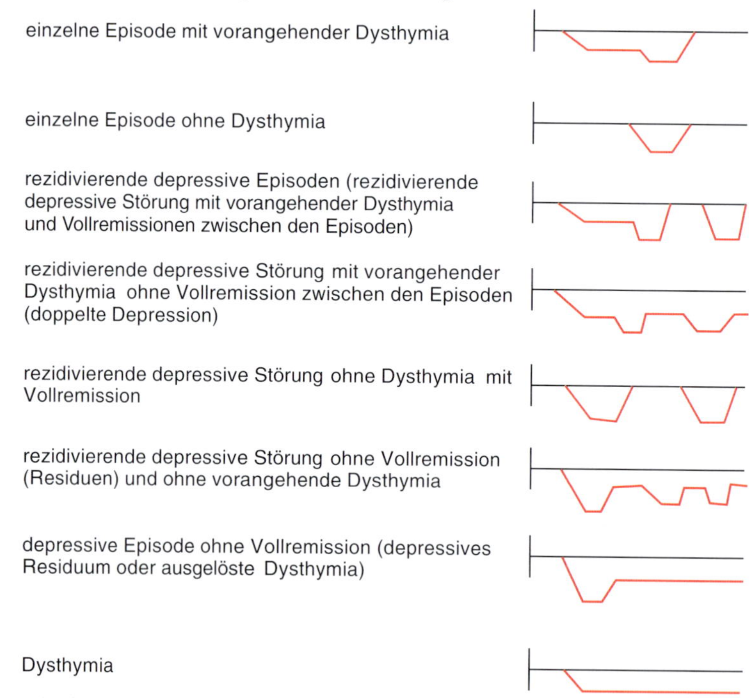

Abb. 2.2: Die Verläufe depressiver Episoden.

Besondere differentialdiagnostische Probleme bereitet fast immer die **"chronische Depression"**. Persistieren über Jahre Symptome der depressiven Episode, kann es sich handeln um:

- eine chronische schwere, mittelgradige oder leichte depressive Episode
- ein depressives Residualsyndrom (Residuum), wenn nach einer depressiven Episode Restsymptome bestehen, die nicht die Kriterien einer Episode erfüllen, z.B. ausschließlich Konzentrationsstörungen
- eine Dysthymia (☞ Kap. 2.5.5.), die durch einzelne depressive Episoden kompliziert wurde (= sogenannte **doppelte Depression**)

Abb. 2.2 zeigt die Verlaufsformen der depressiven Episoden.

Bei der verwirrenden Verlaufsvielfalt affektiver Störungen bedarf es für die Diagnostik chronischer Depressionen einer einfachen Regel:

Regel: Bei chronisch depressiven Zustandsbildern sollte dann die Diagnose "chronisch depressive Episode" oder "depressives Residualsyndrom bei depressiver Episode" gestellt werden, wenn im Verlauf typisch depressive Episoden nachweisbar waren, und vor dem Beginn keine Dysthymia bestand. Eine Dysthymia sollte diagnostiziert werden, wenn bisher keine typisch depressiven Episoden aufgetreten sind. Eine doppelte Depression (Dysthymia und rezidivierende depressive Störung) sollte diagnostiziert werden, wenn eine Dysthymia jahrelang das Bild beherrschte und erst dann erste depressive Episoden auftraten, und die Dysthymia nach den interponierten depressiven Episoden weiterbesteht.

Der **Sinn der Differenzierung** ist klar:

Bei der Dysthymia wird die Therapie möglicherweise zusätzliche andere Aspekte (Psychotherapie) bevorzugen als bei der chronischen depressiven Episode, wenn es sich um den Subtyp einer eher "neurotischen", "charakterologischen" Erkrankung handelt, und der Verlauf wird vielleicht weniger günstig sein. In vielen Fällen wird aber die Differenzierung keine Auswirkungen auf die Therapie haben, da die Dysthymia meist nur eine leichtere Ausdrucksform der rezidivierenden depressiven Störung ist.

Zusatzdiagnostik

Obligate und eventuell fakultative Zusatzdiagnostik zum Ausschluss organischer affektiver Störungen. Einige auffällige Befunde können zu Schwierigkeiten bei der Differentialdiagnose führen:

- C-CT, NMR
  Es gibt keine spezifischen Befunde, aber Hirnatrophien, periventrikuläre Dichteminderungen, Arachnoidalzysten schließen eine depressive Episode nicht aus (sie sind wahrscheinlich gehäuft assoziiert) oder machen eine organische affektive Störung nicht primär wahrscheinlich, wenn nicht andere Hinweise aus der Zusatzdiagnostik dafür sprechen
- HMPAO-SPECT, FDG-PET
  Frontale Hypoperfusion im linken dorsolateralen präfrontalen Kortex ist häufig, vor allem bei schweren depressiven Episoden (unspezifischer Befund, der auch bei Schizophrenien und organischen Störungen vorkommt)
- Testpsychologie
  In der Persönlichkeitstestung (z.B. MMPI, FPI) können alle Konfigurationen vorkommen, die auch typisch für "neurotische" Bilder oder für Persönlichkeitsstörungen sind. In der akuten Episode ist dies kein Hinweis auf eine solche Störung, sondern nur als typischer Ausdruck der Depression zu werten. Erst nach Ende der depressiven Episode kann daraus ein Hinweis auf eine zusätzliche Persönlichkeitsstörung abgeleitet werden
- Endokrinologie
  Hyperkortisolismus und Nonsuppression im Dexamethasonhemmtest sind häufig, besonders beim melancholischen Subtyp und schweren depressiven Episoden. Auch eine abgeschwächte TSH-Antwort beim TRH-Stimulationstest kommt vor (oder seltener eine verstärkte TSH-Antwort als Hinweis auf eine latente Hypothyreose). Eine Schilddrüsenerkrankung oder ein M. Cushing (Hypophysenadenom) sollten dann sicher ausgeschlossen werden (C-CT, NMR, fehlende klinische Zeichen wie Striae, Stammfettsucht, Vollmondgesicht, eventuelle erweiterte endokrinologische Diagnostik, z.B. erweiterte Schilddrüsendiagnostik)

Die anderen obligaten und fakultativen zusatzdiagnostischen Maßnahmen sind in der Regel unauffällig. Laborzeichen eines sekundären Substanzmißbrauchs sind möglich, auch andere endokrinologische Veränderungen (v.a. Reduktion der Sexualhormone).

Epidemiologie

Epidemiologische Untersuchungen haben unterschiedliche Kriterien zur Definition depressiver Störungen zugrundegelegt, so dass die Angaben nicht präzise sind.

▶ Geschlechtsverhältnis

Frauen: Männer 2:1 (bei Kindern und in der Adoleszenz gleiches Geschlechtsverhältnis).

▶ Häufigkeiten

Punktprävalenz einer depressiven Episode: 2-3 % der Männer und 5-9 % der Frauen.

Lebenszeitprävalenz: 5-12 % der Männer und 10-25 % der Frauen erleben zu irgendeiner Zeit eine depressive Episode.

Ätiologie und Pathophysiologie

Die depressiven Episoden und ihre einzelnen Subtypen sind wahrscheinlich keine homogene, ätiologisch einheitlich definierbare Störung. Genetische, psychosoziale und neurobiologische Faktoren oder eine Kombination können als primäres ätiologisches Modell vorgeschlagen werden, **je nachdem, im Rahmen welcher depressiven Störung** (z.B. bipolare Störung, rezidivierende depressive Störung, depressive Episode bei Dysthymia oder Zyklothymia) **die depressive Episode** auftritt. Unabhängig von der primären Ätiologie lassen sich aber pathophysiologische Hirnvorgänge angeben, die bei allen depressiven Episoden ähnlich sind.

▶ **Genetische Faktoren**

Depressive Episoden treten familiär gehäuft auf. Die Morbiditätsraten für Verwandte ersten Grades von Patienten mit bipolaren oder rezidivierenden depressiven Störungen liegen dabei zwischen 5 und 25 % und sind in den meisten Studien höher als in der gesunden Kontrollgruppe.

Bei Zwillingsuntersuchungen (die stärkere Hinweise darauf liefern, dass nicht nur durch die familiäre Umwelt bedingte, sondern auch genetische Faktoren eine Rolle spielen) lagen die Konkordanzraten monozygoter Zwillinge für depressive Episoden zwischen 33 und 92 %, die dizygoter Zwillinge zwischen 0 und 23 %. Dies ist ein starkes Argument für eine genetische Komponente.

▶ **Psychosoziale Faktoren**

Intuition und gesunder Menschenverstand legen nahe, dass **Unglück wahrscheinlich zu Traurigkeit führt**, vor allem, wenn es schwer ist, wiederholt eintritt oder von Dauer ist, und wenn das betroffene Individuum dadurch verletzt wird oder dazu **prädisponiert** ist: aufgrund einer **genetischen Vulnerabilität** und/oder **früheren Erfahrungen**, die es empfindlicher für Belastungen machen (z.B. der Verlust der Eltern in frühen Jahren). Belastende Lebensereignisse (**life-events**) können dann die Entwicklung depressiver Episoden fördern, v.a. wenn Verlust (von nahen Bezugspersonen) und Ausweglosigkeit oder Selbstwertverlust und Kränkung eine Rolle spielen. Drohende Gefahr (z.B. bei Erkrankungen) führt hingegen eher zur Angststörung. Life-events sind unbedeutender, wenn die Episode dem melancholischen Typ ähnelt und besonders wichtig als Risikofaktor für eine Chronifizierung. Patienten mit depressiven Episoden sind auch oft durch ihre **prämorbide Persönlichkeit** prädisponiert (Selbstunsicherheit, übermäßige Gewissenhaftigkeit, Ordentlichkeit, Leistungsbetonung = **Typus melancholicus**). Das Hauptproblem vieler dieser Studien ist, dass nicht nur Lebensereignisse und Persönlichkeit Auswirkungen auf die Depression haben können, sondern auch umgekehrt die Depression diese beeinflussen kann.

Ein Modell, das psychosoziale und neurobiologische Einflussfaktoren berücksichtigt, ist das **Kindling-Modell:** Neurobiologisch kann eine Folge von belastenden Lebensereignissen Hirnreaktionen auslösen (z.B. die vermehrte Ausschüttung des Stresshormons Kortisol), die, wenn sie einmal begonnen haben, autonom auch ohne Anlass weiterlaufen und in die neurobiologische Pathophysiologie der depressiven Episode einmünden können. Ein genetischer Faktor kann zu diesen neurobiologischen Überempfindlichkeiten gegenüber psychosozialen Belastungen beitragen, auch bestimmte Persönlichkeitseigenschaften oder in der Kindheit erworbene, biologische Bahnungen. Häufige derartige Reaktionen induzieren im Gehirn neurobiologische Mechanismen, die schließlich auch spontan und immer schneller zu depressiven Episoden führen. Mit diesem Modell können viele Depressionen sowohl soziopsychologisch als auch neurobiologisch begründet werden, und es erklärt, warum manche erst reaktiv anmutenden Depressionen ab einem bestimmten Zeitpunkt nur medikamentös (auf neurobiologischer Ebene) behandelt werden können, oder warum eine zunehmende Progredienz mit Verkürzung der symptomfreien Intervalle bei vielen depressiven Störungen besteht.

Neurobiologische Faktoren

Obwohl viele neurobiologische Auffälligkeiten bei depressiven Episoden gefunden wurden, gibt es keinen Labortest, mit dem eine depressive Episode festgestellt werden könnte. Es ist offen, welche der gefundenen Veränderungen nur eine Reaktion auf andere neurobiologische Veränderungen sind (Adaptionsmechanismen, "Selbstheilungsversuch") oder welche bereits primär ätiologisch an der Depression beteiligt sind. Die Gesamtgruppe der depressiven Episoden ist wahrscheinlich bezüglich neurobiologischer Veränderungen heterogen, d.h. nicht alle Veränderungen kommen bei allen Depressionen in gleichem Ausmaß vor.

Neurotransmittersysteme mit wahrscheinlich veränderter Neurotransmission in der depressiven Episode sind:

- Noradrenalin (Argumente: Die meisten Antidepressiva erhöhen die Noradrenalinkonzentration im synaptischen Spalt und führen zu einer "Herunterregulation" postsynaptischer β-Noradrenalinrezeptoren, Abbauprodukte des Noradrenalins wie MHPG sind bei manchen Depressiven vermindert, die Wachstumshormonantwort auf den postsynaptischen α_2-Noradrenalinrezeptoragonisten Clonidin ist bei manchen Depressiven abgeschwächt)
- Serotonin (Argumente: Die meisten Antidepressiva erhöhen die Serotoninkonzentration im synaptischen Spalt, Serotoninabbauprodukte (5-HIA) sind bei manchen Depressionen vermindert)
- Dopamin (Argumente: Manche antidepressiv wirksamen Medikamente erhöhen die Dopaminkonzentration im synaptischen Spalt, und fast alle verändern die Expression der Dopaminrezeptoren oder deren Sensitivität. Dopaminrezeptorblockade oder Dopaminmangel wie beim Morbus Parkinson führen zu depressiven Syndromen)
- Acetylcholin (Argumente: Cholinergika können zu depressionsähnlichen Symptomen führen, depressive Schlafmuster (verkürzte REM-Latenz) können durch Cholinergika induziert werden, der Schlaf Depressiver wird durch Cholinergika anders beeinflusst als der Schlaf Gesunder)
- γ-Aminobuttersäure (GABA) (Argumente: manche GABAergen Medikamente wirken antidepressiv, bei manchen depressiven Patienten ist die Plasma- und Liquor-GABA-Konzentration erniedrigt)
- sekundäre Signaltransduktionssysteme (Argumente: Einzelne an AMP gekoppelte G-Proteinformen und Phosphoinositol sind bei manchen bipolaren Depressionen regional erhöht, Lithium wirkt auf das Inositolsystem, die Calciumhomöostase ist verändert)

Die Befunde sprechen gegen Theorien, wonach ein einzelnes System gestört ist, sondern für eine Störung in multiplen Signaltransduktionssystemen und deren Interaktionen und Gleichgewichten.

Neuroendokrine Funktionsstörungen in depressiven Episoden sind:

- keine normale Suppression der Kortisolsekretion nach Dexamethasongabe und eine reduzierte ACTH- und Kortisolantwort auf CRH-Gabe bei basal erhöhten Cortisol-ACTH-CRH-Spiegeln (bei 40 bis 90 % der Patienten mit einer schweren depressiven Episode). Grund: funktionsgeminderte Kortikoidrezeptoren in Hippokampus, Hypothalamus und kortikotrophen Zellen führen zur fehlenden Rückkoppelung und vermehrter CRH- und Vasopressinfreisetzung mit erhöhter Aktivität der Glukokortikoidachse. Dies spricht für eine Störung auf hypothalamischer Ebene. Es ist offen, ob diese Mechanismen direkt oder über Interaktionen mit anderen Systemen depressiogen sind oder ob es sich um sekundäre Anpassungsvorgänge oder Selbstheilungsversuche bei der Depressionsentwicklung handelt

Charakteristische **neurophysiologische Funktionsstörungen** in der Episode sind:

- Schlafanomalien mit verkürzter Zeit vom Einschlafen bis zum Auftreten der ersten Schlafphase mit schnellen Augenbewegungen (verkürzte REM-Latenz), vermindertem Tiefschlaf (reduzierter Delta-Schlaf) und vermehrten Anteilen von REM-Schlaf (erhöhte REM-Dichte). Der therapeutische Effekt von Schlafentzug und Tagesschwankungen sprechen dafür, dass Schlaf bei Depressiven depressiogen wirkt (möglicherweise auf Grund physiologischer Prozesse wie Reduktion des Katecholaminumsatzes). Die Veränderungen beim Schlaf könnten deswegen auch adaptiv, nicht pathogen, sein
- linksfrontale Hypoperfusion (SPECT, PET), einer Region, die an Planung, Antrieb, zielgerichtetem Denken und Affektivität beteiligt ist und veränderte Perfusion im limbischen System

Neuroanatomische Störungen sind:

- Dichteminderungen periventrikulär und in der weißen Substanz sind überzufällig häufig, v.a. bei spät beginnenden Depressionen. Im Vergleich zu Gesunden sind Regionen häufig diskret verkleinert, die Bestandteil der limbischen Schleife und im PET und SPECT hyper- oder hypoaktiv sind (v.a. frontal, temporal, Basalganglien, auch Cerebellum und erweiterte 3. Ventrikel). Die Amygdalae sind dagegen vergrößert. Aktuelle Hypothesen gehen von einer veränderten Neuroplastizität aus.

Verlauf und Prognose

Depressive Episoden kommen **in jedem Lebensalter** vor (Kindheit bis Senium), die Angabe von mittleren Ersterkrankungsaltern ist deswegen nur wenig hilfreich. Früher wurde geschätzt, dass der größte Teil der Episoden vom melancholischen Subtyp im dritten oder vierten Lebensjahrzehnt erstmalig auftritt. Neuere Studien datieren das Ersterkrankungsalter bei einem **Teil der Patienten zwischen 16 und 20 Jahren.** Manche, aber nicht alle Kohortenstudien zeigen, dass das Alter für den Beginn der Depression niedriger wird.

Depressive Episoden beginnen:

- langsam mit unspezifischen Frühsymptomen über Wochen oder Monate
- (selten) plötzlich über Nacht oder innerhalb einiger Tage
- 10-25 % hatten die Jahre vor dem Auftreten der ersten depressiven Episode bereits eine leichtere "Depression" (Dysthymia ☞ Kap. 2.5.5.)

Melancholische depressive Episoden (vor allem im Rahmen von bipolaren Störungen und rezidivierenden depressiven Störungen) beginnen gehäuft im Frühjahr und Herbst. Lichtabhängige, saisonale Depressionen im eigentlichen Sinne beginnen zwischen September und März mit einem Höhepunkt der Symptomatik im Winter zwischen Januar und März.

Die Mehrzahl der Episoden endet mit einer

- Vollremission

aber

- etwa 5-10 % bleiben chronisch depressiv (über Jahre) mit unwesentlicher Besserung
- etwa 20-30 % behalten zwar keine typischen Symptome der depressiven Episode, aber uncharakteristische **depressive Residualsyndrome** mit verminderter Belastbarkeit, reduzierter Leistungsfähigkeit, vorschneller Ermüdbarkeit und Erschöpfbarkeit, rascher Neigung zu depressiven Reaktionen oder leichteren depressiven Symptomen wie bei einer Dysthymia, die immer wieder durch typische depressive Episoden unterbrochen werden können

Die Vielzahl der Verlaufsformen einer depressiven Episode zeigt Abb. 2.2.

Die Dauer der einzelnen depressiven Episode ist unterschiedlich und kann von wenigen Tagen (bei der Sonderform der "kurzen" rezidivierenden Depression) bis zu mehreren Jahren andauern. Es wird vermutet, dass die meisten depressiven Episoden sich innerhalb von 6 Monaten oder länger zurückbilden (ca. 40-50 % innerhalb von 6 Monaten, 25-30 % 1 Jahr, 20-25 % über 1 Jahr).

Antidepressive Therapie verkürzt möglicherweise die Episoden. Sicher ist, dass die vom Patienten als symptomatisch wahrgenommenen Zeiten durch Antidepressiva abgekürzt werden können.

▶ Komplikationen

Die ernsthafteste Komplikation ist der **Suizid. 15-20 %** aller Patienten mit rezidivierenden depressiven Episoden sterben durch Suizid (v.a. am Beginn und Ende der Episode, wenn die Stimmung noch gedrückt, der Antrieb aber bereits gebessert ist). Erhöhtes Suizidrisiko besteht zusätzlich durch belastende psychosoziale Verhältnisse (z.B. Scheidung, Alleinsein), Alkohol- oder Drogenmissbrauch, höheres Lebensalter, frühere Suizidversuche oder Suizidversuche in der Familie. Nach neuen Studien liegt die Suizidrate unter 10 %.

Weitere Komplikationen sind:

- private und familiäre, soziale und berufliche Schwierigkeiten durch die depressiven Symptome
- Missbrauch von psychotropen Substanzen (v.a. im Sinne einer Selbstmedikation) bis hin zur Abhängigkeit von Alkohol oder anderen psychotropen Substanzen (v.a. Benzodiazepine, die ärztlich verordnet wurden)

Therapie

Wesentliches Grundprinzip ist der

- Einsatz von antidepressiven Medikamenten

Bei allen depressiven Episoden ist zusätzlich indiziert

- Psychotherapie

Bei **schweren Episoden**, vor allem zu Beginn der Behandlung, kann diese oft nur in **stützenden, begleitenden Gesprächen** bestehen, die betonen, dass es sich um eine **Krankheit ohne Zutun oder Verschulden des Patienten** handelt, **die vorübergehen wird.** Bei **leichteren Episoden** sind v.a. Modifikationen der **Verhaltenstherapie** indiziert. Es ist dabei v.a. darauf zu achten, dass Verhaltensweisen, die durch die Depression entstanden sind, wie Ängste, soziale Phobien, fehlendes Selbstbewusstsein, Schuldgefühle, sich nicht psychisch verselbständigen und nach der depressiven Episode weiter bestehen. Dadurch kann möglicherweise der Erfolg einer medikamentösen Therapie geschmälert werden.

Neben diesen Grundpfeilern der Therapie stehen als weitere Verfahren zur Verfügung:

- Schlafentzug
  Patienten mit depressiven Episoden, die **eine Nacht vollständig durchwachen** (oder zumindest eine Hälfte der Nacht, am besten die zweite Hälfte der Nacht), fühlen sich am nächsten Tag in etwa 50-80 % der Fälle um **30-100 % gebessert.** Der Effekt hält leider meist nur bis zum erneuten Schlaf an, anschließend ist die Stimmung meist wieder gedrückt. Wiederholte Schlafentzüge können aber wahrscheinlich die Episodendauer verkürzen und zu einer schnelleren Besserung der Symptomatik führen. Der positive Effekt eines Schlafentzuges kann durch eine anschließende Schlafphasenvorverlagerung oft erhalten werden: Die Patienten schlafen am Tag nach dem Schlafentzug von 17.00-24.00, am nächsten Tag von 18.00-1.00 usw., bis der normale Schlafrhythmus wieder nach etwa einer Woche erreicht ist
- Elektrokrampftherapie
  Therapieresistente Patienten können in bis zu 50 % der Fälle noch gebessert werden, v.a. bei Melancholien und wahnhaften Depressionen
- Lichttherapie
  Täglich 2-4 h helles Licht (mindestens 2.500 Lux, Lampe nicht weiter als 1 Meter vom Auge entfernt) kann die depressive Symptomatik bei saisonalen Formen (“**Winterdepression**”) innerhalb von einigen Wochen bessern oder vollständig supprimieren. Die Wirkung des Lichts ist am besten, wenn die Behandlung am Morgen stattfindet. Bei nicht saisonalen Depressionsformen ist der Effekt fraglich, möglicherweise hat die Lichttherapie aber einen adjuvanten Effekt

Die **Standardtherapie aller depressiven Episoden** besteht aus:

- antidepressiver medikamentöser Therapie
- Psychotherapie
- Schlafentzug (1-2 Schlafentzüge pro Woche)
- (adjuvanter Lichttherapie)

Vorschläge zur medikamentösen Therapie zeigen Tab. 2.63 und Tab. 2.64.

Ein Teil der Patienten bleibt auch nach diesem Behandlungsschema therapieresistent, mögliche Gründe und Therapiestrategien bei Therapieresistenz zeigen die Tab. 2.65 und Tab. 2.66. Noch nicht ausreichend geprüfte, aber wahrscheinlich wirksame Methoden sind Vagusnervstimulation und Tiefenhirnstimulation.

① trizyklische Antidepressiva	• serotonerg, noradrenerg: z.B. Amitriptylin (Saroten®), Imipramin (Tofranil®), Doxepin (Aponal®), Clomipramin (z.B. Anafranil®) • eher noradrenerg: z.B. Desipramin (Pertofran®), Nortriptylin (Nortriptilin®), Maprotilin (z.B. Ludiomil®, tetrazyklisch) • atypisch: Trimipramin (z.B. Stangyl®)
	mindestens 150-225 mg/d, bei fehlender Wirkung (nach Plasmaspiegelkontrolle) Steigerung möglich auf 225-300 mg/d (Maprotilin nur 225 mg), Beginn mit 25-75 mg/d
② selektive Serotonin-Wiederaufnahmehemmer	• z.B. Sertralin (z.B. Zoloft®), Beginn mit 25-50 mg/d, mindestens 50-100 mg/d, Steigerung bis 200 mg/d möglich
③ selektive Serotonin-Noradrenalin-Wiederaufnahmehemmer	• Venlafaxin (Trevilor®, Trevilor ret®), Beginn 37,5-75 mg/d, mindestens 150-375 mg/d, bis 150 mg/d v.a. serotonerg, bei höherer Dosierung auch noradrenerg und schwach dopaminerg • Duloxetin (Cymbalta®), Standarddosierung 60-120 mg/d, gleichzeitige Wirkung auf Noradrenalin und Serotonin, wahrscheinlich besser wirksame höhere Dosierungen nicht ausreichend untersucht
④ selektive Noradrenalin-Wiederaufnahmehemmer	• Reboxetin (Edronax®, Solvex®), Beginn mit 2-4 mg/d, Steigerung bis 8 mg/d; max. 12 mg/d
⑤ noradrenerge und spezifisch serotonerge Antidepressiva	• Mirtazapin (Remergil®), wirkt über α_2-, $5HT_2$-, $5HT_3$-Rezeptorblockaden, Beginn 15mg/d, mindestens 30-45mg/d
⑥ Monoaminooxidasehemmer	• Tranylcypromin (z.B. Jatrosom N®), irreversibler MAO-A- und MAO-B-Hemmer (Vorsichtsmaßnahmen beachten), Beginn mit 10 mg/d, mindestens 30 mg/d, in begründeten Ausnahmen besser mehr (z.B. 40-80 mg/d) • Moclobemid (Aurorix®), Beginn 300 mg/d, mindestens 600 mg/d
⑦ dopaminerge Antidepressiva	• Sulpirid (z.B. Dogmatil®, Neogama®): dopaminerge Stimulation bei 50-200 mg/d
⑧ dopaminerg-noradrenerge Wiederaufnahmehemmer	• Bupropion (Elontril®): Beginn (75-)150 mg/d, mindestens 150-300 mg/d
⑨ melatonerge Antidepressiva	• Agomelatin (Valdoxan®); 25-50 mg/d, noch nicht in Deutschland zugelassen

Tab. 2.63: Standardtherapievorschläge zur Behandlung der depressiven Episode (stationär; ambulant langsamer Beginn und niedrigere Höchstdosierungen). Vor Annahme von Therapieresistenz sollten angegebene Höchstdosierungen ausreichend lange gegeben worden sein.

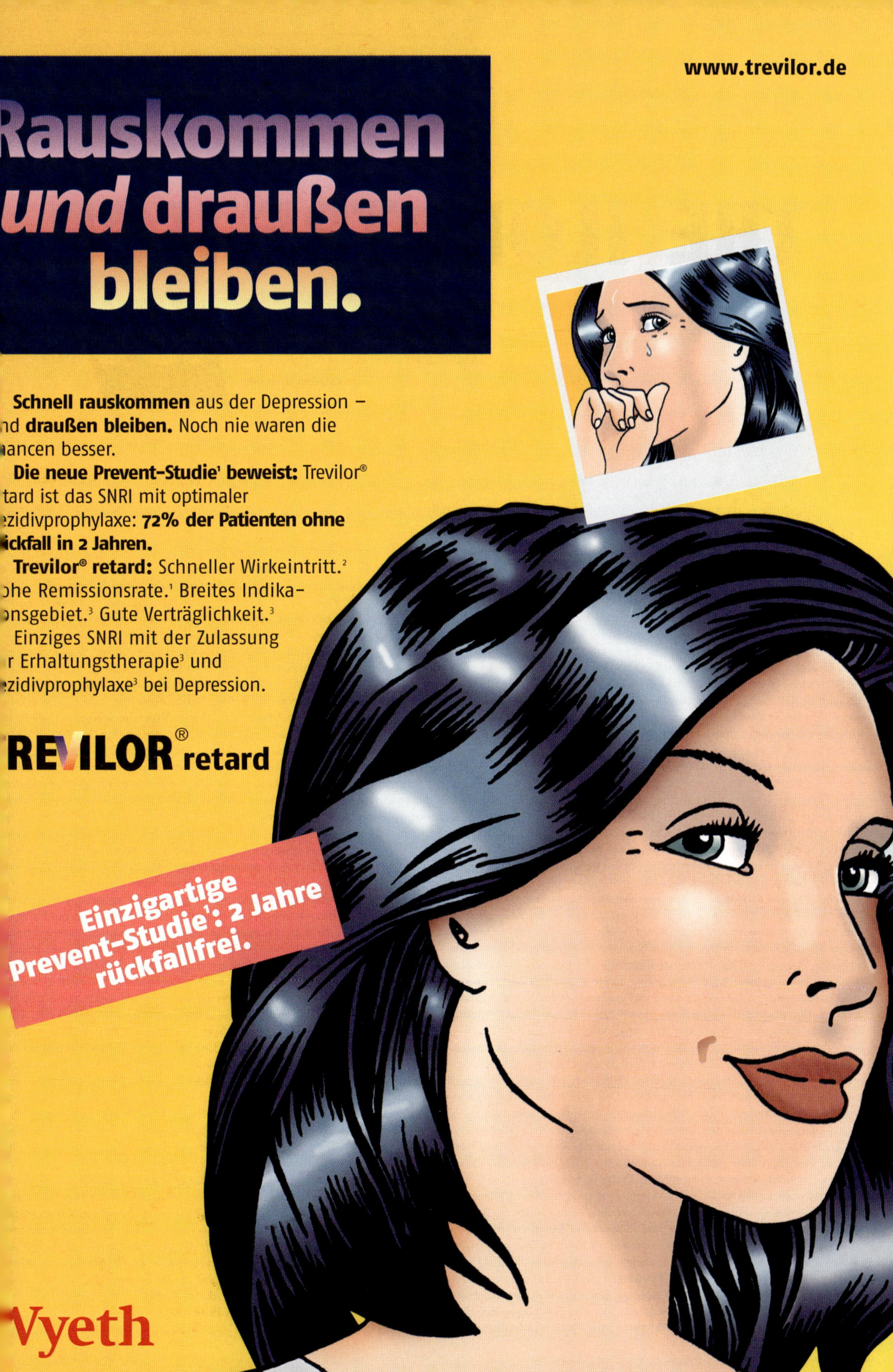
www.trevilor.de
Rauskommen
und draußen
bleiben.
Schnell rauskommen aus der Depression –
nd draußen bleiben. Noch nie waren die
ancen besser.
Die neue Prevent-Studie[1] beweist: Trevilor®
tard ist das SNRI mit optimaler
zidivprophylaxe: 72% der Patienten ohne
ckfall in 2 Jahren.
Trevilor® retard: Schneller Wirkeintritt.[2]
ohe Remissionsrate.[1] Breites Indika-
nsgebiet.[3] Gute Verträglichkeit.[3]
Einziges SNRI mit der Zulassung
r Erhaltungstherapie[3] und
zidivprophylaxe[3] bei Depression.
REVILOR® retard
Einzigartige
Prevent-Studie[1]: 2 Jahre
rückfallfrei.
Vyeth

Therapieprinzipien	
1.	zuerst immer Monotherapie, evt. zusätzlich Benzodiazepine
2.	jede Therapie vor Wechsel mindestens 6 Wochen, davon mindestens 4 Wochen Hochdosierung
3.	Auswahlkriterien des ersten Antidepressivums: • "Was früher geholfen hat, hilft auch jetzt" • bei leichten und mittelschweren Episoden nicht zuerst Gruppe 1, sondern 2 oder 3, vor allem 3 (Tab. 2.63) wählen, bei Aufmerksamkeits-/Aktivitätsstörung v.a. 3 oder 8, bei gewünschter Sedierung auch 5, evtl. in Kombination mit 2, 3 (auch bei leichten Episoden müssen Mindestdosen erreicht werden, dies gelingt bei Gruppe 1 wegen NW fast nie) • bei schweren melancholischen Depressionen auch Antidepressivum aus Gruppe 1 möglich, besser Gruppe 3 wählen
4.	Wechsel des Antidepressivums: • bei unzureichender Wirkung der ersten Therapie: Wechsel innerhalb 1-5 (immer überlappend!); bei erneuter unzureichender Wirkung: erneuter Wechsel und/oder Vorgehen wie bei Therapieresistenz (Tab. 2.66). Verschiedene Reihenfolgen sind möglich, vor Annahme von Therapieresistenz sollte aber jeweils ein Medikament aus Gruppe 1, 3 und 8 ausdosiert worden sein
Beachte: Schlafentzüge und Psychotherapie gehören auch zur Standardtherapie	

Tab. 2.64: Therapieprinzipien zur Standardtherapie der depressiven Episode.

• zu niedrige Dosierung oder zu niedrige Plasmaspiegel (häufigste Ursachen!): Plasmaspiegel kontrollieren, Höchstdosis geben
• zu kurze Dauer: mindestens 6 Wochen, bei bereits sichtbaren Effekten verlängern auf 6-12 Wochen, falls überhaupt kein Effekt nach 6 Wochen: Präparatewechsel
• Nebenwirkungen (v.a. bei ungewöhnlicher Pharmakokinetik: langsame Metabolizer von trizyklischen Antidepressiva = zu hohe Spiegel) täuschen "Depression" vor: Plasmaspiegel kontrollieren, Dosisanpassung (Reduktion!) oder Wechsel der Substanzklasse
• unerkannte organische psychische Störungen
• unerkannte andere psychiatrische Erkrankungen (Komorbidität), wie Missbrauch/Abhängigkeit von psychotropen Substanzen, hyperkinetische Störung, Essstörungen, Persönlichkeitsstörungen, Zwangsstörungen, Angststörungen, Schizophrenie: kritische Überprüfung der Diagnose, Therapie der Zweiterkrankung, Antidepressivawechsel entsprechend der Zweiterkrankung
• "falsches" Antidepressivum: Wechsel der Substanz entsprechend Tab. 2.63
• "echte" Therapieresistenz: alternative Behandlungen, v.a. Elektrokonvulsionstherapie

Tab. 2.65: Gründe für Therapieresistenz.

• Sind die Prinzipien der Standardtherapie beachtet (Tab. 2.63, 2.64): ausreichende Dosis, ausreichende Dauer, Wechsel zu anderen Wirkspektren? Wurden Serumspiegel bestimmt, um zu hohe oder niedrige Dosierungen auszuschließen? • 1-2 Schlafentzüge pro Woche, Schlafphasenvorverlagerung • Augmentation mit Schilddrüsenhormon T_3 50-100 µg/d (2-4 Wochen), evtl. auch mehr • Augmentation mit Lithium 0,6-1,2 mmol/l (6-8 Wochen oder Weitergabe zur Einleitung einer späteren Prophylaxe) • Kombinationen der Gruppen aus Tab. 2.63: Amitriptylin (100-150 mg) + Tranylcypromin (20, in begründeten Ausnahmen -40 mg) (Vorsichtsmaßnahmen beachten ☞ Kap. 3.4.1.1.) oder Hochdosistherapie mit Tranylcypromin alleine; Bupropion + Substanz aus Gruppe 1, 2, 3; Mirtazapin + Venlafaxin • Kombinationen Gruppe 1 und 2,3 (Tab. 2.63) • Infusionstherapie (nur bei unzureichenden, anders nicht zu erhöhenden Plasmaspiegeln) • Elektrokonvulsionstherapie • Neuroleptika, evtl. additiv (v.a. bei psychotischen Depressionen), niedrigdosiert • Methoden in begründeten Ausnahmen: Kombination mit Psychostimulanzien (Methylphenidat, D-Amphetamin + TZA oder Venlafaxin), Kombination Venlafaxin + dopaminerge Substanz (v.a. Pramipexol = Sifrol®), Therapien mit dopaminergen Antiparkinsonmedikamenten (v.a. bei älteren Patienten)
Schema (Beispiel): 2 Therapieregime jeweils mit Dosisanpassung, T3 + Lithium, Schlafentzügen → Kombination trizyklisches Antidepressivum + MAO-Hemmer oder andere Kombinationen, atypische Substanzen → EKT

Tab. 2.66: Therapiestrategien bei Therapieresistenz oder unzureichender Wirkung, wenn Monotherapien ausgeschöpft sind.

Tab. 2.67 zeigt die empfohlenen Wirkspiegel für Antidepressiva, die nicht unterschritten werden sollten.

Substanz	gemessene Metaboliten	therapeutische Wirksamkeit	Mindestwirkspiegel vor Annahme einer Therapieresistenz
Amitriptylin (z.B. Saroten®)	Amitriptylin + Nortriptylin	80-250 ng/ml	≥ 200 ng/ml
Nortriptylin (z.B. Nortrilen®)	Nortriptylin	30-120 ng/ml	≥ 100 ng/ml
Imipramin (z.B. Tofranil®)	Imipramin + Desipramin	150-250 ng/ml	≥ 240 ng/ml
Desipramin (z.B. Pertofran®)	Desipramin	75-300 ng/ml	> 125 ng/ml
Clomipramin (z.B. Anafranil®)	Clomipramin + Desmethyl-Clomipramin	70-200 ng/ml	≥ 150 ng/ml

Tab. 2.67: Empfohlene Wirkspiegel bei Antidepressiva. **Bei neuen Antidepressiva sind Spiegelangaben noch nicht verlässlich.**

Sonderformen depressiver Episoden sind besser mit Modifikationen der Standardtherapie zu behandeln (Tab. 2.68).

Ist davon auszugehen, dass es sich nicht nur um eine einzelne depressive Episode, sondern um eine Episode im Rahmen einer **bipolaren Störung** oder einer **rezidivierenden depressiven Störung** handelt, ist eine **Rezidivprophylaxe** sinnvoll (☞ Kap. 2.5.3., 2.5.4.).

saisonale affektive Störung (Winterdepression)
• Lichttherapie 2-4 h/d und (bei stärkerer Ausprägung) • Serotoninwiederaufnahmehemmer, z.B. Sertralin (Zoloft®, Gladem®) 50-200 mg/d
rezidivierende kurze affektive Störung
• Episoden sind meist so kurz, dass Antidepressiva nicht schnell genug wirken → Behandlungsschwerpunkt auf Prophylaxe legen (☞ Kap. 2.5.4. "Therapie") • in der Episode: Selbstgefährdung verhindern durch kurze stationäre Behandlung, evtl. leichte Sedierung mit trizyklischen Antidepressiva, **wiederholte Schlafentzüge** • bei emotionaler Instabilität im Rahmen einer Aufmerksamkeits-/Aktivitätsstörung (☞ Kap. 2.19.) Methylphenidat erwägen
atypische Depression
• MAO-Hemmer: Tranylcypromin (Jatrosom N®), Dosierung wie Tab. 2.63 • Serotoninwiederaufnahmehemmer, Venlafaxin (Tab. 2.63)
psychotische Depression
• Standardtherapie + Lithium 0,8-1,2mmol/l (oder Valproat) • Standardtherapie und Neuroleptika, z.B. Risperidon 2-4 mg/d, Olanzapin 2,5-20 mg/d • EKT

Tab. 2.68: Therapievorschläge bei Sonderformen depressiver Störungen.

Klinische Hinweise für die Therapie

Bei **Schlafstörungen**, **starker Angst** und **psychomotorischer Erregung** müssen **vorübergehend** zusätzlich **Benzodiazepine** gegeben werden, v.a. bei nicht sedierenden Substanzen wie Serotoninwiederaufnahmehemmern.

Manche Patienten bessern sich zwar zuerst unter der Standardtherapie v.a. mit trizyklischen Antidepressiva, das depressive Syndrom nimmt dann aber wieder zu, zusätzlich oft mit starker Sedierung und mit starken vegetativen Begleitsymptomen (z.B. Tremor). Oft sind dann **erhöhte Plasmaspiegel** der Medikamente nachzuweisen (besonders bei **langsamen Metabolisierern**, die bereits bei niedrigen Antidepressivadosierungen exzessiv hohe, teilweise toxische Plasmaspiegel erreichen). Eine Blutspiegelmessung zeigt dann erhöhte Werte, und eine Reduktion der Dosierung führt zu einer erneuten Besserung. Auch bei Serotoninwiederaufnahmehemmern oder Venlafaxin können Unruhe, Angst, Schlafstörungen und Depressivität im Verlauf zunehmen, und die Dosis muss oft erniedrigt werden (nicht erhöht!).

Schwierig beim individuellen Patienten ist die **Beendigung der medikamentösen Therapie.** Am **sichersten ist es, die Dosis, mit der die Vollremission erreicht wurde, als Erhaltungsdosis beizubehalten (ohne Reduktion), wenn keine Nebenwirkungen auftreten**, die bereits bei geringer Ausprägung in der Dauertherapie die Compliance massiv einschränken. Dies ist bei neueren Antidepressiva (Serotoninwiederaufnahmehemmer, Venlafaxin, Duloxetin) einfacher zu erreichen als bei trizyklischen Substanzen. Im Idealfall kann es ohne erneute Symptome gelingen, ca. 4-8 Wochen nach Symptomfreiheit die Höchstdosis um etwa 1/4 zu reduzieren. Nach weiteren 4-8 Wochen wird um ein weiteres Viertel reduziert (evtl. auch schneller bei Nebenwirkungen). Etwa 3 Monate nach Symptomfreiheit sollte dann eine Erhaltungsdosis erreicht sein, bei der keine erneuten Symptome und keine Nebenwirkungen aufgetreten sind, z.B. 75-150 mg Amitriptylin (z.B. Saroten®) oder 50-150 mg Sertralin (Zoloft®) oder 75-150 mg Venlafaxin (Trevilor®) oder 60 mg Duloxetin (Cymbalta®). Die **Erhaltungsdosis** sollte für **mindestens 6 bis 12 Monate nach Beginn der Symptomfreiheit** beibehalten werden. Sie kann dann bei ersten depressiven Episoden oder viele Jahre zurückliegenden, leichteren Episoden über Wochen schrittweise ausgeschlichen werden. **Vorsicht: Kein Absetzen und keine niedriger dosierte Erhaltungstherapie bei nicht voll remittierten Patienten**, dies fördert die Chronifizierung, **stattdessen alle Möglichkeiten der Akuttherapie** (siehe Therapieresistenz) **ausschöpfen bis zur Vollremission.**

Bei bekannten rezidivierenden oder bipolaren Störungen sollte bereits während dieser Erhaltungsphase eine jahrelange **Rezidivprophylaxe** eingeleitet werden bzw. bei **rezidivierenden depressiven Störungen** auch eine **jahrelange Dauertherapie mit einem Antidepressivum fortgesetzt werden** (Tab. 2.72, 2.74).

Bei hypomanischen Nachschwankungen nach depressiven Episoden kann die Dosierung schneller reduziert werden. Ist beim individuellen Patienten vom bisherigen Verlauf bekannt, dass er hypomanische Nachschwankungen, aber nie typische manische Episoden hatte, sollte die Medikation nicht "vollständig auf einen Schlag" abgesetzt werden, sondern reduziert werden.

Depressive Episoden rezidivieren häufig, deshalb sind affektive Störungen eine lebenslange Erkrankung, auch wenn singuläre oder sehr wenige Episoden nicht selten sind. **Mit jeder Episode steigt das Risiko einer weiteren Episode, und das Absetzen der Medikation erhöht das Risiko für eine solche Entwicklung.** Es gilt deswegen die folgende Regel:

> *Regel: Dem Patienten müssen die Risiken bekannt sein. Er muss bereits bei einer ersten Episode mitentscheiden, ob er lieber eine Langzeitprophylaxe mit geringem Rezidivrisiko, aber möglicherweise (falls er zu der Gruppe mit seltenen oder singulären Episoden gehört) unnötigen Medikamentennebenwirkungen will, oder aber einen Versuch ohne Medikamente mit erhöhtem Rückfallrisiko und erhöhter Gefahr der Entwicklung einer rezidivierenden depressiven Störung wünscht, dafür aber eine Chance hat, nicht unnötig Medikamente dauernd einzunehmen.*

Psychotherapeutische Behandlungstechniken bei der depressiven Episode entsprechen denen der rezidivierenden depressiven Störung und der "Dysthymia" (☞ Kap. 2.5.4.). Sie sind v.a. bei leichteren und mittelschweren Episoden zusätzlich indiziert und nach einer ersten Besserung der Symptomatik bei schweren Episoden. Bei schweren depressiven Episoden steht die somatische Therapie im Vordergrund.

2.5.3. Bipolare Störung

Die beschriebenen manischen und depressiven Episoden sind Diagnosen für einen aktuellen psychopathologischen Zustand, unabhängig vom Verlauf (Querschnittsdiagnose). Sie können einmalig auftreten und sind dann **wenig geeignet, eine nosologische Krankheitsentität im eigentlichen Sinne zu definieren.** Sie können aber **auch wiederholt** im Laufe eines Lebens auftreten. **Erst damit sind die typischen Krankheitseinheiten der affektiven Störungen definiert.** Es macht Sinn, **bipolare Störungen** (d.h. affektive Störungen, bei denen sowohl manische als auch depressive Episoden vorkommen) **und** (unipolare) **rezidivierende depressive Störungen**, bei denen nur depressive Episoden vorkommen, zu **differenzieren.** Dies wird durch Unterschiede bei Genetik, Krankheitsbeginn und Geschlechtsverteilung, möglicherweise auch Neurobiologie, gestützt. Der bipolare Verlaufstyp ist im Vergleich zum unipolaren genetisch homogener und am ehesten ein Kandidat für eine echte nosologische Krankheitsentität im medizinischen Sinne. Beide Erkrankungen wurden traditionell zusammengefasst und bezeichnet als **manisch-depressives Irresein, Zyklothymie** (nicht zu verwechseln mit dem Begriff der Zyklothymia), **uni- oder bipolare Affektpsychosen, affektive Psychosen.**

 **Klinik**

Die Patienten haben entweder eine

- manische Episode

  oder eine
- depressive Episode

  oder eine
- gemischte Episode (**bipolarer oder manisch-depressiver Mischzustand**)

Manische und depressive Episoden

Manische und depressive Episoden im Rahmen der bipolaren Störung können jede psychopathologische Form annehmen, wie sie in den beiden entsprechenden Kapiteln beschrieben wurden (Kap. 2.5.1., 2.5.2.), d.h. manische Symptome können sich als hypomanische, manische Episode oder manische Episode mit psychotischen Symptomen äußern, mit eher gereiztem oder eher euphorischem Affekt. Depressive Symptome können sich in allen Abstufungen von einer leichten bis zu einer schweren depressiven Episode mit oder ohne psychotische Merkmale darstellen. Bei depressiven Episoden ist der **melancholische Subtyp besonders häufig**, aber alle anderen Bilder, auch atypische mit Hypersomnie, Müdigkeit oder pseudohysterischen Verhaltensweisen können auch bei der bipolaren Störung vorkommen.

Obwohl beim individuellen Patienten die einzelnen manischen und depressiven Episoden **meist**

immer wieder die gleiche Symptomatologie (in verschiedenen Schweregraden) aufweisen, kann die Symptomatik der einzelnen Episoden im Verlauf auch selten wechseln.

Zwischen den Episoden sind die Patienten oft, wenn auch nicht immer, symptomfrei (☞ Verlauf und Prognose). Je länger die Krankheit dauert, je kürzer die Zyklen sind (**Zyklus = Dauer vom Beginn einer Episode bis zum Beginn der nächsten**), um so wahrscheinlicher zeigen sich auch zwischen den Episoden **affektive Residualsymptome** (☞ "manische und depressive Episode").

Typischerweise besteht die bipolare Erkrankung in manischen und häufigeren depressiven Episoden, unterbrochen von Perioden mit normaler oder weitgehend normaler Stimmungslage. Die Episodenfolge und Beginn und Ende der einzelnen Episoden im Kalenderjahr folgen oft über Jahrzehnte einem individuellen Rhythmus, so dass der Kliniker den aktuellen Verkauf häufig aus der Rekonstruktion vergangener Episoden vorhersagen kann (z.B. mit der "life chart"-Methode).

Mischzustände

Eine **Sonderform** sind die Mischzustände, bei denen manische und depressive Symptome gleichzeitig vorhanden sein können oder in raschem Wechsel hintereinander auftreten. Ohne die Kenntnis von früheren typischen affektiven Episoden kann die Diagnose dann verfehlt werden.

Die Patienten mit einem Mischzustand können, oft vor oder nach einer typischen manischen oder depressiven Episode, über Tage, selten über Wochen, auffallen durch:

- deprimierte Stimmung bei gleichzeitiger Überaktivität, Rededrang, sogar Größenideen
- euphorische oder dysphorische Stimmungslage mit Größenideen, psychomotorischer Unruhe und gleichzeitig Antriebsmangel und Antriebshemmung
- einen raschen Wechsel zwischen Euphorie und Depression mit Affektlabilität und Affektinkontinenz, erhöhter Reagibilität auf äußere Reize mit hysteriformen demonstrativen Verhaltensweisen
- eine massive Antriebshemmung mit substuporösen Bildern, Mutismus bei euphorisch-ekstatischen Glücksgefühlen
- massive Angstgefühle oder hypochondrische Befürchtungen bei gleichzeitiger Antriebssteigerung, Geschäftigkeit, Logorrhoe
- Ideenflucht (ohne oder mit Logorrhoe) mit unverständlichen zerfahrenen Äußerungen, gleichzeitig (psychomotorische) Antriebshemmung

Bei Mischzuständen kommen auch besonders häufig vor:

- passagere "psychotische" Symptome mit Wahneinfällen und Wahngedanken, gelegentlich auch Halluzinationen oder Störungen des Ich-Erlebens mit Beeinflussungserleben (zumindest wird dies von den Patienten bejaht, oft ist aber nicht zu entscheiden, ob diese Phänomene tatsächlich vorhanden sind)

Mischzustände sind häufig beim Übergang Depression/Manie und beim Ende von behandelten Manien (Medikamenteneffekte!). Als eigenständige Episode ohne vorausgehende oder nachfolgende Depression/Manie sind sie selten und werden dann von vielen Klinikern auch den zykloiden Psychosen oder schizoaffektiven Störungen (bei Wahn, Halluzinationen, Zerfahrenheit) zugerechnet.

Typisches klinisches Beispiel:
Rolf B., ein 24jähriger Student, wird vom Hausarzt mit der Verdachtsdiagnose einer Schizophrenie in die Klinik eingewiesen. Er habe 1-2 Tage nicht mehr geschlafen und sei seitdem sehr auffällig. Bei Aufnahme sprach er ständig, oft unzusammenhängend und ohne Bezug zur Frage (= Logorrhoe, Ideenflucht). Er schluchzte oft laut und warf sich zu Boden (= Affektinkontinenz), sagte, dass er unheilbar erkrankt sei (= hypochondrische Befürchtung), unendliche Angst habe. Im nächsten Satz berichtete er von außerordentlichen Fähigkeiten, die er habe (= Größenideen). Der Affekt wechselte zwischen Euphorie, Glück, Depression und Angst mit schnellem Wechsel zwischen Lachen und Weinen. Einmal gab er an, die Stimme Gottes zu hören, und dass seine Gedanken von diesem auf wundersame Weise gelenkt werden, bei erneutem Nachfragen bezeichnete er dies als "Quatsch" (= fragliche akustische Halluzination und Ich-Störung). Zwischen Phasen, in denen er viel und ständig sprach, kamen nach 30-60 min immer wieder Episoden, in denen er stumm, ratlos und fast reglos auf dem Stuhl saß, nur gelegentlich eine Äußerung machte, die der Untersucher nicht verstehen konnte (= Wechsel zwischen Antriebssteigerung und Antriebshemmung). Aus der Fremdanamnese war zu erfahren, dass der Patient im letzten Jahr 6 Monate lang niedergeschlagen gewesen sei, sein Studium nicht mehr fortsetzen konnte (= depressive

Episode), seit 3 Monaten aber wieder voll leistungsfähig sei. Seit 8 Wochen würde eine übermäßige Aktivität auffallen, er sei ständig guter Laune gewesen, habe nur noch wenig Schlaf gebraucht, große, teilweise unrealistische Pläne gehabt, sei teilweise auch aggressiv und gereizt gewesen, ganz entgegen seiner sonstigen Art (= manische Episode). Etwa eine Woche vor Aufnahme habe er erneut Befürchtungen geäußert, sei vor allem am Morgen sehr pessimistisch gewesen, abends eher wie in den Wochen vorher voller Selbstüberschätzung (= Tagesschwankungen). Wahrscheinlich habe sich der Schlaf schon seit über einer Woche zunehmend verschlechtert bis zur völligen Schlaflosigkeit vor 2 Tagen.
Diagnostisch wird der Verdacht auf einen bipolaren Mischzustand geäußert. Die Diagnose bestätigt sich im weiteren Verlauf, als der Patient unter einer Behandlung mit einem Neuroleptikum und Lithium kurzfristig noch eine depressive Episode entwickelt, nach Weglassen des Neuroleptikums symptomfrei ist. Im nächsten Jahr hat er noch eine typische manische und eine typische depressive Episode, ohne dass je schizophrene Symptome auftreten. Später ist er unter einer Lithiumprophylaxe jahrelang symptomfrei und kann sein Studium beenden.
Das Beispiel verdeutlicht auch, dass konkurrierende Diagnosesysteme existieren und psychiatrische Diagnosen unterbestimmt sind: Sowohl eine schizoaffektive Psychose als auch eine zykloide Psychose wären in diesem Fall begründet zu erwägen.

Diagnose und Differentialdiagnose

Die diagnostischen Leitlinien der bipolaren Störung zeigt Tab. 2.69.

Zu den diagnostischen Leitlinien der einzelnen Elemente der Störung ☞ Tab. 2.58 und Tab. 2.60. Die diagnostischen Leitlinien des Mischzustandes zeigt Tab. 2.70.

Bei einer Erstmanifestation einer affektiven Episode sprechen für einen bipolaren Verlauf:

- manische Episode als erste Manifestation einer affektiven Störung (einmalige manische Episoden kommen so gut wie nicht vor, unipolar manische Verlaufsformen kommen sehr selten oder gar nicht vor, es werden deswegen auch bei mehrjährigen nur manischen Verläufen bipolare Störungen diagnostiziert)
- früher Krankheitsbeginn vor dem 20. Lebensjahr (wenig verlässliches Kriterium, aber unipolar rezidivierende depressive Störungen beginnen meist später)
- Verwandte mit bipolaren Störungen

Abzugrenzen von der bipolaren Störung sind:

- alle Erkrankungen, wie sie bei der "Diagnose und Differentialdiagnose der manischen und depressiven Episode" besprochen wurden (☞ Kap. 2.5.1., 2.5.2.)

Besonders wichtig ist es, bipolare Störungen mit Beginn **vor dem 20. Lebensjahr** von Schizophrenien abzugrenzen, da hier leicht folgenreiche Verwechslungen möglich sind, weil v.a. in diesem Alter **"psychotische" Manien oder Mischzustände** vorkommen.

entweder 1. und 2.	• gegenwärtige hypomanische oder manische Episode • in der Anamnese mindestens eine weitere affektive Episode (hypomanisch, manisch, depressiv, gemischt)
oder 1. und 2.	• gegenwärtige depressive Episode • in der Anamnese mindestens eine hypomanische oder manische oder gemischte affektive Episode
oder 1. und 2.	• gegenwärtige gemischte Episode • in der Anamnese mindestens eine hypomanische, manische oder gemischte affektive Episode
wenn ausschließlich Hypomanie: Typ bipolar II **wenn mindestens einmal Manie: Typ bipolar I**	

Tab. 2.69: Diagnostische Leitlinien der bipolaren Störung, modifiziert nach ICD-10.

• gleichzeitig manische und depressive Symptome oder rascher Wechsel von Tag zu Tag oder Stunde zu Stunde (z.B. Deprimiertheit + Antriebssteigerung und Logorrhoe; Euphorie und Größenideen + Antriebshemmung und Libidoverlust)
• Beide Symptomgruppen sind während des überwiegenden Teils der Episode gleichermaßen im Vordergrund und die Episode dauert länger an (etwa 2 Wochen)

Tab. 2.70: Diagnostische Leitlinien des Mischzustandes bei bipolaren Störungen, modifiziert nach ICD-10.

Zusatzdiagnostik

Wie bei der manischen und depressiven Episode.

Epidemiologie

Die Epidemiologie der einzelnen Episoden wurde in den entsprechenden Kapiteln behandelt. Die bipolare und die rezidivierende depressive Störung (Kap. 2.5.4.) unterscheiden sich epidemiologisch:

▶ Geschlechtsverhältnis

Anders als bei den rein depressiven Störungen, wo Frauen überwiegen (2:1), treten bipolare Störungen bei Frauen und Männern wahrscheinlich gleich häufig auf (evtl. Männer : Frauen sogar 3:2).

▶ Häufigkeit

Die bipolare Störung ist seltener als die rezidivierende unipolare depressive Störung.

Die Lebenszeitprävalenz liegt etwa zwischen 0,4 und 1,6 % (~ 1 %).

Ätiologie

Für die bipolare Störung überwiegen **genetische und neurobiologische Modellvorstellungen**. Psychosoziale Faktoren können für die Auslösung einzelner Episoden (vor allem depressiver) eine Bedeutung haben, sind aber an der Ätiologie der Störung wahrscheinlich weitgehend unbeteiligt (anders als bei einzelnen depressiven Episoden und der rezidivierenden depressiven Störung).

▶ Genetische Faktoren

Die bipolare Störung ist die psychiatrische Erkrankung, für die ein **genetischer Faktor sehr gut belegt** ist (ca. 80 % der ätiologischen Varianz werden genetischen Faktoren zugeschrieben). Das Morbiditätsrisiko für bipolare Störungen bei Verwandten 1. Grades von bipolaren Probanden ist um den Faktor 5-10 erhöht. In Zwillingsuntersuchungen liegt die Konkordanzrate bei monozygoten Zwillingen im Vergleich zu dizygoten bei 80 % gegen 10 %. Bei Adoptionsstudien setzte sich eine bipolare genetische Anlage auch bei Adoptionsfamilien ohne bipolare Probanden durch. Auf Chromosom 8q, 11q und 12q wurden in Koppelungsstudien Hinweise auf Loci, die eine erhöhte Vulnerabilität vermitteln, gefunden.

In der Gruppe bipolarer Störungen verbergen sich mehrere, familiär homogene Untergruppen (z.B. bezüglich Komorbiditätsmustern, psychotischen Symptomen, Suizidalität, Erkrankungsalter) mit einer möglicherweise spezifischen genetischen Determination. Bipolare und unipolare Störungen sind genetisch (zumindest partiell) dichotom: bipolare Störungen treten nur in Familien bipolar Kranker gehäuft auf (diagnostische Spezifität), unipolare Depressionen (diagnostische Unspezifität) dagegen treten gehäuft in Familien von Erkrankten beider Unterformen auf.

Eine genetische Verwandtschaft besteht wahrscheinlich mit der Aufmerksamkeits-/Aktivitätsstörung (☞ Kap. 2.19.): v.a. die Angehörigen mit einer genetischen Belastung für eine bipolare Störung erkranken, die auch eine Aufmerksamkeits-/Aktivitätsstörung haben.

▶ Neurobiologische Faktoren

Befunde bei der manischen und der depressiven Episode werden in den entsprechenden Kapiteln besprochen.

Verlauf und Prognose

Die bipolare Störung beginnt meist früher als die unipolare: Die erste Episode der Erkrankung tritt **meist im 2. oder 3. Lebensjahrzehnt** auf (20 % bereits vor dem 20. Lebensjahr, weniger als 1 % im Kindesalter). Der Beginn der einzelnen Episoden kann sein:

- langsam mit Frühsymptomen

  oder

- perakut über Nacht mit allen möglichen Abstufungen

Patienten mit bipolaren Störungen haben häufig vor der Erstmanifestation einer typischen Episode bereits eine Persönlichkeitsstruktur, die als stimmungslabil, hyperthym bezeichnet werden kann ("**Typus manicus**" im Vergleich zum "Typus melancholicus" bei rezidivierenden depressiven Störungen). Oft besteht auch seit **Jahren vorher** bereits eine **Zyklothymia oder Dysthymia** (☞ Kap. 2.5.5.), häufig auch die Symptomatik einer **hyperkinetischen Störung** (ADHS ☞ Kap. 2.19.).

Die Dauer der einzelnen Episoden ist interindividuell und intraindividuell sehr unterschiedlich mit Episodenlängen von einigen Tagen bis zu mehreren Jahren (im Extremfall).

Im Mittel sind manische Episoden kürzer als depressive. Die Episoden enden entweder langsam über Wochen mit zunehmender Besserung oder abrupt innerhalb von wenigen Tagen.

Ein **Umschlag in die entgegengesetzte Episode** ist möglich: 50-70 % der Manien treten direkt vor oder nach einer depressiven Episode auf, bei etwa 10-20 % der Patienten folgt auf eine melancholische Episode eine **hypomanische Nachschwankung.**

Die meisten Patienten behalten ein ähnliches Verlaufsmuster bei mit ähnlichen Episodenlängen und Abfolgen von Episoden (und kalendarischem Episodenbeginn/-ende). In der Regel, zumindest am Beginn der Erkrankung, besteht zwischen den einzelnen Episoden ein symptomfreies Intervall.

Die Zyklusdauer, d.h. die Zeitspanne zwischen dem Beginn einer Episode bis zum Beginn der nächstfolgenden, beträgt im Mittel anfangs 3-4 Jahre. Sie verkürzt sich im Verlauf parallel zur Anzahl der Episoden, d.h. man beobachtet:

- eine Progredienz des Verlaufs, die sich in der Regel im höheren Alter wieder in die entgegengesetzte Richtung entwickelt
- eine Entwicklung von Residualsymptomen oder allgemein chronischen Bildern in 20-50 % je nach untersuchtem Kollektiv und Definition (☞ auch Kap. "manische und depressive Episode" und Abb. 2.2 zum Verlauf der depressiven Episode)

Die Wahrscheinlichkeit eines Residuums nimmt zu mit der Zahl der Episoden und der Krankheitsdauer. Es kommen dann auch **Persönlichkeitsveränderungen** vor mit Akzentuierung und Entdifferenzierung, die von einer organischen Persönlichkeitsstörung nicht sicher zu unterscheiden sind. Bei einem Teil sind nach einer typischen Episode über Jahre die Kriterien einer Dysthymia oder Zyklothymia (☞ Kap. 2.5.5.) erfüllt.

Sonderformen des Verlaufs sind:

- Typ bipolar II: anders als beim Typ bipolar I mit Manien ist der Typ II nur hypomanisch, nie manisch
- "rapid cycler": Extrem hochfrequente Verläufe mit manchmal täglichem Wechsel zwischen gesunden, depressiven oder manischen Episoden, **definitionsgemäß** aber **mindestens vier Episoden jährlich.** Tritt bei 5-15 % der Patienten im Verlauf auf (70-80 % sind Frauen), häufig in Verbindung mit organischen Erkrankungen wie Hypothyreoidismus oder Substanzmissbrauch, auch Antidepressiva können provokativ sein. *Cave*: Nicht verwechseln mit chronischen Episoden; Verschlimmerungen nach Besserung oder kurze hypomanische (medikamenteninduzierte!) Phasen bei sonst durchgehender Deprimiertheit sind kein "rapid cycling"; hier muss die Depression mit Antidepressiva behandelt werden.
- rezidivierende kurze affektive Störung mit hypomanischen Nachschwankungen oder rezidivierenden kurzen (Hypo)-Manien in regelmäßigen Abständen (☞ "rezidivierende kurze depressive Störung" Kap. 2.5.2. und Tab. 2.61); der Begriff ähnelt dem des "rapid cycler"

▶ Komplikationen

Die ernsteste Komplikation ist der **Suizid**, durch den **15-20 %** der Patienten mit einer bipolaren Störung sterben (☞ "depressive Episoden").

Andere Komplikationen ☞ "depressive und manische Episode" (Kap. 2.5.1. und 2.5.2.).

▶ Komorbidität

Gehäuft sind andere psychische Erkrankungen assoziiert:

- Missbrauch / Abhängigkeit von psychotropen Substanzen, einschließlich Alkohol (selten im Sinne eines "Selbstheilungsversuches", meist als komorbide Störung oder zur "Stimulierung" in der Manie)
- Symptome der Angststörungen: Phobien (etwa 6 %), Panikstörungen und generalisierte Angststörungen (bis zu 40-50 %), oft vorübergehend oder als möglicher Ausdruck bipolarer Residualzustände und nicht als eigenständige Erkrankung
- Essstörungen, Persönlichkeitsstörungen
- Hyperkinetische Störung (ADHS ☞ Kap. 2.19.) wahrscheinlich als Risikofaktor, wenn eine genetische Belastung für bipolare Störungen besteht

Es ist oft unklar, ob es sich um echte Komorbiditäten handelt, oder ob manche Symptome Bestandteil der bipolaren Störung sind.

Therapie

Die Therapien der einzelnen Episoden wurde in den entsprechenden Kapiteln geschildert. Therapievorschläge zur Behandlung des bipolaren Mischzustandes zeigt Tab. 2.71.

Bei bipolaren Störungen ist eine Rezidivprophylaxe als Dauertherapie möglich und meist notwendig; die Zahl der Episoden wird dadurch deutlich vermindert, oder dauernde Symptomfreiheit wird erreicht.

Therapievorschläge dieser Art zeigt Tab. 2.72.

- Lithium (z.B. Quilonum® ret.) in antimanischer Dosierung 1-1,2 mmol/l (später Wirkungseintritt nach 10-14 Tagen, Vorteil: kein Übergang in Depression)
  oder
  Valproat (z.B. Orfiril®, ERGENYL® Chronosphere®), von vielen Klinikern beim Mischzustand als dem Lithium überlegen angesehen, 50-120 μg/ml
  oder
  Carbamazepin (z.B. Tegretal®), 6-12 μg/ml;
- zusätzlich hochpotente/primär bevorzugt atypische Neuroleptika, falls sofortige Wirkung erwünscht, z.B. Haloperidol (z.B. Haldol®) 3x5 mg/d oral oder i.m., Risperidon (Risperdal®) 4-6 mg oral, Olanzapin (Zyprexa®) 10-20 mg/d oral oder i.m.
- bei Wechsel zu reiner Depression oder Manie: Therapie wie dort beschrieben, Lithium bzw. Antiepileptika beibehalten

Tab. 2.71: Therapievorschläge zur Behandlung des bipolaren Mischzustandes.

1.	Lithiumprophylaxe (z.B. Quilonum® ret.) mit Plasmaspiegeln zwischen 0,6-0,8 mmol/l oder Valproat (ERGENYL® Chronosphere®, Orfiril®) 50-120 μg/ml. Beurteilung des Wirkbeginns nach frühestens 3-6, spätestens 12-24 Monaten
2.	bei unzureichender Wirkung (z.B. erneute Episode nach 12 Monaten): Erhöhung der Lithiumspiegel auf 0,8-1,2 mmol/l oder bei wiederkehrender Depression zusätzlich Lamotrigin (elmendos®) 200-400 mg/d oder Zugabe von Valproat bzw. bei primärer Valproatprophylaxe Zugabe von Lithium
3.	bei weiterhin unzureichender Wirkung: Carbamazepinprophylaxe, z.B. Tegretal®, ca. 450-1.600 mg/d mit Plasmaspiegeln zwischen 6-12 μg/ml kombiniert mit Lithium.
4.	bei vorherrschend depressiven Episoden können Antidepressiva **zusätzlich** dauernd gegeben werden und/oder Lamotrigin (elmendos®), bei vorwiegend manischen Episoden atypische Neuroleptika, z.B. Olanzapin (Zyprexa®), wenn es bereits in der manischen Episode wirksam war; *cave*: Induktion von depressiven Syndromen/Antriebsstörungen (als Monotherapie sind Antidepressiva bei bipolaren Störungen nicht besser als Placebo oder sogar symptomprovokativ, auch atypische Neuroleptika müssen bezüglich Provokation von depressiven Syndromen (Antriebsstörungen) überprüft werden)
5.	bei "rapid cyclern" (mehr als 4 Episoden pro Jahr) sind Lithium und andere Monotherapien oft unwirksam, Antidepressiva sogar provokativ: Versuche mit Mehrfachkombinationen Lithium/Antiepileptika/atypische Neuroleptika
6.	bei andauernder Therapieresistenz Versuche mit Lithium + andere Antiepileptika oder Mehrfachkombinationen von 2., 3., 4., aber keine Kombination von Carbamazepin + Valproat (vermehrte Nebenwirkungen und Interaktionen)!

Tab. 2.72: Therapievorschläge zur Rezidivprophylaxe bipolarer Störungen.

Durch eine Lithiumprophylaxe bleiben **50-80 %** der Patienten mit bipolaren Störungen entweder **symptomfrei, oder** die einzelnen **Episoden** werden **deutlich schwächer und kürzer**. Etwa 20-50 % sind Lithiumnonresponder. Auch bei Nonrespondern sollte Lithium nicht abgesetzt werden, sondern erst eine Kombination gewählt werden (ansonsten Gefahr der weiteren Verschlimmerung). Valproat ist eine gleichwertige Alternative zu Lithium für eine primäre Monotherapie. Ist der Verlauf der Erkrankung überwiegend durch depressive Episoden dominiert, kommt auch eine Phasenprophylaxe mit Lamotrigin (elmendos®) in Frage. Bei Lithiumunverträglichkeit sind primäre Monotherapien mit Valproat, sekundär Carbamazepin indiziert. **Vorsicht: Carbamazepin reduziert durch Enzyminduktion die Spiegel anderer Psychopharmaka bis zur Unwirksamkeit.** Alternative: Oxcarbazepin.

Patienten mit einer bipolaren Störung können von einer Psychotherapie profitieren, um die Folgen der Erkrankung zu verarbeiten, die durch die Episoden entstandenen psychosozialen Belastungsfaktoren ins Leben zu integrieren und belastende Lebensereignisse oder Verhaltensstile zu ändern.

Regel: Eine Rezidivprophylaxe soll spätestens begonnen werden, wenn innerhalb eines Jahres nach einer ersten vollremitierten depressiven Episode noch eine weitere aufgetreten ist oder innerhalb von 5 Jahren zwei weitere Episoden aufgetreten sind oder nach einer manischen Episode.

2.5.4. Rezidivierende depressive Störung

Wie bei der bipolaren Störung wird bei der rezidivierenden depressiven Störung der **Verlauf der affektiven Episoden berücksichtigt und** daraus eine **Krankheitseinheit gebildet**. Während sich bei der bipolaren Störung die Erkrankung aus einer Kombination von manischen und depressiven Episoden zusammensetzt, ist die rezidivierende depressive Störung charakterisiert durch ausschließlich depressive Episoden. Auch hier gilt, dass eine **größere diagnostische Sicherheit** erreicht wird **als bei einer einzelnen depressiven Episode, wo nur die aktuelle Psychopathologie zur Diagnose herangezogen** wird. Wie bei der bipolaren Störung sind auch bei der rezidivierenden depressiven Störung neurobiologische Faktoren mit größerer Sicherheit ätiologisch bedeutsam, und eine medikamentöse Therapie mit größerer Sicherheit wirksam als bei einer einzelnen Episode. Andere, **ältere Begriffe für die rezidivierende depressive Störung** sind **"manisch-depressive Psychose, depressiver Typ"**, **"Zyklothymie, depressiver Typ"** (nicht zu verwechseln mit Zyklothymia, deswegen wird der Begriff der Zyklothymie, der gleichbedeutend ist mit manisch-depressive Psychose, heute nur noch wenig gebraucht), **"endogene Depression, rezidivierend"**. Die rezidivierende depressive Störung ist genetisch aber von der bipolaren Störung verschieden. Die klassische, auf Kraeplin zurückgehende nosologische Einheit der beiden affektiven Störungen gilt nicht mehr.

Klinik

Die psychopathologischen Bilder wurden im Kap. "depressive Episode" (Kap. 2.5.2.) beschrieben.

Alle Schweregrade und alle Ausprägungsformen depressiver Episoden kommen auch bei der rezidivierenden depressiven Störung vor. Der gleiche Patient kann im Verlauf sowohl sehr leichte als auch sehr schwere Episoden und unterschiedliche psychopathologische Formen depressiver Episoden mit verschiedenen depressiven Inhalten aufweisen.

Im Verlauf kann ein Teil der Episoden reaktiv durch psychosoziale Stressoren ausgelöst erscheinen, dann auch wieder ohne Anlass "aus heiterem Himmel". **Am häufigsten** zeigen die gleichen Patienten jedoch **immer wieder gleiche psychopathologische Bilder. Psychopathologisch** ist der **melancholische Subtyp am charakteristischsten.** Wie bei der bipolaren Störung sind die Patienten zwischen den Episoden oft, aber nicht immer, symptomfrei, entwickeln mit zunehmender Dauer und Episodenzahl aber Residuen oder andere chronische Formen.

Diagnose und Differentialdiagnose

Die diagnostischen Leitlinien der rezidivierenden depressiven Störung zeigt Tab. 2.73.

Sonderformen sind die saisonal abhängigen rezidivierenden depressiven Störungen (Winterdepression) und die rezidivierende kurze depressive Störung (☞ Kap. 2.5.2. und Tab. 2.61).

Innerhalb der depressiven Störungen sind zwei Abgrenzungen wichtig:

Jede rezidivierende depressive Störung kann auch nach jahrelangem unipolaren Verlauf durch eine manische Episode zu einer bipolaren Störung werden. Hinweise für die Differentialdiagnose ☞ Kap. 2.5.3. "bipolare Störung" (v.a. für die Rezidivprophylaxe von Bedeutung).

Rezidivierende depressive Störungen können wie die bipolare Störung oder die einzelne Episode in verschiedener Form chronifizieren (zur Differentialdiagnose der "chronischen Depression" ☞ Kap. 2.5.2., 2.5.5. und Abb. 2.2).

Abzugrenzen von der rezidivierenden unipolaren depressiven Störung sind die anderen psychiatrischen Störungen, die im Kap. "Differentialdiagnose der depressiven Episode" (Kap. 2.5.2.) dargestellt sind.

- mehr als eine depressive Episode
- bisher keine manische, hypomanische oder gemischte Episode

Tab. 2.73: Diagnostische Leitlinien der rezidivierenden depressiven Störung, modifiziert nach ICD-10.

Zusatzdiagnostik

Wie bei der depressiven Episode beschrieben.

Epidemiologie

Die rezidivierende depressive Störung ähnelt epidemiologisch der einzelnen depressiven Episode (Kap. 2.5.2.) und unterscheidet sich von der bipolaren Störung.

▶ Geschlechtsverhältnis

Frauen sind häufiger betroffen im Verhältnis 2:1.

▶ Häufigkeit

Unipolar rezidivierende depressive Störungen sind häufiger als bipolare: Die **Lebenszeitprävalenz** wird zwischen 1 und 15 % geschätzt, bei rezidivierenden schweren Episoden 1-5 %.

Ätiologie

Ätiologisch gelten die Prinzipien, wie sie bei der depressiven Episode dargestellt wurden. Bei singulären depressiven Episoden sind im Gegensatz zur über den Verlauf definierten Krankheit der rezidivierenden depressiven Störung genetische Faktoren weniger gesichert und psychosoziale und psychodynamische Faktoren möglicherweise bedeutsamer.

▶ **Genetische Faktoren**

Verwandte ersten Grades von Patienten mit einer rezidivierenden depressiven Störung haben ein 2-fach erhöhtes Risiko für unipolare Störungen. Die Konkordanzraten bei monozygoten Zwillingen (maximal 50 %) sind höher als bei dizygoten Zwillingen. Die Befunde sprechen zwar für eine genetische Beteiligung, die dadurch erklärbare ätiologische Varianz wird aber nur auf weniger als 50 % (anders als bei bipolaren Störungen) eingeschätzt.

▶ **Soziale Faktoren und Umweltfaktoren, neurobiologische Faktoren**

Wie bei der depressiven Episode dargestellt.(☞ Kap. 2.5.2.)

Verlauf und Prognose

Rezidivierende unipolare Störungen beginnen in der Regel später als bipolare, **im Mittel im 4. Lebensjahrzehnt**. Rezidivierende depressive Störungen beginnen seltener vor dem 20. Lebensjahr oder nach dem 45. Lebensjahr (sogenannte **Spätmelancholie** mit häufig wenig charakteristischer Symptomatik, häufigen hypochondrischen Vorstellungen oder paranoiden Wahngedanken, Klagsamkeit, langanhaltenden Episoden und schneller Chronifizierung, Vorsicht: oft organische Komorbidität, besonders subklinischer M. Parkinson).

Der Verlauf der einzelnen depressiven Episoden wurde im Kap. "depressive Episode" dargestellt und gilt auch für die rezidivierende Störung. Auch für die rezidivierende depressive Störung gilt wie für die bipolare, dass **bei zunehmender Episodenhäufigkeit die Gefahr der Chronifizierung wächst.**

Etwa 1/3 entwickelt ein **Residualsyndrom**, eine chronische depressive Episode oder behält eine Dysthymia. Besonders Personen mit einer Dysthymia vor Beginn der ersten depressiven Episode sind gefährdet, zu chronifizieren.

Die Zyklusdauer verkürzt sich oft bei längerem Krankheitsverlauf.

Etwa 50 % der Patienten, die eine erste depressive Episode haben, bekommen eine rezidivierende depressive Störung, 70 % mit 2 und 90 % mit 3

Episoden werden weitere bekommen. Etwa 20 % haben eine einmalige schwere depressive Episode.

▶ Komplikationen

- **Suizid** in 15-20 % (nach neuen Studien aber unter 10 %)

Weitere Komplikationen und Komorbidität wie bei der depressive Episode und der bipolaren Störung (Kap. 2.5.2., 2.5.3.).

▶ Besonderheit

Der **Typus melancholicus** als prämorbide Persönlichkeit ist besonders häufig: Ordentlichkeit, Pedanterie, Gewissenhaftigkeit, erhöhte Leistungsbereitschaft mit überhöhten Anforderungen an sich selbst.

Therapie

Die Therapie der einzelnen Episoden einschließlich der Sonderformen ist im Kap. 2.5.2. "depressive Episode" dargestellt. Vorschläge zur Rezidivprophylaxe zeigt Tab. 2.74.

Eine **Rezidivprophylaxe** ist bereits **früh indiziert**, da rezidivierende depressive Episoden die Norm und nicht die Ausnahme darstellen, die Zyklen sich mit jeder neuen Episode verkürzen, und sich das Risiko einer erneuten Episode erhöht. **Besonders gefährdet sind Patienten mit mehreren Episoden oder positiver Familienanamnese.** Eine jahrelange (wahrscheinlich lebenslange) Rezidivprophylaxe sollte deswegen (wie bei der bipolaren Störung) spätestens begonnen werden bei Patienten

- mit mindestens 3 depressiven Episoden (in ca. 5 Jahren)

oder bei Patienten

- mit mindestens 2 Episoden und positiver Familienanamnese oder schweren Episoden kurz hintereinander (in ca. 2 Jahren)

1.	wie bei bipolarer Störung Punkt 1 und 2 (Tab. 2.72)
2.	zusätzlich oder alternativ rezidivprophylaktische Dauertherapie mit einem Antidepressivum z.B. Clomipramin (z.B. Anafranil®) Mindestdosis 75-100 mg/d, Venlafaxin (Trevilor®) 75-150 mg/ml, Sertralin (Zoloft®) 50-150 mg/d "Das Antidepressivum, das in der 6monatigen symptomsuppressiven Erhaltungstherapie wirksam war, wird auch in der Rezidivprophylaxe wirksam sein." Dosierung: Standarddosierungen der Akutphase sind am wirksamsten; ein Herantasten an niedrigere Mindestdosierungen ist aber möglich und notwendig bei Nebenwirkungen (☞ Kap. 2.5.2.; Achtung: Depression auch bei Überdosierung)
3.	bei Unwirksamkeit, "Unverträglichkeit", Nebenwirkungen: Wechsel des Antidepressivums (z.B. von einem trizyklischen Antidepressivum auf Venlafaxin)

Tab. 2.74: Therapievorschläge zur Rezidivprophylaxe der wiederkehrenden depressiven Störung.

Bei den rezidivierenden kurzen Depressionen und der saisonalen Form gelten die Vorschläge zur Rezidivprophylaxe nicht uneingeschränkt. Bei der **saisonalen Winterdepression** reicht meist eine prophylaktische Lichttherapie mit Beginn im September/Oktober bis April/Mai (2-4 h täglich) aus. Bei unzureichender Wirkung (oder zu großem Zeitaufwand) prophylaktische Therapie mit einem selektiven Serotoninwiederaufnahmehemmer (z.B. Sertralin, ca. 50-150 mg/d). Bei der **rezidivierenden kurzen affektiven Störung** mit der unvorhersehbaren plötzlichen Suizidalität können Lithium, Carbamazepin und Valproat wegen geringer therapeutischen Breite kontraindiziert sein: Besser zuerst Versuche mit Pharmaka, die bei Überdosierung weniger toxisch sind (z.B. Antidepressiva wie Reboxetin, Venlafaxin). Manchmal hilft hier auch eine Rezidivprophylaxe mit einem niedrigdosierten Neuroleptikum (z.B. Sulpirid 50-200 mg/d). Bei Frauen an prämenstruelles Syndrom und Antikonzeptiva denken! **Vor allem an hyperkinetische Störung (ADHS) denken: Wenn auch andere Symptome der Störung vorhanden sind, hilft Me-**

thylphenidat (alternativ noradrenerge/dopaminerge Antidepressiva!).

Psychotherapeutische Maßnahmen im symptomfreien Intervall können die Bewältigung der einzelnen Krankheitsepisoden erleichtern und möglicherweise das Risiko neuer Episoden verringern.

Bei Patienten mit **Dysthymia**, einer **chronischen depressiven Episode** oder einem **Residuum** ist eine **kognitiv-behaviorale Therapie** bzw. jede **Psychotherapieform, die die spezifischen Probleme des Patienten fokussiert, Bestandteil der Standardtherapie und der Rezidivprophylaxe.**

Die **Kombination von Pharmakotherapie und Psychotherapie** bringt zusätzliche **Vorteile**, z.B. eine verbesserte Compliance und Verbesserungen auf der sozialen und kognitiven Symptomebene, wo Psychopharmaka alleine wenig effektiv sind.

Komponenten der **Verhaltenstherapie** sind: **Verhaltensanalyse** (= wie verhält sich der Patient bei unterschiedlichen Gelegenheiten, was sind problematische Situationen und aktuelle depressiogene Konflikte); **Selbstkontrolle** und **Selbstanalyse** mit Tagebuch, Selbsteinschätzungsinstrumenten wie Analogskalen (= differenziertere Wahrnehmung der eigenen Stimmungslage in verschiedenen Situationen und differenzierte Betrachtung der Einzelsymptome), um **Beziehungen zwischen depressiver Verstimmung** und (un)angenehmen **Tätigkeiten** zu verdeutlichen; **Liste angenehmer und unangenehmer Ereignisse,** um **positiv stimmende Unternehmungen** in das Leben einzuplanen. Diese positiven Aktivitäten, die der Patient für sich festlegt und die eine gewisse Aktivitätsbereitschaft voraussetzen, z.B. Freunde besuchen, Kinobesuch, werden dann als **Selbstverstärker** (= Belohnung) eingesetzt. Daneben müssen umgekehrt etwaige **depressionsfördernde Aktivitäten reduziert**, auslösende und aufrechterhaltende Bedingungen analysiert werden (z.B. zu häufig über Probleme diskutieren). "Hausarbeiten" und Übungen zwischen den Sitzungen sind notwendig.

Eine verzerrte **"depressiogene" Wahrnehmung der Realität** beeinflusst oft das Handeln. Das **Aufdecken automatischer Gedanken**, ein **kognitives Neubenennen, Reattribuierung** und das **Finden** von **"rationalen" Alternativen** sind deswegen weitere **Therapieziele**. Auch hierzu können Tagesprotokolle dienen, in denen der Patient negative Gedanken notiert, die dann mit dem Therapeuten auf kognitive Fehler überprüft werden. Die Patienten sollen schließlich lernen, ihre negativen Kognitionen selbst zu erkennen und zu überprüfen, ob diese logisch, angemessen und wirklich gültig sind, und sie sollen dieses Denken durch relativierendes, nicht wertendes, variables, differenziertes Denken ersetzen. Die bevorzugte Gesprächstechnik ist die sokratische, d.h. offene Fragen zu stellen und zwar in der Form, dass der Patient die notwendige Erkenntnis selbst entwickeln kann und sich nicht manipuliert fühlt.

Patienten mit einem depressiven Syndrom können nur schlecht Kontakt aufnehmen, drücken weniger positive Gefühle aus und erhalten demzufolge auch weniger unterstützendes "Feedback". Sie reagieren empfindlicher auf Zurückweisung. Die **Verbesserung sozialer Grundfertigkeiten** wie **Beziehungsgestaltung** und **fruchtbare Kommunikationsstile** soll **durch Verhaltensübungen in Rollenspielen und in der Realsituation** erreicht werden (☞ Kap. 1.5.3., 3.2.).

Eine andere wirksame Psychotherapieform ist die **interpersonelle Psychotherapie (IPT)**, die wesentliche Problembereiche der Patienten thematisiert.

Tab. 2.75 zeigt Hinweise für den allgemeinen Umgang mit depressiven Patienten, die bereits vor Beginn einer Pharmakotherapie und kognitiven Therapie in der ersten Behandlungsphase beachtet werden sollten.

- Familienmitglieder oder Freunde einbeziehen, und soziale Netzwerke involvieren
- stationäre Behandlung erwägen (Entlastung, Schweregrad, **Suizidalität,** intensive Therapie notwendig?)
- den Patienten entlasten, erklären, dass er nicht für seinen Zustand verantwortlich ist und ihn nicht beenden kann und die Krankheitsrolle akzeptieren, in diesem Rahmen dabei aber ermutigen, sich trotz seiner Depression so aktiv wie möglich zu verhalten
- aktuelle Schwierigkeiten mit dem Patienten besprechen, auch wenn augenscheinlich keine Verbesserung möglich erscheint, da bereits das Darübersprechen den Patienten erleichtert
- Hilfe beim Erstellen
  - einer Prioritätenliste ("was muss gleich erledigt werden, was kann ich aufschieben")
  - von Tagesplänen, durch die die vorhandenen Ressourcen des Patienten durch Strukturierung effizienter eingesetzt werden

Tab. 2.75: Hinweise für den allgemeinen Umgang mit depressiven Patienten in der ersten Behandlungsphase.

2.5.5. Dysthymia und Zyklothymia

Nicht alle Patienten mit depressiven und manischen Symptomen lassen sich in die bisherigen Rubriken der depressiven oder manischen Episode bzw. der bipolaren Störung oder der rezidivierenden depressiven Störung einordnen. **Entweder reichen die Symptome nicht aus, um eine solche Episode zu diagnostizieren, oder die Symptome sind untypisch und schwer erfassbar,** z.B. können Antriebs- und Denkhemmung fehlen **oder** die **Störung beginnt primär chronisch mit einem Verlauf über mehrere Jahre ohne typische depressive Episoden.** Traditionell wurden diese Krankheitsbilder eingeordnet als **neurotische Depression** oder auch als **primär chronische milde endogene Depression** je nach Einschätzung der Ursachen. Bei jahrelangen Verläufen wurde auch oft eine **depressive Persönlichkeit** diagnostiziert. Ähnlich wie chronisch leichte depressive Zustände gibt es auch ein Krankheitsbild mit leichten chronischen manischen Zuständen, das häufig als **hyperthyme Persönlichkeit** oder **stimmungslabile Persönlichkeit,** wenn manische und depressive Zustände wechseln, bezeichnet wurde.

Diese Patienten sollten jetzt die Diagnose einer Dysthymia oder Zyklothymia erhalten, da diese noch keine ätiologischen Voranahmen beinhalten und rein phänomenologisch ausgerichtet sind (☞ Einleitung Kap. 2.5.). **Wahrscheinlich handelt es sich meist um leichte chronische Formen der rezidivierenden depressiven oder bipolaren Störung.**

Klinik

Die Patienten haben in der Regel

- chronisch, d.h. über Jahre, ein leichtes bis mittelschweres depressives Syndrom (Dysthymia)

oder sind

- in ihrer Stimmung über Jahre instabil mit wechselnden Perioden leicht depressiver oder leicht gehobener Stimmungen (Zyklothymia)

Bei den depressiven Verstimmungszuständen können vorkommen

- alle Symptome, die auch bei der depressiven Episode beschrieben wurden

In der Regel sind die Symptome aber im Vergleich zur depressiven Episode (auch zur leichten)

- wenig ausgeprägt
- auf Anhieb manchmal nicht von normalpsychologischen Simmungs- und Temperamentsphänomenen zu unterscheiden

oder

- sie werden erst bei Nachfragen geäußert

Meist sind

- nicht alle Einzelsymptome der depressiven Episode gleichzeitig vorhanden

Wegweisend ist der immer vorhandene

- chronisch leicht deprimierte Affekt, sei es als gedrückte oder missmutige Stimmung oder als Einschränkung der affektiven Schwingungsfähigkeit

Die Patienten können sich - als weiteres Symptom - nur **müde und erschöpft fühlen,** mit einer **subjektiven Antriebshemmung,** dem Gefühl, dass alles schwerer und langsamer von der Hand geht. Eine andere typische Kombination ist: **Subjektive Konzentrationsstörungen,** Einschränkungen bei täglichen Routinetätigkeiten mit **Lust- und Interesselosigkeit** und eine nur leicht gedrückte, "freudlose" Stimmungslage, bei der die Patienten pessimistisch sind, sich **insuffizient fühlen** und über verpasste Chancen der Vergangenheit oder Gefahren der Zukunft nachdenken. Alltägliche Probleme werden zum "unlösbaren" Problem und sind häufig Anlass von Affektlabilität und -inkontinenz oder Schlaflosigkeit. Manchmal folgen den Problemen auch Gereiztheit und Wut und führen ihrerseits zu Schuldgefühlen mit erneuter Verstimmtheit. Die Symptomatik wird **durch angenehme Ereignisse immer wieder vorübergehend unterbrochen.** Im Laufe der Jahre ziehen sich die Patienten aber sozial zunehmend zurück, sind auch außerhalb der Verstimmungszustände weniger gesprächig. Häufig ist auch eine Kombination von gelegentlich auftretenden paroxysmalen Angstzuständen (**Panikattacken**), **Ängstlichkeit und Furchtsamkeit bei sozialen Situationen** mit chronisch deprimiertem Affekt. Zur Dysthymia zählen auch sämtliche chronisch rezidivierende Verstimmungszustände, die bei kleinsten äußeren Anlässen beginnen und dann anhalten und oft mit Schlaflosigkeit, Desinteresse und einer subjektiven Antriebshemmung verbunden sind. In der Zusammenschau wirken diese Patienten dann fast dauernd leicht deprimiert.

Die Symptome bestehen

- über Jahre durchgehend

oder

- über Jahre mit kurzen oder längeren Episoden dieser leichteren "Depressionen" und dazwischenliegenden kürzeren oder längeren Perioden vergleichsweiser Normalität

oder

- unterbrochen von typischen depressiven Episoden, die vor allem zu Beginn der Störung häufig sind (= doppelte Depression, ☞ Abb. 2.2, Kap. 2.5.2.)

In der Regel beschreiben die Patienten zumindest einige zusammenhängende Perioden von Tagen oder Wochen, in denen sie ein gutes Befinden hatten, so dass **oft ein angedeutet phasischer Verlauf bei genauer Exploration erkenntlich** ist.

Sieht man von den kürzeren depressiven Episoden ab, kommen die Patienten mit den wesentlichen Anforderungen des täglichen Lebens zurecht, wenn auch teilweise mit Mühe und bei reduziertem Funktionsniveau.

Im Gegensatz zu Persönlichkeitsstörungen gelingt es meist, einen Beginn der Störung zu eruieren, d.h. die meisten Patienten können angeben, ab wann sie sich verändert gefühlt haben, seit wann sie nicht mehr so sind wie früher. Dies gilt fast immer für die Störungen, die spät beginnen (meist zwischen dem 30. und 50. Lebensjahr), während bei frühem Beginn (vor 25) viele gleichbleibend sagen, sie seien ihr ganzes Leben lang schon so gewesen.

Bei der **Zyklothymia** sind die bei der Dysthymia beschriebenen chronischen **depressiven Verstimmungen** immer wieder **unterbrochen von Perioden gehobener Stimmung** (Wohlbefinden alleine reicht nicht aus, da dies auch bei der Dysthymia vorkommen kann).

In Perioden mit gehobener Stimmung haben die Patienten:

- die gleichen Symptome, wie bei der hypomanischen Episode beschrieben
- in geringerer Ausprägung, mit weniger Symptomen und Übergängen zu normalpsychologischen gehobenen Stimmungszuständen
- eine gesteigerte Aktivität (Antrieb) mit erhöhter Geselligkeit, erhöhter Kontaktsuche, gesteigerter Unternehmungslust
- erhöhtes Selbstvertrauen und Optimismus
- erhöhtes subjektives Leistungsgefühl
- gehobene Stimmung mit einer Bereitschaft, mit Freude und Begeisterung zu reagieren oder ein eher gereizt aggressiver Affekt mit erhöhter Neigung, Konfrontationen und Streit zu suchen

Oft erscheinen bei jahrelangem Verlauf die Stimmungsschwankungen dem Untersucher als Persönlichkeitsvariante (stimmungslabil, "launisch", "hysterisch") oder veranlasst durch äußere Ereignisse. Oft treten sie auch ohne Anlass oder in Abhängigkeit von Jahreszeiten auf (z.B. gehäuft depressive Zustände im Winter und gehobene Stimmungszustände im Sommer als leichte Form der saisonalen Depression).

Wie bei der Dysthymia kann meist der Beginn der depressiven Verstimmungen angegeben werden.

Häufig sind **Alkoholmissbrauch oder Substanzmissbrauch** das auffallendste Symptom, besonders bei Jugendlichen ist die Doppeldiagnose "Polytoxikomanie + Zyklothymia" häufig.

Bei Dysthymia und Zyklothymia sind **Tagesschwankungen** häufig.

Typisches klinisches Beispiel:
Heike W., eine 35jährige Lehrerin, stellt sich vor, weil sie das Gefühl habe, ihre Arbeit nicht mehr zu schaffen, überlastet zu sein, hinter ihren Möglichkeiten zurückzubleiben (= Einschränkung bei alltäglichen Routinetätigkeiten). Auch wenn Kollegen sagen würden, dass ihre Arbeit in Ordnung sei, fühle sie sich unfähig (= Insuffizienzgefühle). Seit Tagen fühle sie sich jetzt wieder energie- und kraftlos, ständig müde (= Antriebsminderung), habe auch das Gefühl, dass sie sich schlechter konzentrieren könne, dass alles langsamer und schwerer von der Hand gehe, auch wenn alle anderen ihr dies nicht anmerken würden (= subjektive Antriebshemmung, Denkhemmung mit subjektiven Konzentrationsstörungen). Solche Zustände würden jetzt seit Jahren immer wieder auftreten, Tage oder Wochen anhalten, dann wieder einige Wochen verschwinden. Begonnen habe dies vor etwa drei Jahren nach der plötzlichen Trennung von ihrem Partner, als sie wie betäubt gewesen sei, sich für Wochen zurückgezogen habe, anfangs auch niedergeschlagen und traurig gewesen sei (= Beginn der Störung nach einer Trauerreaktion oder einer leichten depressiven Episode). Seit dieser Zeit sei sie nicht mehr die gleiche, sie sei zwar nicht niedergeschlagen, traurig, habe sich von Ausnahmen abgesehen aber nicht mehr richtig freuen können oder richtig glücklich sein können, alles gehe mit "angezogener Handbremse". Ein- bis zweimal im Jahr, meist während der Ferienzeit im Urlaub habe sie noch richtig ausgelassen und einigermaßen glücklich sein können (= jahrelanger leicht deprimierter Affekt mit eingeschränkter Schwingungsfähigkeit und kurzen Episoden ausgeglichener Stimmungslage). Sieht man von diesen wenigen guten Zeiten ab, habe sie sich von Bekannten zurückgezogen, rede weniger als früher, wenn sie ausgehe oder unter Kollegen sei (= sozialer Rückzug, Antriebsminderung). Wenn etwas schiefgehe oder sie das Gefühl habe, von Bekannten abgelehnt zu werden, sei sie auch immer wieder für ein bis zwei Tage sehr traurig, niedergeschlagen, verkrieche sich zuhause, könne nicht mehr einschlafen oder wache häufig auf (= kurze leichte bis mittelschwere depressive Episoden).
Diagnostiziert wird eine Dysthymia mit einem späten Beginn nach einer Trauerreaktion. Während des Verlaufs bestanden danach keine ausreichend langen oder schweren depressiven Episoden, noch war der Zustand dauernd so schwer wie bei einer leichten depressiven Episode, als dass eine doppelte Depression oder rezidivierende depressive Störung diagnostiziert werden könnte. Die Patientin wird mit verschiedenen Psychopharmakatherapien und einer kognitiven Therapie behandelt. Mehrfach während der Therapie treten nach Zeiten von Symptomfreiheit Rezidive mit Freudlosigkeit, Energielosigkeit, Selbstzweifeln, Insuffizienzgefühlen und sozialem Rückzug auf. Erst nach 12 bis 15 Monaten stellt sich ein stabiler, symptomfreier Zustand ein, der dann unter einer medikamentösen Rezidivprophylaxe Jahre anhält.

Diagnose und Differentialdiagnose

Die diagnostischen Leitlinien der Dysthymia und der Zyklothymia zeigt Tab. 2.76.

Chronischer Verlauf und meist **leichte Symptome** sind **wesentliche Charakteristika.**

Innerhalb dieser Gruppe kann versucht werden, zu differenzieren, ob es sich eher handelt um

- eine leichte Form ("forme fruste") einer rezidivierenden depressiven Störung bzw. einer bipolaren Störung, also eine subaffektive Störung, die "genauso eine primäre affektive Störung ist wie die voll ausgeprägten Bilder"
- eine besondere Form einer Persönlichkeit oder eine durch psychosoziale Belastungsfaktoren oder die Lebensgeschichte erworbene Störung (wie sie früher als neurotische Depression bezeichnet wurde)

Für erstere spricht, wenn ein Beginn der Störung angegeben werden kann, depressive oder hypomanische Episoden im Verlauf auftreten, ein episodischer Verlauf zumindest andeutungsweise gefunden werden kann, bei depressiven Zuständen eine Antriebshemmung (auch eine nur subjektive Antriebshemmung) eruiert werden kann, Tagesschwankungen vorhanden sind, bei Beginn von Verstimmungszuständen nicht regelmäßig äußere Belastungsfaktoren gefunden werden können, eine positive Familienanamnese für affektive Störungen besteht. Bei der Zyklothymia ist fast immer von einer subaffektiven Störung auszugehen.

> *Regel: Bei geringsten Zweifeln, ob es sich um eine subaffektive Störung oder eine reaktive/neurotische/persönlichkeitsbedingte handelt, sollte erstere Diagnose gestellt werden, damit eine konsequente Pharmakotherapie (zusätzlich zur Psychotherapie) nicht vernachlässigt wird. Die Konsequenzen einer Fehlentscheidung sind so geringer.*

Zyklothymia
• Stimmungsinstabilität mit mehreren Perioden von deprimierter und gehobener Stimmung, mit oder ohne normale Stimmung im Intervall, über lange Zeit (mindestens 2 Jahre nach ICD-10) • Die Kriterien für eine mittelgradige oder schwere depressive oder manische Episode (☞ Tab. 2.58, 2.60) werden nicht erfüllt (weder schwer noch lang genug, manische oder depressive Episoden können jedoch vor oder nach einer solchen Periode länger anhaltender Stimmungsinstabilität auftreten) • Während der meisten depressiven Perioden sollten mindestens 3 der folgenden Symptome vorhanden sein: - Antriebsminderung, Schlaflosigkeit, Insuffizienzgefühle, Konzentrationsschwierigkeiten, sozialer Rückzug, Verlust von Interesse und Freude (z.B. sexuell), verminderte Gesprächigkeit, Pessimismus im Hinblick auf die Zukunft oder Grübeln über Vergangenes • während der meisten Perioden mit gehobener Stimmung 3 der folgenden Symptome: • Antriebssteigerung, herabgesetztes Schlafbedürfnis, überhöhtes Selbstgefühl, geschärftes oder ungewöhnlich kreatives Denken, mehr Geselligkeit als sonst, gesprächiger oder witziger als sonst, gesteigertes Interesse und Sicheinlassen (z.B. sexuelle Aktivitäten), überoptimistisch oder Übertreibung früherer Erfolge
Dysthymia
• lange Zeit (mindestens 2 Jahre nach der ICD-10) konstante oder konstant wiederkehrende Depression. Zeiten normaler Affektivität dauern selten länger als einige Wochen, hypomanische Episoden kommen nicht vor • Sehr selten oder nie werden dabei die Kriterien einer depressiven Episode (leicht oder mittelgradig) erfüllt bezüglich Dauer und/oder Schweregrad • während einiger Perioden depressiver Verstimmungen mindestens 3 der folgenden Symptome: - Antriebsminderung, Schlaflosigkeit, Insuffizienzgefühle, Konzentrationsschwierigkeiten, sozialer Rückzug, Verlust von Interesse und Freude (z.B. sexuell), verminderte Gesprächigkeit, Pessimismus im Hinblick auf die Zukunft oder Grübeln über Vergangenes, Neigung zum Weinen, Gefühl von Hoffnungslosigkeit und Verzweiflung und erkennbares Unvermögen, mit den Routineanforderungen des täglichen Lebens fertig zu werden
Bei beiden Störungen ist die Unterscheidung zwischen frühem (in der Adoleszenz oder den Zwanzigern) und spätem Beginn (zwischen 30 und 50 Jahren, häufig im Anschluss an eine depressive Episode) möglich.

Tab. 2.76: Diagnostische Leitlinien der Dysthymia/Zyklothymia, modifiziert nach ICD-10.

Innerhalb der depressiven und manischen Störungen sind abzugrenzen:

- **chronifizierte depressive Episoden bei rezidivierenden depressiven Störungen bzw. bipolaren Störungen**

> *Regel: Wenn mehrere typische depressive Episoden oder manische Episoden auftreten und zwischen den Episoden die Kriterien einer Dysthymia/Zyklothymia erfüllt sind, sollte eine rezidivierende depressive Störung bzw. bipolare Störung diagnostiziert werden, die chronifiziert ist, nicht voll remittiert ist oder ein Residualsyndrom hinterlassen hat. Eine einzige depressive Episode mit einem langjährigen anschließenden Verlauf einer Dysthymia/Zyklothymia ohne weitere Episoden sollte zur Diagnose sowohl einer depressiven bzw. manischen Episode als auch einer Zyklothymia und Dysthymia führen. Eine langjährige Dysthymia/Zyklothymia mit dann folgenden depressiven Episoden im Verlauf sollte ebenfalls durch zwei Diagnosen (= doppelte Depression) verschlüsselt werden. Manische Episoden im Verlauf sprechen immer für eine bipolare Störung.*

Abzugrenzen von der Dysthymia/Zyklothymia sind:

- **organische affektive Störungen**

Vor allem endokrinologische Erkrankungen oder ein Morbus Parkinson vor Ausbruch der neurologischen Symptomatik können die Symptome kopieren, aber auch jede andere chronische körperliche Erkrankung. Differentialdiagnostisch hilft nur eine ausführliche Zusatzdiagnostik weiter. Oft wird die Diagnose der organischen psychischen Störung erst nach Beginn typischer Symptome dieser Erkrankung gestellt.

- **Schizophrenien**

Vor allem dysthyme Syndrome können Jahre vor Beginn einer typisch schizophrenen Symptomatik vorhanden sein oder im Anschluss an schizophrene Episoden als Residualsyndrom persistieren.

> *Regel: Nur bei einer bereits gesicherten Schizophreniediagnose dürfen Symptome einer Dysthymia/Zyklothymia als schizophrene Basissymptome/Residualsymptome gewertet werden. Auch in diesem Fall kann außerhalb akuter Krankheitsstadien die Symptomatik wie bei einer Dysthymia/Zyklothymia behandelt werden.*

- **Angststörungen, Zwangsstörungen**

Es gelten die differentialdiagnostischen Kriterien wie bei der depressiven Episode (☞ Kap. 2.5.2.). Beide Störungen sind **häufig mit einer Dysthymia/Zyklothymia kombiniert**.

- **Persönlichkeitsstörungen**

Viele Persönlichkeitsstörungen haben auch rezidivierende depressive Verstimmungen, vor allem **Borderline-Persönlichkeitsstörungen, ängstliche und abhängige Persönlichkeitsstörungen.** Ein Beginn der Störung kann dann in der Regel nicht angegeben werden. Es fehlen auch in der Regel Symptome wie bei der depressiven Episode und manischen Episode als überdauerndes Merkmal. Sind Symptome der primären affektiven Störung, auch in leichtester Form wie bei der Dysthymia/Zyklothymia nachweisbar, sollte immer die Diagnose einer Dysthymia/Zyklothymia angenommen werden, und eine Persönlichkeitsstörung zusätzlich diagnostiziert werden. Depressive Persönlichkeit(sstörungen) oder Temperamente können fließende Übergänge zur Dysthymia zeigen (nicht zur Zyklothymia), der Affekt ist allerdings nicht deprimiert (eher pessimistisch, freudlos), die Patienten waren schon immer so, und Antriebsstörungen fehlen. **Wenn die Kriterien der Dysthymia erfüllt sind, sollte dieser Diagnose immer der Vorzug gegeben werden.**

- **Aufmerksamkeits-/Aktivitätsstörung** (☞ Kap. 2.19.)

Sie ist ein Risikofaktor für eine Dysthymia / Zyklothymia bei häufiger Komorbidität. Ihre Symptome wie emotionale Instabilität, kognitive Störungen, Desorganisiertheit ähneln aber auch einer affektiven Störung. **Kindheits-, Jugendanamnese beachten und durchgehende Deprimiertheit und Antriebshemmung, die nur bei der Dysthymia vorhanden sind** (Differentialdiagnose ☞ auch Kap. 2.19.).

Epidemiologie

▶ Geschlechtsverhältnis

Frauen : Männer 2:1 bei der Dysthymia (wie bei der depressiven Episode), wahrscheinlich 1:1 bei der Zyklothymia (wie bei der bipolaren Störung).

▶ Häufigkeit

Lebenszeitprävalenz (geschätzt): Dysthymia etwa 3-6 %, Zyklothymia etwa 0,4-1 %.

Zusatzdiagnostik

Wie bei der depressiven Episode und manischen Episode, die Wahrscheinlichkeit auffälliger Befunde in der Zusatzdiagnostik ist aber deutlich geringer.

Ätiologie

Wahrscheinlich sind beide Störungen **ätiologisch heterogen**, d.h. verschiedene Ursachen können zum gleichen psychopathologischen Bild führen. Es spricht vieles dafür (genetische, neurobiologische und pharmakologische Untersuchungen), dass zumindest ein großer Teil der Störungen eine leichte Form der rezidivierenden depressiven Störung oder der bipolaren Störung ist. Beide treten familiär gehäuft auf, in Familien mit Dysthymien sind aber auch rezidivierende depressive Störungen häufiger, in solchen mit Zyklothymien bipolare Störungen. Die bei der depressiven und manischen Episode genannten ätiologischen und pathophysiologischen Mechanismen gelten deswegen auch bei der Dysthymia/Zyklothymia. Argumente zeigt Tab. 2.77.

- genetische Faktoren (Störungen gehäuft bei Verwandten von Patienten mit rezidivierenden depressiven oder bipolaren Störungen)
- gleiche Abnormalitäten, z.B. im Schlaf-EEG, TRH-TSH-Test, wie bei depressiven Episoden
- Tagesschwankungen, Antriebshemmung
- positives Ansprechen auf Schlafentzug
- typische depressive Episoden im Verlauf
- gutes Ansprechen auf Psychopharmaka und Auslösung von Hypomanien

Tab. 2.77: Was spricht dafür, dass die Dysthymia/Zyklothymia eine subaffektive Störung ist?

Rein neurobiologische Erklärungsmuster sind wahrscheinlich häufiger zutreffend bei der Zyklothymia als bei der Dysthymia, wo zumindest bei einem Teil der Patienten Umweltfaktoren, psychosoziale Faktoren und Ereignisse in der Lebensgeschichte eine ausschlaggebende Rolle spielen. Besonders für die Dysthymia gilt das Kindling-Modell, wie es bei der depressiven Episode beschrieben wurde: Ungünstige und belastende Ereignisse der Lebensgeschichte, sei es sozialer oder familiärer (auch frühkindlicher) Art, oft in Verbindung mit einer erhöhten genetischen Vulnerabilität, führen zu einer erhöhten Neigung, mit Verstimmungszuständen zu reagieren und setzen dadurch auch neurobiologische Mechanismen in Gang, die wiederum die Neigung zu Verstimmungszuständen erhöhen.

Verlauf und Prognose

Wie bei den bisher beschriebenen affektiven Störungen kann die Dysthymia/Zyklothymia **langsam oder akut** beginnen. Häufig gehen belastende Lebensereignisse oder körperliche Erkrankungen dem Beginn voran oder stehen am Beginn von erneuten Verschlechterungen der Symptomatik. Die Störungen können **in jedem Lebensalter** beginnen, es gibt aber Hinweise, dass ein Teil der Störungen früh in der späten Adoleszenz oder im frühen Erwachsenenalter beginnt, der andere Teil spät im 5. oder 6. Lebensjahrzehnt.

Mögliche Verlaufsformen sind:

- jahrelange ständige Symptomatik ohne freie Intervalle
- jahrelange Symptomatik mit kurzen, auch monatelangen freien Intervallen
- jahrelange Symptomatik mit oder ohne Intervalle und zusätzlichen depressiven Episoden (**doppelte Depression**)

Im Mittel dauert es 5 Jahre vom Beginn der Dysthymia bis zum ersten Auftreten einer depressiven Episode. **Unbehandelt nehmen die Störungen definitionsgemäß einen chronischen Verlauf** (und es ist unwahrscheinlich, dass sich ihr Zustand ändert). Durch Behandlung wird der Langzeitverlauf gebessert. Depressive Episoden bei doppelten Depressionen sind gut behandelbar (Remissionsrate über 50 %). Die Dysthymia persistiert manchmal unter Behandlung, bei etwa 40 % ist eine vollständige Besserung im weiteren Verlauf zu erreichen.

▶ **Komplikationen**

- **Suizid** ist die gefährlichste Komplikation. Auch wenn keine sicheren Zahlen vorliegen, so ist doch zu schätzen, dass v.a. bei intermittierenden depressiven Episoden 10-20 % Suizid begehen, und auch bei reiner Dysthymia die Suizidgefährdung stark erhöht ist
- Psychosoziale Probleme durch die chronische Verstimmung in Form von Partnerschaftskonflikten, beruflichen Konflikten, sozialem Rückzug.
  Bei früh beginnenden Störungen wird oft das mögliche soziale und private Funktionsniveau nicht erreicht, bei der Zyklothymia führen die Perioden mit gehobener Stimmung auch umgekehrt zu großen privaten und beruflichen Erfolgen und erhöhter Leistungsfähigkeit, die von den Betroffenen als angenehm empfunden werden

▶ **Komorbidität**

Multiple Komorbiditäten sind häufig: Depressive Episoden bzw. rezidivierende depressive Störungen (bis zu 40 %), Angststörungen (40-50 %), Missbrauch oder Abhängigkeit von psychotropen Substanzen (20-30 %), Persönlichkeitsstörungen (v.a. depressive, Borderline-Typ), Aufmerksamkeits- /Aktivitätsstörung. **Internistische Erkrankungen sind gehäuft v.a. bei spätem Beginn über 40 Jahre.**

Therapie

Depressive Episoden oder schwerere Ausprägungen der Verstimmungszustände werden wie in dem entsprechenden Kapiteln behandelt (☞ Kap. 2.5.2., Tab. 2.63). Die chronischen Verstimmungszustände sollten immer **kombiniert pharmakologisch/psychotherapeutisch** behandelt werden.

Therapievorschläge zur pharmakologischen Behandlung zeigt Tab. 2.78.

Zyklothymia
• Einleitung einer Lithiumprophylaxe (Tab. 2.72) • depressive Syndrome wie bei Dysthymia behandeln • bei einzelnen schweren depressiven Episoden oder Therapieresistenz Behandlungen wie depressive Episode (Kap. 2.5.2., Tab. 2.63)
Dysthymia
• Behandlung wie bei depressiver Episode (Tab. 2.63), immer **zuerst Serotoninwiederaufnahmehemmer** oder besser andere nichttrizyklische Antidepressiva wie **Venlafaxin** (um Sedierung und andere Nebenwirkungen einschließlich depressiogener Effekte zu vermeiden) • bei schweren Episoden (doppelte Depression) Behandlung wie depressive Episode (Tab. 2.63)

Tab. 2.78: Therapievorschläge zur medikamentösen Behandlung der Dysthymia/Zyklothymia.

Es sollte immer eine Behandlung wie bei einer depressiven Episode begonnen werden, vor allem bei Unklarheit, ob es sich um eine chronifizierte depressive Episode, eine rezidivierende depressive Störung oder eine bipolare Störung handelt. Bei den **leichteren Ausprägungen** überdecken Nebenwirkungen der antidepressiven Therapie oft die Hauptwirkungen, so dass auf **nebenwirkungsärmere Therapien** übergegangen werden muss. Die Elektrokrampftherapie ist anders als bei schweren depressiven Episoden oft wirkungslos. Führt eine medikamentöse Behandlung zum Erfolg, sollte wie bei der rezidivierenden depressiven Störung oder bipolaren Störung eine **Rezidivprophylaxe** durchgeführt werden, insbesondere weil die psychosozialen Folgen auch eines leichten depressiven Syndroms häufig unterschätzt werden.

Bei der **Psychotherapie** sind die wahrscheinlich wirksamsten Verfahren

- interpersonelle Therapie/Verhaltenstherapie

Hier werden vorhandene Ressourcen zur Unterbrechung und Selbsttherapie depressiver Denk-, Fühl- und Verhaltensweisen mobilisiert. Stimuli, die zur Verstimmung führen könnten, sollen anders verarbeitet werden. Modelle werden bei der rezidivierenden depressiven Störung erklärt und gelten entsprechend (Kap. 2.5.4.).

2.6. Anpassungsstörungen - (affektive) Reaktionen auf Belastungen

Störungen dieser Kategorie ist ein sicherer auslösender Faktor gemeinsam, der bei jedem Menschen Symptome hervorrufen kann. Dies heißt nicht, dass andere psychische Störungen nicht durch Stressoren ausgelöst werden, in diesen Fällen ist **die Belastung aber der entscheidende Faktor, und es ist eine typische Psychopathologie nachweisbar.** Aus solchen Reaktionen können sich depressive Episoden entwickeln, die dann erkannt und behandelt werden müssen.

Traditionelle Begriffe für diese Störungen sind die **abnorme Erlebnisreaktion**, die **depressive Reaktion**, die **depressive Entwicklung** oder **chronische erlebnisreaktive Entwicklung** (langanhaltende Belastungen).

 **Klinik**

Unabhängig davon, ob es sich um eine akute Belastungsreaktion handelt oder um eine chronische Anpassungsstörung (oder posttraumatische Belastungsstörung), berichten die Patienten über

- vermehrte psychosoziale Belastungsfaktoren in der Zeit vor Beginn der Störung oder auch ein einzelnes, überwältigendes dramatisches Erlebnis

Die auslösenden Ereignisse sind bei **akuten Belastungsreaktionen** assoziiert mit:

- einer ernsthaften Bedrohung für die Sicherheit oder körperliche Unversehrtheit des Betroffenen oder einer geliebten Person (z.B. Katastrophen, Unfall, Krieg, Verbrechen, Vergewaltigung)
- ungewöhnlich plötzlichen und bedrohlichen Veränderungen der sozialen Stellung und/oder des Beziehungsnetzes des Individuums (z.B. Verlust eines Angehörigen durch Tod, Verlassenwerden in einer Beziehung, finanzielle oder berufliche Verluste, schwere Kränkungen und Enttäuschungen durch nahe Personen, v.a. bedrohliche körperliche Erkrankungen oder "Funktionseinschränkungen" durch Erkrankungen)

Akut folgen auf solche Ereignisse verschiedenste psychische **Symptome, die typischerweise beginnen mit:**

- einer Art von "Betäubung": Sinneseindrücke "verblassen", einer gewissen Bewusstseinseinengung mit eingeschränkter Aufmerksamkeit (oft auch nur subjektiv), einer Unfähigkeit, Reize zu verarbeiten und zu reagieren

Es folgen:

- Desinteresse, Antriebsminderung
- sozialer Rückzug

oder

- Unruhe, Überaktivität, Panikattacken

Nach diesem anfänglichen Zustand von "Betäubung" **folgen**

- Symptome ähnlich wie bei einer depressiven Episode, die von deprimierter Gestimmtheit, Weinerlichkeit und Hoffnungslosigkeit über ängstliche Gestimmtheit bei noch erhaltenem Antrieb bis zu typischen melancholischen Syndromen reichen können

Bei einer akuten Belastungsreaktion klingen diese Symptome innerhalb von Tagen ab, auch wenn danach noch eine Phase mit deprimierter Gestimmtheit, sozialem Rückzug, Schlafstörungen folgen kann, die aber durch angenehme Erlebnisse bereits gelegentlich unterbrochen werden kann.

Bei Patienten mit einer **Anpassungsstörung oder einer länger dauernden Reaktion** bestehen im Gegensatz zur akuten Belastungsreaktion länger andauernde psychische Symptome.

Bei diesen eher chronischen Anpassungsstörungen werden von den Patienten geschildert:

- die bereits bei den akuten Belastungsreaktionen erwähnten psychosozialen Belastungsfaktoren, vor allem die Trauerreaktion bei Verlust eines Angehörigen oder das Ende einer Beziehung und körperliche Erkrankungen
- chronische, teilweise über Jahre verlaufende Belastungen, die weniger dramatisch sein können als die Belastungen bei akuten Reaktionen, aber durch Hoffnungslosigkeit, Ausweglosigkeit und Verlust von Kontrolle über die Situation gekennzeichnet sind (Tab. 2.79)

Jugendliche	• Schulprobleme • elterliche Zurückweisung oder Trennung der Eltern (Eheprobleme der Eltern, Trennung von Freund, Freundin) • Arbeitsplatzprobleme • Drogen/Alkoholprobleme, rechtliche Probleme • Umzug
Erwachsene	• Ehe-/Beziehungsprobleme • Trennung/Scheidung/Tod • Probleme mit Kindern • Arbeitsplatzprobleme, finanzielle Probleme • Krankheit • Alkohol-/Drogenprobleme, rechtliche Probleme

Tab. 2.79: Typische Belastungsfaktoren bei Anpassungsstörungen (in geschätzter Reihenfolge der Häufigkeiten).

Die Symptome können anfangs die gleichen sein wie bei der oben geschilderten akuten Belastungsreaktion und nach einiger Zeit (oder bereits zu Beginn ohne den anfänglichen Zustand der "Betäubung") übergehen in

- ängstlich-depressive, unspezifische psychopathologische Syndrome
- depressive Episoden einschließlich des melancholischen Subtyps (selten)

Oft ist dann nicht zu unterscheiden, ob die Belastungssituationen eine depressive Episode, vor allem eine Melancholie, nur ausgelöst haben, oder ob alle Symptome noch als unmittelbare Folge der Anpassungsstörung oder Belastungsreaktion verstanden werden können.

Häufig sind psychopathologisch

- ein deprimierter Affekt ohne tiefe Traurigkeit, eher als Verlust von Freude und Interesse
- diffuse Ängstlichkeit mit vegetativer Übererregbarkeit, Vigilanzsteigerung, Pessimismus und Hoffnungslosigkeit
- sozialer Rückzug und Desinteresse ohne Antriebshemmung
- Einschlafstörungen ohne Früherwachen und Tagesschwankungen

Bei länger dauernden Belastungssituationen sind psychopathologisch oft keine Unterschiede zur Beschreibung der Dysthymia feststellbar.

Manche Patienten fallen weniger durch affektive Störungen als durch **Störungen des Sozialverhaltens** auf, z.B. **aggressives oder dissoziales Verhalten** (**v.a. bei Jugendlichen**), **regressives Verhalten wie Bettnässen** (**v.a. bei Kindern**) oder **Drogen- und Alkoholmissbrauch** (**v.a. Jugendliche und Erwachsene**). Jugendliche haben insgesamt häufiger Verhaltensauffälligkeiten, Überaktivität und auch aggressive oder dissoziale Handlungen als zusätzliches Symptom, Erwachsene häufiger nur Störungen der Affektivität (Deprimiertheit, Angst).

▶ **Sonderform**

■ posttraumatische Belastungsstörung

Eine verzögerte oder protrahierte Reaktion auf ein belastendes Ereignis oder eine Situation außergewöhnlicher Bedrohung oder katastrophenartigen Ausmaßes (die bei fast jedem eine tiefe Verstörung hervorrufen würde, z.B. Naturkatastrophen, schwere Unfälle, Krieg, Konzentrationslager, Folterung, Terrorismus, Vergewaltigung, Zeuge schwerer Verbrechen), häufig nach einer anfänglichen akuten Belastungsreaktion. Bei der posttraumatischen Belastungsstörung leiden die Patienten nicht unter den realen Folgen eines Traumas wie bei der Anpassungsstörung (z.B. Trauer bei Verlust), sondern haben Angst vor einem Wiedererleben oder -erinnern des Traumas. Typische Merkmale sind:

- wiederholtes Nacherleben des Traumas in Erinnerungen (Nachhallerinnerungen, "Flashbacks"), Träumen
- Vermeidung von Aktivitäten und Situationen, die Erinnerungen an das Trauma wachrufen könnten
- Furcht vor und Vermeidung von Stichworten und Situationen, die an das ursprüngliche Trauma erinnern könnten
- selten dramatische akute Ausbrüche von Zwangs-, Panik-, oder Aggressionssymptomen, ausgelöst durch plötzliche Erinnerungen und/oder Wiederholungen des Traumas oder der ursprünglichen Reaktion darauf

- vegetative Übererregbarkeit und Vigilanzsteigerung, übermäßige Schreckhaftigkeit und Schlaflosigkeit
- andauerndes Gefühl von Betäubtsein und emotionaler Stumpfheit, Gleichgültigkeit gegenüber anderen Menschen, Teilnahmslosigkeit gegenüber der Umgebung, Anhedonie

Wesentliches Symptom ist die Angst, dass zukünftig Ähnliches passiert, also erneute ungewollte, angstvolle Erinnerungen, weswegen viele Kliniker die Störung zu den Angsterkrankungen zählen. Erinnerungen an Traumata (wie auch an positive Ereignisse) sind physiologisch, nur ungewolltes intrusives, irrationales Wiedererleben mit den ursprünglichen Symptomen und vergebliche Versuche, dies zu vermeiden, definieren die Störung. Auch bei depressiven Episoden und Anpassungsstörungen (wie bei allen negativen Affekten) erinnern Patienten v.a. negative Lebensereignisse, deswegen darf aber keine Belastungsstörung diagnostiziert werden.

Manche Kliniker unterscheiden posttraumatische Belastungsstörungen nach einem einmaligen Trauma (Typ I), wie sie hier dargestellt sind, von solchen nach chronischen, wiederholten Traumata (Typ II, z.B. wiederholter Missbrauch in der Familie, wiederholte Folter in Haft). Auch bei Typ II-Traumata müssen für die Diagnose einer posttraumatischen Belastungsstörung aber die oben genannten Kriterien erfüllt sein, andere psychische Symptome nach solchen Belastungen sollten entweder als Anpassungsstörung diagnostiziert werden oder als spezifische psychische Störung bei psychopathologischen Befunden (z.B. als depressive Episode, Angststörung, Persönlichkeitsstörung). Die Traumata sollten dann nur als mögliche Ursache diskutiert werden.

Andauernde Persönlichkeitsänderungen (-störungen) nach andauernder (nicht kurzer) Extrembelastung (z.B. KZ-Haft) sind beschrieben.

Typisches klinisches Beispiel:
Hans L., 36 Jahre alt, kommt nach einem Suizidversuch mit in der Apotheke erhältlichen Schlaftabletten zur Aufnahme. Er hat völlig unerwartet erfahren, dass seine Frau ihn verlässt und zu einem anderen Mann zieht. Er sei danach wie betäubt, völlig verzweifelt gewesen, wollte sterben und habe sich die Tabletten besorgt (= Betäubung, Bewusstseinseinengung, deprimierter Affekt, Suizidgedanken). Auch jetzt habe das Leben für ihn keinen Sinn mehr, er sei tieftraurig, könne sich nicht mehr freuen, sehe keine Zukunft mehr, sei innerlich erregt, komme nicht zur Ruhe. Ständig würden ihm die Tränen kommen, er könne nichts mehr tun, sei wie gelähmt, alles gehe wie in Zeitlupe. Innerhalb der nächsten Tage bessert sich die Symptomatik und er distanziert sich von Suizidgedanken, ohne dass außer einigen empathischen Gesprächen eine weitere Therapie durchgeführt wird.
Diagnostiziert wird zu diesem Zeitpunkt eine Anpassungsstörung, näher bezeichnet als depressive Reaktion. Im weiteren Verlauf bleiben über die nächsten Wochen und Monate allerdings einige Symptome bestehen. Der Patient ist während der gesamten Phase des Scheidungsverfahrens ständig leicht gedrückter Stimmung, zieht sich von Freunden und Bekannten zurück, kann zwar seine Arbeit normal durchführen, hat aber wenig Interesse an Hobbies und Freizeitaktivitäten. Er äußert hauptsächlich pessimistische Gedanken, Ängste, nie mehr sozial Fuß zu fassen. Häufig verlangt er nach Schlafmitteln, da er nachts nicht einschlafen kann.
Diagnostiziert wird jetzt eine chronische Anpassungsstörung. Die Symptomatik verschwindet erst nach etwa 12 Monaten, als wesentliche Fragen der Trennung geklärt sind, er zu seiner ehemaligen Ehefrau keinen Kontakt mehr hat und schließlich auch eine neue Partnerin kennenlernt.

Diagnose und Differentialdiagnose

Die diagnostischen Leitlinien der akuten Belastungsreaktion, Anpassungsstörung und posttraumatischen Belastungsstörung zeigt Tab. 2.80.

Vorsicht: Die akute Belastungsreaktion oder akute (traumatische) Stressreaktion ist auch eine normale und natürliche Reaktion auf abnorme Ereignisse, bei denen die Integrität von Menschen direkt (als Opfer) oder indirekt (als Helfer) bedroht war. Sie ist keine behandlungsbedürftige posttraumatische Belastungsstörung, sondern nimmt mit der Zeit ab. Auch **das Leiden unter den Folgen** (z.B. Verlust eines Angehörigen, körperliche Entstellung) **ist keine posttraumatische Belastungsstörung oder Anpassungsstörung, sondern eine normale psychologische Trauerreaktion.**

Die Diagnose der Anpassungsstörung gründet auf der Annahme, dass ein **Ereignis oder eine Serie von Ereignissen bei dem individuellen Patienten ausreichend sind, um die Symptome hervorzurufen, die Ereignisse (oder ihre Konsequenzen, z.B. Einsamkeit bei Verlusten) aber nicht bei jedem zu Symptomen führen** (sonst würde es sich um eine "physiologische" oder "allgemeinpsychologisch" verständliche Reaktion handeln, z.B. Trauer, "Liebeskummer", und nicht um eine Krankheit). Häu-

akute Belastungsreaktion
• unmittelbarer zeitlicher Zusammenhang zwischen ungewöhnlicher Belastung und Beginn der Symptome (wenige Stunden) • obligat Symptome der generalisierten Angststörung (Tab. 2.93) • fakultativ zusätzlich sozialer Rückzug, Einengung der Aufmerksamkeit, Ärger, Aggression, Verzweiflung, sinnlose Überaktivität, außergewöhnliche und unkontrollierbare Trauer • Remission nach Entfernung aus belastender Umgebung oder bei weiterbestehender Belastung Besserung nach höchstens 2 Tagen
Anpassungsstörung
• belastende Ereignisse, Situationen oder Lebenskrisen von nicht außergewöhnlichem Ausmaß • zeitliche Abhängigkeit des Beginns der Symptome vom Stressor (am sichersten innerhalb eines Monats) • Symptome wie bei affektiven Störungen, Angststörungen, somatoformen Störungen, dissoziativen Störungen ohne dass die Kriterien der jeweiligen Störungen erfüllt werden und/oder auffälliges Sozialverhalten • Die Symptome dauern nicht länger als etwa 6 Monate nach Ende der Belastung oder ihrer Folgen an
posttraumatische Belastungsstörung
• kurz- oder langanhaltendes Ereignis (Geschehen) außergewöhnlicher Bedrohung oder katastrophalen Ausmaßes und • anhaltende Erinnerungen oder Wiederleben ("Flashbacks", lebendige Erinnerungen, sich wiederholende Träume oder Symptome bei an die Belastung erinnernde Situationen) und • Vermeidung von erinnernden Situationen und • Unfähigkeit, sich an wichtige Aspekte der Belastung zu erinnern oder Schlafstörungen, Reizbarkeit, Konzentrationsschwierigkeiten, Hypervigilanz, Schreckhaftigkeit und • Auftreten innerhalb von 6 Monaten (Ausnahmen möglich)

Tab. 2.80: Diagnostische Leitlinien der akuten Belastungsreaktion, Anpassungsstörung, und posttraumatischen Belastungsstörung, modifiziert nach ICD-10.

fig sind Grenzfälle, in denen nicht entschieden werden kann, ob andere Faktoren (genetisch, neurobiologisch oder persönlichkeitsbedingt) hinzutreten müssen, um eine solche Reaktion aufrecht zu erhalten, oder ob die affektiven Symptome Ausdruck einer depressiven Episode oder Dysthymia sind, und die Belastungsfaktoren nur zusätzliche verstärkende Faktoren sind. Bestehen Zweifel, gilt die folgende Regel:

> *Regel: Bestehen mehrere Wochen nach einem akuten belastenden Ereignis, von dem angenommen wird, dass es die Belastungsreaktion oder Anpassungsstörung ausgelöst hat, typische Symptome einer depressiven Episode, sollte eine depressive Episode diagnostiziert werden, die von dem Ereignis ausgelöst worden ist, und eine entsprechende Behandlung begonnen werden. Bestehen Symptome des melancholischen Subtyps, sollte bereits nach kürzerer Zeit pharmakologisch behandelt werden.*

Bestehen chronische Belastungssituationen, die üblicherweise nicht ausreichen, eine akute Belastungsreaktion hervorzurufen (z.B. unbefriedigende berufliche Situation, chronischer Familienkonflikt), sollte bei entsprechenden Symptomen eine chronifizierte depressive Episode oder eine Dysthymia diagnostiziert und eine Anpassungsstörung (depressive Entwicklung) nicht als primäre Diagnose verwendet werden, sondern die Belastungssituationen sollten als modifizierender Faktor der affektiven Störung angesehen werden.

Abzugrenzen von der Anpassungsstörung sind:

- **alle Störungen, wie sie bei der depressiven Episode, der rezidivierenden depressiven Störung und der Dysthymia angegeben wurden**
- **alle Symptome, die als "normalpsychologische" Reaktion auf Belastungen bei jedem Menschen gleich auftreten** (hier kann nur ein unübliches Ausmaß die Diagnose der Anpassungsstörung erfordern)

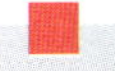

Zusatzdiagnostik

Wie bei der depressiven Störung zum Ausschluss organischer Störungen. Bei der Anpassungsstörung fehlen die bei der depressiven Episode geschilderten Abnormalitäten.

Epidemiologie

Wahrscheinlich ist die Anpassungsstörung häufiger bei Frauen, alleinstehenden und jüngeren Personen. Wegen der relativ unscharfen Kriterien dieser Diagnose ist es schwierig, anzugeben, wie verbreitet die Störung ist und bei wem sie auftritt. Wahrscheinlich ist es eine häufige Störung, die allerdings selten zur Behandlung kommt. Nach Schätzungen liegt die **Lebenszeitprävalenz** zwischen 5 und 20 %.

Ätiologie

Definitionsgemäß sind Anpassungsstörungen eine **Reaktion auf einen identifizierbaren Belastungsfaktor.** Trotzdem entwickeln die **meisten Menschen**, die solchen Belastungsfaktoren ausgesetzt sind, **keine schweren und anhaltenden psychiatrischen Symptome**, so dass diese Ursache-Wirkungs-Beziehungen nur unter bestimmten Voraussetzungen gelten können.

Jeder Mensch hat seine eigene Belastungsgrenze, die von der Stärke der Belastung, seiner Persönlichkeitsstruktur und seinem Temperament abhängt. Bestimmte Persönlichkeitsstrukturen, wie die ängstliche oder asthenische Persönlichkeit, sind prädestiniert, genauso Patienten mit organischen psychischen Störungen und solche mit genetischer Prädisposition für eine affektive oder eine Angststörung. Bei einem Teil der Patienten ist deswegen anzunehmen, dass bei der Diagnose einer Anpassungsstörung die psychosozialen Belastungsfaktoren nicht reiner Ausdruck einer Ursache-Wirkungs-Beziehung sind, sondern nur Auslöser für eine andere psychische Störung.

Bei länger dauernden Anpassungsstörungen können die gleichen pathophysiologischen Mechanismen im Gehirn ablaufen wie bei depressiven Episoden. Dies ist eine Rechtfertigung für eine medikamentöse Behandlung bei nicht zu verändernden Belastungssituationen (vgl. Kindling Modell Kap. 2.5.2.).

Verlauf und Prognose

Akute Belastungsreaktionen bessern sich nach wenigen Tagen bis Wochen. Anpassungsstörungen persistieren höchstens noch einige Tage oder Wochen, nachdem der Belastungsfaktor nicht mehr vorhanden ist.

Anpassungsstörungen bestehen in der Regel nicht länger als 6 Monate nach Wegfall der Belastung; dauern sie länger an, handelt es sich wahrscheinlich um eine andere Störung, wie etwa eine generalisierte Angststörung, eine depressive Episode oder eine Dysthymia. Dauert der Belastungsfaktor an, muss die Störung zeitlich nicht begrenzt sein.

Etwa 80 % der Patienten sind bei einer Nachuntersuchung nach 5 Jahren gesund, 20 % haben aber dann eine psychische Störung anderer Art. Bei Jugendlichen haben sogar etwa 40 % eine psychische Störung anderer Art.

Bisherige Ergebnisse lassen vermuten, dass **bei Erwachsenen** die Anpassungsstörungen relativ homogen sind und eine **gute Prognose** haben, während die Diagnose bei Jugendlichen wenig valide ist, d.h. häufig in typische affektive Störungen übergeht.

Komplikationen

- erhöhtes Suizidrisiko
- erhöhtes Risiko für Substanzmissbrauch und Abhängigkeit

 **Therapie**

Bei der posttraumatischen Belastungsstörung ist Therapie der Wahl:

- Verhaltenstherapie (mit Exposition) und medikamentöse Therapie mit SSRI

Vorsicht: Reine Belastungsstörungen sind selten, meist werden Traumata erinnert oder vermieden, weil sie Folgen(z.B. körperliche Schäden, Arbeitsplatzverlust u.ä.) hinterlassen und dadurch depressive Episoden ausgelöst haben. Exposition ist dann wirkungslos oder pathogen, eine medikamentöse Therapie der depressiven Episode unverzichtbar.

Bei einer akuten Belastungsreaktion ist Therapie der Wahl:

- individuelle Psychotherapie, vor allem Gesprächspsychotherapie, kognitive Psychotherapie mit Bearbeitung des Problems, Klarwerden über Gefühle, Aufzeigen von individuellen und sozialen Zukunftsperspektiven
- Ausnützen des Zeitfaktors, wodurch Störungen auch spontan verschwinden

Bei einer anhaltenden Anpassungsstörung sollte

- nicht zu lange mit einer zusätzlichen medikamentösen Therapie gewartet werden, da länger dauernde Anpassungsstörungen in eine spezifische affektive Störung übergehen können, und die Prognose um so schlechter ist, je länger mit einer Therapie gewartet wird

Beim Auftreten einer depressiven Episode sollte behandelt werden wie bei der depressiven Episode beschrieben (Kap. 2.5.2.), bei leichteren Störungen oder unspezifischen Symptomen sollte wie bei der Dysthymia behandelt werden (Kap. 2.5.5.).

Auch während einer medikamentösen Behandlung **bei einer Anpassungsstörung** darf auf eine **Psychotherapie**, die Belastungsfaktoren und die persönlichen, psychosozialen Vulnerabilitätsfaktoren der Patienten bearbeitet, nicht verzichtet werden. In Frage kommen wie bei der akuten Belastungsreaktion:

- Gesprächspsychotherapie und interpersonelle Therapie (mit Fokus auf den auslösenden Konflikt)
- kognitive Therapie
- jede andere Therapie, die sich wie die oben genannten auf die aktuellen Probleme konzentriert und die Sichtweise bzw. die Einstellung diesen Problemen gegenüber verändert

2.7. Angststörungen

Alle Störungen dieser Gruppe haben gemeinsam, dass Angst in irgendeiner Form das beherrschende Symptom ist.

	ICD-10 Nr.
• phobische Störungen	F40
- Agoraphobie mit oder ohne Panikstörung	F40.0
- soziale Phobie	F40.1
- spezifische (isolierte) Phobien	F40.2
• Panikstörung	F41.0
• generalisierte Angststörung	F41.1
• Angst und depressive Störung, gemischt	F41.2
• möglicherweise den Angststörungen zugehörig	
- Zwangsstörung	F42
- posttraumatische Belastungsstörung	F43.1

Tab. 2.81: Einteilung der Angststörungen, modifiziert nach ICD-10.

Die Unterteilung erfolgt nach der Art der Angst bzw. Furcht (Psychopathologie und Verlauf), nur teilweise lassen sich die vorgeschlagenen Differenzierungen auch durch verschiedene Epidemiologie und Ätiologie rechtfertigen. Da die meisten Angststörungen auch mit depressiven Verstimmungszuständen im Verlauf einhergehen, werden sie **zu den affektiven Störungen im weitesten Sinn gezählt.** Die Einteilung der Angststörungen zeigt Tab. 2.81.

2.7.1. Panikstörung und Agoraphobie

 **Klinik**

Panikstörung

Wesentliche Kennzeichen der Panikstörung sind **wiederkehrende** schwere **Angstattacken** (Panikattacken), die unvorhergesehen und plötzlich auftreten, und nicht durch spezifische Situationen, die bei normalen Personen Angst auslösen könnten, ausgelöst werden (z.B. ein Überfall).

Die Panikattacken treten im Gegensatz zur Phobie **nicht nur beim phobischen Stimulus** (z.B. einem bestimmten Tier) auf. Auch wenn die Symptome der Panikattacke von Person zu Person variieren können, so sind alle oder einige der folgenden immer vorhanden:

- Atemnot (Dyspnoe), Beklemmungsgefühle, Schmerzen oder Unwohlsein in der Brust
- Schwindel, Gefühl der Unsicherheit oder Ohnmachtsgefühle
- Palpitationen oder beschleunigter Herzschlag (Tachykardie), Zittern, Beben, Schwitzen
- Übelkeit, abdominelle Beschwerden wie Meteorismus, Diarrhoe, Obstipation, Schmerzen
- Taubheit, Kribbelgefühle, Hitzewallungen oder Kälteschauer
- Depersonalisation oder Derealisation
- Furcht, zu sterben (z.B. an einem Herzinfarkt)
- Furcht, verrückt zu werden oder außer Kontrolle zu geraten

Die Symptome **entwickeln sich plötzlich**, zeigen innerhalb der ersten 10-20 min oft eine Intensitätssteigerung, **klingen nach 10-30 min**, teilweise erst nach Stunden, **ab.**

Häufig folgen einer Panikattacke:

- eine langanhaltende Furcht vor einer erneuten Attacke (**Erwartungsangst**)
- immer wieder erneute Attacken, wobei die Frequenz zwischen mehrfach täglich oder wöchentlich bis monatlich variieren kann

Die Erwartungsangst, also die "Angst vor der Angst" und die Überzeugung von der Gefährlichkeit der Symptomatik oder Situation, ist wesentlich für die Entwicklung der Panikstörung, v.a. wenn sie zu einem zunehmenden **Vermeidungsverhalten** (= Umgehen von zunehmend mehr als gefährlich antizipierten Situationen) führt.

Kommt eine **Panikattacke in einer besonderen Situation** vor, z.B. in einem Bus oder in einer Menschenmenge, so wird der Patient möglicherweise in Zukunft diese Situation meiden. Auf ähnliche Weise können häufige und unvorhersehbare Panikattacken Angst vor dem Alleinsein und vor allen als "riskant" eingeschätzten Situationen hervorrufen. Es **entsteht** dann eine **Agoraphobie** als eine behindernde Komplikation der Panikstörung, die **durch phobisches Vermeiden charakterisiert** ist.

Agoraphobie

Der Begriff Agoraphobie wird hier in einer weitergefassten Bedeutung verwendet als ursprünglich eingeführt (griechisch: "Angst vor dem Marktplatz"). Die Patienten haben nicht nur Furcht vor offenen Plätzen, sondern z.B. auch vor Menschenmengen, in Geschäften und geschlossenen Räumen oder öffentlichen Verkehrsmitteln oder Furcht, die eigene Wohnung zu verlassen. Die **gemeinsame Furcht** ist, **von** ihrer **Quelle der Sicherheit getrennt zu werden**, und eine Panikattacke in der Öffentlichkeit oder alleine ohne Hilfe zu bekommen, sich dadurch in Verlegenheit zu bringen, oder nicht in der Nähe von Hilfe (des Hausarztes, einer Klinik oder Angehörigen) zu sein. Das Fehlen eines sofort nutzbaren Fluchtweges ist eines der Schlüsselsymptome vieler agoraphobischer Situationen (Tab. 2.82).

Situationen, die Angst auslösen	Situationen, die Angst vermeiden
• in einer Schlange im Geschäft stehen	• von einer Person begleitet zu werden
• ein Restaurantbesuch	• Sitzen neben der Tür
• das Gefühl, in der Falle zu sitzen, z.B. im Zug oder im Kaufhaus	• Zentrierung der Gedanken auf etwas anderes
• steigende Entfernung von zu Hause	• Tragen einer Sonnenbrille
• Menschenmengen, Fußgängerzonen	

Tab. 2.82: Häufige agoraphobische Situationen oder antiagoraphobische Situationen.

Angst und Vermeidungsverhalten differieren individuell. Oft ist diese Phobie jedoch so einschränkend, dass einige Betroffene schließlich völlig an ihr Haus gefesselt sind.

Agoraphobien kommen auch eigenständig ohne Panikstörung vor und ohne die beschriebene Entwicklung von rezidivierenden Panikattacken bis zur Agoraphobie, sie können auch **primär vor Entwicklung einer Panikstörung** auftreten, sind dann **v.a. durch Erwartungsangst und Vermeidung ge-**

prägt und zeigen **nur in der konkreten Situation Panikattacken.**

Typisches klinisches Beispiel:
Claudia O., eine 24jährige Studentin, kommt zur Ambulanz mit der Frage, ob sie vielleicht schizophren sei. Mitten auf einer belebten Straße habe sie plötzlich das Gefühl gehabt, dass alles um sie herum verändert sei, sie selber nicht mehr sie selbst sei (= Derealisation, Depersonalisation). Sie habe auch vorübergehend gemeint, dass irgendwelche fremden Mächte sie beeinflussten oder sie gerade verrückt werde. Nach einer halben Stunde sei dieser Zustand vorüber gewesen und sie sei sofort in die Ambulanz gekommen. Erst bei Nachfragen gibt sie an, dass gleichzeitig ihr Herz sehr heftig geschlagen habe, sie fürchterliche Angst bekommen habe, ihr schwindelig und übel geworden sei. Sie habe früher nie solche Zustände gehabt, aber bei Nachfragen stellt sich heraus, dass sie in den letzten vier Jahren viermal beim Internisten war, da ständig Herzrasen und Beklemmungsgefühle in der Brust aus heiterem Himmel auftraten, meist von der Angst begleitet, eine Herzkrankheit oder sogar einen Herzinfarkt zu haben.
Diagnostiziert wird eine Panikstörung.

Diagnose und Differentialdiagnose

Die diagnostischen Leitlinien der Panikstörung und der Agoraphobie zeigen die Tab. 2.83 und Tab. 2.84.

- wiederholte Panikattacken, die nicht auf eine spezifische Situation oder ein spezifisches Objekt bezogen sind und oft spontan auftreten, nicht verbunden mit besonderer Anstrengung, gefährlichen oder lebensbedrohlichen Situationen
- Einige der folgenden Charakteristika sind vorhanden:
  - einzelne Episode von intensiver Angst oder Unbehagen
  - abrupter Beginn
  - Maximum innerhalb von wenigen Minuten und mehrere Minuten Dauer
  - mindestens vier der angegebenen Symptome:
    - Palpitationen, Herzklopfen oder erhöhte Herzfrequenz
    - Schweißausbrüche
    - Tremor
    - Mundtrockenheit
    - Atembeschwerden
    - Beklemmungsgefühl
    - Thoraxschmerzen
    - Nausea oder abdominelle Missempfindungen
    - Schwindel oder Schwäche
    - Derealisation/Depersonalisation
    - Angst vor Kontrollverlust
    - Angst, zu sterben
    - Hitze/Kälteschauer
    - Gefühllosigkeit oder Kribbelgefühl

Tab. 2.83: Diagnostische Leitlinien der Panikstörung, modifiziert nach ICD-10.

- anhaltende Furcht vor oder Vermeidung von mindestens zwei der folgenden Situationen: Menschenmengen, öffentliche Plätze, Reisen mit weiter Entfernung von zu Hause, Reisen alleine
- mehrfach in den Situationen mindestens 2 Angstsymptome der Panikattacke (☞ Tab. 2.83)
- Einsicht, dass die Furcht übertrieben und unvernünftig ist und emotional belastet
- Die Symptome beschränken sich vornehmlich auf die gefürchteten Situationen oder Gedanken an sie

Tab. 2.84: Diagnostische Leitlinien der Agoraphobie, modifiziert nach ICD-10.

Zur Diagnose muss häufig nach den einzelnen Symptomen gefragt werden, da Patienten oft nicht frei darüber berichten. Vorsicht ist besonders geboten, wenn **abortive Panikattacken** nur einzelne Symptome aufweisen, z.B. nur Depersonalisations- oder Derealisationserlebnisse oder die Furcht, verrückt zu werden. Fehldiagnosen oder ein Übersehen der richtigen Diagnose sind dann häufig.

Innerhalb der Angststörungen müssen die **einzelnen Angstformen differenziert** werden (☞ Tab. 2.81). Bei Kombinationen der verschiedenen Angststörungen wird diagnostiziert nach folgender Regel:

Regel: Die Angststörung, die zuerst da war, bestimmt die Diagnose. Besteht zusätzlich das vollständige Bild einer anderen Angststörung, wird diese zusätzlich als zweite Diagnose angenommen. Panikattacken, die nur bei bereits lange vorher bestehenden phobischen Stimuli auftreten, werden als Ausdruck einer schweren Phobie gewertet und nicht als Symptom einer Panikstörung.

Abzugrenzen von der Panikstörung und/oder Agoraphobie sind:

▶ organische Angststörungen und psychische Störungen durch psychotrope Substanzen

Organische Angststörungen und Folgen von Substanzmissbrauch müssen durch die Zusatzdiagnostik und Anamnese ausgeschlossen werden (Tab. 2.85).

- Herzkrankheiten mit Rhythmusstörungen (z.B. Mitralklappenprolaps, Angina pectoris, Stauungsinsuffizienz)
- Lungenkrankheiten mit Tachypnoe (z.B. Lungenembolien, Asthma bronchiale)
- Hyperthyreose, Hyperparathyreoidismus
- Phäochromozytom, Karzinoide
- rezidivierende Hypoglykämien
- Störungen der Vestibularorgane (z.B. M. Menière)
- Migräne, vasomotorischer Kopfschmerz
- Koffein, Aminophyllin und ähnliche Verbindungen, Sympathomimetika (auch Nasentropfen und Appetitzügler), Natriumglutamat
- alle Drogen und Alkohol, sowohl während der Einnahme als auch beim Entzug
- Entzug von Benzodiazepinen und anderen Sedativa, Hypnotika
- Schilddrüsenhormone
- Neuroleptika

Tab. 2.85: Krankheiten und psychotrope Substanzen, die bei einer Panikstörung ausgeschlossen werden müssen.

Da Angstpatienten besonders häufig im Sinne eines Selbstheilungsversuches Alkohol, Medikamente und Drogen konsumieren, ist hier die Differentialdiagnose therapeutisch wichtig. Die Entscheidung kann meist erst nach einem Entzug mit Substanzfreiheit getroffen werden (Differentialdiagnose wie bei "depressiver Episode" ☞ Kap. 2.5.2.). **Aber: Keine sekundären Abhängigkeiten diagnostizieren. Angst ist allenfalls Auslöser, selten Ursache der Sucht und meist nur Symptom der Entzugssymptomatik.**

▶ Schizophrenie

Panikattacken, Phobien und Ängste aller Art treten bei Schizophrenien häufig auf (auch wenn noch keine typischen Symptome vorhanden sind). Nur wenn lange vor Beginn der schizophrenen Symptome auch Angststörungen vorhanden waren, sollten beide Diagnosen gestellt werden. Bei Beginn der Symptomatik kurze Zeit vor der schizophrenen Symptomatik oder erst nach der schizophrenen Symptomatik sollten sie als Bestandteil der Schizophrenie diagnostiziert werden.

Manchmal entstehen **während einer Panikattacke "schizophrene" Symptome, gelegentlich auch Beeinflussungserlebnisse** (durch die die Angst für den Patienten erklärbar wird). **Fast immer** wird aber der "**als ob**" **Charakter deutlich**, und die "**schizophrene" Symptomatik ist strikt auf die Panikattacke begrenzt.**

▶ **affektive Störungen**

Alle Symptome der Panikstörung kommen auch bei depressiven Episoden vor, und umgekehrt kommen bei Angststörungen viele Symptome vor, die mit depressiven Symptomen verwechselt werden können (Gedankeneinengung und Grübeln, psychomotorische Unruhe und Agitiertheit, vorschnelle Erschöpfbarkeit). Dazu kommen depressive Episoden auch häufig im Verlauf von Angststörungen vor. Entscheidend ist, welche Störung sich eindeutig vor der anderen entwickelt hat, und ob zur Zeit der Diagnosestellung eine der Störungen deutlich überwiegt (☞ Differentialdiagnose der "depressiven Episode" Kap. 2.5.2.). **Aber: Die Depression ist die umfassendere und höherrangige Diagnose. Auch bei vorherrschender Angst ist nach depressiven Grundsymptomen wie Antriebsstörungen zu suchen und dann eine affektive Störung zu diagnostizieren. Pragmatisch werden so auch Behandlungsfehler, die zu chronischen Depressionen führen, vermieden.**

▶ Zwangsstörungen

Bei Zwangsstörungen sind alle Angststörungen, vor allem phobische Störungen und Panikattacken häufig. Bestand das Angstsyndrom lange vor dem Zwangssyndrom, sollten beide Diagnosen gestellt werden, bei gleichzeitigem Beginn nur eine Zwangsstörung mit Angst als Begleitsymptom (☞ Differentialdiagnose "Zwangsstörung" Kap. 2.5.2.).

▶ **somatoforme Störungen**

Somatische und vegetative Symptome sind bei allen Angststörungen häufig (☞ Symptome der Panikattacke). Eine somatoforme Störung wird falsch diagnostiziert, wenn übersehen wird, dass vor und zum Beginn der körperlichen Symptomatik auch eine Angstsymptomatik bestand, aber nur die körperlichen Symptome beklagt wurden, oder wenn aktuelle Angstsymptome übersehen werden.

Regel: Sobald eine Angstsymptomatik erkennbar ist, sollte immer die Angststörung, nicht die somatoforme Störung diagnostiziert werden.

▶ **Depersonalisationsstörung**

Depersonalisationsphänomene sind ein typisches Symptom der Panikattacke. Die Depersonalisationsstörung ist allenfalls eine Restkategorie, die normalerweise nicht diagnostiziert werden sollte, es sei denn, Depersonalisation ist von keinen anderen Symptomen wie Angst, Depression oder schizophrenen Symptomen begleitet.

▶ **Persönlichkeitsstörungen**

Panikattacken und Agoraphobie sind kein Bestandteil einer Persönlichkeitsstörung. Wenn sie im Rahmen von Persönlichkeitsstörungen auftreten, sollten immer zwei Diagnosen gestellt und die Angststörung behandelt werden.

Zusatzdiagnostik

Obligate und fakultative Zusatzdiagnostik, evtl. erweitert um eine intensivere internistische Diagnostik zum Ausschluss der in der Differentialdiagnose erwähnten organischen Störungen, evtl. Plasmaspiegel von Medikamenten.

Facharzt	Hauptsymptome
Pneumologe	• Kurzatmigkeit, Erstickungsgefühle
Dermatologe	• Schwitzen, Hautrötung
Kardiologe	• Herzrasen, Herzschmerzen, Herzinfarkt
Neurologe	• Schwindel, Taubheitsgefühle, Zittern
HNO-Arzt	• Schwindel, Ohrensausen, Tinnitus
Gynäkologe	• Hitzewallungen
Gastroenterologe	• Übelkeit, Diarrhoe, Bauchschmerzen, Meteorismus
Urologe	• häufige Miktionen

Tab. 2.86: Zusatzdiagnostik der Panikstörung - welche Fachärzte werden vor dem Psychiater weswegen konsultiert?

Häufig wird ein Mitralklappenprolaps bei Panikstörungen gefunden, die psychische Symptomatik wird dadurch aber nicht erklärt. Das Vorliegen eines Mitralklappenprolaps schließt die Diagnose der Panikstörung nicht aus. Ein Hypertonus und Tachykardien können auch ohne internistische Erkrankung Folge der Panikstörung sein. Häufig wenden sich die Patienten wegen der Schwerpunktsymptome primär an die entsprechenden Fachärzte (Tab. 2.86).

Epidemiologie

▶ Geschlechtsverhältnis

Frauen erkranken zweimal häufiger als Männer (bei zusätzlicher Agoraphobie 3x häufiger).

▶ Häufigkeiten

Lebenszeitprävalenz der Panikstörung ca. 1,5-2 %, ca. 50 % davon haben auch eine Agoraphobie.

Ätiologie und Pathophysiologie

Bei der **Panikstörung** sind **neurobiologische Modelle** zur Zeit am besten in der Lage, die Ätiologie und Pathophysiologie zu erklären. **Lerntheoretische Modelle** (in geringem Umfang auch psychodynamische) sind besser geeignet, die **Erwartungsangst** und die **Entwicklung von phobischem Vermeiden** zu erklären.

▶ **Genetische Faktoren**

Verwandte von Patienten mit Panikstörungen haben häufiger auch eine Panikstörung (z.B. 25 % gegenüber 2 % bei gesunden Personen). Panikstörungen treten bei eineiigen Zwillingen häufiger (in einer Studie 31 %versus 0 %) konkordant auf als bei zweieiigen Zwillingen.

▶ **Neurobiologische Faktoren**

Bei der Panikstörung werden postuliert:

- Abnormalitäten der noradrenergen und serotonergen Neurotransmission (z.B. verminderte Wachstumshormonantwort nach Clonidin, einem α_2-Agonisten; therapeutische Wirksamkeit adrenerger und serotonerger Substanzen)
- Abnormalitäten der γ-Aminobuttersäure (GABA)-Neurotransmission (z.B. therapeutische Wirksamkeit von Benzodiazepinen, Angstinduktion durch Antagonisten)
- Anomalien im Locus coeruleus (Hirngebiet des Limbischen Systems im Hirnstamm, das unter anderem die Vigilanz reguliert und von dem noradrenerge Projektionsbahnen ausgehen)
- Kohlendioxyd- und Laktathypersensitivität (Kohlendioxyd, Natriumlaktat oder auch β-Blocker können Panikattacken induzieren)

▶ **Lerntheoretische und psychodynamische Modelle**

Psychoanalytisch wurde die Panikattacke als Ausdruck verdrängter sexueller Gedanken, Impulse oder Wünsche interpretiert. Es gibt bisher keine Untersuchung, die die Theorie unterstützen könnte. Sicher treten **Panikattacken und Angst** allgemein **gehäuft bei Problemen** in für den Patienten wichtigen Beziehungen auf, **wenn** sie **mit Ungewissheit und Bedrohung für das Selbst verbunden** sind.

Lerntheoretisch werden die Erwartungsangst und das gehäufte Auftreten von Panikattacken in der phobischen Situation erklärt durch:

- Angstattacken als konditionierte Reaktion auf eine furchterregende Situation (in der z.B. eine Panikattacke bereits vorher zufällig aufgetreten ist und die deswegen mit der Angst verknüpft ist)
- Konditionierung einer Angstattacke durch einzelne Symptome einer Panikattacke wie Herzklopfen bei Anstrengung oder fehlendem emotionalen Gleichgewicht
- erlerntes Vermeiden einer Situation, bei der Panikattacken aufgetreten waren, wenn diese über eine lange Dauer bei Meiden der Situation ausbleiben (Belohnung)

Lerntheoretische Modelle sind durch die Ergebnisse der Verhaltenstherapie und empirische Untersuchungen gestützt, die den Verlauf von Panikstörungen untersucht haben, sind aber im Einzelfall wahrscheinlich zu einfach.

Verlauf und Prognose

Typischerweise zwischen der späten Adoleszenz, selten dem Kindesalter, und Mitte 30, **meist Mitte 20.** Etwa **80 %** der Patienten mit Panikstörungen entwickeln die Symptome **vor** dem Alter von **30 Jahren.**

Die erste Panikattacke tritt plötzlich, aus heiterem Himmel auf, erst nach längerem Verlauf entwickelt sich zusätzlich bei manchen Patienten die Agoraphobie. Agoraphobien ohne Panikattacken treten dagegen langsam zunehmend progredient auf. Die Störung nimmt in der Regel **unbehandelt** einen **chronischen Verlauf.** Bei Langzeituntersuchungen zeigen 50 bis 80 % der Patienten mit diesen Angststörungen nur eine allenfalls leichte Verbesserung ohne Genesung. Etwa 10 bis 30 % der Patienten werden gesund, etwa ein gleich großer Teil entwickelt mittelschwere bis schwere Symptome. **Unter Medikation und Verhaltenstherapie wird die Prognose gebessert.** Es ist unklar, ob eine Dauermedikation zur Symptomsuppression immer erforderlich ist, oder die Medikation nach einiger Zeit wieder abgesetzt werden kann.

Der Verlauf der Agoraphobie entspricht dem der Panikstörung, wenn die beiden miteinander verbunden sind. Reine Agoraphobien dürften ähnlich verlaufen.

▶ Komplikationen

- Einschränkung der sozialen "Funktionsfähigkeit", wenn Panikattacken häufig sind und/oder Vermeidungsverhalten und kognitive Prozesse, wie "Katastrophisierung" der Angstattacke bezüglich der vorgestellten Konsequenzen, vorherrschen und z.B. der Patient das Haus nicht mehr verlässt
- Die Mortalitätsrate ist erhöht aufgrund eines erhöhten Risikos für Magengeschwüre, Bluthochdruck, Herz-, Kreislaufstörungen
- Die Suizidraten sind im Vergleich zur Normalbevölkerung erhöht, wahrscheinlich v.a. bei zusätzlichen depressiven Störungen (ca. 5-15 %)
- Alkohol- oder Drogenmissbrauch oder Abhängigkeit, depressive Episoden (bis zu 60 %!), Dysthymia

Therapie

Bei der **Panikstörung** ist die **Therapie der Wahl eine medikamentöse Therapie, eine Verhaltenstherapie** (v.a. die spezielle Form der kognitiv-behavioralen Therapie) **oder** eine **Kombination der beiden.** Bei **Panikstörungen mit Agoraphobie** sollten **immer beide Therapieverfahren** eingesetzt werden.

Medikamentöse Therapievorschläge der Panikstörung (mit oder ohne Agoraphobie) zeigt Tab. 2.87.

akute Panikattacke	
	• Benzodiazepine (z.B. Lorazepam (Tavor®) 1-2,5 mg)
Panikstörung mit/ohne Agoraphobie	
1.	• trizyklische Antidepressiva: Imipramin (z.B. Tofranil®) oder Clomipramin (z.B. Anafranil®). Einschleichphase mit Steigerung von 10 mg/d auf 75-100 mg/d innerhalb von 3-6 Wochen (Angst und Nebenwirkungen können in dieser Phase zunehmen → langsamer steigern), ab 4. oder 5. Woche Enddosis sollten spontane Attacken sistieren oder abnehmen, sonst Steigerung (auf 250 mg/d) bis zum Sistieren (mindestens 8-16 Wochen vor Annahme einer Resistenz)
2.	• selektive Serotoninwiederaufnahmehemmer, z.B. Fluvoxamin (Fevarin®), wie bei 1. Einschleichphase, Beginn 25 mg/d auf 75-150 mg/d, später falls nötig bis 300 mg/d, Paroxetin (z.B. Tagonis®) von 10 mg/d bis 20-50 mg/d
• Beginn mit 2. (günstiges Nebenwirkungsprofil für Langzeittherapie), bei Unwirksamkeit Wechsel	
• bei Therapieerfolg ca. 12 Monate Stabilisierungsphase, dann sehr langsame Reduktionsphase zur Ermittlung der niedrigsten wirksamen Dosis (4-Wochenschritte)	
• in den ersten vier Wochen kann ein Benzodiazepin zugegeben werden (z.B. 4 x 0,25 - 4 x 1,5 mg/d Alprazolam), dann wegen Suchtgefahr absetzen. Bei mehrwöchiger Gabe (adjuvant oder als Monotherapie) immer fraktioniert absetzen, um Entzugssymptome zu vermeiden, z.B. 0,5 mg/Woche	
• Verhaltenstherapie der Agoraphobie nicht vergessen	

Tab. 2.87: Therapievorschläge zur Behandlung der Panikstörung und/oder Agoraphobie.

Auf die in Tab. 2.87 gezeigte Therapie reagieren 80 bis 90 % der Patienten mit einer deutlichen Besserung oder Vollremission, auch wenn nicht immer eine vollständige Symptomsuppression zu erreichen ist. Monoaminooxidasehemmer, Venlafaxin, Reboxetin und Mirtazapin sind wahrscheinlich auch effektiv. Immer müssen die Medikamente einschleichend dosiert werden, um Symptomexazerbationen und vermehrte Nebenwirkungen zu vermeiden. In der Regel sind bei einer reinen Panikstörung niedrigere Dosierungen als bei affektiven Störungen erforderlich. Benzodiazepine sind sichere Substanzen, um die Panikstörung vollständig zu supprimieren, sie erzeugen aber Abhängigkeit und können beim Versuch des Absetzens oder der Reduktion nach einigen Monaten zu verstärktem Auftreten der Panikstörung führen. Sie sind sicher kontraindiziert bei Patienten mit einer Vorgeschichte von Alkohol- oder Substanzmissbrauch oder -abhängigkeit. Folgende Medikamente werden gelegentlich bei Panikstörungen angewandt, sollten aber wegen nicht nachgewiesener Wirksamkeit nur in Ausnahmefällen (z.B. Therapieresistenz, Unverträglichkeiten, zusätzliche psychische Störungen) verwendet werden: Buspiron, Valproat, β-Blocker. Neuroleptika sind nicht indiziert, da der potentielle Schaden (auch Induktion von Panikattacken) den nicht erwiesenen Nutzen überwiegt.

Tab. 2.88 zeigt Gründe für Therapieresistenz, die bei jeder therapierefraktären Störung überprüft werden müssen. **Wichtigste Ursachen der Therapieresistenz sind der Missbrauch psychotroper Substanzen, nach dem nicht gefragt wird, oder die Depression, die übersehen wird, weil Angstsymptome das klinische Bild prägen. Es handelt sich dann nicht um eine Angststörung, sondern um eine affektive Störung, die nach deren Regeln behandelt werden muss. Eine angstspezifische Verhaltenstherapie ist dann oft unwirksam oder kann die affektive Störung verstärken.**

- Fehldiagnose oder Komorbidität mit
  - **depressiver Störung**
  - Persönlichkeitsstörung
  - anderer Angststörung als der behandelten
  - **Missbrauch psychotroper Substanzen**
  - organischer psychischer Störung
- Verzicht auf zusätzliche Verhaltenstherapie
- "falsche" Medikamente, falsche Dosis oder zu kurz angewandt

Tab. 2.88: Gründe für Therapieresistenz bei Angststörungen.

Tab. 2.89 zeigt Therapievorschläge bei der therapieresistenten Panikstörung.

- Wechsel der Substanzen bzw. Erhöhung der Dosierung wie in Tab. 2.87 beschrieben
- vorübergehende Zugabe eines Benzodiazepins (Alprazolam 1-6 mg/d) v.a. bei Erwartungsangst und phobischem Vermeiden
- Zugabe von Buspiron (Bespar®) 10-60 mg/d (nicht mit MAO-Hemmer kombinieren) v.a. bei Erwartungsangst, sozialer Phobie
- Kombinationen von 1. und 2. aus Tab. 2.87
- pharmakologische Alternativen erwägen: Venlafaxin, Reboxetin, Mirtazapin
- intensive Verhaltenstherapie

Tab. 2.89: Therapievorschläge bei Therapieresistenz der Panikstörung.

Oft sind die Panikattacken selbst gut zu behandeln und Therapieresistenz wird nur dadurch erzeugt, dass die Erwartungsangst oder Phobien (vor allem eine soziale Phobie) bestehen bleiben, oder eine depressive Störung persistiert.

Verhaltenstherapien (bzw. kognitiv-behaviorale Therapie) sollten zwar bei allen Panikstörungen mit und ohne Agoraphobie immer eingesetzt werden, in Tab. 2.89 sind sie bei therapieresistenten Phobien besonders aufgeführt, da **möglicherweise** eine forcierte Verhaltenstherapie mit Exposition **den besten Einfluss auf die therapieresistente Störung** hat. Sie besteht aus fünf Schritten:

- Psychoedukation (die Störung ist nicht gefährlich, Verständnis psychophysiologischer Zusammenhänge)

- Panikmonitoring (wann und wie treten die Attacken auf, welche Situationen)
- Atemtraining oder Entspannungstechnik
- kognitive Restrukturierung
- Exposition

(Beschreibung ☞ Kap. 2.7.2., 3.2.).

Panikstörungen mit Agoraphobie werden behandelt wie die Panikstörung. **Agoraphobien ohne Panik** werden **wie die Phobien** (Kap. 2.7.2., 3.2.) **behandelt, zusätzlich mit medikamentösen Therapien wie bei der Panikstörung.**

2.7.2. Soziale Phobie und spezifische Phobie

Eine **Phobie** ist eine **irrationale Furcht vor bestimmten**

- Objekten
- Situationen
- Aktivitäten

Die Furcht bei Phobien ist irrational, exzessiv und steht in keinem Verhältnis zur wirklichen Gefahr.

Phobien können nach dem auslösenden Stimulus unterschieden werden in:

- Agoraphobie (☞ Kap. 2.7.1.)
- soziale Phobie (Angst vor sozialen Situationen oder Öffentlichkeit allgemein oder spezieller Angst vor Demütigung oder Peinlichkeiten in der Öffentlichkeit)
- spezifische (isolierte, einfache) Phobien (Furcht vor bestimmten Objekten oder Gegenständen oder Situationen)

Klinik

Allen Phobien gemeinsam ist, dass Angstgefühle und/oder die vegetativen und motorischen Symptome der Angst (wie in den Kap. Panikstörung/Agoraphobie und generalisierte Angststörung beschrieben) durch immer gleiche, im allgemeinen ungefährliche Situationen oder Objekte hervorgerufen werden.

Diese **Situationen oder Objekte** werden charakteristischerweise **gemieden oder voller Angst ertragen.**

Die phobische Furcht reicht von leichtem Unbehagen bis hin zu panischer Angst und kann sich auch nur in Einzelsymptomen wie Herzklopfen oder Schwächegefühl äußern. Es können sich sekundär Ängste vor dem Sterben, vor Kontrollverlust oder das Gefühl, wahnsinnig zu werden, entwickeln wie bei einer Panikattacke. Allein die **Vorstellung** von der phobischen Situation **erzeugt** gewöhnlich schon **Erwartungsangst.**

Die Furcht wird nicht dadurch gemildert, dass andere Menschen die gleiche Situation nicht als gefährlich oder bedrohlich betrachten, und häufig wissen die Betroffenen selbst, dass die Furcht eigentlich unbegründet sein müsste.

Bei echten phobischen Störungen liegen die **gefürchteten Situationen** oder Objekte **immer außerhalb der betreffenden Person**, d.h. die Befürchtung, an einer Krankheit zu leiden (Hypochondrie) oder körperlich entstellt zu sein (Dysmorphophobie), sollten entweder als eigenständige Erkrankung (somatoforme Störung, ☞ Kap. 2.9.) betrachtet werden oder als Bestandteil einer depressiven oder wahnhaften Störung.

Soziale Phobie

Bei der sozialen Phobie besteht:

- Furcht vor prüfender Betrachtung durch andere Menschen in verhältnismäßig kleinen Gruppen (nicht dagegen in Menschenmengen)
- Vermeidung von sozialen Situationen ganz allgemein
- Vermeidung von speziellen Situationen wie Essen oder Sprechen in der Öffentlichkeit, Treffen mit dem anderen Geschlecht, Besuch von öffentlichen Veranstaltungen

Die Störung kann diskret und umschrieben auf einzelne Situationen, wie Reden vor Publikum, beschränkt sein oder generalisiert auf eine Vielzahl sozialer Anlässe.

Einfache Phobie

Bei den einfachen Phobien besteht Furcht vor isolierten Objekten oder Situationen. Es gibt so viele Phobien, wie es Objekte und Situationen gibt

Tab. 2.90 zeigt eine Einteilung dieser Auslöser.

Objekt oder Situation
1. Tierphobien (z.B. Hunde, Spinnen, Vögel)
2. Situationale Phobien (z.B. Höhen = Akrophobie; geschlossene Räume = Klaustrophobie; Prüfungen, Autofahren)
3. Phobien vor Naturereignissen (Wasser, Gewitter, Feuer)
4. Verletzungsphobien (z.B. Blut, Spritzen, Arztbesuche)
5. Restkategorie (z.B. Angst vor Infektionen mit häufigem Übergang zur Zwangsstörung)

Tab. 2.90: Die vier Obergruppen der spezifischen Phobien.

Die **Konfrontation mit dem spezifischen Stimulus** führt **fast unvermeidlich** zu einer **sofortigen Angstreaktion.** Bei den einfachen Phobien fehlen im Unterschied zur Agoraphobie und den sozialen Phobien häufig andere psychiatrische Symptome (wie "Depression"). Blut- und Verletzungsphobien unterscheiden sich von anderen, da sie eher zur Bradykardie und manchmal zu Bewusstseinsverlust führen als zur Tachykardie. Der Verlauf und das Ausmaß der Behinderung hängen davon ab, wie leicht die betreffende Person die phobische Situation vermeiden kann. **Schwere Einschränkungen sind zu erwarten, wenn sich phobische Befürchtungen auf alltägliche Situationen richten** (z.B. Schmutz, Infektion, da hier auch alltägliche Kontakte mit anderen Menschen zum phobischen Stimulus werden können).

Typisches klinisches Beispiel:
Martin R., ein 26jähriger junger Mann, der nach seinem Studium eine erste Arbeitsstelle angetreten hat, stellt sich vor, weil er das Gefühl hat, Probleme mit Alkohol zu bekommen. Seit Arbeitsbeginn trinkt er massiv. Bei Nachfragen stellt sich heraus, dass er im Rahmen seiner Arbeit häufig mit Geschäftskunden Essen gehen müsse, kurze Vorträge halten müsse und auch andere Mitarbeiter schule. Bereits der Gedanke an solche Situationen bereite ihm Angstgefühle, Schweißausbrüche, Übelkeit, Schwindel, nachdem er bei seinem ersten Auftritt eine Veranstaltung wegen Herzrasens, Angstgefühlen, Übelkeit habe verlassen müssen. Er kenne diese Angstgefühle bei solchen Situationen bereits seit seiner Studienzeit, sei aber nie in die Verlegenheit gekommen, sie durchstehen zu müssen. Um den Arbeitsplatz nicht zu verlieren und einen guten Eindruck zu hinterlassen, habe er jetzt immer vorher mehrere Biere und Schnäpse getrunken, um ruhiger zu sein. Obwohl er lange darüber nachgedacht habe, woher diese Ängste kommen könnten, erscheinen sie ihm nach wie vor unvernünftig und unsinnig. Diagnostiziert werden eine soziale Phobie und Alkoholmissbrauch.

Zusatzdiagnostik

Wie bei den anderen Angststörungen. Die Wahrscheinlichkeit, dass bei sozialen Phobien und isolierten Phobien eine organische Störung zugrunde liegt, ist sehr gering.

Diagnose und Differentialdiagnose

Die diagnostischen Leitlinien zeigt Tab. 2.91. Zur allgemeinen Differentialdiagnose der Angststörungen ☞ Kap. "Panikstörung und Agoraphobie" (Kap. 2.7.1.). Abortive Formen mit Krankheitswert kommen v.a. bei der sozialen Phobie vor: emotionale Belastung und primäres Vermeidungsverhalten ohne Angst- oder Körpersymptome.

- deutliche Furcht, im Zentrum der Aufmerksamkeit zu stehen oder sich peinlich zu verhalten, oder deutliche Vermeidung solcher Situationen (= **soziale Phobie**)
  deutliche Furcht vor einem bestimmten Objekt oder einer Situation oder deutliche Vermeidung von diesen (= **spezifische Phobie**)
- einige Angstsymptome wie bei der Panikattacke (Tab. 2.83)

Zusätzlich bei der sozialen Phobie mindestens eines der folgenden Symptome: Erröten oder Zittern, Angst zu erbrechen, Miktions- oder Defäkationsdrang bzw. Angst davor

- deutliche emotionale Belastung und Einsicht, dass die Symptome übertrieben und unvernünftig sind
- Die Furcht muss überwiegend auf die gefürchtete Situation oder Gedanken an diese beschränkt sein

Tab. 2.91: Diagnostische Leitlinien der sozialen Phobie und der spezifischen (isolierten) Phobien, modifiziert nach ICD-10.

Einige **besondere Differentialdiagnosen** müssen bei der **Phobie** beachtet werden:

▶ **Schizophrenie**

Hinter dem Vermeiden von sozialen Situationen wie bei der sozialen Phobie können auch Wahnideen verborgen sein oder Befürchtungen, von anderen gesteuert, beeinflusst zu werden. Diese müssen durch eine genaue Befragung ausgeschlossen werden. Die irrationale Furcht, die auch einfache Phobien kennzeichnet, muss von schizophrenen Wahneinfällen und Wahngedanken differenziert werden: Die Phobie ist eine nahezu automatisch ablaufende Veränderung des Affekts bei einer Situation oder beim Denken an eine Situation, ohne dass, wie beim Wahn, vorher ein falsches, wahnhaftes Urteil über die Realität gefällt wurde. Viele Wahneinfälle können zwar mit Angst begleitet sein, der Wahneinfall ist aber nicht an eine bestimmte Situation oder an einen Auslöser gebunden, sondern ein persistierendes, falsches Urteil über die Realität. Unabhängig davon können natürlich viele Schizophrene auch Phobien haben, diese kann dann zusätzlich diagnostiziert werden, wenn sie bereits vor der Schizophrenie bestand.

▶ **depressive Störungen**

Vor allem soziale Phobien sind häufig bei depressiven Episoden oder bei postdepressiven Residuen und ein typisches Symptom der Depression.

> *Regel: Eine soziale Phobie sollte nur diagnostiziert werden, wenn sie bereits lange vor der depressiven Episode bestand oder wenn sie lange nach Abklingen sämtlicher depressiver Symptome weiterbesteht (eventuell als eine durch die Depression ausgelöste soziale Phobie).*

▶ **Zwangsstörung**

Bei der Zwangsstörung sind Phobien aller Art häufig, oft ist auch die Abgrenzung unmöglich (Furcht vor Verschmutzung kann ein sich aufdrängender Zwangsgedanke sein oder im Sinne einer Phobie nur bei bestimmten Situationen ausgelöst werden, z.B. beim Sehen von Schmutz. Vor allem sind Zwänge oft erst die Reaktion auf eine primäre phobische Störung). Prinzipiell ist eine Unterscheidung von phobischer Befürchtung und Zwangsbefürchtung dadurch möglich, dass die phobische Befürchtung an eine bestimmte Situation oder einen bestimmten Gedanken gebunden ist, der Zwang sich dem Ich dagegen einfach aufdrängt. Die phobische Befürchtung ist zwar normalerweise als irrational bewusst, aber in der Situation selbst wird sie nicht als unsinnig empfunden, und ihr wird kein Widerstand entgegengesetzt, während sie beim Zwang als unsinnig empfunden wird und das Ich sich dagegen vergeblich zu wehren versucht zumindest in der Anfangsphase der Störung (☞ Kap. 1.1.1.5.). Auch wenn nicht immer eine Differenzierung möglich ist, so gilt die Regel:

> *Regel: Liegen eindeutig Zwangssymptome vor und sind diese häufig und beeinträchtigend, so wird auch bei verschiedenen Phobien eine Zwangsstörung diagnostiziert. Die Zwangsstörung ist also die erstrangige Diagnose.*

▶ **ängstliche Persönlichkeitsstörung (vermeidende, selbstunsichere Persönlichkeitsstörung)**

Die Differenzierung zu einer sozialen Phobie ist häufig schwierig, weil sich die beiden Störungen weit überlappen. Im allgemeinen hat eine selbstunsichere Person keine spezifischen Ängste vor bestimmten Objekten oder Situationen, sondern allgemeines Unbehagen bei sozialen Situationen mit dem Bedürfnis nach ständiger Rückversicherung ohne die typischen Angstsymptome. Wenn die Kriterien für beide Störungen erfüllt sind, sollten beide Diagnosen gestellt werden.

▶ Autismus

☞ Kap. 2.20.

Epidemiologie

▶ Geschlechtsverhältnis

Isolierte Phobien und soziale Phobien sind bei Frauen häufiger (z.B. sind 75-90 % der Patienten mit Tierphobien oder 55-70 % mit Phobien vor Blut oder Verletzungen weiblich).

▶ Häufigkeiten

Lebenszeitprävalenz: soziale Phobien (auch sehr leichte) 10-15 %, isolierte Phobien 10-25 %.

Trotz der Häufigkeit werden nur wenige phobische Patienten behandelt, weil die meisten Phobien als trivial angesehen werden und das tägliche Leben nicht behindern (die Furcht vor Spinnen oder Schlangen wird kaum jemanden davon abhalten, sozial oder beruflich erfolgreich zu sein, wenn er sich beruflich nicht mit diesen Tieren auseinandersetzen muss). Reden vor Publikum ist selten notwendig, so dass eine soziale Phobie oft irrelevant bleibt.

Ätiologie

Die Ätiologie ist unbekannt, das **Lernen** könnte aber **eine wichtige Rolle** spielen, da viele Phobien im Zusammenhang mit dramatischen Erlebnissen auftreten, z.B. Entwicklung einer Höhenangst nach einem Sturz. Psychoanalytische Theorien sehen die Phobien als ungelöste Konflikte an.

Wahrscheinlich treten Phobien, sicher die soziale Phobie, **in Familien gehäuft** auf und zeigen eine höhere Konkordanzrate bei monozygoten als bei dizygoten Zwillingen als Hinweis auf einen genetischen Faktor. Vererbt werden v.a. **Furcht und gehemmtes Verhalten bei ungewohnten Situationen** ("behavioral inhibiton of the unfamiliar") **als Temperament**, das **bei** den meisten **sozialen Phobien seit der Kindheit** besteht und zu sozialer Phobie, Agoraphobie prädisponiert, nicht zu einfacher Phobie, affektiven Störungen oder Zwangsstörungen. Neurobiologisch sind Veränderungen (vor allem bei der sozialen Phobie) im GABAergen, serotonergen und noradrenergen System beschrieben.

Verlauf und Prognose

Isolierte Phobien beginnen oft **bereits in der Kindheit**, haben einen **zweiten Erkrankungsgipfel um das 25. Lebensjahr** (oder im Anschluss an ein traumatisches Ereignis). **Soziale Phobien** beginnen während der **Adoleszenz meist zwischen dem 15. und 20. Lebensjahr**, oft bei einer bereits von Kind auf schüchternen oder aufmerksamkeitsgestörten Person.

Soziale Phobien entwickeln sich **langsam ohne eindeutige auslösende Faktoren** und sind **ohne Therapie chronisch**. Verschiedene Grade der Beeinträchtigung können auftreten, die von der Natur und dem Ausmaß der gefürchteten Situation abhängen und **bis zu deutlichen Einschränkungen** im Berufs- und Privatleben führen können (z.B. bei Furcht vor Gesprächen mit nicht vertrauten Personen).

Einfache Phobien treten **plötzlich**, meist im Kindesalter, auf und tendieren dazu, **spontan** mit zunehmendem Alter zu **remittieren**. Meist beginnen sie mit einem traumatischen Ereignis (z.B. eingesperrt zu werden). Beginnen sie erst im bzw. persistieren sie bis hin zum **Erwachsenenalter**, werden sie **häufig chronisch**, verursachen aber selten Beeinträchtigungen.

▶ Komplikationen

Dysthymia, depressive Episoden, andere Angststörungen und Substanzmissbrauch sind bei sozialen Phobien sehr häufig, besonders wenn diese früh beginnen und generalisiert sind. Soziale Phobien können dem Beginn von Alkoholmissbrauch vorausgehen und legen nahe, dass die Störung bei manchen Abhängigen bei der Entwicklung der Alkoholkrankheit eine Rolle spielt.

Therapie

Verhaltenstherapie (Beschreibung ☞ Kap. 3.2.) ist das Mittel der Wahl bei sozialen und einfachen Phobien:

- Exposition in vivo oder in sensu (die Patienten lernen, ihre Angst zu verringern, die mit den gefürchteten Situationen verbunden ist, indem sie in einer Reihenfolge immer stärker angstauslösende Situationen durchleben oder sich vorstellen und die Angst bis zum Spannungsabfall ertragen)
- kognitive Techniken und Training sozialer Kompetenz (vor allem bei sozialen Phobien sollen damit die dysfunktionalen Gedanken über die Angst vor dem Versagen, der Demütigung und der Verlegenheit verändert werden, oder bestimmte Prototypen sozialen Verhaltens sollen geübt werden)

V.a. bei generalisierten sozialen Phobien ist notwendig:

- eine medikamentöse Behandlung

Therapievorschläge bei Phobien zeigt Tab. 2.92.

soziale Phobien	• leichte Fälle reagieren oft auf Verhaltenstherapie, schwere benötigen oft zusätzlich Medikamente • **vorübergehend** Benzodiazepine (Abhängigkeitsgefahr hoch!) • MAO-Hemmer: Moclobemid (Aurorix®) 600 mg/d • selektive Serotoninwiederaufnahmehemmer wie in Tab. 2.87, einschleichender Beginn, Höchstdosis oft notwendig, monatelange Therapie
Die Symptome rezidivieren nach Absetzen rasch	
isolierte Phobien	• Verhaltenstherapie, falls notwendig • allenfalls vorübergehend Benzodiazepine • vorübergehend β-Blocker bei autonomer Dysfunktion, z.B. Prüfungsangst

Tab. 2.92: Therapievorschläge zur Behandlung der Phobien.

2.7.3. Generalisierte Angststörung

Die generalisierte Angststörung ist eine relativ neue diagnostische Entität, die charakterisiert ist durch eine generalisierte, beständige Angst, die nicht auf eine Phobie einerseits oder rezidivierende Panikattacken und Angst vor solchen Panikattacken andererseits zurückgeführt werden kann.

Unabhängig von Diagnosesystemen wie ICD-10 legen Psychopathologie, Verlauf und Komorbidität nahe, dass es sich um eine "leichte" Form einer affektiven Störung handelt.

Klinik

Wesentliches Symptom ist eine generalisierte (viele Lebensbereiche erfassende) und anhaltende Angst, die nicht auf bestimmte Situationen in der Umgebung beschränkt ist oder auf einzelne, paroxysmal auftretende Angstzustände.

Es handelt sich dabei um eine **unrealistische oder übertriebene Angst und Besorgnis (Erwartungsangst) bezüglich verschiedenster Lebensumstände**, z.B. unbegründete Sorgen um die eigene Gesundheit oder die von Angehörigen, Sorgen, dass Unglücke passieren könnten, finanzielle Sorgen ohne triftigen Grund, Sorgen um Schulleistungen oder die Leistungsfähigkeit im sozialen Bereich.

Die Angst ist **frei flottierend,** d.h. die Angst heftet sich an unterschiedliche Gedanken. Im Vergleich zu den Panikattacken sind die Symptome **nicht paroxysmal, sondern dauernd, aber in leichterer Ausprägung** vorhanden, auch wenn einzelne Panikattacken vorkommen können.

Die einzelnen Symptome der Angst sind ähnlich wie bei der Panikattacke:

- Zeichen motorischer Spannung (Zittern, Zucken oder Beben, Muskelspannung, Schmerzen oder Empfindlichkeit, Ruhelosigkeit, leichte Ermüdbarkeit)
- vegetative Übererregbarkeit (Atemnot oder Erstickungsgefühl, Palpitationen oder Tachykardie, Schwitzen oder kalte und feuchte Hände, Mundtrockenheit, Benommenheit, Übelkeit, Durchfall oder andere abdominelle Beschwerden, Hitzewallungen oder Kälteschauer, häufiges Wasserlassen, Schluckbeschwerden oder Kloßgefühl im Hals)
- Hypervigilanz und erhöhte Aufmerksamkeit (sich angespannt fühlen oder "ständig auf dem Sprung sein", übertriebene Schreckreaktionen, Konzentrationsschwierigkeiten oder "blackouts" aus Angst, Ein- und Durchschlafstörungen, Reizbarkeit)

Typisches klinisches Beispiel

Andrea B., eine 42jährige Hausfrau, wird vom Notarzt zur Aufnahme gebracht, da sie einen "Nervenzusammenbruch" gehabt habe. Er sei wegen Schwindel und Angstgefühlen geholt worden, habe aber keine Erkrankung finden können. Die Patientin macht Angaben, die später vom Ehemann bestätigt werden: Seit Jahren höre er nur Sorgen von ihr, dass den Kindern etwas passieren würde, ihre Leistungen nicht stimmen würden, das Geld nicht ausreichen würde. Kleine Anlässe, und solche gebe es zur Genüge, würden ausreichen, um wieder für einige Tage oder Wochen solche Sorgen hervorzurufen. Sie schlafe in dieser Zeit schlecht ein, sei ständig gereizt und schreckhaft, würde ständig auf dem Sprung sein. Häufig klage sie in solchen Zeiten über körperliche Beschwerden, Müdigkeit, sie zittere auch oft, habe Gesichtszuckungen. Die Befürchtungen würden sich zwar immer wieder zerstreuen lassen und die Beschwerden würden in längeren Gesprächen zurückgehen, aber sie würden doch immer wieder bis zur endgültigen Lösung des Problems auftreten.

Diagnostiziert wird vorläufig eine generalisierte Angststörung.

Diagnose und Differentialdiagnose

Die diagnostischen Leitlinien zeigt Tab. 2.93.

- ein Zeitraum von mindestens 6 Monaten mit vorherrschender Anspannung, Besorgnis und Befürchtungen in bezug auf alltägliche Ereignisse und Probleme
- mindestens 4 Symptome aus der Symptomliste der Panikattacke (Tab. 2.83) erweitert um Symptome der Anspannung (Muskelverspannung, Schmerzen, Ruhelosigkeit und Unfähigkeit zum Entspannen, Gefühle von Aufgedrehtsein, Nervosität, Kloßgefühl) und unspezifische Symptome (übertriebene Reaktionen auf Überraschungen oder Erschrecktwerden, Konzentrationsstörungen, Leeregefühl im Kopf wegen Sorgen, anhaltende Reizbarkeit, Einschlafstörungen wegen der Besorgnis)
- Andere Symptome können vorübergehend auftreten, aber es werden nie die Kriterien einer affektiven Störung oder anderer Angststörungen (Panikstörung, Phobie) oder Zwangsstörung erfüllt (sonst muss diese Diagnose gestellt werden)

Tab. 2.93: Diagnostische Leitlinien der generalisierten Angststörung, modifiziert nach ICD-10.

Das wesentliche Zeichen ist die übertriebene und unkontrollierbare, mit Angst verbundene Besorgnis bezüglich verschiedenster Lebensbereiche. Gleiche Symptome treten aber auch sehr oft bei der depressiven Episode und der Dysthymia auf, wenn auch eingebunden in weitere Symptome, so dass die generalisierte Angststörung als eigenständiges Krankheitsbild in Frage steht (leichte affektive Störung?).

Regel: Eine depressive Störung sollte bevorzugt bei einer generalisierten Angst diagnostiziert werden. Nur wenn Kriterien der affektiven Störung nie erfüllt waren (z.B. nie Antriebsstörung), wird eine generalisierte Angststörung als Hauptdiagnose angenommen. Beide Diagnosen zusammen sind nicht sinnvoll.

Die Abgrenzung zur somatoformen Störung ist bei der generalisierten Angststörung besonders wichtig.

Regel: Wenn die Symptome der generalisierten Angststörung (auch körperliche) bei somatoformen Beschwerden auftreten und über lange Zeit bestehen, sollte eine Angststörung diagnostiziert werden und die somatoformen Beschwerden sollten als Ausdruck der Angst gesehen werden.

Zusatzdiagnostik

Wie bei der Panikstörung und der depressiven Episode.

Epidemiologie

▶ Geschlechtsverhältnis

Wahrscheinlich doppeöt so häufig bei Frauen.

▶ Häufigkeit

Einjahresprävalenz: ca. 1-2 %.
Lebenszeitprävalenz: ca. 4-6 %.

Ätiologie und Pathophysiologie

Die Ätiologie ist nicht bekannt. Einige Untersuchungen konnten zeigen, dass die Störung familiär gehäuft auftritt (z.B. ca. 25 % der Verwandten ersten Grades von Patienten sind erkrankt, dabei mehr Frauen als Männer, bei männlichen Verwandten tritt dagegen häufiger Alkoholabhängigkeit auf). Monozygote Zwillinge haben eine höhere Konkordanzrate als dizygote (50 % bei Monozygoten und 15 % bei Dizygoten).

Das noradrenerge, GABAerge und serotonerge System wurden untersucht, und teilweise wurden Auffälligkeiten gefunden.

Die Störung tritt nach vielen Untersuchungen **besonders häufig** auf, wenn **lang anhaltende, chronische psychosoziale Belastungen** bestehen, die bedrohlich sind und **aus denen der Betroffene keinen sofortigen Ausweg sieht**, die aber Handeln und Aktivität erfordern (= Stress).

Verlauf und Prognose

In jedem Alter möglich, **über 50 %** berichten aber einen Beginn **nach dem 25. Lebensjahr.**

Die Störung entwickelt sich meist **langsam mit zunehmender Progredienz.** Es gibt selten auch phasische Verläufe mit Schwankungen. Die Störung neigt zur **Chronifizierung** mit jahrzehntelangen Verläufen. Vollständige Remissionen sind ohne Therapie selten (unter 10 %).

▶ Komplikationen

Die meisten Patienten (ca. 90 %) mit einer generalisierten Angststörung hatten oder entwickeln im Laufe der Zeit eine **Panikstörung oder Agoraphobie, soziale Phobie,** v.a. aber eine **depressive Episode** bzw. **Dysthymia** (mindestens 60 %). Es ist wahrscheinlich, dass es sich um Ausdruck der gleichen Grundkrankheit handelt, unwahrscheinlich, dass verschiedene eigenständige Erkrankungen gehäuft zusammen auftreten. Die generalisierte Angststörung kann also auch nur ein Prodromal- oder Residualsymptom einer affektiver Störung sein, sie ist möglicherweise keine eigenständige Erkrankung.

V.a. über Tage andauernde depressive Syndrome, die besonders bei psychosozialen Belastungen auftreten (**Anpassungsstörungen**), sind häufig, schließen aber eine generalisierte Angststörung als Hauptdiagnose nicht aus, wenn die Angstsymptome vorherrschend sind.

Alkoholabhängigkeit oder Substanzabhängigkeit sind vor allem bei Männern sehr häufige Komplikationen.

Therapie

Bei der generalisierten Angststörung sollten **immer zwei Behandlungsmethoden** eingesetzt werden:

- Psychotherapie, z.B. Entspannungstraining, kognitive Therapien, um dem Patienten zu helfen, dysfunktionale Gedanken und Angstsymptome zu erkennen und selbst zu kontrollieren (☞ Kap. 3.2. oder Therapien wie bei Phobie ☞ Kap. 2.7.2.)
- medikamentöse Therapie (Tab. 2.94)

1.	• Benzodiazepine sind wirksam, sollten wegen Suchtgefahren aber nur vorübergehend bei starker Angst gegeben werden (bei Missbrauch psychotroper Substanzen kontraindiziert), z.B. Alprazolam (Xanax®) 3 x 0,5 - 4 x 1,5 mg/d
2.	• Hydroxyzin (Atarax®) wirkt anxiolytisch, jedoch nicht suchterzeugend, Dosierung 37,5-75 mg/d
3.	• Opipramol (Insidon®) 100-300 mg/d
4.	• Venlafaxin (Trevilor®), 2. Wahl selektive Serotoninwiederaufnahmehemmer (Tab. 2.87) (einschleichend beginnen, um die niedrigste wirksame Dosis zu erkennen, aber bei Therapieresistenz immer bis zur Höchstdosis titrieren)
5.	• Pregabalin (Lyrica®) 150-600 mg/d
• Beginn der Therapie mit 4., vorübergehend auch zusätzlich 1., 2. oder 3. • bei fehlender Wirkung Dosissteigerungen 4., Kombination 4. und 5.	

Tab. 2.94: Therapievorschläge zur Behandlung der generalisierten Angststörung.

Die Gründe für Therapieresistenz sind die gleichen wie in Tab. 2.88.

2.8. Zwangsstörung

Wesentliches Kennzeichen sind **wiederkehrende Zwangsphänomene.** Es bestehen enge Verbindungen zu affektiven Störungen und Angst, weswegen die Zwangsstörung manchmal unter die Angststörungen subsumiert wird. Daneben wird der traditionelle Begriff **Zwangsneurose** verwendet. Bisher fanden sich keine sicheren Hinweise dafür, dass "neurotische Mechanismen" an der Entstehung der Zwangsstörung beteiligt sind.

Klinik

Die verschiedenen Formen der Zwangsgedanken, -impulse oder -handlungen treten charakteristischerweise isoliert oder als Kombination der verschiedenen Zwangsphänomene auf. **Die Patienten müssen gegen ihren Willen und entgegen ihrer rationalen und emotionalen Überzeugung:**

- Gedanken, oft obszönen oder aggressiven Inhaltes, denken (**Zwangsgedanken**)

- sich unangenehme, furchteinflößende Ereignisse vorstellen (**Zwangsbefürchtung**)
- den Drang verspüren, meist obszöne oder aggressive Handlungen auszuführen (**Zwangsimpulse**)
- Handlungen ausführen (**Zwangshandlungen**)

Im fortgeschrittenen Krankheitsstadium werden diese verschiedenen Zwangsphänomene zu Zwangsritualen systematisiert. Umschriebene Denk- oder Handlungsabläufe müssen in einer festgelegten Reihenfolge oder nach einem bestimmten Schema, teilweise stundenlang, wiederholt werden. Die Zwangsphänomene sind meist begleitet von Angst, wenn dieses Ritual nicht eingehalten oder einem Zwang nicht nachgegeben wird. Meist sollen (Zwangs-) Handlungen oder mentale (Zwangs-) Rituale angsterregende (Zwangs-) Vorstellungen neutralisieren, bzw. die dadurch induzierte Spannung reduzieren, oder sie sollen gefürchtete Ereignisse, die Angst erzeugen, verhindern, auch wenn kein realistischer Bezug besteht.

Die Ängstlichkeit kann sich äußern als unbestimmte Sorge oder konkrete Befürchtung, dass etwas Schlimmes passiert, oder als paroxysmaler Angstzustand wie bei der Panikattacke beschrieben.

Bei den meisten Zwangsstörungen treten zu den Zwängen multiple Phobien, die oft mit den Zwängen in enger Verbindung stehen (z.B. Furcht vor Verschmutzung bei Waschzwang, phobische Furcht vor sexuellen Symbolen bei sexuellen Zwangsimpulsen). Oft sind die Phobien von Zwangsbefürchtungen im Verlauf nur schwer zu differenzieren.

Tab. 2.95 zeigt weit verbreitete Zwangsphänomene.

Die Patienten können im Verlauf den Zweifel an der Sinnlosigkeit ihrer Zwänge verlieren und zunehmend von der Richtigkeit überzeugt sein. Die Differenzierung zu Wahneinfällen ist dann oft nicht mehr möglich, wenn der Beginn der Störung nicht bekannt ist.

Manche Patienten sind stuporös, mutistisch, sprechen nur noch langsam und leise mit langen Pausen oder bewegen sich nur noch sehr langsam mit ständigen Unterbrechungen. Ohne Kenntnis der Vorgeschichte kann dies wie eine reine Antriebshemmung imponieren. Falls eine Exploration noch möglich ist, zeigt sich dieses Phänomen aber als Zwangshemmung mit ständig intervenierenden Zwangsgedanken, -impulsen oder -befürchtungen.

Zwangsgedanken	Zwangshandlungen
Aggressive oder sexuelle Vorstellungen, Impulse, Gedanken	Berühren, Zählen mit mentalen Ritualen, bei denen Gedanken/Vorstellungen wiederholt werden, Kontrollieren
Kontamination (Schmutz, Keime)	Waschen und Reinigen
Ordnung, Symmetrie	Ordnen, Kontrollieren, Zählen
Pathologische Zweifel an korrekt ausgeführten Handlungen	Kontrollieren entweder in Gedanken (mentale Zwangshandlung) oder aktiv

Tab. 2.95: Weitverbreitete Zwangsphänomene.

Es ist möglich, zwei Gruppen von Zwangspatienten zu unterscheiden:

- Patienten mit Zwangsgedanken oder Grübelzwang
  Inhaltlich unterschiedliche zwanghafte Ideen, bildhafte Vorstellungen oder Zwangsimpulse, die für den Betreffenden fast immer quälend sind und häufig aggressive, obszöne oder phobische Inhalte haben, beherrschen das Bild. Manchmal haben die Patienten auch einfach sinnlose Ideen, z.B. über die Existenz Gottes, Wahrheit oder den eigenen Gesundheitszustand mit endlosen, pseudophilosophischen Überlegungen und unendlichen Alternativen, die immer zu einer unentschiedenen Betrachtung führen, so dass nie eine Entscheidung möglich ist. In der Regel handelt es sich nicht um einfache Gedanken, sondern um mentale Rituale ähnlich den Zwangshandlungen. In Verbindung mit dieser Form treten **besonders häufig depressive Episoden**, die dann auch als solche diagnostiziert werden müssen, auf

- Patienten mit Zwangshandlungen (Zwangsritualen)
  Zwangshandlungen beziehen sich häufig auf Reinlichkeit, übertriebene Ordnung und Sauberkeit oder wiederholte Kontrollen, die eine möglicherweise gefährliche Situation verhindern sollen. Die Handlungen können stundenlang wiederholt werden, manchmal auch nur besonders unentschieden und langsam (wie bei der Zwangshemmung beschrieben) ausgeführt werden. Sie sind **häufig verbunden mit Phobien**

Die meisten Patienten haben Zwangsgedanken und -handlungen.

▶ Begleitsymptome

Neben Furcht und Angst ist das depressive Syndrom häufigste Komplikation bzw. das häufigste Begleitsymptom. Depressive Episoden treten häufig im Verlauf von Zwangsstörungen auf.

Typisches klinisches Beispiel:
Isolde R., eine junge Mutter, muss mehrfach täglich unter großen Angstgefühlen daran denken, dass sie ihr Kind durch eine Unachtsamkeit tötet oder es beim Reinigen mit einer unheilbaren Krankheit infiziert (= Zwangsgedanken, Zwangsbefürchtungen). Sie weiß, dass diese Befürchtungen jeder realen Grundlage entbehren, kann das Auftreten dieser Gedanken aber dadurch nicht verhindern und muss deswegen ihre Hausarbeiten immer wieder über Stunden unterbrechen. Im weiteren Verlauf ist sie zunehmend überzeugt, dass sie tatsächlich mit einer unheilbaren Krankheit, dem AIDS-Virus, infiziert ist, ohne dass objektive Untersuchungsergebnisse sie davon abbringen können. Sie befürchtet, andere Menschen durch alltägliche Kontakte mit dem Virus zu infizieren und dadurch zu töten (= zunehmender Verlust des Zweifels, Differenzierung zum Wahn und zur Hypochondrie nicht mehr sicher möglich). Ihr drängen sich bei allen sozialen Kontakten, besonders beim Umgang mit dem Kind, Gedanken auf, die Hand zu reichen oder das Kind zu berühren, um ihre Mitmenschen zu infizieren (= Zwangsimpulse). Aufgrund der Befürchtung, andere anzustecken, zieht sie sich von allen sozialen Kontakten zurück und kann ihr Kind nicht mehr versorgen. Sie beginnt, mit Auftreten der Impulse verschiedene Reinigungsrituale durchzuführen, z.B. langes Händewaschen, das Desinfizieren von Kleidungsstücken und Gegenständen, die sie berührt (= Zwangshandlungen). Bald müssen die Reinigungen in einem bestimmten, mehrere Stunden andauernden Schema durchgeführt werden und neu begonnen werden, falls sie dabei unterbrochen wird (= Zwangsritual).

Diagnose und Differentialdiagnose

Die diagnostischen Leitlinien der Zwangsstörung zeigt Tab. 2.96.

Über Wochen (mindestens jeweils 2) an den meisten Tagen:
• Zwangsgedanken (-impulse) oder -handlungen oder beides, unter denen die Betroffenen leiden und die die normalen Aktivitäten behindern, meist durch den besonderen Zeitaufwand
Zwangssymptome müssen folgende Merkmale haben:
• Sie sind als eigene Gedanken oder Impulse für den Patienten erkennbar und werden nicht als von anderen Personen eingegeben empfunden • Wenigstens einem Gedanken oder einer Handlung sollte, wenn auch vergebens, Widerstand geleistet werden, selbst wenn sich der Patient gegen andere nicht länger wehrt • Die Ausführung eines Zwangs ist - für sich genommen - nicht angenehm (dies sollte von einer vorübergehenden Erleichterung von Spannung und Angst unterschieden werden) • Sie müssen sich in unangenehmer Weise wiederholen, mindestens ein Zwangsphänomen wird als übertrieben und unsinnig anerkannt

Tab. 2.96: Diagnostische Leitlinien der Zwangsstörung, modifiziert nach ICD-10.

Zwangsstörungen werden häufig übersehen, weil Patienten nicht spontan davon berichten (aus Scham). Es muss also explizit nachgefragt werden (☞ Fragen im psychopathologischen Teil Kap. 1.1.1.5.). Bei der großen Häufigkeit der Störung sollte der **Verdacht** auf eine Zwangsstörung gelenkt werden **bei unklaren chronischen Krankheitsbildern**, bei Bildern mit **unklarer Antriebshemmung** und häufigem Stocken und Unterbrechungen bei der Exploration, bei **auffallenden Stereotypien, Murmeln von undeutlichen Sätzen, Unterbrechungen von normalen Bewegungsabläufen mit Wiederholungen.**

Abzugrenzen von der Zwangsstörung sind:

- **organische psychische Störungen, v.a. einige neurologische Erkrankungen**

Bei Zwangsstörungen ist eine Diagnostik mit bildgebenden Verfahren notwendig, wobei vor allem folgende Regionen betroffen sein können: **Basalganglien, Temporallappen mit Hippocampus, Hypothalamus, frontoorbitaler Cortex.** Zu Krankheiten ☞ Kap. 2.1.3.6.

- **Schizophrenie** (☞ Kap. 2.2.)

Viele Schizophrenien beginnen im jugendlichen Alter mit einem typischen Zwangssyndrom ohne typisches schizophrenes Symptom (jahrelanger Verlauf ohne schizophrene Symptome möglich). Auch während typischer Schizophrenien, v.a. Hebephrenien und schizotyper Störung, können alle Zwangsphänomene gefunden werden.

Patienten können im Verlauf ihre Zwangsgedanken und Zwangshandlungen nicht mehr als unsinnig empfinden, gegen die sie sich vergebens zu wehren versuchen, sondern von der Richtigkeit der Zwangsinhalte wie bei Wahneinfällen zunehmend überzeugt sein (z.B. ist ein Patient sicher, dass seine Familie tatsächlich zu Schaden kommt, wenn er nicht verschiedene Bibelsprüche in einer bestimmten Reihenfolge aufsagt). Die Zwänge können bizarre Inhalte und magische Verknüpfungen zeigen wie beim schizophrenen Wahn (☞ Kap. 2.2.).

> *Regel: Eine Schizophrenie sollte erst dann diagnostiziert werden, wenn neben den zur Zwangsstörung gehörenden Inhalten auch weitere typische schizophrene Symptome auftreten (z.B. Halluzinationen, Störungen des Ich-Erlebens) und diese nicht mehr im Rahmen eines fortgeschrittenen Zwangs erklärt werden können.*

- **affektive Störungen**

Verschiedene Depressionstypen, v.a. die Melancholie, sind manchmal mit typischen Zwangsphänomenen während der Episode verbunden, umgekehrt treten bei wahrscheinlich über 50 % der Zwangsstörungen im Verlauf depressive Episoden auf.

> *Regel: Diagnose einer Depression (= anankastische Depression), wenn die Zwangsphänomene mit abklingender Episode verschwinden und nur kurz vor oder kurz nach Beginn einer depressiven Episode auftreten, und die depressive Symptomatik und die Zwangssymptomatik parallel verlaufen. Treten depressive Episoden später im Verlauf auf, sollten beide Diagnosen gestellt werden.*

- **Angststörungen** (☞ Kap. 2.7.)

Angst und Furcht sind Bestandteile der Zwangsstörung. Sowohl das Auftreten als auch das Unterbrechen von Zwangsphänomenen können mit panikartiger Angst verbunden sein. Phobien entstehen, weil Patienten Situationen fürchten und meiden, in denen Zwänge häufig auftreten oder die mit den Inhalten ihrer Zwänge zu tun haben (z.B. soziale Situationen, in denen der Kranke mit anderen Menschen in Kontakt kommt). Aufgrund dieser Verbindung betrachten manche Diagnosesysteme die Zwangsstörung auch als eine Unterform der Angststörungen.

> *Regel: Sowohl panikartige paroxysmale Angstzustände als auch Phobien sind mit der Diagnose einer Zwangsstörung vereinbar, falls Zwangsphänomene nicht nur ganz selten vorkommen oder für den Patienten eine geringe Bedeutung haben. Sind beide Phänomene (Angst und Zwang) gleich häufig und bedeutend für den Patienten, können beide Diagnosen gestellt werden, die Zwangsstörung hat allerdings diagnostischen Vorrang.*

- **autistische Störung** (☞ Kinder- und Jugendpsychiatrie, Kap. 2.20.)

Autistische Störungen beginnen in der Regel bereits in der frühen Kindheit und Jugend und sind häufig mit Zwangssymptomen verbunden. Die Zwangsstörung beginnt meist etwas später. Wenn die Kriterien für beide Störungen erfüllt sind, sollten auch beide diagnostiziert werden. Aber: bei Patienten mit Asperger-Autismus und stereotypen, zwangsähnlichen Verhaltensmustern ohne Anspannung und Angst, die durch Zwänge neutralisiert werden wie bei Zwangsstörungen, sollte nur der Autismus diagnostiziert werden.

▶ Aktivitäten, die im Übermaß betrieben werden, Impulsstörungen

Beispiele können sein: Essen, Sexualverhalten, Glücksspiel oder Trinken: **Es handelt sich hierbei nicht um echte Zwänge, die Tätigkeiten werden als lustvoll erlebt, und der Versuch einer Unterdrückung erfolgt nur wegen ihrer negativen Konsequenzen.**

▶ zwanghafte Persönlichkeit(sstörung)

Manche Menschen sind besonders zwanghaft, ordentlich und neigen zu übertriebenen Kontrollen ihrer Handlungen. Im Gegensatz zur Zwangsstörung empfinden sie ihr Verhalten aber nicht als irrational, wehren sich nicht dagegen, sondern halten es für gerechtfertigt. Es ist ichsynton. **Wenn auf dem Boden einer solchen zwanghaften Persönlichkeit zusätzlich einzelne oder mehrere der oben beschriebenen Zwangsphänomene entstehen, sollten beide Diagnosen gestellt werden. Die beiden Störungen entwickeln sich nicht aus der jeweils anderen, sondern sind zwei verschiedene Störungen.** In einem Fall handelt es sich um eine Persönlichkeitsstörung, im anderen um eine wahrscheinlich neurobiologisch zu erklärende Erkrankung, und beide weisen nur gewisse phänomenologische Gemeinsamkeiten auf.

▶ Gilles de la Tourette Syndrom

Leitsymptome sind motorische (z.B. Gesichts- oder Extremitätenbewegungen, plötzliches Lachen, auch komplexe Handlungen wie Schlagen) und vokale (z.B. Räuspern, aber auch Schimpfworte und Obszönitäten, teils unhörbar, teils laut schreiend über längere Zeit) Tics. Zwangsphänomene sind häufig assoziiert und bei Zwangsstörungen finden sich umgekehrt gehäuft Tics.

> *Regel: Beim Vorliegen der Leitsymptome sollte ein Gilles de la Tourette Syndrom diagnostiziert werden. Wenn Zwänge genauso häufig und belastend sind wie die sprachlichen und motorischen Tics, sollten beide Diagnosen gestellt werden.*

Die Tics sollten bei stärkerer Ausprägung zusätzlich zum Zwang behandelt werden (z.B. Tiaprid = Tiapridex®, atypische Neuroleptika).

Zusatzdiagnostik

Die gesamte fakultative und obligate Zusatzdiagnostik zum Ausschluss organischer Störungen.

Vereinbar mit einer Zwangsstörung sind im

- CT, NMR
  leichte unspezifische Auffälligkeiten, wie diskrete Atrophien oder Dichteminderungen im Bereich der Basalganglien, des frontoorbitalen Kortex, frontotemporal
- HMPAO-SPECT
  frontoorbitale Hyperperfusion, Hyperperfusionen in den Basalganglien (Nucleus caudatus), frontale Hypo- oder Hyperperfusion
- EEG
  diskrete Auffälligkeiten, z.B. diffuse Dysrhythmie

Epidemiologie

▶ Geschlechtsverteilung

Frauen sind möglicherweise häufiger betroffen.

▶ Häufigkeit

6-Monate-Prävalenz: 1-2 %.

Ätiologie und Pathophysiologie

Wahrscheinlich ist eine **Kombination genetischer, verhaltenstheoretischer und neurobiologischer Erklärungen** der beste Ansatz zum Verstehen der Störung.

▶ Genetik

Höhere Prävalenz von Zwangsstörungen bei Verwandten ersten Grades (bis zu 8 % bei den Eltern und 7 % bei den Geschwistern von Patienten mit Zwangsstörungen), höhere Konkordanz bei monozygoten Zwillingen als bei dizygoten Zwillingen.

▶ Psychodynamik und Lerntheorie

Psychoanalytisch wurde eine Fixierung in der genitalen Entwicklungsstufe und Regression zur früheren Analphase angenommen mit intensiver Beschäftigung mit Ärger, Schmutz, magischem Denken und Ambivalenz, gekennzeichnet durch ein übermäßig starkes Über-Ich und verschiedene neurotische Abwehrmechanismen wie Isolierung, Ungeschehenmachen, Reaktionsbildung und Verdrängung. Bisher fehlen empirische Belege für die

Theorie, und es gibt wenig Hinweise, dass psychodynamische Therapien den Verlauf beeinflussen.

Lerntheoretisch wird davon ausgegangen, dass Zwangsphänomene erlernt wurden und der Reduktion von Angst gedient haben und dadurch zunehmend verfestigt wurden. Erst wird Angst mit bestimmten Ereignissen der Umgebung verbunden (= klassische Konditionierung), dann wird die Angst durch Zwänge erfolgreich vermindert (= operante Konditionierung). Auch hier fehlen empirische Untersuchungen, die daraus **abgeleiteten Verhaltenstechniken** sind allerdings **in der Behandlung der Störung erfolgreich.**

▶ Neurobiologische Modelle

Zwei miteinander vereinbare Forschungsbefunde werden zur Erklärung herangezogen:

- Veränderungen von Basalganglien und frontoorbitalem Kortex
- Veränderungen des Serotoninsystems

Für die Beteiligung der Basalganglien und des frontoorbitalen Kortex sprechen:
Die Basalganglien spielen bei komplexen motorischen und anderen Verhaltensprogrammen eine wesentliche Rolle. Die Verbindung zwischen frontoorbitalem Kortex und Basalganglien ist an der "automatischen" Verhaltenssteuerung beteiligt. In PET und SPECT konnte oft eine erhöhte Aktivität im Nucleus caudatus, im präfrontalen Kortex und im frontoorbitalen Kortex gezeigt werden. Hyperaktivität von frontoorbitalem Kortex und präfrontalem Kortex können mit Neigung zum Grübeln, übertriebener Neigung, Pläne zu machen, übermäßig abstrakter Denkweise, erhöhter Anspannung und Verhaltenskontrolle assoziiert werden. Zwangssymptome treten bei neurologischen Erkrankungen auf, die die Basalganglien betreffen (Enzephalitis lethargica, Sydenham Chorea, Epilepsien im entsprechenden Bereich). Neurochirurgische Unterbrechung der Projektionen zwischen Basalganglien und Frontalhirn beseitigt Zwangssymptome, Reizung dieser Bahnen intraoperativ erzeugt Zwangssymptome.
Für eine Beteiligung des Serotoninsystems sprechen:
Der therapeutische Effekt von serotonergen Substanzen (Clomipramin, Fluoxetin, Fluvoxamin, Paroxetin); auffällige Befunde bei Messungen von Serotonin-Abbauprodukten und Tests zur Prüfung des Serotoninsystems.

Verlauf und Prognose

Meist im Jugend- oder frühen Erwachsenenalter (seltener Kindesalter), im Durchschnitt in der Mitte des dritten Lebensjahrzehnts mit früherem Beginn bei Männern. **1/3 hat eine Zwangsstörung bereits im Alter von 15 Jahren, 3/4 sind bis zum Alter von 30 Jahren erkrankt.** Die Erkrankung beginnt meist langsam progredient (plötzlicher Beginn kommt aber vor), die Symptome entwickeln sich in einem Zeitraum von Monaten bis Jahren, oft ohne vorhergehende Belastung oder einem auslösenden Ereignis.

Der Schweregrad der Symptomatik nimmt im Laufe der Jahre meist zu. Bis zu Auffälligkeiten, die zur Behandlung führen, vergehen oft viele Jahre.

Ohne wirksame Therapiemaßnahmen nehmen etwa 2/3 einen chronischen, progredienten Verlauf (etwa 15 % mit massiven Beeinträchtigungen) und etwa 1/3 einen fluktuierenden mit Exazerbationen bei "Stress".

Unter **medikamentöser Behandlung und Verhaltenstherapie** ist eine **Besserung der Symptomatik und** eine **Besserung des Verlaufes** in 50 bis 60 % der Fälle zu erwarten, häufig wird dabei aber keine vollständige Symptomfreiheit erreicht.

Mit einer guten Prognose sind verbunden: Leichte Symptome, eine gut angepasste prämorbide Persönlichkeit. Mit einer schlechten Prognose sind verbunden: früher Beginn und eine Persönlichkeitsstörung.

Durch depressive Episoden werden die Zwangssymptome verschlimmert, **möglicherweise haben** aber die **Zwangspatienten mit depressiven Episoden einen günstigeren Verlauf**, da sie besser auf medikamentöse Therapie ansprechen.

Bei **leichteren Formen** der Störung können **nahezu normale Sozialbeziehungen** unterhalten werden, **schwere Formen** führen zur **vollständigen Invalidität.**

Suizid ist wahrscheinlich nicht häufiger als in der Allgemeinbevölkerung (Vorsicht bei depressiven Episoden!).

Die Komorbidität für fast alle psychischen Störungen ist erhöht, v.a. für affektive Störungen und Angststörungen, Persönlichkeitsstörungen, aber auch Essstörungen, dysmorphophobe Störung, hyperkinetische Störung.

Therapie

Therapie der Wahl ist eine **Kombination** von

- medikamentösen Therapieverfahren, die vor allem das Serotoninsystem beeinflussen
- verhaltenstherapeutischen Verfahren

Tab. 2.97 zeigt Vorschläge zur medikamentösen Behandlung der Zwangsstörung.

Nach einer Monotherapie sollten bei Therapieresistenz je nach zusätzlichen Symptomen Kombinationen durchgeführt werden (Tab. 2.98).

	serotonerge Substanzen
1.	• Clomipramin (z.B. Anafranil®) 225-300 mg/d
2.	• Citalopram (Cipramil®, Sepram®) 20-60 mg/d • Fluoxetin (Fluctin®) 60-80 mg/d Fluvoxamin (Fevarin®) 200-300 mg/d Sertralin (Zoloft®) 150-200 mg/d
Therapie mindestens 12 Wochen bis deutliche Wirkung sichtbar wird. Oft sind bis zu 12 Monate weitere Verbesserungen möglich. Die angegebene Höchstdosis muss in der Regel über Wochen erreicht werden. Beginn sehr niedrig dosiert.	

Tab. 2.97: Therapievorschläge zur Behandlung der Zwangsstörung.

Kombination von 1. und 2. in Tab. 2.97 bei niedrigeren Dosierungen (*Vorsicht:* Erhöhung der Serumspiegel von 1., vor allem durch Fluoxetin, Fluvoxamin, erhöhte Krampfbereitschaft, Risiko eines serotonergen Syndroms, deswegen Plasmaspiegelkontrollen von Clomipramin, EEG-Kontrollen)		
Alternativ: Medikament 1. oder 2. aus Tab. 2.97 und Zugabe eines der folgenden Medikamente, entsprechend der Zielsymptomatik:		
• Buspiron (Bespar®)	15-60 mg/d	reduziert nur Angst
• Benzodiazepine, z.B. Alprazolam	1,5-6 mg/d	nur gegen Angst wirksam
• **Neuroleptika,** z.B. Risperidon (Risperdal®)	2-4 mg/d, Niedrigdosierung	v.a. bei wahnhaften Störungen, Tourette Syndrom, **“wahnähnlichen Zwangssymptomen”, wirkt aber auch bei Therapieresistenz auf Zwang**

Tab. 2.98: Therapievorschläge bei Therapieresistenz der Zwangsstörung.

Wichtig: Komorbide Störungen müssen nach den entsprechenden Regeln eventuell zusätzlich behandelt werden, z.B. mit noradrenergen Antidepressiva bei hyperkinetischer Störung.

Als letzte Möglichkeit bleibt die Psychochirurgie (anteriore Kapsulotomie, Cingulotomie, limbische Leukotomie), die oft auch bei nachgewiesener Therapieresistenz helfen kann.

Verhaltenstherapie ist **wirksamer bei Zwangshandlungen** als bei Zwangsgedanken und hier alleine wahrscheinlich effektiver als alleinige Pharmakotherapie. Auf sie darf nicht verzichtet werden. Therapiestrategien sind:

- Verhaltensanalyse (welche Gedanken, Handlungen und entsprechenden Rituale sind da, bei welcher Situation treten sie auf?), Hierarchisierung (welche Symptome sind besonders schlimm welche weniger, welche Situationen können zuerst für eine Exposition herangezogen werden?)

- Konfrontation mit Reaktionsvermeidung
  Ein Patient wird entsprechend der Verhaltensanalyse einer gefürchteten Situation ausgesetzt, z.B. durch Imagination oder durch direkte Konfrontation, anschließend wird er daran gehindert, das zwanghafte Verhalten auszuführen, z.B. wird einem Patienten, der sich zwanghaft wäscht, abverlangt, mit einem schmutzigen Objekt umzugehen, und dann wird er daran gehindert, seine Hände zu waschen. Auch gedankliche Rituale sollen unterlassen bzw. unterbrochen werden. Die Exposition muss bis zum erlebten Spannungsabfall durchgehalten werden. Die Exposition kann auch später im Selbstmanagement durchgeführt werden

2.9. Somatoforme Störungen

Definition und Begriff

Störungen mit **wiederholter Darbietung oder Erleben körperlicher Symptome**, die aber **keine entsprechende organische pathogenetische Grundlage** haben. Charakteristisch für den Patienten sind die hartnäckige Forderung nach medizinischen Untersuchungen oder Eingriffen trotz wiederholter negativer Ergebnisse und der Versicherung der Ärzte, dass die Symptome nicht ausreichend körperlich begründbar sind, sowie die sozialen Einschränkungen, die durch Vermeidungsverhalten und Konzentration auf Körpersymptome entstehen.

Differenziert werden in der ICD-10 mehrere **Unterformen:**

- **Somatisierungsstörung** (F45.0)
  viele körperliche Beschwerden ohne organpathogenetischen Befund; traditionelles Synonym: "psychogene Körperstörung"
- **hypochondrische Störung und dysmorphophobe Störung** (F45.2)
  beharrliche Beschäftigung mit der Möglichkeit, eine körperliche Erkrankung zu haben oder körperlich entstellt zu sein; traditionelle Synonyma: Hypochondrie, Dysmorphophobie, hypochondrische Neurose
- **somatoforme autonome Funktionsstörung** (F45.3)
  Symptome im Bereich eines Systems, das vollständig oder weitgehend vegetativ innerviert wird; traditionelle Synonyma: "funktionelle Syndrome", "psychovegetative Syndrome"
- **somatoforme Schmerzstörung** (F45.4)
  anhaltender, schwerer Schmerz ohne organpathogenetischen Befund, traditionell: psychogenes Schmerzsyndrom

Die Systematik der ICD-10 ist nicht konsequent, da die hypochondrische und dysmorphophobe Störung psychopathologisch eher den Angst-, Zwangs-, wahnhaften Störungen zugehört, und innerhalb der anderen Störungen unterschiedliche Krankheitsbilder eingeordnet werden können.

Klinik

Die **Klinik** der Subtypen (Ausnahme: Dysmorphophobe Störung und teilweise hypochondrische Störung) **gleicht grundsätzlich der von körperlichen Erkrankungen**, angegeben werden Schmerzen, abnorme Körperempfindungen und vegetative Symptome. Ängstliche und depressive Syndrome sind häufig assoziiert, stehen aber nicht im Vordergrund der Klagen des Patienten.

Somatisierungsstörung

Bei der Somatisierungsstörung klagen die Patienten über multiple körperliche Beschwerden, die seit Jahren bestehen, häufig wechseln und bereits in der Regel mehrfach organmedizinisch abgeklärt oder gar behandelt worden sind.

Häufige und typische körperliche Beschwerden zeigt die Tab. 2.99. **Wesentlich ist die Konzentration auf** diese **Beschwerden, die zum "Lebensinhalt" werden** und (fast) **alle anderen sozialen Aktivitäten beeinträchtigen mit dem Argument, dass diese zwar erwünscht, aber körperlich nicht möglich seien.**

Hypochondrische Störung

Bei der hypochondrischen Störung haben die Patienten die **feste Überzeugung, an einer schweren körperlichen Erkrankung zu leiden**, die sie üblicherweise selbst auch genau benennen können, oft mit entsprechendem Krankheitsgefühl. Diese Überzeugungen bereiten ihnen Sorgen, und sie suchen deswegen medizinische Hilfe und bitten um entsprechende Untersuchungen. Trotz der Versicherung von kompetenter Seite können sie den Ausschluss einer körperlichen Erkrankung nicht akzeptieren. Eine reine hypochondrische Störung ist selten. Entweder es besteht eine wahnhafte Überzeugung mit Verwandtschaft zur wahnhaften Störung, oder die Befürchtungen werden "zwangsähnlich" (mit der Versicherung, dass es unbegründet ist) erlebt mit Verwandtschaft zu den Angst-, Zwangsstörungen oder im Rahmen einer affektiven Störung.

- mehrere Jahre anhaltende Klagen über multiple, wechselnde körperliche Symptome, die in ihrer Ausprägung durch keine körperliche Krankheit erklärt werden können. Vegetative Symptome
  sind nicht das Hauptmerkmal der Störung
- Leiden durch die ständigen Sorgen wegen der Symptome; deswegen häufige (mindestens 3) Arztkonsultationen
- Die Erklärung des Arztes, dass organische Erkrankungen ausgeschlossen werden können, bedingt nur eine kurzzeitige Beruhigung (höchstens für Wochen), ansonsten weigern sich die Patienten, einen Ausschluss einer organischen Erkrankung zu akzeptieren
- 6 oder mehr Symptomen der folgenden Liste (aus mindestens 2 Gruppen)
  - *gastrointestinal*
    Bauchschmerzen, Übelkeit, Meteorismus, schlechter Geschmack im Mund oder extrem belegte Zunge, Klagen über Erbrechen oder Regurgitation von Speisen, Klagen über häufigen Durchfall oder Austreten von Flüssigkeit aus dem Anus
  - *kardiovaskulär*
    Atemlosigkeit ohne Belastung, Thoraxschmerzen
  - *urogenital*
    Dysurie oder Klagen über die Miktionshäufigkeit, unangenehme Empfindungen im oder um den Genitalbereich, Klagen über ungewöhnlichen oder verstärkten vaginalen Ausfluss
  - *Haut- und Schmerzsymptome*
    Klagen über Fleckigkeit oder Farbveränderungen der Haut; Schmerzen in den Extremitäten oder Gelenken
- Die Störung tritt nicht ausschließlich während einer Schizophrenie, einer affektiven Störung oder einer Panikstörung auf

Tab. 2.99: Diagnostische Leitlinien der Somatisierungsstörung, modifiziert nach ICD-10.

somatoforme autonome Funktionsstörung

Bei der somatoformen autonomen Funktionsstörung zeigen die Patienten Symptome, die von einer gesteigerten Aktivität des vegetativen Nervensystems herrühren (typische Symptome ☞ Tab. 2.101) und führen diese auf eine Erkrankung im zugeordneten Organsystem zurück (Organsysteme ☞ Tab. 2.101).

somatoforme Schmerzstörung

Bei der somatoformen Schmerzstörung klagen die Patienten über seit mehreren Monaten bestehende, schwere Schmerzen, die nicht ausreichend durch eine körperliche Störung erklärt werden können; die **Patienten** können die **Aufmerksamkeit kaum auf andere Sachverhalte lenken.**Die **Einschränkungen** sind **wie bei der Somatisierungsstörung, nur dass Schmerzen als Ursache der generalisierten Leistungsminderung angegeben werden.**

dysmorphophobe Störung

Eine dysmorphophobe Störung wird diagnostiziert, wenn die Patienten **überzeugt** sind, an einer **körperlichen Entstellung** zu leiden, obwohl diese für die Umgebung als solche nicht nachzuvollziehen ist. Trotz gegenteiliger Versicherungen beharren die Patienten auf ihrer Meinung bis hin zum Wunsch nach kosmetischen Operationen. Wie bei der hypochondrischen Störung gilt: die Dysmorphophobie wird meist entweder "wahnähnlich" oder wie bei Zwangsgedanken und Phobien erlebt und fast nie ohne einen dieser psychopathologischen Befunde.

Klinisches Beispiel:
Peter J., ein 40jähriger Hausmann, stellte sich in der Ambulanz einer Klinik vor, von der er gehört hatte, dass dort bevorzugt Naturheilverfahren angewendet werden. Er war in den letzten Jahren mehrmals von Kopf bis Fuß durchuntersucht worden und hatte die unterschiedlichsten Medikamente eingenommen, aber bisher nie eine deutliche Verbesserung verspürt. Nun erhoffte er sich, dass die alternative Medizin ihm helfen könne. Er glaubte seit Jahren eine Darmerkrankung zu haben, die nur keiner diagnostizieren konnte, denn er litt periodenweise zunehmend unter Blähungen, zeitweiligem Erbrechen, häufigen Durchfällen und Bauchschmerzen. Er bemerkte aber auch zeitweise Thoraxschmerzen und auch Schmerzen in den Extremitäten, manchmal auch eine unangenehme Taubheit. Wegen der Beschwerden war er in dem letzten Jahren insgesamt mehrere Monate krank

gewesen, die Belastungen zuhause hatte er kaum ausgehalten. Depressive Verstimmungen hatte er bisher noch keine bemerkt, er war an sich ein fröhlicher Mensch. Er konnte sich aber vorstellen, depressiv zu werden, wenn es so weiterginge. Auch seine Mutter hatte ähnliche Beschwerden gehabt, hatte aber ein hohes Alter erreicht. Nach dem Ausschluss einer affektiven und organischen Störung stellte der psychiatrische Konsiliararzt die Diagnose einer Somatisierungsstörung.

Diagnose und Differentialdiagnose

Die Diagnose einer somatoformen Störung basiert auf:

- dem Ausschluss einer organischen Erkrankung
- dem Ausschluss einer anderen psychischen Störung

Die diagnostischen Leitlinien der 4 Subtypen zeigen die Tab. 2.99 bis 2.102.

- eine mehrere Monate anhaltende Befürchtung, an einer körperlichen Krankheit (die vom Patienten benannt werden muss), zu leiden.
  oder
  anhaltende Beschäftigung mit einer vom Patienten angenommenen Entstellung oder Missbildung (dysmorphophobe Störung)
- Die Erklärung des Arztes, dass eine organische Erkrankung ausgeschlossen werden kann, bedingt nur eine kurzzeitige Beruhigung (höchstens für Wochen), ansonsten weigern sich die Patienten, einen Ausschluss einer organischen Erkrankung zu akzeptieren
- Die Überzeugung ist verbunden mit einer ständigen Besorgnis oder Symptomwahrnehmung, die als Leiden empfunden wird und zu Arztkonsultationen führt
- Die Störung tritt nicht ausschließlich während einer Schizophrenie, einer wahnhaften Störung (hypochondrischer Wahn), einer affektiven Störung oder einer Panikstörung auf

Tab. 2.100: Diagnostische Leitlinien der hypochondrischen Störung und dysmorphophoben Störung, modifiziert nach ICD-10.

- mehrere Monate kontinuierlicher, an den meisten Tagen auftretender, schwerer, belastender Schmerz, der organisch nicht begründet ist und die Aufmerksamkeit des Patienten bindet
- Die Störung tritt nicht ausschließlich während einer Schizophrenie, einer affektiven Störung oder einer Panikstörung, einer Somatisierungsstörung oder einer hypochondrischen Störung auf

Tab. 2.102: Diagnostische Leitlinien der anhaltenden somatoformen Schmerzstörung, modifiziert nach ICD-10.

Bei der Differentialdiagnose zu körperlichen Störungen gilt die Regel:

Regel: Patienten mit chronifizierten somatoformen Störungen haben eine ebenso große Wahrscheinlichkeit, eine körperliche Erkrankung zu entwickeln, wie jede altersentsprechende Person. Deswegen muss jede Änderung der Klagen zu erneuter Diagnostik Anlass geben.

Tatsächlich wird bei ca. einem Drittel der Patienten noch eine organische Krankheit gefunden.

Abgegrenzt werden müssen von psychiatrischer Seite in erster Linie affektive Störungen, Angststörungen, wahnhafte Störungen und Schizophrenien (die Differentialdiagnose ist in den entsprechenden Kap. 2.2. bis 2.7. aufgeführt). Die Übergänge von der hypochondrischen und dysmorphophoben Störung zur wahnhaften Störung sind oft fließend. Beim Wahn sind die zumindest vorübergehend beeinflussbaren und wechselnden Befürchtungen zur dauerhaften, ständigen Gewissheit geworden.

Die Kriterien aller somatoformen Störungen kommen bei den affektiven Störungen, seltener bei den Angststörungen und Anpassungsstörungen, als Symptom vor, oft sogar als beherrschendes, hinter dem die wegweisenden Symptome maskiert sind und erst erfragt werden müssen. Ein Zusammenhang mit diesen Störungen muss vor einer spezifischen Diagnose ausgeschlossen sein. Depressive Störungen dürfen nur dann als primäre Diagnose ausgeschlossen werden, wenn auch eine eingeschränkte affektive Schwingungsfähigkeit im Vergleich zu früheren Zeiten und eine dis-

- vegetative Symptome, die vom Patienten als Erkrankung gedeutet und einem Organsystem zugeordnet werden (Herzkreislaufsystem, Magendarmtrakt, respiratorisches System, Urogenitalsystem)
- 2 oder mehr der folgenden vegetativen Symptome
  - Palpitationen, Schweißausbrüche (heiß oder kalt), Mundtrockenheit, Hitzewallungen oder Erröten, Druckgefühl im Epigastrium, Kribbeln oder Unruhe im Bauch
- mindestens 1 der folgenden Symptome
  - Brustschmerzen oder Druckgefühl in der Herzgegend; Dyspnoe oder Hyperventilation; außergewöhnliche Ermüdbarkeit bei leichter Anstrengung; Aerophagie, Singultus oder brennendes Gefühl im Epigastrium ; Bericht über häufigen Stuhlgang, erhöhte Miktionsfrequenz oder Dysurie, Gefühl der Überblähung oder Völlegefühl
- Die Störung tritt nicht ausschließlich während einer Schizophrenie, einer affektiven Störung oder einer Panikstörung auf

Das Organsystem, welches von dem Patienten als der Ursprungsort seiner Symptome angesehen wird, kann näher bezeichnet werden:

dazugehörige traditionelle Begriffe	Organsystem	ICD-10 Kategorie
• Herzneurose, Da Costa Syndrom	kardiovaskuläres System	F45.30
• psychogene Aerophagie, Singultus, Magenneurose	oberer Gastrointestinaltrakt	F45.31
• Colon irritable, psychogener Durchfall, Flatulenz	unterer Gastrointestinaltrakt	F45.32
• Hyperventilation	respiratorisches System	F45.33
• psychogene Steigerung der Miktionshäufigkeit, Dysurie	Urogenitalsystem	F45.34

Tab. 2.101: Diagnostischen Leitlinien der somatoformen autonomen Funktionsstörung, modifiziert nach ICD-10.

krete Antriebshemmung ausgeschlossen werden. Nur so kann verhindert werden, dass sehr viele ("larvierte") depressive Episoden als somatoforme Störung fehldiagnostiziert und nicht adäquat behandelt werden mit der Folge einer Chronifizierung.

Regel: Jede andere psychische Störung hat bei der Diagnose Vorrang.

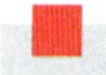

Zusatzdiagnostik

In der Primärdiagnostik müssen alle Möglichkeiten der einzelnen Fachgebiete zum Ausschluss einer körperlichen Erkrankung oder von Funktionsbeeinträchtigungen ausgeschöpft werden.

Bei der ZNS-Diagnostik finden sich keine auffälligen Ergebnisse.

Epidemiologie

▶ Geschlechtsverhältnis

Frauen sind häufiger betroffen als Männer. Bei der hypochondrischen Störung finden sich keine Geschlechtsdifferenzen.

▶ Häufigkeit

Lebenszeitprävalenz der Somatisierungsstörung: 0,1-2 %.

Ätiologie und Pathophysiologie

Stress, Sorgen, Unzufriedenheit oder kognitive Grundannahmen, was körperliche Gesundheit ist, und entsprechende Selektion der Aufmerksamkeit auf nicht dazu passende Wahrnehmungen beeinflussen, wie eine Person Körpersensationen wahrnimmt und verarbeitet. Wie psychische Belastung anderen mitgeteilt wird, ist außerdem individuell verschieden (je nach Schicht, Wertsystem, Prädisposition).

Die **psychophysische Koppelung**, d.h. der Einfluss psychischer Vorgänge auf die verschiedenen Organsysteme ist belegt, z.B. unbewusste Anspannung der willkürlich innervierten Muskulatur (Rückenschmerzen), kardiovaskuläre Symptome (Tachykardie, Rhythmusstörungen, Müdigkeit, Konstriktion der Bronchialmuskulatur), Motilitätsmusterveränderungen willkürlich nicht beeinflussbarer Muskulatur (Magen-Darm-Trakt, Urogenitalsystem) im Zusammenhang mit Stress.

Im frühen Kindesalter sind das Erleben körperlicher Empfindung (z.B. Schmerz) und der Ausdruck von starken Affekten (z.B. Angst, Wut, Depression) sogar identisch. In der psychoanalytischen Theorie versteht man deswegen unter Somatisierung ein körperliches Erleben des Affektes bei Konflikten, lerntheorethisch wäre es eine andere Form der "Verbalisierung", die wirksamer als andere Darstellungen ist oder eine Form der selektiven Aufmerksamkeit.

Bei Patienten mit Somatisierungsstörungen und der somatoformen Schmerzstörung finden sich häufig in der Familie weitere Patienten. Es ist unklar, ob dies als Hinweis auf eine genetische Beteiligung zu deuten ist.

Sind andere psychische Störungen ausgeschlossen, gibt es es derzeit keine neurobiologischen Theorien.

Verlauf und Prognose

Alle Störungen können **in jedem Alter** beginnen, die **Somatisierungsstörung** beginnt häufig in der Jugend (**fast immer bis zum 25-30. Lebensjahr**).

Die **Somatisierungsstörung** verläuft **chronisch** mit wechselnden Symptomen und unterschiedlicher Intensität. Selten vergeht ein Jahr ohne organische Abklärung oder Krankenhausaufenthalt wegen unerklärbarer körperlicher Beschwerden. **Spontanremissionen** sind **selten.**

Arzneimittelabusus und soziale Komplikationen durch die Krankheitserscheinungen sind häufig. Die Suizidalität ist wahrscheinlich nicht erhöht.

Die **hypochondrische Störung** (**und die Dysmorphophobie**) verläuft **meist ähnlich** wie die Somatisierungsstörung. Einzelne Episoden sind aber zu beobachten; **Spontanremissionen kommen vor.** Ein Beginn nach dem 25. Lebensjahr und ein episodischer Verlauf sollten an eine affektive Störung denken lassen.

Verlauf und Prognose der **autonomen Funktionsstörung und der somatoformen Schmerzstörung entsprechen** in etwa der **Somatisierungsstörung.**

Chronifizierungen nehmen mit dem Grad der Aufmerksamkeit zu, die der Patient dem Schmerz und sekundären Krankheitsgewinnen zukommen lässt. Meist sind bei Chronifizierungen tatsächlich leichte organische Schmerzen vorhanden, die übermäßig wahrgenommen werden. Später Beginn kommt vor, ist dann meist aber Ausdruck einer übersehenen Depression.

▶ Komplikationen

- soziale Einschränkungen, Vermeidungsverhalten
- Depression in 50% (aber: meist ist die somatoforme Störung Symptom der nicht erkannten Depression, diese nicht umgekehrt Komplikation)

▶ Komorbidität

- affektive Störungen, Angststörungen (aber: ☞ Differentialdiagnose!)
- bei dysmorphophober Störung gehäuft Angststörungen plus Zwangsstörungen plus Aufmerksamkeits- / Aktivitätsstörungen (☞ Kap. 2.19.)

Therapie

Für eine erfolgreiche Behandlung aller Störungen muss der Patient verstehen lernen, dass psychische Prozesse körperliche Symptome beeinflussen. Wichtige Komponenten einer erfolgreichen langfristigen Behandlung sind:

- die richtige Auswahl und der geeignete Zeitpunkt des Einsatzes der apparativen diagnostischen Instrumente zur Ausschlussdiagnostik
- Psychotherapie
- Psychopharmakotherapie und symptomatische medikamentöse Behandlung
- rechtzeitiges Erkennen einer häufig ursächlichen anderen psychischen Störung

Da viele Patienten eine psychiatrische Behandlung ablehnen, sollte das Symptom zunächst als ein körperliches akzeptiert werden und mit dem Patienten die Symptomatik, ihre Folgen und die damit verbundenen Kognitionen, Befürchtungen besprochen werden. Nach dieser Verhaltensanalyse können negative Kognitionen, Stressoren und, eventuell mit Hilfe von Entspannungsverfahren, Modelle der psychophysischen Koppelung erarbeitet und manchmal ein individuelles kognitives Modell der Entstehung der Beschwerden entworfen werden. Diese kognitive Verhaltenstherapie sucht auch nach individuellen Problemlösungen am Symptom vorbei, um später Verbindungen äußerer Faktoren mit der Symptomänderung zu verdeutlichen. Zur Akzeptanz körperlicher Beschwerden kann gehören, dass auch eine symptomorientierte Pharmakotherapie (Tab. 2.103) durchgeführt wird und nicht erklärt wird, was der Patient nicht hat, sondern dass er zwar körperliche Beschwerden hat, diese aber verschieden wahrnehmen kann.

Funktionsstörung	Medikament	Entspannungsverfahren
kardiovaskuläres System	• β-Blocker	• autogenes Training • funktionelle Entspannung • progressive Muskelrelaxation
oberer Gastrointestinaltrakt, unterer Intestinaltrakt	• Stuhlregulation, z.B. Quellmittel, Lactulose, Bisacodyl bei Obstipation; Quellmittel, Loperamid bei Diarrhoe • bei Blähungen Quellmittel, Polysiloxan, Bakterienpräparate • bei krampfartigen Schmerzen Mebeverin, Anticholinergika	
Urogenitalsystem	• Spasmolytika	
Rücken-, Kopf-, Extremitätenschmerz	• kurzfristig Spasmolytika oder Analgetika	

Tab. 2.103: Symptombezogene Therapie bei somatoformen autonomen Funktionsstörungen.

Antidepressive Pharmakotherapien können versucht werden. In Frage kommen Serotoninwiederaufnahmehemmer oder Venlafaxin, die langfristig gegeben werden müssen, auch bei der dysmorphophoben und hypochondrischen Störung (☞ Kap. Wahnhafte Störungen). Bei der Somatisierungsstörung bevorzugen viele Kliniker trizyklische Antidepressiva. Wirksamkeitsnachweise liegen aber nur für Opipramol (Insidon®) vor, das anders als Standardantidepressiva wirkt.

2.10. Dissoziative Störungen (Konversionsstörungen)

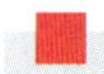

Definition und Begriffe

Hysterie, Konversionshysterie, Konversionsreaktion oder **hysterische Neurose** sind die Bezeichnungen, die traditionell für die hier beschriebenen Störungen gebraucht wurden. Da der **Begriff "Hysterie"** und seine abgeleiteten Formen sehr unscharf definiert sind, sollen sie **möglichst nicht mehr benützt werden.** Die Störungen werden heute phänomenologisch beschrieben ohne Rückgriff auf psychodynamische Theorien. Sie sind **definitionsgemäß psychogen**, d.h. in der unmittelbaren Vorgeschichte des Symptoms sind seelische Traumata explorierbar.

Gemeinsam ist den hierzu gezählten Störungen, dass sie eine **neurologische Erkrankung vortäuschen** (= pseudoneurologische Symptome), ohne dass ein entsprechendes organisches Korrelat zu finden ist. Betroffen sind entweder die Motorik und/oder Sensorik oder die normalerweise integrierten Funktionen Bewusstsein, Gedächtnis und Identität im Zeitverlauf. Einige der dissoziativen Syndrome kommen auch bei anderen psychischen Störungen vor. Besonders die Körpersymptome und Schmerzen bei somatoformen Störungen oder die Bewusstseinsverschiebungen bei akuten Belastungsreaktionen (☞ Kap. 2.6., 2.9.) werden von manchen Klinikern als Konversionssymptom oder dissoziativer Zustand eingeordnet. Eine Abgrenzung der somatoformen Störungen ist aber sinnvoll, weil sie v.a. innere Organe, "das Vegetativum" und das Schmerzempfinden betreffen und keine pseudoneurologische Mono- oder Oligosymptomatik mit flukturierend, rezidivierendem Verlauf zeigen. Vor allem fehlt der direkte Zusammenhang mit einem auslösenden Ereignis und der offensichtliche sekundäre Krankheitsgewinn. Ohne Zweifel können aber Überschneidungen vorkommen. Die Abgrenzung von Belastungsreaktionen ist sinnvoll, weil hier "Dissoziation" eine "physiologische" Reaktion auf Extrembelastungen ist und v.a. eine Änderung der Aufmerksamkeit.

Normalerweise besteht ein hoher Grad bewusster Kontrolle, welche Erinnerungen und Empfindungen für die unmittelbare Aufmerksamkeit selektiert und welche Bewegungen ausgeführt werden. **Dissoziativ bedeutet, dass diese Fähigkeit zu bewusster und selektiver Kontrolle in einem Ausmaß gestört ist, dass die eigenen Erfahrungsinhalte auf der Gedächtnis-, Wahrnehmungs- oder Funktionsebene nicht in das unmittelbare Erleben oder die aktuelle Erfahrung integriert werden können.** Konversion bedeutet traditionell, dass unlösbare Konflikte und der dadurch ausgelöste Affekt in körperliche Symptome transformiert werden, also ein unbewusster Konflikt symbolisch gelöst wird.

Die ICD-10 unterscheidet mehrere Funktionsbeeinträchtigungen, zu denen solche dissoziative Verarbeitungsmodi führen können (Tab. 2.104).

	Nr. ICD-10
• dissoziative Amnesie	F44.0
• dissoziative Fugue	F44.1
• dissoziativer Stupor	F44.2
• Trance- und Besessenheitszustände	F44.3
• dissoziative Bewegungsstörungen	F44.4
• dissoziative Krampfanfälle	F44.5
• dissoziative Sensibilitäts- und Empfindungsstörung	F44.6
• Ganser-Syndrom	F44.80
• dissoziative Identitätsstörung (früher: multiple Persönlichkeit)	F44.81
• gemischte dissoziative Störungen	F44.7

Tab. 2.104: Dissoziative Störungen (Konversionsstörungen), modifizierte Einteilung nach ICD-10.

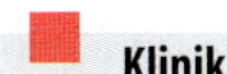

Klinik

Am Beginn der Symptomatik steht bei allen Formen ein **belastendes Ereignis**, ein Konflikt, **dem der Patient durch die Symptome vorübergehend ausweichen kann.**

Es treten Symptome einer körperlichen oder neurologischen Erkrankung auf, wobei vom Bild der Erkrankung bereits wahrscheinlich ist, dass es sich um keine Erkrankung mit einem umschriebenen organischen Korrelat handelt, das das Ausmaß der Beschwerden erklärt.

Meist wird zudem deutlich, dass die Einschränkung des Patienten nicht nur dazu führt, dass er einem akutem Konflikt aus dem Wege gehen kann, sondern er auch vom **sekundären Krankheitsgewinn** profitiert, indem er Zuwendung oder Beachtung erhält.

Zwei typische Verhaltensweisen sind allen Unterformen gemeinsam:

- Für andere Personen offensichtliche soziale und private Belastungssituationen und Probleme werden von den Patienten mit diesen Störungen häufig verleugnet
- Werden Problembereiche von den Patienten beklagt, so werden sie häufig als durch die Symptome verursacht erlebt und nicht umgekehrt

Weitere Gemeinsamkeiten aller Störung sind: Der offensichtliche Schweregrad des Symptoms, der eigentlich zur Sorge Anlass geben sollte, und die relative diesbezügliche Sorglosigkeit des Patienten sind auffällig ("belle indifférence"). Sie findet sich aber auch bei organisch Kranken. Psychischer Stress verstärkt in der Regel die Symptome. Beziehungs- und Interaktionsprobleme in der Vorgeschichte sind häufig.

Es können **verschiedene Symptomgruppierungen** beobachtet werden, die isoliert oder gleichzeitig auftreten oder im Verlauf wechseln (☞ Tab. 2.104):

dissoziative Bewegungsstörungen

Die **Lähmung** einzelner Extremitäten kann partiell oder komplett wirken bis hin zum Querschnittssyndrom. Auch mangelnde Koordination verbunden mit einem bizarren Gang kommt vor (**psychogene Gangstörung**), oder die Patienten sind unfähig, ohne Hilfe zu stehen. Anders als bei echten Paresen können unwillkürliche Mitbewegungen der betroffenen Extremität beobachtet werden, z.B. beim Ankleiden, wenn die Aufmerksamkeit abgelenkt ist. Bei der klinischen Untersuchung fällt die unbewusste Anspannung in antagonistischen Muskelgruppen auf. Die Reflexe sind erhalten.

Andere Ausdrucksformen sind **Zittern** oder Schütteln (historisch nach dem ersten Weltkrieg "Kriegszitterer") oder Zustände, die bekannten neurologischen Symptomen ähneln können wie **Apraxie, Aphonie, Dysarthrie, Dyskinesie**.

dissoziative Sinnes-, Sensibilitäts- und Empfindungsstörungen

Die Störungen sind fast immer anatomisch-pathologisch unwahrscheinlich, z.B. werden Gefühllosigkeit des gesamten Rumpfes oder scharfe Begrenzungen, die nicht den Dermatomen entsprechen, angegeben. Häufig ist für solche Sensibilitätsstörungen die Mittellinie eine solche Grenze, ohne dass die Ausbreitung der einzelnen peripheren Nerven berücksichtigt wird. Die für Polyneuropathien häufige graduelle Zunahme der Störung von proximal zu distal fehlt, und es sind oft alle sensorischen Qualitäten (Schmerz, Druck, Temperatur) gleichzeitig betroffen.

Auch psychogene **Erblindung, Taubheit** oder **Geschmacksverlust** werden hier eingeordnet.

dissoziative Amnesie

Ein Erinnerungsverlust für meist wichtige aktuelle Ereignisse wird angegeben, der nicht durch die normale Vergesslichkeit oder Ermüdung erklärt werden kann und besonders Unfälle oder traurige Erinnerungsinhalte betrifft. Er ist anders als bei organischen Gedächtnisstörungen häufig unvollständig, variiert im Ausmaß bei wiederholter Anamneseerhebung, und es zeigt sich eine Diskrepanz zwischen vollständigem Verlust einzelner Gedächtnisinhalte und dem Erhalt des restlichen Gedächtnisses oder sonstigen kognitiven Funktionen.

dissoziative (psychogene) Krampfanfälle

Sie können vom Anfallsmuster manchmal von "echten" epileptischen Anfällen schwer zu unterscheiden sein, besonders wenn die Patienten intermittierend auch echte Anfälle haben. Statt eines Bewusstseinsverlusts findet sich oft ein stuporöses oder tranceähnliches Bild (aber: ähnliches Bild auch bei komplex-partiellen Epilepsien). Inkontinenz und Zungenbiss sind fast nie zu beobachten. Das Anfallsbild wechselt. Im Anfall sind keine epilepsietypischen EEG-Potentiale nachweisbar.

dissoziativer Stupor

Das klinische Bild gleicht dem katatonen Syndrom: Die willkürlichen Bewegungen, die Sprache und die normalen Reaktionen auf Licht, Berührung und Geräusche sind beträchtlich verringert. Der normale Muskeltonus ist erhalten. Die Patienten können sich noch uneingeschränkt bewegen, wenn sie das Bett verlassen. Wegweisend ist ein schweres akutes, belastendes Ereignis in der unmittelbaren Vorgeschichte. Typischerweise wird auf die Umgebung nicht reagiert, das Bewusstsein ist auf "innere Vorgänge" eingeengt und retrospektiv bestehen "Spannungszustände" oder starke Emotionen (seltener Leere bei vorangegangener Anspannung) während der Dissoziation. Häufig Symptom bei Borderline-Typ Persönlichkeitsstörungen oder posttraumatischen Belastungsstörungen. (Vorsicht: psychotrope Substanzen können ein ähnliches Bild erzeugen).

Trance- oder Besessenheitszustände

In unseren Kulturkreisen kommen diese Störungen nur in Ausnahmefällen vor. Sie sind aber ein typisches dissoziatives Syndrom in manchen ethnischen Gruppen.

Der Trancezustand ist charakterisiert durch einen zeitlich begrenzten Verlust des ursprünglichen Gefühls, die Person zu sein, die man bisher immer war (persönliche Identität). Die bewusste Wahrnehmung ist ungewöhnlich stark auf wenige Stimuli der Umgebung eingeengt und Bewegungen, Haltungen und Gesprochenes wirken monoton und werden einförmig wiederholt.

Bei der Besessenheit ist der Betroffene überzeugt, ein "anderer" zu sein oder von "einem Geist", einer Macht beherrscht zu werden. Er verhält sich entsprechend, z.B. als ob er gesteuert würde.

Treten solche Zustände ausschließlich im Rahmen ritueller Handlungen auf, sollte keine dissoziative Störung diagnostiziert werden.

dissoziative Fugue

Sie beschreibt ein Fluchtverhalten mit dissoziativer Amnesie (diese wird dann nicht speziell diagnostiziert): Der Patient verlässt unerwartet, aber organisiert seinen üblichen Lebensbereich für Tage bis Jahre, reist z.B. in eine andere Stadt, ein anderes Land. Beziehungen oder Arbeitsplatz werden aufgegeben. In einigen wenigen Fällen nehmen Patienten auf ihrer Reise eine neuen Identität an. Die Reisen können den Patienten wieder an Orte, die für ihn eine emotionale Bedeutung haben, führen. Während dieser Reisen sind die Patienten geordnet und unauffällig, können sich aber retrograd meistens nur an Episoden aus dieser Reisephase erinnern.

Die Fugue bei einer Epilepsie ist weniger zielgerichtet, nicht geplant, meist kürzer und psychosoziale Motive fehlen.

dissoziative Identitätsstörung (multiple Persönlichkeit)

Das Krankheitsbild wird kontrovers diskutiert. Möglicherweise kann ein Individuum zwei oder mehrere vollständige Persönlichkeiten wechselnd darstellen und erleben, die sehr unterschiedlich sind. Die verschiedenen "Personen" haben eigene Erinnerungen, Verhaltensmuster und Eigenschaften.

Ganz selten ist die eine Person sich der Existenz der anderen Persönlichkeit bewusst. Zu einem bestimmten Zeitpunkt ist immer nur eine Persönlichkeit nachweisbar, die die Kontrolle über das Verhalten des Patienten vollständig übernimmt. Die Wechsel sollen im Zusammenhang mit traumatischen Erlebnissen zu beobachten sein.

Das **Ganser-Syndrom** ist gekennzeichnet durch mehrere der beschriebenen dissoziativen Störungen in Kombination mit typischen "Vorbeiantworten", d.h. die Patienten geben völlig unsinnige Antworten, oft auch bei einfachsten Fragen. Es entsteht der Eindruck, als wenn bewusst falsch geantwortet würde (2+2 = 5). Diese Störung tritt nur in Situationen auf (z.B. Haft), in denen durch die Krankheit ein Gewinn erzielt werden kann. Eigentlich keine dissoziative Störung, sondern Simulation.

Diagnose und Differentialdiagnose

Die diagnostischen Leitlinien, die alle dissoziativen Störungen gemeinsam haben, zeigt die Tab. 2.105. Die Einordnung in Subtypen (☞ Tab. 2.104) erfolgt entsprechend dem vorherrschenden klinischen Schwerpunktsymptom (☞ Klinik).

- Ausschluss einer körperlichen Krankheit, die die Symptome erklären könnte
- überzeugender zeitlicher Zusammenhang zwischen dem Beginn des dissoziativen Symptoms und belastenden Ereignissen, Problemen oder Bedürfnissen

Tab. 2.105: Diagnostische Leitlinien der dissoziativen Störungen (Konversionsstörungen), modifiziert nach ICD-10.

Wesentlich ist der intensive Ausschluss organischer Störungen. **Vorsicht**: Frühe Stadien progressiver Erkrankungen mit neurologischen Symptomen wie **Multiple Sklerose**, **systemischer Lupus erythematodes** oder **Porphyrie** können mit einer dissoziativen Störung verwechselt werden. Bei ca. 30 % der Patienten, bei denen eine Konversionsstörung diagnostiziert wurde, kann im weiteren Verlauf eine Erkrankung diagnostiziert werden, die nachträglich in ausreichendem Maß die Symptome erklären kann. Im Abschnitt "Klinik" wurden Hinweise zur Abgrenzung organischer Krankheiten bereits dargestellt, letztendlich ist eine solche **Ausschlussdiagnose** aber abhängig von den apparativen Möglichkeiten internistischer und neurologischer Diagnostik.

▶ **Abgegrenzt** werden müssen:

- **organische dissoziative Störungen**
- **psychische Störungen durch psychotrope Substanzen**
- **Schizophrenien**
- **affektive Störungen** (pseudohysterische Depression)
- **Angststörungen**
- **posttraumatische und andere Anpassungsstörungen**
- **Somatisierungsstörungen**
- Borderline-Persönlichkeitsstörung
- artifizielle Störung

Regel: Tritt eine dissoziative Störung ausschließlich während anderer psychischer Störungen auf, so werden nur letztere diagnostiziert, und die dissoziativen Syndrome werden als Symptom der primären Erkrankung eingeordnet, aber trotzdem gewertet im Sinne einer individuellen, ernstzunehmenden Form der Krankheitsbewältigung.

Die **dissoziative Störung** ist also **auch in der psychiatrischen Differentialdiagnostik** eine **Ausschlussdiagnose**.

Regel: Das dissoziative Syndrom ist immer ein vordergründiges Symptom, hinter dem sich viele andere Störungen verbergen können. Lassen sich weitere differentialdiagnostisch verwertbare Symptome explorieren, erlaubt nur ein Anhalten der dissoziativen Symptomatik über die Remission der anderen Störung hinaus die zusätzliche Diagnose einer dissoziativen Störung.

Zusatzdiagnostik

Bei der obligaten und fakultativen Zusatzdiagnostik finden sich keine pathologischen Befunde.

Testpsychologisch ergeben sich bei Patienten mit dissoziativen Störungen Hinweise für eine erhöhte Suggestibilität.

Intensive Diagnostik mit allen Mitteln der einzelnen medizinischen Teilgebiete ist erforderlich. Beim V.a. einen dissoziativen Krampfanfall kann das Prolaktin im Serum kontrolliert werden (nach echten epileptischen Anfällen häufig erhöht), eine parallele Video- und EEG-Aufzeichnung (24-h-EEG) der Anfälle klärt die Diagnose. Vorsicht: Der gleiche Patient kann sowohl echte als auch dissoziative Anfälle haben, v.a. bei einer epileptischen Wesensänderung.

Epidemiologie

▶ Geschlechtsverhältnis

Frauen sind häufiger betroffen (2:1 bis 10:1).

▶ Häufigkeiten

Punktprävalenz zwischen 0,3 und 0,5 %.

Die Diagnose einer dissoziativen Störung in der hier vorgeschlagenen Weise einer Ausschlussdiagnostik ist sicher **sehr selten**. Einzelne dissoziative Symptome sind dagegen häufig. 1-3 % der Patienten, die in Allgemeinkrankenhäusern psychiatrische Konsile erhalten, sollen an Konversionssymptomen leiden.

Ätiologie und Pathogenese

Am wahrscheinlichsten ist von einer multifaktoriellen Genese auszugehen.

Vergleichbare Traumatisierungen (Tod, Trennung, Unfall) belasten erfahrungsgemäß unterschiedliche Menschen verschieden. In Belastungssituationen auftretende Angst löst innere Konflikte, aber auch Wünsche und Bedürfnisse aus, die verschieden verarbeitet werden können. Dissoziative Symptome können in diesem Sinne als ein Lösungsversuch verstanden werden. Diese Art der Konfliktlösung ist verbreiteter bei Kindern und in niedrigeren sozioökonomischen Schichten und seltener in hochindustrialisierten Gesellschaften. Auch wenn der Einfluss psychosozialer Belastungsfaktoren gesichert ist, sind die psychoanalytischen Theorien, die von unbewussten, nicht gelösten Konflikten in der sexuellen Entwicklung ausgehen, nicht bestätigt.

Neurobiologische Theorien existieren nicht.

Verlauf und Prognose

Die dissoziativen Störungen beginnen und enden häufig **plötzlich** (**meist zwischen dem 10. und 35. Lebensjahr**).

Sie **remittieren häufig** nach Wochen und Monaten **spontan**. Insgesamt ist bei ca. 80 % nach 4 bis 6 Jahren eine Besserung zu verzeichnen. Bei einer **Symptomdauer länger als zwei Jahre** sind **Spontanremissionen** aber **selten**. Diese chronischen Zustände, besonders diejenigen, die einer peripheren neurologischen Symptomatik ähneln, können sich auch langsam entwickeln.

▶ **Komplikationen und Komorbidität**

Häufig sind Einschränkungen der Arbeitsleistung, Beziehungsstörungen, Selbstverletzungen, aggressive Impulse, **Suizidgedanken und -handlungen**. Dissoziative Symptome treten **gehäuft im Verlauf aller psychischen Störungen** auf. Wichtig ist, dass **Persönlichkeitsstörungen** ein **Risikofaktor** für das Auftreten von dissoziativen Störungen sind.

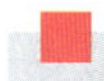

Therapie

Da der Verlauf und die Prognose sehr unterschiedlich sein können, ist es sinnvoll, die Indikation für eine Psychotherapie, stationäre psychiatrische Behandlung oder anxiolytische oder sedierende Begleittherapie abhängig von der Primärpersönlichkeit, den Belastungsfaktoren und dem Auslöseereignis zu machen.

Beim psychogenen Krampfanfall oder dissoziativen Stupor kann initial ein Benzodiazepin (z.B. Lorazepam, z.B. Tavor® 1-2,5 mg) gegeben werden. Auch wenn verschiedene Antidepressiva (v.a. selektive Serotoninwiederaufnahmehemmer) im Verlauf wirksam sein können, fehlen für eine solche Empfehlung gesicherte Erfahrungen. **Begleitende psychische Störungen sind immer zu behandeln.**

Psychotherapeutisch sind **direktive suggestive Verfahren in der Anfangsphase** am wirksamsten. Oft sind sie mit Vollremissionen verbunden.

- Auch wenn die psychosozialen Belastungsfaktoren und Konflikte für Außenstehende offensichtlich sind, darf man keinesfalls zu früh auf die Zusammenhänge zwischen der Situation und dem Symptom hinweisen, dem Patienten muss das Gefühl vermittelt werden, dass er mit seinem Symptom ernst genommen wird
- Wichtig ist es, dem Patienten eine Lösung der Krise ohne "Gesichtsverlust" anzubieten, d.h. eine Symptomtherapie mit Medikamenten oder körperorientierten übenden Verfahren
- Unabhängig davon werden parallel dazu die psychosozialen Probleme besprochen, Lösungen gesucht und evtl. eine konfliktzentrierte Psychotherapie begonnen

Bei chronischen Verläufen empfiehlt sich ein Vorgehen wie bei den chronischen somatoformen Störungen.

2.11. Artifizielle Störung

Definition, Klinik und Differentialdiagnose

Das Krankheitsbild ist durch **körperliche Symptome** gekennzeichnet, die sich der **Patient selbst heimlich und wiederholt zufügt**, die typischerweise körperlichen Erkrankungen täuschend ähnlich sind. Offensichtliches **Ziel** ist es, **als somatisch krank eingestuft und entsprechend behandelt zu werden.** Das Verhalten führt manchmal zu multipler invasiver Diagnostik und/oder Operationen, da der Patient die Selbstmanipulationen nicht erwähnt oder sogar verleugnet und ausschließlich eine körperliche Erkrankung abgeklärt oder behandelt haben möchte. Viele Patienten suchen immer wieder Kliniken in verschiedenen Städten auf, finden teilweise unter Angabe einer falschen Identität Aufnahme (traditionell: **Hospital-hopper-Syndrom, Münchhausen-Syndrom**). Auch psychische Störungen (und ihre Therapien) können Inhalt artefizieller Störungen sein.

Klinische Beispiele

Schnittverletzungen, Venenpunktionen (auch mit dem primären Ziel eines eklatanten Blutverlusts), Verbrennungen, gezieltes Verursachen und Unterhalten von Ulzerationen der Haut, Injektion von toxischen Substanzen, z.B. in Gelenke, Herbeiführen artifizieller Unterzuckerungen mit Insulin, selbstverursachte Augenverletzungen.

Die Motivation für das Verhalten bleibt unklar, belastende Lebenssituationen können manchmal vorliegen. **Auslösende Ereignisse** wie bei den dissoziativen Störungen sind **nicht zu explorieren. Oft** ist das Krankheitsbild mit **zusätzlichen psychischen Störungen** kombiniert. Häufig sind affektive Störungen, somatoforme Störungen, Missbrauch von Alkohol oder anderen Substanzen oder Bulimie, (Borderline-)**Persönlichkeitsstörungen** assoziiert, selten auch eine Minderbegabung.

Eine **Simulation** sollte **ausgeschlossen** werden. Hier werden körperliche Symptomen hervorgerufen mit dem bewussten Ziel, sich in bestimmten Situationen Vorteile zu verschaffen (Musterung, Berentung).

Abgegrenzt werden muss **selbstverletzendes Verhalten im Rahmen von anderen psychischen Störungen**: Störungen der Impulskontrolle, die unspezifisch bei Schizophrenien, affektiven Störungen, Angststörungen, Aufmerksamkeits-/Aktivitätsstörungen und **Borderline-Persönlichkeitsstörungen** vorkommen. Selbstaggressive Impulse können nicht kontrolliert werden oder werden zur Symptomminderung eingesetzt. Es besteht aber nicht die Absicht, eine körperliche Erkrankung vorzutäuschen, die Selbstverletzungen zur Spannungsreduktion werden aus Scham oder wegen anderer negativer Konsequenzen verschwiegen.

Epidemiologie

Die Störung ist sehr selten.

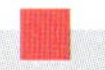

Ätiologie und Pathogenese

Die Ätiologie ist unbekannt. Die Patienten waren in der Kindheit oft körperlich krank mit exzessiver medizinischer Behandlung, sind häufig in medizinischen Berufen tätig oder hatten eine enge Beziehung zu einer Person mit einem medizinischen Beruf, schwere Persönlichkeitsstörungen sind häufig assoziiert. Vor allem bei der emotional instabilen-impulsiven Persönlichkeitsstörung kann die artifizielle Störung individueller Ausdruck der Grundsymptomatik sein.

Verlauf und Prognose

Die Störung beginnt häufig **während oder kurz nach der Pubertät**, häufig nach einer Hospitalisierung wegen einer anderen Erkrankung.

Der Verlauf ist meist **chronisch**, auch wenn einzelne Episoden mit Vollremissionen auftreten können. Meist bleiben die wiederholten Hospitalisierungen aber ein lebenslanges Muster.

Die Sozialprognose ist fast immer ungünstig, da die berufliche Ausbildung oder stabile Beziehungen durch das Verhaltensmuster nicht möglich sind.

Komplikationen ergeben sich aus den Folgen der Selbstverletzung und medizinischen Eingriffe.

Therapie

Der einzig sichere Therapieansatz ist die Behandlung einer assoziierten Persönlichkeitsstörung. Leider entzieht sich diese Patientengruppe meist psychiatrischen Hilfsangeboten, wenn zu früh auf die Selbstmanipulationen hingewiesen wird, und keine Beziehung über ein anderes Symptom (z.B. depressives Syndrom) hergestellt werden kann.

2.12. Essstörungen

Zwei Störungen sind abgrenzbar: Die **Anorexia nervosa** (F50.0) und die **Bulimia nervosa** (F50.2).

Zu den Essstörungen zählen auch übermäßiges Essen (z.B. Fresssucht mit Adipositas) oder Gewichtsverlust bei Appetitmangel (z.B. bei depressiven Syndromen) oder durch einseitige Ernährung (z.B. bei manchen paranoiden Syndromen mit Vergiftungsideen, Sucht).

2.12.1. Anorexia nervosa

Klinik

Wesentliche Kennzeichen sind die **Gewichtsabnahme** und die (vor anderen oft nicht eingestandene) **Furcht, zu dick zu sein.** Bereits zu Beginn der Störung sind Verhaltensweisen beobachtbar, die im Zusammenhang mit der Gewichtsreduktion stehen:

- eine Änderung des Essverhaltens mit dem Ziel, Gewicht zu verlieren oder ein bereits niedriges Gewicht beizubehalten
- ein deutlicher Gewichtsverlust (meist über 25 % des Ausgangsgewichtes)
- ständige Beschäftigung mit und Kontrolle von Gewicht und Aussehen

Anfangs fällt auf, dass die Patienten Kalorien zählen, Diätpläne erstellen, nur noch bestimmte Speisen essen, z.B. nur noch vegetarisch, sich ständig wiegen. Später werden Mahlzeiten ausgelassen oder extrem reduziert auf die fast kalorienfreien Bestandteile, z.B. Salat. Zuletzt essen sie fast nichts mehr. Tagelanges Fasten oder eine Diät wie 1/2 Brötchen täglich sind dann nichts Ungewöhnliches. Daneben treiben die Patienten **exzessiv Sport** oder bevorzugen **körperliche Aktivitäten** aller Art, die mit Kalorienverbrauch verbunden sind. Die Gewichtsreduktion wird oft durch Laxantienmissbrauch unterstützt. Kann der Diätplan nicht eingehalten werden, und meinen die Patienten, dass sie zuviel Kalorien zu sich genommen haben, lösen sie bereits bei geringsten Mengen willkürlich Erbrechen aus.

Die Patienten behalten zumindest am Anfang ihr Hungergefühl, es handelt sich also **nicht um eine Appetitstörung**, auch wenn viele Patienten dies als Begründung für ihr Essverhalten angeben. Das Aushalten des Hungers wirkt oft selbstbestätigend, **euphorisierend** und ist mit einem Lustgewinn verbunden, **oder** die **Befürchtung, dick zu sein** oder zu werden, **drängt sich ungewollt zwanghaft auf und Hungern wirkt entsprechend spannungsreduzierend (wie bei Zwangsstörungen).**

Im weiteren Verlauf kommt es zu **sekundären körperlichen Veränderungen** (☞ Tab. 2.107), v.a.:

- die sexuelle Entwicklung erfolgt nicht oder verspätet

Als **überdauernde Persönlichkeitsmerkmale** und Einstellungen fallen bei den meisten Patienten auf:

- eine phobische oder zwanghafte Furcht, zu dick zu sein oder dick zu werden

- Dies ist verbunden mit einer **Körperschemastörung**: Die Patienten halten ihren Körper trotz gegenteiliger Versicherungen des Umfeldes für voluminöser, dicker, "fetter", als er eigentlich ist

Viele Patienten sind ehrgeizig, leistungsbezogen.

Die Mischform von Anorexia nervosa und Bulimie wird als **Bulimarexie** bezeichnet. Zusätzlich zu den beschriebenen Störungen treten hier regelmäßig Fressattacken wie bei der Bulimie mit anschließendem Erbrechen auf.

Diagnose und Differentialdiagnose

Diagnostische Kriterien zeigt Tab. 2.106.

Grundlage der Gewichtsbeurteilung ist der "Body-mass-Index (BMI)".

$$BMI = \frac{Körpergewicht}{(Körpergröße)^2} \frac{[kg]}{[m^2]}$$

- Sollgewicht bei BMI ca. 20-25 kg/m²
- Untergewicht bei BMI ca. < 20 kg/m²
- Anorexie bei BMI ca. < 17,5 kg/m²

- Gewichtsverlust oder bei Kindern fehlende Gewichtszunahme. Körpergewicht mindestens 15 % unter dem normalen
- Der Gewichtsverlust ist selbst herbeigeführt durch Vermeidung von "fettmachenden" Speisen
- Körperschemastörung: Selbstwahrnehmung als "zu fett", verbunden mit der Furcht, zu dick zu werden; die Betroffenen legen eine sehr niedrige Gewichtsschwelle fur sich selber fest
- eine endokrine Störung auf der Hypothalamus-Hypophysen-Gonaden-Achse (Amenorrhoe bzw. bei den Männern Libido- und Potenzverlust)
- fakultativ: selbstinduziertes Erbrechen und Abführen, übertriebene körperliche Aktivität, Gebrauch von Appetitzüglern

Tab. 2.106: Diagnostische Leitlinien der Anorexia nervosa, modifiziert nach ICD-10.

Abzugrenzen sind:

▶ organische Krankheiten und organische psychische Störungen

Alle Erkrankungen mit Gewichtsverlust, z.B. entzündliche Darmerkrankungen, Tumore, Schilddrüsenerkrankungen, müssen ausgeschlossen werden.

▶ Störungen durch psychotrope Substanzen

Gewichtsabnahme und die klinischen Merkmale der Anorexie kommen v.a. bei Alkohol- und Amphetaminmissbrauch vor. Andererseits kommen Substanzmissbrauch und Abhängigkeit gemeinsam mit der Anorexie vor, besonders bei der Bulimarexie.

Regel: Sind Symptome der Anorexie vor dem Gebrauch der psychotropen Substanzen zu explorieren oder bleiben die Essstörungen nach Entzug und Entwöhnungsbehandlung bestehen, so sind beide Diagnosen zu stellen.

▶ Schizophrenie

Nahrungsverweigerung kommt vor, v.a. bei dem Wahngedanken, vergiftet zu werden, aber auch ohne Begründung. Sonstige Symptome der Schizophrenie machen die Differentialdiagnose einfach. Organische wahnhafte Störungen können im Verlauf der Anorexie auftreten (Vitaminmangel).

▶ affektive Störungen

Depressive Episoden sind im Verlauf der Anorexia nervosa häufig, andererseits sind Gewichtsverlust und Appetitlosigkeit Symptome der depressiven Episode.

Regel: Der Verlauf entscheidet: "Reine" Anorektiker werden erst spät im Verlauf sekundär depressiv und haben vorher keine depressiven Episoden. Patienten mit einer "reinen" affektiven Störung sind umgekehrt erst depressiv und in der Folge anorektisch. Meist bestehen aber zwei Erkrankungen: Affektive Störung und Anorexia.

▶ Zwangsstörungen, Angststörungen

Essen oder Nahrungsverweigerung kann Bestandteil eines Zwangs oder einer Phobie sein, die sonstigen Zwangs- und Angstsymptome machen die Differentialdiagnose klar, auch wenn der Gedanke, dick zu sein, wie ein Zwangsgedanke imponieren kann. Vorsicht: Komorbidität ist häufig!

Zusatzdiagnostik

Obligate und fakultative Zusatzdiagnostik, ergänzend internistische Abklärung einer körperlichen Erkrankung zu Beginn der Behandlung.

Abnorme Befunde sind häufig, v.a. bei fortgeschrittenem Verlauf. Tab. 2.107 zeigt Befunde, die mit der Diagnose einer Anorexia vereinbar sind. Im EEG und C-CT zeigen sich bei längerer und ausgeprägter Anorexie Zeichen einer diffusen Hirnschädigung (reversibel): Allgemeinveränderung, Atrophie.

Epidemiologie

▶ Geschlechtsverhältnis

Bei Frauen ist die Krankheit wahrscheinlich 10x häufiger (obwohl 20-30 % der jüngeren Patienten Männer sind)

▶ Häufigkeiten

Lebenszeitprävalenz: Etwa 0,5 bis 3,7 % (leichte Anorexie) bei Frauen.

Ätiologie und Pathogenese

▶ **Psychodynamische und soziokulturelle Faktoren**

Traditionell wird die Anorexie als Lösung eines **Abhängigkeits-Autonomiekonflikts** verstanden. Da sich die Störung in der Pubertät manifestiert, ist

Klinik	• Amenorrhoe (primär oder sekundär), Infertilität, sexuelle Entwicklung verzögert, Libidominderung, erektile Dysfunktion • Kälteempfindlichkeit, Hypothermie • Obstipation, Gastritis*, Ösophagitis*, Pankreatitis* • Hypotonie, Bradykardie, Akrozyanose • Lanugo-Behaarung, Haarausfall, Petechien, Xantodermie, trockene Haut, Dehydratation* • Parotiserweiterung*, Zahnerosion*, Karies* • Ödeme, Muskelatrophie, Wachstumsverzögerung • kognitive Störungen, affektive Veränderungen
Labor und apparative Zusatzdiagnostik	• Gonadotropine, Östrogene, Testosteron erniedrigt • Wachstumshormon, Kortisol erhöht, Verlust der Tagesschwankung; abnormer Dexamethason-Suppressionstest • T_3- Spiegel erniedrigt oder erhöht, beeinträchtigte TRH-Reaktion • abnormer Glukose-Toleranz-Test • Hypokaliämie*, Hypochlorämie*, Alkalose* • Neutropenie mit Lymphozytose, Anämie, Hypovitaminose • erhöhte Transaminasen • erhöhtes Serumcholesterol • erhöhter Harnstoff*, erhöhte Amylase* • EKG: Arrythmie, QT-Verlängerung (gefährliches Zeichen) • verminderte Knochendichte • CCT, NMR: Ventrikelerweiterung, verminderte weiße und graue Substanz

Tab. 2.107: Komplikationen bei Essstörungen, unabhängig von Komorbidität.
Auftreten bei Anorexie, Bulimarexie, Symptome, die primär durch eine Bulimie entstehen, sind mit [*] gekennzeichnet.

das Herauslösen aus der Elternbindung und das Eingehen neuer partnerschaftlicher Beziehungen und Abhängigkeiten ein naheliegendes Problem. Die Kontrolle über die Nahrungsaufnahme kann ein Machtfaktor in diesen Beziehungen sein.

Ein anderer Ansatz betont die **sexuelle Entwicklung** und damit verbundene Stressoren. Durch die Nahrungsverweigerung mit ihren Folgen wird eine angstbesetzte Entwicklung möglicherweise umgangen mit einem erhofften sekundären Krankheitsgewinn für die Betroffenen.

Fasten oder eine erfolgreiche Gewichtsabnahme können **euphorisierend** bzw. bestätigend oder **spannungsreduzierend** wirken und so **suchterzeugend** sein. Es sind die gleichen biologischen Mechanismen wie bei der Sucht vorstellbar und würde erklären, warum die Krankheit u.a. bei psychosozialen Belastungen beginnt.

Soziologische Theorien sind begründet auf dem **Schönheitsideal** und der intensiven Beschäftigung mit der Körperform und dem Aussehen.

▶ Neurobiologische Mechanismen

Oft ist nicht zu klären, welche neuroendokrinologischen Parameter Ursache, welche Folge der Erkrankung sind. Es gibt Hinweise auf Veränderungen, wie sie auch bei affektiven Störungen gefunden werden. Auffälligkeiten in dem Regelkreis Hypothalamus-Hypophyse-Gonaden und Nebenniere und Zeichen erhöhter serotonerger Aktivität sprechen auch für eine primäre neurobiologische Störung mit einer abnormen Interaktion zwischen Sexualhormonen und appetitregulierenden Systemen. Die häufige prämorbide Aufmerksamkeits- / Aktivitätsstörung spricht für weitere Interaktionen mit dem Katecholaminsystem.

▶ Genetik

Die Störung tritt in Familien gehauft auf: ca. 5 % der Verwandten ersten Grades leiden an derselben Störung. Auch affektive Störungen oder Sucht sind bei Verwandten ersten Grades häufiger. Eineiige Zwillinge sind häufiger konkordant erkrankt als zweieiige (55 versus 5 %). Die Heretabilität wird auf ca. 60 % geschätzt.

Verlauf und Prognose

Die Patienten sind im **Mittel 17 Jahre** bei Erkrankungsbeginn (2 Häufigkeitsgipfel bei 14 und 18 Jahren). Ein Beginn vor der Pubertät oder nach dem 30. Lebensjahr ist selten. Meist steht am Beginn ein belastendes Lebensereignis.

Der Verlauf ist sehr variabel. Es kommen einzelne Episoden mit vollständiger Remission, eine fluktuierende Symptomatik und chronische Verläufe vor. Die **Langzeitletalität** der Schwerkranken soll bei **5-10** % liegen.

Etwa **1/3 bis die Hälfte** der Patienten wird **gesund**, bei **1/3 bessert sich das Gewicht, Körperschemastörungen bleiben** aber bestehen, und gelegentliche **Rückfälle** kommen vor (fluktuierender Verlauf). Bei dem **Rest** der Patienten (1/3 bis 20 %) entwickelt sich eine **schwere chronische Störung**.

Mit einer schlechten Prognose ist bei längerer Erkrankungsdauer, spätem Beginn, schlechter prämorbider Anpassung, gleichzeitig bestehender Persönlichkeitsstörung zu rechnen.

▶ Komorbidität

Im Verlauf sind **depressive Episoden** (Life-Time-Prävalenz 75 %), Dysthymia, soziale Phobie häufig. Persönlichkeitsstörungen und Zwangsstörungen (ca. 20 %) sind ebenfalls gehäuft assoziiert. Bei der Bulimarexie, seltener bei der Anorexia nervosa, sind Missbrauch oder Abhängigkeit von psychotropen Substanzen, Störungen der Impulskontrolle mit selbstverletzendem Verhalten und Stimmungslabilität, wie sie bei der impulsiven Persönlichkeitsstörung vom Borderlinetyp vorkommen, häufig. Eine **hyperkinetische Störung** (ADHS) ist oft vor Erkrankungsbeginn zu explorieren.

▶ Komplikationen

- körperliche Komplikationen (☞ Tab. 2.105)
- psychosoziale Konsequenzen (Arbeitsunfähigkeit, keine dauerhafte Partnerschaft)
- gering erhöhtes Suizidrisiko

Therapie

Bei extrem reduziertem Körpergewicht muss nötigenfalls eine stationäre Behandlung oder sogar eine **vorläufige Unterbringung** auf einer geschlossenen Station veranlasst werden.

> *Faustregel: Keine ambulanten Erfolgsaussichten bei <30% des Ausgangsgewichtes!*

Primäre Behandlungsziele sind:

- Gewichtsnormalisierung
- eine Veränderung des Essverhaltens

Reine Programme zur Gewichtsnormalisierung sind zwar gelegentlich alleine wirksam, müssen aber in der Regel mit einer individuellen Psychotherapie kombiniert werden, die zugrundeliegende Emotionen, Impulse und Einstellungen bearbeitet und v.a. auch assoziierte psychische Störungen (sekundäre Behandlungsziele) mit einbezieht.

Verhaltenstherapeutische Konzepte haben sich bewährt. In der Verhaltensanalyse werden in Selbstbeobachtungsprotokollen alle Elemente des gestörten Essverhaltens und anderer Aktivitäten zur Gewichtsabnahme einschließlich eventueller Auslöser und begleitender Gefühle erarbeitet. Alternative Verhaltensweisen werden erarbeitet und schrittweise in die Therapie eingeführt (z.B. anderer Diätplan, Aushalten von Anspannung nach Heißhungerattacken ohne Erbrechen) und spezielle Konflikte werden angesprochen (z.B. dysfunktionale Gedanken über die Konsequenzen einer Gewichtszunahme, Diskrepanzen der Wahrnehmung, aber auch soziale Konflikte ohne Verbindung zum Symptom). Es empfiehlt sich, früh die Behandlungsbedingungen mit dem Patienten festzulegen: Diätplan, Mindestgewichtszunahme pro Woche (500 g + x), eventuelle Sanktionen. In einer kritischen Phase kann eine kontinuierliche Aufsicht notwendig werden. Die Patienten vermitteln dem Therapeuten häufig das trügerische Gefühl, dass er nicht so streng zu sein braucht und können so eine konsequente Durchführung des Programms immer wieder unterlaufen. Häufig sind die Patienten gut an das niedrige Körpergewicht adaptiert, so dass die Gewichtszunahme nicht zu schnell erfolgen darf. Ein zu forciertes Substituieren kann bei den extrem niedriggewichtigen Patienten zu psychischen Störungen, selbst zu letalen Komplikationen führen.

Ergänzend haben sich **Gruppen- und Familientherapie** bewährt, daneben Übungen zur Körperwahrnehmung, Entspannungstechniken und ein Selbstsicherheitstraining.

Pharmakologische Therapie

Östrogene und Kalziumfluorid können wegen des Osteoporoserisikos bei Frauen substituiert werden.

Serotoninwiederaufnahmehemmer, z.B. Fluvoxamin (Fevarin®) 200-300 mg/d, Fluoxetin (Fluctin®) können versucht werden (mindestens 16 Wochen), bei der Anorexia nervosa ohne Bulimie sind positive Effekte aber nicht gesichert.Bei einem depressiven Syndrom und / oder Zwangssyndrom (auch "zwanghafte" Gedanken, zu dick zu sein) sollten sie immer versucht werden. Bei letzteren kann auch die Gabe von atypischen Neuroleptika, z.B. Risperidon 1-3 mg/d, Olanzapin 5-10 mg/d, wirksam sein. Serotoninwiederaufnahmehemmer erhalten wahrscheinlich eine Gewichtsstabilisierung aufrecht.

2.12.2. Bulimia nervosa

Klinik

Im Vordergrund steht eine **verheimlichte Essgier**. Manchmal fallen die Patienten nur durch erhebliche kurzfristige Schwankungen des Gewichts auf oder dadurch, dass sie große Mengen essen können, ohne zuzunehmen. Kleinkriminalität, Ladendiebstahl und Schulden können Zeichen der Erkrankung sein, da für die Nahrungsmittel viel Geld benötigt wird.

Wesentliche **klinische Kennzeichen** sind:

- dauernde Beschäftigung mit Essen
- Kontrollverlust beim Essen (die Patienten hören nicht auf, sondern essen weiter)
- selbstinduziertes Erbrechen nach Fressanfällen

In regelmäßigen Abständen, erst sporadisch, später mehrfach täglich, verlieren die Patienten die Kontrolle über die Nahrungsaufnahme und stopfen häufig in Minutenschnelle große Nahrungsmengen in sich hinein (z.B. 1 kg Nudeln, 15 Tafeln Schokolade). Anschließend haben sie Schuld- und Insuffizienzgefühle, befürchten eine Gewichtszunahme und induzieren Erbrechen. Feste Vorsätze, dieses Verhalten zu unterlassen, werden wie bei einer Suchtkrankheit immer wieder gebrochen, mit Pseudoargumenten gerechtfertigt und führen zunehmend zu Reizbarkeit, Schlafstörungen, Schamgefühlen, Selbstvorwürfen, Schuldgefühlen, Selbstverachtung bis hin zur Suizidalität. Anders als bei der Anorexia nervosa **behalten die Patienten oft ihr Normalgewicht**, obwohl sie oft genauso befürchten, zu dick zu sein (Körperschemawahrnehmung gestört). Oft beginnt die Störung zufällig, wenn die Patienten bemerken, dass sie an Gewicht zugenommen haben und dass sie das Wunschgewicht eher halten, bzw. Diätfehler leichter in den Griff bekommen, wenn sie wiederholt nach dem Essen erbrechen.

Manche Patienten haben **nicht nur Fressattacken, sondern** versuchen auch, ihr **Gewicht zu reduzieren** (**Bulimarexie**). Internistisch fallen daneben Störungen im Elektrolyt- und Laktathaushalt sowie Hypoglykämien auf, klinisch Schwielen an den Händen und Zahnschäden durch den häufigen Kontakt mit der Magensäure. Die Patienten versuchen, ihr Verhalten möglichst zu verheimlichen, weichen entsprechenden Gesprächen aus oder reagieren darauf gereizt und aggressiv.

Diagnose und Differentialdiagnose

Die diagnostischen Leitlinien zeigt Tab. 2.108.

- häufige Episoden von Fressattacken, bei denen große Mengen Nahrung in sehr kurzer Zeit konsumiert werden
- eine andauernde Beschäftigung mit dem Essen, eine unwiderstehliche Gier zu essen
- Die Patienten versuchen, dem dickmachenden Effekt der Nahrung durch verschiedene Verhaltensweisen entgegenzusteuern
  - selbstinduziertes Erbrechen
  - Missbrauch von Abführmitteln
  - zeitweilige Hungerperioden
  - Gebrauch von Appetitzüglern
  - Schilddrüsenpräparaten
  - Diuretika
- Selbstwahrnehmung als zu dick mit einer sich aufdrängenden Furcht, dick zu werden

Tab. 2.108: Diagnostische Leitlinien der Bulimia nervosa, modifiziert nach ICD-10.

Abzugrenzen ist die **Anorexia nervosa**. Sind beide Kriterien erfüllt, werden beide Erkrankungen diagnostiziert (**Bulimarexie**).

Essattacken mit und ohne Erbrechen können auch als kurze Reaktion auf belastende Ereignisse, bei organischen Erkrankungen mit Störungen des Sättigungsgefühls (Kleine-Levin Syndrom), bei Schizophrenien und bei depressiven Episoden (v.a. atypische Depression) auftreten. Die Differentialdiagnose dürfte aber bei Beachtung der Gesamtsymptomatik einfach sein. Persistieren Symptome der Essstörung über die Remission der anderen Erkrankungen hinaus, sollten beide Diagnosen gestellt werden. In der Regel handelt es sich bei der Bulimia nicht um eine Differentialdiagnose, sondern es bestehen viele komorbide Störungen (nicht "entweder - oder" sondern "sowohl - als auch").

Zusatzdiagnostik

Ähnliche Auffälligkeiten (selten) wie bei der Anorexia nervosa sind möglich (Tab. 2.107). Alkohol- und Drogenmissbrauch sind häufig vergesellschaftet mit entsprechenden Laborbefunden (Substanznachweis, Transaminasenerhöhung).

Epidemiologie

▶ Geschlechtsverhältnis

Etwa **90 %** sind **Frauen.**

▶ Häufigkeiten

Punktprävalenz: 1 bis 4 % der jüngeren Frauen. Einzelne bulimische Episoden und Fressattacken sind viel häufiger, ohne dass eine Bulimie entsteht (geschätzt 20-30 %).

Ätiologie und Pathogenese

Eine ähnliche Ätiologie wie bei der Anorexia nervosa wird diskutiert. Einige Unterschiede sprechen für eine andere Pathogenese:

- die Bulimie ähnelt noch stärker einer Suchtkrankheit
- Substanzabhängigkeiten, Bulimie, affektive Störungen und wahrscheinlich auch Übergewicht sind bei den erstgradigen Verwandten von Bulimikern gehäuft. Bei der Anorexia nervosa sind v.a. affektive Störungen und Essstörungen, seltener Suchterkrankungen familiär gehäuft. Bei der Bulimie sind Suchtkrankheiten im Verlauf häufiger
- Die ADHS ist noch häufiger assoziiert und Hyperaktivität, Impulsivität und emotionale Instabilität könnten eine notwendige Bedingung des gestörten Essverhaltens sein (☞ Kap. 2.19.)

Verlauf und Prognose

Fast alle Störungen beginnen in der **Adoleszenz** oder im **frühen Erwachsenenalter**, häufig nach einer Diät.

Der Verlauf ist ohne Behandlung oft chronisch oder intermittierend mit Perioden der Remission, die mit bulimischen Episoden abwechseln. In der Regel dauert das gestörte Essverhalten mehrere Jahre an.

Bei Behandlung wird die Prognose wahrscheinlich günstiger (60 % gute, 30 % mittlere, 10 % schlechte Prognose). Vollremissionen mit einer Normalisierung des Essverhaltens kommen vor, aufgrund der großen Dunkelziffer gibt es keine sicheren Erkenntnisse zum Spontanverlauf.

▶ Komorbidität und Komplikationen

Bereits vor Erkrankungsbeginn ist oft eine hyperkinetische Störung (ADHS) explorierbar. Häufig haben die Patienten gleichzeitig eine Persönlichkeitsstörung, oft die Persönlichkeitsstörung vom Borderlinetypus. Missbrauch oder Abhängigkeit von psychotropen Substanzen (v.a. Alkohol und Stimulanzien) entwickeln ca. ein Drittel. Eine Dysthymia, depressive Episoden oder Angststörungen treten gehäuft auf, meist im Verlauf der Bulimie, nur manchmal bereits vor der Essstörung. Die affektiven Störungen sind bei effektiver Therapie der Bulimie oft reversibel.

Soziale Komplikationen entstehen durch den hohen Zeit- und Geldaufwand (Kriminalität).

Suizidversuche sind gehäuft, v.a. im Rahmen der assoziierten psychischen Störungen.

Therapie

Grundprinzipien der Therapie sind:

- Psychotherapie, die auch den Suchtcharakter der Störung einbezieht: kognitiv-behaviorale Therapie (Essverhalten-, Selbstkonzept-Veränderung), Gruppentherapie, Selbsthilfegruppen, individuelle Psychotherapie bei Persönlichkeitsstörungen
- Behandlung der assoziierten psychischen Störungen
- medikamentöse Akut- und Erhaltungstherapie mit Antidepressiva, falls vom Patienten toleriert

Antidepressiva, v.a. Serotoninwiederaufnahmehemmer, können die Fressattacken und Erbrechen reduzieren. Sie sind immer indiziert bei assoziierten psychischen Störungen mit Angst, Zwang und Stimmungsveränderungen, wirken aber auch davon unabhängig: Wichtig ist eine ausreichend lange und hohe Dosierung: z.B. Fluoxetin(z.B. Fluctin®) 40-80 mg/d, Fluvoxamin (Fevarin®) 150-300 mg/d über mind. 16 Wochen (Höchstdosen bei Verträglichkeit). Nach Remission sollte mindestens 6 Monate weiter therapiert werden. Desipramin (Pertofran®) 150-225 mg/d ist wahrscheinlich bei einer zusätzlichen hyperkinetischen Störung (ADHS) wirksam.

2.13. Abnorme Gewohnheiten und Störungen der Impulskontrolle (Impulsstörungen)

Zusammengefasst werden hier wiederholte, **unkontrollierbare Impulse und Handlungen ohne nachvollziehbare Motivation**, die im allgemeinen den Interessen des betroffenen Individuums oder anderer schaden. Wesentlich ist eine zunehmende **Anspannung vor der Handlung mit Erleichterung und Befriedigung während und kurz nach der Ausführung.** Es ist fraglich, ob es sich bei diesen Impulsstörungen tatsächlich um **abgrenzbare psychische Störungen oder um Symptome einer anderen Erkrankung oder gar um normalpsychologische Phänomene** handelt. Die einzelnen aufgeführten Störungen haben als einzige Gemeinsamkeit verschiedene Impulsdurchbrüche und eine unbekannte Ätiologie. Die Impulsstörungen fassen deswegen mehrere unzusammenhängende Syndrome im Sinne einer Restkategorie zusammen. Aus diesen Gründen werden andere gut definierte Störungen, die auch als Impulsstörungen bezeichnet werden könnten, nicht hier aufgeführt, z.B. der Alkohol- und/oder Substanzmissbrauch, Störungen des Sexual- oder Essverhaltens (Bulimie). Zur Abgrenzung von Zwängen ☞ Kap. 2.15.

Bei allen Störungen der Impulskontrolle wurde die Wirksamkeit von **Verhaltenstherapie** und selektiven **Serotoninwiederaufnahmehemmern** beschrieben.

Da bei fast allen genannten Störungen auch eine persistierende hyperkinetische Störung (ADHS; ☞ Kap. 2.19.) nachweisbar ist und alle eine besondere Form der Symptomreduktion hyperkineti-

scher Symptome darstellen, muss diese wahrscheinlich mitbehandelt werden bzw. ist sie ein möglicher ätiologischer Faktor.

pathologisches Glücksspiel (F63.0)

Wiederholtes Glücksspiel (Automaten, Kartenspiele, Roulette, Sportwetten u.a.m.) führt zum sozialen, beruflichen, familiären und materiellen Niedergang. Es wird ein intensiver, kaum zu kontrollierender Drang ("craving") beschrieben, der sogar zu kriminellen Handlungen verleitet, um an Geld zu kommen. Differentialdiagnostisch ist v.a. abzugrenzen das gewohnheitsmäßige Spielen: Diese Spieler schränken bei schweren Verlusten ihre Aktivität ein und spielen professionell, um an Geld zu kommen. Euphorisierung, Kontrollverlust und Verlauf ähneln den Suchterkrankungen (**nicht-substanzgebundene Süchte**) und die Therapie erfolgt nach ähnlichem Muster. Pathologisches Glücksspiel nimmt zu (1,5-2,5 % der Bevölkerung) und ist gehäuft mit anderen psychischen Störungen (als Risikofaktor oder Folge) assoziiert: bipolare Störung, hyperkinetische Störung, Substanzabhängigkeit, Depression (und Suizid).

pathologisches Stehlen (Kleptomanie) (F63.2)

Der Betroffene kann nicht dem Impuls widerstehen, Dinge zu stehlen, die nicht dem persönlichen Gebrauch oder der Bereicherung dienen. Er beschreibt gewöhnlich eine steigende Spannung vor der Tat und eine Befriedigung danach. Der Diebstahl wird ohne Komplizen vollzogen, im Intervall können Schuldgefühle oder Angst auftreten. Sie verhindern aber die Wiederholung nicht.

Differentialdiagnostisch abzugrenzen sind v.a. eine organische psychische Störung mit einer Einschränkung des Gedächtnisses und der Merkfähigkeit und dadurch bedingtes Nichtbezahlen von Ware und das Stehlen von Kleinigkeiten, die trotzdem der Bereicherung dienen (z.B. bei Bulimie, Abhängigkeiten: der Diebstahl von Alkohol oder Nahrungsmitteln).

pathologische Brandstiftung (Pyromanie) (F63.1)

Wiederholte versuchte oder vollendete Brandstiftung ohne ein Motiv. Der Betroffene beschäftigt sich mit allem, was mit Feuer oder Brand in Zusammenhang steht. Er berichtet über eine steigende Spannung vor und eine Befriedigung nach der Tat.

Die Störung ist häufig assoziiert mit einer Störung des Sozialverhaltens, einer dissozialen Persönlichkeitsstörung, Minderbegabung. Alkohol- oder andere Intoxikationen sind häufig bei Brandstiftern.

Trichotillomanie (F63.3)

Unfähigkeit, ständigen Impulsen zum Haareausreißen zu widerstehen. Steigende Spannung und Befriedigung bei der Ausführung wie bei den anderen Impulsstörungen. Häufig bei Kindern auch als vorübergehendes Phänomen zur Spannungsreduktion oder bei Müdigkeit. Psychopathologisch große Nähe zur Zwangsstörung, Therapie wie bei der Zwangsstörung.

2.14. Restkategorien psychischer Störungen

Neurasthenie (Erschöpfungssyndrom)

Zwei Prägnanztypen werden unterschieden.

Beim ersten Typ

- fällt es den Patienten schwer, sich zu konzentrieren. Ihr Denken erscheint ihnen uneffektiv und sie klagen über vermehrte Müdigkeit nach geistigen Anstrengungen (häufig als chronic fatigue oder Müdigkeitssyndrom bezeichnet)

Bei der anderen wichtigen Form stehen im Vordergrund:

- intensive Erschöpfungsgefühle und Muskelschmerzen bereits nach einer geringen körperlichen Belastung und eine Unfähigkeit, sich zu entspannen (häufig als Fibromyalgie bezeichnet)

Hypo- oder Hypersomnie sind oft zu Beginn zu beobachten. Assoziiert sind häufig Schwindelgefühle, innere Anspannung, Kopfschmerzen, Sorge über eine Verschlechterung der Befindlichkeit, Reizbarkeit, Freudlosigkeit sowie Angst und depressive Verstimmung in geringer Ausprägung.

Die Symptome reichen zur Diagnose einer Angsterkrankung oder depressiven Episode nicht aus. Bei der somatoformen Störung klagen die Patienten über körperliche Beschwerden und die Gedanken kreisen um körperliche Erkrankungen und ihre Folgen, bei der Neurasthenie klagen sie über Schmerzen und die Gedanken kreisen um die Leistungsfähigkeit.

Es ist fraglich, **ob nicht alle Neurasthenien atypischer Ausdruck von primären affektiven Störungen sind oder in leichterer Form Persönlichkeitsvarianten. Vor dem Beginn sind häufig körperliche Erkrankungen wie Grippe, Virushepatitis oder infektiöse Mononukleose zu beobachten.** Möglicherweise handelt es sich dann um eine abgrenzbare Störung mit chronischen Entzündungs- oder Autoimmunprozessen, die laborchemisch oft nur diskret nachweisbar sind und zu neurasthenischen Syndromen führen mit Muskelschmerzen-, schwäche, Müdigkeit und Erschöpfbarkeit (**"chronic fatigue syndrome", Müdigkeitssyndrom, Fibromyalgie**) und durch Stärkung der Immunabwehr behandelt werden können.

Die Neurasthenie wird in manchen Kulturkreisen (z.B. Asien) häufiger und oft anstelle einer affektiven Störung diagnostiziert.

▶ Therapie und Verlauf

Gelegentlich lassen sich ein auslösender Konflikt oder eine belastende Lebenssituation, auch vorauslaufende somatische Erkrankungen, explorieren. Der Verlauf und die Prognose sind abhängig von der Persönlichkeit des Patienten, der Schwere des Konfliktes oder der somatischen Erkrankung. Manchmal sind Schonung und adjuvante Behandlungen wie Sportempfehlungen, Strukturierung des Alltages, eine Unterweisung in Entspannungstechniken ausreichend, bei sich abzeichnendem ungünstigen Verlauf sind eine Psychotherapie und SSRI wie bei der Dysthymia indiziert. Beim "chronic fatigue syndrome" oder der Fibromyalgie Behandlung wie bei der Dysthymia (☞ Kap. 2.5.5.) und evtl. immunstimulierende Maßnahmen. **Wesentlich ist es, eine extrem häufig zugrundeliegende oder zumindest ausgelöste affektive Störung (☞ Kap. 2.5.) nicht zu übersehen bzw. auch im Zweifelsfall zu diagnostizieren und nach den entsprechenden Regeln zu behandeln.**

Depersonalisations- / Derealisationssyndrom

Der Betroffene empfindet beim **Depersonalisationssyndrom** in erster Linie einen Gefühlsverlust. Seine geistigen Aktivitäten oder sein körperliches Empfinden erlebt er als unwirklich, z.B. als ob es in weiter Ferne oder automatisiert sei. Beim **Derealisationssyndrom** beschreiben die Patienten die Umgebung als farb- oder leblos oder die Empfindung, dass die Menschen um sie herum verändert seien. In der Vergangenheit wurden Patienten mit dieser Störung auch als **psychasthenische Psychopathen** bezeichnet. Die Symptome sollten wiederholt über Stunden bis Tage auftreten.

Beide Syndrome können gemischt vorkommen. Sie sind sehr selten. **In der Regel sind sie Symptom bei depressiven, phobischen oder Zwangsstörungen, Schizophrenien, Missbrauch psychotroper Substanzen.** In geringerer Ausprägung können die Symptome bei **gesunden übermüdeten Personen**, sensorischer Deprivation oder **vor dem Einschlafen (hypnagoger Zustand)** oder im Erwachen (**hypnopomper Zustand**) auftreten.

2.15. Störungen des Sexualverhaltens

Viele **körperliche Erkrankungen und psychische Störungen haben Störungen des Sexualverhaltens, v.a. sexuelle Funktionsstörungen, zur Folge.**

Sie können die sexuelle **Funktionsfähigkeit** beeinflussen (z.B. Angiopathie beim Diabetes mellitus, Hormonveränderungen bei der Depression) oder **abnormes sexuelles Verlangen** oder **Verhalten** können ein Symptom sein als

- Reduktion sexuellen Interesses (Appetenz) oder sexueller Erregung (Libido), häufig z.B. bei affektiven Störungen, auch bei endokrinologischen Erkrankungen oder Infektionskrankheiten
- Steigerung von Appetenz und Libido, etwa bei hirnorganischen Störungen, Manien oder endokrinologischen Erkrankungen

Eine Störung des Sexualverhaltens im Sinne einer psychischen Störung wird nur diagnostiziert, wenn keine anderen psychischen oder körperlichen Erkrankungen vorliegen, zu deren Symptomen die entsprechende sexuelle Störung gehören kann.

Die Differenzierung primärer sexueller Störungen zeigt Tab. 2.109.

sexuelle Funktionsstörungen	Nr. ICD-10
• Mangel an sexuellem Verlangen	F52.0
• mangelnde sexuelle Betätigung	F52.1
• Versagen genitaler Reaktionen	F52.2
• Orgasmusstörungen	F52.3
• Ejaculatio praecox	F52.4
• Vaginismus	F52.5
• Dyspareunie	F52.6
• gesteigertes sexuelles Verlangen	F52.7
Störungen von Ausrichtung und Ausgestaltung sexueller Aktivität	
• Transsexualismus	F64.0
• Transvestitismus	F64.1
• Fetischismus	F65.0
• fetischistischer Transvestitismus	F65.1
• Exhibitionismus	F65.2
• Voyeurismus	F65.3
• Pädophilie	F65.4
• Sadomasochismus	F65.5
• Störungen in Verbindung mit sexueller Entwicklung und Orientierung (z.B. Homosexualität, Bisexualität)	F66.xx

Tab. 2.109: Einteilung der Störungen des Sexualverhaltens, modifiziert nach ICD-10.

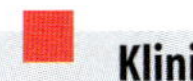

Klinik

▶ **Sexuelle Funktionsstörungen:**

Appetenz-, Libidostörungen

Mangel oder Verlust von sexuellem Verlangen oder sexueller Erregung; oder gesteigertes sexuelles Verlangen (Nymphomanie = gesteigerter Sexualtrieb bei der Frau, Satyriasis = gesteigerter Sexualtrieb beim Mann); sexuelle Aversion, mangelnde sexuelle Betätigung (Ängste und andere negative Gefühle bei der Vorstellung sexuellen Kontaktes führen dazu, dass sexuelle Handlungen vermieden werden).

Satisfaktionsstörung und Versagen genitaler Reaktionen

Mangelnde sexuelle Befriedigung und fehlendes Lustempfinden beim Geschlechtsverkehr (= sexuelle Anhedonie, **Orgasmusstörungen**, fehlender Orgasmus), **erektile Dysfunktion** (Erektionsstörung), **Ejaculatio praecox** (vorzeitiger Samenerguss ohne Erregung und Orgasmus), **nicht organischer Vaginismus oder Dyspareunie** (Spasmus der Vaginalmuskulatur oder Schmerzen beim Geschlechtsverkehr ohne organische Ursachen).

▶ Störungen der **Ausgestaltung** sexueller Aktivität:

Die individuelle Graduierung der **Ausgestaltung und Ausrichtung des sexuellen Kontakts** ist **unterschiedlich.** Im Prinzip ist alles "normal", was die Beteiligten ohne eine Einschränkung des jeweiligen persönlichen Freiraums erleben und keinen körperlichen Schaden zur Folge hat.

Wird **eine andere Form** des "normalen" Geschlechtsverkehrs **gewohnheitsmäßig** zur sexuellen Befriedigung praktiziert spricht man definitionsgemäß von einer **Perversion/Paraphilie.** Behandlungsbedürftig sind die Störungen, wenn der Betroffene Leidensdruck verspürt, beziehungsweise andere Schaden nehmen könnten.

Exhibitionismus

Es handelt sich meist um heterosexuelle Männer, die wiederholt den Impuls haben, die eigenen Geschlechtsorgane vor unbekannten Personen, zumeist Kindern oder Frauen, an öffentlichen Plätzen zu zeigen, ohne einen näheren Kontakt zu planen oder zu wünschen. Zum Teil ist es deren einzige sexuelle Betätigung, zum Teil haben sie zugleich auch ein aktives anderes Geschlechtsleben. Der innere Drang wird als schwer kontrollierbar und persönlichkeitsfremd empfunden. Die Handlung, oft verknüpft mit Masturbation, führt zu sexueller Erregung, die sich häufig steigert, wenn das Gegenüber erschrocken reagiert.

Voyeurismus

Wiederholt auftretender Impuls, heimlich oder verbotenerweise unbekleidete Personen oder sexuelle Aktivitäten anderer zu beobachten, verbunden mit der eigenen sexuellen Erregung und Masturbation.

Fetischismus

Sexuelle Erregung wird in erster Linie oder ergänzend zu normalen sexuellen Praktiken durch Ansehen oder Berührung von Gegenständen wie Unterwäsche oder Schuhen erzeugt, z.B. wenn der Partner ein bestimmtes Kleidungsstück tragen soll.

Rituale können die Folge sein, die die sexuellen Aktivitäten beeinträchtigen und als Belastung empfunden werden.

fetischistischer Transvestitismus

Das Tragen von Kleidung des anderen Geschlechts, zumeist im Sinne einer vollständigen Ausstattung mit Perücke und Kosmetika, erzeugt sexuelle Erregung.

Pädophilie

Sexuelle Kontakte mit Kindern in der Vorpubertät oder im frühen Stadium der Pubertät werden bevorzugt oder ausschließlich angestrebt. Das Interesse kann ausschließlich auf Mädchen oder Jungen ausgerichtet sein.

Sadomasochismus

Schmerzen, Erniedrigungen oder Fesselungen werden im Zusammenhang mit sexueller Aktivität unerlässlich zur Stimulation. Wird die aktive Person sexuell stimuliert, wird dies als Sadismus bezeichnet. Unter Masochismus versteht man die sexuelle Erregung des passiven Partners. Häufig kann ein und dieselbe Person beides als erregend empfinden.

Daneben kommen häufig **Kombinationen** vor, z.B. aus Fetischismus, Sadomasochismus und Transvestitismus, ohne dass eine Störung im Vordergrund steht.

Weitere Störungen der Ausgestaltung sind: **Erotophonie** (Telefonanrufe sexuellen Inhalts), **Frotteurismus** (das Pressen des eigenen Körpers an andere Menschen, z.B. in der U-Bahn, zur eigenen sexuellen Erregung) **Sodomie** (sexuelle Handlungen an Tieren), **Nekrophilie** (sexuelle Handlungen an Toten).

▶ Störungen der **Ausrichtung** sexueller Aktivität:

Homosexualität/Bisexualität

Medizinhistorisch fällt die Homosexualität in diese Gruppe, auch wenn sie heute nicht als Störung gesehen wird.

Transvestitismus unter Beibehaltung beider Geschlechterrollen

Das Erleben der gegengeschlechtlichen Rolle wird in erster Linie durch das Tragen der Kleidung und kosmetische Manipulationen ohne sexuelle Erregung oder langfristige hormonelle und chirurgische Geschlechtsumwandlung angestrebt.

Transsexualismus

Über einen längeren Zeitraum, häufig seit dem Kindesalter, bildet sich bei dem Betroffenen die zunehmende Überzeugung aus, verbunden mit dem Gefühl des Unbehagens, nicht dem Geschlecht anzugehören, das körperlich gegeben ist, ohne dass dies aber abgestritten wird. Die Vornamens- und Personenstandsänderung sowie hormonelle oder chirurgische Behandlung werden hartnäckig angestrebt, um den Körper dem bevorzugten Geschlecht so weit wie möglich anzugleichen. Die bewusst erlebte Sexualität hat oft eine nebensächliche Bedeutung. Das Tragen der Kleider und das genaue Imitieren aller Reaktionen, Ausdrucks- und Verhaltensweisen des Wunschgeschlechts beruhigen nur in Ausnahmefällen und sind höchstens vorübergehend mit einer sexuellen Erregung verbunden. Der Geschlechterrollenwechsel wird kompromisslos im privaten und beruflichen Bereich bis hin zur Heirat vollzogen. Die Patienten leben den Rollenwechsel häufig auch ohne irgendwelche ärztlichen Maßnahmen wie Hormonbehandlung und Operationen.

Diagnose, Differentialdiagnose

Die Diagnosen können anhand der typischen anamnestischen Angaben gestellt werden. **Psychopathologisch und organmedizinisch sind andere psychische und organische Störungen als Ursachen der sexuellen Störung auszuschließen.**

Für die **Diagnose des Transsexualismus** müssen folgende **Kriterien** erfüllt sein: eine tiefgreifende und dauerhafte gegengeschlechtliche Identifikation (z.B. bereits im Kindes- oder Jugendalter entsprechende Wahl von Spielzeug, Kleidung, Freunden, Betätigungen), ein anhaltendes Unbehagen hinsichtlich der biologischen Geschlechtszugehörigkeit bzw. ein Gefühl der Inadäquatheit in der entsprechenden Geschlechterrolle, ein klinisch relevanter Leidensdruck oder psychosoziale Beeinträchtigungen. Bei der Frage nach einer Geschlechtsumwandlung sind auszuschließen: vorübergehende Störungen der Geschlechtsidentität (z.B. bei Adoleszenzkrisen), Transvestitismus und fetischistischer Transvestitismus, Ablehnung homosexueller Orientierung, Psychosen und schwere Persönlichkeitsstörungen, Asperger-Syndrom. Die psychotherapeutische Behandlung, die neutral gegenüber dem transsexuellen Wunsch ist und die innere Stimmigkeit und Konstanz, die Lebbarkeit und die realistische Einschätzung der Möglichkeiten somatischer Behandlung erbringen soll, hat in Verbindung mit dem Alltagstest zentrale Bedeutung in Diagnostik und Therapie und muss vor der Einleitung somatischer Maßnahmen stehen.

Die **differentialdiagnostische Abklärung der erektilen Dysfunktion und anderer Funktionsstörungen sollte einschließen:** Stoffwechselüberprüfung, Ultraschalluntersuchung des Gefäßstatus, andrologische Abklärung (sekundärer Hypogonadismus) mit evtl. andrologischer und urologischer Funktionsuntersuchung (z.B. nächtliche Tumeszenzmessung zum Ausschluss organischer Ätiologie, Schwellkörper-Pharmakotestung zur Differenzierung organischer Ätiologien, evozierte Potentiale und Penis-EMG bei V.a. neurogene Ätiologie), Medikamentenanamnese, z.B. Neuroleptika, Antidepressiva, β-Blocker, Steroide, Immunsuppressiva, psychische und körperliche Erkrankungen, Missbrauch psychotroper Substanzen, peripherer Hormonstatus (Prolaktin, Estradiol, Progesteron, FSH, LH, Testosteron).

Epidemiologie

Vorübergehende sexuelle Funktionsstörungen sind **häufig** (bis zu 50 % - 80 % der Bevölkerung bemerken die Symptomatik passager, ohne dass sich daraus eine dauerhafte Störung entwickelt): Etwa 10 % der Männer (5-15 % je nach Altersgruppe) sind dauerhaft impotent (ca. 50-80 % organisch, ca. 20 % gemischt, ca. 15-30 % als Folge einer psychischen Störung oder psychogen im eigentlichen Sinn).

Behandlungsbedürftige Störungen der Ausrichtung sind selten (< 0,1 %, geschätzt).

Sichere Aussagen zur Häufigkeit der Storungen der Ausgestaltung sexueller Aktivität existieren nicht.

Ätiologie und Pathophysiologie

Psychogene Funktionsstörungen treten oft nur in Zeiten emotionaler Belastung auf oder bei verschiedenen, teils unbewussten Konstellationen in der Beziehung (z.B. Desinteresse, übermäßige Erwartungshaltung, unterschiedliche Erwartungen und Wünsche, Nervosität, Selbstunsicherheit, Schuldgefühle). Daneben haben Stressoren wie berufliche Belastung, kritische Lebensereignisse Einfluss.

Manche sexuelle Störungen der Ausrichtung und Ausgestaltung können als angeborene Neuroendokrinopathien verstanden werden, d.h. als relativer Androgenmangel bzw. -überschuss in der Phase der hypothalamischen Geschlechtsdifferenzierung oder als genetisch bedingt. Sichere Ursachen können nicht angegeben werden.

Störungen der Ausgestaltung werden zwar auch hormonell oder genetisch erklärt, Lernprozesse im weitesten Sinne werden aber genauso angeführt. Letztendlich fehlt eine adäquate Theorie.

Therapie

Bei den **Störungen von Ausrichtung und Ausgestaltung** sexueller Aktivität ist eine Psychotherapie möglich, falls Patienten dies (in seltenen Fällen) wünschen. Psychotherapien bei Sexualdelikten, die als Störungen der Ausgestaltung (manchmal in Kombination mit Ausrichtung) sexueller Aktivität anzusehen sind, können nach den wenigen empirischen Daten sowohl auf freiwilliger als auch auf gerichtlich angeordneter Basis wahrscheinlich zu einer Reduktion von Rückfällen (unbehandelt bei der Pädophilie z.B. nach Schätzungen ca. 50 %) führen im Vergleich zu untherapierten, nur inhaftierten Patienten, das Risiko von Wiederholungstaten bleibt aber hoch und individuell schwer vorhersagbar.

Bei Transsexualismus ist zuerst eine Geschlechtshormonbehandlung mit gegengeschlechtlichen Hormonen, dann eine Transformationsoperation nach Gutachtensstellung durch einen Therapeuten möglich, wenn der Therapeut den Patienten seit 1 (bei Hormonen) bzw. 1,5 Jahren (bei Operation) kennt, die oben genannten Kriterien einer Psychotherapie (☞ Diagnose) gegeben sind, der Patient die gewünschte Geschlechtsrolle seit 1 bzw. 1,5 Jahren gelebt hat und er vor einer Operation mindestens 6 Monate hormonell behandelt wurde. Das Transsexuellengesetz regelt darüber hinaus Vornamens- und Personenstandsänderungen.

Ist bei der **sexuellen Funktionsstörung** eine organische oder psychiatrische Ursache ausgeschlossen, ist eine Psychotherapie möglich:

- Beratung (Definition des Problems, Information über körperliche Abläufe und physiologische Schwankungen)
- Paartherapie mit Bearbeitung eines Konflikts in der Partnerschaft, verhaltenstherapeutisches Stufenprogramm (Petting der nichterogenen, dann der erogenen Zonen, Partnerübungen (passiv/aktiv), modifizierter Koitus), Analyse von Selbstverstärkungsmechanismen, differierenden Bedürfnissen, Lerndefiziten
- Medikamentöse Therapie bei psychogener (und organischer) erektiler Dysfunktion: die PDE-5-Inhibitoren Sildenafil (Viagra®) 25-100 mg ca. 1 h vor sexueller Aktivität, Tadalafil (Cialis®) 10-20 mg, Vardenafil (Levitra®) 10 mg

Nur noch geringere Bedeutung bei der psychogenen erektilen Dysfunktion haben: apparative oder adjuvante Hilfe durch Schwellkörper-Injektionstherapie (SKAT), externe Vakuumsysteme, der noradrenerge α_2-Antagonist Yohimbin.

Testosterongabe kann bei Frauen kurzfristig nach Einnahme die Libido erhöhen, bei Männern auch dauerhaft (v.a. bei Mangel).

Der Testosteronantagonist Cyproteronazetat (Androcur®) kann in Verbindung mit Psychotherapie bei Hypersexualität und Paraphilie eingesetzt werden.

SSRIs können bei Ejaculatio praecox versucht werden.

2.16. Persönlichkeitsstörungen

Definition

Jeder Mensch hat eine **individuelle Persönlichkeit**, d.h. eine **Struktur von Eigenschaften und Verhaltensweisen, die ihm seine charakteristische unverwechselbare Individualität verleihen und weitgehend konstant sind. Persönlichkeitsstörungen** liegen **abgrenzbare, rigide Persönlichkeitszüge** zu Grunde, die ähnliche unangepasste Verhaltensmuster in unterschiedlichen sozialen Situationen bedingen, **sich von denen des Bevölkerungsquerschnitts unterscheiden**, und vor allem regelhaft direkt oder indirekt **Leid und "Probleme" für den Betroffenen und/oder seine Umgebung** erzeugen. Persönlichkeitsstörungen können grundsätzlich **auch neben anderen psychischen Erkrankungen auftreten.** Deshalb ist eine multiaxiale oder mehrdimensionale Diagnostik in der Psychiatrie notwendig, bei der Persönlichkeitsstörungen als überdauerndes Merkmal auf Achse Ib (☞ Kap. 1.4.2.) diagnostiziert werden. Die Tab. 2.111 zeigt die Kriterien für eine Persönlichkeitsstörung.

Traditionell wurden die Persönlichkeitsstörungen auch als Kern- oder Charakterneurosen oder als "Extremvarianten seelischer Wesensarten" bezeichnet. Persönlichkeitsstörungen werden anhand der häufigsten oder auffälligsten Verhaltensmuster unterteilt. Die Tab. 2.110 zeigt diese Subtypen, die Hauptformen der Persönlichkeitsabweichungen.

		ICD-10
Gruppe A (die "exzentrischen" Störungen)	• paranoide	F60.0
	• schizoide	F60.1
Gruppe B (die "dramatischen" Störungen)	• dissoziale	F60.2
	• emotional instabile	F60.3
	• histrionische	F60.4
	• narzißtische (ICD-10 nicht gelistet)	F60.8
Gruppe C (die "ängstlichen" Störungen)	• anankastische	F60.5
	• ängstliche, selbstunsichere	F60.6
	• abhängige, asthenische	F60.7
	• depressive (ICD-10 nicht gelistet)	

Tab. 2.110: Unterteilung der Persönlichkeitsstörungen, modifiziert nach ICD-10.

Klinik

Typische **starre Verhaltensmuster**, die **in unterschiedlichen Lebenssituationen** immer wieder hervortreten, sind erkennbar. Sie beeinflussen psychische Funktionen und erzeugen häufig Leid für den Betroffenen oder die Umgebung. Die Merkmale sind immer durchgehend seit der Adoleszenz erkenntlich, ansonsten handelt es sich um eine andere Störung.

Die Klinik der einzelnen **Subtypen** zeigen die folgenden diagnostischen Leitlinien. Von den **Krite-**

rien sollen **zumindest 3 vorliegen**, um die spezifische Diagnose zu stellen. Die unterschiedlichen Persönlichkeitsstörungen können auch in Form von **Mischbildern** vorliegen. Natürlich gibt es auch Persönlichkeitsstörungen, die keinem Subtyp entsprechen, aber trotzdem die Kriterien der Tab. 2.111 erfüllen. Es handelt sich also nur um Idealtypen, während die Persönlichkeitsstörungen in der Realität viel variantenreicher sind.

paranoide Persönlichkeitsstörung

auch fanatische/expansive/sensitive/querulatorische Persönlichkeit(sstörung).
Oft mit narzißtischen Persönlichkeitszügen assoziiert. Bei überwertigen Ideen kann manchmal nicht entschieden werden, ob auch eine wahnhafte Störung vorliegt (echte, kontinuierliche Wahneinfälle, -ideen gehören aber nicht mehr zur Persönlichkeitsstörung).

typisierte Aussagen und Gedanken	diagnostische Leitlinien nach ICD-10
• "Ich rede nicht mehr, weil Du meinen Vorschlag nicht angenommen hast"	Empfindlichkeit auf Zurückweisung
• "Das wird er mir büßen"	nachtragend auf Kränkung, ständiger Groll, Beleidigungen werden nicht vergeben
• "Das hast Du mit Absicht gemacht, um mich zu ärgern"	Misstrauen, starke Neigung, Erlebtes zu verdrehen, auch freundlich gesinnte Handlungen misszuverstehen
• "Ich bestehe auf meinem Recht!"	Streitbarkeit, beharrliches, situationsunangemessenes Bestehen auf eigenen Rechten
• "Du betrügst mich"	Neigung zu pathologischer Eifersucht
• "Ich bin ich" ("und nur ich bin wichtig")	Tendenz zu Überheblichkeit, stark überhöhtem Selbstwertgefühl, ständige Selbstbezogenheit
• "Die anderen haben sich gegen mich verschworen"	Gedanken an Verschwörungen zur Erklärung für Ereignisse

schizoide Persönlichkeitsstörung

fast immer Asperger-Syndrom im Erwachsenenalter (☞ Kap. 2.20.).

• "Mich freut nichts"	Anhedonie, wenige Tätigkeiten bereiten Vergnügen
• "Die anderen sind mir egal"	emotionale Kühle und Unvermögen, warme Gefühle oder Ärger anderen gegenüber zu zeigen
• "Na und?"	Anscheinende Gleichgültigkeit gegenüber Lob und Kritik
• "Eine Beziehung gibt mir nichts"	kein Interesse an Sexualität
• "Ich ziehe mich zurück (in meine Phantasiewelt)"	Vorliebe für Phantasien, Aktivitäten, die alleine durchzuführen sind, Introversion, "Einzelgänger"
• "Ich kennen niemanden näher, habe zu niemandem Vertrauen"	Mangel an engen, vertrauensvollen Beziehungen oder engen Freunden und wenig Interesse an sexuellen Erfahrungen
• "Ich habe meine schmutzige Wäsche nicht gewaschen, sondern einfach in den Regen gestellt"	mangelhaftes Gespür für soziale Normen, wenn diese nicht befolgt werden, geschieht dies unabsichtlich

dissoziale Persönlichkeitsstörung

auch soziopathische / antisoziale / psychopathische Persönlichkeit(sstörung).
Häufig assoziiert mit der emotional instabilen Persönlichkeitsstörung und v.a. mit der hyperkinetischen Störung des Sozialverhaltens (Subtyp der ADHS) im Jugendalter (☞ Kap. 2.19.) bzw. erwachsener Prägnanztyp dieser Störung. Forensisch relevant als Patienten mit ungünstiger Kriminalprognose und geringer Therapierbarkeit; aber: Straftaten sind keine Bedingung für die Diagnose.

- "Das ist doch mir egal, wie es dabei den anderen geht" — Mangel an Empathie, Unbeteiligtsein gegenüber den Gefühlen anderer
- "Egal, ob das verboten ist und jemand zu Schaden kommt" — Verantwortungslosigkeit und Missachtung sozialer Regeln, Normen
- "Ich halte es mit niemandem lange aus" — keine längerfristigen Beziehungen, obwohl keine Schwierigkeit besteht, sie einzugehen
- "Da sehe ich gleich rot" — geringe Frustrationstoleranz, niedrige Schwelle für aggressives Verhalten
- "Ich bin unschuldig" — kein Schuldbewusstsein und Unfähigkeit, aus negativer Erfahrung zu lernen
- "Das ging daneben, weil die anderen..." — Neigung, die Schuld bei anderen zu sehen, vordergründige Rationalisierungen zur Erklärung eigenen Fehlverhaltens

emotional instabile Persönlichkeitsstörung - impulsiver Typus

auch reizbare/explosible/aggressive Persönlichkeit(sstörung).
Fast immer auch Aufmerksamkeits-Hyperaktivitätsstörung (☞ Kap. 2.19.) im Kindes- und Jugendalter; die Diagnosekriterien sind identisch, so dass die Störung auch als erwachsener Prägnanztyp angesehen werden kann.

- "Jetzt geht's los!" — Tendenz, unerwartet ohne Berücksichtigung von Konsequenzen zu handeln
- "Heute so, morgen so" — wechselnde, unbeständige und unberechenbare Stimmung
- "...keinen Plan" — Schwierigkeit, Handlungen, die nicht unmittelbar belohnt werden, beizubehalten
- "Wenn Dir das nicht passt, gibt's Ärger!" — deutliche Tendenz zu Streitereien und Konflikten mit anderen, vor allem, wenn impulsive Handlungen unterbunden oder getadelt werden
- "Sag das noch mal, was du von mir denkst, na warte..." — Neigung zu Wutausbrüchen und Unfähigkeit zur Kontrolle explosiven Verhaltens

emotional instabile Persönlichkeitsstörung - Borderlinetypus

auch Borderline-Persönlichkeitsstörung.
Fast immer sind beim Borderline-Typus auch die Kriterien des impulsiven Typus erfüllt, seltener umgekehrt. Entsprechend ist auch hier eine ADHS fast immer (nach Studien mindestens in 70 %) nachweisbar bei fast identischen Diagnosekriterien (Leeregefühl, Angst vor Alleinsein, wechselndes Selbstbild und Selbstverletzungen können als Ausdruck ADHS-typischer emotionaler Instabilität, innerer Unruhe und Anspannung bei Unterstimulation mit Vermeidung oder suchtartiger Stimulation durch Selbstverletzungen interpretiert werden). Selbstverletzungen (z.B. Schneiden, Brennen) werden suchtartig zur Reduktion von Spannungszuständen (wie sie auch bei der ADHS typisch sind und dort oft durch Substanzmissbrauch, impulsive Handlungen, motorische oder sexuelle Aktivität reduziert werden) oder Beendigung von dissoziativen Zuständen (bei posttraumatischer Belastungsstörung mit "Flash-backs") eingesetzt. Da Missbrauch verschiedener Art häufig assoziiert ist (mit posttraumatischer Belastungsstörung), können übliche Methoden der Spannungsabfuhr von den Patienten (z.B. sexuelle Aktivität) nicht angewandt werden.

- "Mir ist langweilig" — anhaltende Gefühle von Leere
- "Ich tue alles, was Du willst" — übertriebene Bemühungen, das Verlassenwerden zu vermeiden

• "Manchmal weiß ich nicht, wer ich bin, so schnell wechseln meine Gefühle"	eigenes Selbstbild, innere Präferenzen (einschließlich der sexuellen) sind verwischt
• "Ich liebe dich, ich hasse dich"	Neigung, sich in intensive "stabile"-instabile Beziehungen einzulassen, oft mit der Folge von emotionalen Krisen
• "Wenn ich mich schneide, lässt die Spannung nach" oder "Ich bringe mich um, wenn Du mich verlässt"	wiederholte Selbstbeschädigungen und Suizidhandlungen (auch als Drohung)

histrionische Persönlichkeitsstörung

auch infantile/hysterische Persönlichkeit(sstörung)

• "Keiner hatte so ein Erlebnis wie ich"	dramatische Selbstdarstellung, übertriebener Ausdruck von Gefühlen
• "Da hab ich mich überreden lassen"	Suggestibilität, leichte Beeinflussbarkeit durch andere oder durch Ereignisse
• "Ist das toll...so ein Mist"	labile, oberflächliche Affekte
• "Hoppla, jetzt komm ich..."	Selbstbezogenheit
• "Wie sehe ich aus?"	übermäßige Beschäftigung damit, äußerlich attraktiv zu erscheinen
• "Ich will Spannung, ich will Spaß"	Verlangen nach aufregender Spannung und nach Aktivität, bei denen die eigene Person im Mittelpunkt steht
• "Ach komm doch, das macht Dir doch auch Spaß..."	unangemessen verführerisch in Erscheinung und Verhalten

zwanghafte (anankastische) Persönlichkeitsstörung

Häufig gleichzeitig vermeidende und asthenische Persönlichkeitsstörung; in Kindheit bereits Angst vor Ungewohntem.

• "Ich weiß nicht, soll ich, soll ich nicht? Ich bin doch so unsicher"	starke Zweifel, übermäßige Vorsicht
• "Gehen wir noch einmal alles durch"	Perfektionismus, der der Beendigung von Aufgaben im Wege steht
• "Ich kontrolliere den Reifendruck bei jedem Tanken"	übermäßige Gewissenhaftigkeit, Skrupelhaftigkeit
• "Erst die Arbeit, dann das Vergnügen"	übermäßige Leistungsbezogenheit unter Vernachlässigung von Vergnügen und zwischenmenschlichen Beziehungen
• "Einen Diener machen und die Hände waschen..."	Pedanterie und Konventionalität
• "Ich habe es schon immer so gemacht"	Rigidität und Eigensinn
• "Du sollst es machen, wie ich es will"	andere müssen sich den eigenen Gewohnheiten unterordnen oder unbegründetes Zögern, Aufgaben zu delegieren
• "Machen wir zuerst eine genaue Aufstellung"	starke Beschäftigung mit Details, Plänen, Ordnungen

vermeidende (ängstliche) Persönlichkeitsstörung

• "Ich bin besorgt"	Anspannung, Besorgtheit
• "Ich bin unsicher, das kann ich nie"	Minderwertigkeitsgefühle

• "Die motzen nur an mir rum"	Sorge, in sozialen Situationen abgelehnt oder kritisiert zu werden
• "Da bleib ich lieber alleine zu Hause, die können mich sowieso nicht leiden. Mir reichen meine Verwandten, da kann ich mich geben, wie ich will, ich brauch keine neuen Leute"	persönliche Bindungen werden nicht eingegangen, solange nicht gesichert ist, dass die Person vollkommen akzeptiert wird
• "In der Theatergruppe wird man nur kritisiert, da gehe ich nicht hin"	Vermeidung von beruflichen und sozialen Aktivitäten mit intensivem zwischenmenschlichen Kontakt aus Furcht vor Kritik oder Ablehnung
• "...da kann ich runterfallen, das mache ich nicht"	eingeschränkter Lebensstil wegen des Bedürfnisses nach körperlicher Unversehrtheit

asthenische (abhängige) Persönlichkeitsstörung

auch passive Persönlichkeit(sstörung)

• "Das weiß ich nicht, das macht mein Mann/meine Frau"	Verantwortung für wichtige Bereiche des eigenen Lebens wird anderen überlassen oder es wird an die Hilfe anderer appelliert
• "Dann machen wir eben, was Du willst"	Unterordnung eigener Bedürfnisse unter die anderer Personen, zu denen Abhängigkeit besteht, unverhältnismäßige Nachgiebigkeit gegenüber den Wünschen anderer
• "Wenn ich sage, was ich will, verlässt mich mein(e) Freund(in) vielleicht"	mangelnde Bereitschaft zur Äußerung angemessener Ansprüche gegenüber Personen, zu denen Abhängigkeit besteht
• "Ich bin hilflos und schwach"	eingeschränkte Fähigkeit, Alltagsentscheidungen ohne Ratschläge anderer zu treffen
• "Wo gehst Du hin, wann kommst Du wieder, liebst Du mich noch?"	Ängste vor Verlassenwerden und davor, auf sich selber angewiesen zu sein und ständiges Bedürfnis, sich des Gegenteils zu versichern
• "Ich kann nicht alleine zu Hause bleiben"	beim Alleinsein unbehagliche Gefühle aus übertriebenener Angst, nicht für sich sorgen zu können

▶ Daneben gibt es möglicherweise noch andere spezifische Persönlichkeitsstörungen:

narzisstische Persönlichkeit

Ein Patient mit einer narzißtischen Persönlichkeit(sstörung) reagiert auf Kritik mit Wut und Scham (auch wenn dies nicht gezeigt wird). Er **nützt zwischenmenschliche Beziehungen aus, um mit Hilfe anderer die eigenen Ziele zu erreichen.** Dabei zeigt er ein übertriebenes Selbstwertgefühl, übertreibt z.B. die eigenen Fähigkeiten und Talente und **erwartet** daher, selbst **ohne besondere Leistung als "etwas Besonderes" Beachtung zu finden.** Er beschäftigt sich ständig mit Phantasien grenzenlosen Erfolges, Macht, Glanz, Schönheit oder idealer Liebe und legt ein starkes Anspruchsdenken an den Tag.

depressive Persönlichkeit

Die depressive Persönlichkeit(sstörung) ist gekennzeichnet durch ein durchgängiges Muster negativer Kognitionen und eine pessimistische Grundeinstellung. Üblicherweise ist das Verhalten charakterisiert durch Abwertung des eigenen Handelns, übermäßige Selbstkritik, reduziertes Selbstwertgefühl und Selbstzweifel. Die Stimmung ist geprägt durch Freudlosigkeit und Schwermut.

Diese Stimmungszustände sind häufiger als eine fröhlich ausgelassene Stimmung. Es ist umstritten, diese Persönlichkeit(sstörung) als eigenständige abzugrenzen, weil sie der asthenischen oder ängstlichen sehr ähnlich ist, und bei einem **andauernden deprimierten Affekt eine Dysthymia, also eine affektive Störung, anzunehmen ist.** Trotzdem ist unbestritten, dass es Menschen mit ausgeprägtem Selbstzweifel und pessimistischem Temperament gibt, bei denen dieses Verhalten keinen Krankheitswert hat.

unspezifische Persönlichkeitsstörungen

Persönlichkeitsstörungen, die nicht einzuordnen sind, werden auch durch die Fragen in Kap. 1.1.5. erfasst und können als unspezifische Persönlichkeitsstörung bezeichnet werden. Aber: **Nicht jedes auffällige Persönlichkeitsmerkmal bedingt eine "Störung", die Kriterien von Tab. 2.111 sollten erfüllt sein, ansonsten handelt es sich um eine Variante der vielen möglichen "normalen" Persönlichkeitsausprägungen.**

Diagnose und Differentialdiagnose

Der Einschätzung sollen möglichst viele unterschiedliche Informationen zugrunde liegen. Im Längsschnitt müssen mehrere Interviews durchgeführt und auch fremdanamnestische Daten herangezogen werden.

In der Tab. 2.111 sind die Kriterien der ICD-10 für eine Persönlichkeitsstörung aufgeführt.

Klinisch sind typische Abweichungskonstellationen zu beobachten. Kennzeichnende Kriterien dieser einzelnen Subtypen (ICD-10) sind im Abschnitt "Klinik" dargestellt.

Persönlichkeitsstörungen müssen **abgegrenzt** werden von

- Persönlichkeitszügen, die nicht das Ausmaß einer psychischen Störung erreichen
  Nur Persönlichkeitsstörungen führen auch zu deutlichen Beeinträchtigungen und Leid für den Betroffenen und/oder die soziale Umgebung und sind in vielen oder den meisten Situationen im Verhalten unangemessen und in psychischen Funktionen gestört
- allen psychischen Störungen, die auf der Achse I diagnostiziert werden

- Die charakteristischen und dauerhaften inneren Erfahrungs- und Verhaltensmuster weichen insgesamt deutlich von kulturell erwarteten und akzeptierten Vorgaben (Normen) ab. Diese Abweichung zeigt sich in mehr als einem der folgenden Bereiche:
  - Kognition (d.h. Wahrnehmung und Interpretation von Dingen, Menschen und Ereignissen; Einstellungen und Vorstellungen von sich und anderen)
  - Affektivität (Variationsbreite, Intensität und Angemessenheit der emotionalen Ansprechbarkeit und Reaktion)
  - Impulskontrolle und Bedürfnisbefriedigung
  - zwischenmenschliche Beziehungen und die Art des Umgangs mit ihnen
- Das abnorme Verhaltensmuster ist so ausgeprägt, dass es in vielen persönlichen und sozialen Situationen unangepasst, unflexibel oder unzweckmäßig ist
- Die Abweichungen führen zu deutlichem subjektiven Leiden, persönlichem Leidensdruck und/oder nachteiligem Einfluss auf die soziale Umwelt
- Die Abweichung beginnt immer in der Kindheit oder Jugend und ist stabil im Erwachsenenalter
- Das abnorme Verhaltensmuster ist dauerhaft und nicht auf Episoden psychischer Krankheiten begrenzt

Tab. 2.111: Diagnostische Leitlinien für Persönlichkeitsstörungen, modifiziert nach ICD-10.

Viele Symptome bei Persönlichkeitsstörungen treten auch bei anderen psychischen Störungen auf (z.B. Empfindlichkeit auf Zurückweisung, Stimmungswechsel, Ausagieren von Impulsen), und ein Teil der psychischen Störungen ist mit Persönlichkeitsstörungen assoziiert (Komorbidität). **Viele "vermeintlichen" Symptome einer Persönlichkeitsstörung "verschwinden" nach Behandlung einer anderen psychischen Störung.**

Regel: Eine Persönlichkeitsstörung als Ursache von Verhaltensabweichungen darf nur diagnostiziert werden, wenn die psychopathologischen Auffälligkeiten nicht durch eine andere psychische Störung erklärt werden können. Sind die Kriterien einer Persönlichkeitsstörung erfüllt und finden sich darüber hinaus Symptome einer anderen psychischen Störung (v.a. affektive Störungen und Angststörungen), so werden beide Diagnosen gestellt und die psychische Störung der Achse I wird bevorzugt behandelt. Die Persönlichkeitsstörung darf aber nur sicher diagnostiziert werden, wenn die Symptome lange vor der Achse I -Störung vorhanden waren und nach deren Besserung sistieren.

Wichtiger Hinweis: **Persönlichkeitsstörungen** bestehen **immer seit dem frühen Erwachsenenalter.** Es gibt **keine spät beginnende oder periodisch auftretende Persönlichkeitsstörung.** Die **Auswirkungen** der Persönlichkeitsstörung **auf die Lebenssituation** können aber **durchaus erst später deutlich** werden (z.B. kann ein Patient Zeichen einer histrionischen Persönlichkeitsstörung bieten, aber erst im mittleren Erwachsenenalter darunter leiden, wenn er weniger Beachtung findet).

Sehr viele Persönlichkeitsstörungen (v.a. die dramatischen", weniger die "ängstlichen", ☞ Tab. 2.110) erfüllen bereits seit der Jugend auch die Kriterien einer ADHS (☞ Kap. 2.19.) oder eines Asperger-Autismus (v.a. die schizoide, die wahrscheinlich immer ein Aspergersyndrom ist, seltener auch die paranoide und die "ängstlichen" Störungen, ☞ Kap. 2.20.). Es können dann entweder beide Diagnosen gestellt werden oder die Symptome der Persönlichkeitsstörung können als erwachsener Ausdruck oder Prägnanztyp der Aufmerksamkeitsstörung oder des Autismus interpretiert werden, ohne zusätzliche Diagnose einer Persönlichkeitsstörung.

Vor dem Alter von 16-18 Jahren sollte keine Persönlichkeitsstörung diagnostiziert werden, stattdessen vorerst eine "Verhaltensstörung".

Auf spezielle Differentialdiagnosen zu den einzelnen Störungen der Achse I wurde in den entsprechenden Kapiteln hingewiesen.

Zusatzdiagnostik

In der obligaten und fakultativen Zusatzdiagnostik finden sich in der Regel keine pathologischen Befunde.

Epidemiologie

▶ Geschlechtsverhältnis

Manche Persönlichkeitsstörungen werden häufiger bei Männern diagnostiziert, z.B. die dissoziale, schizoide, manche häufiger bei Frauen, z.B. die emotional instabile vom Borderlinetyp.

▶ Häufigkeiten

Punktprävalenz: Etwa 6-10 % der Bevölkerung (nach manchen Untersuchungen 6-20 %) erfüllen die Kriterien irgendeiner Persönlichkeitsstörung oder haben zumindest mehrere der in den Kriterien genannten auffälligen Persönlichkeitseigenschaften, die einzelnen Subtypenhäufigkeiten variieren zwischen 0,5 und 3 %. Selten sind die paranoide und schizoide, häufig die asthenische, die histrionische, die dissoziale und die emotional instabile Persönlichkeitsstörung. 25 % der Patienten mit einer Persönlichkeitsstörung erfüllen die Kriterien einer weiteren solchen Störung.

Ätiologie und Pathophysiologie

Es gibt Hinweise für eine **genetische Komponente bei der Ausbildung des Temperaments,** z.B. ist die vermehrte Suche nach Anregung, Stimulation möglicherweise mit bestimmten Formen des Dopamin-D4-Rezeptors assoziiert, oder es treten Persönlichkeitseigenschaften familiär gehäuft auf (auch bei getrennter Erziehung eineiiger Zwillinge).

Neurobiologische Befunde zeigen, dass die Ausprägung bestimmter grundlegender Dimensionen (Temperamente) der Persönlichkeit (z.B. Suche nach Reizen und Anregung, Vermeidung von Unlust, Suche nach Sicherheit oder Abhängigkeit) mit der Aktivität bestimmter Neurotransmittersysteme korrelieren kann (z.B. der Serotoninstoffwechsel mit Aggressivität, Suizidalität, Impulsivität, Unlustvermeidung und Suche nach Sicherheit oder der Noradrenalin- und Dopaminstoffwechsel mit Suche nach Anregung und Reizen, Belohnung und Abenteuerlust).

Der zweite Faktor ist der Einfluss von Erziehung, Vorbildern und sozialem Milieu auch über mehrere Generationen hinweg (unbewusstes Lernen), wodurch Charakter entsteht, also die Einbettung von Temperament in ein Wertsystem und Handeln.

Genetische und neurobiologisch bedingte Merkmale können die Matrix darstellen, aus der heraus sich dann je nach äußeren Bedingungen unterschiedliche Persönlichkeiten oder Persönlichkeitsstörungen entwickeln können. Z.B.: Ein Kind, das besonders auf Stimulierung angewiesen ist, um Langeweile zu vermeiden, kann je nach Erziehungsstil und Umwelt dieses Potential nützen und später kreative Persönlichkeitszüge entwickeln oder im ungünstigen Fall impulsives Verhalten zeigen und psychotrope Substanzen missbrauchen.

Wahrscheinlich spielen bei manchen Persönlichkeitsstörungen genetische oder erworbene minimale Hirnveränderungen eine Rolle ("minimale zerebrale Dysfunktion"). Dissoziale und emotional instabile Patienten haben gehäuft diskrete EEG-Veränderungen, NMR-Anomalien frontal, reduzierte autonome Reagibilität (Hautwiderstand) und hatten bzw. haben eine ADHS, die ähnliche Auffälligkeiten aufweist (☞ Kap. 2.19.).

Einige Persönlichkeitsstörungen lassen sich ätiologisch auf eine typische Störung im Kindesalter zurückführen: Die schizoide Persönlichkeitsstörung auf das Asperger-Syndrom (☞ Kap. 2.20.), die dissoziale und die emotional instabile Störung auf die hyperkinetische Störung ADHS (☞ Kap. 2.19.).

Verlauf und Prognose

Persönlichkeitsstörungen zeichnen sich bereits **in der Jugend** ab.

Die Persönlichkeit bleibt in der Regel lebenslang gleich, es ändert sich aber die Intensität der einzelnen Symptome, des Leidens und der Konflikte. Verschiedene Faktoren können dies beeinflussen, z.B. soziale Beziehungen oder der erlernte Umgang mit den Symptomen. Auch wenn die wesentlichen Persönlichkeitszüge gleich bleiben, so nimmt bei manchen die Intensität mit dem Alter ab (z.B. bei der emotional-instabilen oder dissozialen Persönlichkeitsstörung).

▶ Komorbidität und Komplikationen

Die Prognose wird auch bestimmt durch das Hinzutreten von **anderen psychischen Störungen**, die **bei Persönlichkeitsstörungen gehäuft** auftreten und dadurch kompliziert werden:

- Ca. 40 % der Patienten mit einer Persönlichkeitsstörung entwickeln eine depressive Episode (v.a. asthenische, emotional-instabile oder ängstliche), v.a., wenn zusätzlich eine Aufmerksamkeits-/Aktivitätsstörung besteht
- ängstliche, asthenische oder zwanghafte Persönlichkeitsstörungen sind häufig durch Angst- und Zwangsstörungen kompliziert

Ein **Substanzmissbrauch** ist eine häufige Komplikation vieler Persönlichkeitsstörungen.

Suizid ist bei Persönlichkeitsstörungen insgesamt gehäuft, v.a. bei zusätzlichen anderen psychischen Störungen. Bei der emotional-instabilen Persönlichkeitsstörung kommen Suizidversuche bzw. impulsive Selbstverletzungen gehäuft vor.

Definitionsgemäß haben Patienten mit Persönlichkeitsstörungen Probleme im beruflichen, sozialen und zwischenmenschlichen Bereich.

Therapie

Regel: Persönlichkeitsstörungen als solche sind selten behandelbar, nur der Umgang mit ihren Auswirkungen kann verschieden gestaltet werden.

Mittel hierzu sind:

- Psychotherapie
- Pharmakotherapie
- Therapie der begleitenden psychischen, meist zur Behandlung führenden Störungen

Regel: Depressive Verstimmungen werden wie depressive Episoden behandelt (z.B. bei Borderlinestörungen mit Selbstverletzungen), Angst (z.B. bei ängstlichen Persönlichkeitsstörungen) wie Panikstörungen. Zusätzlich wird eine Psychotherapie durchgeführt, die sich auf den Umgang mit dauernden Persönlichkeitsmerkmalen konzentriert.

Zwei psychotherapeutische Vorgehensweisen stehen prinzipiell zur Auswahl:

- eine Verhaltenstherapie, die bestimmte Problembereiche oder Symptome (z.B. Selbstunsicherheit, Ängstlichkeit, Misstrauen, Selbstverletzungen) herausgreift und diese bevorzugt therapiert (☞ auch Kap. 2.5.4. und Kap. 3.2.)
- eine eher langfristige psychodynamische Behandlung, die zwar wenig kurzfristige Erfolge auf Symptomebene erzielen kann, aber eine dauerhafte Änderung von Einstellungen, v.a. aber Beziehungsfähigkeit und Beziehungsmustern anstrebt (☞ Kap. 3.2.)

Die Art der Verhaltenstherapie richtet sich nach den Symptomen, die verändert werden sollen und erfolgt wie bei anderen Störungen: Problemanalyse, Verhaltensanalyse, kognitive Reattribution und Entwicklung von Alternativstrategien, Einüben alternativen Verhaltens (und Denkens) (☞ Kap. 3.2.). Für die Planung einer Psychotherapie sollte berücksichtigt werden, dass ein kontinuierliches Beziehungsangebot über Jahre, möglichst nach dem Prinzip "am besten nur ein erfahrener Therapeut", evtl. ergänzend eine Familientherapie möglich sein muss. Sind solche Vorgaben nicht zu realisieren, sollte man sich auf symptomorientierte Therapien und Kriseninterventionen beschränken. Für die **Borderline-Persönlichkeitsstörung** ist die **dialektisch-behaviorale Therapie (DBT)** etabliert.

Eine **pharmakologische Behandlung** sollte gelegentlich symptomorientiert erfolgen, z.B. zur vorübergehenden Sedierung oder Angstdämpfung. Wichtig ist, **Hinweise auf andere psychische Störungen, v.a. Aufmerksamkeits/-Aktivitätsstörung, affektive Störungen und Angststörungen, nicht zu übersehen und eine passende pharmakologische Behandlung einzuleiten**. Bei den Persönlichkeitsstörungen, bei denen eine genetische oder symptomatische Verwandtschaft zu anderen psychischen Störungen diskutiert wird, sollte eine medikamentöse Therapie der Persönlichkeitsstörung versucht werden:
Bei der emotional-instabilen Persönlichkeit sollte dann eine Therapie wie bei der Dysthymia/Zyklothymia oder der rezidivierenden kurzen Depression (☞ Kap. 2.5.2., 2.5.5.) oder v.a. der ADHS (☞ Kap. 2.19.) angewandt werden. Es gibt Hinweise, dass Opiatantagonisten (Naltrexon = Nemexin®) selbstverletzendes Verhalten und intermittierende, damit oft verbundene Stimmungs- und Bewusstseinsveränderungen (Dissoziation) reduzieren oder unterbrechen können.

Bei der Therapie beachten: Dissoziale, emotional-instabile und vermeidende Persönlichkeitsstörungen können auch eine persistierende Hyperaktivitätsstörung sein (Therapie ☞ 2.19.)

2.17. Intelligenzminderung

Unter dem traditionellen Begriff **Oligophrenie** versteht man eine sich **in der frühen Entwicklung manifestierende, stehengebliebene oder unvollständige Entwicklung der geistigen Fähigkeiten** mit besonderer Beeinträchtigung von Fertigkeiten, die zum Intelligenzniveau beitragen (Kognition, Sprache, motorische und soziale Fähigkeiten).

Intelligenz ist kein einheitliches Phänomen, sondern setzt sich aus einer großen Anzahl verschiedener, spezifischer Fertigkeiten zusammen. Trotz der generellen Tendenz aller dieser Fertigkeiten, sich bei einzelnen Individuen zu einem vergleichbaren Niveau zu entwickeln, können vor allem bei Personen mit Intelligenzminderung große Unterschiede der Teilbereiche bestehen.

Die Intelligenzminderung kann sein:

- leicht (ICD-10 Nr. F70): auch bezeichnet als leichte Oligophrenie
  IQ zwischen 50 und 69
- mittelgradig (ICD-Nr. F71) oder schwer (ICD-Nr. F72): auch bezeichnet als mittelgradige oder schwere Oligophrenie
  IQ zwischen 20 und 49
- schwerst (ICD-Nr. F73): schwerste Oligophrenie
  IQ unter 20
- durchschnittlicher IQ: 80-120; Grenzbereich-IQ: 70-79

Intelligenzminderungen sind **wie die Persönlichkeitsstörungen überdauernde Eigenschaften** und Charakteristika einer Person und sollten genauso **auf Achse II bzw. Ib (☞ Kap. 1.4.2.) diagnostiziert** werden.

Klinik

leichte Intelligenzminderung

Leicht intelligenzgeminderte Personen erwerben die Sprache verzögert, jedoch in einem für das tägliche Leben ausreichenden Umfang. Auch wenn das Entwicklungstempo deutlich langsamer ist, erreichen sie meistens eine volle Unabhängigkeit in der Selbstversorgung (Essen, Waschen, Anziehen, Darm- und Blasenkontrolle), haben aber Schwierigkeiten bei der Schulausbildung, z.B. beim Lesen und Schreiben. Treten (nicht obligat) emotionale und soziale Unreife hinzu, können die Betreffenden den Anforderungen von Beruf, Beziehung, kulturellen Erwartungen nicht nachkommen und die Störungen werden deutlicher.

mittelgradige Intelligenzminderung

Bei der mittelgradigen Intelligenzminderung sind Sprachverständnis und Sprachgebrauch begrenzt, die Fähigkeiten im Bereich der Selbstversorgung und der motorischen Fertigkeiten sind verzögert, manchmal wird lebenslange Beaufsichtigung benötigt. Das schulische Vorankommen ist deutlich begrenzt, grundlegende Fertigkeiten, die zum Lesen, Schreiben und Zählen gebraucht werden, können aber von einigen erlernt werden. Ein vollständig unabhängiges Leben im Erwachsenenalter wird nur selten erreicht, einfache praktische Tätigkeiten können aber bei ausreichender Beaufsichtigung verrichtet werden. Die Betroffenen sind in der Regel voll beweglich und körperlich aktiv, Anzeichen für eine soziale Entwicklung mit Kontaktaufnahmen zu anderen, Kommunikation und einfachen sozialen Aktivitäten sind vorhanden.

schwere Intelligenzminderung

Bei der schweren Intelligenzminderung werden häufig zusätzlich ausgeprägte motorische Schwächen und Ausfälle als Zeichen der Schädigung des zentralen Nervensystems offensichtlich, die Störungen sind insgesamt schwerer ausgeprägt.

schwerste Intelligenzminderung

Bei der schwersten Intelligenzminderung sind die betroffenen Personen so gut wie unfähig, Aufforderungen und Anweisungen zu verstehen oder sich danach zu richten. Die meisten sind immobil oder sehr in ihrer Bewegungsfähigkeit eingeschränkt, inkontinent und zumeist nur zu rudimentären Formen nonverbaler und verbaler Kommunikation fähig. Sie benötigen ständig Hilfe und Überwachung.

Diagnose und Differentialdiagnose

Der Verdacht wird aufgrund der oben beschriebenen Defizite geäußert, die **Diagnose** wird durch einen **Intelligenztest** bestätigt.

Zur Klärung der **Ursache**: Familienstammbuch über 3 Generationen, prä-, peri-, postnatale Anamnese, Suche nach neurologischen und morphologischen Zeichen (passend zu definierten Chromosomenanomalien), evtl. Chromosomenanalyse und DNA-Test für fragiles X-Syndrom.

Abzugrenzen von den Intelligenzminderungen sind:

▶ Demenzen

Auch hier treten ähnliche Beeinträchtigungen auf und die Intelligenz kann bei der Testung ähnlich gemindert sein.

> *Regel: Eine Intelligenzminderung (Oligophrenie) ist ein angeborener, anlagebedingter oder früh (perinatal oder in den ersten Lebensjahren) erworbener Intelligenzmangel, der mit einer mangelhaften Differenzierung der Persönlichkeit einhergehen kann. Bei Demenzen hat sich die Intelligenz (und die Persönlichkeit) normal entwickelt und ist erst sekundär im Rahmen einer organischen psychischen Störung vermindert.*

▶ Autismus

Frühkindlicher Autismus ist in ca. 75 % mit Intelligenzminderung verbunden: Beide Diagnosen müssen dann gestellt werden. Asperger-Autismus kann durch die Verhaltensstörung eine Intelligenzminderung vortäuschen: Ausschluß durch Testung.

Zusatzdiagnostik

Die obligate und fakultative Zusatzdiagnostik ist erforderlich, um nicht eine eventuell behandelbare Demenz zu übersehen. EEG-Anomalien, C-CT- und NMR-Auffälligkeiten sind bei den prä- und perinatalen Schädigungen und Stoffwechselkrankheiten mit Gehirnschädigungen meist, bei Chromosomenanomalien häufig zu sehen. Evtl. Chromosomenanalyse.

Epidemiologie

▶ Geschlechtsverhältnis

20-50 % mehr Männer (aufgrund häufigerer perinataler Hirnschädigung und spezifischer Vererbungsmuster, z.B. X-chromosomal).

▶ Häufigkeiten

Etwa 3 % der Bevölkerung sind intelligenzgemindert (0,3-0,5 % schwer).

Ätiologie und Pathophysiologie

Intelligenzminderungen können sein:

- vererbt bzw. idiopathisch (meist multifaktorieller Erbgang oder seltener definierte familiär gehäufte Chromosomenanomalien)
- durch äußere Faktoren früh erworben = exogen: Stoffwechselstörungen, sporadische Chromosomenanomalien, perinatale Hirnschädigungen

Leichte Intelligenzminderungen sind in 50-75 % **familiär, mittelschwere bis schwerste** umgekehrt zu etwa 90 % **exogen.** Bei etwa 80 % bleibt die Ursache unklar.

▶ Genetik

Hat ein Elternteil eine idiopathische Intelligenzminderung, so sind von den Kindern etwa 30 % oligophren, bei zwei oligophrenen Eltern 60 %. 80 % der monozygoten Zwillinge sind hinsichtlich der Intelligenzminderung konkordant, nur 8 % der Heterozygoten. Häufige Ursache bei familiär gehäuften Chromosomenanomalien ist das **fragile X-Syndrom.** Bei der Mehrzahl der genetischen Formen findet sich aber keine Chromosomenanomalie: **idiopathische Intelligenzminderung.**

*Wichtige Beispiele (kleine Auswahl) für **exogene Ursachen:***

Erbliche Stoffwechselkrankheiten wie Phenylketonurie, Ahornsirupkrankheit, Störungen des Kohlenhydratstoffwechsels (z.B. Galaktosämie, Gargoylismus), Lipoidosen und Leukodystrophien (z.B. Niemann-Picksche Krankheit, amaurotische Idiotie, metachromatische Leukodystrophie), **sporadische Chromosomenanomalien wie Trisomie 21 (Down-Syndrom)**, Klinefelter Syndrom (XXY Konstellation bei Männern), Smith-Magenis Syndrom (Deletion am Chromosom 17), Williams Syndrom (Deletion am Chromosom 7), Velokardio-faciales Syndrom (Chromosom 22), **Schädigungen während der Schwangerschaft** wie Viruskrankheiten (z.B. Rubeolen), medikamentöse Schädigungen, Sauerstoffmangel des Kindes, Erythroblastose bei Rhesusunverträglichkeit, **Geburtskomplikationen** mit Asphyxie, **Frühgeburten, postnatale Ernährungsstörungen und Infektionskrankheiten.**

Verlauf und Prognose

Definitionsgemäß beginnen die Intelligenzminderungen **mit der Geburt** oder kurz nach der Geburt, auch wenn die Auswirkungen meist erst in den frühen Lebensjahren bemerkbar werden. Optimale Förderungsmaßnahmen können angelegte Intelligenzpotentiale ausschöpfen und kognitive und soziale Fertigkeiten bis zu einem bestimmten, festgelegten Punkt steigern.

Der **Verlauf** ist wesentlich mitbestimmt durch das soziale Umfeld: Sowohl aus Überforderung und Überstimulation als auch aus Unterforderung und Unterstimulation resultieren ein ungünstiger Verlauf.

Intelligenzminderungen sind **häufig durch psychische Störungen kompliziert**, die teilweise durch die Hirnschädigungen selbst entstehen, teilweise aufgrund der verringerten kognitiven Ressourcen, ungünstige Lebensumstände zu integrieren: Besonders häufig sind Anpassungsstörungen bei der Tendenz, auf geringe äußere Anlässe mit abnormen Erlebnisreaktionen zu reagieren, z.B. Aggressions- oder Fluchtreaktionen, Selbstaggressivität, depressive Reaktionen. Häufig sind auch depressive Episoden, Zwangsstörungen, Angststörungen, paranoid-wahnhafte Syndrome, Persönlichkeitsstörungen. Suizid ist wahrscheinlich nicht häufiger als in der Allgemeinbevölkerung, Suizidversuche und Selbstverletzungen sind aber gehäuft.

Therapie

Erbliche Enzymdefekte können durch **Screeningmethoden bei Neugeborenen zum Teil rechtzeitig erkannt und behandelt** werden, so dass die Ausbildung einer Intelligenzminderung verhindert werden kann. Präventiv ist die genetische Beratung der Angehörigen möglich. Bei allen anderen Oligophrenieformen, oder wenn die rechtzeitige Behandlung verfehlt wurde, sind keine kausalen medikamentösen Therapiemaßnahmen mehr möglich.

Wesentliches Therapieprinzip ist die frühzeitige Erfassung der Beeinträchtigungen und eine entsprechende optimale Förderung ohne Überforderung und Unterforderung.

Bei leichten Intelligenzminderungen kommen vor allem Förderung in Sonderkindergärten, Sonderschulen und eine gezielte Berufswahl in Frage, bei schwereren oder schwersten Intelligenzminderungen heilpädagogische Zentren mit ständiger Betreuung, Sondertagesstätten, geschützte Werkstätten. Falls eine Integration in die Familie oder Betreuung durch die Familie nicht möglich ist, bleibt vor allem bei mittelschweren, schweren und schwersten Oligophrenien manchmal nur die Unterbringungen in betreuten Heimen.

Psychische Störungen bei Oligophrenien werden **behandelt wie in den einzelnen Kapiteln beschrieben.** Zu beachten ist, dass in der Regel Psychotherapie nicht möglich ist oder nur einfache Interventionen, und wegen der oft stärkeren Nebenwirkungen niedrigere Dosierungen bei den Medikamenten gewählt werden müssen. Als Anhaltspunkte können die Therapievorschläge bei der Demenz und bei den organischen psychischen Störungen dienen. Bei chronischen (selbst-) aggressiven Handlungen können Risperidon (0,5-6 mg/d) oder, wahrscheinlich weniger effektiv, der Opiatantagonist Naltrexon (Nemexin®) versucht werden.

2.18. Schlafstörungen

Schlafstörungen sind sehr häufig. Sie können Symptom einer psychischen oder körperlichen Erkrankung sein. Sie werden **nur gesondert diagnostiziert, wenn keine andere psychische oder körperliche Störung den Schlaf beeinträchtigt** (= **nichtorganische Schlafstörungen**).

Nicht-organische Insomnie (ICD-10 F 51.0)

Auszuschließen sind: **alle psychischen Erkrankungen**, v.a. affektive Störungen und Belastungsreaktionen, **alle körperlichen Erkrankungen**, v.a. Schmerzen, endokrinologische Erkrankungen (Hyperthyreose, Perimenopause, Androgenmangel), kardiovaskuläre Erkrankungen, **medikamentöse und toxische Ursachen** (z.B. Alkohol, alle illegalen Drogen, Benzodiazepine, manche Antidepressiva, Gyrasehemmer, Corticoide, Antiasthmatika, Stimulanzien, Appetitzügler), **Restless-Legs-Syndrom** (ziehende Missempfindungen in den Beinen in Ruhe, Myoklonien während des Schlafes, Besserung auf motorische Aktivität, häufig bei Eisen- und Magnesiummangel, Niereninsuffizienz, Medikamenten wie Antidepressiva und in der Schwangerschaft oder idiopathisch. Therapien: primär Dopaminergika wie L-Dopa, Pramipexol), **Narkolepsie** und **Schlafapnoe-Syndrom.**

Nicht-organische Hypersomnie (F 51.1)

Auszuschließen sind: **Narkolepsie** (☞ unten), **Schlafapnoe-Syndrom** (periphere und gemischte Typen, nächtliche Atempausen, typische intermittierende Schnarchgeräusche; Therapie: cPAP-Maske), Pickwick-Syndrom, Kleine-Levin-Syndrom, Infektionskrankheiten, alle schweren körperlichen Erkrankungen, psychische Störungen, v.a. affektive Störungen, Hyperaktivitätsstörung (☞ Kap. 2.19.).

Nicht-organische Störungen des Schlaf-Wach-Rhythmus (F51.2)

Das Schlaf-Wach-Muster ist nicht synchron mit dem gewünschten Schlaf-Wach-Rythmus: Schlaflosigkeit während der Hauptschlafzeiten und Hypersomnie während des Tages.

Auszuschließen sind: Schichtarbeit oder Reisen über Zeitzonen, andere gewollte Verschiebungen der Schlaf-Wach-Phasen.

Schlafwandeln, Pavor nocturnus, Alpträume (F 51.3, 51.4, 51.5)

Schlafwandeln: Die Patienten verlassen während des Schlafes das Bett für Minuten bis zu einer halben Stunde, sind schwer zu erwecken und haben anschließend eine Amnesie.
Pavor nocturnus: Erwachen mit Angstschrei, Tachykardie, Hyperhidrosis, heftigen Körperbewegungen für ca. 2-10 Minuten im ersten Drittel des Nachtschlafes, Beruhigung meist erfolglos.
Alptraum: Erwachen mit lebhafter Erinnerung an Angstträume. Alle Störungen sind besonders häufig im Kindes- und Jugendalter. Sie kommen vor als Ausdruck psychosozialer Belastungen, habituell bei allen Menschen, z.B. bei Vollmond. In selteneren Fällen sind körperliche Erkrankungen wie bei der Insomnie die Ursache.

Narkolepsie

Unwiderstehliches Schlafbedürfnis mit Tagesschläfrigkeit und meist auch imperativen Einschlafattacken (Patienten verfallen tagsüber oft mehrmals in einen kurzen, erfrischenden Schlaf). Begleitende Phänomene sind hypnagoge Halluzinationen beim Einschlafen und hypnopompe beim Aufwachen und Schlafparalysen vor dem Einschlafen und nach dem Aufwachen. Fast alle Patienten haben Kataplexien (plötzlicher Tonusverlust der Haltemuskulatur bis zum Sturz bei Emotionen wie z.B. Lachen, Ärger, Überrraschung). Weitere Symptome sind automatisches Verhalten bei Müdigkeit, nächtliche Schlafstörungen (mit früh einsetzenden REM-Phasen, Einschlafstörungen, wenig Tiefschlaf, häufigem Erwachen). Diagnose psychopathologisch mit Verifizierung durch Polysomnographie und Sleep-Latency-Test, Genuntersuchung (HLA-DR2-Bestimmung). Wegen der Halluzinationen und des automatischen Verhaltens oft Verwechslung mit Schizophrenie, wegen der Kataplexie mit dissoziativen Störungen.

Prävalenz 1 : 1000, Beginn im 2. Lebensjahrzehnt mit Tagesschläfrigkeit, typische Kataplexien ca. 5 Jahre später.

Pathophysiologisch Degeneration des Hypocretin-Systems im dorsolateralen Hypothalamus (Autoimmunprozesse bei genetischer Prädisposition), das an der Umschaltung vom Schlaf- in den Wachzustand beteiligt ist.

Therapie: Stimulanzien oder Modafinil (Vigil®) bei Tagesmüdigkeit; Kataplexie, Schlaflähmung und Halluzinationen mit Antidepressiva (Clomipramin, Venlafaxin) und/oder Gamma-Hydroxy-Buttersäure (GHB, Xyrem®).

Diagnose und Differrentialdiagnose

Schlafstörungen erzeugen hohen Leidensdruck und viele Patienten mit zusätzlichen Störungen suchen primär deswegen Hilfe: Ausschluss psychischer Störungen einschließlich Hyperaktivitätsstörung und Gebrauch psychotroper Substanzen ist erster diagnostischer Schritt. Subjektive Wahrnehmung und tatsächlicher Schlaf sind diskrepant: Untersuchung mit Polysomnographie ist erst zweiter diagnostischer Schritt. Hier werden auch vorher klinisch diagnostizierte primäre Erkrankungen verifiziert/ausgeschlossen: Restless-Legs-Syndrom, Narkolepsie, Schlafapnoesyndrom.

Schlafstörungen mit äußeren Ursachen sind vorübergehend mit Remission nach Wegfall der Belastung bzw. Therapie der Grunderkrankung. **Primäre Schlafstörungen** hingegen, bei denen keine der oben genannten Ursachen gefunden werden kann, sind in der Regel **chronisch**. Zur Diagnose einer primären Schlafstörung sollten die oben aufgeführten Ursachen ausgeschlossen werden und eine mehrtägige Abklärung der Schlafstörung in einem **Schlaflabor** (**Polysomnographie**) erfolgen.

Therapie

Wesentlich ist immer die Therapie einer Grunderkrankung.

Sowohl bei **primären wie sekundären Insomnien** ist bei der Therapie zu **beachten:**

- Benzodiazepin-Hypnotika sind sehr gut wirksam
- geringe therapeutische Wirkung bei Langzeitgabe von Benzodiazepin-Hypnotika
- Langzeitgabe von Benzodiazepin-Hypnotika kann zu Abhängigkeit (Niedrigdosisabhängigkeit), Toleranzentwicklung und Rebound-Insomnie führen
- bei den Non-Benzodiazepin-Hypnotika Zopiclon und Zolpidem ist das Risiko der Abhängigkeitsentwicklung und von Reboundphänomenen geringer, aber vorhanden
- bei akuten, voraussichtlich kurz andauernden (sekundären) Insomnien (z.B. berufliche Belastungssituationen, akute Partnerschaftskonflikte, vorübergehende körperliche Erkrankung, psychiatrische Erkrankung im Anfangsstadium) können kurzfristig Benzodiazepine und verwandte Substanzen für etwa 3-4 Wochen gegeben werden, z.B. Zolpidem (Bikalm®, Stilnox®) 5-10 mg, Temazepam (z.B. Remestan®, Planum®) 10-20 mg. Es sollte bereits zu Beginn der Behandlung über mögliche Absetzphänomene informiert werden und am Ende der Behandlung langsam abgesetzt werden. Eine Alternative ist Chloralhydrat (Chloraldurat®), das Tiefschlafphasen fördert, REM-Phasen nicht reduziert und keine hang-over Effekte oder Abhängigkeit zeigt
- bei chronischen primären Insomnien sind Benzodiazepine in der Regel kontraindiziert, statt dessen nicht-medikamenöse, verhaltensmedizinische Behandlung und/oder sedierende Antidepressiva (z.B. Trimipramin (Stangyl®), Beginn mit 12,5-25 mg, aufdosieren bis zur therapeutischen Wirksamkeit, Mirtazapin 7,5-15 mg). Insomniepatienten reagieren empfindlicher als depressive Patienten: Dosis-Schema modifizieren, hohe interindividuelle Unterschiede der schlafinduzierenden Wirkung und der Neben-

wirkungen beachten. Niedrigpotente Neuroleptika sind nicht indiziert, allenfalls bei gerontopsychiatrischen Patienten

- nichtmedikamentöse Interventionen haben das Ziel, den Teufelskreis von Anspannung, Angst und Schlafstörung zu unterbrechen. Einsicht in psychodynamische Zusammenhänge reicht nicht aus, um eine Besserung auf Symptomebene zu erreichen

Verhaltensmedizinische Methoden sind:

- Entspannungsmethoden (progressive Muskelentspannung nach Jacobsen, autogenes Training)
- Vermittlung adäquater Schlafregeln (erst bei Müdigkeit ins Bett gehen, keine stimulierenden Substanzen in den Nachmittagstunden, persönliches Einschlafritual, Stimuluskontrolle, z.B. bei Schlaflosigkeit das Bett verlassen und erst bei Müdikgkeit wieder zu Bett gehen)
- Schlaf-/Wach-Rhythmus-Strukturierung (z.B. Schlafrestriktion, d.h. die im Bett verbrachte Zeit der subjektiv empfundenen Schlafzeit anpassen und aufstehen bei Schlafstörung mit schrittweiser Verlängerung der Bettzeit, regelmäßige Zubettgehzeiten und Aufstehzeiten, kein Mittagsschlaf)
- Analyse und Veränderung ungünstiger Gedanken und Erwartungen bezüglich des Schlafes (Relativierung von katastrophisierenden Vorstellungen über die Konsequenzen der Insomnie, Vermittlung gelassener Einstellung zur Schlafstörung mit der Folge von Entspannung und besserem Schlaf)

Stufenplan zur Diagnose und Behandlung von primären Insomnien:

- Ausschluss organischer, pharmakologisch-toxischer und psychiatrischer Insomnien und Störungen des Schlaf-/Wach-Rhythmus
- Diagnose primäre (nichtorganische) Insomnie
- gezielte schlafhygienische Beratung
- Selbstbeobachtungen und Protokollierung des Schlafverhaltens (Schlaftagebuch) für 14 Tage
- Wiedereinbestellung und Evaluation, Diagnostik, gegebenenfalls weitere Modifikation des Schlafverhaltens
- bei Erfolglosigkeit in der ersten Woche medikamentöser Behandlungversuch mit Dosisoptimierung bei regelmäßigem telefonischen Monitoring, bei weiterer Erfolglosigkeit Substanzwechsel auf andere Wirkgruppe (z.B. Benzodiazepin anstelle von Antidepressivum, Antidepressivum anstelle von Benzodiazepin)
- bei Erfolg Fortsetzung der pharmakologischen Behandlung für 4-6 Wochen, dann schrittweise Reduzierung

Bei den seltenen primären **Hypersomnie** können symptomatisch antidepressiv wirksame Substanzen verordnet werden, vor allem Noradrenalinwiederaufnahmehemmer, evtl. auch Stimulanzien.

2.19. Die Aufmerksamkeitsdefizit-/Hyperaktivitätsstörung des Erwachsenenalters

Die Aufmerksamkeitsdefizit-/Hyperaktivitätsstörung (**ADHS, syn.: Aufmerksamkeits-/Aktivitätsstörung**) oder in anderer Terminologie **hyperkinetische Störung** sind **häufige Diagnosen im Kindes- und Jugendalter**. Im DSM-IV wird die **Aufmerksamkeitsdefizit-/Hyperaktivitätsstörung differenziert in einen Mischtypus, einen vorwiegend unaufmerksamen Typus und einen vorwiegend hyperaktiv-impulsiven Typus**. In der ICD-10 werden sie unter F90.0 als hyperkinetische Störung ohne diese Differenzierung beschrieben (evtl. kombiniert mit Störungen des Sozialverhaltens (F90.1). **Bei manchen Patienten persistieren die Störungen ins Erwachsenenalter. Sie müssen auch dann als eigenständiges Krankheitsbild oder Risikofaktor für andere Störungen erkannt und diagnostiziert werden.**

Klinik

Die Patienten entwickeln **Auffälligkeiten bei Kognition, Motorik, Verhalten und Affekt.**

Definitionsgemäß bestanden **bereits im Kindesalter die Grundsymptome der hyperkinetischen Störung: Mangel an Aufmerksamkeit, Impulsivität, emotionale Instabilität und Überaktivität.** Sie werden selten von den erwachsenen Patienten spontan berichtet und nicht immer bei Nachfragen erinnert. Typisch sind folgende **Erinnerungen an die Zeit zwischen 6 und 10-12 Jahren** (je mehr erfragt werden, umso wahrscheinlicher bestand bereits in der Kindheit ein hyperkinetisches Syndrom):

- Konzentrationsprobleme, leicht ablenkbar, unaufmerksam oder nur verträumt
- nervös, zappelig, geringes Durchhaltevermögen mit Abbrechen von Tätigkeiten (z.B. Hausaufgaben, Spielen) vor deren Beendigung
- aufbrausend, Wutanfälle (z.B. Streit mit anderen), Gefühlsausbrüche, häufig ärgerlich, starke Stimmungsschwankungen
- impulsiv, Handeln ohne nachzudenken, Verlust der Selbstkontrolle, Neigung zu unvernünftigen Handlungen, Tendenz zu Unreife (z.B. Unfälle, riskante Spiele, Schulauffälligkeiten, Schlägereien)
- einerseits oft ungehorsam, rebellisch, aufsässig, andererseits oft ängstlich, besorgt, depressiv, unglücklich und geringes Selbstwertgefühl und Schuldgefühle
- Probleme mit anderen Kindern ohne lange Freundschaften
- Probleme mit Autoritäten (Schule), insgesamt mäßiger Schüler mit langsamem Lerntempo, oft Probleme mit Zählen und Rechnen

Auch wenn die Patienten die Symptome verneinen, erinnern sich Eltern bei genauem Nachfragen meistens daran. **Vorsicht**: Bei einer kleinen Subgruppe beginnen die Symptome erst im frühen Jugendalter (oft in der Pubertät), während die Kindheit als unauffällig erinnert wird.

Im Erwachsenenalter bleiben diese Grundsymptome in altersspezifischer Ausprägung vorhanden:

Unaufmerksamkeit/Konzentrationsstörungen und Desorganisiertheit

Die Patienten sind vergesslich oder "mit ihren Gedanken woanders", wirken geistesabwesend oder verträumt, unaufmerksam, hören nicht zu und wechseln im Gespräch ständig Themen und Einfälle oder sind ablenkbar mit dem Eindruck eines "chaotischen Gesprächsstils", der manchmal sogar den Verdacht auf eine schizophrene Denkstörung aufkommen lässt. Sie haben Schwierigkeiten, sich auf schriftliche Dinge oder Aufgaben zu konzentrieren, verlieren oder verlegen häufig Gegenstände, haben auch gehäuft Unfälle. Entscheidend ist, dass Tätigkeiten, die "anstrengende" Daueraufmerksamkeit benötigen und/oder als monoton empfunden werden (z.B. konzentriertes Arbeiten/Zuhören, Lernen) entweder nicht begonnen/ständig verschoben werden oder abgebrochen werden wegen zunehmender Anspannung/Dysphorie oder jede Ablenkung aufgenommen wird, um die Tätigkeit zu unterbrechen.

Desorganisiertheit kann Folge dieser kognitiven Beeinträchtigungen und/oder der Impulsivität sein: die Patienten halten Arbeiten und Tätigkeiten, die Konzentration erfordern (z.B. Vorlesungen), nicht durch. Sie haben Schwierigkeiten, Arbeiten zu organisieren und zu planen, sind nicht fähig, selbständig Aktivitäten in Angriff zu nehmen. Sie führen Aktivitäten nicht zu Ende, haben Schwierigkeiten Anordnungen durchzuführen oder sich unterzuordnen, können ihre Zeit nicht einteilen. Sie können sich nicht entscheiden oder beginnen mehrere Aktivitäten planlos gleichzeitig. Häufige, oft schwer erklärliche Arbeitsplatzwechsel und -verluste sind typisch, oppositionelles Verhalten ist häufig. Im anderen Extrem wirken sie antriebslos, ohne Eigeninitiative, wortkarg und ziehen sich sozial völlig zurück.

Impulsivität

Die Patienten handeln unüberlegt ohne Risikoeinschätzung (z.B. Straßenverkehr, Sport) oder entscheiden ohne differenzierte Überlegung (z.B. häufige Partnerwechsel, Arbeitsplatzwechsel, ☞ auch Desorganisiertheit). Manchmal wird die Impulsivität nur deutlich unter Alkoholeinfluss oder bei Kritik, Wut, Streit mit dann unüberlegten, unerwarteten Handlungen und Schwierigkeiten, dieses explosive Verhalten zu kontrollieren. Einfache Formen sind Dazwischenreden, Unterbrechen anderer im Gespräch, Ungeduld, Unvermögen, Handlungen im Verlauf zu protrahieren, ohne dabei Unwohlsein zu empfinden

emotionale Instabilität

Die Patienten haben häufig rasche Stimmungswechsel, die kurz anhalten (Stunden bis maximal Tage) und schnell durch gegenteilige oder normale Affekte abgelöst werden. Die Palette reicht von Wut und Aggressivität über Deprimiertheit zu Euphorie oft vor dem Hintergrund allgemeiner Unzufriedenheit, Langeweile, Suche nach Stimulation. Typischerweise führen kleine Anlässe zu solchen Wechseln und die affektiven Reaktionen sind oft durch die beschriebene Impulsivität kompliziert. Die Patienten reagieren überschießend auf alltägliche Stressoren, beschreiben sich als gestresst (emotionale Überreagibilität) und/oder sind andauernd gereizt mit verminderter Frustrationstoleranz. Mit zunehmendem Lebensalter sind depressive Symptome, teilweise auch als Leeregefühl und affektive Verarmung, Angstsymptome, oft als soziale Phobie, über weite Strecken vorherrschend. Typische depressive Episoden, eine Dysthymia oder Angststörungen sind sehr häufige Komplikationen (siehe unten).

Hyperaktivität

Die motorische Unruhe des Kindesalters verschwindet häufig im Erwachsenenalter oder wird diskret, während die anderen Symptome persistieren. Ein Teil der Patienten bleibt motorisch unruhig (typisch: ständiges Wippen mit den Füßen oder Händetrommeln, Rutschen auf dem Stuhl nach einiger Zeit), die meisten sind aber innerlich unruhig, angespannt und unfähig zur Entspannung, haben immer Gedanken oder Melodien im Kopf. Sie sind zu ruhigen Tätigkeiten unfähig, sind schnell gelangweilt, brauchen ständig Anregung und Aktivität. Entsprechend werden Handlungen, die nicht unmittelbar belohnt werden, selten beibehalten, oder die Patienten werden dysphorisch bei Inaktivität.

Diagnose und Differentialdiagnose

Diagnostische Kriterien einer Aufmerksamkeitsdefizit-/Hyperaktivitätsstörungen des Erwachsenenalters sind (☞ auch Tab. 2.112, 2.113):

- Nachweis einer Aufmerksamkeitsdefizit-/Hyperaktivitätsstörungen im Kindesalter nach Erinnerungen des Patienten und/oder der Eltern. Die oben genannten Symptome müssen dazu explizit erfragt werden. Als Hilfsmittel dazu kann die Wender-Utah-Rating-Skala verwendet werden oder die Symptome aus Tab. 2.112 müssen erfragt werden
- Durchgehend seit Jugend und frühem Erwachsenenalter mehrere Merkmale oder Verhaltenszüge aus den 2 Gruppen der Symptomkomplexe Unaufmerksamkeit / Konzentrationsstörungen/ Desorganisiertheit und Impulsivität / emotionale Instabilität / Hyperaktivität (Tab. 2.112). Obligat für eine sichere Diagnose sind Unaufmerksamkeit / Konzentrationsstörungen und Hyperaktivität oder nur Unaufmerksamkeit / Konzentrationsstörungen, wenn im Kindesalter ein vorwiegend unaufmerksamer Typ bestand. Zur (quantitativen) Symptomerfassung können die Conners-Skala und die Brown-Skala verwendet werden
- Nach den "Utah-Kriterien" müssen eine Aufmerksamkeitsschwäche plus Hyperaktivität plus Symptome aus den Bereichen Affektlabilität, Desorganisiertheit, Affektkontrolle, Impulsivität, emotionale Überreagibilität vorliegen
- keine andere Störung, die die Symptome besser erklärt

Vorsicht: Die Diagnose umfasst alle Schweregrade von "krankheitswertig" bis "symptomatisch, aber ohne Krankheitswert". Die leichten Formen können zwar auch andere psychische Störungen modulieren oder ein Risikofaktor sein, **aber nicht jede mögliche Diagnose ist eine Krankheit.**

Auch im Erwachsenenalter sind Patienten mit reinen Aufmerksamkeitsstörungen von solchen mit zusätzlicher Hyperaktivität zu differenzieren. Hyperaktive Patienten sind bezüglich sozialer Konsequenzen eher impulsiv-aggressiv mit daraus resultierenden sozialen Problemen, rein aufmerksamkeitsgestörte häufiger ängstlich-depressiv mit sozialem Rückzug. Viele Patienten mit persistierenden Störungen hatten nur Aufmerksamkeitsdefizite ohne Hyperaktivität in der Kindheit (v.a. Mädchen), die dann retrospektiv meist übersehen werden: deswegen nicht nur nach Symptomen der Hyperaktivität fragen. Im Erwachsenenalter verschwinden außerdem motorische Symptome häufig oder sind diskret (☞ Klinik).

Abzugrenzen von der Aufmerksamkeitsdefizit-/Hyperaktivitätsstörung des Erwachsenenalters sind:

▶ Organische psychische Störungen

Viele organische Erkrankungen können eine Aufmerksamkeitsdefizit-/Hyperaktivitätsstörung imitieren: In der Kindheit v.a. Hirnschäden, Epilepsie- und Tic-Erkrankungen, Chorea, fragiles X-Syndrom, Allergien, beim Erwachsenen v.a. Hyperthyreose, Restless-Legs-Syndrom, Vigilanzstörungen bei Schlafstörungen, alle primären Hirnerkrankungen. Solche definierten Erkrankungen sollten ausgeschlossen werden vor der Diagnose einer primären Aufmerksamkeitsdefizit-/Hyperak-

A.	Entweder Punkt (1) oder Punkt (2) müssen zutreffen.
(1)	Unaufmerksamkeit
Sechs (oder mehr) der folgenden Symptome von **Unaufmerksamkeit** sind während der letzten sechs Monate beständig in einem mit dem Entwicklungsstand des Kindes nicht zu vereinbarenden und unangemessenen Ausmaß vorhanden gewesen:	
(a)	beachtet häufig Einzelheiten nicht oder macht Flüchtigkeitsfehler bei den Schularbeiten, bei der Arbeit oder bei anderen Tätigkeiten
(b)	hat oft Schwierigkeiten, längere Zeit die Aufmerksamkeit bei Aufgaben oder beim Spielen aufrechtzuerhalten
(c)	scheint häufig nicht zuzuhören, wenn andere ihn/sie ansprechen
(d)	führt häufig Anweisungen anderer nicht vollständig durch und kann Schularbeiten, andere Arbeiten oder Pflichten am Arbeitsplatz nicht zu Ende bringen (nicht aufgrund oppositionellen Verhaltens oder Verständnisschwierigkeiten)
(e)	hat häufig Schwierigkeiten, Aufgaben und Aktivitäten zu organisieren
(f)	vermeidet häufig, hat eine Abneigung gegen oder beschäftigt sich häufig nur widerwillig mit Aufgaben, die längerandauernde geistige Anstrengungen erfordern (wie Mitarbeit im Unterricht oder Hausaufgaben)
(g)	verliert häufig Gegenstände, die er/sie für Aufgaben oder Aktivitäten benötigt (z.B. Spielsachen, Hausaufgabenhefte, Stifte, Bücher oder Werkzeug)
(h)	läßt sich öfter durch äußere Reize leicht ablenken
(i)	ist bei Alltagstätigkeiten häufig vergeßlich
(2)	Hyperaktivität
Sechs (oder mehr) der folgenden Symptome der **Hyperaktivität und Impulsivität** sind während der letzten sechs Monate beständig in einem mit dem Entwicklungsstand des Kindes nicht zu vereinbarenden und unangemessenen Ausmaß vorhanden gewesen:	
(a)	zappelt häufig mit Händen oder Füßen oder rutscht auf dem Stuhl herum
(b)	steht in der Klasse oder in anderen Situationen, in denen Sitzenbleiben erwartet wird, häufig auf
(c)	läuft häufig herum oder klettert exzessiv in Situationen, in denen dies unpassend ist (bei Jugendlichen oder Erwachsenen kann dies auf ein subjektives Unruhegefühl beschränkt bleiben)
(d)	hat häufig Schwierigkeiten, ruhig zu spielen oder sich mit Freizeitaktivitäten ruhig zu beschäftigen
(e)	ist häufig "auf Achse" oder handelt oftmals, als wäre er/sie "getrieben"
(f)	redet häufig übermäßig viel; Impulsivität
(g)	platzt häufig mit den Antworten heraus, bevor die Frage zu Ende gestellt ist
(h)	kann nur schwer warten, bis er an der Reihe ist
(i)	unterbricht und stört andere häufig (platzt z.B. in Gespräche oder in Spiele anderer hinein)
B.	Einige Symptome der Hyperaktivität-Impulsivität oder Unaufmerksamkeit, die Beeinträchtigungen verursachen, treten bereits vor dem Alter von sieben Jahren auf.
C.	Beeinträchtigungen durch diese Symptome zeigen sich in zwei oder mehr Bereichen (z.B. in der Schule bzw. am Arbeitsplatz und zu Hause).
D.	Es müssen deutliche Hinweise auf klinisch bedeutsame Beeinträchtigungen der sozialen, schulischen oder beruflichen Funktionsfähigkeit vorhanden sein.

E.	Die Symptome treten nicht ausschließlich im Verlauf einer tiefgreifenden Entwicklungsstörung, Schizophrenie oder einer anderen psychotischen Störung auf und können auch nicht durch eine andere psychische Störung besser erklärt werden (z.B. affektive Störung, Angststörung, dissoziative Störung oder eine Persönlichkeitsstörung).

Kodiere je nach Subtypus:

- **314.01 (F90.0) Aufmerksamkeitsdefizit-/Hyperaktivitätsstörung, Mischtypus:** liegt vor, wenn die Kriterien A1 und A2 während der letzten sechs Monate erfüllt waren.
- **314.00 (F98.8) Aufmerksamkeitsdefizit-/Hyperaktivitätsstörung, Vorwiegend Unaufmerksamer Typus:** liegt vor, wenn Kriterium A1, nicht aber Kriterium A2 während der letzten sechs Monate erfüllt war.
- **314.01 (F90.1) Aufmerksamkeitsdefizit-/Hyperaktivitätsstörung, Vorwiegend Hyperaktiv-Impulsiver Typus:** liegt vor, wenn Kriterium A2, nicht aber Kirterium A1 während der letzten sechs Monate erfüllt war.
- **Kodierhinweise:** Bei Personen (besonders Jugendlichen und Erwachsenen), die zum gegenwärtigen Zeitpunkt Symptome zeigen, aber nicht mehr alle Kriterien erfüllen, wird **Teilremittiert** spezifiziert.

Tab. 2.112: Diagnostische Kriterien der Aufmerksamkeitsdefitit-/Hyperaktivitätsstörung im Kindesalter nach DSM-IV. Die ICD-10 Kriterien sind ähnlich, unterscheiden aber keine Subtypen und v.a. keinen unaufmerksamen Typ.

tivitätsstörung. Es handelt sich dann um Symptome einer anderen Erkrankung.

▶ Schizophrenien

Desorganisiertheit, kognitive Störungen, “Knick in der Lebenslinie”, multiple unspezifische Symptome und formale Denkstörungen mit gelegentlichen Phobien, überwertigen Ideen und unreifem, magischem Denken machen Verwechslungen mit “symptomarmen, blanden” oder “prodromalen” Schizophrenien möglich. Umgekehrt kommen tatsächlich alle Symptome auch bei gesicherten Schizophrenien vor oder sind ein Prodrom (möglicherweise ist die persistierende Aufmerksamkeitsdefizit-/Hyperaktivitätsstörung auch ein Risikofaktor für die spätere Entwicklung einer Schizophrenie. Typisch ist diese dann gekennzeichnet durch die persistierende ADHS-Symptomatik plus akustische Halluzinationen, die lange verschwiegen oder als “innere Stimmen” bezeichnet werden; sonstige Symtome der Schizophrenie fehlen meist).

Regel: Keine Schizophreniediagnose ohne typische Schizophreniesymptome, wenn auch die persistierende Aufmerksamkeitsdefizit-/Hyperaktivitätsstörung diagnostiziert werden kann und alle Symptome erklärt. Sind eindeutige Schizophreniesymptome vorhanden, Doppeldiagnose, wenn die ADHS in der Kindheit vor der Schizophrenie bestand, ansonsten sind alle Symptome auch durch die Diagnose einer Schizophrenie erklärt.

▶ Angststörungen und affektive Störungen

Angststörungen und affektive Störungen sind häufige Komplikationen bzw. komorbide Störungen. Werden ihre **Kriterien erfüllt**, werden diese **Diagnosen gestellt und entsprechend behandelt.** Manchmal ist es nicht sicher zu entscheiden, ob die emotionale Instabilität im Verlauf der Hyperaktivitätsstörung mit häufig nur kurzen oder reaktiv ausgelösten affektiven Symptomen bereits als affektive Störung zu diagnostizieren ist (☞ kurze rezidivierende depressive Störung, bipolare Störung). Reaktive Auslösung und Beendigung (v.a. auch durch kleine, ADHS-typische Anlässe wie z.B. erzwungene Inaktivität, fehlende Stimulation), Fehlen von Periodizität und längeren abgrenzbaren Phasen (über einige Tage oder sogar Wochen) sprechen gegen eine affektive Störung und für die ADHS-typischen Affektveränderungen. Bei (auch längeren) ADHS-typischen “De-

Verlangt für eine sichere Diagnose im Erwachsenenalter werden Aufmerksamkeitsschwäche und Hyperaktivität neben zwei der unter den Punkten 3-7 aufgeführten Charakteristika.	
1.	**Aufmerksamkeitsstörung:**
	Gekennzeichnet durch das Unvermögen, Gesprächen aufmerksam zu folgen, erhöhte Ablenkbarkeit (andere Stimuli können nicht herausgefiltert werden), Schwierigkeiten, sich auf schriftliche Dinge oder Aufgaben zu konzentrieren, Vergeßlichkeit, häufiges Verlieren oder Verlegen von Gegenständen wie Autoschlüssel, Geldbeutel oder der Brieftasche.
2.	**Motorische Hyperaktivität:**
	Charakterisiert durch das Gefühl innerer Unruhe, Unfähigkeit, sich zu entspannen, "Nervosität" (i.S. eines Unvermögens, sich entspannen zu können - nicht antizipatorische Ängstlichkeit), Unfähigkeit, sitzende Tätigkeiten durchzuhalten, z.B. am Tisch still sitzen, Spielfilme im Fernsehen ansehen, Zeitung lesen, stets "auf dem Sprung" sein, dysphorische Stimmungslagen bei Inaktivität.
3.	**Affektlabilität:**
	Diese charakteristische Stimmungsstörung wird nicht in DSM-IV beschrieben. Sie bestand gewöhnlicherweise schon vor der Adoleszenz, gelegentlich schon so lange, wie sich der Patient erinnern kann. Gekennzeichnet ist sie durch Wechsel zwischen normaler und niedergeschlagener Stimmung sowie leichtgradiger Erregung. Die niedergeschlagene Stimmungslage wird vom Patienten häufig als Unzufriedenheit oder Langeweile beschrieben. Die Stimmungswechsel dauern Stunden bis maximal einige Tage (hat das Verhalten bereits zu ernsthaften oder anhaltenden Schwierigkeiten geführt, können sie sich ausdehnen). Im Gegensatz zur "major depression" (endogene Depression) finden sich kein ausgeprägter Interessenverlust oder somatische Begleiterscheinungen. Die Stimmungswechsel sind stets reaktiver Art, deren auslösende Ereignisse zurückverfolgt werden können. Gelegentlich treten sie aber auch spontan auf.
4.	**Desorganisiertes Verhalten:**
	Aktivitäten werden unzureichend geplant und organisiert. Gewöhnlich schildern die Patienten diese Desorganisation in Zusammenhang mit der Arbeit, der Haushaltsführung oder mit schulischen Aufgaben. Aufgaben werden häufig nicht zu Ende gebracht, die Patienten wechseln planlos von einer Aufgabe zur nächsten und lassen ein gewisses "Haftenbleiben" vermissen. Unsystematische Problemlösestrategien liegen vor, daneben finden sich Schwierigkeiten in der zeitlichen Organisation und Unfähigkeit, Zeitpläne oder Termine einzuhalten.
5.	**Affektkontrolle:**
	Der Patient (und sein Partner) berichten von andauernder Reizbarkeit, auch aus geringem Anlaß, verminderter Frustrationstoleranz und Wutausbrüchen. Gewöhnlich sind die Wutanfälle nur von kurzer Dauer. Eine typische Situation ist die erhöhte Reizbarkeit im Straßenverkehr im Umgang mit anderen Verkehrsteilnehmern. Die mangelhafte Affektkontrolle wirkt sich nachteilig auf Beziehungen zu Mitmenschen aus.
6.	**Impulsivität:**
	Einfache Formen hiervon sind Dazwischenreden, Unterbrechen anderer im Gespräch, Ungeduld, impulsiv ablaufende Einkäufe, und das Unvermögen, Handlungen im Verlauf zu protrahieren, ohne dabei Unwohlsein zu empfinden.
7.	**Emotionale Überreagibilität:**
	Der Patient ist nicht in der Lage, adäquat mit alltäglichen Stressoren umzugehen, sondern reagiert überschießend oder ängstlich. Die Patienten beschreiben sich selbst häufig als schnell "belästigt" oder gestresst.

Tab. 2.113: Die Wender-Utah-Kriterien der Aufmerksamkeitsdefizit-/Hyperaktivitätsstörung im Erwachsenenalter.

pressionen" ist der Affekt eher dysphorisch-gelangweilt-leer bei fehlender Stimulation, fehlender Aktivität oder erhöhten Anforderungen an Aufmerksamkeit/Organisation, aber nicht traurig, und die Antriebshemmung fehlt.

▶ **Persönlichkeitsstörungen (v.a. emotional instabiler Typ, dissozialer Typ, ängstliche Typen)**

Manche Persönlichkeitsstörungen haben ähnliche Diagnosekriterien, und tatsächlich ähnelt die persistierende hyperkinetische Störung einer Persönlichkeitsstörung, da es sich um früh beginnende, durchgehende Merkmale handelt, die als Persönlichkeitszüge imponieren. Sind die Kriterien einer hyperkinetischen Störung erfüllt (Symptome bereits in der Kindheit), ist es nicht notwendig, eine weitere Persönlichkeitsstörung mit ähnlichen Symptomen zu diagnostizieren, wenn die ADHS bereits in der Kindheit vorhanden war (z.B. emotional-instabile oder ängstlich-vermeidende Persönlichkeitsstörung). Selbstverletzungen der Borderlinestörung gehören nicht primär zur ADHS. Sie werden zur Spannungsregulation (suchtartig) eingesetzt, die bei der ADHS (Anspannungszustände sind dort genauso häufig!) präferenziell durch z.B. Sport, Sexualität, Impulsivität, Substanzen erfolgt. Wenn diese Möglichkeiten bei einer ADHS verwehrt sind, z.B. bei Furcht vor Sexualität durch gehäuften Missbrauch mit posttraumatischer Belastungsstörung (ADHS-Patienten haben ein höheres Risiko, missbraucht zu werden!), entsteht aus einer unkomplizierten ADHS eine Borderlinestörung, die zusätzlich diagnostiziert werden kann. Dissoziale Verhaltensweisen sind zwar häufige Folgen, gehören aber nicht primär zur Symptomatik der Hyperaktivitätsstörung und sollten deswegen zusätzlich als dissoziale Persönlichkeitsstörung diagnostiziert werden. In der Regel handelt es sich bei dieser Gruppe um eine auch genetisch (familiär) abgrenzbare Untergruppe der ADHS, die bereits in der Kindheit und Jugend die Kriterien der hyperkinetischen Störung des Sozialverhaltens erfüllt (☞ Tab. 2.114 + 2.115).

Gemeinsame Kriterien für ADHS und Persönlichkeitsstörungen
• Verhaltensauffälligkeiten in mehreren Funktionsbereichen
• Auffälliges Verhalten ist andauernd und gleichförmig und nicht auf Episoden beschränkt
• Auffälliges Verhalten ist in vielen persönlichen und sozialen Situationen unpassend
• Beginn in Kindheit oder Jugend
• Subjektives Leiden
• Einschränkung der beruflichen und sozialen Leistungsfähigkeit

Tab. 2.114: Gemeinsame Kriterien für ADHS und Persönlichkeitsstörungen.

Zusatzdiagnostik

Alle obligaten und eventuell fakultativen Zusatzuntersuchungen zum Ausschluss einer organischen Ursache eines Aufmerksamkeitsdefizit-/Hyperaktivitätssyndroms (☞ Differentialdiagnose).

Bei einer primären Aufmerksamkeitsdefizit-/Hyperaktivitätsstörung finden sich in der Regel keine auffälligen Befunde, allenfalls diskrete, unspezifische EEG-, CT-, NMR-Anomalien (minimale Hirnschädigung).

Testpsychologie: Häufig Defizite in Aufmerksamkeit, Rechenleistungen, Intelligenztest-Subskalen, Tests, die Leistungen des Frontalhirns prüfen. **Zum Nachweis der Aufmerksamkeitsstörung ist besonders der Continuous-Performance-Test CPT geeignet.**

Epidemiologie

▶ Geschlechtsverhältnis

Männer erkranken häufiger als Frauen (im Kindesalter 3:1 bis 4:1, ins Erwachsenenalter persistierende Störung möglicherweise nur 2:1).

▶ Häufigkeiten

Ca. 5 % aller Kinder entwickeln eine Aufmerksamkeitsdefizit-/Hyperaktivitätsstörung. Sie persistiert bei ca. 10 % vollständig bis ins Erwachsenenalter, ca. 35 % behalten zumindest behindernde Symptome und ca. 80 % zumindest diskrete Restsymptome, bei einer großen Spannweite des Aus-

Dissoziale Persönlichkeitsstörung (modifiziert nach ICD-10)
• Herzloses **Unbeteiligtsein gegenüber Gefühlen anderer** (**v.a. bei hyperkinetischer Störung des Sozialverhaltens im Jugendalter**) • **Verantwortungslosigkeit, Missachtung sozialer Normen und Regeln** • **Viele wechselnde, aber keine langfristigen Beziehungen** • **Geringe Frustrationstoleranz, niedrige Aggressionsschwelle** • Kein Schuldbewusstsein, **lernt nicht durch Erfahrung**, besonders nicht durch Strafe • Neigung andere für eigenes Verhalten zu beschuldigen **fettgedruckt**: auch bei ADHS häufig
Emotional instabile Persönlichkeitsstörung-Borderline-Typus (modifiziert nach ICD-10)
• **Impulsives Verhalten ohne Beachtung von Konsequenzen** • **Wechselnde instabile Stimmung** • **Verminderte Fähigkeit vorauszuplanen** • **Eigenes Selbstbild**, Ziele und innere Präferenzen sind **unklar** • **Chronisches Gefühl innerer Leere** • **Intensive, unbeständige Beziehungen** • Übermäßige Anstrengung, nicht verlassen zu werden (aus ADHS nur ableitbar, wenn sie Folge der Angst vor Alleinsein ist und der daraus resultierenden Unterstimulation und bereits in der Kindheit vorhanden war) • Suizidalität, Selbstverletzungen **fettgedruckt**: auch bei ADHS häufig
Ängstlich-vermeidende Persönlichkeitsstörung (viele diagnostische Überlappungen mit der sozialen Phobie) (modifiziert nach ICD-10)
• **Chronisch Anspannung** und Besorgtheit • **Überzeugung selbst sozial unbeholfen**, unattraktiv **und minderwertig zu sein** • **Sorge in sozialen Situationen kritisiert oder abgelehnt zu werden** • Abneigung gegenüber persönlichen Kontakten, außer man ist sicher, gemocht zu werden • Eingeschränkter Lebensstil wegen körperlichem Sicherheitsbedürfnis • **Vermeidung von Aktivitäten, die soziale Kontakte voraussetzen, aus Furcht vor Kritik oder Ablehnung** **fettgedruckt**: auch bei ADHS häufig

Tab. 2.115: Gemeinsame Kriterien für ADHS und spezifische Persönlichkeitsstörungen.

prägungsgrades und der klinischen Relevanz bzw. Krankheitswertigkeit.

Mindestens 0,5 % bis zu 4 % der Erwachsenen haben damit eine persistierende Aufmerksamkeitsdefizit-/Hyperaktivitätsstörung bzw. deren Symptome.

Ätiologie und Pathophysiologie

Es ist unklar, ob es sich um ein **Syndrom mit verschiedenen Ursachen oder** eine **Krankheitsentität mit einer Ursache** handelt. Möglicherweise ist ein kleiner Teil, v.a. männliche Patienten, durch früh **erworbene** minimale, unspezifische **Hirnfunktionsstörungen** verursacht (diese Gruppe könnte als "symptomatische" ADHS zusammengefasst werden), der überwiegende andere Teil durch **genetische Faktoren** (Heredität wird auf 70-90 % geschätzt mit 5-8fach erhöhtem Erkrankungsrisiko für Erstgradangehörige). Umwelt- und Erziehungseinflüsse sind nach heutigem Erkenntnisstand für die primäre Symptomatik (nicht für die Folgen und die soziale Entwicklung) auszuschließen.

Neurochemisch spricht die Wirksamkeit der Stimulanzien für eine **kombinierte Störung des Katecholaminsystems (v.a. Dopamin**, geringer Noradrenalin) im Sinne einer noch näher zu definierenden, funktionell wirksamen mangelnden Neurotransmission. Vermehrte Dopamintransporter (die Dopamin inaktivieren) wurden in SPECT-Untersuchungen repliziert.

Neuroanatomisch sprechen NMR-Untersuchungen für eine Störung präfrontal, frontoorbital, striatal und cerebellär mit Volumenminderung, die auch Folge verminderter katecholaminerger Wachstumsstimulation sein könnte.

Die beste Erklärung bietet die Annahme einer primären Störung des Energiestoffwechsels im Aufmerksamkeitssytem. Bei Aufmerksamkeitsbelastung versucht das Gehirn insuffizient das Defizit durch Katecholaminfreisetzung auszugleichen. Der dadurch induzierte regionale hyperdopaminerge Zustand führt zu Hyperaktivität, Impulsivität und emotionaler Instabilität (wie bei Dopaminexzessen unter z.B. Kokain).

Verlauf und Prognose

Definitionsgemäß beginnt die Störung im Kindesalter. Bei 10-80 %, je nach Behandlung und Schweregrad, **persistieren die Symptome ins Jugend- und Erwachsenenalter.**

Die Symptome, die im Kindesalter festgestellt wurden (z.B. Unaufmerksamkeit, Desorganisiertheit, Impulsivität, emotionale Instabilität, Hyperaktivität) bleiben bestehen, allerdings unter einem **Symptomwandel in jeweils altersspezifischer Ausprägung** (☞ Klinik).

Die **Störung kann leicht ausgeprägt sein** und erscheint dann **als Variante normaler Persönlichkeitsausprägungen**, sie kann aber **auch** den **Schweregrad einer Krankheit** erreichen. Der **Verlauf** wird **häufig nicht durch die Ausprägung der Grundsymptome bestimmt**, unter denen die Patienten oft auch bei stärkerer Ausprägung und selbst bei Formen mit sozialem Rückzug und affektiven Symptomen nicht leiden, **sondern v.a. durch die sozialen und psychischen Folgen und das jeweilige Umfeld.** Der naturalistische Verlauf ist also geprägt durch komorbide Störungen, soziale Bedingungen (z.B. Berufs- und Partnerwahl) und Schweregrad: hyperaktive Symptome können z.B. bei geeigneten sozialen Bedingungen unbedeutend im Fortkommen sein, vielleicht sogar in manchen Berufen förderlich, während Desorganisiertheit oder phobische Symptome die Biographie trotzdem negativ prägen können. Selbst schwerere Aufmerksamkeitsstörungen müssen nicht manifest werden, aber ungünstige soziale Verhältnisse, unpassende Berufswahl und komorbide Störungen können auch leichte Symptome manifest machen.

Persistiert die Störung ins Erwachsenenalter, ist sie chronisch. Pharmakotherapien können zwar zur **Remission der Grundsymptome** führen, sie treten **aber** bei Beendigung der Behandlung erneut auf, und **oft bleiben komorbide Störungen** erhalten, **oder** die bereits eingetretenen **sozialen und privaten Komplikationen oder dysfunktionale Verhaltensmuster** können nicht mehr (oder nur manchmal bei intensiver Psychotherapie) revidiert werden.

▶ Komplikationen

Berufliche und private Komplikationen ergeben sich aus den primären Symptomen, sie sind meist verlaufsbestimmend.

Die Störung ist ein **allgemeiner, unspezifischer Risikofaktor für andere psychische Störungen**, zumindest moduliert sie deren Verlauf ungünstig.

Häufigste komorbide Störungen: **Missbrauch und Abhängigkeit von psychotropen Substanzen** (ca. 15-50 % je nach Definition und Substanz), **dissoziale Persönlichkeitsstörung** (ca. 10-30 %, wahrscheinlich Subtyp, ☞ Differentialdiagnose), **emotional-instabile Persönlichkeitsstörung** (falls diese nicht als Ausdruck der Aufmerksamkeitsdefizit-/Hyperaktivitätsstörung angesehen wird, siehe Differentialdiagnose, ca. 80 % hatten ein ADHS in der Kindheit), ängstlich-vermeidende und narzisstische Persönlichkeitsstörungen, **alle affektiven Störungen und Angststörungen** (die Häufung bipolarer Störungen kann Ausdruck einer gemeinsamen genetischen Vulnerabilität sein, oder die Aufmerksamkeitsdefizit-/Hyperaktivitätsstörung ist ein Riskofaktor).

Trotz der hohen Komplikationsraten, die auch dadurch zustande kommen, dass ein Patient im schweren Krankheitsverlauf mehrere Störungen entwickeln kann, haben ca. 40 % der Patienten keine komorbide Störung.

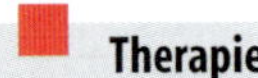

Therapie

Therapie der Wahl **im Kindes- und Jugendalter** ist eine

- medikamentöse Therapie mit Stimulanzien oder Atomoxetin (im Rahmen eines Behandlungsplanes mit psychosozialen Therapien)
  Sie ist bei ca. 70 % wirksam und wahrscheinlich eine Prophylaxe, um persistierende Störungen zu verhindern bzw. zu minimieren. **Eine wirksame Therapie sollte ins Erwachsenenalter fortgesetzt werden**, evtl. mit Absetzversuchen unter psychopathologischer Kontrolle.

Therapie der Wahl **im Erwachsenenalter** (bei bisher unbehandelten Störungen) ist eine

- medikamentöse Therapie mit Stimulanzien, falls keine komorbiden Störungen dagegen sprechen (v.a. Substanzmissbrauch, dissoziale Persönlichkeitsstörung) oder ausgeprägt impulsive/aggressive Verhaltensweisen. Falls Atomoxetin im Kindes- und Jugendalter wirksam war, kann es im Erwachsenenalter weiter gegeben werden.
  Die **Erfolgsaussichten** im Erwachsenenalter sind **wahrscheinlich geringer** (ca. 50 % Responder bei einer Spannweite von 25-75 % je nach untersuchtem Kollektiv). Zwar werden die Grundsymptome (Aufmerksamkeit, emotionale Instabilität) ähnlich beeinflusst, oft haben sich aber soziale Probleme und Verhaltensmuster so verselbständigt, dass die medikamentösen Effekte nicht zum Tragen kommen. Deswegen: **Kombination mit einer Verhaltens- und Soziotherapie** (z.B. wie bei emotional instabilen Persönlichkeitsstörungen: modifizierte dialektisch-behaviorale Psychotherapie oder Psychotherapie nach Heßlinger), die die Desorganisiertheit, Impulsivität und Instabilität der Patienten berücksichtigt und akzeptiert und verbleibende Ressourcen aktiviert und/oder direktiv Verhalten organisiert. Sie hat wenig Einfluss auf primäre Symptome, verändert aber den Umgang mit ihnen und v.a. deren pathogenen Auswirkungen.

Eine **Pharmakotherapie** ist indiziert, **wenn** in mindestens 2 Lebensbereichen **deutliche Einschränkungen** durch die ADHS entstehen oder ausgeprägte in einem **und die Einschränkungen eindeutig auf ADHS-Symptome zurückzuführen sind**.

Stimulanzien, v.a. solche, die dem BtM-Gesetz unterliegen, sollten **nicht bei dissozialen Persönlichkeitsstörungen und jeder manifesten Substanzabhängigkeit** eingesetzt werden, allenfalls primär stationär, um einen Effekt auf die Primärsymptome zu verifizieren. Bei Abstinenz wirkt die Medikation dann wahrscheinlich rückfallverhütend bzw. kann sie bei Substanzmissbrauch die Entwicklung einer Abhängigkeit verhindern oder impulsives dissoziales Verhalten reduzieren. Aber: Nie primär Stimulanzien ambulant ohne Kontrolle über bisheriges Sucht- und dissoziales Verhalten.

Mit Atomoxetin steht eine Substanz zur Verfügung, die nicht zur Gruppe der Stimulanzien zählt und kein Missbrauchspotential hat.

▶ Durchführung einer Stimulanzientherapie

Methylphenidat (Ritalin®, Medikinet®, Equasym®, Concerta®): Beginn mit 5 mg, Steigerung alle 2-3 Tage um 5 mg bis zu ca. 10-60 mg/d in 2-4 Einzeldosen (Höchstdosis 0,5-1 mg/kg KG). Vorteil: schnelle Beurteilung (Stunden bis Tage) des Wirkeffektes. Nachteil: BtM-pflichtig, Missbrauch möglich, häufige Tagesdosen wegen 2-4 h Wirkdauer.

Die wirksame Dosis zeigt sich vor allem durch Nachlassen der inneren motorischen Unruhe, emotionalen Instabilität und Erhöhung der Aufmerksamkeitsdauer. Zielsymptome sollen vor Therapiebeginn festgelegt werden zur Beurteilung des Effektes. Auch wenn erste Effekte in Stunden bis Tagen auftreten, kann der volle Effekt einer Dosis erst in 2-4 Wochen beurteilt werden. Deswegen: Nicht zu schnell steigern, um Überdosierungen zu vermeiden, oft reichen bei Erwachsenen 10-30 mg/d. Zwar sind Dosierungen um 1,0 mg/kgKG wirksamer, Nebenwirkungen (auch z.B. Zunahme emotionaler Instabilität) treten aber häufiger auf.

Bei festgestellter Minimaldosis kann eine Umstellung auf Präparate mit verzögerter Freisetzung erfolgen und Einmalgabe (z.B. Concerta® mit ca. 12 h Wirkdauer).

Andere Stimulanzien wie Pemolin und Amphetaminpräparate können zwar auch bei Methylphenidat-Nonrespondern wirken, haben aber wegen Nebenwirkungen (Lebertoxizität bei Pemolin) oder fehlender Verfügbarkeit geringe klinische Bedeutung.

Nebenwirkungen der Therapie sind: v.a. Appetitminderung und gastrointestinale Beschwerden, Schlafstörungen und Agitiertheit oder Sedierung, Kopfschmerzen, Tachykardie und Blutdruckanstieg, Muskelkrämpfe, gelegentlich aber auch depressive und manische, sehr selten psychotische Syndrome (v.a. bei Überdosierung oder bisher nicht bekannten komorbiden Störungen).

Vorsicht: Wirkung ist immer stark dosisabhängig, also ausdosieren je nach Nebenwirkungen.

▶ Durchführung einer Therapie mit Atomoxetin

Der Noradrenalin-Wiederaufnahmehemmer Atomoxetin (Strattera®) wird gewichtsabhängig dosiert:

≤ 70 kg: Startdosis ca. 0,5 mg/kg/d, Zieldosis ca. 1,2 mg/kg/d (max. auf Sicherheit geprüfte Tagesdosis 1,8 mg/kg); > 70 kg: Startdosis 40 mg/d, Zieldosis 80 mg/d (max. auf Sicherheit geprüfte Tagesdosis 150 mg). Vorteil: nicht BtM-pflichtig, kein Missbrauch möglich, keine On-Off-/Rebound-Effekte, kein Off-label-use, wenn Behandlung vor dem 18. Lebensjahr erfolgreich begonnen wurde, positive Effekte auf komorbide Depression. Nachteil: Abschließende Beurteilung des Wirkeffektes erst nach mehreren Wochen möglich.

Nebenwirkungen (meist vorübergehend) der Therapie sind: v.a. Appetitminderung und gastrointestinale Beschwerden, Schlafstörungen oder Müdigkeit, Potenzprobleme, Kopfschmerzen. Sehr selten erhöhte Leberenzymwerte.

Alternativen bei Nebenwirkungen oder (relativen) Kontraindikationen sind

- trizyklische noradrenerge Antidepressiva (Desipramin in antidepressiven Dosierungen), Venlafaxin (in antidepressiven Hochdosierungen), Reboxetin (Edronax®, Solvex®), Bupropion (Elontril®), vielleicht auch selektive Serotonin-wiederaufnahmehemmer oder MAO-(B)-Hemmer (keine positiven Wirknachweise, SSRIs möglicherweise negative Effekte).
  Nebenwirkungen (v.a. anticholinerge) sind häufiger als in der Depressionsbehandlung.
  Bei komorbider Depression und/oder Angst können sie auch 1. Wahl sein (oder mit Stimulanzien kombiniert werden), weil Stimulanzien hier alleine nicht ausreichend sind oder selbst gelegentlich bei Dauergebrauch depressiogen sind.

Neuroleptika in niedriger Dosierung sind wahrscheinlich wirksam bei einigen Symptomen (v.a. Hyperaktivität, Impulsivität), helfen aber wenig bei anderen und induzieren häufig depressive Syndrome und Antriebsstörungen. Sie sollten allenfalls Mittel 3. Wahl sein oder Kombinationspräparat bei den genannten Zielsymptomen.

Vorsicht: Alle genannten Therapien sind bis jetzt im Erwachsenenalter nicht behördlich zugelassen und unterliegen der ärztlichen Therapiefreiheit bei gewissenhafter Nutzen-Risiko-Abwägung. Atomoxetin darf bei Erwachsenen eingesetzt werden, wenn die Behandlung vor dem 18. Lebensjahr erfolgreich begonnen wurde.

2.20. Asperger-Syndrom (-Autismus) im Erwachsenenalter

Der Autismus ist eine **Erkrankung, die im Säuglings- oder frühen Kindesalter beginnt.** In der ICD-10 werden seine Unterformen zu den Entwicklungsstörungen gezählt. **Grundsymptome sind qualitative Beeinträchtigungen von Kommunikation und sozialer Interaktion.** Außerdem sind eingeschränkte, sich wiederholende und stereotype Verhaltensmuster, Interessen und Aktivitäten charakteristisch.

Im **Kindesalter** werden unterschieden der **frühkindliche Autismus, der atypische Autismus, das Rett-Syndrom und das Asperger-Syndrom.** Nur letzteres wird hier dargestellt, weil es klinisch relevant für den Erwachsenenpsychiater ist und differentialdiagnostisch von typischen Diagnosen in der Erwachsenenpsychiatrie abgegrenzt werden muss und oft im Kindes- oder im Jugendalter nicht diagnostiziert wurde. Der typische Autismus und das Rett-Syndrom sind sehr häufig mit Intelligenzminderung verbunden (☞ Kapitel 2.17.).

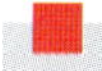

Klinik

Für die Diagnose wesentlich ist, dass die **Störungen von sozialer Interaktion und Kommunikation seit der Kindheit vorhanden** sind und **durchgehend bis ins Erwachsenenalter persistieren.** Im Idealfall sollen deswegen auch die Eltern zu Auffälligkeiten in den ersten Lebensjahren und im Grundschulalter befragt werden.

Folgende Fragen können die kindliche Symptomatik erfassen, modifiziert nach der Australischen

Skala für das Asperger-Syndrom . Aus den Fragen erschließt sich auch die Grundsymptomatik:

Zur sozialen Interaktion und Kommunikation

- Fehlte es dem Kind an Verständnis dafür, wie es mit anderen Kindern spielen konnte? (Es kannte z.B. die ungeschriebenen Regeln von sozialen Spielen nicht)
- Vermied es den sozialen Kontakt lieber, wenn es die Möglichkeit hatte, mit anderen Kindern zu spielen? (Blieb z.B. lieber zu Hause, wenn andere spielten?)
- Fehlte es dem Kind an Feingefühl oder Angemessenheit in seinem Gefühlsausdruck?
- Fehlte es dem Kind an Empathie? (Es erkannte z.B. nicht, dass eine Entschuldigung einer anderen Person helfen könnte, sich besser zu fühlen)
- Schien das Kind zu erwarten, dass andere Leute seine Gedanken, Erfahrungen und Meinungen auch ohne entsprechende Mitteilungen kannten? (Es realisierte z.B. nicht, dass man etwas nicht wissen konnte, weil man zu dem Zeitpunkt nicht mit dem Kind zusammen war)
- Zeigte das Kind keine sozialen "So-tun-als-ob"-Spiele? (z.B. wurden andere Kinder in seine imaginären Spiele nicht einbezogen, oder das Kind war verwirrt von den "So-tun-als-ob"-Spielen der anderen Kinder)
- War das Kind nicht daran interessiert, an Wettkämpfen, Spielen und Aktivitäten teilzunehmen, war es gleichgültig gegenüber dem Anpassungsdruck? (Es folgte z.B. nicht der Mode bei Spielsachen oder Kleidung)
- Interpretierte das Kind Bemerkungen oft wörtlich? (Es war z.B. durch Redewendungen wie "sich warm anziehen müssen", "Blicke, die töten können" oder "jemanden die Augen öffnen" verwirrt)
- Hatte das Kind eine ungewöhnliche Sprachmelodie? (Es hatte z.B. einen gleichbleibenden Tonfall ohne Betonung der Schlüsselwörter)
- Erschien das Kind desinteressiert an den Kommentaren und Bemerkungen des Gesprächspartners und tendierte es in Gesprächen zu weniger Blickkontakt, als man es erwarten würde?
- War die Sprache des Kindes übergenau und pedantisch? (Es sprach z.B. förmlich oder wie ein wandelndes Wörterbuch)
- Hatte das Kind Probleme, um einen Gesprächsverlauf zu korrigieren? (Es war z.B. verwirrt und hat nicht nachgefragt, sondern zu einem vertrauten Thema gewechselt oder eine Ewigkeit gebraucht, um über eine Antwort nachzudenken)

Zu Stereotypien, Interessen, Aktivitäten

- Las das Kind Bücher vorrangig zur Information und schien nicht an fiktiven Welten interessiert zu sein? (Vorliebe für Lexika und wissenschaftlichen Büchern, anstelle von Abenteuergeschichten)
- Hatte das Kind ein ungewöhnliches Langzeitgedächtnis für Ereignisse und Fakten? (Es merkte sich z.B. Nummernschilder, Geburtsdaten, erinnerte sich an Vorgänge, die mehrere Jahre zurücklagen)
- War das Kind von einzelnen Themen fasziniert und hat begierig dazu Informationen und Statistiken gesammelt? (Es wurde z.B. zum wandelnden Lexikon)
- Musste das Kind besonders ausgiebig beruhigt werden, wenn Dinge verändert wurden?
- War das Kind übermäßig beunruhigt durch Veränderungen der Alltagsroutine? (Es war z.B. belastet, wenn es auf einem anderen Weg als gewöhnlich zur Schule gehen sollte oder sich zu Hause Essensrituale änderten)
- Entwickelte das Kind fein ausgebildete Gewohnheiten oder Rituale, die vollzogen werden mußten? (z.B. Einschlafrituale)

Zu anderen Aspekten

- Hatte das Kind eine schlechte motorische Koordination, hatte es einen merkwürdigen Gang beim Rennen?
- Hatte das Kind eine ungewöhnliche Angst bezüglich oder Unbehagen aufgrund gewöhnlicher Geräusche, z.B. von elektrischen Geräten, leichter Berührung an Haut oder Kopf, des Tragens bestimmter Kleidungsstücke, unerwarteter Geräusche, des Erkennens bestimmter Objekte, lauter, überfüllter Orte?
- Hatte es eine Tendenz, zu "flattern" oder zu schaukeln, bei Erregung oder Kummer?
- Fehlte die Empfindlichkeit für geringfügigen Schmerz?

- Zeigte es ungewöhnliche Gesichtsgrimassen oder -tics?

Im Erwachsenenalter bestehen die in den genannten Fragen implizierten **Symptome in altersspezifischer Ausprägung** fort. Manche Symptome des Kindesalters können zurücktreten. So werden oft Blickkontakt, eine gewisse Modulation der Stimme, die Fähigkeit zum "small talk" erlernt. Viele der oben genannten krankheitsimmanenten Schwierigkeiten der verbalen Kommunikation, die im Erwachsenenalter relevant werden, z.B. Telefonate zu führen und zu wissen, wann geantwortet werden muss, Floskeln in Besprechungen, wie "hat jemand noch etwas zu sagen", nicht wörtlich zu nehmen (wie soll jemand wissen, ob jemand etwas zu sagen hat, dazu müsste er Gedanken lesen können?), oder durch unvorhergesehene Bemerkungen bei Behörden, im Beruf oder Studium im vorausgeplanten Gesprächsverlauf nicht verwirrt zu werden, können zwar durch Reflexion reduziert werden, häufiger werden sie aber entweder nicht wahrgenommen oder es gelingt bei der Vielzahl möglicher Konstellationen keine Generalisierung. Stattdessen vermeiden die Patienten alle Situationen, die Interaktion erfordern, können alltäglichen Anforderungen immer wieder nicht genügen. Meist werden die Probleme der sozialen Interaktion nur indirekt im Scheitern oder Vermeiden von selbst einfachsten Alltagsaktivitäten deutlich, und nur bei explizitem Nachfragen können die zu Grunde liegenden Defizite exploriert werden. Menschen mit Asperger-Syndrom behalten auch ihre außergewöhnlichen Muster sozialer Interaktionen und Beziehungen. Sie bleiben meist Einzelgänger, leben in aller Regel sozial zurückgezogen, ohne ausgeprägte Wünsche und Ängste gegenüber anderen. Jede Form der Expressivität bleibt ihnen fremd. Die oben genannten Ausdrucksstörungen lösen beim Gegenüber das Gefühl von Fremdheit und Distanz aus. Sie suchen meist auch keine Beziehungen (weder übliche Sozialkontakte noch erotische Beziehungen), v.a. gegenüber allen Gruppen dominieren Indifferenz und Desinteresse. Dies liegt nicht zwingend daran, dass die Patienten keine Kontakte wollen, viele leiden sogar unter ihrer Isolation, vielmehr sind sie unfähig, die ungeschriebenen Regeln des sozialen Miteinanders zu verstehen und entsprechend zu handeln. Soziale Normen und Konventionen werden (unabsichtlich) missachtet oder gar nicht bemerkt, oft in Verbindung mit bizarr-ungewöhnlichem Verhalten, unerwarteten Handlungen oder unverständlicher Gesprächsführung, die die "Mitmenschen vor den Kopf stoßen". Falls überhaupt Zweierbeziehungen eingegangen werden, bleiben sie meist emotionslos-pragmatisch. Dabei ist Hyposexualität kein Bestandteil der Symptomatik, die Patienten können aber häufig den Beziehungsaspekt von Sexualität nicht integrieren. In Verbindung mit einer durchaus möglichen Hypersexualität kann es dann auch häufiger zu Störungen der Ausgestaltung von Sexualität kommen, v.a. zu Fetischismus. Übliche Freizeitaktivitäten und Vergnügen bleiben Asperger-Autisten meist fremd. Im Kontakt bleiben sie distanziert, kühl, gleichgültig gegenüber Kommentaren des Gegenübers, drücken wenig Emotionen aus, seien diese positiv oder negativ gefärbt. Im Gespräch fehlt der übliche Augenkontakt, es ist durch die gleichförmige Sprachmelodie und den oft bizarr-manierierten oder idiosynkratischen Sprachgebrauch erschwert. Dies heißt nicht, dass Menschen mit Asperger-Syndrom immer daran zu erkennen sind, dass sie keinen Kontakt aufnehmen. Manche reden im Gegensatz dazu besonders viel mit anderen, können auch ausführlich von ihren Interessen sprechen, kommunizieren dabei aber nicht im eigentlichen Sinn, da sie weder situative Angemessenheit noch die Reaktionen oder das Interesse ihres Gegenübers berücksichtigen ("narrativer Autismus"). In Verbindung mit der Konzentration auf die semantische Bedeutung des Gesprochenem ohne den pragmatischen und nonverbalen Aspekt von Sprache, dem lexikalischen Wissen und weitschweifigen Ausführungen sind Kommunikationsabbrüche dann die Regel.

Oft bleiben auch stereotype Verhaltensmuster, Interessen und Aktivitäten mit rigidem Haften am Gewohnten, Ritualen im Alltag, zwangsähnlichen Verhaltensweisen. Ausgeprägte Zwängen mit Angst und Anspannung kommen zwar gehäuft vor, sollten aber als komorbide Zwangsstörung betrachtet werden, da beim Asperger-Syndrom weniger phänomenologisch typische Zwänge, als vielmehr nicht von Affekten begleitete Rituale und Stereotypien im Vordergrund stehen. Der Widerstand gegen Veränderung äußert sich häufig in Veränderungsangst, aber auch in Eigensinn, fanatischem Festhalten an eigenen Meinungen, Unbeeinflussbarkeit und sogar Gereiztheit und Aggressivität. Phänomenologisch erscheint das Asperger-Syndrom dann oft als querulatorische, exzentrische oder fanatische Persönlichkeit, bei der die Konzentration auf singuläre Daseinsaspekte ganz im Vordergrund steht. Das Interesse der Patienten beschränkt sich meist auf einzelne wenige Bereiche (z.B. Sammeln, Musik), die dann das Leben aber auch vollständig ausfüllen und alle anderen Aktivitäten, auch die Teilnahme am alltäglichen Leben, beeinträchtigen können. Andererseits können Patienten innerhalb dieser Sonderinteressen auch außergewöhnliche Begabungen (z.B. im Bereich des Langzeitgedächtnisses, mathematische Fähigkeiten) entwickeln, und über diesen Weg auch beruflich durchaus erfolgreich sein, wenn diese Ressourcen genutzt werden können.

Die Betroffenen selbst leiden unter diesen Grundsymptomen oft nicht, suchen psychiatrische Hilfe aber dann, wenn durch die Symptome Schwierigkeiten z.B. im Beruf auftreten oder sie durch äußere Umstände (z.B. falsche Berufswahl, Wehrdienst) zur Aufgabe von Gewohnheiten oder Teilnahme am sozialen Leben mit dann vorprogrammierten Konflikten gezwungen werden. Ängste mit Panikattacken, Erregungszustände oder Depressivität sind dann die häufigen Folgen. Auch oft als psychotisch fehlgedeutete Episoden können persistieren mit dem Gefühl, andere könnten oder müssten eigene Gedanken kennen (als Fehlinterpretation sozialer Interaktionen) und/oder einer Geräusch- und Berührungsüberempfindlichkeit mit Angst und Erregung, die als (Pseudo-)Halluzinationen, Wahrnehmungsanomalien, Beeinträchtigungsideen oder Coenästhesien fehlgedeutet werden können.

Typisches klinisches Beispiel:
Der 23 Jahre alte Student Klaus M. wird vom Hausarzt zur differentialdiagnostischen Klärung und Therapieempfehlung vorgestellt. In den letzten 2 Jahren sei er mehrfach in ambulanter und vor allem stationärer Behandlung gewesen mit folgenden Diagnosen: schizotype Störung, undifferenzierte Schizophrenie und Residuum, Hebephrenie, schizoide Persönlichkeitsstörung, schizoaffektive Störung, derzeit depressiv. Verschiedene Therapieversuche mit Neuroleptika hätten zu keinen Besserungen, aber vielen Nebenwirkungen geführt. In den Arztberichten sind folgende Begründungen für die Diagnosen angegeben: der Patient sei ein exzellenter Schüler und Student gewesen, bis er durch einen progredienten Leistungsabfall im Studium, Interesse- und Lustlosigkeit, sozialen Rückzug und Verwahrlosung aufgefallen sei. In den psychopathologischen Befunden sind erwähnt manieriert-bizarre Verhaltensweisen mit Stereotypien, geringer Zugang zu Affekten, Gefühlskälte und affektive Verflachung, manierierte Sprache mit anderer Intonation, fehlende Empathie und Kontaktaufnahme, fehlende Ausdauer und Konzentrationsstörungen, fehlendes Einhalten von sozialen Rahmen und Regeln (ungewöhnliche Kleidung und ungewöhnliches Äußeres). Die Exploration ergibt, dass der Patient schon als Kind durch eine "erwachsene" Sprache auffiel und durch ungewöhnliche Begabungen und Interessen (z.B. konnte er im Alter von 5 Jahren alle einheimischen Käferarten mit lateinischem Namen nennen). Er spielte selten mit Gleichaltrigen, beteiligte sich nicht an Gruppenspielen, zumal er die Regeln selten verstand oder plausibel fand. Die anwesenden Eltern beklagten schon früher den auch jetzt feststellbaren fehlenden Augenkontakt des Patienten, die seltenen Gefühlsäußerungen und die ungewöhnliche Sprachmelodie im Vergleich zu den anderen Kindern. Gleichzeitig hielt er schon früh an festen Gewohnheiten fest, konnte z.B. den Schulweg nicht wechseln, musste auch immer auf der gleichen Straßenseite gehen. Schon als Kind hatte der Patient verschiedene Tics, führte bei Begrüßungen z.B. eigenartige Verbeugungen durch, wie es auch jetzt noch sichtbar ist. Auffallend war früher schon eine Hyperempfindlichkeit gegenüber alltäglichen Geräuschen und manchen Gerüchen. Diese Überempfindlichkeit führte jetzt im Studium dazu, dass der Patient nach sehr erfolgreichem Anfang ein Chemiepraktikum abbrechen musste. Anschließend zog er sich zurück, schloss sich in die Wohnung ein, verwahrloste, hatte entgegen seinem früheren Verhalten keinen Antrieb mehr, keine Energie. Auch wenn es aus dem Gesichts- bzw. Gefühlsausdruck oder Sprachausdruck nicht erkenntlich ist, so berichtet der Patient über Verzweiflung, Hoffnungslosigkeit und fehlendes Interesse am Leben. Zwei Diagnosen werden gestellt, erstens ein Asperger-Autismus und zweitens eine depressive Episode.

Diagnose und Differentialdiagnose

Für die **Diagnose entscheidend** ist, **dass die qualitativen Beeinträchtigungen der sozialen Interaktion** und die typischen Verhaltensmuster **bereits in der Kindheit begonnen und bis ins Erwachsenenalter persistiert haben.**

Diagnosekriterien zeigt Tab. 2.116. Die obengenannten Fragen (siehe Klinik) können als Hilfe für eine retrospektive Diagnose im Kindesalter dienen. Mit den Instrumenten ADI-R und ADOS-G können Interviews und Beobachtung für die Diagnose strukturiert werden.

Asperger-Syndrom	
A	Es fehlt eine klinisch eindeutige allgemeine Verzögerung der gesprochenen oder rezeptiven Sprache oder der kognitiven Entwicklung (einzelne Worte bereits im 2., kommunikative Phrasen im 3. Lebensjahr), normale intellektuelle Entwicklung und damit verbundenes Sozialverhalten während der ersten 3 Lebensjahre (ansonsten ist frühkindlicher Autismus zu diagnostizieren). Verzögerte motorische Entwicklung oder motorische Ungeschicklichkeit ist aber ein häufiges (nicht notwendiges) diagnostisches Merkmal
B	Isolierte Spezialfertigkeiten und auffällige Beschäftigungen sind häufig, aber für die Diagnose nicht erforderlich
C	Qualitative Beeinträchtigungen der gegenseitigen sozialen Interaktion in mehreren Bereichen: 1. Unfähigkeit, Blickkontakt, Mimik, Körperhaltung und Gestik zur Regulation sozialer Interaktionen zu verwenden 2. Unfähigkeit, Beziehungen zu Gleichaltrigen aufzunehmen, mit gemeinsamen Interessen, Aktivitäten und Gefühlen 3. Mangel an sozio-emotionaler Gegenseitigkeit, die sich in einer Beeinträchtigung oder devianten Reaktion auf die Emotionen anderer äußert; oder Mangel an Verhaltensmodulation entsprechend dem sozialen Kontext; oder nur labile Integration sozialen, emotionalen und kommunikativen Verhaltens 4. Mangel, spontan Freude, Interessen oder Tätigkeiten mit anderen zu teilen 5. Oft, aber nicht notwendig, Behinderung der sprachlichen Kommunikation durch Schwierigkeiten, einen sprachlichen Kontakt herzustellen oder aufrechtzuerhalten oder Verwendung eines der Situation unangemessenen oder stereotypen oder idiosynkratischen Sprachstils
D	Begrenzte, repetitive und stereotype Verhaltensmuster, Interessen und Aktivitäten in mindestens einem der folgenden Bereiche: 1. Umfassende Beschäftigung mit gewöhnlich mehreren stereotypen und begrenzten Interessen, die in Inhalt und Schwerpunkt abnorm sind oder ungewöhnlich intensive und umschriebene Interessen 2. Zwangsähnliche Anhänglichkeit an spezifische, nicht funktionale Handlungen, Gewohnheiten oder Rituale 3. Manchmal stereotype und repetitive motorische Manierismen
E	Bei Fehlen von einem Kriterium kann ein atypischer Autismus diagnostiziert werden. Andere psychische Störungen, die die Symptomatik erklären, müssen ausgeschlossen werden.

Tab. 2.116: Diagnostische Leitlinien des Asperger-Syndroms, modifiziert nach ICD-10.

Abzugrenzen von dem persistierende Asperger-Syndrom des Erwachsenenalters sind:

▶ Schizophrenien und schizotype Störung

Sämtliche Symptome der schizotypen Störung können auch Symptome eines persistierenden Asperger-Syndroms sein (einschließlich gelegentlicher quasi-psychotischer Episoden oder Wahrnehmungsveränderungen). Für die Diagnose des Asperger-Autismus spricht, wenn die Symptomatik kontinuierlich bis in die Kindheit zurückverfolgt werden kann. Ein später Beginn im Jugendalter spricht für die schizotype Störung, die dann als schizophrene Spektrumerkrankung angesehen wird. Mit Berücksichtigung der Verlaufsdynamik ist der Widerspruch lösbar, dass manche Kliniker die schizotype Störung als erwachsenen Ausdruck eines Asperger-Syndroms sehen, andere als schizophrene Spektrumerkrankung oder Persönlichkeitsstörung.

Wenn die Diagnosekriterien einer Schizophrenie im Verlauf eines Asperger-Syndroms erfüllt werden, sind die Symptome im Falle eines späten Beginns der Asperger-Symptomatik als Basissymptome bzw. prämorbide Auffälligkeiten der Schizophrenie zu klassifizieren, oder es ist bei einem Verlauf seit der Kindheit eine Doppeldiagnose Asperger-Syndrom plus Schizophrenie zu stellen.

Viele Patienten mit Asperger-Syndrom werden im Erwachsenenalter als Hebephrenie fehldiagnostiziert wegen des verflachten Affekts, des Bruchs in der Lebenslinie, der zwangsähnlichen Stereotypien und der Störungen der sozialen Interaktion und des Verständnisses. Wird berücksichtigt, dass der Verlust gewohnter Bezüge im Erwachsenenalter von Patienten mit einem Asperger-Syndrom oft nicht bewältigt werden kann, dass die Alltagskompetenz eingeschränkt ist und wird dann überprüft, ob sich das Syndrom in die Kindheit zurückführen lässt, sollte diese folgenschwere Fehldiagnose vermieden werden können.

▶ Affektive Störungen und Angststörungen

Angststörungen und depressive Störungen sind auch bei einem nachgewiesenen Asperger-Autismus als zusätzliche psychische Störungen zu diagnostizieren und entsprechend zu behandeln. Die oft fehlende Modulationsfähigkeit der Stimmung bzw. des Ausdruckes erschwert die Diagnose bei depressiven Störungen. Gehäuft treten reaktive affektive Störungen oder Angststörungen auf, wenn gewohntes Umfeld verlassen wird oder Anforderungen an soziale Interaktionen auftreten. Bei dieser Konstellation ist vor der Diagnose einer primären affektiven Störung oder Angststörung eine Anpassungsstörung zu erwägen. Angst in bzw. vor sozialen Situationen ist Bestandteil des Asperger-Syndroms; es ist nicht nötig bzw. sogar falsch, eine soziale Phobie zu diagnostizieren und spezifisch zu therapieren.

▶ Zwangsstörungen

Beim Asperger-Syndrom treten v.a. zwangsähnliche, stereotype Verhaltensweisen ohne die zwangstypischen Befürchtungen, Ängste, dass etwas passieren wird und ohne die angstvoll erlebte Anspannung beim Unterlassen von Zwängen auf. Sind die Kriterien beider Erkrankungen erfüllt, sollten aber beide Diagnosen gestellt werden und entsprechend behandelt werden.

▶ Persönlichkeitsstörungen

Bei einem persistierenden Asperger-Syndrom sind in der Regel auch die Diagnosekriterien einer schizoiden Persönlichkeitsstörung erfüllt. Sind die Symptome bereits seit Kindheit nachweisbar, sollte die Diagnose eines Asperger-Syndroms gestellt werden und die Diagnose einer schizoiden Persönlichkeitsstörung ist nicht notwendig.

▶ Aufmerksamkeitsdefizit-/Hyperaktivitätsstörung des Erwachsenenalters

Asperger-Syndrom und Aufmerksamkeitsdefizit-/Hyperaktivitätsstörung sind gehäuft assoziiert. Wenn die Diagnosekriterien beider Störungen erfüllt sind, sollten beide Diagnosen gestellt und entsprechend behandelt werden. Beim Asperger-Syndrom treten die Aufmerksamkeitsdefizite und hyperaktiven Symptome aber oft nur in sozialen, für die Patienten unangenehmen Situationen auf. In diesem Fall wird nur die Diagnose des Asperger-Autismus gestellt. Um unnötige Behandlungen mit Psychostimulanzien zu vermeiden, ist auch zu berücksichtigen, dass auch beim Asperger-Syndrom die Patienten sich in Phantasiewelten zurückziehen, dies aber nicht durch Defizite in der Aufmerksamkeitsspanne getriggert wird. Auch Probleme in der Bewältigung und Organisation von Alltagsaktivitäten als Hinweis auf gestörte Exekutivfunktionen gehören zum Asperger-Syndrom, sind aber dann nicht durch fehlende Ausdauer, sondern durch Unverständnis für die Anforderungen gekennzeichnet.

Zusatzdiagnostik

Alle obligaten und fakultativen Zusatzuntersuchungen zum Ausschluss einer organischen Störung. Bei einem Asperger-Autismus finden sich in der Regel keine pathologischen Befunde in der Routinediagnostik.

Epidemiologie

▶ Geschlechtsverhältnis

Männer : Frauen ca. 8:1

▶ Häufigkeiten

Autismus und Autismus-Spektrumerkrankungen nehmen wahrscheinlich zu. Prävalenz Autismus-Spektrumerkrankungen und Asperger-Syndrom ca. 1 %, Asperger-Syndrom 0,04 %, frühkindlicher Autismus ca. 0,1 %.

Ätiologie

Der Asperger-Autismus ist eine neurobiologisch begründbare Erkrankung. Psychogene Mechanismen sind nicht an Entstehung und Aufrechterhaltung beteiligt, wahrscheinlich aber an psychosozialer Entwicklung und Phänomenologie der Symptomatik.

Genetische Faktoren sind wahrscheinlich, da das Syndrom familiär gehäuft auftritt mit erhöhter Konkordanz bei monozygoten Zwillingen und 20-50fach erhöhtem Risiko bei Geschwistern.

Volumenminderungen, weniger Neurone und reduzierte dendritische Verzweigungen wurden beschrieben in den für die soziale Interaktion relevanten Arealen Amygdala, Hippocampus, Septum, Gyrus cingularis und Cerebellum bei insgesamt vergrößertem Hirnvolumen.

Verlauf und Prognose

Definitionsgemäß beginnt das Asperger-Syndrom des Erwachsenenalters im Kindesalter und persistiert. Der Verlauf wird dann nicht mehr durch die weitgehend unveränderbaren Grundsymptome geprägt, sondern durch die individuellen sozialen Bedingungen, die Symptome krankheitswertig werden lassen. Das heißt, dass nicht jeder Patient mit Asperger-Syndrom unter der Symptomatik leidet und/oder behandlungsbedürftig ist.

Der Verlauf kann durch komorbide Störungen kompliziert werden. Folgende Störungen sind wahrscheinlich gehäuft assoziiert:

- Aufmerksamkeitsdefizitsyndrome einschließlich der Aufmerksamkeitsdefizit-/Hyperaktivitätsstörung
- Tourette-Syndrom und einfache Tics (80 % haben irgendeinen Tic)
- Depressive Episoden
- Essstörungen, v.a. Anorexia nervosa

80 % der autistischen Kinder haben zwar eine Intelligenzminderung und/oder eine organische psychische Störung (v.a. Epilepsie), beim Asperger-Syndrom sind Intelligenzminderung und organische psychische Störungen aber wahrscheinlich nicht gehäuft.

Therapie

Eine Therapie, die die Grundsymptome beseitigen kann, ist nicht bekannt. Es ist aber möglich, den Umgang mit den Symptomen, den Ausprägungsgrad, und assoziierte Begleitsymptome zu beeinflussen.

Psychotherapeutisch ist dazu oft eine Aufklärung über die Erkrankung, Verweise auf Selbsthilfegruppen und eine Beratung bezüglich Berufswahl und Lebenszielen bereits wirksam. Verhaltensauffälligkeiten und Probleme der sozialen Interaktion können verhaltenstherapeutisch (v.a. durch "Nachlernen" von Alternativen oder Einüben von "Akzeptanz" des Andersseins) verändert werden. Nach klinischer Erfahrung ist hierzu ein modifiziertes soziales Kompetenztraining, sowohl als Einzeltherapie als auch in der Gruppe, geeignet.

Medikamentös sind niedrigdosierte Dopamin D2 Antagonisten (atypische Neuroleptika, v.a. Risperidon, z.B. 0,25 - 1,5 mg) nur dann wirksam, wenn auch die Kriterien der schizotypen Störung mit quasi-psychotischen Episoden erfüllt sind. Komorbide Störungen, v.a. Depressionen, müssen unbedingt erkannt und behandelt werden. SSRIs wirken möglicherweise auf soziale Ängste, sozialen Rückzug und manche Stereotypien.

Behandlungstechniken in der Psychiatrie

3. Behandlungstechniken in der Psychiatrie

3.1. Das ärztliche Gespräch

Wichtigstes "Handwerkszeug" für den psychiatrisch Tätigen ist die richtige Gesprächstechnik. Im Gespräch manifestiert sich die Beziehung zwischen Patient und Behandler, wobei

- Die Fähigkeit zur Einfühlung (Empathie) und Echtheit (Authentizität)
- das Vermitteln von emotionaler Wärme und fachlicher Kompetenz
- klare Aussagen, Anweisungen, Erklärungen und die Vorgabe von (zeitlicher/behandlungstechnischer) Struktur

die Grundpfeiler darstellen und bereits therapeutische Wirkung haben.

Werden bei den Gesprächen auch die eigenen Emotionen des Arztes (die Gegenübertragung) mitberücksichtigt und kontrolliert, so optimiert dies die Arzt-Patient-Beziehung. Das richtig geführte Gespräch ist gleichzeitig (supportive) Psychotherapie.

Durch die Teilnahme an **Balintgruppen** (kollegiale Gruppen, die sich regelmäßig, etwa alle zwei Wochen, für 2 Stunden treffen) werden solche Gegenübertragungsphänomene dem Arzt verdeutlicht. In der Balintgruppe berichtet ein Teilnehmer zunächst über einen seiner Patienten, dann analysiert die Gruppe Person, Situation und Umfeld des Patienten und die Arzt-Patient-Beziehung.

3.2. Psychotherapeutische Behandlung

Definition

Psychotherapie ist ein bewusster und geplanter interaktioneller Prozess zur **Beeinflussung von Verhaltensstörungen und Leidenszuständen mit psychologischen Mitteln (durch Kommunikation)**. Sie kann mittels lehrbarer verbaler oder averbaler Techniken beim Patienten Veränderungen in Richtung auf ein definiertes, nach Möglichkeit gemeinsam erarbeitetes **Ziel (Symptomminimierung und/oder Strukturänderung der Persönlichkeit)** bewirken.

Zwei wichtige Theorien dienen aktuell als Grundlagen für psychotherapeutisches Vorgehen:

- die lerntheoretischen Verfahren (Verhaltenstherapie) auf dem Boden der **Verhaltenspsychologie**, bei der Fehlverhaltensweisen durch neue therapeutisch induzierte Lernprozesse korrigiert werden können
- die **Tiefenpsychologie**, mit der zum Teil nur historisch bedeutsamen Triebtheorie (☞ Kap. 1.5.2.), den Konzepten der Übertragung und Gegenübertragung, der **Ich-Psychologie** und der aktuellen **Objektbeziehungstheorie**

Sonderformen stellen die **suggestiven und übenden (Entspannungs-)verfahren** und die **Körperpsychotherapieverfahren** dar. Die hier vorgestellten Psychotherapiemethoden sind in der ärztlichen Versorgung etabliert (z.B. als Verfahren der Psychotherapieweiterbildung).

Verfahren

psychoanalytisch begründete Behandlungsverfahren

Hierzu zählen 2 wesentliche Therapieformen:

- die psychoanalytische
- die psychodynamische oder die tiefenpsychologisch fundierte Psychotherapie

Indikation: Sie wurden bei allen psychischen Störungen bereits versucht, als wesentlicher Indikationsbereich blieben **Persönlichkeitsstörungen**.
Vorgehen: Ursprungsform beider ist die klassische **Psychoanalyse** mit dem folgenden Vorgehen nach **S. Freud**: Der Patient liegt auf der Couch, der Therapeut sitzt am Kopfende außerhalb des Gesichtsfelds des Patienten, so dass es zu keinem Blickkontakt kommen kann. Die infantilen Beziehungsmuster und die "**Regression**" in entwicklungsgeschichtlich **früher angelegte Verhaltens- und emotionale Muster** sollen dadurch **reaktiviert** werden. Während der Behandlung gilt die "**psychoanalytische Grundregel**": Der Patient soll Gedanken und Empfindungen, die ihm gerade einfallen, spontan ohne Kontrolle und Selbstkritik mitteilen (freie Assoziation). Der Therapeut gibt keine Ratschläge, sondern "deutet" - interpretiert die Einfälle des Patienten. Er setzt dabei auch bewusste Anteile der

Äußerungen (z.B. Versprecher, Träume) in Beziehung zu lebensgeschichtlichen und aktuellen Konflikten und den Gefühlen, die der Patient gegenüber dem Therapeuten entwickelt ("**Übertragung**"). Um diese Gefühle zu erkennen, macht er sich dabei seine eigenen Empfindungen gegenüber dem Patienten deutlich ("**Gegenübertragung**") und bezieht diese mit ein. Die Hypothese ist, dass der Behandelte seine Beziehungskonstellationen auf den Therapeuten projiziert, "überträgt" und im Therapeuten die entsprechenden Gefühle erzeugt, so dass dieser durch Beachten seiner Gegenübertragung dem Patienten Deutungen geben kann, der damit erst seine eigenen Gefühle und v.a. Konflikte erkennen kann. Der Patient entwickelt durch die Deutung des Therapeuten und v.a. das erneute, jetzt bewusste Durchleben von Konflikten in der therapeutischen Beziehung im Rahmen von Übertragung-Gegenübertragung die Fähigkeit, unbewusste Konflikte wahrzunehmen und bei seinen bewussten Handlungen zu berücksichtigen. Behandlungszeit: 200 bis 300 h über 2-5 Jahre, oft 2-4 Sitzungen pro Woche. Klinisch hat diese Methode wegen der langen Dauer und dem fehlenden Wirksamkeitsnachweis wenig Bedeutung.

Im Vergleich dazu wurden die **tiefenpsychologisch fundierte oder psychodynamische Psychotherapie** folgendermaßen **modifiziert**: Der Patient und der Therapeut sitzen sich gegenüber, um eine Regression des Patienten möglichst zu vermeiden. Nach einer Probesitzung, in der der Patient möglichst frei von seiner Symptomatik, seinen zentralen Bindungen und seiner aktuellen Lebenssituation berichten soll, wird in bis zu 4 Sitzungen eine ausführliche Anamnese erhoben, bei der v.a. die **subjektive Sicht seiner Lebensgeschichte** wichtig ist, und ein oder mehrere **abgrenzbare Konflikte** identifiziert werden sollen, aus denen der Therapeut eine Hypothese zur Psychodynamik entwickelt. Während der Behandlung bietet der Therapeut Klarifikationen ("Verdeutlichungen") ähnlich wie bei der klassischen Analyse an. Durch die erfolgreiche Bearbeitung des aktuellen Konflikts soll die Gesamtentwicklung der Person geändert werden. Im klinischen Alltag hat sie die klassische Analyse weitgehend abgelöst wegen des praktikableren Vorgehens. Dauer der Behandlung ca. 1 Jahr, 20-80 Sitzungen, oder als Kurztherapie mit ca. 12 Sitzungen.

Alternativ fördert der Therapeut das Gespräch aktiv und arbeitet vor allem an der **Beziehungsfähigkeit** des Patienten. Die sichere therapeutische Beziehung ermöglicht neue Erfahrungen und Änderungen der Beziehungsfähigkeit. Die Patienten sollen nicht durch interpretierendes und konfrontierendes Vorgehen abgeschreckt werden und **defizitäre Ich-Strukturen** wie mangelnde Frustrationstoleranz oder unangemessene Abwehrmechanismen sollen **stabilisiert** werden, indem der Therapeut stellvertretend für den Patienten über weite Strecken relevante Ich-Funktionen übernimmt, z.B. die Klarstellung problematischer sozialer Situationen bis hin zum Erarbeiten von Handlungsdirektiven ("Grenzsetzungen"). Körperorientierte psychotherapeutische Ansätze können integriert werden, um eine Differenzierung emotionalen Erlebens zu ermöglichen, das dann später auch einer verbalen Behandlung unterzogen werden kann. Wegen des dialogischen Prinzips werden auch Patienten mit Schwächen auf der kommunikativen Ebene und schweren Persönlichkeitsstörungen gefördert. Dauer: 1-2 Jahre, max. 1 Sitzung pro Woche

verhaltenstherapeutische Methoden

Indikationen: Bei den folgenden Krankheiten wurden **störungsspezifische Therapieprogramme** entwickelt und in ihrer Wirksamkeit evaluiert: Agoraphobie, soziale Phobie, spezifische Phobie, Panikstörung, generalisierte Angststörung, Zwangsstörung, Essstörungen, affektive Störungen, somatoforme Störungen, Schizophrenien, sexuelle Störungen, Partnerschaftsprobleme, chronische Schmerzzustände, Hyperaktivität und Aggressivität bei Kindern, Sucht, Persönlichkeitsstörungen.

Vorgehen: Verhaltenstherapie ist **problem-, ziel-, und aktionsorientiert**. Sie setzt deswegen am gegenwärtigen Problem an mit einer individuellen **Problem- und Verhaltensanalyse** (z.B. schreibt der Patient Protokolle, in denen das Auftreten eines Symptoms in bestimmten Situationen und eine exakte Beschreibung des zeitlichen Ablaufes und der begleitenden Gedanken notiert werden). **Das Ziel definiert den Inhalt der Therapie.** Das Problemverhalten ist also grundsätzlich kein Symptom einer tieferliegenden Störung, die eigentlich Ansatzpunkt der Behandlung sein müsste, wie bei der psychodynamischen Psychotherapie. Ver-

schiedene störungsspezifische Therapieprogramme existieren, die auf den unten genannten allgemeinen unspezifischen Maßnahmen basieren. Der Patient muss aktiv neue Verhaltensweisen/Problemlösestrategien erproben, d.h. er muss zwischen den Sitzungen neu erworbene Verhaltensstrategien üben und auf den Alltag generalisieren. Er soll die Erklärungsmodelle und die Aspekte des therapeutischen Vorgehens verstehen (= Transparenz) und lernen, diese erworbenen Fertigkeiten zur selbständigen Analyse und Bewältigung zukünftiger Probleme einzusetzen (= Hilfe zur Selbsthilfe).
Folgende störungsunspezifische Maßnahmen werden eingesetzt:

- **Reizkonfrontationsverfahren,** wie systematische Desensibilisierung, Reizüberflutung (Flooding), Habituationstraining

Einsatz bei allen Angststörungen, Zwangsstörungen, posttraumatischen Belastungsstörungen. Der Patient wird mit dem angstauslösenden Reiz konfrontiert und soll die Erfahrung machen, dass er sich der Situation aussetzen kann, ohne dass die erwarteten katastrophalen Konsequenzen eintreten. Dauer ca. 5-20 Sitzungen.

- **Desensibilisierung**
  Aufstellung einer Hierarchie angstauslösender Reize mit dem Patienten. Vermitteln einer Entspannungstechnik, dann schrittweises Konfrontieren des tiefentspannten Patienten mit zunächst wenig Angst erzeugenden Objekten. Wiederholen des Vorgehens mit stärker angstauslösenden Reizen, zuerst in der Vorstellung, dann in der Realität möglich.
- **Konfrontation in vivo (Exposition)**
  Dem Patienten wird anhand individueller Beispiele aus der Anamnese ein Erklärungsmodell, z.B. seiner Angststörung, vermittelt: Eingeschlossen werden dabei die Sicherheitssignalhypothese (Reduktion der Angst durch die Anwesenheit von Sicherheitssignalen, wie etwa der Telefonnummer des Therapeuten) und die Zwei-Faktoren-Theorie der Angst (negative Verstärkung des Vermeidungsverhaltens zur Angstreduktion, z.B. vermeidet der Patient mit einer sozialen Phobie Situationen, in denen Angst auftritt, hat durch den Wegfall der Angst ein positives Erlebnis und wird zunehmend immer häufiger Situationen vermeiden mit entsprechenden negativen sozialen Konsequenzen). Aus der individuellen Analyse des Verhaltens wird eine für den Patienten zugeschnittene Konfrontation abgeleitet: Er soll die gefürchtete Situation nicht wie bisher meiden, sondern sich aktiv aussetzen (am Anfang in Begleitung des Therapeuten) und die Erfahrung machen, dass nicht die erwartete Katastrophe (z.B. Herzstörungen, Verrücktwerden), sondern ein Rückgang der Angst eintritt. Konfrontationen und die hierfür benötigte Zeit werden zusammen mit dem Patienten sehr konkret und detailliert geplant (z.B. Fahrstuhlfahren im Kaufhaus, Schlangestehen an der Kasse). Der Patient wird instruiert, in der angstauslösenden Situation zu bleiben, bis die Angst von selbst geringer wird, ohne zu versuchen, die hervorgerufene Angst zu unterdrücken oder sich abzulenken, bis er habituiert und die Anspannung verschwindet. Die Methode wirkt auch bei Konfrontation mit angstauslösenden Gedanken oder Körperempfindungen bei Zwangs- und Panikstörungen. Erfolgt die Konfrontation schrittweise, wird diese auch als Habituationsverfahren bezeichnet, erfolgt sie nicht graduell, sondern als sofortige Konfrontation mit stark Angst auslösenden Situationen, als Flooding

- **Selbstbehauptungstraining**
  Selbstsicheres Handeln und zuversichtliches Auftreten sollen in Rollenspielen mit vorbesprochenen festen Interaktionsmustern trainiert werden. Der Patient wird dabei ermutigt, zu widersprechen, eigene Wünsche vorzutragen, Forderungen zu stellen, Wünsche anderer abzuschlagen und sich einer Kritik zu stellen. Dauer: ca. 5-10 Termine
- **Aktivitätsplanung**
  Entsprechend einem Therapieprogramm mit unterschiedlichen Schwierigkeitsgraden soll der Patient im Rahmen eines Tagesplans mit steigenden Anforderungen Handlungen und Verhaltensweisen trainieren. Ziele sollen schriftlich fixiert und Schwierigkeiten mit dem Therapeuten besprochen werden. Evtl. können ein Belohnungssystem zur Motivationssteigerung oder negative Sanktionen (Aversionstherapie) mit in das System eingebaut werden

- **kognitive Therapie** (Varianten: rational-emotive Therapie nach Ellis und kognitive Therapie nach Beck)
(☞ auch Kap. 1.5.3. und 2.5.4.)
Allgemeine und störungsspezifische inadäquate Kognitionen sollen identifiziert, auf ihre Angemessenheit hin analysiert und durch adäquate Rekognitionen ersetzt werden. Zuerst werden dysfunktionale Kognitionen (automatische Gedanken) identifiziert, wie z.B. die Interpretation "Ich bekomme einen Herzinfarkt" beim Wahrnehmen einer erhöhten Herzfrequenz. Hierzu müssen Gedanken bei angstproduzierenden Aktivitäten im Tagebuch erfasst werden oder angst- oder depressionsauslösende Situationen müssen in Gedanken nachvollzogen werden. Der Überzeugungsgrad der dysfunktionalen Kognitionen soll auf einer Skala von 0-100 % eingeschätzt werden sowohl während der Situation als auch in "gesunden" Zeiten. Die Verzerrung durch die Situation soll dadurch deutlich werden. In der Phase der Reattribution sollen die dysfunktionalen Kognitionen durch adäquate Kognitionen ersetzt werden, indem der Realitätsgehalt geprüft wird, Argumente für und gegen die Fehlinterpretation zusammengetragen werden. Die Analyse der Interpretationen hinsichtlich Verzerrung und Realitätsangemessenheit wird für die einzelnen Fehlinterpretationen durchgeführt, bis der Patient schließlich seine vormals inadäquaten Erklärungen durch realistischere Alternativen ersetzen kann. Bei der Analyse fehlerhafter Logik werden die unterschiedlichen Arten logischer Fehler (z.B. willkürliches Schlussfolgern, Übergeneralisierungen und "Alles-oder Nichts-Denken", ☞ Kap. 1.5.3.) analysiert und mit dem Patienten durch Beweise dafür oder dagegen modifiziert. Bei der Methode des Entkatastrophierens werden durch "Was wäre wenn"-Fragen die Bedrohlichkeit der gefürchteten Katastrophen in Frage gestellt, eine Reduktion der Erwartungsangst erstrebt (z.B. "Was wäre, wenn Sie in Ohnmacht fallen würden?", "Was wäre, wenn Sie sich blamieren würden?", "Was wäre, wenn Sie die Leistung nicht bringen würden?"). Wichtig ist, dass der Patient nicht zu neuen Interpretationen überredet werden soll, sondern durch geleitetes Entdecken selbst seine Gedanken oder Schlussfolgerungen hinterfragen und rationale Alternativen entwickeln soll. Die spezifischen Denkinhalte und kognitiven Fehler sind unterschiedlich bei der Depression, Zwangs- oder Angststörung

klientenzentrierte Gesprächspsychotherapie nach C. Rogers

Verfahren, das aus der psychologischen Beratungspraxis in den 50er Jahren entwickelt wurde.
Indikation: Die Therapie wurde bereits bei fast allen psychischen Störungen und Konfliktsituationen versucht.
Vorgehen: Ohne neurosenspezifische Diagnostik im Vorfeld wird der Patient ermuntert, frei zu schildern, was ihn beeinträchtigt, und seine Gedanken und Gefühle zu äußern. Der Therapeut verdeutlicht und verbalisiert die begleitenden Emotionen, deckt Widersprüchlichkeiten auf. Als wesentliches Prinzip wird das Verhalten des Therapeuten angesehen, der den Patienten akzeptieren muss, dabei empathisch, echt und kongruent sein soll und so Selbstannahme, Selbstverantwortung und Autonomie beim Patienten fördert. Auch als Gruppentherapie.
Dauer: 5-50 Sitzungen

interpersonelle Therapie (IPT)

Indikation: Die Therapie wurde bei fast allen psychischen Störungen und Konfliktsituationen versucht, häufiger Einsatz bei Depressionen.

Vorgehen: Ausgangspunkt ist die Annahme, dass interpersonelle Konflikte oder soziale Konflikte in kritischen Lebenssituationen identifiziert werden müssen. Anschließend wird der zentrale Konflikt verdeutlicht und gelöst.

erlebnisorientierte Verfahren

Z.B. Gestalttherapie nach Pearls
Indikation: Anpassungsstörungen, Persönlichkeitsstörungen, Sucht, somatoforme Störungen, Essstörungen.
Kontraindikationen: Schizophrenie, affektive oder organische Störungen.
Vorgehen: Der Therapeut fordert den Patienten auf, Sätze oder Gesten zu wiederholen, verbalisiert die dabei auftretenden Affekte und fordert den Patienten auf, diese ungehemmt zu erleben. Der Patient soll seine widersprüchlichen Bestrebungen und Motive darstellen und sich abwechselnd damit identifizieren. Die Erkenntnis, dass Bedürfnisse aktiv vom Patienten unterdrückt werden, soll

Neuentscheidungen ermöglichen. Auch als Gruppentherapie.
Dauer: Einzelne Sitzungen bis zu jahrelanger Behandlung

Gruppenpsychotherapie

Fast alle Verfahren können als Einzeltherapie oder in der Gruppe angewandt werden. Im Gegensatz zur Einzeltherapie werden in der Gruppe kommunikations- und gruppendynamische Prozesse wirksamer. Die Gruppe hat immer eine gewisse pädagogische Wirksamkeit und fördert die Realitätsüberprüfung und Selbsterfahrung für den Einzelnen.
Beispiele:

- **Stationsgruppe für psychiatrische Patienten**
  Indikation: Wie bei supportiver Psychotherapie.
  Vorgehen: Gruppenrunde mit einem Moderator, der strukturiert und bei Bedarf interveniert (Technik wie bei der supportiven Psychotherapie). Effekte sind eine verbesserte Solidarität der Patienten und gegenseitige Stützung, Schulung der sozialen Kompetenz, Gemeinschaftserleben. Daneben Möglichkeiten des Rollenspiels. Rahmen, Dauer, therapeutische Ziele vorher festlegen.
  Kontraindikation: akute Psychosen
- **analytische/psychodynamische Gruppenpsychotherapie**
  Indikation: Anpassungsstörungen, somatoforme Störungen, dissoziative Störungen, Persönlichkeitsstörungen.
  Vorgehen: geschlossene Gruppe, 7-10 Patienten, der Therapeut arbeitet wie im Einzelsetting, nur bezogen auf den Gruppenprozess. Er greift bei Bedarf schützend ein, d.h. er interpretiert Übertragungsphänomene und Beziehungen in der Gruppe.
  Dauer: 1-2 Jahre mit ca. einer wöchentlichen Sitzung
- **Psychodrama**
  Indikation: wie analytische Gruppenpsychotherapie.
  Vorgehen: Auf einer durch den Halbkreis der Patienten gebildeten Bühne werden Situationen aus dem Leben eines Patienten dargestellt. Der Patient, der seine Lebenssituation vorgestellt hat, wird durch ein anderes Gruppenmitglied, das für ihn weiteragiert, ersetzt, so dass der Patient sich selbst zusehen kann. Unbewusste Motive sollen durch andere Teilnehmer dargestellt werden. Dadurch werden verborgene Gefühle und Interaktionen deutlich und die Einstellungen können verändert werden

Paar- und Familientherapie

Indikation: Wenn ein Familienmitglied erkrankt ist, und der Verdacht auf pathologische Interaktionsmuster in der Familie besteht. Eine notwendige Einzelbehandlung des Patienten sollte immer parallel erfolgen.
Typische Indikation: Anorexia nervosa
Vorgehen: Im Erstgespräch wird eine Familiendiagnose gestellt bezüglich der Familieninteraktionen. Hieraus ergeben sich die Handlungsanweisungen für den Therapeuten, der allparteilich sein muss, aktiv interveniert und das Positive in der Familie betonen soll, um Ressourcen zu mobilisieren. Die Techniken sind "Joining" (zu jedem Familienmitglied einen tragfähigen Kontakt aufbauen, um Strukturen zu verändern), "Reframing" (Ereignisse umdeuten, alternative Klärungen zu ursächlichen Erklärungsvorstellungen der Familie geben), paradoxe Interventionen (kontradiktische Handlungsanweisungen, um das Gegenteil von dem zu erreichen, was scheinbar erreicht werden soll), zirkuläres Befragen (alle Familienmitglieder sollen Kommentare über die Beziehung der anderen zueinander abgeben), Verschreibungen (traditionelle Verhaltensmuster ändern, indem die Familie aufgefordert wird, etwas Neues zu tun, z.B. ein bestimmtes Symptom zu intensivieren), Arbeiten an Grenzen (Strukturen schaffen z.B. eine zu schwache Eltern-Kind-Grenze verstärken, Autonomie fördern). Zusätzliche Effekte sind Information über psychiatrische Erkrankungen mit der Korrektur von Einstellungen, kommunikativer Fertigkeiten (z.B. Zuhören, Wünsche äußern), Problemlösetraining mit der Vermittlung von Problemlösestrategien, Vermittlung spezifischer Verhaltenskompetenzen wie Umgang mit Symptomen wie Wahn, Beginn eines Dialogs über bisher tabuisierte Themen in der Familie.
Dauer und Abstände der Sitzungen variabel, meist eine pro Monat

suggestive Verfahren

Z.B. Hypnose
Indikation: somatoforme Störungen, Anpassungsstörungen, Angststörungen.
Kontraindikation: akute Psychosen.
Vorgehen: Durch ein Fixieren des Blickes des Patienten mit Pupillenerweiterung, Ermüdung, Brennen und Schließen der Augen wird ein schlafähnlicher Zustand erreicht. Durch Fremdsuggestion soll anschließend eine Bewusstseinseinengung, durch weitere Suggestionen ein Schwere- und Wärmegefühl induziert werden. Ist eine tiefe Entspannung erreicht, können kurze positiv formulierte Formeln, die auf die Schwerpunktsymptomatik oder den gewünschten Behandlungseffekt zielen, Angstreduktion, Schmerzdämpfung oder Verhaltensregulierung erreichen.
Dauer: 1-3 Sitzungen pro Woche je 30 min

Körperpsychotherapieverfahren und Entspannungsverfahren

Methoden, die ein Wahrnehmen von Körperempfindungen und eine therapeutische Beeinflussung von Körpervorgängen zum Ziel haben, z.B. über Berührung, aktive oder passive Bewegung. Sie sollen darüber eine Veränderung von psychischen Vorgängen bewirken, ohne dass die psychische Problematik besprochen werden muss. Sie eignen sich damit besonders für Patienten, die von sich aus zunächst noch nicht für eine Psychotherapie motiviert sind.
Beispiele:

- **funktionelle Entspannung**
  Indikation: somatoforme Störungen, leichte Angststörungen.
  Vorgehen: Der Patient soll kleinste Bewegungen von Körpergelenken, die bei körperlichen Beschwerden möglichst weit weg vom Symptom angesiedelt sein sollen, zunächst 2-3mal mit möglichst wenig Kraftaufwand durchführen und dabei auf die Körperempfindung achten. Die Empfindung soll zu einer Harmonisierung des vegetativen Nervensystems mit der entsprechenden entspannenden Wirkung auf den Gesamtorganismus führen.
  Dauer: 5-40 Sitzungen
- **autogenes Training** (ca. 1926 von J.H. Schulz begründet)
  Indikation: somatoforme Störungen, leichte Angststörungen, Erschöpfungsgefühl, muskuläre Verspannungen, chronische Schmerzzustände, Schlafstörungen.
  Kontraindikation: akute Schizophrenie, Melancholie.
  Vorgehen: In Gruppenschulungen werden unter Anleitung in etwa vierzehntägigem Abstand (je Termin ca. 1 Std.) über ca. 1/2 Jahr systematisierte Konzentrationsübungen im Sinne einer autohypnotischen Körperselbstbeeinflussung durchgeführt: Gedankliches mehrmaliges Wiederholen von Formeln, z.B. "Arm wird schwer", "Arm wird warm", "Atem ruhig". Die Patienten sollten täglich zweimal zu Hause ca. 5-15 min üben. Ziel ist es, einen Zustand der Ruhe und Entspannung zu erreichen. Bei ausdauerndem Üben kann eine Beeinflussung unwillkürlicher Körperfunktionen mit dem Effekt einer Stabilisierung des autonomen Nervensystems erreicht werden. Später können auch eigene (positiv formulierte) Formeln entwickelt werden (z.B. "bin gut konzentriert"). Suggestionen und Entspannung am Ende der Übungsphase immer zurücknehmen, z.B. durch Strecken und Beugen, Anspannen der Arme und tiefes Durchatmen. Nach der Anleitung können die Übungen selbständig durchgeführt werden
- **progressive Muskelrelaxation nach Jacobson** (ca. 1930 entwickelt)
  Indikation: Angststörungen, somatoforme Störungen.
  Vorgehen: jeweils abwechselnd maximale willkürliche Anspannung von Muskelgruppen (zunächst Arme, dann Beine, Atem-, Bauch-, Gesichtsmuskulatur) für Sekunden, dann willkürliches Loslassen. Über Konditionierung und Autosuggestion wird eine psychische Entspannung und Angstreduktion erreicht. Besonders geeignet als vorbereitende Entspannungsübungen bei weiterem verhaltenstherapeutischen Vorgehen. Kann in Gruppen vermittelt werden

- **katathymes Bilderleben**
  Indikation: Entspannung, Angst und Zwangssymptome, Persönlichkeitsstörungen, somatoforme Störungen.
  Kontraindikationen: Eine Psychose kann aktiviert werden.
  Vorgehen: Entspannung, z.B. wie im autogenen Training, dann suggerierte Anregung: Der Patient wird aufgefordert, sich eine Situation vorzustellen, z.B. Wiese, Bach, Berg, Waldrand, später Bezugspersonen, Aggressivität, Sexualität, Ich-Ideal. Die Symbole können Selbsterkennen und Einsicht bewirken. Auch in der Gruppe möglich

3.3. Sozialpsychiatrische Behandlungsmethoden

Sozialpsychiatrische Maßnahmen konzentrieren sich auf das **soziale Umfeld** des Patienten, **ohne die individuelle Konfliktthematik des einzelnen** zu berücksichtigen. Ziele sind:

- Die Fähigkeiten zu Kontakten mit der sozialen Umwelt und zu eigenständigem, gemeinschaftsbezogenem Handeln zu fördern, die Passivität der traditionellen Patientenrolle mit Rückzugs- und Schonverhalten zu verhindern
- Die Integration von Patienten in ihr gewohntes soziales Umfeld nach (stationärer) Behandlung bzw. primäre Behandlung der Krankheiten im gewohnten sozialen Umfeld
- Die alternative Schaffung eines "neuen" sozialen Umfeldes für Patienten, die nie oder nicht kurzfristig in ihr gewohntes soziales Umfeld integriert werden können

Der erste und der zweite Punkt sind Grundprinzipien jeder psychiatrischen Therapie. Sekundär wird dabei auch versucht, die **soziale Umwelt des Patienten durch Angehörigengruppen zu beeinflussen.** In Selbsthilfegruppen lernen Angehörige ihre Schwierigkeiten und Probleme im Umgang mit psychisch Kranken kennen und verstehen. In Informationsgruppen werden Angehörige über die Krankheit und den Umgang mit ihr durch professionelle Helfer informiert.

In **Rehabilitations- und Übergangseinrichtungen und Wohngemeinschaften, Tages-Kliniken, beschützten Arbeitsstellen** (s.u.), in denen wesentliche Elemente des gewohnten sozialen Umfeldes beibehalten sind, werden viele Aufgaben, denen der Patient krankheitsbedingt noch nicht gewachsen sein kann, als weniger bedrohlich erlebt oder sie können "gestuft" neu erlernt werden (z.B. Leistungsdruck, Kritik durch Angehörige oder Umgebung).

Je kränker ein Patient ist, um so mehr bleiben nur noch die sozialpsychiatrischen Möglichkeiten von Punkt 3 übrig. Der Patient wird dauerhaft in einer modifizierten sozialen Umwelt leben müssen, die im günstigsten Fall so strukturiert ist, dass er sich im Rahmen seiner verbliebenen Ressourcen verwirklichen kann.

Ein Großteil dieser Maßnahmen ist auch abhängig vom sozioökonomischen Umfeld, d.h. von der Finanzierung ("wieviel wird für die Versorgung psychisch Kranker investiert?") und konjunkturellen und strukturellen wirtschaftlichen Gegebenheiten (v.a. Bereich Arbeit und Beruf).

Es ist regional sehr unterschiedlich, welche Versorgungseinrichtungen im prä- und poststationären Bereich bestehen, und wie diese strukturiert sind:

Es ist deswegen notwendig, die im jeweiligen Einzugsbereich vorhandenen Möglichkeiten zu kennen, um zu entscheiden, welcher Patient für welche Einrichtung geeignet ist. Aufgrund dieser regionalen Unterschiede gilt nur die allgemeine

> *Regel: Oberstes Ziel ist die Rückkehr aus der Klinik in die gewohnte soziale Umgebung (Familie, Beziehung, Einzelhaushalt, früherer Beruf). Die Nutzung von nachstationären sozialpsychiatrischen Einrichtungen ist nur sinnvoll, wenn dadurch die Gesamtaufenthaltsdauer innerhalb von psychiatrischen Institutionen verkürzt werden kann, oder ein Übergang von der Klinik direkt ins frühere soziale Umfeld aufgrund von Restsymptomen nicht gelingt, oder das frühere soziale Umfeld "pathogen" ist (z.B. durch ungünstige familiäre Bedingungen, Arbeitslosigkeit oder fehlende finanzielle Sicherung).*

Eine sozialpsychiatrische Überversorgung kann genauso die Rückkehr ins gewohnte soziale Umfeld verhindern wie eine Unterversorgung.

Beispiele sozialpsychiatrischer Versorgungsstrukturen sind:

- **strukturierte Stationsaktivitäten** (☞ Stationsgruppe, Kap. 3.2.)

- **Beschäftigungstherapie** (Ergotherapie)
handlungs- und personenorientierte Tätigkeit mit kreativen Elementen zur Verbesserung von Motorik, Antriebsverhalten, Stimmungslage, Förderung von Kreativität und Phantasie, Stärkung von Selbstvertrauen, Beruhigung, Kommunikation und Training sozialer Kompetenz.

- **Bewegungstherapie**
Krankengymnastik, Sport, Tanz: Training der vegetativen und kardiovaskulären Belastbarkeit, Reduktion von Spannungen und Ängsten, Gruppenerlebnis, Stärkung von Selbstvertrauen, Antriebssteigerung

- **Arbeitstherapie**
stufenweises Steigern produktzentrierter Aktivität.
Die Entlohnung und Anerkennung der Arbeitsleistung sind wichtig. Zum Zeitpunkt der Entlassung sollte im Idealfall das Belastungsniveau von Gesunden nahezu erreicht werden

- **sozialpsychiatrischer Dienst**
therapeutisches Team, das ambulant arbeitet und problematische Patienten zu Hause aufsucht, um die Langzeitbehandlung zu optimieren, Compliance zu verbessern und früh bei Krisen oder Exazerbationen zu intervenieren, um langfristige Klinikaufenthalte abzukürzen oder zu verhindern

- **RPK (Rehabilitation psychisch Kranker)-Einrichtungen**
stationäre und teilstationäre Institutionen, die die medizinische und berufliche Rehabilitation (langfristig) organisieren mit gemischter Finanzierung durch Kranken-, Rentenversicherungs- und Sozialhilfeträger. Patienten sind anfangs krankenhausähnlich untergebracht, später in Wohngemeinschaften mit Anschluss an die beruflichen Rehabilitationsmöglichkeiten der Region und der Einrichtung

- **beschütztes Arbeiten** (Werkstätten für psychisch Kranke, Behinderte)
strukturiertes Arbeitstraining unter annähernd wirtschaftlichen Gesichtspunkten, schrittweise Wiederhinführung zum "normalen" Arbeitsleben. Geeignet für selbständige Patienten, die aber noch beaufsichtigt werden müssen. Aber auch Dauerarbeitsplätze für chronisch psychisch Kranke

- **Nachtklinik**
Patient arbeitet tagsüber und schläft in der Klinik mit engem Kontakt zur Institution. Therapeutischer Akzent liegt bei **beschütztem Wohnen:** Ständige Anwesenheit von sozialtherapeutischen Bezugspersonen, zunehmende Gruppen- und Eigenverantwortlichkeit, z.B. bei gemeinsamer Haushaltsführung oder Planung von Aktivitäten.
Indikation: Schrittweise Reaktivierung, wenn eine selbstverantwortliche vollständige Versorgung noch nicht gewährleistet ist oder bei sozialer Desintegration. Nur übergangsweise und wenn der Patient einer geregelten Tätigkeit nachgehen kann (z.B. Arbeitstherapie)

- **Tagesklinik**
Der Patient ist nur tagsüber in der Klinik, schläft zuhause. Therapie wie bei strukturierter Stationsaktivität, Ergotherapie, Arbeitstherapie. Das Ziel ist eine Rehabilitation und Aktivierung bei Patienten mit "intaktem" sozialen Umfeld

- **Übergangseinrichtung, therapeutische Wohngemeinschaft**
☞ beschütztes Wohnen, die Einrichtungen liegen aber außerhalb der Klinik mit möglichst hoher Integration in ein "normales" Sozialleben, aber nach wie vor ständiger Betreuung, geplanten Gruppenaktivitäten

3.4. Somatisch-biologische Therapien

Hierzu zählen alle Therapien, die direkt auf Gehirnvorgänge/Neurotransmittervorgänge einwirken:

- psychopharmakologische Therapien
- Lichttherapie (☞ Kap. 2.5.2.)
- Schlafentzug und Änderungen biologischer Rhythmen (☞ Kap. 2.5.2.)
- Elektrokonvulsionstherapie (EKT)

3.4.1. Psychopharmakologische Therapien

Die Psychopharmaka können traditionell unterteilt werden in:

- Antidepressiva
- Phasenprophylaktika, Stimmungsstabilisierer (v.a. Lithium, Carbamazepin, Valproat, Lamotrigin)

- Neuroleptika/Antipsychotika
- Tranquilizer und Hypnotika (v.a. Benzodiazepine)
- Nootropika, Antidementiva
- andere Gruppen (z.B. Stimulanzien, Anticraving-Substanzen)

3.4.1.1. Antidepressiva

Antidepressiva lassen sich nach verschiedenen Gesichtspunkten unterteilen. Üblich ist eine **gemischte Differenzierung nach chemischer Struktur und Funktion** in:

- **trizyklische Antidepressiva**
  - mit Imipramin-ähnlicher Seitenkette (z.B. Amitriptylin, Clomipramin, Desipramin, Doxepin, Imipramin)
  - mit gegenüber Imipramin modifizierten Seitenketten (z.B. Lofepramin, Opipramol)
  - mit anderer Seitenkette (z.B. Dibenzepin)

  Trizyklische Antidepressiva sind die am häufigsten eingesetzte Antidepressivagruppe mit nachgewiesener antidepressiver Wirkung, allerdings auch den höchsten Nebenwirkungsraten (v.a. anticholinerge Nebenwirkungen)
- **tetrazyklische Antidepressiva**
  - Maprotilin (im Wirk- und Nebenwirkungsprofil den Trizyklika zuzurechnen)
  - Mianserin
- **Monoaminooxidase-Hemmer** (= MAO-Hemmer)
  - Tranylcypromin (irreversible Hemmung)
  - Moclobemid (reversible Hemmung)
- **Antidepressiva mit anderen Strukturen und Wirkmechanismen**
  - **selektive Serotoninwiederaufnahmehemmer** (= SSRI "Selective Serotonin-Reuptake-Inhibitors", z.B. Fluvoxamin, Fluoxetin, Paroxetin, Sertralin, Citalopram, Nefazodon)
  - **selektive Serotonin-Noradrenalinwiederaufnahmehemmer** (= SSNRI "Selective Serotonin-Noradrenalin-Reuptake-Inhibitors", Venlafaxin, Duloxetin)
  - **selektive Noradrenalinwiederaufnahmehemmer** (NRI, Reboxetin)
  - **selektive Noradrenalin-Dopaminwiederaufnahmehemmer** (Bupropion)
  - **noradrenerg und spezifisch serotonerge Antidepressiva** (NSSA, Mirtazapin)
  - **melatonerge Antidepressiva** (Agomelatin)
  - Trazodon

Ein anderes Einteilungsprinzip, das sich an den postulierten antidepressiven Wirkprinzipien orientiert, ist:

- Substanzen mit **vorwiegend noradrenerger Wirkung** über die Hemmung der Noradrenalinwiederaufnahme im synaptischen Spalt (z.B. Maprotilin, Desipramin, Reboxetin)
- Substanzen mit **vorwiegend serotonerger Wirkung** über Hemmung der Serotoninwiederaufnahme im synaptischen Spalt (z.B. Citalopram, Fluvoxamin, Fluoxetin, Paroxetin, Sertralin)
- **gemischt serotonerg-adrenerge Substanzen** über Wiederaufnahmehemmung in beiden Systemen (z.B. Imipramin, Clomipramin, Amitriptylin, Doxepin) oder selektiver Wiederaufnahmehemmung in beiden Systemen (Venlafaxin, Duloxetin)
- gemischt **serotonerg-adrenerge(-dopaminerge)** Substanzen über **Hemmung der Monoaminooxidase** (z.B. Tranylcypromin, Moclobemid)
- Substanzen mit **Wirkungen auf das dopaminerge System** über erhöhte Freisetzung von Dopamin oder Hemmung der Wiederaufnahme (z.B. Amineptin, Bupropion, beide zusätzlich noradrenerg), durch Blockade präsynaptischer Dopaminrezeptoren (z.B. Sulpirid) oder durch milden Dopaminantagonismus (z.B. Opipramol, Trimipramin)
- Substanzen, die ihre **Wirkung über verschiedene Rezeptorblockaden** entfalten (z.B. Mianserin über α_1- und α_2- und 5-HT-2-Rezeptorblockade, Trazodon über α_1-, 5-HT-2- und Dopaminrezeptorblockade) oder noradrenerg und spezifisch serotonerge Substanzen (Mirtazapin über α_2- Auto- und Heterorezeptorblockade, 5-HT-2- und 5-HT-3-Blockade mit Verstärkung der Effekte am 5-HT-1a-Rezeptor)

Auch diese Einteilung gilt nur ungefähr, weil auch viele der in den ersten Gruppen genannten Antidepressiva rezeptorblockierende Wirkungen haben.

Eine **Einteilung nach dem wesentlichen klinischen Effekt ist nach wie vor gebräuchlich, auch wenn diese Einteilung empirisch und klinisch nicht gesichert werden konnte:**

Sedierend-anxiolytische Antidepressiva stehen auf der einen Seite (Trimipramin, Doxepin, Amitriptylin), wenig sedierende, antriebssteigernde auf der anderen (Desipramin, Nortriptylin, MAO-Hemmer, Venlafaxin und SSRI). Dazwischen stehen die leicht sedierenden bzw. aktivierenden Antidepressiva (Imipramin, Clomipramin). Dieses **Dreikomponenten-Schema (nach Kielholz)** mit dem **Amitriptylin-Typ**, dem **Imipramin-Typ** und dem **Desipramin-Typ** soll eine Erstorientierung über die therapeutischen Wirkungsspektren und den Einsatz bei verschiedenen depressiven Zielsyndromen (ängstlich-psychomotorische Erregtheit, vital-depressive Verstimmung, psychomotorische Gehemmtheit) liefern. **Klinisch sinnvoll ist die Einteilung nur für die Frage, ob eine Sedierung unerwünscht, gewollt oder zusätzlich notwendig ist. Alle Antidepressiva sind antriebssteigernd bei erfolgreicher Therapie.**

Neurobiologische Wirkmechanismen

Dieses Kapitel ist besser zu verstehen, wenn es in Verbindung mit Kap. 1.5.1. und den dort geschilderten Vorgängen an einer Synapse bei der neurochemischen Transmission gelesen wird.

Zu differenzieren sind:

- akute neurobiologische Effekte (Sofortwirkung)
- chronische neurobiologische Effekte nach längerer Anwendung

Wahrscheinlich sind **nur die chronischen Effekte für die antidepressive Wirkung entscheidend**, da alle Antidepressiva eine Wirklatenz von mehreren Wochen haben.

▶ *Das Noradrenalinsystem*

Manche Antidepressiva erhöhen bereits bei akuter Gabe die Konzentration von Noradrenalin im synaptischen Spalt durch:

- Wiederaufnahmehemmung im präsynaptischen Neuron, z.B. Maprotilin, Venlafaxin und die meisten trizyklischen Antidepressiva
- Hemmung des Abbaus durch Hemmung der Monoaminooxydase (z.B. MAO-Hemmer)
- Blockade der präsynaptischen noradrenergen α_2-Rezeptoren (durch die Blockade dieses präsynaptischen Autorezeptors erfolgt keine Rückmeldung über erhöhte Noradrenalin-Konzentrationen und entsprechend keine Hemmung der Freisetzung, z.B. Mianserin, Mirtazapin)

Manche Antidepressiva blockieren akut die postsynaptischen α_1-Rezeptoren, z.B. Amitriptylin, Imipramin, Trimipramin, Mianserin (mit dem Nettoeffekt einer reduzierten noradrenergen Neurotransmission).

Diese akuten Effekte führen nach längerer Anwendung zu:

- "β-down-Regulation" (Hyposensitivität der postsynaptischen β-Rezeptoren, ☞ Kap. 1.5.1.)
- wahrscheinlich gesteigerte Sensitivität ("Up-Regulation") der postsynaptischen α_1-Rezeptoren
- wahrscheinlich Hyposensitivität der präsynaptischen α_2-Rezeptoren

Möglicherweise führen diese chronischen Veränderungen zu einer erhöhten Freisetzung von Noradrenalin aus dem präsynaptischen Neuron. Durch diese **sekundären adaptiven Veränderungen an den Rezeptoren können möglicherweise die bei Depressiven gestörten Übertragungsprozesse an den Synapsen verbessert** werden.

▶ *Das Serotoninsystem*

Viele Antidepressiva erhöhen die Serotoninkonzentration im synaptischen Spalt analog zu den beim Noradrenalin beschriebenen Vorgängen durch Wiederaufnahmehemmung (z.B. Fluvoxamin, Fluoxetin, Paroxetin, Clomipramin, Venlafaxin, weniger ausgeprägt Amitriptylin, Imipramin), Hemmung des Abbaus durch Hemmung der Monoaminooxydase (z.B. MAO-Hemmer) oder Blockade der präsynaptischen Serotoninautorezeptoren.

Manche Antidepressiva blockieren auch analog zum Noradrenalinsystem postsynaptische Serotoninrezeptoren (z.B. Trazodon, Amitriptylin, Mianserin, Mirtazapin: 5-HT-2-Rezeptoren).

Chronisch wird wahrscheinlich analog zum Noradrenalinsystem die Sensitivität prä- und postsynaptischer Rezeptoren herauf- bzw. herunterreguliert und dadurch eine verbesserte Neurotransmission erzielt. Bei SSRIs werden die 5-HT-1A-

Autorezeptoren zuerst agonisiert (anfangs also verminderte serotonerge Impulsrate), chronisch aber desensitiviert (erhöhte Feuerungsrate serotonerger Neurone). Postsynaptische limbische 5-HT-1A-Rezeptoren werden dann heraufreguliert und mit dem antidepressiven Effekt in Zusammenhang gebracht, 5-HT-2-Rezeptoren herunterreguliert. Durch diese Veränderungen im serotonergen System werden auch viele andere Neurotransmittersysteme in ihrer Funktionalität beeinflusst. So ist z.B. die noradrenerge "β-down-Regulation" an ein intaktes Serotoninsystem gekoppelt. Diese und andere Interaktionen machen die Selektivität der Blockade neuronaler Rückaufnahmemechanismen weniger bedeutsam.

▶ *Das Dopaminsystem*

Manche Antidepressiva erhöhen die Dopaminkonzentration (z.B. der MAO-Hemmer Tranylcypromin, Amineptin, Bupropion [in Dtl. nicht im Handel], Sulpirid, Venlafaxin) oder blockieren Dopaminrezeptoren (z.B. Trimipramin). **Sicher erhöhen (fast) alle Antidepressiva nach wenigen Wochen die Genexpression D-2-artiger Dopaminrezeptoren im limbischen System und erhöhen die Sensitivität der Dopaminrezeptoren**, so dass dies ein allgemeines Wirkprinzip unabhängig von den ursprünglichen neurobiologischen Effekten sein kann.

▶ *Andere Systeme*

Bei manchen Rezeptoreffekten ist unklar, ob sie mit der therapeutischen Wirkung oder nur mit Nebenwirkungen zusammenhängen, z.B. die antihistaminische Wirkung durch die postsynaptische Blockade von Histamin H-1- und H-2-Rezeptoren (sedativ und anxiolytisch) oder anticholinerge Effekte durch Blockade der postsynaptischen Muskarin M-1-Rezeptoren. Diese Effekte treten v.a. bei trizyklischen Antidepressiva auf.

Möglicherweise ist **keines der genannten Systeme alleine entscheidend** für die antidepressive Wirkung, **sondern bestimmte Neurotransmittersysteme** stellen **besonders günstige Interventionspunkte zur pharmakologischen Beeinflussung neuronaler Systeme** dar. Sie sind geeignet, Kaskaden von Änderungen in anderen Systemen anzustoßen **mit der Folge der langsamen Normalisierung des Gesamtregulationssystems. Am wichtigsten sind möglicherweise nicht die Effekte auf Synapse und Rezeptor, sondern die auf sekundäre Signaltransduktionsmechanismen und die Genexpression**, die bei chronischer Anwendung regelmäßig auftreten (z.B. die erhöhte Dopamin-D3-Rezeptor-Expression im N. accumbens). Neue Theorien gehen auch davon aus, dass alle Antidepressiva die Neurogenese stimulieren (v.a. in depressionsrelevanten Arealen) und ursächliche morphologische Veränderungen für die Depression dadurch reversibel werden.

Nebenwirkungen

- **vegetative Nebenwirkungen** (häufigste Nebenwirkungen)
  (sehr häufig) Blutdrucksenkung oder (selten) Blutdrucksteigerung, Tachykardie oder Bradykardie, Mundtrockenheit oder selten Hypersalivation, Obstipation (bis zum paralytischen Ileus) oder selten Diarrhoe, feinschlägiger Tremor, Müdigkeit oder Schlafstörungen, Hypothermie oder Fieber, Schwitzen oder Anhidrosis, Hautrötung oder Blässe, Polyurie oder Miktionsstörungen, Miosis oder Mydriasis und Akkomodationsstörungen, Übelkeit und Erbrechen, Palpitationen oder stenokardische Beschwerden, Kopfschmerzen, Schwindel, Unruhe oder Sedierung.

  Sie werden v.a. verursacht durch **anticholinerge Effekte**, aber auch durch **antihistaminerge, adrenolytische und adrenerge Effekte.**

  Die Vielzahl möglicher Ursachen erklärt, dass die vegetativen Irritationsphänomene oft von Patient zu Patient unterschiedlich und sogar entgegengesetzt ausgeprägt sind, und dass sie **besonders häufig bei den trizyklischen Antidepressiva** (und Maprotilin) auftreten. Diese vegetativen Nebenwirkungen sind deutlich seltener bei MAO-Hemmern, selektiven Serotoninwiederaufnahmehemmern, Trazodon, Mianserin, Bupropion, Reboxetin, Venlafaxin und Mirtazapin.

  Die **selektiven Serotoninwiederaufnahmehemmer und Venlafaxin/Duloxetin** haben dagegen häufig ein **anderes**, relativ einheitliches vegetatives **Nebenwirkungsspektrum:**
  Übelkeit, Brechreiz, gastrointestinale Störungen, Diarrhoe (selten Obstipation), Kopfschmerzen, besonders initial innere Unruhe, Ein- und Durchschlafstörungen. Bei Venlafaxin

sind darüber hinaus Blutdruckanstiege in höherer Dosierung möglich und zusätzlich andere noradrenerge vegetative Nebenwirkungen (Miktionsstörungen, Unruhe oder paradoxe Sedierung, Mundtrockenheit, Schwitzen). Letztere sind auch die primären Nebenwirkungen von Reboxetin und Bupropion. Meist therapieentscheidende Nebenwirkungen von Mirtazapin (und Mianserin) sind Sedierung, Schwindel und Kopfschmerzen (antihistaminerg, langfristig auch Gewichtszunahme)

Gegenmaßnahmen bei vegetativen Nebenwirkungen:

- Therapieweiterführung bei leichter Ausprägung, da im Laufe der Therapie die vegetativen Nebenwirkungen oft reversibel sind (gilt nicht für Trizyklika, hier auch oft Zunahme)
- Reduktion oder Wechsel der Medikation
- bei Harnverhalt oder starker Obstipation bei Trizyklika cholinerge Agonisten, z.B. Prostigmin (Ubretid®) 2,5-5 mg
- bei Schlafstörungen zusätzliche Gabe von Hypnotika (z.B. Stilnox®, Ximovan®)
- bei Tachykardien evtl. β-Rezeptorenblocker
- bei orthostatischer Hypotonie, Blutdrucksenkung, reflektorischer Tachykardie z.B. Dihydroergotamin (z.B. Dihydergot®) 4-6 mg/d

- **EKG-Veränderungen**
  bei trizyklischen (anticholinergen) Antidepressiva, Verlangsamung der Überleitung mit AV-Block, Schenkelblockbildern und QT_C-Zeit-Verlängerung (gefährliche Nebenwirkung), reduzierte Herzratenvariabilität (wie bei diabetischer Polyneuropathie), harmlosere Nebenwirkungen wie Repolarisationsstörungen, leichte Rhythmusstörungen, z.B. Sinustachykardien, oder vereinzelte ventrikuläre Extrasystolen. Unter zu hohen Dosen Arrhythmien. **Vorsicht:** QT_C-Zeit-Verlängerungen kommen in unterschiedlichem Ausmaß bei allen Antidepressiva (und Antipsychotika) vor.

Gegenmaßnahmen

- keine trizyklischen Antidepressiva bei Links- und Rechtsschenkelblock und AV-Block 3. Grades
- bei AV-Block 1. und 2. Grades und QT-Zeit-Verlängerung einen Kardiologen konsultieren und das EKG häufig kontrollieren, Umstellung auf nichttrizyklische Antidepressiva (Vorsicht: Maprotilin erzeugt die gleichen Rhythmusstörungen)

- **neurologisch-psychiatrische Nebenwirkungen**
  Tremor, meist feinschlägig (v.a. trizyklische Antidepressiva), selten rigorartige Tonuserhöhung und Akathisie (v.a. bei Serotoninwiederaufnahmehemmern), zerebrale Krampfanfälle (v.a. anticholinerge Nebenwirkung bei trizyklischen Antidepressiva oder bei Bupropion, vor erhöhter Krampfbereitschaft wird aber bei allen Gruppen gewarnt), Hypomanie (auch bei plötzlichem Absetzten als "Rebound"-Phänomen; kann therapeutisch eingesetzt werden), delirante Syndrome oder "psychoseähnliche" Bilder (v.a. anticholinerges Delir bei trizyklischen Antidepressiva oder "abortives" Serotoninsyndrom), Suizidalität (v.a. bei Steigerung des Antriebs vor Verbesserung der Stimmung oder bei Agitiertheit), Agitiertheit und innere Unruhe (häufiger bei Serotoninwiederaufnahmehemmern, Venlafaxin und MAO-Hemmern), Absetzerscheinungen (Unruhe, Schweißausbrüche, "Grippesymptome", Übelkeit und Erbrechen, Schlafstörungen, auch Angst, Depression, Verwirrtheit; v.a. bei anticholinergen Antidepressiva, Venlafaxin und SSRIs mit kurzer Halbwertszeit), Deprimiertheit, Antriebshemmung, Angst, Sedierung (oft gleiches Bild wie Grundkrankheit, v.a. bei zu hoher Dosierung und bei anticholinergen Antidepressiva), Serotoninsyndrom (siehe unten), Tinnitus (v.a. serotonerge Substanzen)
- **Transaminasenerhöhungen, Erhöhung der alkalischen Phosphatase**
  meist in der 2.-4. Woche; bildet sich meist spontan zurück; bei Ikterus oder bei exzessiver Erhöhung: Absetzen der Antidepressiva und Umstellung auf andere Substanzklasse notwendig
- **endokrine/sexuelle Begleitwirkungen**
  häufig: Libidominderung, verminderte Erektionsfähigkeit (alle Antidepressiva), Gewichtszunahme (v.a. unter trizyklischen Antidepressiva, Mirtazapin), Ejakulationsverzögerung und Anorgasmie (v.a. Serotoninwiederaufnahmehemmer, Venlafaxin), Syndrom der inadäquaten ADH-Sekretion und Hyponatriämie (v.a. serotonerge Substanzen)
  selten: Veränderungen der Glukosetoleranz (v.a. Mianserin), Gynäkomastie und Galaktorrhoe, Anschwellen des Hodens

- **seltene Nebenwirkungen**
  allergische Reaktionen (v.a. 2.-4. Woche), Wirkungen auf das Blutbild (mit allergisch/toxischer Agranulozytose, v.a. Mianserin; Eosinophilie)

Kontraindikationen

Keine anticholinergen Antidepressiva bei:

- Störungen der Harnentleerung
- Prostatahypertrophie
- Engwinkelglaukom
- Pylorusstenose
- bestehende Überleitungsstörungen im EKG
- zerebralen Krampfanfällen

Keine Antidepressiva bei:

- akuten Intoxikationen
- deliranten Syndromen

Antidepressiva nur nach Überprüfung des aktuellen Wissensstandes bei:

- Schwangerschaft und Stillzeit (v.a. im 1. Trimenon)
- schweren Leber- und Nierenschädigungen

Besondere Kontraindikationen sind bei der Kombination von Antidepressiva zu beachten:

MAO-Hemmer (v.a. irreversible wie Tranylcypromin) dürfen nicht kombiniert werden mit **Trizyklika und Serotoninwiederaufnahmehemmern**, da es durch die potenzierende Wirkung zu **hypertensiven Krisen** oder **plötzlichen Blutdruckabfällen** kommen kann oder zu einem **zentralen Serotoninsyndrom** (gekennzeichnet durch Hypomanie, Unruhe, psychoseähnliche Bilder bis zur Bewusstseinstrübung, erhöhtem Muskeltonus mit Rigor, Myoklonien und Zittern, Hyperthermie) mit letalem Ausgang. Auch Serotoninwiederaufnahmehemmer können bei zu hohen Dosierungen dazu führen.

Nach Absetzen eines irreversiblen MAO-Hemmers muss ein 14 Tage-Intervall bis zum neuen Medikament beibehalten werden, bzw. umgekehrt 14 Tage nach Absetzen eines Antidepressivums bis zum MAO-Hemmer (bei Fluoxetin 6 Wochen). Bei reversiblen MAO-Hemmern ist ein sofortiges Umstellen möglich (besser kurzes Intervall).

Bei Therapieresistenz kann ein trizyklischen Antidepressivum (Amitriptylin 100-150 mg/d) mit einem irreversiblen MAO-Hemmer (Tranylcypromin 20 mg/d, in begründeten Ausnahmen 40 mg/d oder mehr) **kombiniert** werden: **Das trizyklische Antidepressivum muss aber immer zuerst gegeben werden, nie umgekehrt.** Der Blutdruck muss 3x täglich kontrolliert und eine tyraminfreie Diät muss eingehalten werden. Die Plasmakonzentrationen der Antidepressiva sollten bestimmt werden.

Serotoninwiederaufnahmehemmer (geringer auch andere Anridepressiva) **erhöhen** in unterschiedlichem Ausmaß die **Spiegel anderer Antidepressiva** (auch mancher Neuroleptika und anderer Pharmaka) **über die Hemmung der Untertypen des Cytochrom P450** Systems: toxische Interaktionen beachten, möglichst begleitend Blutspiegel.

Routineuntersuchungen und Hinweise

Tab. 3.1 zeigt Empfehlungen für Routineuntersuchungen bei einer Antidepressivatherapie, die nicht obligat sind, aber ein hohes Maß an Sicherheit beinhalten.

Blutbild	zu Beginn, 3 Monate lang ca. 14-tägig, später monatlich oder vierteljährlich (fakultativ bei trizyklischen Substanzen und obligat bei Mianserin, sonst seltener)
RR/Puls	zu Beginn, später monatlich
Harnstoff/ Kreatinin	zu Beginn, später fakultativ vierteljährlich
GOT, GPT, γ-GT	zu Beginn, nach 14 Tagen, später monatlich oder vierteljährlich
EKG	zu Beginn, nach 14-30 Tagen (bei trizyklischen Antidepressiva)
EEG	zu Beginn, fakultativ nach 14-30 Tagen
Anm.: Bei einzelnen Substanzen gibt es Sonderbestimmungen	

Tab. 3.1: Routineuntersuchungen bei Antidepressivatherapie.

Der Patient muss auf mögliche Begleiterscheinungen hingewiesen und darauf aufmerksam gemacht werden, dass er **in der ersten Phase der Behandlung fahruntauglich** ist (v.a. bei anticholinergen

Substanzen, weniger bei SSRI oder MAO-Hemmern). Später ist die Fahrtauglichkeit individuell aufgrund der Nebenwirkungen zu beurteilen, meist ist die Fahrtüchtigkeit eher gegeben als bei einer schweren Depression.

3.4.1.2. Lithium und andere Phasenprophylaktika (Stimmungsstabilisierer)

Diese Substanzen haben gemeinsam, dass sie bei affektiven Störungen das Wiederauftreten von Episoden verhindern können.

Die wichtigste Stoffgruppe ist Lithium in Form verschiedener Salze (Azetat, Carbonat, Aspartat, Sulfat). Es ist die erste Substanz, deren vorbeugende Wirksamkeit erkannt wurde. Sie ist am besten untersucht und wird von vielen Klinikern für die wirksamste gehalten.

Alternativen sind: Carbamazepin, Lamotrigin und Valproat, ursprünglich Antiepileptika.

Antidepressiva und Neuroleptika werden auch zur Rezidivprophylaxe bei den entsprechenden Krankheitsbildern eingesetzt und sind dort beschrieben.

Lithium, Valproat und Carbamazepin haben neben der Phasenprophylaxe **auch andere Indikationen**, die in den entsprechenden Kap. aufgeführt werden, **insbesondere** bei der Behandlung der **Manie**.

Neurobiologische Wirkmechanismen

Mehrere neurobiochemische Wirkungen von Lithium, Carbamazepin und Valproat sind experimentell gesichert, ohne dass diese mit der phasenprophylaktischen Wirkung in Verbindung stehen müssen:

- Lithium erhöht die intrazelluläre Kalziumkonzentration, wobei die kalziumbedingte Hyperpolarisation eine Verminderung der Zellaktivität nach sich zieht
- Lithium reduziert die Stimulierbarkeit der hormon- und neurotransmitterabhängigen Adenylatzyklasen ("second messenger"), beeinflusst G-Proteine und Proteinkinase C.
  Dadurch kommt es zu regional spezifischen Neurotransmitterwirkungen, die sowohl exzitatorische als auch inhibitorische Effekte haben können, je nachdem, ob die Rezeptorkoppelung an ein stimulatorisches oder inhibitorisches G-Protein gehemmt wird, und diese Inhibition prä- oder postsynaptisch erfolgt
- Lithium greift in den Phosphatidyl-Inositol- ("second messenger") Stoffwechsel über die Hemmung des Enzyms Inositolmonophosphatase mit Inositoldepletion ein und schwächt alle damit verbundenen Transmitterwirkungen ab
- Lithium verändert auf verschiedenen Ebenen das Dopamin-, Noradrenalin-, Serotonin, Cholin-, GABA-System
- Carbamazepin (und in ähnlicher Form wahrscheinlich auch Valproinsäure und Lamotrigin) hemmt die Adenylatzyklase und den Inositolstoffwechsel wie Lithium, hat GABAerge Effekte, senkt die Leitfähigkeit bestimmter Natriumionenkanäle und hemmt Umsatz und Freisetzung von Glutamat, Dopamin, Noradrenalin

Nebenwirkungen von Lithium

- häufig feinschlägiger Tremor
  oft nur initial, evtl. Therapieversuch mit β-Blockern, diese aber nicht als Dauermedikation
- selten Rigor bei längerer Therapie
- gastrointestinale Beschwerden
  Diarrhoe, Übelkeit, Völlegefühl, Appetitverlust; meist nur initial
- leichte Müdigkeit, Muskelschwäche, meist nur initial: Kreativitätsabnahme und Adynamie, sexuelle Funktionsstörungen, Konzentrationsmangel, mnestische Defizite werden diskutiert, sind aber nicht gesichert
- Polyurie, Polydipsie, verminderte Konzentrationsleistung, renaler Diabetes insipidus, Polyurie dosisabhängig in 20-50 %, meist nur initial. Bei ansteigenden Kreatininserumkonzentrationen und eingeschränkter Fähigkeit zur Urinkonzentration im 24 h-Urinvolumen an Möglichkeit einer Nierenfunktionsstörung (Lithiumnephropathie) denken, die internistisch abgeklärt werden muss und nach Absetzen von Lithium reversibel wäre (Glomerulonephritis, Minimal-change-Typ)
- euthyreote Struma
  5-10 % der Patienten, bei etwa 2-3 % Hypothyreose. Substitution von Schilddrüsenhormonpräparaten: Bei erhöhtem TSH-Basalspiegel L-Thyroxin 50-150 µg/d (z.B. Euthyrox®)

- Gewichtszunahme
  bei 10-20 % der Patienten: Kalorienzufuhr einschränken, vor allem kalorienhaltige Getränke bei Polydipsie; Zunahme aber auch unabhängig von der Kalorienzufuhr
- selten Gesichts-, Knöchelödeme, leichter Hyperparathyreoidismus, Beeinflussung des Kohlenhydratstoffwechsels
- Repolarisationsveränderungen im EKG, Arrhythmien, Bradykardie, häufig reversible Leukozytosen und leichte EEG- Veränderungen (kein Grund, abzusetzen)
- selten dermatologische Veränderungen, Verschlechterung einer Psoriasis
- Lithiumintoxikationen
  Intoxikationen treten meist erst bei Lithiumserumkonzentrationen über 1,6 mmol/l auf (oder bei Kalium-, Natriummangel). **Spätestens ab 3,0 mmol/l besteht eine vitale Gefährdung** mit Krampfanfällen, Nierenfunktionsstörungen mit Oligurie bis zur Anurie, Schock, Koma und Herzstillstand. Frühzeichen sind Erbrechen, Durchfall, grobschlägiger Tremor der Hände, Abgeschlagenheit, psychomotorische Verlangsamung, Schläfrigkeit, Schwindel, verwaschene Sprache und Ataxie. Später treten Rigor, Reflexsteigerung, faszikuläre Muskelzuckungen und Schreibkrämpfe auf. **Bei der geringen therapeutischen Breite frühzeitig an Intoxikation denken: Suizidversuch**, unkontrollierte Einnahme, natriumarme Diät, Kombination mit Diuretika, nichtsteroidalen Antiphlogistika, ACE-Hemmern, Nierenerkrankungen, Flüssigkeitsverluste.
  Gegenmaßnahmen: Zur primären Detoxifikation nur Magenspülung (keine Absorption an Aktivkohle, symptomatisch). Ausgleich des Wasser- und Elektrolythaushaltes, gegebenenfalls Natriumsubstitution, forcierte Diurese nicht mehr empfohlen, Clearancesteigerung durch Carboanhydrasehemmer, z.B. Acetazolamid, Stabilisierung der Herz-Kreislauffunktion, **Hämodialyse (immer ab 3 mmol/l** Serumspiegel)

Kontraindikationen

Schwere Nierenfunktionsstörungen (z.B. Glomerulonephritis, Pyelonephritis), schwere Herz- und Kreislaufkrankheiten (auch ein kurz zurückliegender Herzinfarkt), Störungen des Natriumhaushaltes, Addisonerkrankung, Gravidität (v.a. im 1. Trimenon), Stillperiode.

Relative Kontraindikationen sind Krankheiten, die zu Nierenfunktionsstörungen führen können, z.B. Hypertonie, Gicht, Arteriosklerose, außerdem erhöhte zerebrale Krampfbereitschaft, Morbus Parkinson, Myasthenia gravis, Psoriasis und Hypothyreose. Empfängnisverhütende Maßnahmen müssen vor Therapiebeginn besprochen werden.

Keine Kombinationen mit Thiaziddiuretika, nicht-steroidalen Antiphlogistika, ACE-Hemmern, nephrotoxischen Antibiotika. Zusammen mit SSRI und MAOH und Neuroleptika wurden vermehrt Nebenwirkungen beobachtet (keine Kontraindikation, aber Gefahr des serotonergen Syndroms oder Delirs beachten!). Kardial wirksame Medikamente und Bronchodilatoren erhöhen kardiale Nebenwirkungen.

Nebenwirkungen von Carbamazepin

- Müdigkeit, Schwindel, Ataxie, Tremor (v.a. zu Beginn, deswegen einschleichend dosieren!)
- Sehstörungen, Doppelbilder, Nystagmus (v.a. zu Beginn)
- gastrointestinale Nebenwirkungen (v.a. zu Beginn)
- selten Herzrhythmusstörungen, Erregungsausbreitungsstörungen
- milde Hyponatriämie, Anstieg der γ-GT häufig, seltener von GOT, GPT, AP (bis Faktor 2 unter Kontrollen tolerabel)
- Hepatitis und tödliche Leberzellnekrosen selten
- häufig allergische Exantheme, sehr selten tödliches Lyell-Syndrom
- reversible Leukozytopenie bei ca. 10 % (in ca. 2 % persistierend → Absetzen, Todesfälle unter Carbamazepin-induzierten aplastischen Anämien wurden beobachtet), Thrombozytopenie in 2 %
- Störungen der Nierenfunktion (selten)
- Enzyminduktion mit vermehrtem Abbau anderer Medikamente (bis zur Unwirksamkeit) - Oxcarbazepin hat diese NW nicht, ansonsten gleiche NW und Wirkungen (häufiger Hyponatriämie)

Kontraindikationen

Herzrythmusstörungen (v.a. AV-Block), schwere Leberfunktionsstörungen, Leukopenie.

Keine Kombinationen mit MAO-Hemmern, mind. 14 Tage Intervall bei Präparatewechsel, Carbamazepin senkt die Blutspiegel fast aller Psychopharmaka massiv, orale Kontrazeptiva können wirklos werden(Umstellung auf Oxcarbazepin).

Nebenwirkungen von Valproinsäure

- Hyperammonämie, Thrombozytopenie, Leukopenie
- Gewichtszunahme, Appetitsteigerung (seltener -abnahme), Haarausfall
- gastrointestinale Störungen, **Hepatotoxizität** (Transaminasenerhöhung, seltene Todesfälle, v.a. bei Kindern), **Pankreatitis**
- Sedierung, Tremor, Parästhesien, Ataxie, extrem selten Valproatenzephalopathie

Kontraindikationen

Leber-, Pankreasfunktionsstörungen, Porphyrie, Knochenmarksstörungen, Gerinnungsstörungen, Niereninsuffizienz, Lupus erythematodes.

Nebenwirkungen von Lamotrigin

- (Makulopapulöse) Hautausschläge bis zu 10 %, deswegen langsame Aufdosierung
- Anstieg Leberenzyme
- Blutbildveränderungen
- gastrointestinale Nebenwirkungen
- Schwindel, Müdigkeit, Kopfschmerzen, Doppeltsehen, Nystagmus, Tremor, Ataxie

Kontraindikationen

Nierenfunktionsstörungen, Hauterkrankungen.

Routineuntersuchungen und Therapiehinweise

Vor einer Lithiumtherapie:

- Anamnese (Niere, Herz, Schilddrüse, Schwangerschaft), internistische/neurologische Untersuchung
- Blutbild, Blutzucker, EKG, Blutdruck, Körpergewicht, Halsumfang, EEG
- Kontrolle der Nierenfunktion durch Bestimmung von Serumkreatinin und fakultativ Kreatininclearance, Harnstoff, Harnsäure, Urinstatus, ggf. 24 h-Urinvolumen: falls Kreatininclearance unter 70 ml/min: Kontrollbestimmung der glomerulären Filtrationsrate; falls GFR unter 60 ml/min: Erwägen therapeutischer Alternativen; falls GFR unter 30 ml/min: Kontraindikation
- T_3, T_4, TSH-Basalspiegel, ggf. TRH-Test

Während der Lithiummedikation:

- Lithiumkonzentration im Serum (12 h nach der letzten Tabletteneinnahme): In den ersten 4 Wochen wöchentlich, dann 6 Monate 1mal pro Monat, später vierteljährlich
- Kreatinin: Häufigkeit wie bei Lithiumbestimmung
- Körpergewicht und Halsumfang: vierteljährlich
- T_3, T_4, TSH-Bestimmung: jährlich
- Natrium, Kalium und Kalzium: jährlich
- Kontrolle der Nierenfunktion: jährlich
- EKG: jährlich
- EEG: wenn zusätzliche Medikamente eingesetzt werden bzw. wenn vor Lithiumgabe bereits EEG-Veränderungen beobachtet worden sind

Bei Carbamazepin und Valproinsäure sollten die Serumspiegel so häufig wie beim Lithium bestimmt werden, die sonstige Therapieüberwachung sollte wie bei den Antidepressiva strukturiert sein, Amylase/Lipase bei Valproat zusätzlich (☞ Tab. 3.1).

▶ Einstellung einer Lithiummedikation

Bei **Phasenprophylaxe** Beginn mit z.B. 1 1/2 Tbl. Quilonum® ret. (oder 2x1/2 Tbl. bei älteren Patienten). Nach einer Woche Überprüfung der Lithiumserumkonzentration. Bei Werten unter 0,5 mmol/l Erhöhung, bei Werten über 0,8 mmol/l Reduktion um etwa 1/2 Tbl., später individuelle Einstellung auf Werte zwischen 0,6 und 0,8 mmol/l. Zu beachten ist dabei, dass **Steady state-Konzentrationen immer erst nach einer Woche erreicht werden.** Eine **Verdoppelung der Lithiumdosis führt zu einer Verdoppelung des Serumspiegels, da zwischen Serumkonzentration und Lithiummenge** eine fast **lineare Korrelation** besteht.

Bei Unwirksamkeit kann der Spiegel bis auf 1,0-1,2 mmol/l angehoben werden.

Bei der **antimanischen Behandlung** sollten Serumwerte zwischen 1 und 1,2 mmol/l erreicht werden (manche Klinier streben auch 1,4 mmol/l an). Es wird mit relativ hohen Dosierungen, z.B. 3 Tbl./d Quilonum® ret. (30-40 mmol Lithium) begonnen, und der Serumspiegel wird alle 2-3 Tage kontrolliert. Die genaue Einstellung erfolgt nach dem gleichen Prinzip wie bei der Phasenprophylaxe (doppelte Dosis = doppelter Spiegel).

- Carbamazepin sollte auf Spiegel zwischen 6 und 12 µg/ml eingestellt werden, z.B. Beginn mit 300-600 mg/d Tegretal® ret, Überprüfung der Serumspiegel nach einer Woche und Anpassung der Dosis.
- Bei Valproinsäure Beginn mit 500-1000 mg/d, Dauertherapie in der Regel 1200-2100 mg/d (Plasmaspiegel 50-120 µg/ml), bei antimanischer Behandlung "loading" mit 20 mg/kgKG.
- Lamotrigin muss langsam aufdosiert werden, Beginn 25 mg/d, Steigerung nach 14 Tagen, Erhaltungsdosis ca. 200-400 mg/d.

3.4.1.3. Neuroleptika (Antipsychotika)

Synonyme: **Antipsychotika, Antischizophrenika.** Mit dieser Gruppe wurden erstmals antipsychotische und antimanische Medikamente gefunden. Das erste Neuroleptikum war das Phenothiazinderivat Chlorpromazin (1950), das zwar nicht mehr verwendet wird, aber bis heute als Referenzsubstanz der neuroleptischen Potenz (= Stärke der antipsychotischen Wirksamkeit bzw. der extrapyramidalen Nebenwirkungen) dient (neuroleptische Potenz von Chlorpromazin = 1). Zwischenzeitlich sind viele Neuroleptika im Einsatz, die nach verschiedenen Gesichtspunkten eingeteilt werden können:

Einteilung nach der chemischen Struktur

- **trizyklische Neuroleptika**
  - Phenothiazinderivate, die weiter nach ihren Seitenketten (aliphatische, Piperidyl- oder Piperazinseitenketten) differenziert werden können, z.B. Chlorpromazin, Levomepromazin, Thioridazin, Perazin, Perphenazin, Fluphenazin
  - Thioxanthenderivate mit verschiedenen Seitenketten, z.B. Chlorprothixen, Zuclopenthixol, Flupentixol
  - **Dibenzoepine, z.B. Clozapin**
- **Butyrophenone**, z.B. Benperidol, Haloperidol, Melperon, Pipamperon
- Diphenylbutylpiperidine, z.B. Fluspirilen, Pimozid
- **Benzamide**, z.B. Sulpirid, Amisulprid
- **andere Substanzen** wie Risperidon, Olanzapin, Sertindol, Quetiapin, Ziprasidon, Aripiprazol

Einteilungsprinzip nach der antipsychotischen Potenz

Verstanden wird hierunter das Potential, produktiv psychotische Symptome wie Wahn und Halluzinationen zu beeinflussen bzw. die Dopamin D2-artigen-Rezeptoren zu blockieren. Abstrahiert werden die Neuroleptika danach unterteilt in:

- hochpotente
- niedrigpotente
- mittelpotente

Klinisch gilt die folgende Regel:

> *Regel: Hochpotente Neuroleptika sind stark antipsychotisch, schwach sedierend und haben ausgeprägte extrapyramidale und nur wenig anticholinerge vegetative Nebenwirkungen. Niedrigpotente Neuroleptika sind wenig antipsychotisch, stark sedierend, haben wenig extrapyramidale, aber ausgeprägte anticholinerge vegetative Nebenwirkungen.*

Tab. 3.2 zeigt eine abstrahierte Rangreihe der neuroleptischen Potenz.

Substanz	neuroleptische Potenz
• Chlorprothixen • Sulpirid • Thioridazin	1/3 bis 4/5 "niedrig"
• Chlorpromazin	1
• Zotepin • Perazin • Zuclopenthixol	2 bis 10 "mittel"
• Fluphenazin • Haloperidol • Benperidol	20 bis 100 "hoch"

Tab. 3.2: Abstufung des neuroleptischen Wirkungsgrads in Beziehung zur Dosierung. Neuroleptische Potenz des Chlorpromazins = 1.

Zu beachten ist, dass theoretisch alle Substanzen gleich antipsychotisch sein können, wenn sie nur hoch genug dosiert werden. In der Klinik verhindern oft Nebenwirkungen solche Hochdosierungen.

Nicht immer ist, wie in Tab. 3.2, die antipsychotische Wirkung mit vielen extrapyramidalmotorischen Nebenwirkungen (hohe D2-Rezeptorblockade) kombiniert, so dass dieses Schema mit der Koppelung antipsychotisch = extrapyramidale Nebenwirkungen in der Zwischenzeit modifiziert werden muss. Der therapeutische Effekt von Neuroleptika beruht auf ihrer dämpfenden Wirkung auf psychomotorische Erregtheit, Aggression, Sinnestäuschungen, Wahndenken, Ichstörungen, katatone Symptome. **Wenn ein Pharmakon dieses Wirkprofil besitzt, sollte es unabhängig davon, ob es extrapyramidalmotorisch wirksam ist oder nicht, als Neuroleptikum bezeichnet werden.** Neuroleptika ohne oder mit wenig extrapyramidalmotorischer Wirkung werden heute zusammengefasst als **atypische Neuroleptika** (v.a. Clozapin, auch Risperidon, Aripiprazol, Olanzapin, Quetiapin, Sertindol): **bei hoher antipsychotischer Potenz keine oder wenige extrapyramidalmotorische Nebenwirkungen** (und evtl. zusätzliche positive Wirkung auf Negativsymptome und kognitive Symptome)

Einteilung nach den Rezeptoraffinitätsprofilen

Ein weiteres Einteilungsprinzip ist möglich nach den Rezeptoraffinitätsprofilen (welche Rezeptoren werden durch das Neuroleptikum bevorzugt beeinflusst).

Hochpotente Neuroleptika wie Haloperidol blockieren v.a. Dopamin-D2-artige-Rezeptoren, niedrigpotente weniger Dopamin D2-Rezeptoren, stärker zusätzlich Acetylcholin- und Histamin-Rezeptoren.

Atypische Neuroleptika wie Clozapin blockieren Dopamin D1-, D2-, D3-, besonders aber D4-Rezeptoren, 5-HT-2-Rezeptoren und andere Rezeptoren. Risperidon bindet weitgehend selektiv an Dopamin D2- und Serotonin-5-HT-2-Rezeptoren. Wenn weniger die Blockade eines einzelnen Rezeptorsystems als vielmehr die Kombination und das Verhältnis der beeinflussten Systeme entscheidend sind, ergeben sich entsprechend viele Einteilungsmöglichkeiten. Dies kann als Erklärung dafür herangezogen werden, dass Neuroleptika individuell sehr unterschiedlich wirken können.

Neurobiochemische Wirkmechanismen

Alle in der Schizophrenietherapie eingesetzten Neuroleptika greifen in das dopaminerge System ein, und bei den meisten Neuroleptika (außer z.B. Clozapin) korreliert die Stärke der Dopamin-D2-artigen-Rezeptorblockade mit der antipsychotischen Wirksamkeit. Neuroleptika sind daher charakterisiert als Dopaminantagonisten, sie blockieren also einen oder mehrere Dopaminrezeptoren.

Wie bei den Antidepressiva sind akute und chronische Effekte zu unterscheiden. Auch bei den meisten Schizophrenien besteht eine Wirklatenz von Tagen bis einigen Wochen bis zum Eintritt der antipsychotischen Wirkung, so dass auch hier chronische Effekte für die Wirkung wichtiger sind.

- akute Effekte
  Blockade der postsynaptischen Dopaminrezeptoren und der präsynaptischen Autorezeptoren. Durch die Besetzung der Autorezeptoren wird die Synthese- und Freisetzungsrate des Dopamins erst gesteigert. Die Blockade der postsynaptischen Dopaminrezeptoren kann vorübergehend durch ein vermehrtes Dopaminangebot an die postsynaptischen Rezeptoren kompensiert werden. Die "Psychose" kann deswegen anfangs "zunehmen", eine Turbulenzphase durchlaufen
- chronische Effekte
  Nach Tagen bis Wochen kommt die neuronale Tätigkeit aufgrund der vorherigen langanhaltenden Aktivierung zum Erliegen. Die Impulsfrequenz der dopaminergen Neuronen sinkt. Es kommt zum Depolarisationsblock, der Dopaminumsatz verlangsamt sich. Die postsynaptische Dopaminrezeptorenblockade wird wirksam, es kommt sowohl zu den extrapyramidalen Symptomen als auch zur antipsychotischen Wirkung durch eine relative Reduktion dopaminerger Neuronenaktivität. Nach Monaten oder Jahren kann es zu einer Supersensitivität der ständig blockierten D2-Rezeptoren kommen ("Up-Regulation"): Die postsynaptischen Rezeptoren werden überempfindlich, es kann zu irreversiblen Spätdyskinesien kommen. Die Neuroleptikadosierungen können nicht mehr ausreichen, um eine "Dopaminblockade" zu bewirken

Je nach Substanz kommt es **zu ähnlichen Vorgängen an Dopamin-D1-, D2-, D3-, D4- und D5-Rezeptoren**, die an der antipsychotischen Wirkung möglicherweise direkt beteiligt sind. Vielleicht ist auch die Interaktion der verschiedenen Dopaminrezeptoren entscheidend. Z.B. ist Clozapin einzigartig, weil es viel stärker an den D4- als an den D2-Rezeptor bindet, alle anderen Substanzen binden stärker oder etwa gleich stark an den D2-Rezeptor. Aripiprazol ist ein partieller Rezeptoragonist: Bei zu wenig Dopamin wird die Übertragung erhöht, bei viel Dopamin vermindert.

Neuroleptika binden zusätzlich mit unterschiedlich hoher Affinität an Serotonin-5-HT-2-Rezeptoren, Noradrenalin-α_1-Rezeptoren, Histamin H-1-Rezeptoren, Acetylcholin-(muskarinerge)-Rezeptoren (Clozapin wahrscheinlich auch an glutamaterge Rezeptoren).

Antipsychotische **Wirkungen und Nebenwirkungen** werden wahrscheinlich **in unterschiedlichen Dopaminsystemen** entfaltet:

- extrapyramidale Nebenwirkungen im nigrostriatalen System mit Blockade der Dopamin D2-Rezeptoren der Stammganglien
- Adynamie und Depression in den mesokortikalen Dopaminbahnen
- die antipsychotische Wirkung wahrscheinlich in den mesolimbischen und mesokortikalen Bahnen

Der Einfluss der anderen Neurotransmittersysteme ist unklar, sicher werden dadurch Nebenwirkungen induziert. Wahrscheinlich hängt auch die antipsychotische Wirkung von der Interaktion des Dopamin-Systems mit anderen Systemen, z.B. mit dem Serotoninsystem, ab. **Möglicherweise sind auch die Effekte auf die Genexpression verschiedenster Systeme wesentlicher als die direkte Wirkung auf die Dopaminneurone und -Rezeptoren.**

Unerwünschte Wirkungen

Extrapyramidalmotorische Symptome

Diese Symptome lassen sich in 4 Gruppen einteilen:

- **Frühdyskinesien**
  krampfartiges Herausstrecken der Zunge, Blickkrämpfe, Ophistotonus, Hyperkinesien der mimischen Muskulatur, psychomotorische Unruhe mit Angst, Trismus, torticollisartige, choreatische, athetoide und torsionsdystone Bewegungsabläufe der Muskulatur des Halses, der oberen Extremitäten, seltener laryngeale und pharyngeale Spasmen. Sie manifestieren sich fast ausschließlich **zu Beginn** (meist in der ersten Behandlungswoche) **oder bei plötzlichen Dosiserhöhungen oder Reduktionen, hauptsächlich bei hochpotenten Neuroleptika.**

  Therapie: Anticholinergisch wirksame Antiparkinsonmittel, z.B. Biperiden 2,5-5 mg (z.B. Akineton®) i.v. (langsam, sonst Gefahr deliranter Syndrome) oder i.m. oder orale prophylaktische Gabe bei erstmaliger Neuroleptikagabe (z.B. 2x1-3x1 Tbl. Akineton®)

- **Parkinsonsyndrom**
  Einschränkung zunächst der Feinmotorik, dann der allgemeinen motorischen Beweglichkeit und Verlust der Mitbewegungen, Hypo- oder Amimie, kleinschrittiger Gang, Erhöhung des Muskeltonus (Rigor), Salbengesicht und Hypersalivation, auch als Rabbitsyndrom mit hochfrequentem Tremor der Mundmuskulatur oder als komplette Akinesie. **Manifestation frühestens nach ein- bis zweiwöchiger Behandlung, deutlich häufiger bei hochpotenten als bei mittelstark oder schwachwirksamen Neuroleptika, Auftreten auch bei Reduktion von hohen Dosen.**

  Therapie: Zusätzliche Gabe von anticholinerg wirksamen Antiparkinsonmitteln, Dosisreduktion (falls möglich), Absetzen oder Umsetzen des Neuroleptikums z.B. auf ein atypisches Neuroleptikum mit keinen (Clozapin, Quetiapin) oder wenigen extrapyramidalen Nebenwirkungen, Umstellung von hochpotenten auf mittelpotente Neuroleptika (falls vom Schweregrad her möglich)

- **Akathisie**
quälend erlebte Unruhe, oft verknüpft mit der Unfähigkeit, sitzenzubleiben oder mit dem Drang zu ständiger Bewegung (Tachykinesie). **Häufig verkannt als Verschlechterung des Grundleidens**, da auch produktiv psychotische Symptome auftreten (☞ Tab. 2.45 und Kap. 2.2.). **Deutlich häufiger bei hochpotenten Neuroleptika**
Therapie: Dosisreduktion, Wechsel auf ein anderes Neuroleptikum (z.B. von hochpotent zu mittelpotent oder atypisch), **Vorsicht vor Verwechslung mit Rezidiv der Psychose** und deshalb fälschlicher Dosissteigerung. Falls die beiden Maßnahmen aufgrund des Schweregrads der psychopathologischen Symptome nicht möglich sind bzw. vorübergehend bis zum Wirkeintritt der Maßnahmen: zusätzlich Benzodiazepine oder β-Blocker (☞ auch Tab. 2.45, Kap. 2.2.)
- **Spätdyskinesien**
verzögert (meist erst nach jahrelanger Behandlung, seltener bereits nach Monaten) auftretende hyperkinetische Dauersyndrome oder als tardive Dyskinesie oder Dystonie mit manchmal diskreten, manchmal intensiven, abnormen, unwillkürlichen, stereotypen Bewegungen, v.a. im Bereich der Zungen-, Mund und Gesichtsmuskulatur, aber auch der distalen Muskelgruppen der Extremitäten. Meist choreiforme oder athetoide, dystone und ballistische Bewegungsstörungen, selten auch als respiratorische Dyskinesie. Sie können sich unter affektiver Anspannung verstärken, nehmen bei intendierten Bewegungen und Entspannung ab, verschwinden im Schlaf. Häufig nach langjähriger Behandlung v.a. mit hochpotenten Neuroleptika (unter Clozapin treten keine bzw. sehr selten Spätdyskinesien auf, möglicherweise auch unter Sulpirid, anderen atypischen Neuroleptika, vielleicht auch unter mittelpotenten Neuroleptika). Manchmal treten auch bei Reduktion oder Absetzen von Neuroleptika derartige Hyperkinesien auf, die nach 6-12 Wochen reversibel sind (eine Neuroleptikatherapie kann aber auch Spätdyskinesien verschleiert haben).

Häufigkeit der Spätdyskinesien: 15-20 % der längerfristig (Monate bis Jahre) behandelten Patienten, schließt man leichte Symptome ein, bis 70 %. Berücksichtigt man nur schwere Symptome: ca. 2,5 %.

Pro Behandlungsjahr entwickeln etwa 5 % Spätdyskinesien. Aber: Auch unbehandelt haben 4 % der Schizophrenen Dyskinesien bei Erstmanifestation und 60 % der über 60-Jährigen.

Die Dyskinesien sind meist irreversibel, deswegen ist eine Früherkennung notwendig. Bei vielen Patienten entwickeln sich Spätdyskinesien innerhalb der ersten 3 Jahre. **Risikofaktoren** sind **höheres Alter**, affektive Störungen, Substanzmissbrauch, Frühdyskinesien und **zerebrale Vorschädigung**. Dauer der Medikation, Dosishöhe bzw. kumulative Dosis sind wahrscheinlich bedeutsam.

Therapie: Anticholinergika sind wirkungslos, bei Absetzen ist sogar eine Besserung zu erwarten. Zuerst sollte versucht werden (falls therapeutisch möglich), **Neuroleptika** sehr langsam über Wochen und Monate zu **reduzieren. Benzodiazepine** sollten adjuvant gegeben werden. Manchmal kann dabei eine vollständige Rückbildung beobachtet werden. Die zweite Möglichkeit ist der Wechsel auf **Clozapin.** Zugelassen ist Tetrabenazin (Nitoman®), wenn diese Maßnahmen nicht wirksam waren (entleert Dopamin-, Noradrenalinspeicher, NW vor allem Depression, langsam aufdosieren auf 50 mg/d). Beschrieben wurde auch die Wirksamkeit GABAerger Substanzen wie Valproat, Baclofen, Benzodiazepinen (z.B. Clonazepam), von Amantadin, Kalziumantagonisten (z.B. Verapamil oder Diltiazem) oder Vitamin E(1600 IE/d). Sehr schwere Dyskinesien können vorübergehend durch eine erhöhte Neuroleptikadosis oder durch hohe Benzodiazepindosen zum Sistieren gebracht werden.

Eine **seltene, aber extrem gefährliche Nebenwirkung** von Neuroleptika ist das

▶ **maligne neuroleptische Syndrom**

extrapyramidale Störungen (besonders **Rigor**, Akinese), **Stupor**, wechselnde Bewusstseinslagen, (hohes) **Fieber**, vegetative Funktionsstörungen wie Tachykardie, labiler Hypo- oder Hypertonus, Tachy- und Dyspnoe, Hautblässe oder -rötung, vermehrter Speichelfluss, Schwitzen und Inkontinenz, Erhöhung der **Kreatininkinase**, der Leukozytenzahl, der Lebertransaminasen oder der alkalischen Phosphatase, zusätzlich oft metabolische Azidose, gelegentlich Myoglobinämien bzw. -urie mit renalen Komplikationen. Das Syndrom entwickelt sich in der Regel innerhalb von 2 Wochen nach Beginn einer Neuroleptikatherapie oder nach einer Dosissteigerung bei einer hochdosierten Neuroleptikamedikation. Selten entwickelt es sich bei üblichen Dosen oder nach monatelanger Neuroleptikabehandlung mit einer stabilen Dosis. Die Symptome entwickeln sich innerhalb von 24-72 h. Nach oraler Gabe erfolgt die Besserung etwa 5-15 Tage nach Absetzen der Neuroleptika, bei Depotgabe verdoppelt bis verdreifacht sich die Zeit bis zur Besserung.

20 % der Fälle enden tödlich durch sekundäre Komplikationen wie Nierenversagen, Ateminsuffizienz, Herz- und Kreislaufversagen.

Inzidenz: 0,07-0,5 %, häufiger bei Männern und bei Patienten unter 40 Jahren, möglicherweise häufiger bei hochpotenten Neuroleptika (nicht sicher).

Therapie: Absetzen des Neuroleptikums, symptomatische Maßnahmen (Kühlung, Flüssigkeitszufuhr, Elektrolytzufuhr, intensivmedizinisches Monitoring und evtl. Behandlung). Medikamentöse Behandlung mit Lorazepam, Dantrolen, Bromocriptin, Amantadin, L-Dopa (☞ Tab. 2.42, 2.43). Rezidivrisiko ca. 15 %. Deshalb sollte die Behandlung mit anderen Neuroleptika fortgesetzt werden oder alternative Behandlungsmöglichkeiten erwogen werden (Elektrokonvulsionstherapie).

Neben den extrapyramidalen Nebenwirkungen sind weitere häufige Nebenwirkungen:

- **vegetative Symptome**
  v.a. bei niedrigpotenten Neuroleptika bzw. trizyklischen Neuroleptika (auch Clozapin). Die vegetativen, meist anticholinergen Nebenwirkungen sind in etwa die gleichen wie die bei den Antidepressiva beschriebenen (☞ Kap. 3.4.1.1.). Die Therapie erfolgt entsprechend. Bei Neuroleptika ist die orthostatische Dysregulation häufiger (periphere α_1-Rezeptorblockade), v.a. bei Clozapin. Temperatursteigerungen zu Therapiebeginn kommen häufiger vor, insbesondere bei Clozapin (nicht vorschnell malignes neuroleptisches Syndrom annehmen!).

Weitere Nebenwirkungen sind:

- **Blutbildveränderungen**
  passagere Leukopenien oder Leukozytosen zu Behandlungsbeginn, Eosinophilien in der 2.-4. Behandlungswoche, reaktive Lymphozytosen bei Dauerbehandlung.

Die potentiell tödliche **Agranulozytose** ist selten (toxisch oder allergisch): Vorsicht bei Leukozytenzahlen unter 3 G/l mit weniger als 50 % Granulozyten im Differentialblutbild. Manifestation besonders in der 4.-10.Behandlungswoche. *Wichtig*:

Gehäufte (toxische) Granulozytopenien (ca. 3 %) und Agranulozytosen (ca. 1 %) mit potentiell tödlichem Ausgang unter Clozapin meist in den ersten Behandlungsmonaten (ca. 83 % in den ersten 18 Wochen), bei rechtzeitigem Erkennen reversibel: Deswegen in den ersten 18 Wochen wöchentliche Blutbildkontrollen, danach monatlich, Achten auf Fieber, Infektsymptome und Beachtung der Vorsichtsmaßnahmen und Vorschriften, wie sie vom Hersteller vorgeschrieben sind (z.B. Behandlung erst bei Therapieresistenz oder schweren extrapyramidalen Nebenwirkungen, Medikamente nicht kombinieren)

- **Arzneimittelexantheme, Photosensibilisierung, Pigmentablagerungen**
- **Wirkungen auf das Leber-Gallengangssystem (v.a. trizyklische Psychopharmaka)**
unspezifische, spontan rückläufige Transaminasenerhöhungen und der alkalischen Phosphatase, meist in der 2. bis 4. Behandlungswoche; Weiterbehandlung möglich unter Kontrolle der Laborwerte, bei Ikterus absetzen. Selten: Hepatitis, fulminante Lebernekrose
- **endokrine Begleitwirkungen**
v.a. Anstieg der Prolaktinsekretion (Dopamin-D2-Blockade) mit Störungen des Menstruationszyklus bis zur Amenorrhoe und Galaktorrhoe, Gynäkomastie; Dämpfung des sexuellen Verlangens, gestörte Erektionsfähigkeit, Ejakulationsverzögerungen, Aspermie, Änderungen des Glukosestoffwechsels, Gewichtszunahme, inadäquate ADH-Sekretion
- **Veränderungen des EKGs**
v.a. bei trizyklischen Neuroleptika (aber bei allen möglich) wie bei den Antidepressiva beschrieben QT_C-Zeit-Verlängerung
- **zerebrale Krampfanfälle**
v.a. bei trizyklischen Neuroleptika wie bei den Antidepressiva beschrieben
- **psychische Nebenwirkungen**
selten delirante Syndrome wie bei den Antidepressiva (v.a. bei anticholinergen trizyklischen Substanzen), relativ häufig schwere depressive Symptome (= pharmakogene Depression) oder akinetisch-depressive Syndrome (meist als Parkinsonsyndrom), häufig Müdigkeit, Einschränkung der Konzentrationsfähigkeit, **neuroleptikainduziertes dysphorisches Syndrom: Extrapyramidalmotorische Störungen + anticholinerge Nebenwirkungen + kognitive Störungen + Sedierung + affektive Störungen**. Auch Clozapin sediert und kann zu kognitiven Störungen oder Depression in antipsychotischen Dosierungen führen, Risperidon ist diesbezüglich nebenwirkungsarm, zeigt aber extrapyramidale Störungen

Kontraindikationen

Sie sind die gleichen wie bei den Antidepressiva, wenn trizyklische Neuroleptika verwendet werden bzw. Neuroleptika mit anticholinerger Komponente (auch Clozapin). Trizyklische Neuroleptika, besonders Clozapin, sollten nicht bei Patienten mit Leukopenie oder Blutbilddyskrasien in der Anamnese eingesetzt werden.

Routineuntersuchungen und Therapiehinweise

Der **Patient** sollte vor Behandlungsbeginn über die Gefahr der **Spätdyskinesien** aufgeklärt werden und auf die Einschränkung der **Fahrtauglichkeit hingewiesen** werden, soweit die akute Krankheitsphase dies ermöglicht, spätestens aber vor Beginn einer Langzeittherapie. Die weiteren **Routineuntersuchungen** sind die **gleichen, wie sie bei den Antidepressiva** empfohlen sind. **Bei Clozapin muss 18 Wochen lang wöchentlich das Blutbild kontrolliert werden**, bei Butyrophenonen reichen monatliche Kontrollen.

3.4.1.4. Tranquilizer, Hypnotika

Synonyme: Ataraktika, Anxiolytika, Sedativa, Beruhigungsmittel. Darunter zusammengefasst werden verschiedene Substanzgruppen mit angstlösender und sedierender Wirkungskomponente. Wichtigste Gruppe sind die **Benzodiazepine**.

Besonders bei dieser Gruppe gehören auch manchmal muskelrelaxierende und antikonvulsive Eigenschaften zum Wirkspektrum. Tranquilizer und Hypnotika werden hier zusammengefasst, auch wenn manche Substanzen eher hypnotische-schlafanstoßende, andere eher anxiolytisch-sedierende Wirkungen zeigen. Vorläufer dieser Substanzen waren Bromide, Barbiturate und Meprobamat, in der heutigen Zeit haben diese Substanzen keine klinische Bedeutung mehr und sind weitgehend von den Benzodiazepinen abgelöst. Benzodiazepine können chemisch differenziert werden in 5 Untergruppen, ohne dass sich daraus klinisch relevante Unterschiede im Wirkungs- oder Nebenwirkungsspektrum ergeben.

Neben den Benzodiazepinen finden als Anxiolytika Verwendung:

- Hydroxyzin
- Azapirone, z.B. Buspiron
- β-Rezeptorenblocker, z.B. Dociton
- Antidepressiva, Neuroleptika, pflanzliche Präparate, z.B. Baldrian

Als Hypnotika finden neben den Benzodiazepinen Verwendung:

- "Non-Benzodiazepinhypnotika" wie das Zyklopyrrolon Zopiklon und das Imidazopyridin Zolpidem (chemisch keine Benzodiazepine, aber ähnlicher Wirkmechanismus)
- Derivate von Alkoholen und Aldehyden (z.B. Chloralhydrat), Antihistaminika (z.B. Diphenhydramin), Antidepressiva, Neuroleptika, L-Tryptophan

Klinisch ist es sinnvoll, Benzodiazepine nach Halbwertszeiten einzuteilen:

- Benzodiazepine mit **langer Halbwertszeit** und langwirksamen aktiven Metaboliten, z.B. Diazepam (4-200 h einschließlich aktiver Metabolite), Chlordiazepoxid (4-200 h)
- Benzodiazepine mit **mittlerer bis kurzer Halbwertszeit** mit aktiven Metaboliten, z.B. Alprazolam (10-15 h), Bromazepam (10-20 h), Flunitrazepam (10-30 h)
- Benzodiazepine mit **mittlerer bis kurzer Halbwertszeit ohne aktive Metaboliten**, z.B. Lorazepam (8-24 h), Oxazepam (4-15 h), Temazepam (5-14 h), Lormetazepam (8-14 h)
- Benzodiazepine mit **ultrakurzer Halbwertszeit** ohne pharmakologisch relevante Metabolite, z.B. Triazolam (1,5-5 h)

Neurobiochemische Wirkmechanismen

- Benzodiazepine binden an spezifische Benzodiazepin-Rezeptoren, die an den GABA-Rezeptor gekoppelt sind. Sie greifen dadurch in das Transmittersystem der γ-Aminobuttersäure ein, dem wichtigsten inhibitorischen Transmittersystem
- Benzodiazepine verstärken die GABAerge Neurotransmission durch erhöhte Durchlässigkeit der Chloridionenkanäle mit Hyperpolarisation und Mindererregbarkeit der Nervenzellen oder Erhöhung der Affinität des GABA-Rezeptors für den endogenen Neurotransmitter GABA

Benzodiazepine wirken auf die GABA-A-, nicht auf die GABA-B-Rezeptoren. Es kann sowohl eine präsynaptische als auch eine postsynaptische Hemmung induziert werden. Bei der präsynaptischen Hemmung wird die Transmitterfreisetzung an exzitatorischen Synapsen vermindert, bei der postsynaptischen Hemmung nimmt die Erregbarkeit des Zielneurons auf exzitatorische Impulse ab. Immer ist eine Inhibition die Folge.

Azapirone (z.B. Buspiron) haben keine Affinität zum Benzodiazepinrezeptor oder GABA-Rezeptor. Sie wirken v.a. als 5-HT-1A-Agonisten anxiolytisch.

Hydroxyzin ist antihistaminerg, -cholinerg und -serotonerg (5-HT-2-Rezeptor) und wahrscheinlich durch diese Kombination anxiolytisch.

Zyklopyrrolone und Imidazolpyridine haben trotz chemischer Unterschiede ihren Angriffspunkt an der Benzodiazepinrezeptor-Untereinheit des GABA-A-Rezeptorkomplexes mit Steigerung der GABAergen Transmission. Sie verändern aber weniger die Schlafcharakteristik als Benzodiazepine (keine REM-Suppression) und haben möglicherweise ein geringeres Abhängigkeitsrisiko.

Unerwünschte Wirkungen

Benzodiazepine haben eine sehr große therapeutische Breite, so dass es selbst bei hohen Benzodiazepindosen bei Suizidversuchen relativ selten zu Todesfällen kommt.

Nebenwirkungen, besonders am Anfang und bei überhöhter Dosierung sind:

- Müdigkeit, Schläfrigkeit, Konzentrationsschwäche, Einschränkungen der Aufmerksamkeit (eingeschränkte Fahrtauglichkeit!)
- Dysarthrie, Ataxie, Muskelrelaxation
- anterograde Amnesie (selten, bei hoher Dosierung und v.a. bei intravenöser Verabreichung)
- Appetitzunahme, Libidominderung, Menstruationsstörungen
- v.a. bei schneller intravenöser Verabreichung Atemdepression, Blutdruckabfall, selten sogar Herz-Kreislaufstillstand
- v.a. nach chronischer Einnahme auch dysphorische Verstimmungszustände, Vergesslichkeit und psychische Leistungsminderung, extreme muskuläre Schwäche mit Reflexverlust
- v.a. nach hohen Benzodiazepindosen als Paradoxphänomene Agitiertheit, Euphorisierung, Angstzustände, Schlaflosigkeit

Entscheidende Einschränkung bei der Verordnung von Benzodiazepinen ist das:

- **Abhängigkeitsrisiko und Suchtpotential**
  Bei Einnahme höherer Dosen über längere Zeiträume können nach etwa 4 Monaten Einnahme einer therapeutischen Benzodiazepindosis auftreten:
- **leichte Entzugssymptome** bei etwa 50 % der Patienten:
  vermehrte Angst und innere Unruhe, Schlaflosigkeit, Irritabilität und Dysphorie, Übelkeit und Erbrechen, Tachykardie, Schwitzen, Tremor, Kopfschmerzen und Muskelverspannungen
- **schwere Entzugsphänomene** bei etwa 20 % der Patienten:
  Krampfanfälle, Verwirrtheitszustände und voll ausgeprägte Entzugsdelirien, Dysmorphopsien mit verzerrter Wahrnehmung unbewegter Objekte, Photophobie, Hyperosmie, Hyperakusis, Dysästhesien, kinesthätische Störungen im Sinne einer perzeptuellen Ataxie, Muskelzittern, Muskelfaszikulationen, Depersonalisations- und Derealisationsphänomene, "psychoseartige" Zustände mit paranoid-halluzinatorischen und ängstlich-depressiven Syndromen

Zur Vorbeugung von Benzodiazepinentzugssymptomen sollen Benzodiazepine in der Regel **nicht länger als 4-8 Wochen verordnet** werden, und die **Dosis muss stufenweise reduziert** werden. Bei längerer Einnahme über mehrere Wochen oder Monate: Die ersten 50 % einer Benzodiazepindosis relativ zügig, die nächsten 25 % deutlich langsamer, die letzten 25 % sehr langsam absetzen. Bei höheren Dosen sollten die Reduktionen frühestens alle 6-8 Tage um höchstens ein Viertel der vorher gegebenen Dosis erfolgen oder langsamer. Im selten zu erreichenden Idealfall (Zeit!) erfolgt bei hochdosierter Langzeiteinnahme (Abhängigkeit) der nächste kleine Reduktionsschritt immer erst, wenn die jeweils leichten Entzugssymptome abgeklungen sind und die Schritte werden so gewählt, dass allenfalls minimale Symptome auftreten.

Kontraindikationen

Myasthenia gravis, akutes Engwinkelglaukom, Benzodiazepinüberempfindlichkeit, vorbestehende Ataxie, Missbrauch von psychotropen Substanzen, Schwangerschaft (v.a. erstes Trimenon), Intoxikationen, schwere Leber- und Nierenschäden, Vorsicht bei chronischer Ateminsuffizienz, Schlaf-Apnoe.

Routineuntersuchungen und Therapiehinweise

Routinemäßige Labor-, EKG oder EEG-Untersuchungen sind nicht notwendig. Die Patienten müssen auf die Einschränkung der Verkehrstauglichkeit und das Abhängigkeitsrisiko aufmerksam gemacht werden.

Im Notfall (Atemdepression) kann die Wirkung der Benzodiazepine durch 1 Amp. Flumazenil 1 mg (Anexate®) antagonisiert werden.

3.4.2. Elektrokonvulsionstherapie (EKT)

Sie ist die **wahrscheinlich effektivste** zur Verfügung stehende **Behandlungsform schwerer monopolarer depressiver Episoden und schwerer depressiver Episoden im Rahmen von bipolaren affektiven Störungen** (Erfolgsquoten 70-90 %). **Indikationen** sind **schwere** (z.B. vital bedrohliche) **Depressionen, frühere positive Erfahrungen mit der EKT bzw. negative mit der Pharmakotherapie** (z.B. Unverträglichkeit bei älteren Patienten, eher Zunahme der Wirksamkeit der EKT mit steigendem Alter), **therapieresistente Depressionen** (Erfolgsrate nach fehlender Besserung bei ausreichender Pharmakotherapie 50-75 %), **pharmakotherapieresistente Manie** (Erfolgsrate ca. 50 %), **perniziöse Katatonie, Schizophrenien, bei denen medizinische Gründe (z.B. Gravidität, malignes neuroleptisches Syndrom) gegen den Einsatz der Pharmakotherapie sprechen**. Bei der Schizophrenie kann die EKT ansonsten bei der Katatonie und bei akut einsetzenden Schizophrenien bzw. schizoaffektiven Psychosen mit affektiver Symptomatik erfolgreich sein, gelegentlich bei therapieresistenten akuten Schizophrenien, bei chronisch schizophrenen Psychosen in der Regel nur im Falle einer Exazerbation bzw. einer akuten psychotischen Symptomatik.

Durchführung

Die **Einwilligung** des Patienten nach entsprechender Aufklärung ist einzuholen und schriftlich zu dokumentieren. Bei nichteinwilligungsfähigen Patienten mit dringlicher Indikation muss eine juristische Betreuung eingeleitet werden, eine Unterbringung nach den Psych.KG sichert die EKT-Behandlung juristisch nicht ab, nur bei akut lebensbedrohlichen Zuständen ist die sofortige Behandlung statthaft. Medikamente werden während der EKT-Serie wenn möglich reduziert oder abgesetzt, unverzichtbare können beibehalten werden.

Die EKT wird in **Kurznarkose** durchgeführt mit Monitoring durch (fakultativ EEG-, EMG-) EKG-Kontrolle.

Elektrodenplazierung: Unilaterale Stimulation auf der nicht-dominanten Hemisphäre am Scheitel und temporal (geringere kognitive Einschränkungen als bilaterale, möglicherweise geringere Effektivität und langsamerer Wirkeintritt).

Stimulus-Dosierung: Anzustreben ist ein Krampfanfall von 25 Sekunden motorischer Aktivität bzw. 30 Sekunden Krampfaktivität im EEG. Stimuli knapp oberhalb der Krampfschwelle sind wahrscheinlich weniger wirksam als Stimuli entsprechend der 2- bis 3-fachen oder sogar 5-fachen Krampfschwelle, deswegen Bestimmung der Krampfschwelle bei der ersten EKT möglich (sog. Titration mit Stufenschema, beginnend z.B. mit 50 mC). Fortführung der EKT mit Stimuli, die um den Faktor 2-5 oberhalb der Krampfschwelle liegen, darüber hinausgehende Dosierungen sind mit einer höheren Rate kognitiver Nebenwirkungen verbunden. Wichtig ist nicht die absolute Dosierung, sondern das Maß, um das die Krampfschwelle überschritten wird (40-fache interindividuelle Variabilität der Krampfschwelle, andere Einflüsse auf die Krampfschwelle wie Schlaf, Medikation). Ein anderes Maß der Wirksamkeit kann die postiktale EEG-Suppression sein.

Eine **EKT-Serie** umfasst 6-12 Einzel-EKT, höchstens 15, die 2-3mal wöchentlich durchgeführt werden, in Ausnahmen täglich.

Eine begrenzte Anzahl von Patienten kann von einer Erhaltungs-EKT profitieren, bei der die maximale Obergrenze überschritten wird (z.B. EKT alle 2-4 Wochen), wenn es ohne EKT zu einem frühen Rückfall trotz adäquater medikamentöser Erhaltungstherapie gekommen ist.

Neurobiologische Wirkmechanismen

Zahlreiche neurohumorale Veränderungen (z.B. TSH, Cortisol) und Änderungen der Neurotransmittersysteme (z.B. Noradrenalin, Dopamin, Serotonin) werden induziert.

Nebenwirkungen und Kontraindikationen

Risiko von schweren Komplikationen oder Tod: ca. 1:50.000 (**Narkoserisiko!**).

Wichtigste Nebenwirkungen sind: **kognitive Störungen** (v.a. Minuten bis Wochen anhaltende Störungen von Gedächtnis und Merkfähigkeit, anterograde und retrograde Amnesie, keine irreversiblen strukturellen Hirnschäden).

Es gibt **keine absoluten Kontraindikationen**, erhöhtes Risiko bei: erhöhter Hirndruck, kürzlicher Herzinfarkt, Hirnblutung, Gefäßmissbildungen, Beckenvenen-Thrombosen, Netzhautablösung, Phäochromozytom, erhöhtes Anästhesierisiko. Höheres Alter, Herzschrittmacher und Gravidität sind keine Kontraindikationen.

Psychiatrische Notfälle

4. Psychiatrische Notfälle

4.1. Besonderheiten des psychiatrischen Notfalles

Ärztliches Gespräch und Behandlung werden krankheitsbedingt vom Patienten **oft abgelehnt oder** sind **nicht möglich** (z.B. Erregungszustand, Verwirrtheitszustand). In solchen Situationen ist die exakte Diagnose einer psychiatrischen Krankheit oft ausgeschlossen. Außerdem ist manchmal mit z.T. erheblichen Schwierigkeiten bei der Einleitung von Therapiemaßnahmen zu rechnen (Verweigerung einer Medikation). Aufgrund von **Fremdanamnese und Verhaltensbeobachtung** kann jedoch trotzdem immer eine objektive **Syndromdiagnose** gestellt werden. Sie ist für die Notfallsituation und die zu ergreifenden Erstmaßnahmen ausreichend.

Werden eine **erforderliche Behandlung und/ oder Klinikeinweisung** vom Patienten **bei drohender Selbst- oder Fremdgefährdung verweigert**, so müssen **"Zwangsmaßnahmen" nach dem entsprechenden Gesetz des jeweiligen Bundeslandes** eingeleitet werden. Es reicht nicht aus, sich auf den Willen des Patienten zu berufen. Der Arzt kann straf- und zivilrechtlich trotzdem für Folgen verantwortlich gemacht werden, weil die "freie Willensbestimmung" des Patienten krankheitsbedingt eingeschränkt ist, und er somit eine Hilfeleistung im juristischen Sinne unterlässt.

Wegen der Bedeutung der Fremdanamnese insbesondere bei der Frage der Fremd- oder Selbstgefährdung ist immer der **Gesprächskontakt zu Angehörigen** zu suchen. **Diskrepanzen zwischen Patientenangaben und Fremdanamnese** sind **häufig** (z.B. bei Angaben zu Suizidalität, Fremdaggressivität, Substanzmissbrauch): im **Zweifelsfalle** (v.a. bei fraglicher Fremd- oder Selbstgefährdung) **ist immer der "gefährlichsten" Version** zu glauben.

4.2. Psychiatrische Notfalluntersuchung

Eine Gesprächsbereitschaft lässt sich oft herstellen durch:

- sicheres, vertrauenswürdiges Auftreten
- Vorstellung als Arzt und Angebot medizinischer Hilfe
- Beruhigung (z.B., dass Hilfe möglich ist)
- fragen nach medizinisch somatischen Symptomen (evtl. Angebot einer körperlichen Untersuchung)
- fragen nach "seelischen" Symptomen, die den Patienten wahrscheinlich quälen

Anschließend sollte ein orientierender **psychischer Befund** erhoben werden (☞ Abb. 1.2).

Regel: Fragen nach Suizidalität und Fremdgefährdung dürfen nie weggelassen werden, auch wenn sich dem ersten Anschein nach keine Hinweise darauf ergeben.

Suizidimpulse werden oft aus Scham oder Angst verschwiegen. Trotzdem erwartet der Patient Hilfe: 50 % der Suizidanten waren im Monat vor dem Suizid beim Arzt, 80 % kündigten ihren Suizid an. Dem **ärztlichen Notdienst** kommt damit neben den **Hausärzten** eine **Schlüsselrolle** in der Suizidprävention zu.

Oft ist nur eine **Fremdanamnese** möglich, es sollten dann die Umstände des Äuffälligwerdens geklärt und die beobachteten Symptome erfragt werden.

Eine vollständige körperliche Untersuchung ist oft nicht möglich. Einige somatische Ursachen, die auch eine psychiatrische Symptomatik verursachen können, sind aber manchmal auch in der Notfallsituation zu erkennen:

- Verletzungen (z.B. Erregungszustand bei subduralem Hämatom)
- Hinweise auf Intoxikation (z.B. Nadeleinstiche bei Morphinintoxikation, **Drogenschnelltests, Atemluftalkohlkonzentration, Medikamentenanamnese**)
- neurologische Herdzeichen (z.B. Verwirrtheitszustand bei Hirninsult)
- Herz- oder Ateminsuffizienz (z.B. Verwirrtheit bei Hypoxie)

Metabolische Störungen sind möglichst auszuschließen (**Blutzucker!**).

Ein sehr **gefährlicher und häufiger Fehler** ist es, **bei einer vermeintlich psychiatrischen Notfallsituation eine ernste, therapierbare somatische Er-**

krankung zu übersehen (z.B. Aggressivität oder Verwirrtheit aufgrund einer Hypoglykämie)!

4.3. Diagnostik

Eine **exakte Diagnose** ist **meist nicht möglich**, aber eine oder mehrere der folgenden **Syndromdiagnosen** können immer gestellt werden:

- Suizidalität
- Erregungszustand
- Verwirrtheits-, Dämmerzustand
- Entzugsdelir und einfache Entzugssyndrome
- Stupor

Diese Syndrome sind bereits psychopathologisch und ohne Kenntnisse zur Vorgeschichte zu erkennen (nur zum Erkennen eines Entzugssyndroms bedarf es anamnestischer Angaben).

Unabhängig von der zugrundeliegenden psychiatrischen Störung gibt es für jedes der Syndrome weitgehend standardisierte Vorgehensweisen in der Notfallsituation.

4.4. Grundprinzipien der Therapie

Die **wesentliche Therapiemöglichkeit des niedergelassenen Arztes/Notarztes bei psychiatrischen Notfallsyndromen** ist die **Klinikeinweisung** (geschlossene psychiatrische Abteilung oder Station mit kontinuierlicher Überwachungsmöglichkeit). Sie ist **bei Hinweisen auf Selbst - oder Fremdgefährdung** (alle oben angegebenen Syndrome beinhalten eine Selbst- oder Fremdgefährdung!) **immer erforderlich.**

Die **Einweisung** sollte **nach Möglichkeit immer mit Einverständnis des betroffenen Patienten** erfolgen. Gelingt es, eine gewisse Vertrauensbasis aufzubauen und dem Patienten das Gefühl zu vermitteln, dass er und seine Probleme ernst genommen werden, kann eine Einwilligung zur stationären Aufnahme erzielt werden. Eventuell kann es auch sinnvoll und hilfreich sein, Angehörige in die Bemühungen um eine freiwillige Behandlung bzw. Einweisung miteinzubeziehen.

"Zwangseinweisung", "Zwangsbehandlung"

Patienten **müssen** auch **gegen ihren Willen** stationär **behandelt** oder fixiert/isoliert **werden** (ansonsten kann sich der Arzt für Folgen straf-/ zivilrechtlich straf-/ haftbar machen), **wenn** sie:

- sich oder andere gefährden

  und
- in einer geschlossenen Abteilung behandelt werden müssen (medikamentös und/oder durch Fixierung)

  und
- die Behandlung oder Einweisung ablehnen

Solche Maßnahmen werden durch ein **Gesetz des jeweiligen Bundeslandes** (z.B. Bayerisches Unterbringungsgesetz) **geregelt.**

Maßnahmen gegen den Willen des Patienten werden von einem Gericht oder einer Aufsichtsbehörde genehmigt bzw. angeordnet. Für die Notfallsituation hat dieses Vorgehen keine Bedeutung, da es zuviel Zeit in Anspruch nehmen kann.

Im Notfall erfolgt die **"Zwangseinweisung"** stattdessen **durch** die **Polizei**, nicht durch den Arzt (nach dem Polizeigesetz).

Ist ein selbst- oder fremdgefährlicher Patient nicht bereit, mit dem Notarzt in die Klinik zu fahren, muss die Polizei herbeigerufen werden. Diese entscheidet dann selbständig, ob die Voraussetzungen einer Zwangseinweisung gegeben sind und veranlasst alle weiteren Maßnahmen.

In der Regel ist **für** solche **polizeiliche Maßnahmen** ein **ärztliches Attest** (im Notfall mündlich oder handschriftlich) **erforderlich**, in dem bestätigt wird:

- Der Betroffene leidet unter einer **seelischen/psychischen Erkrankung** (keine genaue Diagnose erforderlich, sondern **Syndromdiagnose**, z.B. depressives Syndrom, Psychose, eventuell Angabe der wesentlichen Symptome)
- Im Rahmen dieser Erkrankung **gefährdet er sich und/oder andere** (eventuell Beispiel angeben, worin die Gefährdung konkret besteht, z.B. Patient hat Suizidabsicht geäußert, Patient ist so erregt und gespannt, dass er jederzeit gewalttätig werden kann, Patient halluziniert, und die Stimmen können ihn zu gefährlichen Handlungen auffordern)
- Er **verweigert Behandlung**, und es ist eine **geschlossene Unterbringung erforderlich, um die Gefährdung abzuwenden**

Ist der Patient bereits in der Klinik, kann der **Klinikleiter** oder sein Stellvertreter **vorübergehend Zwangsmaßnahmen anordnen** (z.B. "fürsorgliche Zurückhaltung", geschlossene Behandlung, Fixierung, Medikamentenverabreichung), wenn die oben genannten Voraussetzungen erfüllt sind und bei akuter Gefahr sofort gehandelt werden muss (auch eine Medikamentenverabreichung ist dann durch den "rechtfertigenden Notstand" möglich, eine einfache Notwendigkeit einer Behandlung ohne akute Gefährdung ist aber nicht gesetzlich legitimiert), ohne dass ein Gerichtsbeschluss abgewartet werden kann. Eine **richterliche Genehmigung** muss **innerhalb eines gesetzlich vorgeschriebenen Zeitraums** (in Bayern z.B. bis um 12.00 des auf die Einweisung folgenden Tages, also auch an Wochenenden und Feiertagen) erfolgen, wenn der Patient mit der Behandlung nicht einverstanden ist oder Zwangsmaßnahmen ergriffen werden. Abb. 5.1 zeigt einen solchen Antrag auf Genehmigung einer geschlossenen Unterbringung und Behandlung, der dem Gericht bei Zwangsmaßnahmen unverzüglich zugehen muss (vgl. hierzu auch Kap. 5.1.).

4.5. Syndrome

4.5.1. Suizidalität

Selbsttötungsgedanken, -absichten oder -handlungen bei verschiedenen psychiatrischen, evtl. auch somatischen Grunderkrankungen, besonders häufig bei depressiver Verstimmung, Wahn, Halluzinationen (Schizophrenien) oder Alkoholintoxikation. Dem Suizid geht meist ein **präsuizidales Syndrom mit Suizidgedanken** voraus. Suizidalität kann oft nur indirekt "geahnt" werden, direkte Fragen nach Suizidgedanken, -plänen werden aber verneint. Dies gilt besonders bei schwerer Depression mit Hoffnungslosigkeit, Sinnlosigkeit. Eine **Klinikeinweisung ist immer notwendig** bzw. die Überprüfung der Suizidgefahr, der Absprachefähigkeit und der daraus abzuleitenden Notwendigkeit einer Klinikbehandlung.

Wichtige Fakten zu Suizid und Suizidversuch:

Suizid ist die **absichtliche Selbsttötung**. Beim **Suizidversuch** kann die **Selbsttötung beabsichtigt** sein, **oder** das suizidale Verhalten ist "nur" Ausdruck des Wunsches nach "Ruhe". Sie kann auch durch den **Impuls, sich zu verletzen ohne Tötungsabsicht** verursacht sein (= **Parasuizid**).

Suizide treten (vor allem bei Schizophrenien, melancholischen Depressionen) manchmal raptusartig auf, in der Regel aber als **suizidale Entwicklung** (nach Pöldinger):

- Phase der "Erwägung" von Suizid
- Phase der "Möglichkeit" des eigenen Suizids
- Phase der "Ambivalenz"
- Phase des "Entschlusses"

Das **präsuizidale Syndrom** (nach Ringel) ist gekennzeichnet durch

- zunehmende Einengung (von Verhalten, Affekt, zwischenmenschlichen Beziehungen)
- "Aggressionsstau" und Wendung der Aggression gegen das eigene Ich
- Selbstmordphantasien und Selbstmordpläne und -impulse

Suizidankündigungen und frühere Suizidversuche sind immer ernst zu nehmen (80 % der Menschen, die einen Suizidversuch begangen haben, haben ihn vorher angekündigt, etwa 30-40 % der Suizidopfer hatten einen Suizidversuch in der Vorgeschichte).

▶ Epidemiologie

Etwa 12 von 100.000 Einwohnern in Deutschland (d.h. ca. 10.000 Personen im Jahr 2005) suizidieren sich (die Raten scheinen derzeit rückläufig zu sein, früher 15-20 von 100.000 Einwohnern).

Geschlechtsverhältnis Männer:Frauen = 2-3:1

Die **Suizidraten steigen mit zunehmendem Alter** (= "ungarisches Muster") und sind höher in der Stadt, bei Alleinlebenden, Verwitweten, Geschiedenen, getrennt Lebenden.

Suizide sind aber bei Jugendlichen und jungen Erwachsenen nach Unfällen die häufigste Todesursache.

Etwa 98 % sind beim Suizid psychisch oder körperlich krank: Depression 40-60 %, Alkoholabhängigkeit (oft mit Depression) 20 %, Schizophrenie 10 %.

Jeweils 10-20 % der Patienten mit depressiven Störungen, Schizophrenie und Alkoholabhängigkeit suizidieren sich, meist ist auch bei den nicht primär affektiven Erkrankungen ein depressives Syndrom nachweisbar. Depressivität wird damit zum Hauptrisikofaktor des Suizids.

Suizidversuche sind etwa 5-30fach häufiger als Suizide (Schätzungen bei hoher Dunkelziffer).

Sie werden häufiger von Frauen (2-3:1) und in jüngeren Jahren begangen.

Fragen zur Abschätzung von Suizidalität siehe Kap.1.1.1.12 und Tab.1.1

▶ Sofortmaßnahmen

- organische Komplikationen eines Suizidversuches (z.B. respiratorische Insuffizienz) behandeln
- beruhigendes Gespräch, Hilfsangebot
- bei Agitiertheit oder Angst: 5-10 mg Diazepam i.v. (z.B. 1/2-1 Amp. Valium®) oder 10 mg oral
- bei V.a. Intoxikationen Suche nach Hinweisen auf die verwendete Substanz (Tablettenschachteln, Flaschen mit "giftigem" Inhalt etc.)

4.5.2. Erregungszustand

Zustand mit psychomotorischer Unruhe und Agitiertheit, häufig Fremd- und Selbstaggression. In leichteren Fällen kann die psychische Erregung ohne motorische Unruhe das Bild prägen mit innerer Unruhe, Gefühl des Getriebenseins, Anspannung, Angst, Misstrauen, oft auch Wahn und Halluzinationen. Häufigste Ursache bei jüngeren Patienten ist eine (beginnende) akute Schizophrenie, Manie oder Substanzintoxikation, bei älteren eine organische Störung.

Ist keine Exploration des Patienten möglich, kann die Fremdanamnese Hinweise auf die Ätiologie geben:

- schizophrene oder manisch-depressive Episoden bekannt?
- abnorme Erlebnisreaktion in belastender Situation?
- Angsterkrankung mit häufigen Angstattacken in der Vorgeschichte?
- Epilepsie oder Anfall?
- Alkohol-, Medikamenten- oder Drogenmissbrauch?
- Trauma, Verletzung?
- bekannte internistisch-neurologische Erkrankung?
- Medikamente, Psychopharmaka?

Vor einer medikamentösen Behandlung wäre es wünschenswert, wenn zumindest eine körperliche Untersuchung, Puls, RR (v.a. Intoxikationszeichen, Hinweise auf internistisch-neurologische Erkrankungen, Verletzungen), Blutzucker-, Alkohol- und Drogenscreening durchgeführt werden könnten.

▶ Sofortmaßnahmen

- Versuch der Erregungsdämpfung durch sicheres Auftreten und beruhigenden Zuspruch
- wenn möglich, Klärung der Erregungsursache
- ständige Überwachung und frühzeitige Fixierung im Bett, um selbst- und fremdgefährdende Erregungszustände zu kontrollieren (Medikamente wirken fast nie schnell genug)
- bei unbekannter Ätiologie: 5-10 mg Haloperidol (z.B. 1-2 Amp. Haldol®) i.v. oder i.m. (bei älteren Patienten mit V.a. hirnorganischer Störung 2,5 mg) oder 5-10 mg Diazepam (1/2-1 Amp. Valium®) i.v. (nie bei Intoxikationen mit Alkohol oder Medikamenten)
- Therapie bei bekannter Ätiologie ☞ Tab. 4.1
- Bei V.a. eine internistisch-neurologische Grunderkrankung (z. B. Trauma, Intoxikation, Diabetes) entsprechende Therapie

Bei sehr starker Erregung können in Ausnahmefällen individuell (in Abhängigkeit von Lebensalter, Körpergewicht und Geschlecht unter Beachtung der Kontraindikationen) die angegebenen Dosierungen (Tab. 4.1) der parenteral applizierten Medikamente erhöht werden. **Zeigt sich keine ausreichende Wirkung,** sollte die in der Tabelle angegebene **Einstiegsdosis nach 30 bis 60 min mehrfach nachappliziert werden bis zu den erlaubten Tageshöchstdosen** der ersten 24 h (Levomepromazin 200 mg, Haloperidol 50 mg, Diazepam 40-60 mg). Bei oraler Applikation sollten die Dosen um etwa 50 % höher liegen (aber gleiche Tageshöchstdosen!).

Falls insbesondere der Sedierungseffekt erwünscht ist, sollten jeweils die erstgenannten Medikamente gegeben werden. Bei Schizophrenien und Manien

Ursache	Medikament	Dosierung	Applikation
Schizophrenie, Manie	• 1. Levomepromazin (z.B. Neurocil®) oder Diazepam (z.B. Valium®) • 2. Haloperidol (z.B. Haldol®)	25-50 mg oder 10 mg 10-15 mg	i.m. oder i.m. oder i.v. i.m. oder i.v.
agitierte Depression, Belastungsreaktion, Angstattacken	• Diazepam (z.B. Valium®)	5-10 mg	i.m. oder i.v.
epileptischer Dämmerzustand	• 1. Diazepam (z.B. Valium®) • 2. Haloperidol (z.B. Haldol®)	10 mg 10 mg	i.m. oder i.v. i.m. oder i.v.
Oligophrenie	• Haloperidol (z.B. Haldol®)	2,5-5 mg	i.m. oder i.v.
Demenzen und organische psychische Störungen	• Haloperidol (z.B. Haldol®)	2,5-5 mg	i.m. oder i.v.
Intoxikationen			
• Alkohol, Hypnotika, Sedativa, Opiate	• Haloperidol (z.B. Haldol®)	2,5-5 mg	i.m. oder i.v.
• Amphetamine, Kokain, Halluzinogene, Phencyclidin,	• Diazepam (z.B. Valium®)	10 mg	i.m. oder i.v.
Entzug			
• Opiate, Alkohol, Sedativa, Amphetamine, Kokain	• Diazepam (z.B. Valium®)	10 mg	i.m. oder i.v.
pharmakainduziert			
• Neuroleptika, Antidepressiva	• Diazepam (z.B. Valium®)	10 mg	i.m. oder i.v.

Tab. 4.1: Therapien des Erregungszustandes bei bekannter Ätiologie.

ist **oft eine Kombination** von 1. und 2. **besser wirksam.**

▶ Vorsicht

- Erregungszustände können kurzfristig abklingen ("Ruhe vor dem Sturm") und so ein falsches Bild von der tatsächlichen Gefährdung geben
- Zu forsches Auftreten kann die Aggressivität steigern
- bei aggressivem und drohendem Verhalten keine Selbstüberschätzung! Stattdessen rechtzeitig Helfer beiziehen (z.B. Sanitäter, u.U. Polizei).

4.5.3. Verwirrtheitszustände

Bewusstseinsveränderung mit Desorientierung oder Fehlorientierung und verwirrtem Denken. **Manchmal mit Erregungszustand kombiniert** (wie in Kap. 2.1.2. "Delir" beschrieben).

Das psychopathologische Bild ist unverkennbar. In der Regel liegt einem Verwirrtheitszustand eine **organische Grunderkrankung** zugrunde.

Deswegen ist die **wichtigste Sofortmaßnahme zuerst Diagnostik, dann Therapie.**

Hilfreich ist die Exploration (wenn möglich) oder Fremdanamnese bei der Suche nach:

- **bekannten internistischen** Erkrankungen (z.B. Herzinsuffizienz, Herzinfarkt, chronisch respiratorische Insuffizienz, Diabetes mellitus, Hyperthyreose, Hepatopathie, fieberhafter Infekt)
- **neurologischen Erkrankungen** (z.B. M. Parkinson, Epilepsie, Hirninsult mit isolierter Aphasie)
- **Zeichen einer Demenz** (v.a. höheres Alter, Gedächtnisabnahme, Wesensänderung, Alkoholabusus)
- **Hinweisen auf Trauma** oder **akute Intoxikationen** mit psychotropen Substanzen

Wichtige Differentialdiagnosen wegen schnell notwendiger Therapie sind:

- Hypo-, Hyperglykämie
- kardiopulmonale Insuffizienz, z.B. Infarkt, Asthma
- Intoxikationen

Falls möglich, sollte zumindest die obligate Zusatzdiagnostik erfolgen.

▶ Sofortmaßnahmen

Falls eine sofortige Therapie vor der Diagnostik erforderlich ist (z.B. bei Erregungszustand):

- 5 mg Haloperidol (z.B. 1 Amp. Haldol®) i.v.
- 2,5 mg Haloperidol (z.B. 1/2 Amp. Haldol®) i.v. bei älteren Patienten oder unklaren Intoxikationen
- alternativ bei Ausschluss einer Intoxikation (Atemdepression) 5-10 mg Diazepam (z.B. 1/2-1 Amp. Valium®) i.v.

▶ Vorsicht

Auch bei typischer Anamnese einer senilen Demenz oder eines langjährigen Alkoholabusus kann der Verwirrtheitszustand durch eine andere vital bedrohliche Grunderkrankung (z.B. subdurales Hämatom nach Sturz oder Trauma) verursacht sein.

4.5.4. Entzugsdelir

Die Symptomatik ist beschrieben in Kap. 2.1.2..

Leitsymptome im Notfall sind:

- Hyperhidrosis
- Tachykardie, Tachypnoe
- Wechsel zwischen Hyper-und Hypotonie
- Fieber
- Erbrechen, Übelkeit, Diarrhoe
- neurologisch Tremor, Ataxie, Sprechstörungen
- psychopathologisch Unruhe, Agitation bis zum psychomotorischen Erregungszustand, abrupter Wechsel zwischen Übererregung und scheinbarer Ruhe
- Desorientiertheit (örtlich, zeitlich, situativ)
- optische Halluzinationen, die mit nestelnden Handbewegungen abgewehrt werden
- Angst
- Schlaflosigkeit

Bei dem beschriebenen Bild sind Fragen nach Alkohol-, Drogen- oder Medikamentenmissbrauch, Unterbrechung der Substanzzufuhr (Selbstentzug, Krankheit), Zeitpunkt der letzten Substanzzufuhr, Medikamenteneinnahme (v.a. anticholinerge Psychopharmaka, Antiparkinsonmittel), körperliche Erkrankungen zur Klärung der Syndromdiagnose erforderlich.

▶ Sofortmaßnahmen

- venöser Zugang mit Flüssigkeitssubstitution und Elektrolytzufuhr (Kalium meist erniedrigt)
- Überwachung der Vitalfunktionen
- eventuell Therapie einer internistisch-neurologischen Erkrankung
- 5-10 mg Diazepam i.v. (z.B. Valium®), Wiederholung nach 15-30 min, oder Beginn einer Clomethiazoltherapie wie in Tab. 2.14 beschrieben.

▶ Vorsicht

- Auch bei typischer Suchtanamnese kann sich hinter jedem Delir eine somatische Erkrankung (z.B. Trauma mit subduralem Hämatom) mit vitaler Gefährdung verbergen (☞ Tab. 2.10)

4.5.5. Stupor

Die Patienten sind regungslos, starr, oder bewegen sich sehr wenig und langsam (entweder völliges Fehlen motorischer Antriebe oder aktive Sperrung). Die Spontansprache fehlt oder ist stark verlangsamt. Die Augen sind meist offen, ein Blickkontakt ist häufig kurz möglich, die Reaktionen auf Reize sind oft erhalten (Differentialdiagnose zum Sopor oder Koma, ☞ auch Kap. 1.1.1.6.).

Bei der **perniziösen Katatonie** und dem **malignen neuroleptischen Syndrom** besteht **zusätzlich Fie-**

ber (oft über 40 °C), starker **Rigor, deutliche Zeichen der vegetativen Dysfunktion** (z.B. Tachykardie, labiler Hypertonus, selten Hypotonus, Hyperhidrosis bei manchmal blassen Extremitäten) und Übergang zum Sopor oder Koma.

In der Regel ist nur eine Fremdanamnese möglich:

Dauer der Symptomatik erfragen; schizophrene oder depressive Symptome vor Stupor oder in Vorgeschichte; **Neuroleptikamedikation (immer an malignes neuroleptisches Syndrom denken)**; internistisch-neurologische Erkrankungen in Vorgeschichte (v.a. metabolische Erkrankungen, Diabetes, Parkinson); Traumata; Epilepsie.

▶ Sofortmaßnahmen

- erst Diagnostik, dann Therapie zum Ausschluss einer organischen katatonen Störung
- Überprüfung von Vitalfunktionen (EKG, Puls, RR), **Temperatur (wichtig wegen perniziöser Katatonie oder malignem neuroleptischen Syndrom)**, Blutzucker
- venöser Zugang mit Kristalloidinfusion (z.B. Ringer-Laktat®), evtl. Glukosesubstitution
- bei Hyperthermie zusätzlich Kühlung (z.B. Patienten in feuchte Tücher wickeln, Ventilator einschalten)
- Benzodiazepine i.v. können den Stupor durchbrechen, sollten aber wegen Induktion von Erregungszuständen in der Klinik gegeben werden; ist eine psychiatrische Ursache gesichert, Therapie wie in Tab. 2.42, 2.43

4.5.6. Notfälle durch Psychopharmaka

Psychopharmaka selbst können **auch in therapeutischen Dosierungen** ohne Intoxikation Ursache der Notfallsituation sein. **Eine Medikamentenanamnese ist deswegen immer notwendig.**

4.5.6.1. Frühdyskinesien

Diese sehr unangenehmen Fehlfunktionen im Bewegungsablauf, die häufig mit Unruhe, psychomotorischer Erregung und Angst verbunden sind, treten nach **Neuroleptikagabe** (v.a. hochpotente Neuroleptika) in der Regel kurz nach Medikationsbeginn (einige Stunden bis ca. 3 Tage) oder seltener nach Dosisänderung (Erhöhung oder Erniedrigung) auf.

Leitsymptome sind Krämpfe der Zunge, des Schlunds, der Gesichts- und Extremitätenmuskulatur (☞ Kap. 3.4.1.3.).

▶ Sofortmaßnahmen

5 mg Biperiden (= 1 Amp. Akineton®) i.m. oder langsam i.v..

4.5.6.2. Erregungszustände

Antidepressiva und Neuroleptika (Akathisie) können Erregungszustände auslösen.

▶ Sofortmaßnahmen

5-10 mg Diazepam (= 1/2-1 Amp. Valium®) i.m. oder i.v..

4.5.6.3. Stupor

Neuroleptika können entweder zu einem stark ausgeprägten Parkinsonsyndrom oder zu einem malignen neuroleptischen Syndrom führen.

▶ Sofortmaßnahmen

(☞ auch Kap. 2.2., 3.4.1.3. und Tab. 2.42, 2.43): 5 mg Biperiden (= 1 Amp. Akineton®) i.m. oder langsam i.v. zum Ausschluss eines einfachen Parkinsonsyndroms.

4.5.6.4. Delir, Verwirrtheitszustand

Antidepressiva, Neuroleptika können ein Delir verursachen (v.a. anticholinerge Delirien).

▶ Sofortmaßnahmen

5-10 mg Diazepam (z.B. 1/2-1 Amp. Valium®) i.v..

Forensische Psychiatrie

5. Forensische Psychiatrie

5.1. Zivilrecht und Unterbringung

5.1.1. Unterbringung in einer geschlossenen Abteilung eines psychiatrischen Krankenhauses

Die Unterbringung eines Patienten im psychiatrischen Krankenhaus gegen seinen Willen und die Therapie gegen seinen Willen ist in den einzelnen Bundesländern durch spezielle Gesetze geregelt (Unterbringungsgesetze der Bundesländer, Psychisch-Kranken-Gesetze, Psych-KG, z.B. Bayerisches Unterbringungsgesetz).

Grundprinzipien aller dieser Gesetze sind, dass

- eine **psychische Krankheit** vorliegen muss
- durch diese Krankheit akute und erhebliche Gefahren für den Kranken (**Selbstgefährdung**), z.B. durch Suizid oder finanziellen/sozialen Ruin oder unberechenbare Handlungen bei einer "Psychose" **oder** akute und erhebliche Gefahren für Andere (**Fremdgefährdung**), z.B. Gewalttätigkeiten, bestehen

Neben dieser öffentlich-rechtlichen Unterbringung gibt es auch die Möglichkeit der zivilrechtlichen Unterbringung nach dem Betreuungsrecht § 1906 BGB (☞ Kap. 5.1.2.). Alle Unterbringungsverfahren sind zwar bundeseinheitlich in § 70 ff. FGG geregelt, die genauen Modalitäten der verschiedenen Unterbringungsgesetze und deren Interpretation durch zuständige Richter unterscheiden sich aber oft erheblich. Die folgenden abstrahierten Interpretationen der Unterbringungsmöglichkeiten müssen deswegen den regionalen und landesüblichen Regelungen angepasst werden und der Psychiater muss die Abläufe in seiner Region kennen.

Prinzipiell gilt: keine öffentlich-rechtliche Zwangsunterbringung nur bei Behandlungsbedürftigkeit, Verwahrlosung oder einfachen wirtschaftlichen Schäden, hier greift ausschließlich das Betreuungsrecht. Psychische Krankheit plus akute und erhebliche Selbst- oder Fremdgefährdung sind Schlüsselbegriffe!

Ist der **Patient noch nicht in stationärer Behandlung**, und soll er bei den gegebenen Voraussetzungen gegen seinen Willen eingewiesen werden, gibt es folgende Möglichkeiten:

- Die Unterbringung wird (z.B. auf Antrag einer zuständigen Behörde) durch (vormundschafts-) gerichtliche Entscheidung angeordnet. Die Behörde stellt ihren Antrag beim örtlich zuständigen Amtsgericht
- Die Unterbringung wird von einem Richter aufgrund ärztlicher Gutachten und Anhörung des Betroffenen angeordnet und von der Behörde (z.B. mit Hilfe der Polizei) vollzogen
- Die Polizei handelt ohne richterlichen Beschluss (nach dem Polizeigesetz), wenn akute Gefahr im Verzug ist, aufgrund eigener Entscheidung unter Zuziehung ärztlicher Atteste (vgl. Kap. 4.)
- Im gerichtlichen Beschluss wird eine Unterbringungzeit festgesetzt, die in der Regel drei Monate umfasst und die gesetztliche Höchstdauer von einem Jahr, bei offensichtlich langer Unterbringungsbedürftigkeit von zwei Jahren, nicht überschreiten darf. Eine Verlängerung bedarf eines erneuten Gerichtsbeschlusses
- Die Entlassung aus der Unterbringung erfolgt durch gerichtliche Anordnung, wenn die Voraussetzungen für eine Unterbringung nicht mehr vorliegen. Das Ende der Voraussetzungen (keine Fremd- oder Selbstgefährdung) muss vom Krankenhaus dem Gericht mitgeteilt werden

Im stationären Bereich (**wenn der Patient bereits in der Klinik ist**) bestehen folgende Möglichkeiten:

- Der Leiter der stationären Einrichtung (oder sein Stellvertreter) kann, wenn die oben genannten Voraussetzungen einer Unterbringung gegeben sind, beim Gericht einen Antrag auf Unterbringung stellen und den Patienten über einen je nach Bundesland unterschiedlich gesetzlich geregelten Zeitraum auch ohne richterlichen Beschluss festhalten (fürsorglich zurückhalten) und eventuell behandeln (in Bayern z.B. bis um 12.00 Uhr des auf die Einweisung, bzw. des auf die Erklärung, die Klinik verlassen zu wollen, folgenden Tages). Es ist in einem solchen Falle unverzüglich das zuständige Amtsgericht darüber zu verständigen, z.B. mit Hilfe des in Abb. 5.1 dargestellten Schemas (Fax oder Telefon, am Wochenende richterlicher Bereitschaftsdienst). Die Mitteilungspflicht bzw. Antragspflicht gilt auch, wenn ein Patient über eine polizeiliche Einweisung in die Klinik kam und dort festgehalten wird

- Soll der Patient nach diesem Zeitraum länger bleiben oder behandelt werden, muss eine richterliche Genehmigung für die Unterbringung nach dem jeweiligen Unterbringungsgesetz erfolgen
- Der Untergebrachte hat Anspruch auf medizinisch notwendige Behandlung, wenn er einwilligungsfähig ist. Eine Behandlung ohne Einwilligung oder gegen den Willen ist nicht einheitlich geregelt. Notfallbehandlungen bei akuter, nicht anders abzuwendender Eigen- oder Fremdgefährdung auf Station (im Sinne des rechtfertigenden Notstandes § 34 StGB) sind immer möglich, ansonsten gerichtliche Genehmigung einholen bzw. Behandlung im Rahmen einer Betreuung anstreben. Das gleiche gilt für invasive diagnostische Maßnahmen

Bei Minderjährigen muss bei geschlossener Unterbringung immer eine richterliche Genehmigung (Familiengericht, nicht Vormundschaftsgericht!) nach § 1631b BGB erfolgen. Voraussetzung ist das Kindeswohl. Bei Eigen- oder Fremdgefährdung ist die Unterbringung ohne vorherige Genehmigung möglich, diese muss aber unverzüglich nachgeholt werden.

5.1.2. Betreuung

Das Betreuungsgesetz regelt seit dem 01.01.1992 die Angelegenheiten, die früher durch die Paragraphen der Gebrechlichkeitspflegschaft und Entmündigung geregelt wurden. Beide gibt es nicht mehr.

Die **Voraussetzungen** für die Einrichtung einer Betreuung regelt **§ 1896 BGB.** Das Verfahren der Einrichtung einer Betreuung regelt § 65ff. FGG.:

- Kann ein Volljähriger aufgrund einer psychischen Krankheit oder einer körperlichen, geistigen oder seelischen Behinderung seine Angelegenheiten ganz oder teilweise nicht besorgen, so bestellt das Vormundschaftsgericht auf Antrag oder von Amts wegen für ihn einen Betreuer für bestimmte Bereiche, d.h. die Einwilligung des Betroffenen ist nicht notwendig, auch wenn der Betroffene selbst einwilligen oder den Antrag stellen kann. Den Antrag kann auch ein Geschäftsunfähiger stellen

Ein Betreuer darf nur für Aufgabenkreise bestellt werden, in denen die Betreuung erforderlich ist, nicht, wenn die Angelegenheiten durch einen Bevollmächtigten oder andere Hilfen ohne gesetzlichen Vertreter ebenso besorgt werden können.

Im psychiatrischen Sinne kommen **folgende Krankheiten** in Frage: organische psychische Störungen, Schizophrenien, affektive Störungen, Zwangsstörungen, schwere Persönlichkeitsstörungen (wenn sie den Krankheitswert der anderen Störungen erreicht haben), Intelligenzminderung. Eine **Sucht** ist noch **keine betreuungsbedürftige Erkrankung, es sei denn, es würden daraus organische Störungen entstehen.** Die alleinige **Störung reicht für eine Betreuung nicht** aus, sie **muss** auch **objektiv erforderlich sein, d.h.** die Störungen müssen so schwer sein, dass der Betroffene seine **Angelegenheiten nicht besorgen kann.** Art und Umfang der Angelegenheiten, die ein Betroffener nicht selbst besorgen kann, sind deswegen in einem Gutachten genau festzustellen. Solche **Aufgabenkreise** können sein: Vermögensverwaltung, Zuführung zu ärztlicher Behandlung und Aufenthaltsbestimmung (d.h. der Patient kann in die Klinik eingewiesen werden und auch auf Anordnung des Betreuers behandelt werden).

- Auch bei einer Betreuung ohne Zustimmung des Betroffenen wird die Geschäftsfähigkeit nicht tangiert. Die Geschäftsfähigkeit und die Betreuungsvoraussetzungen sind getrennt. Unabhängig von einer Betreuung kann eine Person dauerhaft (§ 104 BGB) oder vorübergehend (§ 105 BGB) geschäftsunfähig sein, oder umgekehrt eine betreute Person geschäftsfähig. Es ist so möglich, dass bei einer voll geschäftsfähigen Person eine Betreuung angeordnet ist. Die Person handelt dann eigenständig, kann aber vom Betreuer bei den Inhalten der Aufgabenkreise vertreten werden. Überschneidungen der Willenserklärung sind dabei aber denkbar
- Eine Einschränkung der persönlichen Autonomie ist in bestimmten Fällen vorgesehen, nämlich durch Anordnung eines **Einwilligungsvorbehalts** (§ 1903 BGB). Willenserklärungen des Betreuten sind beim Einwilligungsvorbehalt

ohne Zustimmung des Betreuers in definierten Bereichen nicht wirksam, wenn dies zur Abwendung einer erheblichen Gefahr für die Person oder das Vermögen des Betroffenen erforderlich ist, d.h. ein Patient kann dann z.B. gegen seinen Willen behandelt werden oder Geldgeschäfte nicht abschließen (darin ähnelt die Betreuung der alten Pflegschaft und Entmündigung)

- Im Rahmen der Betreuung kann eine **Untersuchung/Behandlung (§ 1904 BGB) oder Unterbringung (§1906 BGB) gegen den Willen des Patienten** vom Betreuer ausgesprochen werden (☞ Einwilligungsvorbehalt). Sie muss vom Gericht nach Anhörung genehmigt werden (Ausnahme: Gefahr bei Aufschub), wenn die begründete Gefahr besteht, dass der Betreute aufgrund der Maßnahmen stirbt oder einen schweren und länger dauernden gesundheitlichen Schaden erleidet (hierzu gehören die Langzeitbehandlungen, die Behandlung mit Clozapin und die Elektrokonvulsiontherapie). Die Unterbringung und längerer, regelmäßiger Freiheitsentzug (Fixierung, ausschließlich zur Sedierung verabreichte Medikamente) müssen vom Vormundschaftsgericht immer genehmigt werden. Ohne Betreuer kann das Gericht eine vorläufige Unterbringungsmaßnahme genehmigen, bei akuter Gefahr ist eine Unterbringung ohne gerichtliche Genehmigung möglich, diese muss aber unverzüglich nachgeholt werden. Der Antrag erfolgt nach den Regeln von Abb. 5.1.
  Grund 1 für die Unterbringung: Selbstgefährdung (Suizid oder erheblicher gesundheitlicher Schaden) aufgrund der Erkrankung, **Grund 2: Untersuchungs- bzw. Behandlungsbedürftigkeit, die Unterbringung erforderlich macht, und der Betreute erkennt aufgrund seiner Erkrankung nicht die Notwendigkeit der Unterbringung oder kann nicht nach dieser Einsicht handeln. Bei Fremdgefährdung müssen die Unterbringungsgesetze angewandt werden.**
  Wenn ein Patient gegen seinen Willen in einer Klinik behandelt werden muss, sollte juristisch der Weg über die länderüblichen Psychiatrie-, Unterbringungsgesetze gewählt werden, wenn die Störung wahrscheinlich vorübergehend ist, und eine Selbst- oder Fremdgefährdung besteht, der Weg über das Betreuungsgesetz hingegen, wenn wahrscheinlich eine längerfristige Störung vorliegt, im Rahmen derer der Patient langfristig seine Angelegenheiten nicht besorgen kann, oder Behandlungsbedürftigkeit ohne akute Selbstgefährdung besteht.
  Abb. 5.1 zeigt eine Vorlage für einen Antrag auf sofortige Unterbringung und Therapie in einer geschlossenen psychiatrischen Klinik
- Zuständig für die Betreuung ist in der Regel das Amtsgericht (Vormundschaftsgericht), in dessen Bereich der Betroffene seinen gewöhnlichen Aufenthalt hat
- Antrag auf Betreuung kann der Betroffene stellen, wer ansonsten antragsberechtigt ist, ist gesetzlich nicht definiert. Beispiele wären Eheleute, Verwandte, gesetzliche Vertreter, der Staatsanwalt, Ärzte
- Das Gericht muss den Betroffenen persönlich anhören. Ein Betreuer darf erst nach einem psychiatrischen Gutachten bestellt werden
- Die Betreuung darf nur so lange durchgeführt werden, wie sie erforderlich ist. Sie ist spätestens nach fünf Jahren, bei Unterbringungen nach einem Jahr, zu überprüfen. Wegen der langen Verfahrensgänge sind Eilentscheidungen in Form von einstweiligen Anordnungen möglich, die sechs Monate nicht überschreiten dürfen, bei Anhörung von Sachverständigen ein Jahr.

5.1.3. Geschäftsunfähigkeit, Testierunfähigkeit, Einwilligungsfähigkeit

Geschäftsunfähig ist eine Person, wenn infolge einer anhaltenden krankhaften Störung der Geistestätigkeit ein die freie Willensbestimmung ausschließender Zustand vorliegt (§ 104 BGB).

Vorübergehend geschäftsunfähig ist, wer unter einer vorübergehenden Störung der Geistestätigkeit oder Bewusstlosigkeit leidet, die die freie Willensbestimmung ausschließen (§ 105 BGB).

Vom Psychiater sind deswegen immer **zwei Sachverhalte zu entscheiden**: Leidet der Patient unter einer **krankhaften seelischen Störung** (diese entsprechen in etwa denen, die in Kap. 5.2. bei den §§ 20, 21 StGB dargestellt werden), und, wenn ja, sind diese Störungen **ausgeprägt genug, um die freie Willensbestimmung auszuschließen**. Kriterien sind z.B. deutliche kognitive Einbußen, Desorientiertheit, akutes "psychotisches" Erleben, Eingenommensein durch Wahn, Denkzerfahrenheit, ausgeprägte Affekte, deutliche Intelligenzminderung.

Absender: ______________________________ Datum: ____________

1. Am ____________, um ________Uhr wurde ______________________________,
geb. am ______________ wohnhaft in ________________________eingeliefert.

2. Die Einlieferung erfolgte durch ( ) d. Betreuer(in) d. Betroffenen (Name, Anschrift, Telefon)
____
( ) die Polizei, ( ) Angehörige (Namen, Anschrift, Telefon)

3. Anlaß der Einlieferung waren folgende Vorfälle
____
____
____

4. Die Tatsachen zu Ziffer 3 wurden mitgeteilt von (Namen, Anschrift, Telefon)
____

5. Seit der Einlieferung / Seit ______________, ____________ Uhr
wird der Betroffene nun gegen seinen/ihren Willen hier festgehalten

6. Derzeitiges psychische Zustandsbild: ______________________________

7. Vorläufige Diagnose: ______________________________

8. ( ) Es besteht wegen dieser Krankheit die Gefahr, daß sich d. Betroffene
( ) selbst tötet, ( ) selbst erhebliche gesundheitliche Schäden zufügt, weil
____
____

( ) Es ist die Untersuchung des Gesundheitszustandes d. Betr., eine Heilbehandlung oder ein ärztlicher Eingriff nötig, der nur im Rahmen einer geschlossenen Unterbringung möglich ist, weil ____________
____
____

Dies vermag d. Betroffene krankheitsbedingt nicht zu erkennen, bzw. er vermag nicht einsichtsgemäß zu handeln.

( ) Es besteht die Gefahr, daß d. Betroffene aufgrund seiner psychischen Erkrankung/Störung andere Personen gefährdet, weil ______________________________

9. Folgende Untersuchungen / Behandlungen sind unaufschiebbar: ____________
____
____

Der Betroffene willigt in die Behandlung nicht ein.
Die sofortige Unterbringung - und - Behandlung ist nötig, weil mit dem Aufschub Gefahr verbunden wäre.

10. Die Einleitung eines Betreuungsverfahrens ist angezeigt. Vordringliche Wirkungskreise d. Betreuers/ der Betreuerin ______________________________
____

11. Angehörige / Bekannte, die als Betreuer in Betracht kommen:
____
____

12. Was ist bei der Anhörung d. Betroffenen zu beachten?
(z.B. Aggressivität, nicht zu berührende Themen, Infektionsgefahr)
____
____

....
Arzt für Psychiatrie oder
Assistenzarzt, psychiatrisch tätig seit __________

Abb. 5.1: Antrag auf sofortige Unterbringung und Therapie in einer geschlossenen psychiatrischen Klinik (bei vorläufiger Unterbringung im Rahmen einer Betreuung oder Unterbringung nach den länderüblichen Psychiatriegesetzen). Beachte: Bei Fremdgefährdung kommt keine Betreuung in Betracht, nur Unterbringung!

Rechtsgeschäfte sind per Nachweis der Geschäftsunfähigkeit ungültig. Geschäftsunfähigkeit muss stets **mit an Sicherheit grenzender Wahrscheinlichkeit** positiv bewiesen werden, ansonsten ist, anders als bei der Schuldfähigkeit, ein Patient geschäftsfähig.

Partielle Geschäftsunfähigkeit bedeutet, dass der Patient für bestimmte Handlungen (z.B. Prozesshandlungen bei querulatorisch Wahnkranken) geschäftsunfähig ist.

Eine **relative Geschäftsfähigkeit**, die z.B. bedeuten würde, dass ein Patient Bagatellgeschäfte abschließen dürfte, konsequenzenreichere aber nicht, **wird juristisch nicht anerkannt.** Ein Patient ist also entweder geschäftsunfähig oder nicht.

Testierunfähigkeit liegt vor (§ 229 BGB), wenn der Patient bei krankhafter Störung der Geistestätigkeit, Geistesschwäche oder Bewusstseinsstörung nicht in der Lage ist, die Bedeutung einer Willenserklärung einzusehen oder einsichtsgemäß zu handeln.

Auch hier ist ein positiver Nachweis (mit an Sicherheit grenzender Wahrscheinlichkeit) notwendig, Zweifel an der Testierfähigkeit reichen nicht aus.

Medizinische Untersuchungen und Behandlungen bedürfen bei Volljährigen grundsätzlich der Einwilligung des Betroffenen. Es ist dazu **nur** die **natürliche Einwilligungsfähigkeit erforderlich,** die **unabhängig von der Geschäftsfähigkeit** ist. Der Betroffene muss in der Lage sein, die Tragweite eines ärztlichen Eingriffs und seine Auswirkungen zu ermessen und selbstverantwortlich zu entscheiden. Nur bei Verlust dieser Einwilligungsfähigkeit, nicht bei Verlust der Geschäftsfähigkeit, ist vor Eingriffen die Einrichtung einer Betreuung bzw. die Zustimmung und Genehmigung durch den Betreuer/das Vormundschaftsgericht erforderlich. Die gerichtliche Zustimmung ist nur bei gefährlichen Heilbehandlungen, Unterbringung und Sterilisation erforderlich. Gefährlich sind Eingriffe, bei denen die begründete Gefahr besteht, dass der Betreute stirbt oder schweren, längerdauernden gesundheitlichen Schaden erleidet. Sie muss konkret und erheblich sein und soll z.B. nicht nur das allgemeine Operationsrisiko betreffen. Bei einem geplanten Eingriff ist so vorzugehen:

- In einem ersten Schritt ist vom Arzt zu prüfen, ob die Untersuchung, die Heilbehandlung oder der ärztliche Eingriff eine “begründete Gefahr” für den Patienten darstellt. Diese hebt die Schwelle der Genehmigungsbedürftigkeit gegenüber der “bloßen Gefahr” an, ohne jedoch den Grad der “dringenden Gefahr” zu erhalten
- Der zweite Schritt besteht in der Feststellung der **Einwilligungsfähigkeit** des Patienten. Dabei kommt es für die Wirksamkeit der Einwilligung nicht auf die Geschäftsfähigkeit nach § 104 BGB des Betroffenen an, sondern auf die natürliche Einsichts- und Steuerungsfähigkeit. Nur wenn der Betroffene nicht einwilligungsfähig ist, stellt sich die Frage nach der stellvertretenden Einwilligung durch den Betreuer
- Bei einem **einwilligungsunfähigen Patienten** muss der Betreuer einwilligen. Das darf er nur, wenn die Fragen der “Heilbehandlung” zu seinem Aufgabengebiet gehören. Wenn dies nicht geregelt ist, kann das Gericht den Aufgabenkreis des Betreuers ggf. im Eilverfahren um den Bereich “Heilbehandlung” erweitern
- Der Betreuer wird im Rahmen seines Aufgabenbereichs tätig und muss beim Vormundschaftsgericht eine Genehmigung der Heilbehandlung beantragen, wenn eine “begründete Gefahr” für das Wohl des Betreuten bestehen sollte
- Für die Entscheidung des Richters ist ein aussagefähiges **ärztliches Zeugnis oder Gutachten** notwendig, das zur Frage der Einwilligungsfähigkeit des Betroffenen, der Art und des Umfangs und der Dauer der Untersuchung, der Heilmaßnahme oder des Eingriffs und zu den Risiken und Heilungschancen Stellung nehmen muss. Der Gutachter und der die Maßnahme ausführende Arzt dürfen nicht identisch sein. Das Gutachten soll zur Erfordernis der zu genehmigenden Maßnahme Stellung nehmen sowie darauf eingehen, ob eine begründete Gefahr besteht, dass der Betroffene aufgrund dieser Maßnahme stirbt oder einen schweren und länger andauernden gesundheitlichen Schaden erleidet

- Der **Gutachter sollte ein Facharzt** sein, der fachlich kompetent ist, um eine Aussage zu den Risiken der ärztlichen Maßnahme zu machen. Es kann auch notwendig sein, dass ein zusätzliches **Gutachten eines Psychiaters** eingeholt wird, wenn Zweifel an der Einwilligungsfähigkeit des Betroffenen bestehen
- Bei **besonderer Eilbedürftigkeit**, wenn weder die Genehmigung der vom Betreuer erteilten Einwilligung durch das Gericht noch eine Vorgehensweise nach § 1846 BGB ("einstweilige Maßregeln des Vormundschaftsgerichts") in Betracht kommen, besteht die Möglichkeit, dass der Betreuer mit dem Aufgabenkreis "Heilbehandlung" die Genehmigung erteilt und die ärztliche Maßnahme ohne Genehmigung des Gerichts durchgeführt wird, wenn mit dem Aufschub Gefahr verbunden ist (§ 1904 BGB)
- Ist ein Betreuer nicht vorhanden und bleibt für die Bestellung eines Betreuers usw. (s.o.) keine Zeit, kann sich die Rechtfertigung für eine ärztliche Maßnahme aus § 34 StGB („**rechtfertigender Notstand**") ergeben

Bei Geschäftsunfähigkeit eines Partners kann **keine Ehe** geschlossen werden, auch rückwirkend ist eine Ehe dann nichtig (§ 2 EheG). Das gleiche gilt, wenn einer der Partner bei der Eheschließung den anderen getäuscht hat, beispielsweise durch das Verschweigen psychischer oder schwerwiegender sexueller Störungen, die diesen von der Eheschließung abgehalten hätten (§ 32 EheG).

5.2. Strafrecht

Die **Schuldfähigkeit** kann sein:

- aufgehoben (**§ 20 StGB**) (= **schuldunfähig**)
- eingeschränkt (**§ 21 StGB**) (= **vermindert schuldfähig**)

Zwei Voraussetzungen müssen erfüllt sein:

- 1. Für die Schuldunfähigkeit oder verminderte Schuldfähigkeit muss eines der vier folgenden Merkmale vorliegen:
    - **krankhafte seelische Störung**
      (im psychiatrischen Sinne organische psychische Störungen, Schizophrenien und wahnhafte Störungen, schwere affektive Störungen, vor allem bipolare und rezidivierende depressive Störungen, wobei zu den organisch bedingten psychischen Störungen auch der Alkoholrausch gehört)
    - **tiefgreifende Bewusstseinsstörung**
      (akute Belastungsreaktion, dissoziative Störung und v.a. über normalpsychologische Gemütsbewegungen hinausgehende Affekte, wenn diese quantitativ und qualitativ ein Ausmaß erreicht haben, dass z.B. die Kriterien eines organischen Dämmerzustandes mit Amnesie und wesensfremden Handlungen/Erregungszuständen erreicht werden)
    - **Schwachsinn** (erhebliche Intelligenzminderung)
    - eine **andere schwere seelische Abartigkeit**
      (schwere Persönlichkeitsstörungen, schwere Abhängigkeit von psychotropen Substanzen mit Folgeschäden, Angststörungen, Neurosen im traditionellen Sinn, wenn die Krankheiten das Persönlichkeitsgefüge erschüttern und zu krankheitswertigen Störungen wie bei einer "Psychose" führen bzw. erheblichen psychosozialen Auswirkungen in vielen Lebensbereichen, nicht nur bezüglich der Straftat)
- 2. Der Täter war zur Tatzeit **aufgrund eines der vier oben genannten Merkmale unfähig, das Unrecht der Tat einzusehen oder nach dieser Einsicht zu handeln** (§ 20 StGB) bzw. die **Fähigkeit**, das Unrecht der Tat einzusehen oder nach dieser Einsicht zu handeln, war **erheblich eingeschränkt** (§ 21 StGB)

Die erste und die zweite Voraussetzung von §§ 20, 21 werden getrennt geprüft, d.h. in der ersten, der psychiatrischen oder diagnostischen Stufe wird die Diagnose gestellt, in der zweiten, der normativen Stufe, wird geprüft, ob bei der Störung die Einsichtsfähigkeit zum Zeitpunkt der Tat vorhanden bzw. ob die Steuerungs- oder Hemmungsfähigkeit beeinträchtigt war. Die Störung muss also schwer genug sein und konkrete Auswirkungen haben.

Unfähig oder erheblich eingeschränkt, das Unrecht der Tat einzusehen oder danach zu handeln, sind nur Patienten mit schwereren psychischen Störungen zur Tatzeit, also z.B. deutliche dementielle oder hirnorganische Syndrome, "psychotische" Störungen, schwere Affektveränderungen. Für den Rauschzustand gilt die Faustregel, dass mehr als 2 Promille Blutalkoholkonzentration die Fähigkeit zum einsichtsgemäßen Handeln erheblich einschränken, mehr als 3 Promille aufheben, falls auch klinische Symptome der Trunkenheit nachweisbar sind. Eine Verurteilung des Täters ist dann aber wegen fahrlässigen Vollrausches § 323 StGB (actio libero in causa) möglich.

Bei den Voraussetzungen von § 20 StGB ist der Angeklagte wegen Schuldunfähigkeit freizusprechen, bei § 21 StBG kann das Gericht die Strafe mildern. Für die Gerichtsentscheidungen ist nicht das sichere Vorliegen der Tatbestandsvoraussetzungen erforderlich: Nach dem Grundsatz "Im Zweifel für den Angeklagten" ist es hinreichend, wenn Fehlen bzw. Einschränkung der Schuldfähigkeit nicht ausgeschlossen werden können.

Bei Vorliegen der Voraussetzungen von §§ 20 oder 21 (es reicht nicht aus, wenn diese nicht ausgeschlossen werden können) kann (als Maßregel der Besserung und Sicherung = Maßregelvollzug)

- eine Unterbringung in einem psychiatrischen Krankenhaus zur Vermeidung einer potentiellen Wiederholung der Straftat vom Gericht angeordnet werden (**§ 63 StGB**), wenn die Krankheit fortbesteht und deswegen zukünftig erhebliche rechtswidrige Taten zu erwarten sind. Behandlungsbedürftigkeit und die Gefahr geringfügiger Straftaten reichen nicht aus. Die Unterbringung erfolgt unbefristet und wird jährlich vom Gericht überprüft mit einem von externen Gutachtern zu erstellenden Prognosegutachten

oder

- bei Vorliegen einer Suchterkrankung eine Entwöhnungstherapie (Unterbringung in einer Entziehungsanstalt, **§ 64 StGB**) angeordnet werden, falls eine solche Therapie nicht von vornherein aussichtslos ist (Höchstbegrenzung auf 2 Jahre). § 64 wird als "geringerer Eingriff" auch bei "kleineren" Delikten und bei Taten im vorsätzlichen oder fahrlässigen Vollrausch (§ 232a StGB) verhängt

Verhältnismäßigkeitsprinzip: Das Interesse der Allgemeinheit muss schwerer wiegen als die Freiheitsbeschränkung für den Betroffenen und weniger einschneidende Maßnahmen, wie ambulante psychiatrische Behandlung oder Unterbringung nach den Ländergesetzen, dürfen nicht ausreichen.

Prognosegutachten: Verbindliche Standards existieren nicht. Individuelle Prognosen sind nicht möglich. In der Regel wird eine gemischt statistisch-klinisch-empirische Prognose gefordert: Statistisch-kriminologische Kriterien ergeben eine empirisch zu erwartende Risikowahrscheinlichkeit, die individuelle psychiatrische Untersuchung (und Testpsychologie) untersucht die individuellen Risiken.

Andere strafrechtlich relevante Begriffe:

Vernehmungsunfähig ist ein Angeklagter, der aufgrund einer Störung nicht fähig ist, den Sinn von Fragen zu verstehen und darauf sinnvoll zu antworten, d.h. mit den Ermittlungsbehörden nicht richtig kommunizieren kann. Nur erhebliche Beeiträchtigungen sind zu berücksichtigen.

Verhandlungsunfähig ist ein Patient, der seine Interessen aufgrund seiner körperlichen und psychischen Verfassung in einer Verhandlung nicht vertreten kann, ihr nicht folgen kann, die Bedeutung der einzelnen Verfahrenschritte nicht erkennen kann. Nur erhebliche Beeiträchtigungen sind zu berücksichtigen.

Haftunfähig ist ein Patient, wenn die Gefahr droht, dass er in "Geisteskrankheit verfällt" und für die Zwecke der Strafvollstreckung nicht mehr ansprechbar ist. Der Gutachter sollte sich darauf beschränken, den medizinischen Befund und die wahrscheinlichen Konsequenzen der weiteren Unterbringung aufzuzeigen, die Entscheidung über die Haftfähigkeit liegt immer beim Gericht, da sie auch auf einer Rechtsmittelabwägung beruht.

5.3. Sozialrecht

Aufgrund psychischer Erkrankungen kann es wie bei körperlichen Erkrankungen kommen zu:

- **Arbeitsunfähigkeit**
  ein Versicherter ist wegen seiner Krankheit nicht oder nur mit der Gefahr, seinen Zustand zu verschlimmern, fähig, seinen bisher ausgeübten oder ähnlich gearteten Erwerbstätigkeiten nachzugehen. Die Feststellung der Arbeitsunfähigkeit ist Aufgabe des Arztes und führt zum Anspruch auf Krankengeld
- **Berufsunfähigkeit**
  dauerhafte Minderung der Erwerbsfähigkeit um 50 % im Vergleich zu einem gesunden Versicherten mit ähnlicher Ausbildung und gleichwertigen Kenntnissen. Die Feststellung der Berufsunfähigkeit führt zum Anspruch auf Berufsunfähigkeitsrente (2/3 der EU-Rente)

- **Erwerbsunfähigkeit**
der Versicherte kann irgend eine Erwerbstätigkeit mit einer gewissen Regelmäßigkeit auf nicht absehbare Zeit nicht mehr ausüben oder nur noch Einkünfte erzielen, die 1/7 der monatlichen Bezugsgröße nicht überschreiten. Die Bezugsgröße entspricht einem bestimmten Einkommen, das regelmäßig statistisch neu festgelegt wird. Selbständige können nicht erwerbsunfähig sein. Die Feststellung der Erwerbsunfähigkeit führt zum Anspruch auf Erwerbsunfähigkeitsrente
- seit 2001 ersetzt die **Rente wegen Erwerbsminderung** bei neuen Fällen die EU- und BU-Rente: Volle EM-Rente erhält, wer weniger als 3 h/tgl. arbeiten kann, halbe EM-Rente erhält, wer nur 3-6 h auf dem allgemeinen Arbeitsmarkt arbeiten kann
- **Dienstunfähigkeit**
ein Beamter auf Lebenszeit ist dienstunfähig, wenn er zur Erfüllung seiner Dienstpflichten dauernd unfähig ist. Er ist dann in den vorzeitigen Ruhestand zu versetzen. Es gelten ähnliche Kriterien wie bei der Berufs- bzw. Erwerbsunfähigkeit

Der **psychiatrische Sachverständige entscheidet nicht über Erwerbs-, Berufs- oder Dienstunfähigkeit, dies ist eine im Streitfall gerichtliche oder primär behördliche Entscheidung der Rentenversicherungsträger (z.B. LVA, BfA)**. Er nimmt nur Stellung, ob ein Patient regelmäßig tätig sein kann, welche Tätigkeiten er verrichten kann, in welchem zeitlichen Umfang er ohne Schädigung für die Gesundheit tätig sein kann, ob Einbußen durch eine zumutbare Willensanspannung überwindbar sind, welche Rehabilitationsmaßnahmen die Berufs- und Erwerbsfähigkeit wiederherstellen können. Es gilt der **Grundsatz Rehabilitation vor Rente.**

- **Minderung der Erwerbsfähigkeit** (MdE)
in der gesetzlichen Unfallsversicherung ist Erwerbsfähigkeit die Möglichkeit, seine Arbeitskraft auf dem allgemeinen Arbeitsmarkt wirtschaftlich zu verwerten. Die Minderung der Erwerbsfähigkeit bezieht sich auf verlorene Fähigkeiten. Sie wird in Prozentsätzen angegeben, die sich nach in Tabellenform gegebenen Anhaltspunkten richten. Die **MdE** ist nicht identisch mit den Begriffen Arbeitsunfähigkeit, Berufsunfähigkeit und Erwerbsunfähigkeit und **darf außerhalb des Bereiches der gesetzlichen Unfallversicherung und des sozialen Entschädigungsrechtes nicht angewandt werden.** Verletztenrente wird gewährt, wenn infolge eines Arbeitsunfalles der Verletzte die Erwerbsfähigkeit verloren hat oder die Erwerbsfähigkeit um wenigstens ein Fünftel gemindert ist. Für die Einschätzung der Höhe sind nicht die erhobenen Befunde, sondern der Umfang der dadurch bedingten konkreten Beeinträchtigung des Leistungsvermögens maßgebend. Für die rechtliche Begründung eines ursächlichen Zusammenhanges gilt in der gesetzlichen Unfallversicherung (nicht im Zivilrecht) die sozialrechtliche Kausalitätslehre der ursächlichen Bedingung:
- Ein ursächlicher Zusammenhang zwischen dem Unfallereignis und einer Gesundheitsstörung besteht nur, wenn das Ereignis alleinige oder zumindest **wesentlich** mitwirkende Ursache war
- Sind etwaige Vorschäden oder eine krankhafte Veranlagung soweit fortgeschritten, dass der (neue) Schaden auch ohne das Unfallereignis außerhalb der versicherten Tätigkeit unter den Belastungen des täglichen Lebens etwa zur gleichen Zeit bei ähnlichem oder sogar ohne jeden äußeren Anlaß zutage getreten wäre, so handelt es sich um eine sogen. **Gelegenheitsursache**
- Für die Annahme des ursächlichen Zusammenhanges zwischen dem Unfallereignis und Gesundheitsschaden muss eine **Wahrscheinlichkeit** bestehen, d.h., bei vernünftiger Abwägung aller für und gegen den Zusammenhang sprechenden Umstände müssen die für den Zusammenhang sprechenden Erwägungen so stark überwiegen, dass die dagegen sprechenden außer Betracht bleiben können.
Begriffe wie "überwiegend wahrscheinlich" oder "mit an Sicherheit grenzender Wahrscheinlichkeit" sind zu vermeiden. Die "Möglichkeit" reicht zur Annahme des ursächlichen Zusammenhanges in der gesetzlichen Unfallversicherung nicht aus.
Einen Grundsatz, dass im Zweifel zu Gunsten des Versicherten entschieden werden müsse, gibt es im Sozialversicherungsrecht nicht

- Im Falle der **kausalen Konkurrenz** eines Unfallereignisses mit einer bereits vorhandenen Krankheitsanlage ist ein ursächlicher Zusammenhang zwischen Ereignis und Gesundheitsstörung auch dann gegeben, wenn beide Umstände in ihrer Bedeutung und Tragweite für den Eintritt des Erfolges gleichwertig sind

Mit dieser **haftungsausfüllenden Kausalität** wird der Zusammenhang zwischen Unfall und Gesundheitsschaden geprüft. Vorher muss die **haftungsbegründende Kausalität** gesichert sein als Zusammenhang zwischen Unfall und versicherter Tätigkeit.

- **Grad der Behinderung** (GdB) nach dem Schwerbehindertengesetz
schwerbehindert sind Personen mit einem Grad der Behinderung von wenigstens 50 %. Grundlage für die Einschätzung des Grades der Behinderung sind die auch für die MdE geltenden **"Anhaltspunkte für die ärztliche Gutachtertätigkeit im sozialen Entschädigungsrecht und nach dem Schwerbehindertengesetz"**. Es muss sich um eine nicht nur vorübergehende Funktionsbeeinträchtigung handeln, die auf einem regelwidrigen körperlichen, geistigen oder seelischen Zustand beruht. Die Ursache spielt keine Rolle
- **Soziales Entschädigungsrecht** nach dem Bundesversorgungsgesetz und seinen Folgegesetzen psychiatrisch festzustellen ist ein kausaler Zusammenhang zwischen einem schädigenden Ereignis und einem Gesundheitsschaden, der nach den gesetzlichen Vorschriften auszugleichen ist (z.B. Opferentschädigung, Soldatenversorgung). Die Grundlage für den Sachverständigen sind die "Anhaltspunkte für die ärztliche Gutachtertätigkeit im sozialen Entschädigungsrecht und nach dem Schwerbehindertengesetz". Es gelten die Kausalitätsregeln wie bei der gesetzlichen Unfallversicherung. Die MdE Sätze bei der Unfallversicherung sind aber regelmäßig geringer als in den Anhaltspunkten, da hier nur arbeitsspezifische Einschränkungen gewertet werden, nicht allgemeine Einschränkungen der Erlebensfähigkeit

Private Berufsunfähigkeitsversicherungen und private Unfallversicherungen haben andere Definitionen der Berufsunfähigkeit bzw. entschädigen bei Unfällen nur organische Erkrankungen des Nervensystems.

5.4. Fahrtauglichkeit

Durch psychische Störungen und durch die Behandlung mit Psychopharmaka kann die Eignung zum Führen von Kraftahrzeugen aller Klassen beeinträchtigt sein. Zur Sicherung einer möglichst einheitlichen Praxis dienen als Grundlage die **"Begutachtungsleitlinien Krankheit und Kraftverkehr"** des gemeinsamen Beirats für Verkehrsmedizin (Bundesministerium für Verkehr und Ministerium für Gesundheit), 6. Auflage, 2000, mit dem Titel Begutachtungsleitlinien zur Kraftfahrereignung:

- bei "**akuten Psychosen**" (Schizophrenien, schweren affektiven Störungen, schweren organischen psychischen Störungen) ist die **Eignung** zum Führen von Kraftfahrzeugen aller Klassen **ausgeschlossen**
- **nach Abklingen** einer entsprechend schweren psychotischen Episode ist die **Fahreignung wiederanzunehmen, wenn sich keine das Realitätsurteil erheblich beeinträchtigenden Störungen** (z.B. Wahn, Halluzinationen, schwere kognitive Störungen) **mehr nachweisen lassen bzw. die Symptome der manischen Phase oder der schweren Depression nicht mehr vorhanden sind, und mit einem Wiederauftreten, gegebenenfalls bei entsprechender Medikation, nicht zu rechnen ist.** Die Begutachtung durch einen Psychiater ist erforderlich, falls ein Nachweis für eine Behörde erbracht werden muss
- bei Akut- und Dauerbehandlung mit **Psychopharmaka** dürfen diese **keine zentralnervösen Nebenwirkungen** zeigen, Langzeitbehandlungen schließen eine positive Beurteilung nicht aus, können sogar Voraussetzung dafür sein
- bei **rezidivierenden affektiven oder schizophrenen Störungen** kann von einem angepassten Verhalten bei Teilnahme am Straßenverkehr mit einem Kraftfahrzeug nicht ausgegangen werden, wenn Phasen mit kurzen Intervallen und unvorhersehbarem Verlauf auftreten. Die **Krankheitsaktivität muss**, gegebenenfalls durch medikamentöse Prävention, **geringer geworden**

sein und mit einem beschriebenen schweren Verlauf darf nicht mehr gerechnet werden. Dies muss durch **regelmäßige psychiatrische Kontrollen** belegbar sein. Bei Schizophrenien muss die Untersuchung im Hinblick auf mögliche Wiedererkrankungen regelmäßig durch einen Psychiater wiederholt werden

- bei **Suchterkrankungen** (Alkohol nach ICD-10 Kriterien) ist die Eignung ausgeschlossen, es muss ein **Abstinenznachweis** geführt werden. Hierzu ist in der Regel eine Entwöhnungsbehandlung und eine einjährige Abstinenz mit geeigneten Laborkontrollen nach der Entgiftungs- und Entwöhnungszeit nachzuweisen. Ein ärztliches Gutachten ist ausreichend und erforderlich
- Auch bei Missbrauch (das Führen eines Kraftfahrzeugs wird nicht hinreichend sicher von einem die Fahrsicherheit beeinträchtigenden Konsum getrennt, ohne dass eine Abhängigkeit vorliegt; besonders bei einmaliger Fahrt mit mehr als 2 Promille (ohne weitere Zeichen einer Alkoholwirkung), wiederholten Alkoholfahrten, aktenkundiger Neigung zum Kontrollverlust in Zusammenhang mit der Verkehrsteilnahme) ist die Eignung ausgeschlossen, wenn keine Nachweise der Verhaltensänderung erbracht werden können: Verändertes Trinkverhalten (kontrolliert, oder, falls nicht möglich, Abstinenz), das stabil und motivational gefestigt ist. Dazu müssen ein ausreichendes Problembewusstsein, ein nachvollziehbarer Änderungsprozess und eine mindestens 6-monatige Integration der Änderung in das Gesamtverhalten nachgewiesen werden. Eine medizinisch-psychologische Untersuchung (MPU) ist erforderlich
- Bei Abhängigkeit oder Missbrauch von anderen psychoaktiven Substanzen gelten ähnliche Regeln wie bei Alkohol: keine Fahreignung bei Abhängigkeit oder regelmäßigem Konsum, bei gelegentlichem Cannabisgebrauch müssen Fahren und Konsum getrennt werden. Sind die Vorraussetzungen zum Führen eines Kraftfahrzeuges ausgeschlossen, muss ein Abstinenznachweis erbracht werden (Entwöhnung bei Abhängigkeit und immer einjährige Abstinenz mit mindestens vier unvorhersehbaren Untersuchungen). Ein ärztliches Gutachten ist bei Zweifeln erforderlich, eine MPU nach Entzug der Fahrerlaubnis. Ausnahmen, z.B. bei Methadon, sind möglich
- bei **verminderter Intelligenz, Altersdemenz und organischen Psychosyndromen** ist die **Fahreignung aufgehoben**, wenn Leistungsmängel nachweisbar sind ohne ausreichende Kompensation der Eignungsmängel (z.B. besondere psychische Qualitäten oder Grundeinstellungen). Intelligenzmängel an sich führen nur bei starker Ausprägung (IQ < 70) zur generellen Verkehrsuntüchtigkeit
- bei **Persönlichkeitsstörungen** oder **Einstellungs- und Anpassungsmängeln kann** die **Eignung aufgehoben** sein, **wenn** sich Art und Ausprägung **negativ auf die Leistung oder das Verkehrsverhalten** auswirken: v.a. unkontrolliert impulsiv geprägtes Fahrverhalten (nachgewiesen durch multiple Verstöße), ungenügende Bereitschaft zur Änderung und/oder mangelnde Fähigkeit zur kritischen Selbstbeobachtung, -bewertung und -steuerung. Die Eignungszweifel müssen sich nachgewiesen zum Positiven verändert haben, v.a. durch Einsicht in Zusammenhänge und stabile Vorsätze zur Verhaltensänderung, bzw. nachvollziehbare Verhaltensänderungen

Tabellenanhang

6. Tabellenanhang

6.1. Psychopharmaka

Angegeben sind in der Regel die in der "Roten Liste" genannten Dosierungen, in der Klinik und im Rahmen der Therapiefreiheit liegen auch oft positive Berichte für andere Dosierungen vor. Zu Nebenwirkungen wird auf Kap. 3. im Text verwiesen.

6.1.1. Antidepressiva und Stimmungsstabilisierer (Phasenprophylaktika)

Antidepressiva und Stimmungsstabilisierer (Phasenprophylaktika)				
Int. Freiname (generic name) Stoffgruppe	Handelsname	Substanzcharakteristik Nebenwirkungen	Dosierung (Tagesdosis=TD, Höchstdosis=HD) in mg	Halbwertszeit in Stunden
Agomelatin nicht-trizyklisches melatonerges Antidepressivum	Valdoxan® (Zulassung voraussichtlich 2008)	Melatoninrezeptor-Agonist (MT1 + MT2) und 5-HT2C-Rezeptor-Antagonist mit dadurch verstärkter dopaminerger/noradrenerger Neurotransmision. Antidepressivum mit Verbesserung des Schlafverhaltens und anxiolytischen Eigenschaften. Keine sonstigen Rezeptorblockaden, keine anticholinergen und antihistaminergen Eigenschaften. Wenig NW: Kopfschmerzen, Schwindel, Übelkeit	TD = 25 HD = 50	1-2
Amitriptylin trizyklisches Antidepressivum Dibenzocyclohepten-derivat	Saroten® (auch i.v.) Amineurin® Euplit® Laroxyl® Novoprotect® Amitriptylin-Sandoz®	Standardantidepressivum mit initial angstlösend-dämpfender und schlafanstoßender Wirkung. Hemmt Wiederaufnahme von Noradrenalin und Serotonin, multiple Rezeptorblockaden, stark anticholinerg. Plasmaspiegel (einschl. aktiver Metaboliten): 180-250 ng/ml. NW wie bei trizyklischen AD	TD = ca. ambulant: 50-150 stationär: 75-225 Tropfinfusion: 2-4 Amp. (100-200) HD = 300	15 (Amitriptylin) 30 (Metabolit Nortryptylin)
Amitriptylinoxid trizyklisches Antidepressivum N-oxid des Amitriptylin	Equilibrin®	Pro-Drug. Wichtigste Metabolite sind Amitriptylin und Nortriptylin. Angeblich geringere periphere Nebenwirkungen als Amitriptylin NW wie bei trizyklischen AD	TD = ca. ambulant: 60-150 stationär: 120-300 HD = 300	15 (Amitriptylin) ca. 30 (Nortriptylin)

Bupropion nicht-trizyklisches Antidepressivum Amphebutanon	Elontril® Zyban®	Selektiver Dopamin- und Noradrenalin-Wiederaufnahmehemmer ohne anticholinerge und kardiovaskuläre NW. Antidepressivum, auch Zulassung zur Raucherentwöhnung. NW: Mundtrockenheit, (auch schwere) Hauterscheinungen, Unruhe, Schlafstörungen, gastrointestinale Symptome, Tremor, Kopfschmerzen, Tachykardie, Hypo- und Hypertonie, Tinnitus, Seh- und Geschmacksstörungen, psychotische und depressive Reaktionen, Krampfanfälle (< 0,1 %)!	TD = 150-300 HD = 300	20-37
Carbamazepin Phasenprophylaktikum, Antimanikum Dibenzazepinderivat	Tegretal® espa-lepsin 200 Timonil® Fokalepsin® Sirtal® Finlepsin® Auch als Retardpräparate: Tegretal retard® Timonil retard® Carbium® Elpenor® espa-lepsin® carbadura® Carbamazepin-ratiopharm® Carbamazepin Sandoz® Carbamazepin STADA® (200 mg)	Ursprünglich Antiepileptikum mit psychotropen Wirkungen, chemisch dem Imipramin verwandt. Einsatz in der Psychiatrie v.a. zur Rezidivprophylaxe bipolarer Störungen. Des weiteren liegen positive Untersuchungen vor zur Behandlung von Manien, Alkoholentzugssyndromen sowie zur Rezidivprophylaxe schizoaffektiver Psychosen. *Cave*: zerebrale Krampfanfälle bei abruptem Absetzen, Enzyminduktion und Reduktion anderer Medikamentenspiegel. Therapeutischer Plasmaspiegel: 6-12 mg/l. NW wie im allgemeinen Teil, *cave*: hepato- und hämatotoxisch	800-1600 mg in der Dauertherapie HD je nach Plasmaspiegel	30-50 bei Einzeldosis, ca. 20 bei Mehrfachgabe (bedingt durch Enzyminduktion)
Citalopram nicht trizyklisches Antidepressivum SSRI Isobenzofuran	Cipramil® (auch i.v.) Sepram® citadura® Citalopram-ratiopharm® Citalopram Sandoz® Citalopram STADA® Citalopram-esparma	selektiver Serotonin-Wiederaufnahmehemmer ohne wesentliche anticholinerge und kardiovaskuläre NW. Keine Kombination mit MAO-Hemmern. NW wie bei SSRI im allgemeinen Teil	TD = 20 HD = 60	ca. 33-100

Clomipramin trizyklisches Antidepressivum Dibenzazepinderivat	Anafranil® (auch i.v.) Clomipramin-ratiopharm® Clomipramin-neuraxpharm® Clomipramin von CT® Hydiphen® Clomipramin Sandoz®	chloriertes Imipramin mit bevorzugter, aber nicht selektiver Hemmung der Serotonin-Wiederaufnahme. Potentes Standardantidepressivum mit leicht antriebssteigernder Wirkkomponente. Auch bei Zwangs- und Panikstörungen, Kataplexie, bei Narkolepsie, Schmerzsyndromen. Der aktive Metabolit Desmethylclomipramin ist ein potenter Noradrenalin-Aufnahmehemmer. Keine Kombination mit MAO-Hemmern. NW wie TZA allgemein	TD = ca. ambulant: 50-150 stationär: 75-225 mg Tropfinfusion: 50-175 mg HD = 300	35-50
Desipramin trizyklisches Antidepressivum Dibenzodiazepinderivat	Pertofran® (auch i.v.) Petylyl®	Desmethylimipramin ist der Hauptmetabolit von Imipramin. Relativ spezifisch noradrenerg. Im klinischen Wirkprofil oft antriebssteigernd. Therapeutischer Plasmaspiegel: 75-300 ng/ml. NW wie TZA allgemein	TD = 100-200	ca. 20
Dibenzepin trizyklisches Antidepressivum Dibenzodiazepinderivat	Noveril®	Wirkspektrum ähnlich dem Imipramin. Wirkpräferenz für das noradrenerge System. NW wie TZA allgemein, aber geringere anticholinerge Wirkung	TD = 240-480 MD = 720	ca. 4 (retardiert ca. 9)
Doxepin trizyklisches Antidepressivum Dibenzodiazepinderivat	Aponal® Sinquan® Doneurin® Doxepin dura® Doxepin-ratiopharm® Doxepin Sandoz® Doxepin STADA® espa-dox	Standardantidepressivum mit initial angstlösend-dämpfender und schlafanstoßender Wirkung. Stärker noradrenerg als serotonerg wirksam, daneben auch stark anticholinerg und antihistaminerg. Auch bei Schlafstörungen, Schmerz- und Entzugssyndromen (Alkohol, Opiate). NW wie TZA allgemein	TD = ambulant: 75-150 stationär: 150-300 parenteral: 25-150 HD = 300	15-80 mit aktiven Metaboliten

Duloxetin nicht-trizyklisches Antidepressivum SSNRI Thiophenpropanaminderivat	Cymbalta®	kombinierter selektiver Serotonin- und Noradrenalin-Wiederaufnahmehemmer (SSNRI) ohne Wirkung auf andere Neurotransmitter oder Rezeptoren. Anwendbar bei depressiven Episoden, stimmungsaufhellend, zusätzliche analgetische Wirkung, zugelassen für Schmerzen bei diabetischer Polyneuropathie; nicht sedierend. NW-Profil ähnelt dem der SSRI, am häufigsten Übelkeit, trockener Mund, Obstipation, verminderte Libido. Gleicher Wirkstoff als Yentreve® zugelassen bei weiblicher Belastungsinkontinenz. Eine Zulassung für generalisierte Angststörungen wird erwartet.	TD = 60 HD = 120	ca. 8-17
Escitalopram S-Enantiomer von Citalopram, SSRI, Isobenzofuran	Cipralex®	S-Enantiomer von Citalopram mit ähnlichen Wirk- und NW-Mechanismen, aber möglicherweise schnellerem Wirkeintritt und besserer Wirkung	TD = 10-30 MD = 30	ca. 30
Fluoxetin nicht-trizyklisches Antidepressivum SSRI Propylaminderivat	Fluctin® Motivone® Fluoxetin-ratiopharm® Fluneurin® Fluoxe-merck® Fluoxetin Sandoz® Fluoxetin STADA®	selektiver Serotonin-Wiederaufnahmehemmer ohne wesentliche Wirkung auf andere Neurotransmitter oder Rezeptoren. Leicht aktivierende Eigenschaften. Kombination mit irreversiblen MAO-Hemmern kontraindiziert, bei Wechsel zu oder von irreversiblen MAOH 6 Wochen Intervall. Typische NW der SSRI im allgemeinen Teil	TD = 20 HD = 80	2-4 Tage, aktiver Metabolit Norfluoxetin 4-15 Tage
Fluvoxamin nicht-trizyklisches Antidepressivum SSRI Valerophenonderivat	Fevarin® Fluvohexal® Fluvoxadura® Fluvoxamin-ratiopharm® Fluvoxamin STADA®	selektiver Serotonin-Wiederaufnahmehemmer ohne wesentliche anticholinerge oder kardiovaskuläre Nebenwirkungen. Leicht aktivierendes Wirkprofil. Keine Kombination mit irreversiblen MAO-Hemmern. NW wie bei SSRI im allgemeinen Teil	TD = 50-300 HD = 300	ca. 20

Hypericum pflanzliches Antidepressivum aus Johanniskraut	Hyperforat® Jarsin® Laif® Neuroplant® Remotiv® Esbericum® Psychotonin® Aristo® Johanniskraut-ratiopharm® Johanniskraut Sandoz® Spilan® Hypericum STADA®	pflanzliches Antidepressivum mit multiplen Wiederaufnahmehemmungen. Von den vielen Inhaltsstoffen sind wahrscheinlich Hyperforin und Hypericin antidepressiv Wichtigste NW: Photosensibilisierung. Vermehrter Abbau vieler anderer Pharmaka	TD = 900-1200 (Trockenextrakt)	ca. 8-37
Imipramin trizyklisches Antidepressivum Dibenzodiazepinderivat	Tofranil® Imipramin-neuraxpharm® Prylengan®	Standard- und Referenzsubstanz bei der Prüfung der Wirksamkeit neuer Antidepressiva. Erstes Antidepressivum (1957). Stärker noradrenerg als serotonerg wirksam, auch stark antihistaminerg und anticholinerg. Psychomotorisch leicht aktivierend. Therapeutischer Plasmaspiegel: 150-250 ng/ml. NW wie bei TZA	TD = ca. ambulant: 75-150 stationär: 150-300 HD = 300	15-18
Lamotrigin Antikonvulsivum	elmendos® Lamotrigin-ratiopharm® Lamotrigin Sandoz® Lamotrigin STADA® espa-trigin	Ursprünglich Antikonvulsivum, wirksam bei bipolarer Depression und in der Phasenprophylaxe bipolarer Störungen (v.a. depressiver Episoden), auch bei Rapid cycling; wichtige NW: Hautreaktionen (auch lebensgefährliche, deswegen sehr langsame Aufdosierung über 4-8 Wochen), Blutbildveränderungen, Hepatotoxizität, gastrointestinale Symptome, Sedierung, neurologische Symptome	TD = 100-400 je nach Plasmaspiegel (ca. 5-7,5 µg/ml)	ca. 29

Lithium (-salze) anorganische Verbindung Phasenprophylaktikum	Quilonum® (ret) Leukominerase® Lithium Apogepha® Lithium-Duriles®	metallisches Element, nur der Lithiumanteil des Salzes ist wirksam. Hauptanwendungsgebiet ist die rezidiv-prophylaktische Behandlung affektiver Störungen. Des weiteren auch zur Rezidivprophylaxe schizo-affektiver Psychosen sowie zur Behandlung von Manien. Evtl. auch zur Zusatztherapie bei Depressionen. Enge therapeutische Breite, Plasmaspiegelüberwachung unerlässlich. Therapeutische Spiegel bei Prophylaxe: 0,5-0,8 mmol/l; bei Manie-Behandlung: 1,0-1,2 mmol/l. NW und Kontraindikationen ☞ allgemeiner Teil	abhängig vom Lithiumgehalt pro Tablette. Dosierung wird therapeutischem Plasmaspiegel angepasst. Einstellung ☞ allgemeiner Teil	14-24
L-Tryptophan Serotonin-Präkursor	Ardeytropin® Kalma® L-Tryptophan-ratiopharm®	Aminosäure, Serotonin-Vorstufe, Indikation: evtl. depressive Symptome und v.a. Schlafstörungen. NW in höherer Dosierung Schwindel, Kopfschmerzen, Müdigkeit und Übelkeit, keine Kombination mit serotonergen Substanzen	500-1000 spätabends (Schlafstörungen) MD = 2000	?
Maprotilin tetrazyklisches Antidepressivum	Ludiomil® (auch i.v.) Deprilept® Kanopan® MaproGRY® Maprolu® Mirpan® Psymion® Maprotilin-ratiopharm®	durch eine zusätzliche Ethylenbrücke modifiziertes trizyklische Antidepressivum (= tetrazyklisch). Wahrscheinlich selektiv noradrenerg. NW insgesamt den trizyklischen vergleichbar (☞ allgemeiner Teil). *Cave:* erhöhte Krampfbereitschaft	TD = ca. ambulant: 50-150 stationär: 150-225 parenteral: 75 HD = 225	20-58
Mianserin nicht-trizyklisches Antidepressivum tetrazyklisches Grundgerüst	Tolvin® Prisma® Mianeurin® Mianserin-ratiopharm® Mianserin-neuraxpharm®	Präsynaptische alpharezeptor-, postsynaptische serotoninrezeptorblockierende Wirkung. Fehlende anticholinerge und geringe kardiovaskuläre Nebenwirkungen. Deutlich sedierende Wirkeigenschaften. Wöchentliche Kontrollen des Blutbildes erforderlich! (*Cave*: Leukopenien und Agranulozytosen). Häufig Orthostasereaktionen, vegetative NW sonst selten, verminderte Glukosetoleranz	TD = 30-90	ca.17

Mirtazapin nicht-trizyklisches Antidepressivum NaSSA Piperazino-azepinderivat	Remergil® (auch i.v.) Mirtazapin-ratiopharm® Mirtazapin Sandoz® Mirtazapin-STADA®	Blockade von präsynaptischen alpha2-Auto- und -Heterorezeptoren und 5-HT-2 und -3-Rezeptoren führt zu noradrenerger und spezifisch serotonerger (5-HT-1-A) Aktivierung (NaSSA) ohne wesentliche anticholinerge und kardiovaskuläre NW, Sedierung/Gewichtszunahme/Ödeme/Transaminasenanstieg als wesentliche NW, stark antihistaminerg (als Schlafmittel geeignet)	TD = 30 HD = 45	ca. 20-40
Moclobemid MAO-Hemmer Benzamid-derivat	Aurorix® Deprenorm® moclodura® Moclobemid-ratiopharm® Moclobemid Sandoz® Moclobemid STADA®	Relativ selektiver Inhibitor der Monoaminoxidase A. Im Gegensatz zu den älteren MAO-Hemmern ist die Hemmung reversibel (RIMA) und es sind keine Diätrestriktionen zu beachten. Leicht aktivierende Wirkung. NW wie bei MAOH, allgemeiner Teil; fast fehlende anticholinerge Wirkungen und vegetative NW	TD = 300-600 HD = 600	18 (Dauer der MAO-Hemmung ca. 24)
Nefazodon SSRI plus postsynaptischer Serotoninrezeptorblocker "duales Antidepressivum"	Nefadar® (nicht mehr im Handel verfügbar seit 2003)	Serotonin-Wiederaufnahmehemmer mit postsynaptischer 5-HT2-Rezeptorblockade, die mit geringer serotonerger Nebenwirkungsrate und vermehrter Sedierung in Verbindung gebracht wird. Keine Wirkung auf andere Rezeptoren. Keine Kombination mit MAOH. NW wie SSRI im allgemeinen Teil, aber weniger sexuelle Dysfunktionen, Übelkeit	TD = 400-600 HD = 600	5-9
Nortriptylin trizyklisches Antidepressivum Dibenzocyclohepten-derivat	Nortrilen®	leicht antriebssteigerndes Antidepressivum mit überwiegend noradrenerger Wirkung. Geringere anticholinerge und kardiovaskuläre Nebenwirkungen als andere TZA. Therapeutische Plasmaspiegel: 30-120 ng/ml. Aktiver Metabolit des Amitriptylins. NW wie TZA im allgemeinen Teil	TD = ca. ambulant: 75-150 stationär: 100-225 HD = ca. 300	ca. 30
Oxcarbazepin Antikonvulsivum	Trileptal®	Effekte wie Carbamazepin, aber ohne den Metaboliten, der Enzyme induziert, dadurch weniger Interaktionen mit anderen Pharmaka. Bisher keine Zulassung für psychiatrische Indikationen, aber warscheinlich gleiche Effekte wie Carbamazepin. NW wie Carbamazepin, Hyponatriämie ausgeprägt	TD = 600-2400 je nach Plasmaspiegel	ca. 10

Paroxetin nicht-trizyklisches Antidepressivum SSRI Phenylpiperidinderivat	Seroxat® Tagonis® paroxedura® Paroxetin-ratiopharm® Paroxetin Sandoz® Paroxetin STADA®	selektiver Serotonin-Wiederaufnahmehemmer ohne wesentliche Wirkung auf andere Neurotransmitter oder Rezeptoren. Keine Kombination mit MAO-Hemmern. Praktisch keine anticholinergen NW und kardiotoxischen Wirkungen. NW wie im allgemeinen Teil SSRI	TD = 20 HD = 50	ca. 16
Reboxetin Morpholin Sulphonat Selektiver Noradrenalin Wiederaufnahmehemmer	Edronax® Solvex®	Selektiver Noradrenalin-Wiederaufnahmehemmer ohne relevante Effekte auf andere Neurotransmitter. NW wie bei noradrenerger Stimulation: Mundtrockenheit, Obstipation, Hyperhidrosis, Tachykardie, Schwindel und Hypotension, Insomnie, urogenitale Störungen und Impotenz, Kribbelparästhesien, keine anticholinergen Effekte	TD = 8 HD = 12	ca. 13-30
Sertralin nicht-trizyklisches Antidepressivum SSRI	Gladem® Zoloft® Sertralin-ratiopharm® Sertralin STADA® Sertralin-esparma® Sertralin Sandoz®	selektiver Serotonin-Wiederaufnahmehemmer ohne wesentliche Wirkung auf andere Neurotransmitter. NW wie bei SSRI im allgemeinen Teil. Relativ wenig Medikamenteninteraktionen, dosisproportionale Plasmaspiegel, keine Kombination mit MAOH	TD = 50 HD = 200	ca. 26
Sulpirid Benzamidderivat atypisches Antidepressivum ☞ Neuroleptika	Dogmatil® Meresa® neogama® Arminol® Intrasil® Sulp® Sulpirid-ratiopharm® Sulpirid Sandoz® Sulpirid STADA®	Neuroleptikum vom Benzamid-Typ, das in niedriger Dosierung aufgrund dopaminerger Wirkung antriebssteigernd und antidepressiv wirkt. Auch antivertiginöse und antiemetische Eigenschaften. Typische NW sind Unruhe und Prolaktinanstieg (Galaktorrhö, Amenorrhö)	100-250 (bei antidepressiver Therapie) HD = 400	ca. 8

Tranylcypromin irreversibler MAO-Hemmer Cyclopropylaminderivat	Jatrosom N®	MAO-Hemmer mit chemischer Verwandtschaft zu Amphetamin. Deutlich antriebssteigernde Eigenschaften. Die Substanz bewirkt eine nicht-selektive, irreversible MAO-Hemmung (MAO-A und MAO-B). Keine anticholinergen oder kardiotoxischen Wirkungen. Einsatz v.a. bei sog. atypischen und therapieresistenten Depressionen. Tyraminarme Diät erforderlich, bei Nichteinhalten hypertensive Krisen möglich. Medikationspause von mindestens 7 Tagen bei Umstellung auf andere Antidepressiva, bei serotonin-spezifischen Substanzen 14 Tage und mehr. Keine Kombination mit Clomipramin und SSRI, Venlafaxin sowie Duloxetin. Kombination mit Amitriptylin bei therapieresistenten Depressionen. NW ☞ allgemeiner Teil	TD = 20-60 höhere Dosen werden als gut verträglich berichtet (z.B. 40-80)	ca. 1-3 Wegen der irreversiblen MAO-Hemmung ist die biologische Wirkdauer jedoch wesentlich länger (3-10 Tage nach Absetzen)
Trazodon nicht-trizyklisches Antidepressivum Triazolopyridinderivat	Thombran®	anxiolytisch-sedierendes Wirkprofil. Serotonerge und α-adrenerge Wirkung: 5HT-2-, α1-, α2-Blockade und leichte Serotoninwiederaufnahmehemmung. Relativ geringe anticholinerge Eigenschaften. Typische NW sind Priapismus, orthostatische Hypotonie und ventrikuläre Extrasystolen, Müdigkeit, Schwindel, Kopfschmerzen	TD = 200-400 HD = 600	ca. 5
Trimipramin trizyklisches Antidepressivum Dibenzazepinderivat	Stangyl® Herphonal® (auch i.v. oder i.m.) trimidura® Trimipramin Sandoz® Trimipramin STADA®	Chemisch gleicht die Substanz in ihrem trizyklischen Kern dem Imipramin, die Seitenkette stammt von dem niederpotenten Neuroleptikum Levomepromazin. Die Substanz wirkt als Dopamin-Antagonist, ist anticholinerg, antihistaminerg, antiserotonerg (5-HT2) und noradrenerg. Stark sedierendes Antidepressivum. Kann aufgrund fehlender REM-Schlafunterdrückung auch als Hypnotikum eingesetzt werden. NW wie bei TZA im allgemeinen Teil	TD = 25-150 HD = 400	ca. 13-23

Valproin-säure Antikonvul-sivum Phasenpro-phylaktikum	Convulex® Convulsofin® ERGE-NYL® Chro-nosphere® Leptilan Orfiril® (re-tard) Valprolept® espa-valept® valprodura® Valproin-säure-ratiopharm® Valproat Sandoz® Valproat STADA®	für psychiatrische Indikationen bislang nicht zugelassen, aber wirksam bei Manien und zur Phasenprophylaxe affektiver Störungen. Plasmaspiegel 50-100µg/ml. NW ☞ allgemeiner Teil	TD = 900-2100 je nach Plasmaspiegel	7-17
Venlafaxin nicht-trizykli-sches Antide-pressivum Phenylethyl-aminderivat	Trevilor® Trevilor ret.®	selektiver Serotonin- und Noradrenalinwiederaufnahmehemmer (SSNRI) ohne wesentliche anticholinerge, sedierende und kardiovaskuläre NW. Bei höheren Dosen schon nach wenigen Tagen Wirkeintritt möglich. Keine Kombination mit MAO-Hemmern. NW ☞ allgemeiner Teil, gelegentlich reversibler Hypertonus bei hohen Dosen (bei TD > 200 mg)	TD ambulant: 75-150 stationär: 150-375 HD = 375	ca. 5-11
Viloxazin nicht-trizykli-sches Antide-pressivum bizyklisches Oxyinderivat	Vivalan® (nicht mehr im Handel erhältlich)	leicht stimulierend-aktivierendes, chemisch von den β-Rezeptorenblockern abgeleitetes Antidepressivum. Neurobiochemisch wirkt Viloxazin leicht noradrenerg und besitzt wahrscheinlich β-mimetische und MAO-hemmende Wirkeigenschaften. Keine anticholinergen, antihistaminischen oder sedierenden NW. (Geringere Inzidenz zur Senkung der zerebralen Krampfschwelle als bei anderen Antidepressiva.)	TD = ca. ambulant: 100-300 stationär: 200-500 parenteral 200-400 HD = ca. 500	2-5

Anmerkung:
Handelsnamen, die gleich dem internationalen Freinamen sind, sind nicht aufgeführt.
SSRI = selektiver Serotoninwiederaufnahmehemmer
MAOH = Monoaminooxidasehemmer

6.1.2. Neuroleptika/Antipsychotika

Neuroleptika				
Int. Freiname (generic name) Stoffgruppe	Handelsname	Substanzcharakteristik Nebenwirkungen	Dosierung (Tagesdosis=TD, Höchstdosis=HD, klin. empir. Äquivalenzdosis = ÄD) in mg	Halbwertszeit in Stunden
Amisulprid Benzamid atypisches Neuroleptikum	Solian® Amisulpirid STADA® Amisulprid-ratiopharm® Amisulprid Sandoz®	in hoher Dosierung mittelstark antipsychotisch, geringe Sedierung, in niedriger Dosierung auch bei chronischen Schizophrenien und Negativsymptomen wirksam. Solian® ist das einzige Präparat mit dem Wirksamkeitsnachweis in primärer Minus-Symptomatik. Selektiver Dopamin D2/D3-Rezeptor-Antagonist ohne relevante Effekte auf andere Neurotransmitter. NW ☞ allgemeiner Teil, aber weniger extrapyramidale NW und keine anticholinergen, adrenergen und serotonergen NW, i.d.R. keine Interaktion	TD = 400-800 HD = 1200 TD bei Negativsymptomen = 50-300	2-20
Aripiprazol atypisches Neuroleptikum Dichlorophenyl-Piperazinyl-Quinolinon	ABILIFY®	neues Wirkprinzip als Dopaminmodulator mit partiellem Dopaminagonismus an D2-Rezeptoren, zusätzlich partieller 5HT1-A-Agonist und 5HT2-A-Antagonist. Sehr geringe extrapyramidalmotorische NW und Gewichtszunahme, wichtige NW Schlafstörungen, Unruhe	TD = 10-30 HD = 30	60-80
Benperidol Butyrophenonderivat	Glianimon® (auch i.m. oder i.v.)	wahrscheinlich hochpotentestes Neuroleptikum mit stärkster Dopamin D2-Rezeptor-Blockade. NW ☞ allgemeiner Teil, deutliche extrapyramidalmotorische NW	TD = ca. 2-40 HD = 40 ÄD = ca. 3	ca. 4
Bromperidol Butyrophenonderivat	Impromen® Tesoprel®	stark antipsychotisch, wenig sedierend. Nicht geeignet zur Behandlung ausgeprägter Erregungszustände. NW ☞ allgemeiner Teil, deutliche extrapyramidalmotorische, fast keine anticholinergen NW	TD = 5-50 HD = 50 ÄD = ca. 5	20-36

Chlorpromazin Phenothiazinderivat mit aliphatischer Seitenkette		schwach antipsychotisch, stark sedierend. Erstes modernes Neuroleptikum und Referenzsubstanz (Potenz = 1), nicht mehr klinisch eingesetzt	ÄD = 300 entspricht einer neuroleptischen Potenz = 1	15-30
Chlorprothixen Thioxanthenderivat mit aliphatischer Seitenkette	Truxal® (auch i.m.) Chlorprothixen-neurax-pharm®	schwach antipsychotisch, stark sedierend. NW ☞ allgemeiner Teil, selten extrapyramidale NW, häufig anticholinerge; Blutdruck und Krampfschwelle senkend	TD = ca. 350 HD = 800 ÄD = ca. 350	8-12
Clozapin Dibenzodiazepinderivat atypisches Neuroleptikum	Leponex® (auch i.m.) Elcrit® Clozapin-hexal® Clozapin-neurax-pharm® Clozapin-ratiopharm® Clozapin Sandoz®	atypisches Neuroleptikum. Mittelstark bis stark antipsychotisch, sedierend. Keine extrapyramidalmotorischen NW, potentiell blutbildschädigend, anticholinerg, orthostatische Regulationsstörungen, Hypersalivation, Hyperthermie; iktogen. Verordnung an bestimmte Auflagen gebunden (Therapieresistenz!). Einmaliges Wirkprofil, von anderen NL verschieden	TD = 200-450 HD = 600-900	ca. 16-23
Flupentixol Thioxanthenderivat mit Piperazinylseitenkette	Fluanxol®	stark antipsychotisch, wenig sedierend; vielleicht antidepressiv (niedrig dosiert). NW ☞ allgemeiner Teil, extrapyramidalmotorische NW dosisabhängig	TD = ca. 5-15 HD = 60 ÄD = ca. 6	20-40
Flupentixol decanoat Thioxanthenderivat mit Piperazinylseitenkette, verestert mit Decansäure	Fluanxol® Depot (i.m.)	Depot-Neuroleptikum, stark antipsychotisch. NW wie oral	TD = ca. 20-40 alle 2-3 Wochen HD = ca. 100 alle 2-4 Wochen ÄD = ca. 20 (2-Wochen-Äquivalenzdosis)	ca. 3-8 Tage (n. einm. Appl.) ca. 14-21 Tage (n. mehrm. Appl.)
Fluphenazin Phenothiazinderivat mit Piperazinylseitenkette	Dapotum® Lyogen® (auch i.m., i.v.)	stark antipsychotisch, leicht sedierend NW ☞ allgemeiner Teil, deutliche extrapyramidal-motorische NW	TD = 2,5-20 HD = 40 ÄD = ca. 5	16

Fluphena-zindecanoat Phenothia-zinderivat mit Pipera-zinylseiten-kette, ver-estert mit Decansäure	Lyogen® Depot	Depot-Neuroleptikum, stark anti-psychotisch. NW wie oral	TD = ca. 12,5-100 alle 2-4 Wochen HD = 100 alle 2-4 Wochen ÄD = ca. 8 (2-Wochen-Äquivalenzdosis)	ca. 7-10 Tage (n. einm. Appl.) ca. 14 Tage (n. mehrm. Appl.)
Fluspirilen Diphenyl-butylpiperi-dinderivat	Imap® (nur i.m.) Fluspi® Kivat® Fluspirilen beta®	mittelstark antipsychotisches De-potpräparat. NW ☞ allgemeiner Teil, extrapyramidale NW, v.a. Akathi-sie häufig	TD = ca. 2-10 alle 7 Tage ÄD = ca. 8 (Wochen-Äqui-valenzdosis)	32-300
Haloperidol Butyrophe-nonderivat	Haldol® Buteridol® Duraperi-dol® Sigaperidol® (auch i.m., i.v.) Haloneural® Haloperidol-ratiopharm® Haloperidol STADA®	Standardbutyrophenon. Stark antipsychotisch, leicht sedierend. NW ☞ allgemeiner Teil, häufig extrapyramidal-motorische NW. Geringe vegetative, kardiovaskulä-re und anticholinerge NW	TD = ca. 3-15 HD = 100 ÄD = ca. 5	13-30
Haloperi-doldecano-at Butyrophe-nonderivat verestert mit Decan-säure	Haldol® decanoat (i.m.)	Depot-Neuroleptikum, stark antipsychotisch, leicht sedierend. NW wie oral	TD = ca. 50-300 alle 4 Wochen ÄD = ca. 75 (3-Wochen-Äquivalenzdosis = ca. 5 mg/die oral)	ca. 21 Tage
Levomepro-mazin Phenothia-zinderivat mit alipha-tischer Sei-tenkette	Neurocil® (auch i.m.) Levium®	schwach antipsychotisch, sehr stark dämpfend und schlafansto-ßend. NW ☞ allgemeiner Teil, ausge-prägte anticholinerge NW: Blut-druck und Krampfschwelle sen-kend	TD = ca. 50-300 HD = ca. 600 ÄD = ca. 300	3-8

Melperon Butyrophenonderivat	Eunerpan® (auch i.m.) Melneurin® Melperon-ratiopharm® Melperon Sandoz® Melperon STADA®	schwach antipsychotisch, gut sedierend und schlafanstoßend. 5HT-2- und α1-, wenig D2-Blockade und fast keinen anticholinergen NW: wenig extrapyramidale NW, geringe Senkung der Krampfschwelle	TD = ca. 50-200 HD = 375 ÄD = ca. 300	3-8
Olanzapin atypisches Neuroleptikum Thienobenzodiazepin	Zyprexa® (auch i.m.) Olanzapin Sandoz® (ab 01.04.2008)	Atypisches NL mit multipler Rezeptorblockade. Bei Positiv- und Negativsymptomatik wirksam, anfangs sedierend, auch bei Manie und Phasenprophylaxe affektiver Störungen, Therapieresistenz NW ☞ allgemeiner Teil, aber sehr wenige extrapyramidale NW, häufig Gewichtszunahme, *cave* Diabetes	TD = 5-20	ca. 30
Paliperidon Benzisoxazolderivat atypisches Neuroleptikum	Invega®	mittelstark bis stark antipsychotisch, nur gering sedierend. Vorwiegende α2- und 5HT-2-Blockade, geringe extrapyramidale NW, keine klinisch relevanten Interaktionen über CyP450, gleichmäßige Plasmaspiegel. Tägliche Einmalgabe	TD = 3-12	23
Perazin Phenothiazinderviat mit Piperazinylseitenkette	Taxilan® (auch i.m.)	mittelstark antipsychotisch und sedierend. NW ☞ allgemeiner Teil, sowohl extrapyramidale als auch anticholinerge NW (beide mittelstark)	TD = ca. 75-600 HD = 1000 ÄD = ca. 400	ca. 35
Perphenazin Phenothiazinderivat mit Piperazinylseitenkette	Decentan®	stark antipsychotisch. NW ☞ allgemeiner Teil	TD = ca. 8-20 HD = ca. 48 ÄD = ca. 32	20

Perphen-azinenantat Phenothiazinderviat mit Piperazinylseitenkette, verestert mit Heptansäure	Decentan® Depot	Depot-Neuroleptikum, stark antipsychotisch. NW wie oral	TD = ca. 50-200 alle 2-3 Wochen ÄD = ca. 130 (2-Wochen-Äquivalenzdosis = ca. 32 mg/die oral)	ca. 7-14 Tage
Pimozid Diphenylbutylpiperidinderivat	Orap®	mittelstark antipsychotisch, wenig sedierend. Einmalgabe möglich. NW ☞ allgemeiner Teil	TD = ca. 2-12 HD = ca. 16 ÄD = ca. 6	ca. 55
Pipamperon Butyrophenonderivat	Dipiperon® Pipamperon Sandoz®	schwach antipsychotisch, gut sedierend und schlafanstoßend. Niederpotentes NL mit starker 5 HT-2-Blockade und fast keinen anticholinergen NW, geringe vegetative und extrapyramidale NW	TD = ca. 120-360 HD = ca. 360 ÄD = ca. 400	ca. 17
Quetiapin Dibenzothiazepinderivat atypisches Neuroleptikum	Seroquel®	anfangs leicht sedierend, atypisches NL mit vorwiegender D2- und 5HT2-Blockade, extrapyramidale NW auf Placeboniveau. Wirkung auf Minussymptome und depressive Begleitsymptome	TD = 300-750 HD = ca. 900, 1600 wurden vertragen	ca. 6
Risperidon Benzisoxazolderivat atypisches Neuroleptikum	Risperdal® Risperidon Sandoz®	mittelstark bis stark antipsychotisch, wenig sedierend. Atypisches NL mit D2- und 5 HT-2-Blockade. NW ☞ allgemeiner Teil, aber fast keine anticholinergen NW und weniger extrapyramidale NW. Wirkung auf Minussymptome möglich. Auch als Depotpräparat verfügbar.	TD = ca. 4-6 HD = ca. 8-12	ca. 24

Risperidon Micro-spheres	Risperdal® Consta®	Derzeit einziges verfügbares atypisches Depot-Neuroleptikum (wässrige Suspension mit guter lokaler und systemischer Verträglichkeit)	TD = 25-50 alle 2 Wochen	Aufgrund besonderer Kinetik im üblichen Sinne nicht benennbar-wirksame Plasmaspiegel 3 Wochen nach der **ersten** Injektion. Bei i.m. Injektion alle 2 Wochen therapeutische Plasmakonzentrationen bis 4-6 Wochen nach letzter Injektion. Elimination endet etwa 7-8 Wochen nach der letzten Injektion
Sertindol atypisches Neuroleptikum	Serdolect®	mittelstark antipsychotisch, nicht sedierend. Atypisches NL mit multipler Rezeptorblockade NW ☞ allgemeiner Teil, aber weniger extrapyramidale NW, EKG-Kontrollen erforderlich	TD = 12-20 HD = 24	ca. 3 Tage
Sulpirid Benzamid-derivat	Dogmatil® Arminol® Meresa® Neogama® (auch i.v. oder i.m.) Sulp® Sulpirid-ratiopharm® Sulpirid Sandoz® Sulpirid STADA®	schwach bis mittelgradig antipsychotisch (bei höherer Dosierung), nicht sedierend. In niedriger Dosierung antidepressiv durch Blockade präsynaptischer D2-Rezeptoren. Präferentielle D2-Blockade und wenig Effekte auf andere Rezeptoren. NW ☞ allgemeiner Teil, deutliche Prolaktinerhöhung; geringe extrapyramidal-motorische und vegetative NW	TD = ca. 400-1000 (bei Schizophrenien) 100-200 (bei Depressionen) HD = 1600 (bei Schizophrenien) ca. 300-400 (bei Depressionen) ÄD = ca. 600	ca. 8
Thioridazin Phenothiazinderivat mit Piperidylseitenkette	Melleril®	schwach antipsychotisch, mittelstark sedierend, leicht antidepressiv wirksam (niedrig dosiert). NW ☞ allgemeiner Teil, stark anticholinerg. Extrapyramidale NW gering. Ejakulationsstörungen möglich	TD = ca. 75-600 HD = ca. 600 ÄD = ca. 400	ca. 16

Ziprasidon atypisches Neuroleptikum	Zeldox® (auch i.m.)	mittelstark antipsychotisch, nicht sedierend, D2 und 5HT-2-Blockade und andere Rezeptoreffekte. Durch 5-HT-1A-Agonismus und Serotonin-Noradrenalin-wiederaufnahmehemmung möglicherweise antidepressiv. NW ☞ allgemeiner Teil, aber wenige extrapyramidale NW, keine Gewichtszunahme	TD = 80-160 HD = 160	ca. 6
Zotepin Dibenzothiepinderivat	Nipolept®	mittelstark antipsychotisch und sedierend. Ausgeprägter 5 HT-2-Antagonismus. NW ☞ allgemeiner Teil, häufig anticholinerge NW, weniger extrapyramidale NW	TD = ca. 75-150 HD = 450 ÄD = ca. 100	ca. 14
Zuclopenthixol Thioxanthenderivat mit Piperazinylseitenkette	Ciatyl-Z®	mittelstark antipsychotisch und gut sedierend. NW ☞ allgemeiner Teil, anticholinerge NW häufiger, extrapyramidale NW seltener	TD = ca. 50-150 HD = ca. 150-200 ÄD = ca. 60	15-25
Zuclopenthixolacetat Thioxanthenderivat mit Piperazinylseitenkette, verestert mit Essigsäure	Ciatyl-Z Acuphase®	mittelstark antipsychotisch, aber sehr gut sedierend. Kurzwirksame Depotform mit antipsychotischer Wirksamkeit für 2-3 Tage. NW wie oral	TD = ca. 50-150 ÄD = ca. 150 (2 bis 3 Tage-Äquivalenzdosis = ca. 60 mg oral)	ca. 36
Zuclopenthixoldecanoat Thioxanthenderivat mit Piperazinylseitenkette, verestert mit Decansäure	Ciatyl-Z®-Depot	Depot-Neuroleptikum, mittelstark antipsychotisch NW wie oral	TD= ca. 200-400 (alle 2-4 Wo.) HD = ca. 400 ÄD = ca. 150 (2-Wochen-Äquivalenzdosis = ca. 60 mg oral)	ca. 19 Tage

Anmerkung:
Handelsnamen, die gleich dem internationalen Freinamen sind, sind nicht aufgeführt.
Die Äquivalenzdosis ist bezogen auf 300 mg Chlorpromazin/die als gleiche antipsychotische Wirksamkeit (entspricht etwa einer neuroleptischen Potenz = 1)

6.1.3. Tranquilizer, Hypnotika, Anxiolytika

Tranquilizer, Hypnotika, Anxiolytika				
Int. Freiname (generic name) Stoffgruppe	Handelsname	Substanzcharakteristik Nebenwirkungen	Dosierung (Tagesdosis=TD, Höchstdosis=HD) in mg	Halbwertszeit in Stunden
Alprazolam Triazo-Benzodiazepinderivat kurz wirksam	Tafil® Xanax® Alprazolam-ratiopharm® Alprazolam Sandoz®	wenig sedierend, gut anxiolytisch, zur Behandlung der Panikstörung in höherer Dosierung zugelassen Das Präparat muss ausschleichend abgesetzt werden. NW wie Benzodiazepine	TD = 0,75-6 HD = 10	ca. 0-15
Bromazepam Benzodiazepinderivat mittellang wirksam	Bromazanil® Durazanil® Gityl® Lexotanil® neo-OPT® Normoc® Bromazepam -ratiopharm® Lexostad®	Zur Sedierung wenig geeignet, gut anxiolytisch. NW wie Benzodiazepine	TD = 3-6 in 2-4 Einzeldosen, HD = 18	10-20
Buspiron Azapironderivat	Bespar® Busp®	Anxiolytikum, in höherer Dosierung vielleicht antidepressiv. Partieller 5-HT1A-Agonist und leichte dopaminerge Aktivierung; keine Sedierung; keine akute therapeutische Wirkung (mehrere Wochen), keine Kreuztoleranz mit Benzodiazepinen (bei Umstellung Entzugsphänomene möglich), keine Abhängigkeit; NW: Schwindel, Magenbeschwerden, Übelkeit, Durchfall, Kopfschmerzen, Erregung, Schlaflosigkeit, Benommenheit, Dysphorie	15-30 in 3-4 Einzelgaben, langsam steigern, Wirkung nach 7-14 Tagen HD = ca. 60 (v.a. bei Depressionen)	2-3
Chloralhydrat kurzwirksames Hypnotikum	Chloraldurat®	Hypnotikum, keine Reduktion der REM-Phasen	TD = 250-1000 HD = ca. 2000	ca. 7 (aktiver Metabolit)

Diazepam Benzodiazepinderivat lang wirksam	Tranquase® Valium® (auch i.v., i.m.) Diazepam-ratiopharm® Diazepam Sandoz® Diazepam STADA®	Tranquilizer, Anxiolytikum. Standardbenzodiazepin. Gut sedierend. Auch bei Erregungszuständen und für Notfallsituation gut geeignet. NW wie Benzodiazepine	Einmaldosis 5-10(-20) TD = 2-60 HD = ca. 60	20-100
Flunitrazepam Benzodiazepinderivat mittellang wirksam	Rohypnol® (auch i.v.) Fluvinoc® Flunitrazepam-ratiopharm®	Hypnotikum. Schnell schlafanstoßend. NW wie Benzodiazepine, "Hang over" möglich.	Einmaldosis 0,5-2 HD = 4	10-30
Hydroxyzindihydrochlorid Diphenylmethanderivat	Atarax®	keine strukturchemische Verwandtschaft mit anderen Tranquilizern. Anxiolytische Eigenschaften durch antihistaminerge, antiserotonerge (5-HT-2), anticholinerge Eigenschaften, zusätzlich antiemetische, spasmolytische, analgetische und hypotone Effekte. Kein Suchtpotential. Geringe NW, vor allem anticholinerg u. antihistaminerg	TD = 25-75 HD = 75	ca. 16-24
Lorazepam Benzodiazepinderivat kurz (-mittellang) wirksam	Durazolam® Lanbeel® Lorazepam-ratiopharm® ProDorm® Punktyl® Somagerol® Tavor® Tolid® (auch i.v.)	Tranquilizer, starkes Anxiolytikum, weniger sedierend. Stupor- und mutismuslösend (v.a. bei i.v.-Gabe). NW wie Benzodiazepine	TD = 0,25-3 in 2-4 Einzeldosen HD = ca. 7,5 bei Mutismus: 2 mg i.v.	12-15
L-Tryptophan Serotonin-Präkursor	Ardeytropin® Kalma® L-Tryptophan-ratiopharm®	Aminosäure, Serotonin-Vorstufe, Indikation: Schlafstörungen. NW in höherer Dosierung Schwindel, Kopfschmerzen, Müdigkeit und Übelkeit, keine Kombination mit serotonergen Substanzen	500-1000 abends (Schlafstörungen)	

Opipramol Trizyklisches Piperazinylderivat	Insidon® Opipramol-ratiopharm® Opipramol STADA® Opipramol-esparma Opipramol-Sandoz®	Anxiolytikum, auch wirksam bei ängstlich-depressiven Syndromen, generalisierter Angststörung, somatoformer Störung. H1-antihistaminerg, 5HT-2A-Antagonist, zusätzlich Verstärkung dopaminerger Wirkmechanismen, evtl. über Sigmarezeptoren. NW. v.a. Müdigkeit, Mundtrockenheit, Schwindel	TD = 50-300 HD = 300	ca. 11
Temazepam Benzodiazepinderivat kurz wirksam	Planum® Remestan®	Hypnotikum, gut schlafanstoßend. NW wie Benzodiazepine, geringes Risiko von Kumulation und "Hang over" bei niedriger Dosierung	Einmalgabe 10-40 HD = ca. 60	5-14
Zaleplon ultrakurz wirksam	Sonata®	Hypnotikum, Non-Benzodiazepin-Hypnotikum, wie Zolpidem, aber kürzere Halbwertszeit	Einmalgabe 5-10	ca. 1
Zolpidem Imidazopyridin kurz wirksam	Bikalm® Stilnox® zodormdura® Zolpidem-ratiopharm® Zolpidem Sandoz® Zolpidem STADA®	Hypnotikum, Non-Benzodiazepin-Hypnotikum, aber ähnlicher Wirkmechanismus. NW prinzipiell wie Benzodiazepine, aber geringeres Risiko der Abhängigkeitsentwicklung und von Reboundphänomenen	Einmalgabe 5-10	ca. 2.5
Zopiclon Zyklopyrrolon kurz wirksam	espa-dorm Ximovan® zopiclodura® Zopiclon-ratiopharm® Zopiclon Sandoz® Zopiclon STADA®	wie Zolpidem	Einmalgabe 7,5-15	ca. 5

Anmerkung:
Es ist nur eine Auswahl der im Text erwähnten Substanzen und besonders häufig verwendeter Substanzen aufgeführt, da die Wirkungen sehr ähnlich sind (v.a. der Benzodiazepine). Es wurde deswegen eine beispielhafte, auch anders mögliche Auswahl eines kurz, mittellang und lang wirksamen Benzodiazepin-Anxiolytikums und eines kurz oder mittellang wirksamen Benzodiazepin-Hypnotikums getroffen.

6.1.4. Antidementiva

Antidementiva				
Int. Freiname (generic name) Stoffgruppe	Handelsname	Substanzcharakteristik Nebenwirkungen	Dosierung (Tagesdosis=TD, Höchstdosis=HD) in mg	Halbwertszeit in Stunden
Galantamin Cholinesteraseinhibitor + allosterischer Modulator der nikotinischen ACh-Rezeptoren	Reminyl® 1x täglich	Reversibler Cholinesteraseinhibitor und allosterischer Modulator der nikotinischen Acetylcholinrezeptoren mit Verbesserungen der kognitiven Funktion, des ärztlichen Globalurteils, der Alltagskompetenz und von Verhaltensstörungen bei leichter bis mittelschwerer Alzheimer Demenz. NW: wie bei Donepezil, Rivastigmin	TD = 16-24 (einmal täglich)	8-10
Ginkgo biloba extr. Phytotherapeutikum	Gingium® Gingko STADA® Tebonin® Rökan® Kaveri®-Ginkgobil-ratiopharm® Ginkgo Sandoz®	Trockenextrakt aus den Blättern von Ginkgo biloba, standardisiert auf Ginkgoflavonglykoside und/oder Terpenlactone (Ginkgolide). Vom BGA zugelassen, *cave*: Unter Gingko kann es zu Blutungen kommen, keine Kombination mit Gerinnungshemmern	abhängig vom Extraktgehalt	4,5
Co-dergocrin (Dihydroergotoxin) Ergolinderivat (Mutterkornalkaloidderivat)	Hydergin® Circanol® Dacoren® DCCK® Defluina® Ergodesit® Ergoplus® Hydro-Cebral® Orphol® Sponsin®	Mischung aus Dihydroergocornin, Dihydroergocristin, Dihydro-α-ergocryptin und Dihydro-β-ergocryptin im Verhältnis 3-3-2-1. Von einer BGA-Aufbereitungskomission als wirksam bei primär degenerativen oder vaskulären Demenzen anerkannt	3-6	13-15
Donepezil Cholinesteraseinhibitor	Aricept®	Reversibler Cholinesteraseinhibitor mit Verbesserung der kognitiven Funktionen, des ärztlichen Globalurteils, der Alltagskompetenz undvon verhaltensstörungen bei leichter bis mittelschwerer Alzheimer-Demenz NW: Übelkeit, Erbrechen, Diarrhoe, gelegentlich Schwindel, Schlaflosigkeit, Müdigkeit, Kopfschmerzen	TD = 5 (einmal täglich) HD = 10 (nach 4-6 Wochen)	ca. 70

Memantine N-Methyl-D-Aspartat-Antagonist	AXURA® Ebixa®	NMDA-Rezeptor-Antagonist. Vermindert exzitotoxische Wirkung von Glutamat und bessert verminderte glutamaterge Neurotransmission. Zulassung für moderate bis schwere Alzheimer Demenz. NW: gering, aber Verwirrtheit, Schwindel, Müdigkeit, Kopfschmerzen möglich	TD = 5-20 HD = 20	75-100
Nicergolin Ergolin-derivat	Sermion® Circo-Maren® Ergobel® Memoq® Nicerium® Nicergolin-ratiopharm®	Halbsynthetisches Mutterkornalkaloid. Vom BGA zugelassen	15-30	ca.7
Nimodipin Calcium-antagonist	Nimotop®	Die Substanz durchdringt aufgrund ihrer hohen Lipophilie gut die Blut-Hirn-Schranke. Zulassung auch für Subarachnoidalblutungen (höhere Dosierung). Vom BGA bei Hirnleistungsstörungen im Alter zugelassen	30-90	ca.1
Piracetam Acetamid-derivat	Normabraïn® Nootrop® Avigilen® Cerebro-forte® Cerebro-steril® Cerepar® Cuxabrain® Encetrop® Memo-Puren® Novocetam® Piracebral® Piracetam-ratiopharm® Piracetam Sandoz® Piracetam STADA®	Von einer BGA-Aufbereitungskommission als wirksam bei Hirnleistungsstörungen im Alter anerkannt, anschließend positive Monographie und zugelassen, u.a. für hypoxisch bedingte Myoklonien und Hirnleistungsstörungen verschiedener Genese	2.400-4.800	4,5-5,5
Pyritinol Disulfit-derivat	Encephabol® Logomed®	Von einer BGA-Aufbereitungskommission als wirksam bei primär degenerativen oder vaskulären Demenzen anerkannt	400-1.000	2,5

Rivastigmin Rivastigmin-hydrogentartrat	Exelon®	Pseudoirreversibler Azetylcholinesteraseinhibitor mit Verbesserung der kognitiven und Alltagsfähigkeiten bei leichter bis mittelschwerer Alzheimer-Demenz. NW: Übelkeit, Erbrechen, Diarrhoe, gelegentlich Schwindel, Verwirrtheit, Schlaflosigkeit, Sedierung, Depression, Kopfschmerzen und andere cholinerge Effekte wenige Medikamenteninteraktionen	TD = 2x3 - 2x6 Beginn mit 2x1,5, Steigerung 14tägig	0,6-2 im Plasma, 10-12 im Gehirn

6.1.5. Andere Psychopharmaka

Andere Psychopharmaka				
Int. Freiname (generic name) Stoffgruppe	Handelsname	Substanzcharakteristik Nebenwirkungen	Dosierung (Tagesdosis=TD, Höchstdosis=HD) in mg	Halbwertszeit in Stunden
Acamprosat Anti-Craving-Substanz Homotaurinat	Campral®	Reduziert über indirekt antagonistische Effekte auf Glutamatrezeptoren und indirekt agonistische auf GABA-Rezeptoren "Craving" und Rückfälle bei Alkoholabhängigkeit. NW v.a. Diarrhoe, seltener Magenbeschwerden, Impotenz, Hautreaktionen	TD = 1332-1998	ca. 13
Atomoxetin Selektiver Noradrenalinwiederaufnahmehemmer	Strattera®	Blockiert den präsynaptischen Transporter für die Noradrenalin-Wiederaufnahme. Dadurch wird die Verfügbarkeit von Noradrenalin im synaptischen Spalt direkt und die von Dopamin indirekt erhöht. Atomoxetin ist bei Erwachsenen zur ADHS-Behandlung zugelassen, wenn die Behandlung vor dem 18. Lebensjahr erfolgreich begonnen wurde. NW Erwachsene (meist vorübergehend): Müdigkeit/Schlafstörungen, abdominale Beschwerden, Libidoprobleme, verminderter Appetit. Sehr selten erhöhte Leberenzymwerte	TD: ≤ 70 kg: ca. 1,2 mg/kg KG > 70 kg: 80 mg HD: ≤ 70 kg: ca. 1,8 mg/kg KG > 70 kg: 120 mg	3,6-21 (Wirksamkeit auf Symptome ~ 24 h)
Biperiden tertiärer Alkohol mit basisch substituiertem Alkylrest	Akineton® (auch i.v., i.m.) Norakin®	Anticholinergikum mit vorwiegend zentraler Wirkung. Beeinflusst in erster Linie Rigor und vegetative Symptome, in geringerem Umfang Tremor und Akinese. Mittel der Wahl bei medikamentös bedingten extrapyramidal-motorischen Störungen (jedoch nicht bei Spätdyskinesien). Bei Frühdyskinesien schneller Wirkungseintritt nach ca. 5-30 Min. NW wie andere anticholinerge Substanzen (z.B. TZA), bei i.v.-Gabe auch Delir, Euphorie, anterograde Amnesie	2-12	18-24

Clomethiazol Derivat des Thiazolanteils des Thiamins (Vitamin B_1)	Distraneurin® (i.v. nicht mehr erhältlich)	Antikonvulsiv, sedativ, hypnotisch, anxiolytisch. Mittel der Wahl bei Behandlung von Alkoholentzugssymptomen einschließlich des Delirium tremens; bei Schlafstörungen im höheren Lebensalter insbesondere in der Geronto-Psychiatrie. *Cave:* Atem- und Kreislaufdepression mit letalem Ausgang, insbesondere bei i.v.-Verabreichung, deswegen i.v.-Gabe nur auf Intensivstation. NW oral ansonsten: Blutdruckabfall, Exanthem, Nies-Hustenreiz, Augentränen, Magenbeschwerden, Abhängigkeit (sehr schnell)	315-945 (geronto-psychiatrische Indikationen); bei Alkoholentzugssymptomen gilt ein spezielles Dosierungsschema (☞ Tab. 2.14)	3-8
Disulfiram Entwöhnungsmittel zur Aversionsbehandlung	Antabus®	irreversible Hemmnug der Aldehyd-Dehydrogenase, durch Anstieg des Alkoholabbauproduktes Azetaldehyd sog. Disulfiram-Alkohol-Reaktion mit Angst, Schwindel, im Extremfall: Exitus. Indikation: Aversiobehandlung NW: Sedierung, sexuelle Störungen, Hepatotoxizität	TD = 200-500 auch wchtl. Einnahme möglich	Disulfiram-Alkohol-Reaktion kann noch 1-2 Wochen nach letzter Aufnahme auftreten
Methylphenidat Psychoanaleptikum	Ritalin® Medikinet® Medikinet® retard Equasym® Concerta® Methylphenidat-ratiopharm®	**BtM-Rezept!** Therapie ist im Erwachsenenalter nicht behördlich zugelassen und unterliegt der ärztlichen Therapiefreiheit bei gewissenhafter Nutzen-Risiko-Abwägung! Bei Kindern: Hyperkinetische Störungen, ADHS, Narkolepsie. NW: Verstärkung von Tics, passagere Wachstumshemmung, Schlafstörungen, Appetitverminderung, Puls/Blutdruck ↑, KI: Psychosen, Schwangerschaft, *rel.*: Suchterkrankungen in der Familie, Tics	*Kinder und Jugendliche*: 10-60	2-4

Pemolin Psychostimulans, Sympathomimetikum	Tradon® Hyperilex®	BTM-Rezept! Therapie ist im Erwachsenenalter nicht behördlich zugelassen und unterliegt der ärztlichen Therapiefreiheit bei gewissenhafter Nutzen-Risiko-Abwägung! *Bei Kindern:* hyperkinetische Störungen, ADHS. NW: Schlafstörungen, Appetitverminderung, Leberschäden. *Cave*: Wegen Fällen von letalem Leberversagen bei hochdosierter Kombinationsbehandlung von Pemolin mit Methylphenidat ist besondere Vorsicht geboten! KI: Leberfunktionsstörungen, Psychosen, Schwangerschaft, Tics	*Kinder und Jugendliche*: 20-60	10-12
Pregabalin Antikonvulsivum	Lyrica®	GABA-Analogon, moduliert Freisetzung von Aminen. Zugelassen bei generalisierter Angststörung, neuropathischen Schmerzen, partiellen Anfällen. NW: vor allem Müdigkeit, Schwindel, gastrointestinale Symptome, Gewichtszunahme. Kein Abhängigkeitspotential	TD = 150-600	6
Tiaprid Benzamidderivat	Tiapridex® Tiaprid-ratiopharm® Tiaprid STADA® Tiaprid Sandoz®	Inhibiert spezifisch und selektiv die striatalen Dopaminrezeptoren. Wirksam bei Dyskinesien verschiedenster Genese, auch Tics, positive Berichte zu Alkoholentzug, Unruhezuständen. NW Müdigkeit, Amenorrhoe	300-1000	2,5-5,5
Levomethadon Substitutionsmittel	L-Polamidon®	BfArM-Zulassung für die Substitutionsbehandlung bei Opiatabhängigkeit. Regeln ☞ Text NW: v.a. Abhängigkeit, Atemdepression, Obstipation, Sedierung, gastrointestinale Symptome	Individuelle Aufdosierung (☞ Text), Erhaltungsdosis bis 60	14-55
Methadon Substitutionsmittel	Methaddict®	Substitutionsbehandlung bei Opiatabhängigkeit. Regeln und NW ☞ Levomethadon	Individuelle Dosierung, Bandbreite 5-100	24-48
Naltrexon Entwöhnungsmittel	Nemexin®	kompetitiver µ-Opioid-Rezeptorantagonist. Unterstützung bei Entwöhnung Opiatabhängigkeit. Cave: Lebensgefahr bei gleichzeitiger Opiateinnahme	TD = 50	9-13, Rezeptorblockade 3-4 Tage!

6.2. Ischämie-Scores

Hachinski-Ischämie-Score (HI) Modifizierter Ischämie-Score Rosen et al. (RS)	Score	
Charakteristika	HI	RS
Abrupter Beginn Nach blander Anamnese fremdanamnestisch plötzliches Auftreten der Symptomatik	2	2
Schrittweise zunehmende Desorientierung Stufenweise Progredienz, Verlauf nicht kontinuierlich	1	1
Fluktuierender Verlauf Wellenförmiger Verlauf mit luciden Episoden von mind. einigen Std. Dauer	2	–
Nächtliche Verwirrtheit Demenzsymptomatik nachts ausgeprägter, für Betreuungspersonen deutlich spürbarer Unterschied Tag/Nacht	1	–
Persönlichkeitsveränderung Nach subjektiver Beurteilung des Hausarztes, "Persönlichkeitsveränderung" in der Anamnese	1	–
Depression Als Begleitsymptomatik, eine Major Depression nach DSM IV darf aber nicht Grundkrankheit sein	1	–
Somatische Beschwerden Bei Vorliegen von Angina pectoris, Anstrengungsdyspnoe mind. NYHA Grad II, Orthopnoe, Paraesthesien, Schwindel, zentraler Zyanose, oder COLD	1	1
Emotionale Labilität Bei klinischer Untersuchung festgestellte Affektinkontinenz	1	1
Hypertonie in Anamnese Antihypertensive Therapie anamnestisch od. aktuell; oder aktuell BD > 170/110 mmHg	1	1
Schlaganfälle anamnestisch Anamnestisch Zustand nach TIA, PRIND oder "complete stroke" nach Angaben der vorbehandelnden Ärzte	2	2
Zeichen begleitender Arteriosklerose EKG-Zeichen für koronare Herzkrankheit wie Zustand nach Myocardinfarkt, ST-Senkung oder T-Inversion	1	–
fokale neurologische Symptome Paraesthesien (ausgenommen lokale Ursachen wie beispielsweise CTS), fokale motorische Schwächen u. fokale epileptische Anfälle	2	2
Fokale neurologische Befunde Augenmuskelparesen. Blickheberschwäche, Pupillenreflexstörungen, einseitige Hirnnervenausfälle V, VII oder XII, Babinsky pos. od. Mayer neg., einseitiger Tremor oder Rigor, einseitige Dysdiadochokinese oder Reboundphänomen, einseitige Kraftverminderung, einseitige Hyper- od. Hyporeflexie der Muskeleigenreflexe	2	2
Total:		
Hachinski < 4 Punkte: Hinweis auf SDAT; >7 Punkte: Hinweis auf MID		
Rosen <2 Punkte: Hinweis auf SDAT; >4 Punkte: Hinweis auf MID		

6.3. Mini-Mental-Status-Test

A. Orientierung		Score
Zeit (z. B. Welchen Tag haben wir heute?)	1. Jahr	①
	2. Jahreszeit	①
	3. Datum	①
	4. Wochentag	①
	5. Monat	①
Ort (z. B. Wo sind wir?)	6. Land/Staat	①
	7. Bundesland	①
	8. Stadt/Ortschaft	①
	9. Klinik/Praxis/Altersheim	①
	10.Stockwerk	①
	Summe (max. 10)	
B. Merkfähigkeit		
Der Untersucher nennt folgende drei Gegenstände und fordert den Patienten auf, die Begriffe zu wiederholen (1 Punkt für jede richtige Antwort) Der Untersucher wiederholt die Wörter so lange, bis der Patient alle drei gelernt hat (höchstens 6 Wiederholungen).	1. >Auto<	①
	2. >Blume<	①
	3. >Kerze<	①
	Summe (max. 3)	
C. Aufmerksamkeit und Rechenfähigkeit		
Von 100 an sind jeweils 7 abzuziehen. Falls ein Rechenfehler gemacht wird und die darauf folgenden Ergebnisse “verschoben” sind, so wird nur ein Fehler gegeben.	1. >93<	①
	2. >86<	①
	3. >79<	①
	4. >72<	①
	5. >65<	①
ODER Falls der Patient die Aufgabe nicht durchführen kann oder will, “RADIO” rückwärts buchstabieren lassen: O-I-D-A-R	1. O	①
	2. I	①
	3. D	①
	4. A	①
	5. R	①
	Summe (max. 5)	
D. Erinnerungsfähigkeit		
Der Untersucher fragt nach den drei zuvor genannten Wörtern.	1. >Auto<	①
	2. >Blume<	①
	3. >Kerze<	①
	Summe (max. 3)	
E. Sprache		
Der Untersucher zeigt zwei Gegenstände und fordert den Patienten auf, sie zu benennen.	1. Armbanduhr	①
	2. Bleistift	①
Der Untersucher fordert den Patienten auf, nachzusprechen	3. ”Sie leiht ihm kein Geld mehr.”	①

Der Untersucher lässt den Patienten folgendes Kommando ausführen	4. "Nehmen Sie dieses Blatt in die rechte Hand" 5. "Falten Sie es in der Mitte" 6. "Legen Sie es auf den Boden"	① ① ①
Der Untersucher bittet den Patienten,	7. die Anweisung auf der Rückseite zu befolgen	①
Der Untersucher dreht das Blatt um und fordert den Patienten auf,	8. einen vollständigen Satz zu schreiben (Rückseite).	①
Der Untersucher lässt den Patienten die auf der Rückseite vorgegebene Figur malen (1 Punkt, wenn alle Seiten und Winkel stimmen und die sich überschneidenden Linien ein Viereck bilden).	9. Nachzeichnen (Rückseite)	①
	Summe (max. 9)	

Zu zeichnende Figur:

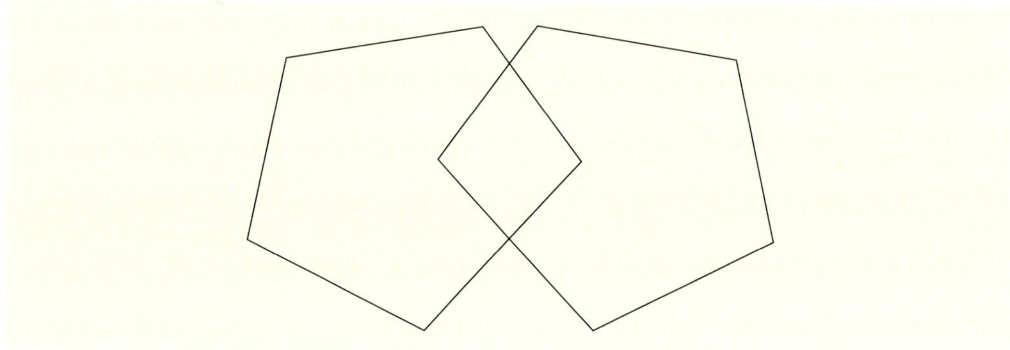

Zu befolgende Anweisung: "Bitte schließen Sie die Augen"

Übersicht über die Diagnosen von Kapitel V der ICD-10

7. Übersicht über die Diagnosen von Kapitel V der ICD-10

F0 Organische, einschließlich symptomatischer psychischer Störungen

F00 Demenz bei Alzheimer-Krankheit

F00.0 Demenz bei Alzheimer-Krankheit mit frühem Beginn
F00.1 Demenz bei Alzheimer-Krankheit mit spätem Beginn
F00.2 Demenz bei Alzheimer-Krankheit, atypische oder gemischte Form
F00.9 nicht näher bezeichnete Demenz bei Alzheimer-Krankheit

F01 vaskuläre Demenz

F01.0 vaskuläre Demenz mit akutem Beginn
F01.1 Multiinfarktdemenz
F01.2 subkortikale vaskuläre Demenz
F01.3 gemischte (kortikale und subkortikale) vaskuläre Demenz
F01.8 sonstige vaskuläre Demenz
F01.9 nicht näher bezeichnete vaskuläre Demenz

F02 Demenz bei sonstigen andernorts klassifizierten Krankheiten

F02.0 Demenz bei Pick-Krankheit
F02.1 Demenz bei Creutzfeldt-Jakob-Krankheit
F02.2 Demenz bei Huntington-Krankheit
F02.3 Demenz bei Parkinson-Krankheit
F02.4 Demenz bei Krankheit durch das Humane-ImundefizienzVirus (HIV)
F02.8 Demenz bei sonstigen andernorts klassifizierten Krankheiten

F03 nicht näher bezeichnete Demenz

Mit einer fünften Stelle kann die Demenz (F00-F03) wie folgt näher beschrieben

.x0 ohne zusätzliche Symptome
.x1 mit anderen Symptomen, vorwiegend wahnhaft
.x2 mit anderen Symptomen, vorwiegend halluzinatorisch
.x3 mit anderen Symptomen, vorwiegend depressiv
.x4 mit anderen gemischten Symptomen

F04 organisches amnestisches Syndrom, nicht durch Alkohol oder sonstige psychotrope Substanzen bedingt

F05 Delir, nicht durch Alkohol oder sonstige psychotrope Substanzen bedingt

F05.0 Delir ohne Demenz
F05.1 Delir bei Demenz
F05.8 sonstiges Delir
F05.9 nicht näher bezeichnetes Delir

F06 sonstige psychische Störungen aufgrund einer Schädigung oder Funktionsstörung des Gehirns oder einer körperlichen Krankheit

F06.0 organische Halluzinose
F06.1 organische katatone Störung
F06.2 organische wahnhafte (schizophreniforme) Störungen

F06.3 organische affektive Störungen
.30 organische manische Störung
.31 organische bipolare Störung
.32 organische depressive Störung
.33 organische gemischte affektive Störung
F06.4 organische Angststörung
F06.5 organische dissoziative Störung
F06.6 organische emotional labile (asthenische) Störung
F06.7 leichte kognitive Störung
.70 nicht aufgrund einer körperlichen Störung
.71 aufgrund einer körperlichen Störung
F06.8 sonstige näher bezeichnete psychische Störung
F06.9 nicht näher bezeichnete psychische Störung

F07 **Persönlichkeits- und Verhaltensstörungen aufgrund einer Krankheit, Schädigung oder Funktionsstörung des Gehirns**

F07.0 organische Persönlichkeitsstörung
F07.1 postenzephalitisches Syndrom
F07.2 organisches Psychosyndrom nach Schädelhirntrauma
F07.8 sonstige organische Persönlichkeits- und Verhaltensstörung
F07.9 nicht näher bezeichnete organische Persönlichkeits- und Verhaltensstörung

F09 **nicht näher bezeichnete organische oder symptomatische psychische Störung**

F1 Psychische und Verhaltensstörungen durch psychotrope Substanzen

F10 **Störungen durch Alkohol**

F11 **Störungen durch Opioide**

F12 **Störungen durch Cannabinoide**

F13 **Störungen durch Sedativa oder Hypnotika**

F14 **Störungen durch Kokain**

F15 **Störungen durch sonstige Stimulantien einschließlich Koffein**

F16 **Störungen durch Halluzinogene**

F17 **Störungen durch Tabak**

F18 **Störungen durch flüchtige Lösungsmittel**

F19 **Störungen durch multiplen Substanzgebrauch und Konsum sonstiger psychotroper Substanzen**

Mit der vierten und fünften Stelle können die klinischen Zustandsbilder näher bezeichnet werden:

F1x.0 akute Intoxikation
.00 ohne Komplikationen
.01 mit Verletzungen oder anderer körperlicher Schädigung
.02 mit anderen medizinischen Komplikationen
.03 mit Delir
.04 mit Wahrnehmungsstörungen
.05 mit Koma
.06 mit Krampfanfällen
.07 pathologischer Rausch

F1x.1 schädlicher Gebrauch

F1x.2 Abhängigkeitssyndrom
.20 gegenwärtig abstinent
.21 gegenwärtig abstinent, aber in beschützender Umgebung
.22 gegenwärtig Teilnahme an einem ärztlich überwachten Ersatzdrogenprogramm
.23 gegenwärtig abstinent, aber in Behandlung mit aversiven oder hemmenden Medikamenten
.24 gegenwärtiger Substanzgebrauch (aktive Abhängigkeit)
.25 ständiger Substanzgebrauch
.26 episodischer Substanzgebrauch (z.B. Dipsomanie)

F1x.3 Entzugssyndrom
.30 unkompliziert
.31 mit Krampfanfällen

F1x.4 Entzugsyndrom mit Delir
.40 ohne Krampfanfälle
.41 mit Krampfanfällen

F1x.5 psychotische Störung
.50 schizophreniform
.51 vorwiegend wahnhaft
.52 vorwiegend halluzinatorisch (einschließlich Alkoholhalluzinose)
.53 vorwiegend polymorph
.54 vorwiegend depressive Symptome
.55 vorwiegend manische Symptome
.56 gemischt

F1x.6 amnestisches Syndrom

F1x.7 Restzustand und verzögert auftretende psychotische Störung
.70 Nachhallzustände (Flashbacks)
.71 Persönlichkeits- oder Verhaltensstörung
.72 affektiver Restzustand
.73 Demenz
.74 andere anhaltende kognitive Beeinträchtigungen
.75 verzögert auftretende psychotische Störung

F1x.8 sonstige psychische oder Verhaltensstörungen

F1x.9 nicht näher bezeichnete psychische oder Verhaltensstörung

F2 Schizophrenie, schizotype und wahnhafte Störungen

F20 Schizophrenie

F20.0 paranoide Schizophrenie
F20.1 hebephrene Schizophrenie
F20.2 katatone Schizophrenie
F20.3 undifferenzierte Schizophrenie
F20.4 postschizophrene Depression
F20.5 schizophrenes Residuum
F20.6 Schizophrenia simplex
F20.8 sonstige Schizophrenie
F20.9 nicht näher bezeichnete Schizophrenie

Mit der fünften Stelle kann der Verlauf kodiert werden:

F20.x0 kontinuierlich
F20.x1 episodisch, mit zunehmendem Residuum
F20.x2 episodisch, mit stabilem Residuum
F20.x3 episodisch remittierend
F20.x4 unvollständige Remission
F20.x5 vollständige Remission
F20.x8 sonstig
F20.x9 Verlauf unklar, Beobachtungszeitraum weniger als ein Jahr

F21 **schizotype Störung**

F22 **anhaltende wahnhafte Störungen**

F22.0 wahnhafte Störung
F22.8 sonstige anhaltende wahnhafte Störungen
F22.9 nicht näher bezeichnete anhaltende wahnhafte Störung

F23 **akute vorübergehende psychotische Störungen**

F23.0 akute polymorphe psychotische Störung ohne Symptome einer Schizophrenie
F23.1 akute polymorphe psychotische Störung mit Symptomen einer Schizophrenie
F23.2 akute schizophreniforme psychotische Störung
F23.3 sonstige akute vorwiegend wahnhafte psychotische Störung
F23.8 sonstige akute vorübergehende psychotische Störungen
F23.9 nicht näher bezeichnete akute vorübergehende psychotische Störung

Mit der fünften Stelle kann das Vorliegen oder Fehlen von akuter Belastung kodiert werden:

F23.x0 ohne akute Belastung
F23.x1 mit akuter Belastung

F24 **induzierte wahnhafte Störung**

F25 **schizoaffektive Störungen**

F25.0 schizomanische Störung
F25.1 schizodepressive Störung
F25.2 gemischte schizoaffektive Störung
F25.8 sonstige schizoaffektive Störungen
F25.9 nicht näher bezeichnete schizoaffektive Störung

F28 **sonstige nichtorganische psychotische Störungen**

F29 **nicht näher bezeichnete nichtorganische Psychose**

F3 Affektive Störungen

F30 **manische Episode**

F30.0 Hypomanie
F30.1 Manie ohne psychotische Symptome
F30.2 Manie mit psychotischen Symptomen
.20 synthyme psychotische Symptome
.21 parathyme psychotische Symptome
F30.8 sonstige manische Episoden
F30.9 nicht näher bezeichnete manische Episode

F31 **bipolare affektive Störung**

F31.0 bipolare affektive Störung, gegenwärtig hypomanische Episode
F31.1 bipolare affektive Störung, gegenwärtig manische Episode, ohne psychotische Symptome
F31.2 bipolare affektive Störung, gegenwärtig manische Episode, mit psychotischen Symptomen
.20 synthyme psychotische Symptome
.21 parathyme psychotische Symptome
F31.3 bipolare affektive Störung, gegenwärtig mittelgradige oder leichte depressive Episode
.30 ohne somatisches Syndrom
.31 mit somatischem Syndrom
F31.4 bipolare affektive Störung, gegenwärtig schwere depressive Episode, ohne psychotische Symptome
F31.5 bipolare affektive Störung, gegenwärtig schwere depressive Episode mit psychotischen Symtomen
.50 synthyme psychotische Symptome
.51 parathyme psychotische Symptome
F31.6 bipolare affektive Störung, gegenwärtig gemischte Episode
F31.7 bipolare affektive Störung, gegenwärtig remittiert F31.8 sonstige bipolare effektive Störungen
F31.9 nicht näher bezeichnete bipolare affektive Störung

F32 **depressive Episode**

F32.0 leichte depressive Episode
.00 ohne somatisches Syndrom
.01 mit somatischem Syndrom
F32.1 mittelgradige depressive Episode
.10 ohne somatisches Syndrom
.11 mit somatischem Syndrom
F32.2 schwere depressive Episode ohne psychotische Symptome
F32.3 schwere depressive Episode mit psychotischen Symptomen
.30 synthyme psychotische Symptome
.31 parathyme psychotische Symptome
F32.8 sonstige depressive Episoden
F32.9 nicht näher bezeichnete depressive Episode

F33 **rezidivierende depressive Störungen**

F33.0 rezidivierende depressive Störung, gegenwärtig leichte Episode
.00 ohne somatisches Syndrom
.01 mit somatischem Syndrom
F33.1 rezidivierende depressive Störung, gegenwärtig mittelgradige Episode
.10 ohne somatisches Syndrom
.11 mit somatischem Syndrom
F33.2 rezidivierende depressive Störung, gegenwärtig schwere Episode ohne psychotische Symptome
F33.3 rezidivierende depressive Störung, gegenwärtig schwere Episode mit psychotischen Symptomen
.30 synthyme psychotische Symptome
.31 parathyme psychotische Symptome

F33.4 rezidivierende depressive Störung, gegenwärtig remittiert
F33.8 sonstige rezidivierende depressive Störungen
F33.9 nicht näher bezeichnete depressive Störung

F34 **anhaltende affektive Störungen**

F34.0 Zyklothymia
F34.1 Dysthymia
F34.8 sonstige anhaltende affektive Störungen
F34.9 nicht näher bezeichnete anhaltende effektive Störung

F38 **sonstige affektive Störungen**

F38.0 sonstige einzelne affektive Störungen
.00 gemischte effektive Episode
F38.1 sonstige rezidivierende affektive Störungen
.10 rezidivierende kurze depressive Störung
F38.8 sonstige näher bezeichnete affektive Störungen

F39 **nicht näher bezeichnete affektive Störungen**

F4 Neurotische-, Belastungs- und somatoforme Störungen

F40 **phobische Störung**

F40.0 Agoraphobie
.00 ohne Panikstörung
.01 mit Panikstörung
F40.1 soziale Phobien
F40.2 spezifische (isolierte) Phobien
F40.8 sonstige phobische Störungen
F40.9 nicht näher bezeichnete phobische Störung

F41 **sonstige Angststörungen**

F41.0 Panikstörung (episodisch paroxysmale Angst)
F41.1 generalisierte Angststörung
F41.2 Angst und depressive Störung, gemischt
F41.3 sonstige gemischte Angststörungen
F41.8 sonstige näher bezeichnete Angststörungen
F41.9 nicht näher bezeichnete Angststörung

F42 **Zwangsstörung**

F42.0 vorwiegend Zwangsgedanken oder Grübelzwang
F42.1 vorwiegend Zwangshandlungen (Zwangsrituale)
F42.2 Zwangsgedanken und -handlungen, gemischt
F42.8 sonstige Zwangsstörungen
F42.9 nicht näher bezeichnete Zwangsstörung

F43 **Reaktionen auf schwere Belastungen und Anpassungsstörungen**

F43.0 akute Belastungsreaktion
F43.1 posttraumatische Belastungsstörung
F43.2 Anpassungsstörungen
.20 kurze depressive Reaktion
.21 verlängerte depressive Reaktion
.22 Angst und depressive Reaktion, gemischt

.23 mit vorwiegender Störung anderer Gefühle
.24 mit vorwiegender Störung des Sozialverhaltens
.25 mit gemischter Störung von Gefühlen und Sozialverhalten
.28 mit sonstigen näher bezeichneten vorwiegenden Symptomen
F43.8 sonstige Reaktionen auf schwere Belastung
F43.9 nicht näher bezeichnete Reaktion auf schwere Belastung

F44 **dissoziative Störungen (Konversionsstörungen)**

F44.0 dissoziative Amnesie
F44.1 dissoziative Fugue
F44.2 dissoziativer Stupor
F44.3 Trance und Besessenheitszustände
F44.4 dissoziative Bewegungsstörungen
F44.5 dissoziative Krampfanfälle
F44.6 dissoziative Sensibilitäts- und Empfindungsstörungen
F44.7 dissoziative Störungen (Konversionsstörungen), gemischt
F44.8 sonstige dissoziative Störungen (Konversionsstörungen)
.80 Ganser-Syndrom
.81 Multiple Persönlichkeitsstörung
.82 vorübergehende dissoziative Störungen (Konversionsstörungen) des Kindes- und Jugendalters
.88 näher bezeichnete sonstige dissoziative Störungen
F44.9 nicht näher bezeichnete dissoziative Störungen

F45 **somatoforme Störungen**

F45.0 Somatisierungsstörung
F45.1 undifferenzierte Somatisierungsstörung
F45.2 hypochondrische Störung
F45.3 somatoforme autonome Funktionsstörung
.30 Herz und kardiovaskuläres System
.31 oberer Gastrointestinaltrakt
.32 unterer Gastrointestinaltrakt
.33 respiratorisches System
.34 urogenitales System
.38 sonstige Organe oder Organsysteme
F45.4 anhaltende somatoforme Schmerzstörung
F45.8 sonstige somatoforme Störungen
F45.9 nicht näher bezeichnete somatoforme Störung

F48 **sonstige neurotische Störungen**

F48.0 Neurasthenie
F48.1 Depersonalisations-, Derealisationssyndrom
F48.8 sonstige näher bezeichnete neurotische Störungen
F48.9 nicht näher bezeichnete neurotische Störung

F5 Verhaltensauffälligkeiten mit körperlichen Störungen und Faktoren

F50 **Essstörungen**

F50.0 Anorexia nervosa
F50.1 atypische Anorexia nervosa
F50.2 Bulimia nervosa

F50.3 atypische Bulimia nervosa
F50.4 Essattacken bei sonstigen psychischen Störungen
F50.5 Erbrechen bei psychischen Störungen
F50.8 sonstige Essstörungen
F50.9 nicht näher bezeichnete Essstörung

F51 **nichtorganische Schlafstörungen**

F51.0 nichtorganische Insomnie
F51.1 nichtorganische Hypersomnie
F51.2 nichtorganische Störung des Schlaf-Wach-Rhythmus
F51.3 Schlafwandeln (Somnambulismus)
F51.4 Pavor nocturnus
F51.5 Alpträume
F51.8 sonstige nichtorganische Schlafstörungen
F51.9 nicht näher bezeichnete nichtorganische Schlafstörung

F52 **nichtorganische sexuelle Funktionsstörungen**

F52.0 Mangel oder Verlust von sexuellem Verlangen
F52.1 sexuelle Aversion und mangelnde sexuelle Befriedigung
.10 sexuelle Aversion
.11 mangelnde sexuelle Befriedigung
F52.2 Versagen genitaler Reaktionen
F52.3 Orgasmusstörung
F52.4 Ejaculatio praecox
F52.5 nichtorganischer Vaginismus
F52.6 nichtorganische Dyspareunie
F52.7 gesteigertes sexuelles Verlangen
F52.8 sonstige nichtorganische sexuelle Funktionsstörung
F52.9 nicht näher bezeichnete F52.3 nichtorganische sexuelle Funktionsstörung

F53 **psychische und Verhaltensstörungen im Wochenbett, nicht andernorts klassifizierbar**

F53.0 leichte psychische und Verhaltensstörungen
F53.1 schwere psychische und Verhaltensstörungen
F53.8 sonstige psychische und Verhaltensstörungen
F53.9 nicht näher bezeichnete psychische Störung im Wochenbett

F54 **psychische Faktoren und Verhaltenseinflüsse bei andernorts klassifizierten Krankheiten**

F55 **Missbrauch von nicht abhängigkeitserzeugenden Substanzen**

F55.0 Antidepressiva
F55.1 Laxantien
F55.2 Analgetika
F55.3 Antazida
F55.4 Vitamine
F55.5 Steroide oder Hormone
F55.6 näher bezeichnete Naturheilmittel
F55.8 sonstige nicht abhängigkeitserzeugende Substanzen
F55.9 nicht näher bezeichnete

F59 **nicht näher bezeichnete Verhaltensauffälligkeiten mit körperlichen Störungen und Faktoren**

F6 Persönlichkeits- und Verhaltensstörungen

F60 Persönlichkeitsstörungen

F60.0 paranoide Persönlichkeitsstörung
F60.1 schizoide Persönlichkeitsstörung
F60.2 dissoziale Persönlichkeitsstörung
F60.3 emotional instabile Persönlichkeitsstörung
.30 impulsiver Typ
.31 Borderline Typ
F60.4 histrionische Persönlichkeitsstörung
F60.5 anankastische Persönlichkeitsstörung
F60.6 ängstliche (vermeidende) Persönlichkeitsstörung
F60.7 abhängige Persönlichkeitsstörung
F60.8 sonstige näher bezeichnete Persönlichkeitsstörungen
F60.9 nicht näher bezeichnete Persönlichkeitsstörung

F61 kombinierte und sonstige Persönlichkeitsstörungen

F61.0 kombinierte Persönlichkeitsstörungen
F61.1 störende Persönlichkeitsänderungen

F62 andauernde Persönlichkeitsänderungen, nicht Folge einer Schädigung oder Krankheit des Gehirns

F62.0 andauernde Persönlichkeitsänderung nach Extrembelastung
F62.1 andauernde Persönlichkeitsänderung nach psychischer Krankheit
F62.8 sonstige andauernde Persönlichkeitsänderungen
F62.9 nicht näher bezeichnete andauernde Persönlichkeitsänderung

F63 abnorme Gewohnheiten und Störungen der Impulskontrolle

F63.0 pathologisches Glücksspiel
F63.1 pathologische Brandstiftung (Pyromanie)
F63.2 pathologisches Stehlen (Kleptomanie)
F63.3 Trichotillomanie
F63.8 sonstige abnorme Gewohnheiten und Störungen der Impulskontrolle
F63.9 nicht näher bezeichnete abnorme Gewohnheit oder Störung der Impulskontrolle

F64 Störungen der Geschlechtsidentität

F64.0 Transsexualismus
F64.1 Transvestitismus unter Beibehaltung beider Geschlechtsrollen
F64.2 Störung der Geschlechtsidentität des Kindesalters
F64.8 sonstige Störungen der Geschlechtsidentität
F64.9 nicht näher bezeichnete Störung der Geschlechtsidentität

F65 Störungen der Sexualpräferenz

F65.0 Fetischismus
F65.1 fetischistischer Transvestitismus
F65.2 Exhibitionismus
F65.3 Voyeurismus
F65.4 Pädophilie
F65.5 Sadomasochismus
F65.6 multiple Störungen der Sexualpräferenz
F65.8 sonstige Störungen der Sexualpräferenz
F65.9 nicht näher bezeichnete Störung der Sexualpräferenz

F66 **psychische und Verhaltensprobleme in Verbindung mit der sexuellen Entwicklung und Orientierung**

- F66.0 sexuelle Reifungskrise
- F66.1 ichdystone Sexualorientierung
- F66.2 sexuelle Beziehungsstörung
- F66.8 sonstige psychosexuelle Entwicklungsstörungen
- F66.9 nicht näher bezeichnete psychosexuelle Entwicklungsstörung

Mit der fünften Stelle kann folgendes näher gekennzeichnet werden:

- .x0 Heterosexualität
- .x1 Homosexualität
- .x2 Bisexualität
- .x3 sonstiges, einschließlich Vorpubertät

F68 **sonstige Persönlichkeits- und Verhaltensstörungen**

- F68.0 Entwicklung körperlicher Symptome aus psychischen Gründen
- F68.1 artifizielle Störung (absichtliches Erzeugen oder Vortäuschen von körperlichen oder psychischen Symptomen oder Behinderungen)
- F68.8 sonstige näher bezeichnete Persönlichkeits- und Verhaltensstörungen

F69 **nicht näher bezeichnete Persönlichkeits- und Verhaltensstörung**

F7 Intelligenzminderung

F70 **leichte Intelligenzminderung**

F71 **mittelgradige Intelligenzminderung**

F72 **schwere Intelligenzminderung**

F73 **schwerste Intelligenzminderung**

F78 **sonstige Intelligenzminderung**

F79 **nicht näher bezeichnete Intelligenzminderung**

Mit der vierten Stelle kann das Ausmaß der begleitenden Verhaltensstörung näher gekennzeichnet werden:

- F7x.0 keine oder nur minimale Verhaltensauffälligkeit
- F7x.1 deutliche Verhaltensauffälligkeit, die Beobachtung oder Behandlung erfordert
- F7x.8 sonstige Verhaltensauffälligkeiten
- F7x.9 Verhaltensauffälligkeiten nicht erwähnt

F8 Entwicklungsstörungen

F80 **umschriebene Entwicklungsstörungen des Sprechens und der Sprache**

- F80.0 Artikulationsstörung
- F80.1 expressive Sprachstörung
- F80.2 rezeptive Sprachstörung
- F80.3 erworbene Aphasie mit Epilepsie (Landau-Kleffner-Syndrom)
- F80.8 sonstige Entwicklungsstörungen
- F80.9 nicht näher bezeichnete Entwicklungsstörung

F81 **umschriebene Entwicklungstörungen schulischer Fertigkeiten**

- F81.0 Lese- und Rechtschreibstörung
- F81.1 isolierte Rechtschreibstörung

F81.2 Rechenstörung
F81.3 kombinierte Störung schulischer Fertigkeiten
F81.8 sonstige Entwicklungsstörungen schulischer Fertigkeiten
F81.9 nicht näher bezeichnete Entwicklungsstörung schulischer Fertigkeiten

F82 **umschriebene EntwicklungsstÖrung der motorischen Funktionen**

F83 **kombinierte umschriebene Entwicklungsstörungen**

F84 **tiefgreifende Entwicklungsstörungen**

F84.0 frühkindlicher Autismus
F84.1 atypischer Autismus
F84.2 Rett-Syndrom
F84.3 sonstige desintegrative Störung des Kindesalters
F84.4 überaktive Störung mit Intelligenzminderung und Bewegungsstereotypien
F84.5 Asperger-Syndrom
F84.8 sonstige tiefgreifende Entwicklungsstörungen
F84.9 nicht näher bezeichnete tiefgreifende Entwicklungsstörung

F88 **sonstige Entwicklungsstörungen**

F89 **nicht näher bezeichnete Entwicklungsstörung**

F9 Verhaltens- und emotionale Störungen mit Beginn in der Kindheit und Jugend

F90 **hyperkinetische Störungen**

F90.0 einfache Aktivitäts- und Aufmerksamkeitsstörung
F90.1 hyperkinetische Störung des Sozialverhaltens
F90.8 sonstige hyperkinetische Störungen
F90.9 nicht näher bezeichnete hyperkinetische Störung

F91 **Störung des Sozialverhaltens**

F91.0 auf den familiären Rahmen beschränkte Störung des Sozialverhaltens
F91.1 Störung des Sozialverhaltens bei fehlenden sozialen Bindungen
F91.2 Störung des Sozialverhaltens bei vorhandenen sozialen Bindungen
F91.3 Störung des Sozialverhaltens mit oppositionellem, aufsässigen Verhalten
F91.8 sonstige Störungen des Sozialverhaltens
F91.9 nicht näher bezeichnete Störung des Sozialverhaltens

F92 **kombinierte Störungen des Sozialverhaltens und der Emotionen**

F92.0 Störung des Sozialverhaltens mit depressiver Störung
F92.8 sonstige kombinierte Störungen des Sozialverhaltens und der Emotionen
F92.9 nicht näher bezeichnete kombinierte Störung des Sozialverhaltens und der Emotionen

F93 **emotionale Störungen des Kindesalters**

F93.0 emotionale Störung mit Trennungsangst des Kindesalters
F93.1 phobische Störung des Kindesalters
F93.2 Störung mit sozialer Ängstlichkeit des Kindesalters
F93.3 emotionale Störung mit Geschwisterrivalität
F93.8 sonstige emotionale Störungen des Kindesalters
F93.9 nicht näher bezeichnete emotionale Störung des Kindesalters

F94 **Störungen sozialer Funktionen mit Beginn in der Kindheit und Jugend**

F94.0 elektiver Mutismus
F94.1 reaktive Bindungsstörung des Kindesalters
F94.2 Bindungsstörung des Kindesalters mit Enthemmung
F94.8 sonstige Störungen sozialer Funktionen im Kindesalter
F94.9 nicht näher bezeichnete Störung sozialer Funktionen im Kindesalter

F95 **Ticstörungen**

F95.0 vorübergehende Ticstörung
F95.1 chronische motorische oder vokale Ticstörung
F95.2 kombinierte, vokale und multiple motorische Tics (Tourette-Syndrom)
F95.8 sonstige Ticstörungen
F95.9 nicht näher bezeichnete Ticstörung

F98 **sonstige Verhaltens- und emotionale Störungen mit Beginn in der Kindheit und Jugend**

F98.0 Enuresis
F98.1 Enkopresis
F98.2 Fütterstörung im frühen Kindesalter
F98.3 Pica im Kindesalter
F98.4 stereotype Bewegungsstörung
F98.5 Stottern (Stammeln)
F98.6 Poltern
F98.8 sonstige Verhaltens- und emotionale Störungen
F98.9 nicht näher bezeichnete Verhaltens- und emotionale Störung

F99 **Nicht näher bezeichnete psychische Störungen**

Literatur

8. Literatur

Arbeitsgemeinschaft für Methodik und Dokumentation in der Psychiatrie: Das AMDP-System, 5. Aufl., Hogrefe, Göttingen, 1995

Andreasen, N., Black, D.W.: Lehrbuch Psychiatrie, Beltz, Weinheim, 1993.

Benkert, O., Hippius, H.: Psychiatrische Pharmakotherapie, Springer, Berlin, 2008.

Berger, M.: Psychische Erkrankungen, Urban und Fischer, München, 2004.

Bleuler, E.: Lehrbuch der Psychiatrie, 15. Aufl., Springer, Berlin, 1983.

Diagnostic and statistical manual of mental disorders: DSM-IV, American Psychiatric Association, 1994.

Fähndrich, E., Stieglitz, R. D.: Leitfaden zur Erfassung des psychopathologischen Befundes, Springer, Berlin, 1989.

Freyberger, H., Stieglitz, R: Kompendium der Psychiatrie und Psychotherapie, Karger, Basel, 1996.

Huber, G.: Psychiatrie, Schattauer, Stuttgart, 1994.

Internationale Klassifikation psychischer Störungen: ICD-10, Kapitel V, Huber, Bern, 1994.

Kandel, E.R., Schwartz, J.H., Jessel T.M. (Hrsg.): Neurowissenschaften, Spektrum, Berlin, 1995.

Kisker, K. P., Meyer, J. E., Müller, M., Strömgren, E. (Hrsg.): Psychiatrie der Gegenwart, 3. Aufl., 9 Bände, Springer, Berlin, 1982-1989.

Leonhard, K.: Aufteilung der endogenen Psychosen und ihre differentielle Ätiologie, 8. Aufl., Thieme, Stuttgart, 2003.

Möller, H. J.: Psychiatrie, Kohlhammer, Stuttgart, 1992.

Möller, H. J., Kissling, W., Stoll, K. D., Wendt, G.: Psychopharmakotherapie, Kohlhammer, Stuttgart, 1989.

Peters, U. H.: Wörterbuch der Psychiatrie und medizinischen Psychologie, 4. Aufl. Urban und Schwarzenberg, München, 1990.

Riederer, P., Laux, G., Pöldinger, W. (Hrsg.): Neuropsychopharmaka, 6 Bände, Springer, Wien, 1992-1994.

Tölle, R.: Psychiatrie, 9. Aufl., Springer, Berlin, 1991.

Venzlaff, U., Foerster, K.: Psychiatrische Begutachtung, Urban und Fischer, München, 2004.

Weitbrecht, H. J.: Psychiatrie im Grundriß, 4. Aufl., Springer, Berlin, 1979.

Index

Index

A

Abartigkeit 373
Abendtief 39
Abhängigkeit 136, 139
Abhängigkeitspotential 141
Absetzphänomene bei Antidepressiva 345
Abstrahieren, selektives 76
Abszesse 96
Abulie 159
Abwehrmechanismen 72
Acetylcholin 64, 68, 352
Achse 56
Aerophagie, psychogene 280
Affektinkontinenz 20
affektiv inadäquat 20
affektive Störungen
- im Wochenbett 213
- organische 113

affektive Verflachung 21
Affektivität 19
Affektlabilität 20
Affektstarre 20
Affektverarmung 21
Agnosie 90
Agomelatin 226, 342
Agoraphobie 256-259, 262
Agranulozytose 354
AIDS 96
Akathisie 19, 24, 26, 183-184, 353
Akoasmen 37
Akromegalie 131
Akrophobie 265
akzessorische Symptome 155
Alkohol 96-97, 135-136, 141, 145, 148, 152
Alkoholentzugsdelir 97, 101, 150-151
Alkoholhalluzinose 108, 110, 152
Alkoholiker, Anonyme 147
Alpha1-Rezeptor 65
Alpha2-Rezeptor 65
Alpha-Typ 142
Alpträume 311
Alternativ-Psychose 133
altersbedingte Gedächtnisstörung 93
Alzheimer's Disease Assessment Scale 52
Alzheimersche Krankheit 118
Amantadin 113, 182, 353-354
Ambitendenz 20, 155
Ambivalenz 20, 155
AMDP System 51
Amnesie 18
- dissoziative 95, 283-284
- transitorisch globale (TGA) 80, 97

Amphetamin-Typ Stimulantien 137, 141, 145, 152
Amyloid-Plaques 120
anale Phase 74
Analgetika 136
Anastrophe 161
Anfallsäquivalent 133
Angel Dust 137
Angst 19
- und depressive Störung, gemischt 256

Angstdepression 218
Angst-Glücks-Psychose 191
Angststörung 256
- generalisierte 256, 268
- organische 88, 113

Anhedonie 21, 159
Anorexia nervosa 288
Anpassungsstörung 202, 216, 251, 254, 270
anticholinerge Nebenwirkungen 342
anticholinerges Delir 106, 366
Anti-Craving-Substanzen 148
Antidementiva 97, 342, 400
Antidepressiva 226, 341, 380
- Nebenwirkungen 229, 232, 344
- tetrazyklische 226, 342
- trizyklische 100, 115, 226, 342
- vegetative Nebenwirkungen 232, 344

Antidepressivatherapie, Routineuntersuchungen 346
Antikonzeptiva 108, 114, 213
Antipsychotika 350
Antischizophrenika 350
Antrieb 23
Antriebshemmung 23
Antriebsminderung 23
Antriebssteigerung 24
Anxiolytika 137, 141, 355, 397
Aphasie 30, 90
Apokalyptik 161
Apophänie 161
Appersonierung 35
Appetitstörungen 39
Apraxie 90
Arbeiten, beschütztes 341
Arbeitstherapie 341
Arteriitis temporalis 130
Aspartat 64
Asperger-Autismus 329
Asperger-Syndrom 325, 329
Athymie 159
Atomoxetin 403
Auffassung 15
Auffassungsstörung 17
Aufmerksamkeit 16-17, 407
Aufmerksamkeitsdefizit-/Hyperaktivitätsstörung 313, 315
Aufmerksamkeitsstörung 17
Autismus 155, 159, 325
- atypischer 325
- frühkindlicher 325

Autogenes Training 339
Automatismen 25

Aversion, sexuelle 297
Aversivbehandlung 148
Azapirone 355

B

Baclofen 353
Balintgruppen 334
Barbiturate 137, 141
Basisstadien, präpsychotische 167
Basisstörungen 161
Basissymptome 157
Bech-Raphaelsen-Manie-Skala 51
Beeinflussungserlebnisse, leibliche 34
Beeinflussungswahn 161
Beeinträchtigung, leichte kognitive 93
Beeinträchtigungswahn 31, 161
Befehlsautomatie 25
Befindlichkeits-Skala 51
Befund
  körperlicher 46
  psychischer 12
Behandlungsmethoden, sozialpsychiatrische 340
Behandlungsverfahren, psychoanalytisch begründete 334
Belastungsreaktion, akute 251, 254
Belastungsstörung, posttraumatische 251-252, 256
Benennungen, unexakte 76
Benton-Test 50, 54
Benzamide 350
Benzodiazepinantagonist 107
Benzodiazepine 137, 141, 145, 206, 342, 355
Benzodiazepinentzug 150, 357
Berufsunfähigkeit 374
Beschäftigungstherapie 341
beschütztes Arbeiten 341
beschütztes Wohnen 341
Besessenheitszustand 283
Beta-Blocker 268
Beta-down-Regulation 65, 343
Beta-Rezeptor 65
Beta-Trinker 142
Betäubungsmittelverschreibungsverordnung 148
Betreuung 369
Beurteilungsverfahren, standardisierte 50
Bewegungsstörungen, dissoziative 283
Bewegungstherapie 341
Bewusstsein 14
Bewusstseinseinengung 15
Bewusstseinshelligkeit 15
Bewusstseinsstörungen
  Auffassung 15
  Gedächtnis 15
  qualitative 14
  quantitative 14
  tiefgreifende 373
Bewusstseinstrübung 15
Bewusstseinsverschiebung 16
Beziehungsidee 31
Beziehungssetzung ohne Anlass 31
Beziehungswahn 31
  sensitiver 197
BF-S (Befindlichkeits-Skala) 51
Bilderleben, katathymes 340
biologische Rhythmen, Änderungen 341
bipolar I 236
bipolar II 206, 236
bipolarer Mischzustand 234, 236
Bleuler 155
Body-mass-Index 289
Borderline-Persönlichkeitsstörungen 220, 248, 302
Borderlineschizophrenie 165
Borderlinetypus 302
Bouffée délirante 190
BPRS 50, 52
Brandstiftung, pathologische 295
Brief-Psychiatric-Rating-Scale 52
BRMA-S (Bech-Raphaelsen Manie-Skala) 51
Bromocriptin 113, 182, 354
BSE 128
BUB-Richtlinien 148
Bulimarexie 289
Bulimia nervosa 288, 292
Buprenorphin 150
Bupropion 148
Butyrophenone 182, 350

C

CADAS 96, 122
Cannabinoide 136
Cannabis 137, 141
Carbamazepin 347-348
CERAD-NP Testbatterie 95
CGI-Skala (Clinical-Global-Impression-Scale) 51
Cholezystokinin 64
Chorea Huntington 96, 127
chronic fatigue syndrome 296
CIDI 51
Clinical-Global-Impression-Scale 51
Clonazepam 353
Clonidin 152
Cloninger 142
Colon irritable 280
craving 295
Craving 140-141
Creutzfeldt-Jakob-Krankheit 127
Cushing Syndrom 131

D

d2-Test 50
Da Costa Syndrom 280
Dämmerzustand 79, 102, 131
  epileptischer 80, 132
  psychogener 104
Dantrolen 182, 354
Defizite, benigne kognitive 93
Degeneration, spinozerebelläre 96
Déjà-vu 18
Delir 88, 101, 136, 141
Delirium tremens 105
Delta-Trinker 142
Dementia praecox 155

Demenz 88, 141
Alzheimertyp 96, 118
durch psychotrope Substanzen verursacht 153
epileptische 132
frontotemporale 96-97, 123
mit Lewy Körpern 96-97, 124
Multiinfarkt- 121
subkortikale 91
temporale 92
vaskuläre 121
Denkhemmung 27
Denkstereotypien 76
Denkstörungen
formale 26
inhaltliche 30
Denkverarmung 27
Denkverlangsamung 27
Depersonalisation 34-35
Depersonalisationsstörung 260
Depolarisationsblock 351
Depotmedikation 184
Depression
agitierte 210
anankastische 210, 273
ängstliche 212, 218
atypische 212
chronische 221
doppelte 221, 249
endogene 201, 207, 210
endogene, rezidivierend 240
Major 207
melancholische 210
neurotische 201, 244
organische 201
postschizophrene 166, 202
pseudohysterische 210
psychogene 201
psychotische 210, 212
reaktive 201
saisonale 211
Winter- 211
zyklothyme 201
depressive Entwicklung 201, 255
depressive Episode 202, 207
depressive Persönlichkeit 201, 220
Derealisation 34
Dermatozoenwahn 37, 109
Desensibilisierung 336
Designerdrogen 137, 141, 152
Dexamethasonhemmtest 48, 221
Diabetes mellitus 96
Diagnostik, multiaxiale 53
Dialektisch-behaviorale Psychotherapie (DBT) 308, 324
Dibenzoepine 350
Dienst, sozialpsychiatrischer 341
Dihydroergotamin 345
Diltiazem 353
Diphenylbutylpiperidine 350
Dissoziation 16, 35, 282-283
dissoziative Amnesie 95, 283
dissoziative Bewegungsstörungen 283
dissoziative Empfindungsstörung 283
dissoziative Fugue 283
dissoziative Identitätsstörung 283
dissoziative Krampfanfälle 283
dissoziative Sensibilitätsstörung 283
dissoziative Störung, organische 116
dissoziativer Stupor 283
Disulfiram 148
Dopamin 64
Dopaminantagonisten 127, 351
Dopamin-Rezeptoren 68, 352
Dopamin-System 67
Dreikomponenten-Schema (nach Kielholz) 343
DSM III 55
DSM IV 55
Durchfall, psychogener 280
Durchgangssyndrom 89
Dysfunktion, erektile 299
Dyskinesie, tardive 353
Dysmorphophobie 197, 218, 277
Dysmorphopsien 36
Dyspareunie 297
Dysphorie 20
Dysthymia 201-202, 218, 244
Dystonie, tardive 353

E

Echolalie 25
Echopraxie 25
Ecstasy 137, 141, 152
Eifersuchtswahn 31, 152
Eigenbeziehung 31, 33
Eigengeruchswahn 197
Einheitspsychose 193
Einwilligungsfähigkeit 370
Einwilligungsvorbehalt 369
Ejaculatio praecox 297
Elektrokonvulsionstherapie 182, 225, 341
Emotionspsychose 191
Empathie 334
Empfindungsstörung, dissoziative 283
endokrines Psychosyndrom 130
Endorphine 64
enechetische Struktur 132
Entfremdungsdepression 210
Entgiftung, qualifizierte 146
Entmündigung 369
Entwicklungslehre 73
Entzug 136, 150
Entzugsdelir 104, 150
Entzugssyndrom, protrahiertes 151
Enzephalitis 113, 129
lethargica 275
Enzephalopathien 96
endokrine 130
metabolische 130
spongioforme 96, 127
Epilepsie 96, 131, 275
Epilepsiepsychosen 131

Episode
depressive 202, 207, 226
hypomanische 202
manische 202
Epsilon-Typ 142
Erblindung, psychogene 284
erektile Dysfunktion 299
Ergotherapie 341
Erinnerungsfähigkeit 407
Erkrankung
hämatopoetische 96
immunologische 96
infektiöse 96
metabolische 96
respiratorische 96
rheumatische 130
vaskuläre 96, 103
Erlebnisreaktion, abnorme 201, 251
Erregungszustand 113
schizophrener 184
Erschöpfungsdepression 201
Erschöpfungssyndrom 295
Erwartungsangst 257, 268
Erwerbsminderung 375
Erwerbsunfähigkeit 375
Es 73
Essstörungen 219, 288
Euphorie 19
Exhibitionismus 297
extrapyramidalmotorische Symptome 352

F

Fahrtauglichkeit 376
Familientherapie 338
Faseln 29
Fehlorientierung, psychotische 16
Fetischismus 297
Fibromyalgie 296
Flexibilitas cerea 26
Flumazenil 357
Folie à deux 198
Folsäure 47
formale Denkstörungen 26
formale Sprachstörungen 26
forme fruste 165
Freiburger Persönlichkeits-Inventar, FPI 50, 53
Fremdaggressivität 41, 360
Fremdanamnese 13
Fremdbeeinflussungserlebnisse 34
Fremdbeurteilungsskalen 50, 52
Fremdgefährdung 41, 360, 368
Freud 334
Frontalhirn-Syndrom 116
Frotteurismus 298
Frühdyskinesien 352
Fugue, dissoziative 283-284
Funktionspsychose 89
Funktionsstörung, somatoforme autonome 277

G

GABA-(Gamma-Aminobuttersäure) System 69
Gamma-Trinker 142
Gangstörung, psychogene 283
Ganser-Syndrom 104, 283, 285
Gebrechlichkeitspflegschaft 369
Gedächtnis 15-16, 62
explizites 62, 119
implizites 62
Gedächtnisstörung 17
Gedankenabreißen 29
Gedankenausbreitung 34
Gedankenbeeinflussung 34
Gedankeneingebung 34
Gedankenentzug 34
Gedankengleiten 29
Gedankenlautwerden 34, 37
Gefühl der Gefühllosigkeit 21
Gelegenheitstrinker 142
genitale Phase 74
Geruchshalluzinationen 38
Geschäftsfähigkeit, relative 372
Geschäftsunfähigkeit 369-370
partielle 372
Geschmackshalluzinationen 38
Geschmacksverlust, psychogener 284
Gesprächspsychotherapie, klientzentrierte 337
Gestalttherapie 337
Gewohnheiten, abnorme 294
Gewöhnung 140
Gilles de la Tourette Syndrom 274
Glücksspiel, pathologisches 295
Glutamat-System 70
Glykogenosen 96
Glyzin 64
Größenideen 19
Größenwahn 31, 161
Grübeln 27
Grundsymptome 155
Gruppenpsychotherapie 338

H

Hachinski-Ischämie-Score 406
Hachinski-Skala 122
Halluzinationen 37
akustische 36-37
gustatorische 38
haptische 37
kinästhetische 37
olfaktorische 38
oneiroide 37
optische 37
szenische 37
zoenästhetische 37
Halluzinogene 136-137
Halluzinose 141
organische 88, 109
taktile 37
Hamilton-Angst-Skala 52
Hamilton-Depressions-Skala 50, 52

HAWIE
Hamburg-Wechsler-Intelligenztest f. Erw. 50, 54
Hebephrenie 163
Hemmung, psychomotorische 23
Herzneurose....280
hirnatrophische degenerative Prozesse 96
hirnfokales Psychosyndrom....81
Histamin-Rezeptoren....352
HIV....130
Homozystein....64
Hospital-hopper-Syndrom 287
Hydrocephalus internus....128
Hyperaktivitätsstörung....165, 238
Hyperkalziämie....48, 131
Hyperparathyreoidismus 96, 131
Hyperphagie....39
Hyperprolaktinämie....48, 131
Hypersomnie 39, 311
Hyperthyreose....96, 115, 131
Hyperventilation....280
Hypnose 339
Hypnotika 136, 141, 342, 355, 397
Hypochondrie....277
hypochondrischer Wahn 31
Hypoglykämie....138
Hypomanie 204, 207
hypomanische Episode....202
hypomanische Nachschwankung 238
Hypoparathyreoidismus 96
Hypophagie....39
Hyposomnie 39
Hypothyreose....96, 115, 131
Hysterie 282

I

ICD-10 55
ICD-9 54
Ich....73
Ich-Bewusstsein....160
Ich-Psychologie 334
Ichstörungen....34
Ideen, überwertige....32
Ideenflucht....27
Identifikation 72
projektive....72
Identitätsstörung, dissoziative 283, 285
Illusion 36
illusionäre Verkennung....36
Imagination 277
Immediatgedächtnis....16, 93
impulsiver Typus....302
Impulsstörungen 294
Infektionskrankheiten....115
inhaltliche Denkstörungen 30
Inkohärenz....28
Insomnie 311
Intelligenzminderung....308
Intoxikation 96, 113, 136
Introjektion....72
IPT, Integriertes Psychologisches Therapieprogramm 190
IPT, Interpersonelle Therapie....243, 250, 337
Irresein, manisch-depressives 200
Ischämie-Score 406
Isolieren....72

J

Jacobson 339
Jamais-vu 18
Jellinek....142

K

Kalziumantagonisten....353
Kaskadentheorie 120
Kastrationskomplex....74
Katalepsie 26
katathymer Wahn....32
katathymes Bilderleben 340
Katatonie, perniziöse....48, 164, 365
Kindling-Modell 222
Klassifikationssystem....53
klassische Konditionierung....275
Klaustrophobie 265
Kleine-Levin-Syndrom....311
Kleptomanie....295
kognitive Modelle....75
Kohlenmonoxydvergiftung....113
Kokain 136, 141, 144
Koma 15
Konditionierung
klassische 275
operante....275
Konfabulationen....18
Konflikt 71
Konflikttrinker....142
Konfrontation mit Reaktionsvermeidung 277
Konsolidierung....161
Kontusionspsychose 129
Konversion....73
Konversionsstörungen 282
Konzentrationsstörung 17
Körperhalluzinationen....37
Körperpsychotherapieverfahren....339
Körperschemastörung....289
Körperstörung, psychogene....277
Korsakow-Psychose....91, 97
Korsakow-Syndrom 91, 154
alkoholisches....154
Kraepelin....155
Krampfanfälle, dissoziative....283
Krankheitsanamnese, spezielle 13
Krankheitsentität....53
kritische Phase 142
Kurzgedächtnis....17
Kurzzeitgedächtnis....16-17

L

Lamotrigin 349
Langgedächtnis....17
langsame Metabolisierer 232
Langzeitgedächtnis 16
Latenzphase....74
L-Dopa 113, 354
Leibhalluzinationen....37
Leib-Seele-Problem 58
Leichte kognitive Beeinträchtigung....93

Leichte kognitive Störung ... 88, 93
Leistungstests ... 50, 54
Leitsymptome ... 53
Leonhardsche Systematik ... 56, 156, 190
lernpsychologische Modelle ... 75
lerntheoretisch ... 261, 275
Leukenzephalopathie ... 96
Leukoaraiose ... 119
Leukotomie-Syndrom ... 116
Levomethadon ... 148, 152
Lewy-Körper-Demenz ... 119, 126
Libido ... 73
Lichttherapie ... 211, 225, 341
Liebeswahn ... 31, 197
Life-events ... 176, 222
Lipidspeicherkrankheiten ... 96
Lithium ... 347
Lithiumintoxikationen ... 348
Lithiumnephropathie ... 347
Lobotomie-Syndrom ... 116
Lockerung, assoziative ... 155
Logorrhoe ... 24, 27
Lösungsmittel ... 136
Lues ... 96
Lupus erythematodes ... 130, 285

M

Magenneurose ... 280
Major Depression ... 207
Makropsie ... 36
Manie ... 104, 203-204, 207
  verworrene ... 202
manieriert-bizarres Verhalten ... 25
manisch-depressive Psychose ... 240
  depressiver Typ ... 240
manisch-depressives Irresein ... 200
  Grundzustände ... 200
manische Episode ... 202
manische Residualsyndrome ... 206
MAO-Hemmer ... 100, 342
maternity blues ... 213
MDMA ... 137
Mehrfachwahl-Wortschatztest ... 54
Melancholie ... 112, 200, 208, 210
Meningoenzephalitiden ... 96, 129
Merkfähigkeit ... 16, 407
Merkfähigkeitsstörung ... 17
Metabolisierer, langsame ... 232
Metamorphopsien ... 36
Metamphetamin ... 137
Methadon ... 148
MID ... 406
Mikropsie ... 36
Mini-Mental-Status-Test ... 52, 407
Minnesota-Multiphasic-Personality-Inventory ... 53
Minussymptome ... 166
Mischzustand ... 235-236
  bipolarer ... 234, 236, 239
  manisch-depressiver ... 234-235
Missbrauch ... 111, 136, 139
MMPI ... 50, 53
Modafinil ... 312
Modelle
  kognitive ... 75
  lernpsychologische ... 75
  systemische ... 75
Modulationsfähigkeit, affektive ... 20
Monoaminooxidase-Hemmer ... 100, 342
Montgomery-Asperg-Depression-Skala ... 52
Morbus
  Addison ... 96, 131
  Alzheimer ... 118
  Binswanger ... 96-97
  Creutzfeldt-Jakob ... 96, 119, 127
  Cushing ... 96, 131
  Fahr ... 96
  Parkinson ... 124
  Pick ... 96-97, 123
  Wilson ... 96
Morgentief ... 39
Motilitätspsychose
  hyperkinetisch-akinetische ... 191
Müdigkeitssyndrom ... 115, 296
multiaxiale Diagnostik ... 53
Multiinfarkt-Demenz ... 121
multiple Persönlichkeit ... 283
Multiple Sklerose ... 96, 115, 130, 285
Münchhausen-Syndrom ... 287
Muskelrelaxation, progressive ... 339
Mutismus ... 25
Myoklonien ... 311

N

Nachschwankung, hypomanische ... 238
Nachtklinik ... 341
Naltrexon ... 148
Narkolepsie ... 311
Nebenwirkungen
  anticholinerge ... 344
  von Antidepressiva ... 344
  von Neuroleptika ... 350
Negativismus ... 25
Negativsymptome ... 164, 166, 183
Nekrophilie ... 298
Neologismus ... 29
Neurasthenie ... 295
Neuroakanthozytose ... 96
Neurofibromatose ... 96
Neuroleptika ... 113, 342, 350, 390
  atypische ... 180, 351
  hochpotente ... 180, 182, 350
  mittelpotente ... 180, 350
  niedrigpotente ... 180, 350
neuroleptische Potenz ... 350
Neurose ... 57, 71
  hypochondrische ... 277
  hysterische ... 282
Neuro-Syphilis ... 130
Neurotransmitter ... 64
nihilistischer Wahn ... 31
Nikotinpflaster ... 148
Nootropika ... 342
Noradrenalin ... 64
Noradrenalin-Rezeptoren ... 68, 352

Noradrenalin-System ... 68
Normaldruck-Hydrocephalus ... 128
Normaldruckhydrozephalus ... 119
Normalisierung, forcierte ... 133
Nymphomanie ... 297

O

Objektbeziehungstheorie ... 334
objektive Tests (Leistungstests) ... 50
Objektivität ... 50
Ödipus-Konflikt ... 74
Oligophrenie ... 308
Oneiroid ... 102, 158
operante Konditionierung ... 275
Ophthalmoplegie, progressive supranukleäre ... 96
Opiate ... 145
Opioide, Opiate, Opiatabhängigkeit ... 136, 141, 145, 148, 152
orale Phase ... 74
organische Psychosyndrome ... 88
organische Syndrome
  ersten Ranges ... 88
  zweiten Ranges ... 88
Orgasmusstörungen ... 297
Orientierung ... 14, 407

P

Paartherapie ... 338
Pädophilie ... 297
Panikattacken ... 19, 257, 268
Panikstörung ... 256-259
Paragrammatismus ... 29
Paragraph
  § 1631b BGB ... 369
  § 20 StGB ... 373
  § 21 StGB ... 373
  § 63 StGB ... 374
  § 64 StGB ... 374
  § 65 ff FGG ... 369
  § 70 ff FGG ... 368
Paralogik ... 28
Paralyse, progressive ... 96, 130
Paramimie ... 20
Paramnesien ... 18
Paranoia ... 196
Paranoid-Depressivitäts-Skala ... 51
paranoide Störungen ... 196
Paraphilie ... 297
Paraphrenie ... 156
Parathymie ... 20
Parkinsonsyndrome ... 96, 113, 124, 182-183, 352
Pavor nocturnus ... 311
PDS (Paranoid-Depressivitäts-Skala) ... 51
Pearls ... 337
Penisneid ... 74
Periarteriitis nodosa ... 130
perniziöse Katatonie ... 48, 164, 182
Perservation ... 29
Personenverkennung ... 160
Persönlichkeit ... 44
  multiple ... 285
Persönlichkeitsstörung ... 300
  abhängige ... 304
  aggressive ... 302
  anankastische ... 303
  ängstliche ... 303
  antisoziale ... 301
  asoziale ... 301
  asthenische ... 304
  borderline ... 220
  depressive ... 202, 304
  dissoziale ... 301
  durch psychotrope Substanzen ... 153
  emotional instabile, - Borderlinetypus ... 302
  emotional instabile, - impulsiver Typus ... 302
  explosible ... 302
  fanatisch expansive ... 301
  histrionische ... 303
  hysterische ... 303
  infantile ... 303
  narzißtische ... 304
  organische ... 88, 115
  paranoide ... 301
  passive ... 304
  psychopathische ... 301
  querulatorische ... 301
  reizbare ... 302
  schizoide ... 165, 301
  schizotype ... 165
  selbstunsichere ... 266
  sensitive ... 301
  soziopathische ... 301
  vermeidende ... 303
  zwanghafte ... 274, 303
Persönlichkeitsveränderungen ... 90, 238
Persönlichkeitszüge
  abhängige (asthenische) ... 45
  ängstliche, selbstunsichere ... 45
  dissoziale ... 45
  erregbar-aggressive ... 45
  fanatische ... 45
  histrionische (hysterische) ... 45
  impulsive ... 45
  infantile ... 45
  narzißtische ... 45
  paranoide ... 45
  querulatorische ... 45
  schizoide ... 45
  zwanghafte (anankastische) ... 45
Perversion ... 297
Phäochromozytom ... 131
Phase
  anale ... 74
  chronische ... 142
  genitale ... 74
  kritische ... 142
  ödipale ... 74
  orale ... 74
  präalkoholische ... 142

Phasenprophylaktika 341, 347, 380
Phencyclidin 70, 137, 141
Phenothiazinderivate 350
Phobie 19, 210, 256, 264, 269
 einfache 264
 soziale 256, 264-265
 spezifische 256, 264-265
Phoneme 37
Photopsie 37
Pick 123
Pick-Körper 124
Pickwick-Syndrom 311
Plussymptome 166
Polyarthritis, primär chronische 130
Polytoxikomanie 136
Poriomanie 132
Porphyrie 96, 131
Positivsymptome 166
postenzephalitisches Syndrom 129
posttraumatische Belastungsstörung 252
posttraumatische organische psych. Störungen 129
Potenz, neuroleptische 350
präalkoholische Phase 142
präpsychotische Basisstadien 166
präpsychotische Prodromalstadien 159
präsuizidales Syndrom 362
Pregabalin 270
Prionenerkrankung 127
Prodromalphase 142, 163
Prodromalstadien 167
 präpsychotische 159
Prodromalsymptome 166
Produktivität 32, 160
Produktivsymptome 166
Progressive Muskelrelaxation 339
progressive Paralyse 130
Projektion 35, 72
projektive Tests 50
Prostigmin 345
protrahiertes Entzugssyndrom 151
PSE System 51
Pseudodemenz 30, 94, 210
Pseudohalluzination 37-38
Pseudologia phantastica 19
Pseudoneurasthenie 116, 129
pseudoneurasthenisches Syndrom 84
Pseudopsychopathie 116
psychiatrische Untersuchung 12
psychischer Befund 12
Psych-KG 368
Psychoanalyse 334
Psychodrama 338
psychodynamisch 71
psychogene Gangstörung 283
Psychomotorik 23
psychomotorische Hemmung 23
Psychose 56
 akute organische 101
 Alternativ- 133
 endogene 57
 iktale 133
 interiktale 133
 kurze reaktive 191
 manisch-depressive, depressiver Typ 240
 oneiroide 80, 102, 158, 191
 periiktale 133
 postiktale 133
 posttraumatische organische 129
 psychogene 191
 schizophreniforme 190
 zykloide 190
Psychosyndrom
 endokrines 130
 hirnfokales 81
 organisches 88, 153
Psychotherapie 270, 334
 Gruppen- 338
 klientzentrierte 337
 psychoanalytische 334
 tiefenpsychologisch fundierte 334
psychotische Fehlorientierung 16
Pyromanie 295

Q

qualifizierte Entgiftung 146
qualitative Bewusstseinsstörungen 15
quantitative Bewusstseinsstörungen 15
Quartalstrinker 142
querulatorischer Wahn 31

R

rapid cycler 238
rational-emotive Therapie 337
Rationalisieren 72
Rausch 136
Rauschzustand, pathologischer 80, 138
Raven-Test 54
Reaktion
 depressive 216, 251
 kurze depressive 202
 längere depressive 202
 schizophrene 191
Reaktionsbildung 72
Reaktionstyp
 akuter exogener 101
 akuter organischer 101
Rechenfähigkeit 407
recurrent brief depression 212, 215, 242
Regression 73
Reliabilität 50
religiöser Wahn 31
REM-Dichte 224
REM-Latenz 224
Rente 375
Residualphase 163
Residualsymptome 158
 affektive 235
Residualsyndrome 94
 bipolare 117
 depressive 221, 224
 manische 206
Residuum 183
 einfaches 166
 gemischtes 166
 schizophrenes 157, 166

Restless-Legs-Syndrom 311
Rett-Syndrom 325
rezidivierende depressive Störung 212, 230, 242
Rezidivprophylaxe 187, 242
rheumatische Erkrankungen 130
Rhythmen, biologische 341
Rogers 337
Rorschach 50
Rosen 406

S

Sadomasochismus 297
SAS (Selbstbeurteilungs-Angst-Skala) 51
Satisfaktionsstörung 297
Satyriasis 297
schädlicher Gebrauch 136, 139
Schichtenregel 54
schizoide Persönlichkeitsstörung 165
Schizophasie 29
schizophrene Reaktion 191
schizophrene Spektrumerkrankungen 163
schizophrener Defekt 94, 158
schizophrenes Residuum 157
Schizophrenia simplex 157, 164
Schizophrenie 155
  Borderline- 165
  hebephrene 157
  katatone 157, 164
  latente 165
  paranoide 157, 163
  paranoid-halluzinatorische 157
  prodromale 165
  pseudoneurotische 165
  pseudopsychopathische 165
  symptomatische 88, 110
  systematische 156
  undifferenzierte 157, 164
  unsystematische 156
  zoenästhetische 157, 164
Schlafapnoe 311
Schlafentzug 225, 341
Schlafstörungen 39, 311
Schlafwandeln 311
Schlussfolgerungen, willkürliche 76
Schmerzstörung, somatoforme 277
Schmerzsyndrom, psychogenes 277
Schneider, Kurt 155
Schuldfähigkeit 373
schuldunfähig 373
Schuldwahn 31
Schwachsinn 373
Schwermetalle 96
Schwingungsfähigkeit, affektive 20
SDAT 406
Sedativa 355
Selbstbehauptungstraining 336
Selbstbeurteilungs-Angst-Skala 51
Selbstbeurteilungsskalen 50-51
Selbstgefährdung 40, 360, 368
selektives Abstrahieren 76
Sensibilitätsstörung, dissoziative 283
Serotonin 64
Serotonin-Noradrenalinwiederaufnahmehemmer 342
Serotonin-Rezeptoren 68
Serotonin-System 68
Serotoninwiederaufnahmehemmer 200
  selektiver 342
sexuelle Betätigung, mangelnde 297
sexuelles Verlangen
  gesteigertes 297
  Mangel 297
SIMPSON-Skala 51
Simulation 95, 104
Singultus 280
Sinnestäuschungen 36
SKID 51
Sodomie 298
Sofortgedächtnis/Immediatgedächtnis 16
somatisches Syndrom 208, 210
Somatisierungsstörung 277
Somnolenz 15
Sopor 15
sozialpsychiatrische Behandlungsmethoden 340
sozialpsychiatrischer Dienst 341
Spätdyskinesien 351, 353
Spätmelancholie 241
Spektrumerkrankungen 165
  schizophrene 163
Sperrung 29
Spiegeltrinker 142
Sprache 407
Sprachstörungen, formale 26
Sprichworterklärungen 29
Steele-Richardson-Olszewsky-Syndrom 96
Stehlen, pathologisches 295
Stereotypien 23, 25
Stimmen
  dialogisierende 37
  imperative 37
  kommentierende 37
Stimmungsstabilisierer 347, 380
Stimulantien 136
Störung
  leichte kognitive 93
Störungen
  affektive 200
  affektive, im Wochenbett 213
  akute schizophreniforme psychotische 157, 167
  anhaltende affektive 201-202
  artifizielle 287
  autistische 273
  bipolare 201-202, 234
  der Impulskontrolle 294
  des Icherlebens 34
  des Schlaf-Wach-Rhythmus 311
  des Sozialverhaltens 252
  dissoziative 282
  hyperkinetische 205, 313
  hypochondrische 277
  induzierte psychotische 198
  krankhafte seelische 370, 373
  organische affektive 88, 113
  organische asthenische 88
  organische dissoziative 88, 116

organische emotional-labile 116
organische katatone 88, 112
organische psychische 88
organische wahnhafte 88, 110
paranoide 196
phobische 256
postraumatische organische psychische 129
primär affektive 202
psychische, durch psychotrope Substanzen 88, 135
rezidivierende depressive 201-202, 240
rezidivierende kurze depressive 212
schizoaffektive 104, 110, 170-171, 190, 235
schizodepressive 212
schizophreniforme 110, 170
schizotype 157, 164-165
somatoforme 172, 218, 269, 277
subaffektive 246
vegetative 39
vorübergehende akute psychotische 170, 190, 192
wahnhafte 170, 196
Strukturmodell 73
Stupor 25, 365
dissoziativer 283
Subduralhämatom 96
Substitutionstherapie 148
Sucht 136, 139
Suchttherapie 146
suggestive Verfahren 339
Suizid 40, 238, 307, 360, 362
suizidale Entwicklung 362
Suizidalität 40, 360, 362
Suizidgedanken 362
Sydenham Chorea 275
Symptome
akzessorische 155
ersten Ranges 155
extrapyramidalmotorische 352
zweiten Ranges 155
Syndrom 77
akutes psychoorganisches 101
Da Costa 280
endogen depressives 81
funktionelles 277
Ganser- 283
Hospital-hopper- 287
Kleine-Levin- 311
malignes neuroleptisches 48, 182, 354, 365
Münchhausen- 287
neurasthenisches 84
neuroleptikainduziertes dysphorisches 355
organisches amnestisches 88, 91
organisches, ersten Ranges 88
organisches, zweiten Ranges 88, 106
Pickwick- 311
postenzephalitisches 129
prämenstruelles 213
präsuizidales 362
psychovegetatives 84, 277
serotonerges 106
somatisches 208, 210
späte Lutealphase 213
Syndrom-Kurztest 52
synthymer Wahn 32
System, triadisches 53
systematisierter Wahn 31
systemische Modelle 75

T

Tabak 136
Tachykinesie 353
Tagesklinik 341
Tagesschwankungen 39
Tag-Nacht-Kliniken 340
Taubheit, psychogene 284
Tau-Protein 120
Taurin 64
Temporallappenepilepsie 97, 111
Tendenzreaktionen 104
Testierunfähigkeit 370, 372
Testosteronmangel 115, 131, 213
Tests
objektive 50
projektive 50
tetrazyklische Antidepressiva 342
therapeutische Wohngemeinschaft 341
Therapie
kognitive 270, 337
Licht- 211, 341
Thiaminmangel 97
Thioxanthenderivate 350
Thrombangiitis obliterans 130
Tics 23, 25, 274
Tiefenpsychologie 334
Tiefschlaf 224
Training, Autogenes 339
Trance 104
Trancezustand 283
Tranquilizer 144, 342, 355, 397
Transitivismus 35
transitorisch globale Amnesie (TGA) 80
Transketolasemangel 154
Transsexualismus 297
Transvestitismus 297
fetischistischer 297
Trauerreaktion 202, 216
Traumata 96
Trema 161
TRH-TSH-Test 221, 249
triadisches System 53
Trichotillomanie 295
Trieb 71
trizyklische Antidepressiva 350
anticholinerge Nebenwirkungen 342
Tumore 96
Turbo-Entzug 152
Typus manicus 237
Typus melancholicus 222

U

Übergangseinrichtungen 340-341
Übergeneralisierung 76
Über-Ich 71, 73
überpointierte Wahrnehmungen 76
überwertige Ideen 32
Uhrentest 92

Umständlichkeit ... 27
Unterbringung ... 368
Untersuchung
  körperliche ... 46
  psychiatrische ... 12

V

Vaginismus ... 297
Validität ... 50
Valproinsäure ... 347, 349
Vareniclin ... 148
VAS (visuelle Analogskala) ... 51
vaskuläre Demenz ... 121
vegetative Störungen ... 39
Verapamil ... 353
Verarmungswahn ... 31
Verbigeration ... 30
Verbindungen, organische ... 96
Verdrängung ... 72
Verfahren, suggestive ... 339
Verflachung, affektive ... 21
Verfolgungswahn ... 31, 161
Verhalten, manieriert-bizarres ... 25
Verhaltenspsychologie ... 334
verhaltenstherapeutische Methoden ... 335
Verhaltenstherapie ... 225, 243, 275, 308, 334-335
Verkennung, illusionäre ... 36
Verleugnen ... 72
Vermeidung ... 73
vermindert schuldfähig ... 373
Versagen genitaler Reaktionen ... 297
Verschiebung ... 71
Verwirrtheit, psychogene ... 104
Verwirrtheitspsychose ... 77, 104, 191
  erregt-gehemmte ... 191
Verwirrtheitszustand ... 77, 88, 101, 364, 366
Verworrenheit ... 28
Vigilanz ... 15
visuelle Analogskala ... 51
Vitalgefühle ... 19
Vitamin E ... 353
Vorpostensyndrom ... 176
Voyeurismus ... 297

W

Wachstumshormonexzess ... 131
Wahn ... 23, 30, 141, 196
  Beeinflussungs- ... 161
  depressiver ... 209
  dysmorphophober ... 197
  Eigengeruchs- ... 197
  Größen- ... 161, 197
  hypochondrischer ... 31, 197
  katathymer ... 32
  nihilistischer ... 31, 161
  querulatorischer ... 31, 197
  religiöser ... 31, 161
  sensitiver Beziehungs- ... 197
  synthymer ... 32
  systematisierter ... 31, 160, 196
  Verfolgungs- ... 161, 197
Wahnarbeit ... 31
Wahndynamik ... 32, 160
Wahneinfall ... 31
Wahnerinnerungen ... 18
Wahngedanken ... 31
wahnhafte Störungen ... 196
Wahnidee ... 31
Wahnstimmung ... 32
Wahnwahrnehmung ... 31
Wahrnehmungen, überpointierte ... 76
Wahrnehmungsanomalien ... 36
Wahrnehmungsstörungen ... 36
Weitschweifigkeit ... 27
Wender-Utah-Kriterien ... 318
Wernicke-Enzephalopathie ... 97, 151, 154
Wernicke-Kleist-Leonhardsche Systematik ... 56, 156, 190
Wernicke-Psychose ... 154
Wesensänderung ... 141
  durch psychotrope Substanzen ... 153
  epileptische ... 116
  organische ... 81, 115
Widmark-Formel ... 138
Willensbeeinflussung ... 34
Willensbestimmung, freie ... 370
Winterdepression ... 211, 225
Wochenbettpsychose ... 213
Wohnen, beschütztes ... 341
Wohngemeinschaft ... 340
  therapeutische ... 341

X

x-Syndrom, fragiles ... 310

Y

Yale-Brown-Obsessive-Compulsive-Scale ... 51
YBOCS ... 51

Z

Zeitgitterstörungen ... 18
Zerfahrenheit ... 28
Zoenästhesien ... 34
Zwang ... 22
Zwangsbefürchtungen ... 22
Zwangsbehandlung ... 361, 370
Zwangseinweisung ... 361, 368
Zwangserinnerungen ... 22
Zwangsgedanken ... 22
Zwangsgrübeln ... 22
Zwangsideen ... 22
Zwangsneurose ... 270
Zwangsstörung ... 118, 172, 218, 256, 269-270, 272
  organische ... 88, 118
Zwangsvorstellungen ... 22
zykloide Psychose ... 156, 190
Zyklothymia ... 201-202, 204, 244
Zyklothymie ... 200, 240
  depressiver Typ ... 240
Zyklus ... 235
Zytopathien, mitochondriale ... 96